Thieme

Referenz

Referenz Hämatologie

Herausgegeben von
Karl-Anton Kreuzer

Unter Mitarbeit von
Frauke Bergmann
Boris Böll
Jörg Braun
Harald-Robert Bruch
Monika Brüggemann
Christian Buske
Holger Cario
Geothy Chakupurakal
Jens-Marcus Chemnitz
Paula Cramer
Carl-Erik Dempfle
Stefan Eber
Jürgen Finke
Michael Fuchs
Arnold Ganser
Ulrich Germing
Hartmut Goldschmidt
Martin Grießhammer
Claudia Haferlach
Torsten Haferlach
Jan Hastka
Carola Heneweer
Marcus Hentrich
Michael Herold
Georg Heß
Martin Hildebrandt
Andreas Hochhaus
Georg Hopfinger
Kai Hübel
Martin J. Hug
Andreas Hüttmann
Gerald Illerhaus
Wolfgang Kern
Paul Knöbl
Carsten Kobe
Steffen Koschmieder
Jan Kriz
Jan Robert Kröger
Utz Krug
Kai Lehmberg
Eva Lengfelder
Georg Lenz
Beate Luxembourg
Georg Maschmeyer
Milen Minkov
Robert Möhle
Friedemann Nauck
Ralph Naumann
Claus Niederau
Fuat Oduncu
Christian P. Pallasch
Peter Reimer
Christian Reinhardt
Andreas Rosenwald
Alexander Röth
Christof Scheid
Brigitte Schneider
Stefan Schönland
Karin Slebocki
Karsten Spiekermann
Rudolf Stadler
Matthias Stelljes
Michael Steurer
Judith Strapatsas
Thomas Streichert
Werner Streif
Marion Subklewe
Ralf Ulrich Trappe
Bastian von Tresckow
Lorenz Trümper
Jörg Janne Vehreschild
Ralph Wäsch
Joachim Weis
Dominik Wolf
Michael von Wolff

224 Abbildungen

Georg Thieme Verlag
Stuttgart • New York

Bibliografische Information der Deutschen Nationalbibliothek
Die Deutsche Nationalbibliothek verzeichnet diese Publikation in der Deutschen Nationalbibliografie; detaillierte bibliografische Daten sind im Internet über http://dnb.d-nb.de abrufbar.

Ihre Meinung ist uns wichtig! Bitte schreiben Sie uns unter:
www.thieme.de/service/feedback.html

Wichtiger Hinweis: Wie jede Wissenschaft ist die Medizin ständigen Entwicklungen unterworfen. Forschung und klinische Erfahrung erweitern unsere Erkenntnisse, insbesondere was Behandlung und medikamentöse Therapie anbelangt. Soweit in diesem Werk eine Dosierung oder eine Applikation erwähnt wird, darf der Leser zwar darauf vertrauen, dass Autoren, Herausgeber und Verlag große Sorgfalt darauf verwandt haben, dass diese Angabe **dem Wissensstand bei Fertigstellung des Werkes** entspricht.
Für Angaben über Dosierungsanweisungen und Applikationsformen kann vom Verlag jedoch keine Gewähr übernommen werden. **Jeder Benutzer ist angehalten**, durch sorgfältige Prüfung der Beipackzettel der verwendeten Präparate und gegebenenfalls nach Konsultation eines Spezialisten festzustellen, ob die dort gegebene Empfehlung für Dosierungen oder die Beachtung von Kontraindikationen gegenüber der Angabe in diesem Buch abweicht. Eine solche Prüfung ist besonders wichtig bei selten verwendeten Präparaten oder solchen, die neu auf den Markt gebracht worden sind. **Jede Dosierung oder Applikation erfolgt auf eigene Gefahr des Benutzers.** Autoren und Verlag appellieren an jeden Benutzer, ihm etwa auffallende Ungenauigkeiten dem Verlag mitzuteilen.

Rüdigerstr. 14
70469 Stuttgart
Deutschland
www.thieme.de

Printed in Germany

Zeichnungen: Christiane und Michael von Solodkoff, Neckargemünd
Umschlaggestaltung: Thieme Gruppe
Umschlagfoto: shutterstock, Sebastian Kaulitzki
Redaktion: Dr. Susanne Meinrenken, Bremen
Satz: Druckhaus Götz, Ludwigsburg
Druck: Westermann Druck Zwickau GmbH, Zwickau

DOI 10.1055/b-004-140282

ISBN 978-3-13-240053-5 1 2 3 4 5 6

Auch erhältlich als E-Book:
eISBN (PDF) 978-3-13-240054-2
eISBN (epub) 978-3-13-240055-9

Widmung

Herausgeber und Autoren widmen das vorliegende Werk ihren Patientinnen und Patienten, die stets geduldig und selbstlos an der Weiterentwicklung der Hämatologie mitgewirkt haben und mitwirken.

Vorwort

Sehr geehrte Frau Kollegin, sehr geehrter Herr Kollege,

das vorliegende Werk hat den Anspruch, Sie von ausgewiesenen Kollegen in kondensierter und sehr praxisorientierter Form über die Diagnostik und Therapie hämatologischer Erkrankungen zu informieren. Kürze und strukturierte Prägnanz haben dabei hohe Priorität. Ausführliche Schilderungen werden Sie nur dort finden, wo es für das Verständnis neuer Verfahren unbedingt notwendig ist.

Ich würde mich freuen, wenn dieses Werk sowohl inhaltlich als auch konzeptionell auf Ihr Interesse stößt und Ihnen bei der zeitgemäßen Versorgung Ihrer Patienten eine Hilfestellung ist.

Köln, im Oktober 2018
Karl-Anton Kreuzer

Geleitwort

Sehr geehrte Kolleginnen und Kollegen,

mit der „Referenz Hämatologie“ halten Sie ein Werk in den Händen, welches in ungewöhnlich prägnanter Form den aktuellen Stand zur Diagnostik und Therapie nahezu aller hämatologischen Krankheitsentitäten wiedergibt. Besonders freut mich, dass so viele ausgewiesene Experten an dem Buch mitgewirkt haben, sodass Sie sich auf ein hohes Maß an Aktualität und Präzision verlassen können.

Im klinischen Alltag haben Sie leider – auch trotz und wegen der Informationsflut im Internet – häufig wenig Zeit, um die wichtigsten Schlüsselinformationen zu einzelnen Krankheitsbildern zu erhalten. Ich halte das vorliegende Werk daher für eine sehr gute Hilfestellung, die dem Leser schnelle Orientierung in unserem sich rasch entwickelnden Fach bieten kann.

Insofern danke ich Verlag, Herausgeber und Autoren für diese wertvolle Ergänzung im hämatologischen Schrifttum und wünsche dem Werk viel Erfolg und Beachtung.

Prof. Dr. med. Michael Hallek

Abkürzungsverzeichnis

PV	Polycythaemia vera
(S)MZL	(splenisches) Marginalzonenlymphom
(v)SAA	(sehr) schwere Aplastische Anämie
2-CdA	Cladribin
AA	Aplastische Anämie
ABVD	Kombinationschemotherapie mit Adriamycin, Bleomycin, Vinblastin, Dacarbazin
ACA	Antikardiolipin-Antikörper
ACD	Anemia of chronic disorders
aCL	Antikardiolipin
aCML	atypische chronische myeloische Leukämie BCR-ABL-negativ
ADAMTS 13	A Disintegrin And Metalloprotease with ThromboSpondin-1 repeats, Typ 13
ADCC	Antikörper-abhängige Zytotoxizität
ADP	Adenosindiphosphat
AIHA	Autoimmunhämolytische Anämie(n)
AK	Antikörper
AL	Amyloid Lightchain (Leichtkette)
ALAS	Delta-Aminolävulinsäure-Synthase
ALAT	Alanin-Aminotransferase
ALL	Akute lymphatische Leukämie
alloSCT	allogeneic stem cell transplantation
ALPS	Autoimmunlymphoproliferatives Syndrom
AML	Akute myeloische Leukämie
ANA	Antinukleäre Antikörper
ANC	absolute neutrophile count
ANCA	Anti-Neutrophile zytoplasmatische Antikörper
ANV	anticipatory nausea and vomiting
APC	Aktiviertes Protein C
APC-R	APC-Resistenz
APLA	Antiphospholipid Antikörper
APS	Antiphospholid-Antikörper-Syndrom
aPTT	Aktivierte partielle Thromboplastinzeit
ASAT	Aspartat-Aminotransferase
ASCO	American Society of Clinical Oncology
ASS	Acetylsalicylsäure
ASXL 1	Additional sex combs Gen 1
AT	Antithrombin
AT:Ag	Antithrombin-Antigen
ATM	Ataxia telangiectasia mutated
ATS	Akutes Thorax-Syndrom
BCL 2	B-Cell Lymphoma 2
BCR-Gen	Breakpoint-Cluster-Region-Gen
BK	Berufskrankheit
BKS	Blutkörperchensenkung
BL	Burkitt-Lymphom
BR	Bendamustin/Rituximab
BZ	Blutungszeit
C 3c	Komplementfaktor 3c
C 3d	Komplementfaktor 3d
CALR	Calreticulin
cART	kombinierte antiretrovirale Therapien
CCP	Antikörper gegen cyclisches citrulliniertes Peptid
CCyR	komplette zytogenetische Remission (Ph^+-Metaphasen = 0 %)
CD	Cluster of Differentiation
CDC	Komplementabhängige Zytotoxizität
CEDIA	Cloned Enzyme Donor Immunoassay
CEL	Chronische Eosinophilen-Leukämie
CESD	cholesteryl ester storage disease (Cholesterinester-Speicherkrankheit)
CFH	Komplementfaktor H
CFI	Komplementfaktor I
CHIP	Klonale Hämatopoese von unbestimmtem Potenzial (clonal hematopoiesis of indeterminate potential)
CHOP	Cyclophosphamid/Doxorubicin/Vincristin/Prednisolon
CHR	komplette hämatologische Remission
CHS	Chediak-Higashi-Syndrom
CI	Konfidenzintervall
CINV	chemotherapy induced nausea and vomiting
CIRS	Cumulative Illness Rating Scale
CLIAs	Chemilumineszenz-Immunoassay
CLL	Chronische lymphatische Leukämie
CLL/PL	Chronische lymphatische Leukämie mit erhöhtem Lymphozytenanteil
CMIAs	Chemilumineszenz-Mikropartikel-Immunoassay
CML	Chronische myeloische Leukämie
CMML	Chronische myelomonozytäre Leukämie
CMV	Cytomegalievirus
CNL	Chronische Neutrophilenleukämie
CPB	Kardiopulmonaler Bypass
CR	Komplette Remission
CRP	C-reaktives Protein
CSA	Cyclosporin A
CT	Computertomografie
CTCAE	Common Terminology Criteria for Adverse Events
DAF	decay accelerating factor
DAT	Direkter Antiglobulintest
DC	Dyskeratosis congenita
Del(5q)	Deletion am langen Arm des Chromosom 5
DGHO	Deutsche Gesellschaft für Hämatologie und Onkologie
DIC	Disseminierte intravasale Koagulopathie
DIPSS	Dynamic International Prognostic Scoring System
DLBCL	Diffus großzelliges B-Zell-Lymphom
DOAC	Direkte orale Antikoagulanzien
dRVVT	diluted russel viper venom time
DTI	Direkte Thrombininhibitoren
EBER-1	Epstein-Barr virus (EBV)-encoded RNA 1
EBER-ISH	In Situ hybridization for Epstein-Barr virus

EBM	Einheitlicher Bewertungsmaßstab
EBMT	European Group for Blood and Marrow Transplantation
EBNA-1	Epstein Barr nuclear antigen 1
EBNA-2	EBV nuclear antigen 2
EBV	Ebstein-Barr-Virus
ECD	Erdheim-Chester-Erkrankung
ECLIA	Elektrochemischer Lumineszenz Immunoassay
ECOG	Eastern Co-operative Oncology Group
EDTA	Ethylendiamintetraessigsäure
EF	Ejektionsfraktion
eGFR	errechnete glomeruläre Filtrationsrate
EHEC	Enterohämorrhagische Escherichia coli
EKG	Elektrokardiogramm
ELISA	Enzym-Linked-Immuno-Sorbent-Assay
ELMI	Elektronenmikroskopie
ELN	European LeukemiaNet
EMG	Elektromyografie
ENA	Antikörper gegen extrahierbare nukleäre Antigene
ENG	Elektroneurografie
EPO	Erythropoetin
ESA	Erythropoese-stimulierende Agenzien
ESMO	European Society of Medical Oncology
ET	Essenzielle Thrombozythämie
EZH2	Enhancer of zeste homolog 2
F	Faktor
F8	FVIII-Gen
FCR	Fludarabin/Cyclophosphamid/Rituximab
FDG	18F-Fluordesoxyglucose
FHL	Familiäre HLH
FISH	Fluoreszenz in situ Hybridisation
FL	Follikuläres Lymphom
FLAER	fluorescein-labeled proaerolysin
FLC	freie Leichtketten im Serum
FMC	Fludarabin, Cyclophosphamid und Mitoxantron
FPIA	Fluoreszenz-Polarisations-Immunoassay
FVIII:C	Faktor-VIII-Aktivität
FVL	Faktor-V-Leiden
G	Gauge
G6PD	Glukose-6-Phosphat-Dehydrogenase
gamma-GT	Gamma-Glutamyl-Transferase
GCSF	Granulozyten stimulierender Faktor
GenDG	Gendiagnostikgesetz, Gesetz über genetische Untersuchungen beim Menschen
GFR	Glomeruläre Filtrationsrate
GP	Glykoprotein
GPI	Glykosylphosphatidylinositol
GPIb	Glykoprotein Ib
gPR	gute partielle Remission
GS 2	Griscelli Syndrom 2
GvHD	Graft versus Host Disease
H/PF4-Komplex	Heparin/Plättchenfaktor-4-Komplex
HAART	Hochaktive antiretrovirale Therapie
hATG	horse ATG/Pferde-ATG
Hb	Hämoglobin
HBHFS	Hb-Bart‘s Hydrops-fetalis-Syndrom
HBP	Hämoglobinopathie
HBV	Hepatitis-B-Virus
HC	Hydroxycarbamid
HCT-CI	Hematopoietic Cell Transplantation Comorbidity Score
HCV	Hepatitis-C-Virus
HEC	hoch emetogene Chemotherapie
HELLP	Hypertension, elevated liver enzymes, low platelets
HES	Hypereosinophilen-Syndrom
HHV	Humanes Herpes Virus
HHV-8	Humanes Herpes Virus 8
HIT	Heparin-induzierte Thrombozytopenie
HIV	Humanes Immundefizienz Virus
HIV-1,2	Humanes Immunodefizienz Virus 1,2
HLH	Hämophagozytische Lymphohistiozytose
HPFH	Hereditäre Persistenz fetalen Hämoglobins
HPLC	High performance liquid chromatography
HS	Hereditäre Sphärozytose
HSV	Herpes Simplex Virus
HSZT	Hämatopoetische Stammzelltransplantation
HTLV-1,2	Humanes T-lymphotropes Virus 1
HU	Hydroxyurea
HUS	Hämolytisch-urämisches Syndrom
IAT	Indirekter Antiglobulintest
ID3	Inhibitor of DNA-binding 3
IFN	Interferon
Ig	Immunglobulin
IG	Immunglobulingen
IgA	Immunglobulin A
IgG	Immunglobulin G
IgM	Immunglobulin M
IL 1β	Interleukin 1β
iMID	immunmodulatorische Medikamente
IMWG	International Myeloma Working Group
INH	Isoniazid
INR	Internationale normalisierte Ratio
IPF	Immature Plättchenfraktion
IPI	International prognostic index
IPSS	International prognostic scoring system
IPSS-R	Revised international prognostic scoring system
IS	Immunsuppressive Therapie
ISCN	International System of Cytogenetic Nomenclature
ISH	In-situ-Hybridisierung
ISI	Internationaler Sensitivitätsindex
ISTH	International Society on Thrombosis and Hemostasis
ISTH-BAT	International Society on Thrombosis and Hemostasis – Bleeding Assessment Tool
ITP	Immunthrombozytopenie

IVIG	Intravenöse Immunglobuline
IWG-MRT	International Working Group for Myelofibrosis Research and Treatment
JAK	Januskinase
JAK3	Januskinase 3
JMML	Juvenile myelomonozytäre Leukämie
JXG	Juveniles Xanthogranulom
KG	Körpergewicht
KIMS	Kinetic Interaction of Microparticles in Solution
KM	Knochenmark
LA	Lupus antikoagulans
LAHS	Lupus Anticoagulans Hypoprothrombinämie Syndrom
LCH	Langerhanszell-Histiozytose
LDH	Laktatdehydrogenase
LE	Lungenembolie
LMP-1	Late membrane protein 1
LOH	Loss of heterozygosity
LTA	Lichttransmissionsaggregometrie
mAk	monoklonaler Antikörper
MAS	Makrophagenaktivierungs-Syndrom
MASCC	Multinational Association of Supportive Care in Cancer
MBL	Monoklonale B-Zell-Lymphozytose
MCH	Mittleres korpuskuläres Hämoglobin
MCL	Mantelzell-Lymphom
MCP	Membran-Cofactor Protein
MCV	Mittleres korpuskuläres Volumen
MCyR	Majore zytogenetische Remission (Ph^+ 0–35 %)
MDS	Myelodysplasie
MDS/MPN	Myelodysplastische Syndrome/myeloproliferative Syndrome
MDS/ MPN-RS-T	MS/MPN mit Ringsideroblasten und Thrombozytose
MEC	moderat emetogene Chemotherapie
MELD	Model for End stage Liver Disease
MG	Monoklonale Gammopathie
MGUS	Monoklonale Gammopathie unbekannter Signifikanz
MH	Maligne Histiozytose
MIRL	membrane inhibitor of reactive lysis
MLPA	multiplex ligation-dependent probe amplification
MM	Symptomatisches Multiples Myelom
MMR	Majore molekulare Remission (BCR-ABL-IS ≤ 0,1 %)
MPL	Thrombopoietin-Rezeptor-Gen
MPN	Myeloproliferative Neoplasien
MPV	mittleres Plättchenvolumen
MR4	Tiefe molekulare Remission (4-Log-Stufen)
MR4,5	Tiefe molekulare Remission (4,5-Log-Stufen)
MRD	minimal residual disease: Minimale Resterkrankung
MRT	Magnetresonanztomografie
MTCP-1	Mature T-Cell Proliferation 1
NADH	Nicotinamid-Adenin-Dinukleotid
NADPH	Nicotinamid-Adenin-Dinukleotid-Phosphat
NCCN	National Comprehensive Cancer Network
NETs	neutrophil extracellular traps
NGS	Next Generation Sequencing
NHL	Non-Hodgkin-Lymphom
NK Zelle	Natürliche Killer-Zelle
NK1-RA	NK1-Rezeptorantagonist
NK-LGL	NK-Large granular lymphocyte leukemia
NMH	niedermolekulares (fraktioniertes) Heparin
NO	Stickstoffmonoxid
NPV	negative predictive value
nSAA	nicht schwere Aplastische Anämie
NSAR	nichtsteroidale Antirheumatika
NSCLC	Nichtkleinzelliges Lungenkarzinom
NT-BNP/ NT-proBNP	N-terminal pro-hormone brain natriuretic peptide (N-terminales pro B-Typ natriuretisches Peptid)
NYHA	New York Heart Association
pB	peripheres Blut
PBL	Plasmoblastisches Lymphom
PC	Protein C
PCNSL	primäres ZNS-Lymphom
PCR	Polymerasekettenreaktion
PCyR	Partielle zytogenetische Remission (Ph^+ 1–35 %)
PD	Krankheitsprogression (progressive disease)
PD1	Programmed cell Death protein 1
PD-L 1 und 2	Programmed cell Death protein-Ligand 1 und 2
ped ISTH-BAT	pediatric International Society on Thrombosis and Hemostasis – Bleeding Assessment Tool
PEL	Primäres Erguss-Lymphom
PET	Positronen-Emissionstomografie
PFA	Platelet function analyzer
PFS	Progressionsfreies Überleben
Ph	Philadelphia-Chromosom, 22q-
PIG	Phosphatidyl-Inositol-Glykan
PIT	Protamin-induzierte Thrombozytopenie
PJ	Pneumocystis jirovecii
PK	Pyruvatkinase
PL	Prolymphozyt
PLL	Prolymphozyten-Leukämie
PMF	Primäre Myelofibrose
PMR	Progressive Muskelrelaxation
PNH	Paroxysmale nächtliche Hämoglobinurie
PNP	Polyneuropathie
PPV	positive predictive value
PR	partielle Remission
PRCA	pure red cell aplasia
PS	Protein S
PS:Ag	Protein-S-Antigen
PT/PTZ	Prothrombinzeit
PV	Polycythaemia vera

qPCR	quantitative PCR
R	Rituximab
RARS-T	refraktäre Anämie mit Ringsideroblasten und Thrombozythämie
rATG	rabbit ATG/Kaninchen-ATG
R-CHOP	Rituximab + CHOP
RDD	Rosai-Dorfman-Erkrankung
rHuEPO	rekombinantes humanes Erythropoietin
RIA	Radioimmunoassay
RIPA	Ristocetin-induzierte Plättchenaggregation
RPS 14	40S ribosomal protein S 14
RQ-PCR	Real-time quantitative PCR
RT-PCR	Reverse Transkriptase PCR
RVV	Russel's-Viper-Venom
SCT/SZT	Stammzelltransplantation
SERPINC1	Antithrombin-Gen
SHML	Sinushistiozytose mit massiver Lymphadenopathie
sJIA	Systemische juvenile idiopathische Arthritis
SLE	Systemischer Lupus erythematodes
SM-AHNMD	Systemische Mastozytose mit assoziierter klonaler hämatologischer Nicht-Mastzellerkrankung
SMM	Smoldering Multiple Myeloma (SMM)
SNP	Single nucleotide Polymorphism, Einzelnukleotidpolymorphismus, singuläre Basenaustausche, -deletionen, -insertionen
SPE	Serumprotein-Elektrophorese
STAT 3	Signal Transducer and Activator of Transcription 3
STAT 5b	Signal Transducer and Activator of Transcription 5b
STEC	Shiga-Toxin Escherichia coli
sTfR	Löslicher Transferrinrezeptor
STR	Short Tandem Repeat
SZT	Stammzelltransplantation
TBI	Ganzkörperbestrahlung
TCD	Transkranielle Dopplersonografie
TCL-1 T-cell leukemia/ lymphoma 1	TdT Terminal-deoxynucleotidyl-transferase
TE	Thromboembolie
TIA	transitorisch ischämische Attacke
TKI	Tyrosinkinase-Inhibitor
T-LGL	T-Large granular lymphocyte leukemia
TMA	Thrombotische Mikroangiopathie
TNFα	Tumor-Nekrosefaktor-α
TNT	Troponin T
TP53	Tumorsuppressor-Gen P53
T-PLL	T-Prolymphozyten-Leukämie
TPMT	Thiopurin-S-Methyltransferase
TPZ	Thromboplastinzeit
TR	T-Zell-Rezeptorgen
TRM	behandlungsassoziierte Mortalität
TTP	thrombotisch-thrombopenische Purpura
TTR	Transthyretin
TZ	Thrombinzeit
UFH	unfraktioniertes Heparin (Standardheparin)
VWF	von-Willebrand-Faktor
VWF:Ag	von-Willebrand-Faktor-Antigen
VWF:CB	von-Willebrand-Faktor-Kollagen-Bindung
VWF:FVIIIB	von-Willebrand-Faktor-FVIII-Bindung
VWF:RCo	Ristocetin-Kofaktor
VZV	Varizella Zoster Virus
WBA	Vollblutaggregometrie (whole blood aggregometry)
WHO	World Health Organization
XLP	X-linked lymphoproliferatives Syndrom
ZEBRA	BamHI-Z-encoded Epstein-Barr virus replication activator
ZNS	Zentrales Nervensystem
ZPP	Zinkprotoporphyrin
β2GP1	β2-Glykoprotein 1

Inhaltsverzeichnis

Diagnostische Methoden in der Hämatologie

Hämatologische Krankheitsbilder

Therapeutische Verfahren in der Hämatologie

Anschriften

Herausgeber

Prof. Dr. med. Karl-Anton **Kreuzer**
Universitätsklinikum Köln
Klinik I für Innere Medizin
Kerpener Str. 62
50937 Köln

Mitarbeiter

Dr. med. Frauke **Bergmann**
amedes MVZ wagnerstibbe
Georgstr. 50
30159 Hannover

PD Dr. med. Boris **Böll**
Universitätsklinikum Köln
Klinik I für Innere Medizin
Kerpener Str. 62
50937 Köln

Prof. Dr. med. Jörg **Braun**
Klinik Manhagen
Innere Medizin
Sieker Landstr. 19
22927 Großhansdorf

Prof. Dr. med. Harald-Robert **Bruch**
Schwerpunktpraxis Bonn
Europaring 42
53123 Bonn

Prof. Dr. med. Monika **Brüggemann**
Universitätsklinikum Schleswig-Holstein
Innere Medizin II
Hämatologie Labor Kiel
Langer Segen 8-10
24105 Kiel

Prof. Dr. med. Christian **Buske**
Universitätsklinikum Ulm
CCC Ulm
Albert-Einstein-Allee 11
89081 Ulm

Prof. Dr. med. Holger **Cario**
Universitätsklinikum Ulm
Klinik für Kinder- und Jugendmedizin
Eythstr. 24
89075 Ulm

PD Dr. Geothy **Chakupurakal**
Praxisklinik für Hämatologie und Onkologie
Neversstr. 5
56068 Koblenz

Prof. Dr. med. Jens-Marcus **Chemnitz**
Gemeinschaftsklinikum Mittelrhein
Ev. Stift St. Martin
Klinik für Innere Medizin
Johannes-Müller-Straße 7
56068 Koblenz

Dr. med. Paula **Cramer**
Universitätsklinikum Köln
Klinik I für Innere Medizin
Kerpener Str. 62
50937 Köln

Prof. Dr. med. Carl-Erik **Dempfle**
IMD Gerinnungszentrum Mannheim
Belchenstr. 1-5
68163 Mannheim

Prof. Dr. med. Stefan **Eber**
Schwerpunktpraxis für pädiatrische Hämatologie und
Kinderklinik der Technischen Universität
Waldfriedhofstr. 73
81377 München

Prof. Dr. med. Jürgen **Finke**
Universitätsklinikum Freiburg
Klinik für Innere Medizin I
Hugstetter Str. 55
79106 Freiburg

Michael **Fuchs**
Universitätsklinikum Köln
Innere Medizin I
GHSG Studienzentrale
Gleueler Str. 269-273
50935 Köln

Prof. Dr. med. Arnold **Ganser**
Medizinische Hochschule Hannover
Klinik für Hämatologie, Hämostaseologie, Onkologie und
Stammzelltransplantation
Carl-Neuberg-Str. 1
30625 Hannover

Prof. Dr. med. Ulrich **Germing**
Universitätsklinikum Düsseldorf
Klinik für Hämatologie, Onkologie und Klinische Immunoglogie
Moorenstr. 5
40225 Düsseldorf

Prof. Dr. med. Hartmut **Goldschmidt**
Universitätsklinikum Heidelberg
Innere Medizin V und Nationales Centrum für Tumorerkrankungen (NCT)
Im Neuenheimer Feld 410
69120 Heidelberg

Prof. Dr. Martin **Grießhammer**
Johannes Wesling Klinikum Minden
Klinik für Hämatologie, Onkologie, Hämostaseologie und Palliativmedizin
Hans-Nolte-Str. 1
32429 Minden

Prof. Dr. med. Claudia **Haferlach**
MLL Münchner Leukämielabor GmbH
Max-Lebsche-Platz 31
81377 München

Prof. Dr. Dr. Torsten **Haferlach**
MLL Münchner Leukämielabor GmbH
Max-Lebsche-Platz 31
81377 München

Prof. Dr. med. Jan **Hastka**
Universitätsmedizin Mannheim
III. Medizinische Klinik
Theodor-Kutzer-Ufer 1-3
68167 Mannheim

Dr. med. Carola **Heneweer**
Universitätsklinikum Köln
Institut für Diagnostische und Interventionelle Radiologie
Kerpener Str. 62
50937 Köln

Prof. Dr. med. Marcus **Hentrich**
Rotkreuzklinikum München
III. Medizinische Abteilung
Nymphenburger Straße 163
80634 München

Prof. Dr. Michael **Herold**
Helios Klinikum Erfurt
Onkologisches Zentrum
Nordhäuser Str. 74
99089 Erfurt

Prof. Dr. med. Georg **Heß**
Universitätsmedizin Mainz
III. Medizinische Klinik
Langenbeckstr. 1
55131 Mainz

Prof. Dr. med. Martin **Hildebrandt**
Technische Universität München
Interdisziplinäres Zentrum für Zelltherapie
Trogerstr. 9
81675 München

Prof. Dr. med. Andreas **Hochhaus**
Universitätsklinikum Jena
UniversitätsTumorCentrum
Am Klinikum 1
07747 Jena

PD Dr. Georg **Hopfinger**
Medizinische Universität Wien
Klinik für Innere Medizin I
Abt. Knochenmarktransplantation
Währinger Gürtel 18-20
1090 Wien
Österreich

Prof. Dr. med. Kai **Hübel**
Universitätsklinikum Köln
Klinik I für Innere Medizin
Kerpener Str. 62
50937 Köln

Prof. Dr. Martin J. **Hug**
Apotheke des Universitätsklinikums Freiburg
Hugstetter Str. 55
79106 Freiburg

PD Dr. med. Andreas **Hüttmann**
Universitätsklinikum Essen
Klinik für Hämatologie
Hufelandstr. 55
45147 Essen

Prof. Dr. med. Gerald **Illerhaus**
Klinikum Suttgart
Katharinenhospital
Klinik für Hämatologie, Onkologie und Palliativmedizin
Kriegsbergstr. 60
70174 Stuttgart

Prof. Dr. med. Wolfgang **Kern**
MLL Münchner Leukämielabor GmbH
Max-Lebsche-Platz 31
81377 München

Prof. Dr. Paul **Knöbl**
Medizinische Universität Wien
Kinik für Innere Medzin I
Währinger Gürtel 18-20
1090 Wien
Österreich

Prof. Dr. med. Carsten **Kobe**
Universitätsklinikum Köln
Klinik für Nuklearmedizin
Kerpener Str. 62
50937 Köln

Prof. Dr. med. Steffen **Koschmieder**
Uniklinik RWTH Aachen
Medizinische Klinik IV
Pauwelsstr. 30
52074 Aachen

PD Dr. med. Jan **Kriz**
Universitätsklinikum Münster
Klinik und Poliklinik für Strahlentherapie
Albert-Schweitzer-Campus 1
48149 Münster

Dr. med. Jan Robert **Kröger**
Universitätsklinikum Köln
Institut für Diagnostische und Interventionelle Radiologie
Kerpener Str. 62
50937 Köln

Prof. Dr. med. Utz **Krug**
Klinikum Leverkusen
Medizinische Klinik 3
Am Gesundheitspark 11
51375 Leverkusen

PD Dr. med. Kai **Lehmberg**
Universitätsklinikum Hamburg-Eppendorf
Klinik und Poliklinik für Pädiatrische Hämatologie und Onkologie
Sektion für pädiatrische Stammzelltransplantation und Immunologie
Martinistr. 52
20246 Hamburg

Prof. Dr. med. Eva **Lengfelder**
Universitätsmedizin Mannheim
III. Medizinische Klinik
Theodor-Kutzer-Ufer 1-3
68167 Mannheim

Prof. Dr. med. Georg **Lenz**
Universitätsklinikum Münster
Medizinische Klinik A
Albert-Schweitzer-Campus 1
48149 Münster

PD Dr. med. Beate **Luxembourg**
Universitätsklinikum Gießen und Marburg GmbH
Interdisziplinärer Schwerpunkt für Hämostaseologie
Langhansstr. 2
35392 Gießen

Prof. Dr. med. Georg **Maschmeyer**
Klinikum Ernst von Bergmann
Klinik für Hämatologie, Onkologie und Palliativmedizin
Charlottenstr. 72
14467 Potsdam

Prof. Dr. Milen **Minkov**
KA Rudolfstiftung
Wiener Krankenanstaltenverbund
Kinder- und Jugendheilkunde
Juchgasse 25
1030 Wien
Österreich

Prof. Dr. med. Robert **Möhle**
Universitätsklinikum Tübingen
Innere Medizin II
Otfried-Müller-Str. 10
72076 Tübingen

Prof. Dr. med. Friedemann **Nauck**
Georg-August-Universität Göttingen
Klinik für Palliativmedizin
Robert-Koch-Str. 40
37075 Göttingen

Prof. Dr. med. Ralph **Naumann**
St. Marien-Krankenhaus Siegen
Medizinische Klinik III
Kampenstr. 51
57072 Siegen

Prof. Dr. med. Claus **Niederau**
Katholisches Klinikum Oberhausen
Innere Medizin mit Gastroenterologie, Hepatologie und Diabetologie im St. Josef-Hospital
Mülheimer Str. 83
46045 Oberhausen

Prof. Dr. Dr. Fuat **Oduncu**
Klinikum der Universität München
Medizinische Klinik und Poliklinik III
Ziemssenstr. 1
80336 München

PD Dr. med. Christian P. **Pallasch**
Universitätsklinikum Köln
Klinik I für Innere Medizin
Kerpener Str. 62
50937 Köln

Prof. Dr. med. Peter **Reimer**
Evang. Krankenhaus Essen-Werden
Klinik für Hämatologie, Internistische Onkologie und Stammzelltransplantation
Pattbergstr. 1-3
45239 Essen

Prof. Dr. med. Christian **Reinhardt**
Universität zu Köln
Cologne Center for Genomics (CCG)
Weyertal 115b
50931 Köln

Prof. Dr. Andreas **Rosenwald**
Universität Würzburg
Pathologisches Institut
Josef-Schneider-Str. 2
97080 Würzburg

PD Dr. med. Alexander **Röth**
Universitätsklinikum Essen
Klinik für Hämatologie
Hufelandstr. 55
45147 Essen

Prof. Dr. Dr. Christof **Scheid**
Universitätsklinikum Köln
Klinik I für Innere Medizin
Kerpener Str. 62
50937 Köln

Dr. med. Brigitte **Schneider**
Universitätsklinikum Köln
Klinik I für Innere Medizin
Kerpener Str. 62
50937 Köln

Prof. Dr. med. Stefan **Schönland**
Universitätsklinikum Heidelberg
Innere Medizin V
Im Neuenheimer Feld 410
69120 Heidelberg

Dr. med. Karin **Slebocki**
Universitätsklinikum Köln
Institut für Diagnostische und Interventionelle Radiologie
Kerpener Str. 62
50937 Köln

Prof. Dr. med. Karsten **Spiekermann**
Universitätsklinikum München
Medizinische Klinik III
Campus Großhadern
Marchioninistr. 15
81377 München

Prof. Dr. med. Rudolf **Stadler**
Johannes Wesling Klinikum Minden
Universitätsklinik für Dermatologie, Venerologie, Allergologie und Phlebologie
Hans-Nolte-Str. 1
32429 Minden

Prof. Dr. med. Matthias **Stelljes**
Universitätsklinikum Münster
Medizinische Klinik A
Albert-Schweitzer-Campus 1
48149 Münster

Prof. Dr. Michael **Steurer**
Medizinische Universität Innsbruck
Universitätsklinik für Innere Medizin V
Anichstraße 35
6020 Innsbruck
Österreich

PD Dr. med. Judith **Strapatsas**
Universitätsklinikum Düsseldorf
Klinik für Hämatologie, Onkologie und Klinische Immunologie
Moorenstr. 5
40225 Düsseldorf

PD Dr. med. Thomas **Streichert**
Universitätsklinikum Köln
Institut für Klinische Chemie
Kerpener Str. 62
50937 Köln

Prof. Dr. med. Werner **Streif**
Medizinische Universität Innsbruck
Department für Kinder- und Jugendheilkunde
Anichstraße 35
6020 Innsbruck
Österreich

Prof. Dr. med. Marion **Subklewe**
Universitätsklinikum München
Medizinische Klinik III
Campus Großhadern
Marchioninistr. 15
81377 München

Prof. Dr. med. Ralf Ulrich **Trappe**
Ev. Diakonie-Krankenhaus gGmbH
Medizinische Klinik II
Gröpelinger Heerstr. 406-408
28239 Bremen

PD Dr. med. Bastian **von Tresckow**
Universitätsklinikum Köln
Klinik I für Innere Medizin
Kerpener Str. 62
50937 Köln

Prof. Dr. med. Lorenz **Trümper**
UniversitätsKrebszentrum G-CCC
Klinik für Hämatologie und Medizinische Onkologie
Robert-Koch-Str. 40
37099 Göttingen

PD Dr. med. Jörg Janne **Vehreschild**
Universitätsklinikum Köln
Innere Medizin I
Herderstr. 52-54
50924 Köln

Prof. Dr. Ralph **Wäsch**
Universitätsklinikum Freiburg
Klinik für Innere Medizin I
Hugstetter Str. 55
79106 Freiburg

Prof. Dr. phil. Joachim **Weis**
Universität Freiburg
Comprehensive Cancer Center
Professur für Selbsthilfeforschung
Hugstetter Str. 49
79106 Freiburg

Prof. Dr. Dominik **Wolf**
Medizinische Universität Innsbruck
Universitätsklinik für Innere Medizin V
Anichstrasse 35
6020 Innsbruck
Österreich

Prof. Dr. Michael **von Wolff**
Inselspital Bern
Universitäts-Frauenklinik
Abteilung Gynäkologische Endokrinologie und Reproduktionsmedizin
Effingerstrasse 102
3010 Bern
Schweiz

Teil I

Diagnostische Methoden in der Hämatologie

I

Kapitel 1

Labordiagnostik

1 Labordiagnostik

1.1 Peripheres Blut

Karl-Anton Kreuzer

1.1.1 Steckbrief

Aus dem peripheren Blut lässt sich eine Vielzahl von wichtigen Diagnoseparametern in der Hämatologie bestimmen. Diese reichen von einfachen Blutbildern zur Diagnosefindung bis hin zu speziellen molekulargenetischen Analysen zum Nachweis einer minimalen Resterkrankung (MRD) bei Neoplasien. Eine korrekte Probengewinnung sowie optimale Transportbedingungen sind Grundvoraussetzungen für die Minimierung präanalytischer Fehler und aussagekräftige nachfolgende Untersuchungen.

1.1.2 Aktuelles

- Bislang gebräuchlich sind Antikoagulanzien Ethylendiamintetraacetat (EDTA), Heparin und Natriumzitrat
- Zusätzlich gewinnen Nukleinsäurestabilisatoren für genetische Analysen zunehmend an Bedeutung:
  - Diese sind insbesondere für Untersuchungen von labilen Ribonukleinsäuren (RNA) notwendig, weil sie deren Degradation verhindern und längere Transportzeiten bei Raumtemperatur ermöglichen.
  - Probenhandbücher der beauftragten Labors geben im Zweifelsfall Auskunft hierüber.

1.1.3 Synonyme

- Phlebotomie
- Venenpunktion

1.1.4 Definition

- Im klinischen Sprachgebrauch wird unter peripherem Blut venöses Blut aus den Extremitäten verstanden.
- Peripheres arterielles Blut oder Kapillarblut fallen nicht hierunter.

1.1.5 Indikationen

- Eine Entnahme peripheren Bluts zu diagnostischen Zwecken ist indiziert bei geplanten Laboruntersuchungen. Hierzu zählen:
  - Blutbilduntersuchungen,
  - klinisch-chemische Untersuchungen,
  - Blutgruppenserologie, Infektionsserologie,
  - mikrobiologische Untersuchungen,
  - pharmakologische Untersuchungen,
  - Zytologie,
  - Durchflusszytometrie,
  - Zytogenetik,
  - Molekulargenetik,
  - Genomik.

1.1.6 Aufklärung und spezielle Risiken

- Die Venenpunktion ist ein nahezu trivialer Eingriff, dessen Notwendigkeit und Risiken allgemein bekannt sind. Daher erübrigt sich eine schriftliche Aufklärung für den Eingriff per se.
- Schriftliche Aufklärungs- und Einwilligungspflicht besteht jedoch in Abhängigkeit von den angeforderten Untersuchungsparametern, insbesondere bei Analysen, welche Keimbahnsequenzen des menschlichen Erbguts (DNA) betreffen (z. B. Faktor-II- oder Faktor-V-Mutationsnachweis bei Thrombophilie).

1.1.7 Präoperative/ präinterventionelle Diagnostik

- Für die Punktion kleinlumiger oberflächlicher Extremitätenvenen sind im Allgemeinen keine besonderen Vorsichtsmaßnahmen notwendig.
- Anamnestisch sollte jedoch eine etwaige Blutungsneigung evaluiert werden, um ggf. eine besonders starke Gefäßkompression durchzuführen.
- Bei der Punktion größerer Venen kann es sinnvoll sein, die Ergebnisse einer zuvor durchgeführten Gerinnungsdiagnostik in Erfahrung zu bringen.

1.1.8 Material

- Einmalhandschuhe,
- Hautdesinfektionsmittel,
- Tupfer (steril oder unsteril),
- Punktionsnadel,
- Entnahmegefäße, ggf. mit passendem Adapter,
- Ggf. Objektträger (mindestens 6 Stück) mit Ausstrichmappe,
- Pflasterverband,
- Abwurfbehälter.

1.1.9 Durchführung

- Vor der Durchführung sollte man sich versichern, dass alle erforderlichen Materialien verfügbar sind.
- Übereinstimmung der Daten auf Gefäß/Anforderung mit dem Patienten:
  - Bei der Zusammenstellung der Entnahmegefäße ist darauf zu achten, dass die Patientendaten auf den

  - Gefäßen mit den Anforderungsunterlagen übereinstimmen.
  - Es ist zu kontrollieren, ob die angeforderten Parameter mit den hierfür erforderlichen Probengefäßen (Anzahl und Art) übereinstimmt.
  - Ist dem Durchführenden der Patient nicht persönlich bekannt, empfiehlt sich die Patientenidentität mit der Begrüßung zu überprüfen („Guten Tag, mein Name ist Dr. ABC. Sie sind Herr Peter XYZ, geboren am 01.01.2000?").
- Nach kurzer Aufklärung des Patienten und Anlegen der Einmalhandschuhe sollte der Patient in eine angenehme Position gebracht werden, die auch im Falle einer Synkope die Sturzgefahr minimiert.
- Auswahl der geeigneten Vene:
  - Bei der **Punktion von Armvenen** empfiehlt sich zunächst die Inspektion der Venenverhältnisse ohne Stauung, sofern erforderlich kann zusätzlich eine Staubinde angelegt werden.
  - Grundsätzlich sollte die größte verfügbare Vene ausgewählt werden (meist in der Kubitalregion). Bei kleineren Venen besteht ein höheres Risiko für Fehlpunktionen oder Gefäßkollabierungen. Durch leichte Schläge auf die Punktionsstelle oder Betätigung der Muskelpumpe (wiederholte Faustschließungen) treten Venen besser hervor.
- Stauung des Bluts:
  - Spätestens nach Auswahl der Vene wird Staubinde angelegt
  - Dabei ist darauf zu achten, dass nur eine Stauung der oberflächlichen Venen (entspricht ca. dem diastolischen Blutdruck) und keine Unterbindung der gesamten Perfusion verursacht wird.
  - Stauzeiten > 1 min sollten wegen Fehlermöglichkeiten (Hämolyse, Azidose) vermieden werden.
  - Bei infektiösen Patienten kann zur Verhinderung von Kontaminationen nicht sterilisierbarer Staubinden alternativ ein Einmalhandschuh als Tourniquet benutzt werden.
- Desinfektion und Punktion:
  - Desinfektion der Punktionsstelle mit Hautdesinfektionsmittel (70 % Ethanol oder 0,5 % Chlorhexidin).
  - Nach Trocknung wird die die Haut leicht durch Zug gestrafft und die Punktionsnadel (19 oder 20 G) mit dem Schliff nach oben in einem Winkel von etwa 35–45° in die Vene eingeführt.
  - Je schneller dieser Vorgang durchgeführt wird, umso weniger schmerzhaft wird er im Allgemeinen empfunden.
  - Vor Einführung der Hohlnadel ist darauf zu achten, dass das Blut nicht sofort aus der patientenabgewandten Seite austreten kann. Die meisten Entnahmesysteme verfügen über entsprechende Rücklaufschutzeinrichtungen oder Adapter.
  - Der Aspirationsvorgang sollte behutsam erfolgen, um die Vene zu schonen und eine In-vitro-Hämolyse zu vermeiden.
  - Das Entnahmegefäß ist vollständig zu füllen. Dies ist insbesondere bei quantitativen Laborparametern und Blutkulturen für die nachfolgenden Untersuchungen wichtig.
  - Unmittelbar nach Entnahme sollte das Gefäß mehrfach geschwenkt werden, um eine gleichmäßige Durchmischung zu gewährleisten.
  - Nach Entfernung der Nadel sollte die Punktionsstelle für einige Minuten kräftig komprimiert werden, um eine Nachblutung zu vermeiden.
  - Spitzes Material muss in einem sicheren Abwurfbehältnis entsorgt werden.
- Nicht ideal, aber in vielen Situationen vertretbar ist die **Entnahme von Blut aus liegenden zentralvenösen Kathetern** (zentraler Venenkatheter, zentralvenöser Portkatheter, Shaldon-Katheter etc.):
  - Dies sollte gesondert dokumentiert werden.
  - Hier sind einige Besonderheiten zu beachten: So können, auch nach umfangreichem Verwurf des Katheterinhalts, Arzneimittelkonzentrationen falsch-hoch ausfallen oder Gerinnungsparameter verfälscht werden. Auch für die Interpretation mikrobiologischer Befunde ist es relevant, ob diese aus zentralvenösem oder peripherem Blut stammen.
- Eine gute Blutentnahme endet schließlich damit, dass vom Auftraggeber der rasche und korrekte Transport in das Labor sichergestellt wird.
- Nativausstriche:
  - Anfertigung von Nativausstrichen muss unmittelbar nach der Blutentnahme erfolgen.
  - Aufbringen eines kleinen Bluttropfens (ca. 5 µl) am kurzen Rand eines Objektträgers (mindestens 5 Objektträger insgesamt).
  - Ein zweiter Objektträger (oder besser Deckglas) wird in das äußerste Ende des Tropfens mit einem Anstellwinkel von 20–30° eingebracht und in einem Zug zum gegenüber liegenden kurzen Rand bewegt.
  - Es muss eine sogenannte „Fahne" entstehen, also ein unregelmäßiges Ende des Ausstrichs, in dem maximale Dünnheit erreicht wird. So hergestellte Ausstriche stellen sicher, dass der Untersucher ein optimales Areal für die Beurteilung der Zellen erhält. Ungeübte sollten diese Technik einige Male an überschüssigem EDTA-Blut üben (► Abb. 1.1).

1.1.10 Mögliche Komplikationen

- Relevante Komplikationen bei der Gewinnung peripheren Bluts sind sehr selten.
- Hämatome: Am häufigsten sind Hämatome nach fehlerhafter Venenpunktion oder unzureichender Kompression der Punktionsstelle. Insbesondere bei Störungen der plasmatischen Gerinnung oder der Thrombozy-

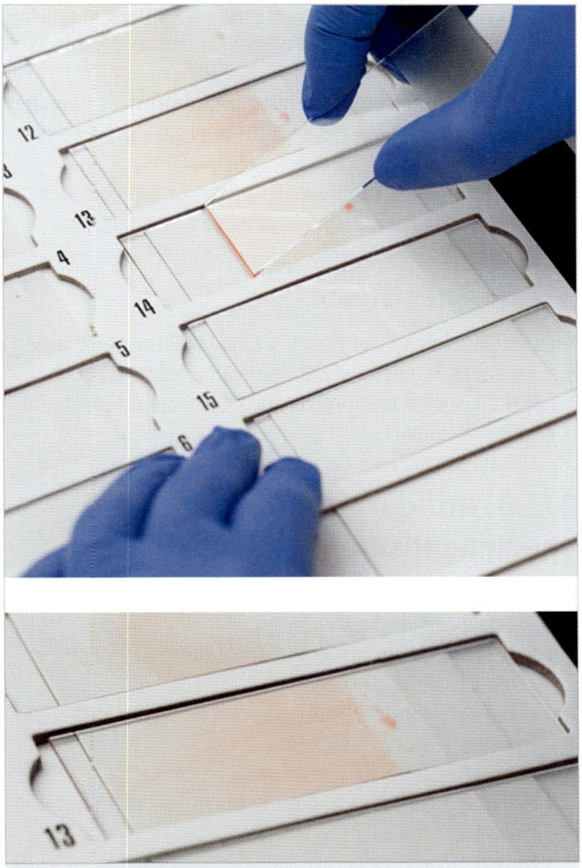

Abb. 1.1 Erstellen eines peripheren Blutausstrichs. Ein kleiner Bluttropfen auf einem Objektträger wird durch einen zweiten Objektträger (oder ein Deckglas) bis zum gegenüberliegenden Rand ausgezogen (oben). Wichtig ist, dass am Ende des Ausstrichs eine dünne „Fahne" entsteht (unten)

tenfunktion (jeweils intrinsisch oder medikamentös) sollte daher auf eine zuverlässige Blutstillung geachtet werden.

- Infektion: Auch bei sorgfältigem keimarmem Arbeiten kann es zu Infektionen und/oder Entzündungen der Punktionsstelle kommen.
- Gefäßthrombus: Möglich ist eine Thrombosierung des punktierten Gefäßes, die aber selten klinisch bedeutsam ist, weil es sich in der Regel um oberflächliche Venen handelt.
- Stichverletzung: Verletzung des Durchführenden an bluthaltigem Material des Patienten.

Praxistipp

Zum Umgang mit Stichverletzungen wird auf die einschlägigen Empfehlungen der infektiologischen Fachgesellschaften sowie die Vorschriften der Berufsgenossenschaften verwiesen.

1.1.11 Postinterventionelles Management

- Nach der Punktion sollte die Punktionsstelle für einige Minuten kräftig komprimiert werden, um Nachblutungen zu vermeiden.
- Hiernach kann ein einfacher Pflasterverband aufgebracht werden.

1.2 Knochenmark

Karl-Anton Kreuzer

1.2.1 Steckbrief

Als Ursprungskompartiment der Hämatopoese ist das Knochenmark für viele hämatologische Diagnosen von entscheidender Bedeutung. Einige Erkrankungen, z. B. akute Leukämien oder Myelodysplasien, dürfen nur mithilfe einer Knochenmarkuntersuchung diagnostiziert werden. Darüber hinaus können speziellere zyto- oder molekulargenetische Techniken wichtige prognostische Informationen aus dem Knochenmark liefern. Für viele neoplastische Entitäten ist der Nachweis einer minimalen Resterkrankung (minimal residual disease, MRD) im Knochenmark von großer Bedeutung. Prinzipiell unterscheidet man zwischen einer Knochenmarkaspiration, bei der Flüssigmaterial gewonnen wird, und einer Knochenmarkbiopsie, bei der solides Gewebe für histopathologische Untersuchungen entnommen wird.

1.2.2 Aktuelles

- Aktuelle Entwicklungen bei der Knochenmarkdiagnostik betreffen weniger die Probengewinnung per se, sondern die indizierten Untersuchungen am Probenmaterial. Diesbezüglich wird auf die Kapitel der einzelnen Entitäten verwiesen.

1.2.3 Synonyme

- Knochenmarkpunktion
- Knochenmarkaspiration
- Knochenmarkbiopsie
- Myelotomie

1.2.4 Definition

- Unter einer Knochenmarkpunktion wird im weiteren Sinne jede für diagnostische Zwecke durchgeführte Punktion des Knochenmarks an einer beliebigen Lokalisation verstanden.
- Wegen der Invasivität des Eingriffs erfolgen häufig eine Knochenmarkaspiration und eine Biopsieentnahme gleichzeitig.

- Bevorzugter Entnahmeort beim Erwachsenen ist der hintere Beckenkamm:
  - Der Eingriff ist hier für den Patienten komfortabler und sicherer als am Sternum.
  - Die Materialgewinnung ist am Beckenkamm wegen des größeren Markraums unkomplizierter.

1.2.5 Indikationen

- Eine Knochenmarkdiagnostik ist prinzipiell immer dann erforderlich, wenn die Ursache einer hämatologischen Erkrankung nicht anderweitig geklärt werden kann (z. B. ätiologisch unklare Anämie oder persistierende Thrombozytose).
- Darüber hinaus besteht eine Indikation bei den meisten hämatologischen Neoplasien.
- Nur wenn die Diagnose zweifelsfrei aus dem peripheren Blut (z. B. Chronische lymphatische Leukämie, CLL) oder einem lymphatischen Gewebe (z. B. Hodgkin-Lymphom, HL) gestellt werden kann, ist eine Knochenmarkuntersuchung für die Diagnosefindung entbehrlich.
- Ausbreitungsdiagnostik: Eine Indikation besteht häufig zur Ausbreitungsdiagnostik, auch wenn die Punktion für die Erstdiagnostik entbehrlich ist.
- Verlaufsdiagnostik: Bestimmung der hämatologischen, zytogenetischen oder molekuargenetischen Remission durch Knochenmarkpunktionen
- **Typische Indikationen** für eine Knochenmarkpunktion sind:
  - Unklare Anämie nach Ausschluss nutritiver, immunologischer oder kongenitaler Ursachen,
  - Unklare Granulo- oder Thrombozytopenie nach Ausschluss immunologischer oder toxischer Ursachen,
  - Unklare Coombs-negative Hämolyse,
  - Initialdiagnostik bei Myeloproliferativen Neoplasien (MPN),
  - Initialdiagnostik von akuten Leukämien, Myelodysplasien oder Plasmazellneoplasien,
  - Ausbreitungsdiagnostik bei malignen Lymphomen,
  - Verdacht auf Knochenmarkinfiltration durch solide Tumoren,
  - Verlaufsdiagnostik bei hämatologischen Neoplasien.

1.2.6 Kontraindikationen

- Bei zutreffender Indikationsstellung existieren praktisch keine absoluten Kontraindikationen für eine Knochenmarkpunktion.
- **Relative Kontraindikationen** können sein:
  - Plasmatische Gerinnungshemmung (z. B. durch Vitamin-K-Antagonisten)
  - Hämophilie
  - Thrombozytenfunktionsstörungen (hereditär oder pharmakologisch)
  - Thrombozytopenie
  - Unverträglichkeit von Lokalanästhetika
- Die genannten Gerinnungsstörungen können in der Regel durch Substitution oder Antagonisierung klinisch gut kontrolliert werden.
- In den meisten Fällen ist eine gute Komprimierung der Punktionsstelle weitaus bedeutender als ein bestehender Gerinnungsdefekt.
- Die Dringlichkeit des Eingriffs muss stets gegenüber dem Komplikationsrisiko abgewogen werden.

1.2.7 Anästhesie

- Durchführung in der Regel in Lokalanästhesie (s. unten)
- Eine kurze Sedierung (z. B. mit Midazolam) ist auch möglich, sofern entsprechende Überwachungsmöglichkeiten bestehen.

1.2.8 Aufklärung und spezielle Risiken

- Aufklärung und schriftliche Einverständniserklärung des Patienten sind notwendig.
- Bei der Aufklärung sollten insbesondere die folgenden Risiken erwähnt werden:
  - Lebensbedrohliche Blutungen mit Transfusions- oder Operationsnotwendigkeit,
  - Lebensbedrohliche Infektionen,
  - Periphere Nervenschädigung bis hin zu bleibenden Paresen,
  - Knochenfrakturierung,
  - Medikamentenanaphylaxie.

1.2.9 Präoperative/ präinterventionelle Diagnostik

- Medikamentenanamnese sowie eine orientierende Gerinnungsdiagnostik (TPZ, aPTT, Thrombozytenzahl) vor dem Eingriff (falls es die Dringlichkeit zulässt)

1.2.10 Material

- Hautdesinfektionsmittel,
- Lokalanästhetikum (z. B. Mepivacain 1 %), sterile 10-ml-Spritze, kurze Hautkanüle (z. B. Gr. 18), lange oder überlange Kanüle (z. B. Gr. 2),
- Ggf. Utensilien für eine Sedierung (Staubinde, Venenverweilkanüle mit Pflaster, sterile 10-ml-Spritze, Midazolam 2,5–10 mg oder Ähnliches),
- Untersuchungshandschuhe,
- Einmalhandschuhe (steril),
- Spritzen (10 ml und 20 ml, steril),
- Tupfer (steril),
- Ggf. Skalpell (steril),
- Lochtuch (steril),
- Aspirationsnadel nach Klima-Rosegger (steril),
- Biopsienadel nach Jamshidi (steril),

- Objektträger (mindestens 10 Stück) mit Ausstrichmappe,
- Aspirationsgefäße mit Antikoagulans (EDTA für Zytologie, Durchflusszytometrie und Molekulargenetik; Heparin für Zytogenetik),
- Ggf. Adapter für Aspirationsgefäße,
- Histologie-Probengefäß mit Fixativ,
- Pflasterverband,
- Sandsack,
- Abwurfbehälter.

1.2.11 Durchführung

- Vor der Durchführung:
  - Alle erforderlichen Materialien sollten verfügbar sein.
  - Vorliegen der unterschriebenen Einverständniserklärung nach ausführlicher Aufklärung und erforderlicher Bedenkzeit.
  - Nochmalige Kontrolle der oben genannten Gerinnungswerte spätestens jetzt.
- Übereinstimmung der Daten auf Gefäß/Anforderung mit dem Patienten:
  - Bei der Zusammenstellung der Entnahmegefäße ist zu kontrollieren, dass die Patientendaten auf den Gefäßen mit den Anforderungsunterlagen übereinstimmen
  - Angeforderte Parameter müssen mit den hierfür erforderlichen Probengefäßen (Anzahl und Art) übereinstimmen.
  - Ist dem Durchführenden der Patient nicht persönlich bekannt, empfiehlt sich die Patientenidentität mit der Begrüßung zu überprüfen („Guten Tag, mein Name ist Dr. ABC. Sie sind Herr Peter XYZ, geboren am 01.01.2000?“).
- Lagerung des Patienten:
  - Eine zweite Person vereinfacht und beschleunigt die Durchführung des Eingriffs ganz erheblich.
  - Nach Anlage der Untersuchungshandschuhe wird der Patient bequem in Bauchlage gelagert. Die Punktion ist prinzipiell auch in Seitenlage möglich (z. B. bei beatmeten Patienten), diese Technik ist jedoch etwas riskanter und erfordert in der Regel eine zweite Person.
- Punktion und Anästhesie:
  - Aufsuchen der Spina iliaca posterior superior und Desinfektion (70 % Ethanol oder 0,5 % Chlorhexidin).
  - Nach Anästhesie der Haut mit wenigen Millilitern wird das Lokalanästhetikum entlang des Stichkanals kontinuierlich verabreicht. Das Periost sollte schließlich fächerartig mit Lokalanästhetikum infiltriert werden.
  - Während der Einwirkzeit des Anästhetikums erfolgt eine nochmalige Desinfektion des vom Lochtuch nicht abgedeckten Punktionsareals.
  - Nach Anlage der sterilen Handschuhe (ab hier bis zur Aspiration streng steriles Arbeiten) und Aufbringen des Lochtuchs kann eine kleine Stichinzision mit dem Skalpell erfolgen.
- **Knochenmarkzylinder:**
  - Die Jamshidi-Nadel wird mit langsamen aber kraftvollen Drehbewegungen (ca. 70°-Winkel zur Hautoberfläche in Richtung Ilium) eingeführt.
  - Nach Überwindung des Compacta-Widerstandes wird der Mandrin entfernt und die Nadel mindestens 3 cm im Markraum vorgeschoben.
  - Der Stanzzylinder wird durch rasche und kreisende Bewegungen abgeschert.
  - Rückzug der Nadel unter Drehbewegungen, retrograde Entnahme des Bioptats (Mindestlänge 2 cm) mithilfe eines Drahtstifts und Überführung in das Histologiegefäß.
- **Knochenmarkaspiration**:
  - Anschließend wird über denselben Stichkanal, aber eine neue Compacta-Punktion die Klima-Rosegger-Nadel eingeführt.
  - Es erfolgt die Knochenmarkaspiration in folgender Reihenfolge:
    - Zytologie (nativ oder EDTA)
    - Durchflusszytometrie und Molekulargenetik (EDTA)
    - Zytogenetik (Heparin)
  - Der Patient sollte vor Ausüben des Sogs darauf hingewiesen werden, dass dies ein schmerzhafter Moment sein kann.
  - Unmittelbar nach Entnahme sollten die Probengefäße mehrfach geschwenkt werden, um eine gleichmäßige Durchmischung zu gewährleisten.
  - **Nativausstriche** müssen unmittelbar nach Entnahme angefertigt werden, **EDTA-Ausstriche** können auch später erstellt werden.
  - Bei der Anfertigung der Ausstriche wird das Aspirat langsam über eine Glasscheibe getropft.
  - Dabei werden die Markbröckel separiert und schließlich zusammen mit etwas Knochenmarkblut entweder als Quetschpräparate (gegenläufiges Quetschen zwischen zwei Objektträgern) oder als herkömmliche Ausstrichpräparate verarbeitet:
    - Die Quetschtechnik ist weniger erfahrungsabhängig und gewährleistet einen maximalen Markbröckel- und Zellgehalt der Präparate.
    - Die Ausstrichtechnik hat den Vorteil, dass die Einzelzellbeurteilung einfacher ist (▶ Abb. 1.2).
- Nach erfolgter Punktion:
  - Kräftige Kompression der Punktionsstelle (z. B. mithilfe eines Sandsacks), um Nachblutungen oder ein größeres Hämatom zu vermeiden.
  - Spitzes Material muss in einem sicheren Abwurfbehältnis entsorgt werden.

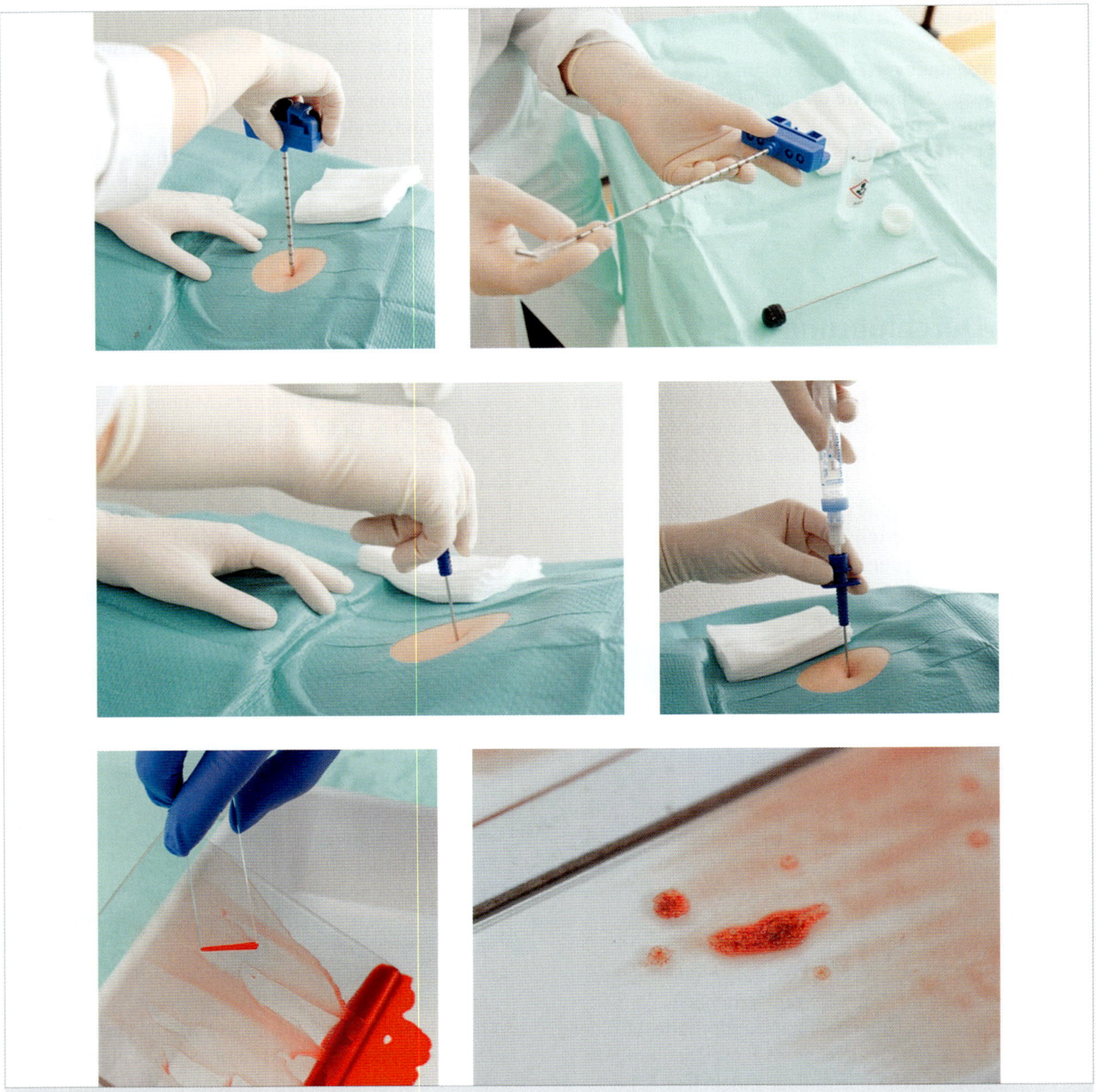

Abb. 1.2 **Knochenmarkpunktion und -ausstriche.** Einbringen der Jamshidi-Nadel (oben links), retrograde Bergung des Bioptats (oben rechts), Einbringung der Klima-Rosegger-Nadel (Mitte links), Knochenmarkaspiration (Mitte rechts), Separation von Markbröckeln (unten links), gutes Ausstrichresultat mit ausreichend Markbröckeln und gleichzeitig gelungener „Fahne“ (unten rechts)

Praxistipp

Das hier geschilderte Vorgehen ist nur beispielhaft. In der Praxis existieren zahlreiche Variationen, welche qualitativ ebenbürtig sind. Auch können moderne Jamshidi-Nadeln mit Fangvorrichtung benutzt werden.

1.2.12 Mögliche Komplikationen

- Trotz des brachialen Charakters sind schwere Komplikationen bei einer Knochenmarkpunktion sehr selten (< 1‰ der Fälle).
- Hämatome: Am häufigsten sind oberflächliche Hämatome, welche bei mangelhafter Kompression oder reduzierter Gerinnung sehr großflächig sein können.
- Infektion: An der Punktionsstelle kann eine Weichteilinfektion entstehen, die sehr selten Ausgangspunkt für eine Blutstrominfektion ist.

- Nervenläsion: Gelegentlich wird durch die Punktion ein größerer Nervenast getroffen, mit der Folge länger andauernder Neuropathien.
- Verletzung des Peritoneums: Äußerst selten ist bei korrekter Durchführung eine Durchstoßung der gegenüber liegenden Compacta mit Verletzung des Peritoneums.

1.2.13 Postinterventionelles Management

- Nach der Punktion sollte die Punktionsstelle für einige Minuten kräftig komprimiert werden, um Nachblutungen zu vermeiden.
- Hiernach kann ein einfacher Pflasterverband aufgebracht werden.

> **Merke**
>
> Es empfiehlt sich eine Nachbeobachtungszeit von 15–30 min.

1.3 Lymphknoten

Karl-Anton Kreuzer

1.3.1 Steckbrief

Die histopathologische Diagnose am Lymphknotengewebe ist der Goldstandard für die meisten lymphoproliferativen Erkrankungen. Sekundär infiltriertes Knochenmark eignet sich hierfür weniger, da immunhistochemische Reaktionen in diesem Organ anders ausfallen und keine Aussage zur nodalen Zelldistribution und Gewebearchitektur getroffen werden können. Nur wenige Lymphome (z. B. die Chronische lymphatische Leukämie, CLL) lassen sich mit hinreichender Sicherheit im peripheren Blut diagnostizieren. Lymphknotengewebe ist zuverlässig per Lymphadenektomie zu gewinnen. Die Lymphknotenpunktion stellt ein zusätzliches schnelles, einfaches und weniger invasives Verfahren dar, um via Punktionszytologie eine orientierende Information zu einer Lymphadenopathie zu erhalten (► Abb. 1.3). Es können jedoch auch Punktionsbiopsien durchgeführt werden, an denen eine gültige Diagnose gestellt werden kann. Periphere Lymphknoten können blind oder ultraschallgesteuert punktiert werden, für die Punktion zentraler Lymphknoten werden radiologische Methoden benötigt. Während die diagnostische Treffsicherheit der Lymphknotenpunktionsbiopsie bei Non-Hodgkin-Lymphomen oder Karzinomen sehr hoch ist (> 90 %), sind Hodgkin-Lymphome wegen des geringen Tumorzellanteils schwieriger nachzuweisen.

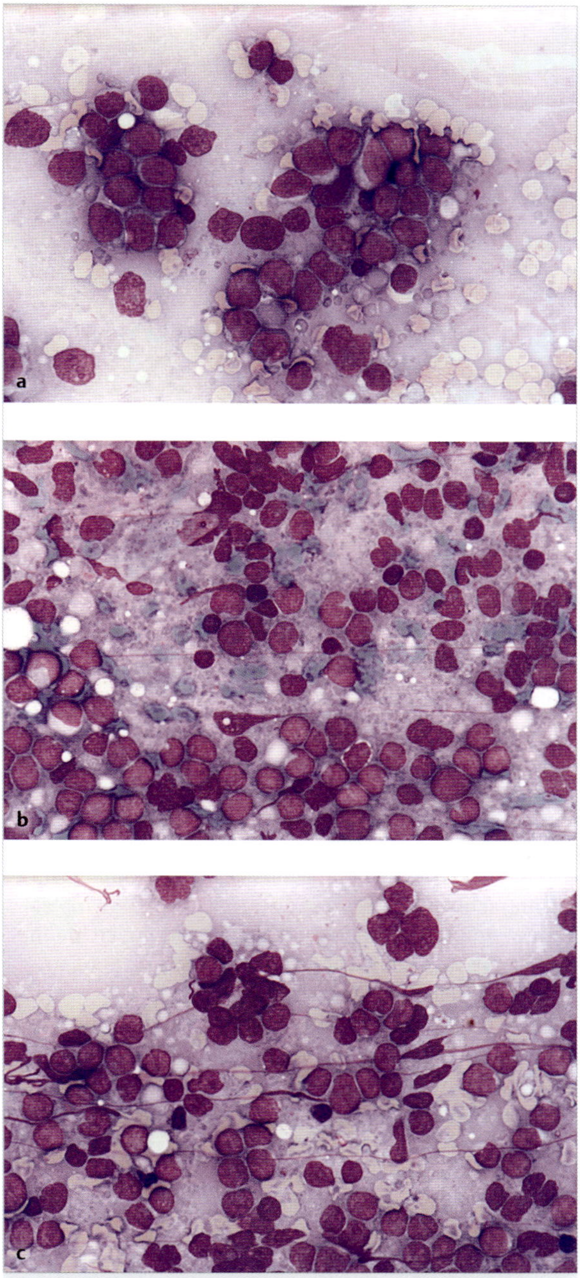

Abb. 1.3 Lymphknotenzytologie.
a Punktionszytologie eines Diffus-großzelligen B-Zell-Lymphoms (DLBCL), 63-fache Objektivvergrößerung. (Quelle: Frau Dr. M. Engels, Institut für Pathologie, Universitätsklinikum Köln.)
b Punktionszytologie eines Follikulären Lymphoms Grad 1–2 (FL), 63-fache Objektivvergrößerung. (Quelle: Frau Dr. M. Engels, Institut für Pathologie, Universitätsklinikum Köln.)
c Punktionszytologie eines Mantelzelllymphoms (MCL), 63-fache Objektivvergrößerung. (Quelle: Frau Dr. M. Engels, Institut für Pathologie, Universitätsklinikum Köln.)

1.3.2 Aktuelles

- Neuere Arbeiten konnten zeigen, dass die ultraschall- und dopplersonografisch gestützte Gewinnung einer peripheren Lymphknotenpunktionsbiopsie in den allermeisten Fällen zu einer konklusiven Diagnose führt und mit nur marginalen Risiken verbunden ist.
- Bleibt eine Lymphadenopathie dennoch unklar, kann deren Genese per Lymphadenektomie geklärt werden.

1.3.3 Synonyme

- Lymphknotenexzision
- Lymphknotenextirpation
- Punktionsbiopsie
- Aspirationszytologie

1.3.4 Definition

- Unter einer Lymphadenektomie oder Lymphknotenpunktion wird jede für diagnostische Zwecke durchgeführte (Teil-)Exzision oder Punktion eines Lymphknotens (peripher oder zentral) verstanden.
- Sie kann als Lymphadenektomie, Aspirationspunktion oder als Biopsiepunktion erfolgen.

1.3.5 Indikationen

- Jede persistierende unklare Lymphadenopathie stellt eine Indikation für die diagnostische Gewinnung von Lymphknotengewebe dar.
- Eine Lymphknotenpunktion kann insbesondere dann erfolgen, wenn eine Lymphadenektomie nicht oder nicht zeitnah möglich ist.

1.3.6 Kontraindikationen

- Bei zutreffender Indikationsstellung existieren praktisch keine absoluten Kontraindikationen für eine invasive Lymphknotendiagnostik.
- **Relative Kontraindikationen** können sein:
  - Plasmatische Gerinnungshemmung (z. B. durch Vitamin-K-Antagonisten)
  - Hämophilie
  - Thrombozytenfunktionsstörungen (hereditär oder pharmakologisch)
  - Thrombozytopenie
  - Unverträglichkeit von Lokalanästhetika
  - Kontraindikation gegen eine Allgemeinanästhesie
- Die genannten Gerinnungsstörungen können in der Regel durch Substitution oder Antagonisierung klinisch gut kontrolliert werden.

1.3.7 Anästhesie

- Eine Lymphadenektomie wird in der Regel in Allgemeinanästhesie durchgeführt.
- Eine Lymphknotenpunktion kann ohne oder mit einer Lokalanästhesie durchgeführt werden.

1.3.8 Aufklärung und spezielle Risiken

- Eine Aufklärung und schriftliche Einverständniserklärung des Patienten sind notwendig sind.
- Bei der Aufklärung sollten insbesondere die folgenden Risiken erwähnt werden:
  - Akute Lymphadenitis
  - Chronisches Lymphödem
  - Lebensbedrohliche Blutungen mit Transfusions- oder Operationsnotwendigkeit
  - Weichteilentzündungen mit lebensbedrohlichen Blutstrominfektionen
  - Periphere Nervenschädigung bis hin zu bleibenden Paresen
  - Medikamentenanaphylaxie
  - Narkoserisiko

1.3.9 Präoperative/ präinterventionelle Diagnostik

- Vor dem Eingriff sollte eine Blutungs- und Medikamentenanamnese erhoben sowie eine orientierende Gerinnungsdiagnostik (TPZ, aPTT, Thrombozytenzahl) durchgeführt werden.
- Für eine Allgemeinanästhesie ergibt sich eine spezifische Evaluation des Narkoserisikos.

1.3.10 Material

- Eine Lymphadenektomie ist ein originär chirurgischer Eingriff, der hier nicht weiter geschildert werden soll.
- Für eine Lymphknotenpunktion werden benötigt:
  - Hautdesinfektionsmittel
  - Ggf. Lokalanästhetikum (z. B. Mepivacain 1 %), sterile 5-ml-Spritze, kurze Hautkanüle (z. B. Gr. 18)
  - Untersuchungshandschuhe
  - Tupfer
  - Für eine Aspiration: Spritzen (10 ml, steril), Kanüle Gr. 10, Objektträger (mindestens 10 Stück) mit Ausstrichmappe
  - Für eine Biopsie: Skalpell (steril), Biopsienadel mit Fangvorrichtung 16 G (steril), Histologie-Probengefäß mit Fixativ
  - Pflasterverband
  - Abwurfbehälter

1.3.11 Durchführung

- Unterstützung durch Bildgebung:
  - Blindpunktion ist möglich bei intakter Gerinnung und sehr prominenten peripheren Lymphomen.
  - Ultraschall und Dopplersonografie erleichtern die Durchführung erheblich, erhöhen die Treffsicherheit und reduzieren das Risiko einer akzidentellen Gefäßpunktion.
  - CT-gesteuerte Punktion für zentrale Lymphknoten
- Operativ können Lymphknoten ab einer Größe von ca. 1 cm praktisch an jeder Lokalisation exzidiert werden.
- Vor der Durchführung einer peripheren Lymphknotenpunktion:
  - Verfügbarkeit aller erforderlichen Materialien prüfen
  - Vorliegen der unterschriebenen Einverständniserklärung nach ausführlicher Aufklärung und erforderlicher Bedenkzeit kontrollieren
  - Nochmalige Kontrolle der oben genannten Gerinnungswerte spätestens jetzt.
- Übereinstimmung der Daten auf Gefäß/Anforderung mit dem Patienten:
  - Bei der Zusammenstellung der Entnahmegefäße ist zu kontrollieren, dass die Patientendaten auf den Gefäßen mit den Anforderungsunterlagen übereinstimmen.
  - Ist dem Durchführenden der Patient nicht persönlich bekannt, empfiehlt sich die Patientenidentität mit der Begrüßung zu überprüfen („Guten Tag, mein Name ist Dr. ABC. Sie sind Herr Peter XYZ, geboren am 01.01.2000?").
- Lagerung:
  - Nach Anlage der Untersuchungshandschuhe wird der Patient bequem und sturzsicher gelagert.
- Aspirationspunktion:
  - Eine Lokalanästhesie ist nicht erforderlich.
  - Nach sorgfältiger Hautdesinfektion wird der zu punktierende Lymphknoten mit der Hand fixiert und die darüber liegende Haut gleichzeitig gestrafft.
  - Sodann erfolgt die Punktion mit einer Spritze und aufgesetzter Kanüle Gr. 10 ohne Sog.
  - Im Zielgebiet wird die Kanüle fächerartig und unter Sog bewegt.
  - Sobald im Spritzenkonus (nicht im Zylinder) aspiriertes Material erscheint, wird der Sog beendet und die Spritze herausgezogen.
  - Spritze und Kanüle werden getrennt, die Spritze erneut mit Luft aufgezogen und wieder mit der Kanüle verbunden.
  - Das in der Kanüle befindliche Aspirat wird nun mit der Spritze auf die bereitliegenden Objektträger aufgebracht und dort mit der Quetschtechnik (gegenläufiges Quetschen mit einem weiteren Objektträger) ausgestrichen.
  - Die Punktionsstelle wird steril verbunden, spitzes Material muss in einem sicheren Abwurfbehältnis entsorgt werden.
- Stanzbiopsie:
  - Eine Lokalanästhesie ist erforderlich.
  - Nach der Hautdesinfektion wird eine kleine Stichinzision (2–3 mm) über dem betreffenden Lymphknoten gesetzt.
  - Die Biopsienadel sollte mindestens 3-mal in den Lymphknoten eingebracht und die Fangvorrichtung ausgelöst werden.
  - Die geborgenen Bioptate können vor der Überführung in die Fixierlösung auf einem Objektträger ausgerollt werden, um eine zusätzliche schnelle zytologische Auswertung zu ermöglichen.
  - In einzelnen Labors ist auch eine durchflusszytometrische Untersuchung solcher Biopsien möglich. In diesem Fall muss ein Bioptat in ein EDTA-haltiges Probengefäß überführt werden (z. B. herkömmliches Blutabnahmesystem, welches mit physiologischer Kochsalzlösung aufgefüllt wird).

1.3.12 Mögliche Komplikationen

- Relevante Komplikationen sind bei den vorgenannten Eingriffen selten.
- Sie bestehen in erster Linie aus lokalen Infektionen oder Nachblutungen.
- Abszedierende Entzündungen mit evtl. nachfolgender Blutstrominfektion sowie akzidentelle Punktionen von größeren arteriellen Gefäßen sind Raritäten und treten vorzugsweise bei der Verwendung der größeren Biopsienadeln auf.

1.3.13 Postinterventionelles Management

- Nach kurzer Kompression der Punktionsstelle wird diese steril verbunden.
- Spitzes Material muss in einem sicheren Abwurfbehältnis entsorgt werden.

Praxistipp

Es empfiehlt sich eine Nachbeobachtungszeit von 15–30 min.

1.4 Blutbild und Differenzialblutbild

Karl-Anton Kreuzer

1.4.1 Steckbrief

Blutbilduntersuchungen stellen die am häufigsten angeforderten Laboranalysen in der Medizin dar. Sie sind sehr schnell und kostengünstig durchzuführen und liefern nicht nur Hämatologen wichtige Informationen zu allgemeinen Krankheitszuständen. Hierzu zählen z. B. Infektionen und Blutverluste bzw. weitere Anämieformen. Darüber hinaus lassen sich insbesondere durch das mikroskopische Differenzialblutbild spezifische Diagnosen stellen (z. B. akute Leukämie, Malaria). Werden die Ergebnisse eines Blutbildes mit weiteren Laborparametern kombiniert, wie Ferritin oder Laktatdehydrogenase, können damit ebenfalls spezifische Krankheiten festgestellt werden. Bei der Interpretation von Blutbildergebnissen ist es wichtig, alarmierende Befundkonstellationen zu kennen und sich gleichzeitig über die Grenzen dieses Verfahrens im Klaren zu sein.

1.4.2 Aktuelles

- Grundsätzlich lassen aktuelle Blutbildgeräte bei der Bestimmung von Standardparametern kaum noch Wünsche offen; Verbesserungen betreffen fast ausschließlich die Messpräzision oder technische Details.
- Von aktueller klinischer Bedeutung bleibt aber die prospektive klinische Evaluierung neu entwickelter Parameter, z. B. das Retikulozytenhämoglobin (RHB) oder die Thrombozytenverteilungsbreite (PDW).
- Weiterhin aktuell bleibt die Qualitätssicherung mikroskopischer Parameter, welche einer großen untersucherabhängigen Variabilität unterliegen.

1.4.3 Synonyme

- Hämogramm
- Blood count
- Mikroskopisches Blutbild
- Visuelles Blutbild
- Blutausstrich

1.4.4 Definition

- **Blutbild** meint im engeren Sinne die folgenden Parameter des peripheren Bluts (frühere Bezeichnung „kleines Blutbild"):
  - Leukozytenzahl
  - Erythrozytenzahl
  - Hämoglobinkonzentration
  - Hämatokrit
  - Erythrozytenindizes (Mittleres korpuskuläres Volumen, MCV; Mittlere korpuskuläre Hämoglobinmenge, MCH; Mittlere korpuskuläre Hämoglobinkonzentration, MCHC)
  - Thrombozytenzahl
- Moderne Blutbildgeräte liefern darüber hinaus im selben Untersuchungsgang eine Vielzahl weiterer Mess- und Rechenwerte, u. a.:
  - Retikulozyten
  - Retikulozytenproliferationsindex (RPI)
  - Erythrozytenverteilungsbreite (RDW)
- **Differenzialblutbild** (früher zusammen mit den vorgenannten Parametern als sog. „großes Blutbild" bezeichnet):
  - beschreibt die relative Zusammensetzung der Leukozyten aus verschiedenen Leukozytensubpopulationen (z. B. neutrophile segementkernige Granulozyten oder Lymphozyten).
  - Im weiteren Sinne zählen hierzu auch:
    - eine qualitative Bewertung dieser Zellen (z. B. aktivierte Lymphozyten),
    - der Nachweis von Zellen, welche unter physiologischen Umständen im peripheren Blut nicht vorkommen, oder
    - Nachweis von blutfremden Bestandteilen (z. B. Karzinomzellen, Plasmodien).

Praxistipp

Der Qualitätsvorteil eines maschinellen Differenzialblutbildes besteht aus der höheren quantitativen Präzision bei der Zählung physiologischer Subpopulationen, da sehr viele Zellen (sog. „events") gezählt werden. Der Vorteil des mikroskopischen Differenzialblutbildes besteht aus der höheren qualitativen Präzision, da maschinell nur schwierig oder nicht feststellbare Veränderungen (z. B. Fragmentozyten, Kernschatten) gut erkannt werden können.

1.4.5 Indikationen

- Die Indikationen für ein **Blutbild** sind vielfältig und reichen von einer orientierenden „Routineuntersuchung" bis zu spezifischen Fragestellungen (z. B. postoperativer Hämoglobinwert oder Ausschluss einer chronischen lymphatischen Leukämie, CLL).
- Im Folgenden daher nur eine kleine Auswahl von klinischen Situationen, bei der eine Blutbilduntersuchung unabdingbar ist:
  - Erhöhte Infektanfälligkeit
  - Erhöhte Blutungsneigung
  - Systemische Infektion
  - Leistungsschwäche
  - Relevanter Blutverlust

- Verdacht auf Anämie (z. B. Vitamin B12-Mangel)
- Verdacht auf Thrombozytenmangel (z. B. Immunthrombozytopenie, ITP)
- Verdacht auf hämatologische Neoplasie (z. B. Polycythaemia rubra, PV)
- Ein **mikroskopisches Differenzialblutbild** sollte immer in folgenden Situationen angefordert werden:
  - Panzytopenie
  - Unklare Normabweichungen im maschinellen Blutbild
  - Verdacht auf myeloproliferative Neoplasie (z. B. Essenzielle Thrombozythämie, ET)
  - Verdacht aus myelodysplastisches Syndrom (z. B. MDS mit Einliniendysplasie, MDS-SLD)
  - Verdacht auf akute oder chronische Leukämie (z. B. Akute myeloische Leukämie, AML)
  - Verdacht auf malignes Lymphom (z. B. Mantelzelllymphom, MCL)
  - Verdacht auf Erythrozytenfunktionsstörung (z. B. Sichelzellanämie)
  - Verdacht auf Parasitämie (z. B. Malaria)

1.4.6 Material

- Mit Zusatz von Antikoagulans:
  - Blutbilder oder Differenzialblutbilder können aus antikoaguliertem Blut angefertigt werden.
  - Ethylendiamintetraacetat (EDTA) ist das Antikoagulans der Wahl bei der maschinellen Blutbildmessung.
  - Aus EDTA-Blut können auch Ausstriche für das mikroskopische Differenzialblutbild hergestellt werden.
- Ohne Zusatz von Antikoagulans:
  - Gute Nativausstriche, also ohne Zusatz eines Antikoagulans, sind aber das beste Ausgangsmaterial für ein mikroskopisches Differenzialblutbild, da die Artefaktbildung minimiert wird, das Färbeergebnis optimal ist und auch Spezialfärbungen oder -reaktionen (z. B. alkalische Leukozytenphosphatase, ALP) durchgeführt werden können.
- Kapillarblut ist für die zuverlässige Bestimmung eines Blutbildes oder Differenzialblutbildes nicht geeignet.

Cave

Für das Standardantikoagulans EDTA gibt es eine Ausnahme: Bei etwa 0,1 % der Patienten kann EDTA zu einer sog. Pseudothrombozytopenie führen. Dabei demaskiert EDTA Proteine (wahrscheinlich Glykoprotein IIb/IIIa) auf der Thrombozytenoberfläche, welche von heterophilen Antikörpern erkannt werden. Dies führt zu einer Thrombozytenaktivierung und -agglutination in vitro, was in falsch-niedrigen Thrombozytenzahlen im Blutbild resultiert. Bei entsprechender Verdachtslage muss daher die Thrombozytenzahl mit einem alternativen Antikoagulans (typischerweise Natriumzitrat) kontrolliert werden.

1.4.7 Durchführung

Erhalt der Messwerte

- Bei der Gewinnung von Proben für Blutbilder sind die üblichen Vorsichtsmaßnahmen zu beachten (Kap. 1.1.9, Probengewinnung, und Kap. 1.4.8, Mögliche Komplikationen).

Tab. 1.1 Blutbildparameter mit Größeneinheiten und typischen Referenzwerten.

Parameter	Kürzel	Einheit	Referenzwerte
Leukozyten	WBC (white blood count)	G/l /µl	4,5–11,5 4 500–11 500
Erythrozyten	RBC (red blood count)	T/ /µl	4,0–6,0 4 000 000–6 000 000
Hämoglobin	HGB (hemoglobin)	g/d mmol/l	12,0–18,0 7,5–11,0
Mittleres korpuskuläres Volumen	MCV (mean corpuscular volume)	fl	80–95
Mittlere korpuskuläre Hämoglobinmenge	MCH (mean corpuscular hemoglobin)	pg fmol	28–34 1,7–2,1
Mittlere korpuskuläre Hämoglobinkonzentration	MCHC (mean corpuscular hemoglobin concentration)	g/dl mmol/l	31–37 19,2–23,0
Erythrozytenverteilungsbreite	RDW (red cell distribution width)	%	11,5–14,5
Hämatokrit/Gepacktes Zellvolumen	HCT/PCV (hematocrit/packed cell volume)	l/l	35–50
Retikulozyten	RET (reticulocytes)	G/l %	30–80 0,5–2,0
Thrombozyten	PLT (platelet count)	G/l /µl	150–450 150 000–450 000
Mittleres Thrombozytenvolumen	MPV (mean platelet volume)	fl	7,0–11,0
Thrombozytenverteilungsbreite	PDW (platelet distribution width)	%	10,0–18,0

l: Liter; d: dezi [10^{-1}]; m: milli [10^{-3}]; µ: micro [10^{-6}]; p: pico [10^{-12}]; f: femto [10^{-15}]; G: Giga [10^{9}]; T: Tera [10^{12}]

- Für maschinelle Verfahren wird EDTA als Antikoagulans benutzt.
- Nach Befüllung des Probengefäßes sollte dies zur Durchmischung einige Male umgedreht werden.
- Zeitpunkt der Messung:
  - Bei einer Sofortmessung (Point-of-care testing) muss bedacht werden, dass die meisten Gerätehersteller zuvor eine etwa halbstündige Wartezeit empfehlen, andernfalls sollten die Ergebnisse mit kleineren Einschränkungen interpretiert werden.
  - Prinzipiell ist eine valide Messung innerhalb von 24 h nach Entnahme möglich.
  - Eine Probenlagerung bei 4 °C verbessert die Messergebnisse.
- Moderne Blutbildgeräte vereinen in sich verschiedene Messmethoden (Widerstandsmessprinzip bzw. Impedanzmessung, photometrische Messung, optische Mehrkanal-Differenzierung mit Fluoreszenzfarbstoffen).
  - Messzeiten liegen bei ungefähr 1 min pro Probe.
- Bei der Untersuchung werden in der Regel die in genannten ► Tab. 1.1 Parameter bestimmt (die angegebenen Beispielreferenzwerte unterscheiden zur Vereinfachung nicht zwischen Männern und Frauen).
- Differenzialblutbild:
  - Blutbildgeräte, welche eine Leukozytendifferenzierung vornehmen können, drücken diese Werte häufig sowohl absolut (pro Volumeneinheit) oder relativ (bezogen auf die Leukozytengesamtzahl) aus.
  - Die absoluten Angaben sind in der Regel irrelevant, können aber hilfreich sein, wenn Diagnosen entsprechend definiert sind (z. B. Monozytose > 1 G/l bei einer Chronischen myelomonozytären Leukämie, CMML).
  - ► Tab. 1.2 gibt einen Überblick über das Differenzialblutbild.

Tab. 1.2 Differenzialblutbild mit typischen Referenzwerten.

Parameter	Einheit	Referenzwert
Segmentkernige neutrophile Granulozyten	% /µl	40–70 3 000–6 000
Stabkernige neutrophile Granulozyten	% /µl	3–5 150–400
Eosinophile Granulozyten	% /µl	2–4 50–250
Basophile Granulozyten	% /µl	0–1 15–50
Monozyten	% /µl	3–7 280–500
Lymphozyten	% /µl	20–40 1500–3 000

l: Liter; µ: mikro [10^{-6}]

- Qualitative Störungen:
  - Neben dem Nachweis von quantitativen Veränderungen können Blutbildgeräte auch Hinweise auf qualitative Störungen liefern.
  - Sofern in einem maschinellen Blutbild z. B. große ungefärbte oder unreife Zellen (large unstained cells, LUC; large immature cells, LIC) aufgeführt werden, sollte unbedingt ein mikroskopisches Differenzialblutbild folgen, um diese Zellen eindeutig zuordnen zu können.
  - Gleiches trifft auf markierte unklassifizierbare Zellen (flagged cells, FLAG) zu.
  - ► Tab. 1.3 zeigt die wichtigsten Veränderungen innerhalb der drei hämatopoetischen Zellreihen.

Merke

M!

Eine Monozyto-, Eosino- oder Basopenie ist diagnostisch irrelevant.

Tab. 1.3 Quantitative und qualitative Veränderungen im Blutbild.

Art der Veränderung	Leukozyten	Erythrozyten	Thrombozyten
Quantitativ	Leukozytopenie Neutrophile Granulozytopenie („Neutropenie") Lymphozytopenie Leukozytose Neutrophile Granulozytose Lymphozytose Monozytose Eosinophilie Basophilie	Anämie Polyglobulie Retikulozytose	Thrombozytopenie Thrombozytose
Qualitativ	Linksverschiebung der Granulozytopoese Dysplastische Zellen Unreife Zellen	Mikro- und Makrozytose Hypo- und Hyperchromasie Polychromasie Anisozytose, Poikilozytose, Fragmentozytose Normoblastämie	Riesenthrombozyten Thrombozytenaggregate
Neoplastische Zellen Intra- oder extrazelluläre Parasiten			

Interpretation von Laborwerten

Cave

Bei der Interpretation von Laborergebnissen ist immer zu beachten, dass Referenzwerte geräteabhängig und von Methode zu Methode zwischen Laboren variieren.

- Bei der Interpretation von abnormen Blutbildern ist es zunächst wichtig, eine grobe Plausibilitätsbeurteilung vorzunehmen:
  - Passt das Blutbild zu der klinischen Situation?
  - Gibt es Anhaltspunkte für eine Patienten- oder Probenverwechslung?
  - Gibt es Anhaltspunkte für einen Abnahmefehler?
  - Gibt es Anhaltspunkte für eine überlange Transportzeit oder schlechte Transportbedingungen?
- Sofern diesbezüglich Zweifel bestehen, sollte eine Wiederholungsmessung an einer neuen Probe erfolgen.
- Im nächsten Schritt sollte festgelegt werden, ob es sich um eine relevante dringend abklärungswürdige Abweichung handelt oder nicht:
  - Bei den quantitativen Parametern (z. B. Hämoglobinkonzentration) können geringgradige Abweichungen Ausdruck einer Normvariante sein. Nicht jeder Parameter, der außerhalb des Referenzbereichs liegt, besitzt Krankheitswert.
  - Anders zu betrachten sind bestimmte qualitative Abweichungen, deren Ausprägung nur gering ist. Hierzu zählt insbesondere der Nachweis unklassifizierbarer oder unreifer Zellen.

1.4.8 Mögliche Komplikationen

- Wegen der hohen Präzision moderner Blutbildgeräte sind analytische Fehler, also Messfehler im eigentlichen Sinne, bei Blutbildern selten.
- Häufiger sind dagegen präanalytische Fehler und Interpretationsfehler.
- Zu den präanalytischen Fehlern zählen:
  - Patienten- oder Probenverwechslung (Zuordnungsfehler)
  - Abnahme aus liegendem intravenösem Zugang (Verdünnungsfehler)
  - Zu lange Venenstauung (Hämolyse)
  - Unterfüllung des Probengefäßes (Mischungsfehler)
  - Lange Transportzeit, Hitzeeinwirkung (Zellzerfall)
- Interpretationsfehler:
  - Diese können maschinell bedingt sein (falsche oder fehlende Zuordnung der gemessenen Zellen durch das Gerät).
  - Oder diese Fehler können beim Arzt entstehen, der die methodischen Beschränkungen eines maschinellen Blutbildes nicht kennt.

Cave

Beim mikroskopischen Differenzialblutbild sind Interpretationsfehler besonders häufig. Dies liegt daran, dass die zuverlässige Beurteilung eines Blutausstrichs große Erfahrung erfordert. Hierbei ist es insbesondere wichtig, dass der Untersucher nicht nur bekannte Zellen sicher zuordnen kann, sondern auch seltenere Erkrankungen (z. B. Haarzellleukämie, Filarienbefall) kennt, um entsprechende Abweichungen sicher beurteilen zu können.

1.5 Zytologie

Torsten Haferlach

1.5.1 Steckbrief

Die zytologische Untersuchung von Blut- und Knochenmarkausstrichen, gefärbt nach der Pappenheim-Färbung, stellt den Goldstandard der hämatologischen Diagnostik dar (▶ Abb. 1.4). Das Differenzialblutbild (zumindest 100 Zellen) und das Differenzialknochenmark (200–500 Zellen) folgen als Standards, wenn sich Auffälligkeiten in den Automatenmessungen ergeben haben. Gerade die

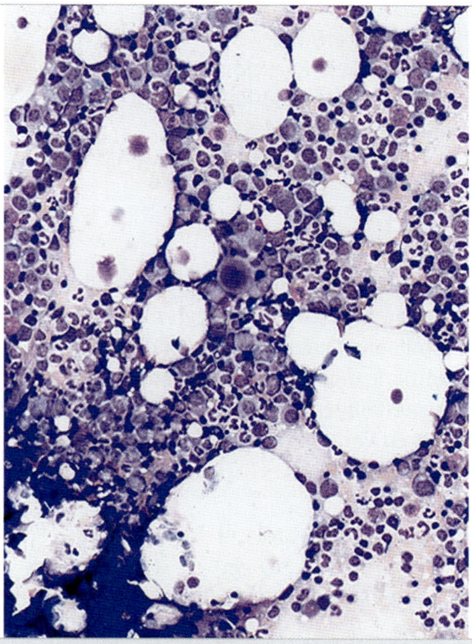

Abb. 1.4 Knochenmarkzytologie. Normale Zelldichte bei einem jungen Erwachsenen. (Ausstrich vom Knochenmarkbröckel rechts unten, Vergrößerung 100-fach). (Quelle: Haferlach T, Bacher U, Theml H, Diem H. Taschenatlas der Hämatologie – Mikroskopische und klinische Diagnostik für die Praxis. 6. Aufl., Stuttgart: Thieme; 2012)

Differenzierung des Knochenmarkes setzt große Erfahrung voraus. Ein Abgleich mit anderen Methoden wie Immunphänotypisierung, Zytogenetik, FISH und Molekulargenetik kann bei der Einordnung der beobachteten Veränderungen hilfreich sein und sollte angestrebt werden. Im Sinne einer Stufendiagnostik kann auf der Basis der Zytomorphologie und Histologie die weitere Diagnostik zusätzlich gezielt initiiert und gesteuert werden [2].

1.5.2 Aktuelles

- Die neue WHO-Klassifikation von 2016 muss in der hämatologischen Diagnostik berücksichtigt werden.
- Das gilt für die notwendigen Diagnosemethoden ebenso wie für die Nomenklatur [1], [3].

1.5.3 Synonyme

- Differenzialblutbild
- Differenzialknochenmark
- Zytomorphologie
- Morphologie

1.5.4 Definition

- Zytologie meint die mikroskopische Untersuchung von Blutausstrichen und/oder Knochenmarkausstrichen zur Einordnung und Differenzierung von Blutbild- und Knochenmarkveränderungen.
- Hier kommen verschiedene Färbemethoden zum Einsatz, z. B.
  - Pappenheim-Färbung
  - Myeloperoxidase-Reaktion
  - Unspezifische Esterase-Reaktion
  - Eisenfärbung (▸ Abb. 1.5)
  - ggf. Periodic-acid-Schiff Reaktion (PAS)

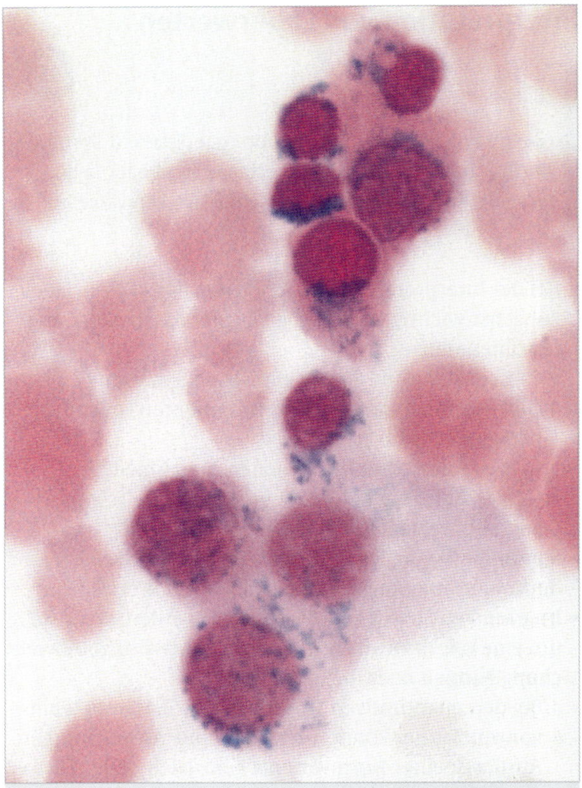

Abb. 1.5 Knochenmarkdiagnostik bei myelodysplastischem Syndrom (MDS). Eisenfärbung des Knochenmarks (Berliner-Blau-Färbung) bei MDS vom Typ MDS-RS-SLD: Darstellung dichter, z. T. ringförmig um den Kern gelagerter Eisengranula (Ringsideroblasten). (Quelle: Haferlach T, Bacher U, Theml H, Diem H. Taschenatlas der Hämatologie – Mikroskopische und klinische Diagnostik für die Praxis. 6. Aufl., Stuttgart: Thieme; 2012)

1.5.5 Indikationen

- Mikroskopische Untersuchungen zur genaueren Einordnung der potenziell pathologischen Zellen, inklusive Zytochemie und Differenzialblutbild sowie Differenzialknochenmark am Mikroskop, bei zuvor in der Gerätemessung auffälligen Proben,
- zur weiteren Veranlassung von Stufendiagnostik bzw. Diagnosestellung.

1.5.6 Material

- Für eine Blutentnahme mit Differenzialblutbild werden benötigt:
  - 2–5 ml EDTA (oder Zitrat) antikoaguliertes peripheres Blut und
  - 10–20 ml Heparin antikoaguliertes peripheres Blut (für potenziell sich anschließende Chromosomenanalyse).
- Weiterhin sind nötig:
  - 2 ml EDTA antikoaguliertes Knochenmark sowie
  - 5–10 ml Heparin antikoaguliertes Knochenmark.
- Von diesen werden dann hergestellt:
  - 4–8 Blutausstriche (lufttrocknen mindestens 30 min)
  - 4–8 Knochenmarkausstriche (lufttrocknen 30–60 min, keine weitere Vorfixierung vor Färbung).

Merke M!

Es ist sehr wichtig, dass gerade zellreiche Knochenmarkausstriche vor dem Versenden in abgeschlossenen Plastikboxen gut getrocknet sind (30 min mindestens), weil sonst in der feuchten Kammer eine verlangsamte Trocknung zu massiver Nekrose der Zellen führt und ein Färben und Auswerten am nächsten Tag z. B. im Referenzlabor nicht mehr möglich ist.

Praxistipp

Als Gerinnungshemmer sollten unbedingt EDTA oder Zitrat beim Ausstreichen verwendet werden, damit die morphologische Diagnostik später optimal möglich ist. Heparin wird hingegen benötigt, wenn man aus dem Blut oder Knochenmark eine Chromosomenanalyse durchführen möchte.

1.5.7 Durchführung

- Die Präparation der Blutausstriche und der Knochenmarkausstriche sollte in erfahrenen Händen liegen.
- Knochenmarkausstrich: Gerade hier ist darauf zu achten, dass auch solche mit Bröckchen ausgestrichen werden. Dadurch lässt sich eine Einschätzung der Zellularität vornehmen. Dadurch lassen sich Anzahl und Morphe der Zellen genauer einschätzen.
- Das Material sollte ausreichend trocknen (s. oben) und korrekt beschriftet sein für die weiteren Analysen.
- Zellfärbung:
  - Färbequalität der verschiedenen Färbungen muss mit internen Standards täglich überprüft werden,
  - Färbelösungen müssen frisch angesetzt werden.
- Zelldifferenzierung:
  - Vom peripheren Blut sollten mindestens 100 Zellen differenziert werden,
  - vom Knochenmark mindestens 200 (bis 500) Zellen.
  - Die Differenzierung mit anschließender Einordnung der potenziell pathologischen Veränderungen sollte der WHO-Klassifikation von 2016 folgen.
- Besonderheiten:
  - Die Differenzierung sollte mittels der Pappenheim-Färbungen erfolgen und nicht mit Schnellfärbungen.
  - Bezüglich chemischer Reaktionen ist zur Beurteilung der Myelopoese/Blasten die Myeloperoxidase und der Monozytopoese die unspezifische Esterase notwendig.
  - Die Eisenfärbung wird benötigt zur Beurteilung z. B. einer potenziellen Eisenmangelanämie (heute eher selten nötig, besser Ferritin, MCV, MCH etc.), speziell aber in der Diagnostik der Myelodysplastischen Syndrome zur Erfassung der Ringsideroblasten (Definition: 5 oder mehr Granula umfassen 1/3 oder mehr der Kernzirkumferenz).
- Verbleibendes Restmaterial (peripheres Blut, Knochenmark) sollte im Sinne einer Stufendiagnostik für weitere Analysen zur Verfügung stehen.

1.5.8 Mögliche Komplikationen

- Färbeartefakte durch nicht ausreichend getrocknete Ausstriche
- Fehler beim Ansetzen der Färbelösung
- Mikroskopieren an der „falschen Stelle“ z. B. nur in der Fahne oder nur im dickeren Areal des peripheren Blutausstrichs
- Generell gilt:
  - Das Mikroskopieren sollte mit einem 10er Objektiv ohne Öl beginnen, die gesamten Ausstriche sollten gemustert werden.
  - Erst danach mit Ölobjektiv (z. B. 50 × oder 63 × oder 100 ×) die weiteren Strukturen beurteilen und Zellzuordnungen vornehmen.
  - Bei unbekannten Zellen sollte dringend um Rat gefragt werden, um die eigene Erfahrung zu vergrößern.
- Achtung: Beim Knochenmark sollte z. B. bei der Suche nach Tumorzellen mit dem 5er oder 10er Übersichtsobjektiv begonnen werden.

1.5.9 Literatur

[1] Arber DA, Orazi A, Hasserjian R et al. The 2016 revision to the World Health Organization (WHO) classification of myeloid neoplasms and acute leukemia. Blood 2016; 127: 2391–2405

[2] Haferlach T, Bacher U, Theml H, Diem H. Taschenatlas der Hämatologie – Mikroskopische und klinische Diagnostik für die Praxis. 6. Aufl., Stuttgart: Thieme; 2012

[3] Swerdlow SH, Campo E, Pileri SA et al. The 2016 revision of the World Health Organization (WHO) classification of lymphoid neoplasms. Blood 2016; 127: 2375–2390

1.6 Durchflusszytometrie

Wolfgang Kern

1.6.1 Steckbrief

Die multiparametrische Durchflusszytometrie (MFC) stellt heute einen integralen Bestandteil der Diagnostik hämatologischer Neoplasien dar. Über die simultane Analyse der Expression einer Vielzahl von Antigenen werden zahlreiche Zellpopulationen voneinander unterschieden und durch ihr Antigenexpressionsmuster charakterisiert. Dies erlaubt die Identifizierung und Subklassifikation von Leukämien und Lymphomen. Durch die Analyse einer großen Anzahl an Zellen erreicht die MFC eine hohe Sensitivität und ist somit für die Quantifizierung minimaler Resterkrankung im Krankheitsverlauf verschiedener Neoplasien sehr gut geeignet. Die volle Ausschöpfung ihres Potenzials erfährt die MFC in der interaktiven Anwendung zusammen mit den weiteren diagnostischen Standbeinen Zytomorphologie, Zytogenetik und Molekulargenetik.

1.6.2 Synonyme

- Immunzytologie
- Immunphänotypisierung
- Flow cytometry

1.6.3 Definition

- Mithilfe der Immunphänotypisierung werden die in Blut- und Knochenmarkproben enthaltenen Zellpopulationen identifiziert, quantifiziert und charakterisiert.
- Unterscheidung verschiedener Zellen anhand
  - ihrer Streulichteigenschaften, die durch die Zellgröße und die Heterogenität des Zellinneren bestimmt werden, sowie
  - ihres Antigenexpressionsmusters.
- Pro Messvorgang werden bis zu 10 verschiedene Antigene auf 50.000–100.000 Zellen innerhalb sehr kurzer Zeit analysiert.
- Erfassung minimaler Resterkrankung (MRD): Hier wird durch die Analyse von 500.000–1 Mio. Zellen eine Sensitivität von 0,01 % erreicht.

1.6.4 Indikationen

- Der diagnostische Schwerpunkt der MFC liegt im Nachweis akuter Leukämien und maligner Lymphome sowie in der Erfassung und Quantifizierung minimaler Resterkrankung im Verlauf unter Therapie.
- Die MFC ist indiziert zur Abklärung von
  - klinischen Zeichen einer hämatologischen Neoplasie
  - Zytopenien
  - Leukozytosen
  - Atypischen Zellen, Blasten, Zellen in Aszites, Pleuraerguss und Liquor
  - Plasmazellerkrankungen
  - Organomegalie, Raumforderungen
  - Monitoring bekannter Erkrankungen

1.6.5 Material

- Peripheres Blut
- Knochenmarkaspirat
- Aszites
- Pleuraerguss
- Liquor

1.6.6 Durchführung

Physikalische Grundlagen des Verfahrens

- Bei der MFC durchlaufen die Zellen einen Laserstrahl und verändern ihn; anhand dieser Veränderung lassen sich verschiedene Struktur- und Oberflächeneigenschaften der Zellen charakterisieren.
- Diese Veränderungen sind bedingt durch
  - die Struktureigenschaften der Zellen und
  - an monoklonale Antikörper gekoppelte Fluoreszenzfarbstoffe.
- Struktureigenschaften der Zellen:
  - Diese werden in Form der Streuung des Laserlichts im geraden und im rechtwinkligen Strahlengang erfasst.
  - Dabei gilt:
    - Zunehmende Vorwärtsstreuung des Laserstrahls (forward scatter, FSC) entspricht Zunahme der Zellgröße.
    - Ausmaß der Seitwärtsstreuung des Laserstrahls (sideward scatter, SSC) korreliert mit der Heterogenität der zellulären Binnenstruktur (entspricht im Wesentlichen der Granulierung der Zelle).
- Fluoreszenzfarbstoffe:
  - Kopplung von Fluoreszenzfarbstoffen an monoklonale Antikörper;
  - dadurch gelingt es, Antigenstrukturen auf der Zelloberfläche und im Zellinneren zu erfassen (simultane Erfassung von gleichzeitig 10 und mehr Antigenen).
- Abgrenzung der verschiedenen in einer Blut- oder Knochenmarkprobe enthaltenen **Zellpopulationen** über ihr SSC-Signal und ihre CD45-Expressionsstärke (▶ Abb. 1.6):
  - Monozyten weisen die stärkste Expression von CD45 und ein schwaches SSC-Signal auf.
  - Lymphozyten weisen ebenfalls eine starke CD45-Expression und kaum ein SSC-Signal auf.
  - Granulozyten zeigen eine schwächere Expression von CD45, jedoch ein starkes SSC-Signal.
  - Erythrozyten zeigen kaum eine Expression von CD45 (daher Abgrenzung von anderen Populationen möglich).
  - Blasten weisen eine CD45-Expression auf, die in etwa der auf Granulozyten entspricht; beide Populationen sind jedoch durch deutliche Unterschiede im SSC-Signal gut voneinander zu trennen.

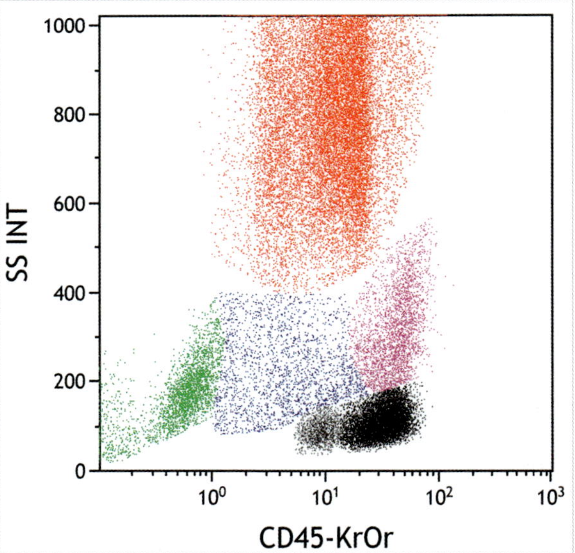

Abb. 1.6 Durchflusszytometrie. Unterscheidung von Zellpopulationen im CD45-SSC-Plot (rot = Granulozyten, lila = Monozyten, schwarz = Lymphozyten, grau = Hämatogonen (unreife B-Lymphozyten), blau = myeloische Progenitorzellen, grün = erythrozytäre Zellen und zerstörte Zellen).

- Weitere Charakterisierung: Durch Gating (Auswählen einzelner dieser Populationen) oder deren isolierte Darstellung bzgl. weiterer Antigene gelingen
  - eine Linienzuordnung (z. B. lymphatisch versus myeloisch) der Zellen,
  - die Bestimmung des Reifungsgrades (Expression von Progenitorantigenen versus Expression reifzelliger Antigene) und
  - die Erfassung der für einzelne Krankheiten und deren Subentitäten spezifischen Muster der Expression verschiedener Antigene.

> **Merke** M!
>
> Entsprechend der Verdachtsdiagnose werden Antikörper-Panel zusammengestellt und ausgewählt, die eine reproduzierbare Untersuchung und ein möglichst rasches Ergebnis gewährleisten.

Typische Befunde bei verschiedenen Krankheiten

Akute Leukämien

- Die häufig nachweisbare Expression der Progenitorzellantigene CD34, CD133, CD117, TdT und CD1a erlaubt die Identifizierung einer akuten Leukämie, sofern die Zellpopulation mindestens 20 % ausmacht.
- Die Linienzuordnung erfolgt dabei v. a. über die hoch linienspezifischen Antigene:
  - MPO, CD13 und CD33 (myeloisch),
  - cCD22, cCD79a und CD19 (B-lymphatisch) sowie
  - c/sCD3 und CD7 (T-lymphatisch; c = zytoplasmatisch, s = membranständig).

Akute lymphatische Leukämie (ALL)

- Die ALL wird auf dem Boden des Immunphänotyps in B-Vorläufer- und T-Vorläufer-ALL unterschieden und weiter entsprechend ihres Reifungsgrades unterteilt.
- Dabei findet die 1995 publizierte EGIL-Klassifikation weitgehend Anwendung (▶ Tab. 1.4).

Akute myeloische Leukämie (AML)

- Die AML weist häufig einen unreifen Phänotyp auf und exprimiert in der Regel die o. g. myeloischen Antigene.
- MFC ist essenziell für den Nachweis der akuten undifferenzierten myeloischen Leukämie und der akuten megakaryozytären Leukämie, da beide zytochemisch negativ und daher ohne MFC nicht von der ALL zu abzugrenzen sind.
- Akute undifferenzierte myeloische Leukämie: Expressionsnachweis myeloischer Antigene bei fehlender Expression lymphatischer Antigene.
- Akute megakaryozytäre Leukämie: Nachweis der Expression der megakaryozytären Antigene CD41 und CD61.
- Darüber hinaus wird bei der Diagnosestellung der AML häufig ein leukämieassoziierter aberranter Phänotyp nachgewiesen, mithilfe dessen minimale Resterkrankung (MRD) nachgewiesen und quantifiziert werden kann (s. u.).

Tab. 1.4 Klassifikation der ALL nach EGIL. Adaptiert nach [1].

B-Vorläufer-ALL				T-Vorläufer-ALL			
Antigen	**Pro-B-ALL**	**c-ALL**	**Prä-B-ALL**	**Pro-T-ALL**	**Prä-T-ALL**	**Kortikale T-ALL**	**Reife T-ALL**
cCD22	+	+	+	–	–	–	–
CD79α	+	+	+	–	–	–	–
CD19	+	+	+	–	–	–	–
cIgM	–	–	+	–	–	–	–
cCD3	–	–	–	+	+	+/–	–
sCD3	–	–	–	–	–	–/+	+
CD7	–	–	–	+	+	+	+
CD5	–	–	–	–	+/-	+	+
CD2	–	–	–	–	+/-	+	+
CD1a	–	–	–	–	–	+	–
CD4	–	–	–	–	–/+	+/–	+/–
CD8	–	–	–	–	–/+	+/–	+/–
CD10	–	+	+/–	–/+	–/+	–/+	–
HLA-DR	+	+	+	–/+	–/+	–	–
CD34	+	+	+	–/+	–/+	–	–
TdT	+	+	+	+	+	+	+/(–)

c = zytoplasmatisch; s = membranständig

- Charakteristische Befunde in der MFC bei einigen, genetisch definierten AML-Entitäten. Liegen diese Befunde vor, sollten die jeweiligen genetischen Untersuchungen spezifisch angestoßen werden:
  - Die akute Promyelozytenleukämie (APL) weist ein starkes Side-Scatter-Signal, eine Negativität für HLA-DR und eine starke Eigenfluoreszenz auf.
  - Die AML mit t(8;21)(q22;q22.1);*RUNX1-RUNX1T1* geht typischerweise mit einer aberranten Koexpression von CD19 und CD56 einher.
  - Die AML M4Eo mit inv(16)(p13.1q22) oder t(16;16)(p13.1;q22);*CBFB-MYH11* weist auf den monozytären Zellen häufig eine Positivität für CD2 auf sowie auf den unreifen Zellen eine asynchrone Koexpression von CD15 und CD34.

Akute Leukämie mit gemischtem Phänotyp (MPAL)

- Die MPAL zeichnet sich durch das gleichzeitige Vorliegen von myeloischen und lymphatischen Markern aus, ohne dass eine eindeutige Linienzuordnung möglich ist.
- Dabei wird die Beteiligung der jeweiligen Linie nach WHO [4] wie folgt definiert:
  - Myeloisch: Myeloperoxidase-Positivität oder monozytäre Diferenzierung
  - T-lymphatisch: Expression von CD3 (zytoplasmatisch oder membranständig)
  - B-lymphatisch:
    - starke Expression von CD19 und Expression mindestens von einem der Marker CD79a, cCD22, CD10; oder
    - schwache Expression von CD19 und Expression mindestens zwei der Marker CD79a, cCD22, CD10.

Myelodysplastische Syndrome (MDS)

- Charakteristisch für MDS in der MFC sind:
  - die Vermehrung myeloischer Progenitorzellen und
  - die aberrante Expression bestimmter Antigene.
- Nach den aktuellen Richtlinien des European Leukemia-Net (ELN) [2] gehört die MFC zu den empfohlenen diagnostischen Untersuchungen des MDS.

> **Merke** M!
>
> Wichtig dabei sind die separate Beurteilung aller Zellreichen und die Berücksichtigung der Heterogenität des Immunphänotyps, da die verschiedenen Aberrationen nicht mit bestimmten MDS-Entitäten assoziiert sind.

Reife B-Zell-Neoplasien

- Ein großer Teil der reifen B-Zell-Neoplasien lässt sich anhand des Immunphänotyps identifizieren.
- Grundsätzlich lässt sich eine Leichtkettenrestriktion nachweisen.
- Die im Folgenden beschriebenen Befunde lassen sich in der Regel erheben, es gibt jedoch Abweichungen vom typischen Expressionsmuster.

B-CLL und B-PLL

- Für die **B-CLL** ist typisch:
  - Koexpression des T-Zellantigens CD5 mit den B-Zell-assoziierten Antigenen CD19, schwach CD20 und CD79a.
  - Starke Expression von CD23,
  - schwache Expression von CD22 und Immunglobulinen.
  - FMC 7 wird nicht exprimiert.
- Dem Matutes-Score [3] entsprechend liegt eine CLL vor, wenn mindestens vier der fünf Kriterien CD5^{+}, CD23^{+}, FMC 7^{-}, sIgM$^{(+)}$ und sCD22$^{(+)}$/CD79b$^{(+)}$ vorliegen.
- Beim morphologischen Befund einer CLL/PL mit erhöhter Anzahl der Prolymphozyten sowie der hier häufig vorliegenden Trisomie 12 kann der Immunphänotyp eine stärkere Expression von CD20 und der Immunglobuline sowie eine Positivität für CD22 aufweisen.
- Von prognostischer Bedeutung ist der Nachweis der Expression von CD38 sowie der zytoplasmatischen Expression von ZAP70, die beide mit einer ungünstigen Prognose assoziiert sind.
- **B-PLL**:
  - Im Gegensatz zur B-CLL ist bei der B-PLL die Koexpression von CD5 nicht bzw. nur sehr schwach vorhanden,
  - Oberflächenexpression von Immunglobulinen und von CD20 ist stärker als bei B-CLL,
  - es ist eine Expression von CD22 und FMC 7 vorhanden.

Marginalzonenlymphom und verwandte B-Zell-Neoplasien

- Aufgrund weitgehender Überlappungen im Immunphänotyp werden hier die Entitäten Marginalzonenlymphom einschließlich extranodaler MALT-Subtypen (MALT: mucosa-associated lymphoid tissue), nodaler Erkrankung und dem ähnlichen, aber abgrenzbaren splenischen Marginalzonenlymphom (SMZL) gemeinsam abgehandelt.
- **Marginalzonenlymphom**:
  - Expression von CD19, CD20, CD22 und HLA-DR sowie klonalem sIg (IgM häufiger als IgG und IgA, IgD selten).
  - Nicht exprimiert werden CD5, CD10 und CD23 sowie nur in seltenen Fällen CD21 und CD24.
  - In der Regel ist CD11c exprimiert, im Gegensatz zur Haarzellleukämie besteht aber keine Expression von CD25.

- SMZL:
  - Die Oberflächenexpression von Ig kann stärker sein und es liegt häufig eine Expression von CD24 vor.
  - Etwa ein Drittel aller Fälle exprimiert CD10, CD11c, CD23 und CD38, etwas seltener wird CD25 exprimiert.
  - Der für das SMZL typische Befund ergibt sich in Zusammenschau mit dem klinischen Bild in Form von Splenomegalie, Blut- und Knochenmarkinfiltration sowie in der Regel fehlender Lympadenopathie.

Haarzellleukämie (HCL)

- Die HCL ist positiv für CD19, CD20, CD22 sowie CD79a und weist eine moderate Expression von klonalem sIg auf (am häufigsten IgM und IgD).
- In den meisten Fällen besteht eine Negativität für CD21, in der Regel besteht keine Expression von CD5 und CD23.
- CD11c ist stark exprimiert, CD25 moderat.
- CD103 ist neben dem starken Side-Scatter-Signal der für die Unterscheidung der HCL von anderen B-Zell-Neoplasien am besten geeignete Marker.

Haarzellleukämie-Variante (vHCL)

- Der Immunphänotyp der vHCL ähnelt dem der HCL, unterscheidet sich aber in der Negativität für CD25 und in dem nur geringen Side-Scatter-Signal, das dem normaler Lymphozyten entspricht.

Plasmozytom

- Plasmazellen weisen eine starke Expression von CD38 sowie eine Positivität von CD138 auf.
- Die beim Plasmozytom und der MGUS auftretenden pathologischen Plasmazellen unterscheiden sich von normalen Plasmazellen in der Regel durch einen Verlust der Expression von CD19 und von CD45.
- Ferner besteht häufig eine aberrante Koexpression von CD56 oder von CD117.
- Eine Leichtkettenrestriktion ist meist zytoplasmatisch nachweisbar.
- Wichtiges Phänomen: In der MFC ist im Vergleich zur Zytomorphologie und v. a. der Histopathologie der Anteil an Plasmazellen meist niedriger. Dies ist durch verschiedene Parameter bedingt (Knochenmarkblut versus Bröckel/Biopsie, Fragilität der Plasmazellen).

Follikuläres Lymphom

- Das follikuläre Lymphom weist eine starke Oberflächenexpression von Ig auf (meist IgM) und ist darüber hinaus durch Positivität für CD19, CD20 und CD22 charakterisiert.
- Die meisten Fälle exprimieren zusätzlich CD23 und CD10.
- CD5 und CD11c werden nicht exprimiert.
- Recht charakteristisch ist die nur schwache Expression von CD19 und von CD10, die häufig beim follikulären Lymphom beobachtet wird.

Mantelzelllymphom

- Das Mantelzelllymphom weist eine Koexpression von CD5 mit den B-Zell-Markern CD19 und CD20 auf.
- Im Gegensatz zur B-CLL besteht hier aber eine starke Oberflächenexpression von Ig sowie eine Expression von CD22 und FMC 7, dagegen besteht in der Regel keine Expression von CD23.
- CD10 wird nur selten exprimiert.

Diffus großzelliges B-Zell-Lymphom

- Die Zellen des diffus großzelligen B-Zell-Lymphoms sind fragil und im Präparat für die MFC oft unterrepräsentiert.
- Expression von CD19, CD20 und CD22 vorhanden,
- häufig wird kein sIg exprimiert (insbesondere beim mediastinalen B-Zell-Lymphom).
- Neben der großen Zellgröße dient die Negativität von CD34 und TdT zur Differenzierung von lymphoblastischen Lymphomen.

Burkitt-Lymphom

- Das Burkitt-Lymphom weist eine Expression von CD19 und CD10 sowie eine starke Expression von Ig auf.
- Den großen Zellen entsprechend ist das Forward-Scatter-Signal stark, CD34 und TdT sind negativ.

T-Zell- und NK-Zell-Neoplasien

- Die T-Zell- und NK-Zell-Neoplasien weisen den Immunphänotyp von peripheren T-Lymphozyten und NK-Zellen auf und unterscheiden sich somit von thymischen und lymphoblastischen Erkrankungen.
- Koepression von CD3 und entweder CD4 und/oder CD8.
- Mit αβ oder γδ weisen sie eine klonale T-Zell-Rezeptor-Expression auf.
- Diese Neoplasien unterscheiden sich von normalen T-Lymphozyten häufig durch den Verlust von T-Zellantigenen oder einer veränderten Expressionsintensität.

T-Zell- und NK-Zell-Large-granular-lymphocytic (LGL-) Leukämie

- Im Gegensatz zu fast allen anderen T-Zell-Lymphomen weist die T-LGL-Leukämie in der Regel eine Proliferation CD8-positiver Zellen (positiv für CD3 und CD2) mit Koexpression von NK-Zellmarkern auf (meist CD57, auch CD11b, CD11c, CD16).
- Die NK-LGL-Leukämie unterscheidet sich von der T-LGL-Leukämie durch die Positivität von CD56 und die Negativität von CD3, CD4 und CD57.
- Beide Erkrankungen sind in der Regel CD25-negativ.

Mycosis fungoides, Sézary-Syndrom

- Mycosis fungoides (MF) und Sézary-Syndrom (SS) werden als maligne Proliferation von T-Helfer-Zellen mit vornehmlicher Infiltration der Haut (MF) bzw. mit generalisiertem Befall (SS) eingeordnet.
- Zirkulierende Lymphomzellen können über einen charakteristischen Immunphänotyp ($CD3^+CD4^+CD8^-CD45RA^-CD62L^-$) identifiziert werden.
- Häufig fehlt die Expression von CD7.

T-Prolymphozytenleukämie (T-PLL)

- Die T-Prolymphozytenleukämie (T-PLL) weist eine Leukozytose von meist über 100.000 auf, die Zellen exprimieren in der Regel CD2, CD3, CD5, CD7.
- Die Mehrzahl der Fälle sind $CD4^+CD8^-$, können aber auch $CD4^+CD8^+$ und selten $CD4^-CD8^+$ sein.
- Der Verlust eines Pan-T-Zell-Antigens wird ebenso wie die Koexpression NK-Zell-assoziierter Marker (CD11b, CD16, CD57) nur selten beobachtet.

Paroxysmale nächtliche Hämoglobinurie (PNH)

- Die PNH ist eine erworbene klonale dysplastische Erkrankung der hämatopoetischen Stammzelle.
- Durch eine Mutation im PIC-A-Gen ist die Synthese des Ankerproteins Glycosylphosphatidyl-Inositol (GPI) gestört.
- Hieraus resultiert eine reduzierte Oberflächenexpression der GPI-verankerten Proteine CD55 und CD59, die für die Komplement-Regulierung notwendig sind und deren Fehlen die Hämolyseneigung bedingt.
- Durchflusszytometrie zum Nachweis der reduzierten Expression von CD55 und CD59 auf Erythrozyten und Leukozyten.
- Nachweis der fehlenden Expression von CD14 auf Monozyten.
- Nachweis der fehlenden Expression von CD16 und CD24 auf Granulozyten.
- Das Reagenz FLAER (Fluorescence-labeled Aerolysin) bindet direkt an den GPI-Anker und kann über die fehlende Bindung PNH-Zellen in Granulozyten und Monozyten identifizieren.

Monitoring minimaler Resterkrankung (MRD)

- Das Monitoring minimaler Resterkrankung (MRD) gewinnt zunehmend an klinischer Bedeutung bei Patienten mit Leukämien und Lymphomen.
- Die MFC bietet die Möglichkeit, bei Patienten in kompletter Remission die Menge residueller maligner Zellen zu quantifizieren.
- Das Ausmaß der MRD korreliert in vielen Fällen mit dem weiteren Krankheitsverlauf und findet daher seine Rolle in der Steuerung einer risikoadaptierten Therapie.
- Die Identifizierung der malignen Zellen und ihre Abgrenzung von normalen Zellen erfolgt über Unterschiede im Immunphänotyp. Diese Unterschiede sind
  - entweder krankheitsspezifisch vorhanden (z. B. CD5-positive B-Zellen bei der CLL, CD45- und CD19-negative Plasmazellen beim Plasmozytom) oder
  - müssen patientenspezifisch bestimmt werden (z. B. aberrante Expression lymphatischer Antigene bei der AML).

1.6.7 Mögliche Komplikationen

- Zentrale Bestandteile der Qualitätssicherung sind die täglich durchzuführenden internen Qualitätskontrollen sowie die Validierung eines jeden einzusetzenden Antikörperpanels.
- Sie tragen zur Erstellung valider Befunde ebenso wie die weiteren Aspekte eines Qualitätsmanagementsystems bei.
- Bei Knochenmarkaspiraten ist eine potenzielle Kontamination mit peripherem Blut zu berücksichtigen. Diese kann über die Zusammensetzung der Zellpopulationen abgeschätzt werden.

1.6.8 Literatur

[1] Bene MC, Castoldi G, Knapp W et al. Proposals for the immunological classification of acute leukemias. European Group for the Immunological Characterization of Leukemias (EGIL). Leukemia. 1995;9:1783–1786

[2] Malcovati L, Hellström-Lindberg E, Bowen D et al. Diagnosis and treatment of primary myelodysplastic syndromes in adults: recommendations from the European LeukemiaNet. Blood. 2013;122: 2943–2964

[3] Matutes E, Owusu-Ankomah K, Morilla R et al. The immunological profile of B-cell disorders and proposal of a scoring system for the diagnosis of CLL. Leukemia. 1994;8:1640–1645

[4] Swerdlow SH, Campo E, Harris NL, et al. WHO classification of tumours of haematopoietic and lympoid tissues. Lyon, France: IARC; 2008

1.7 Zytogenetik: Chromosomenanalyse und Fluoreszenz-in-situ-Hybridisierung

Claudia Haferlach

1.7.1 Steckbrief

Die Zytogenetik umfasst Methoden, die eine genetische Analyse auf Einzelzellebene erlauben. Hierzu gehören die Chromosomenanalyse und die Fluoreszenz-in-situ-Hybridisierung (FISH). Die Auswertung erfolgt mithilfe eines Lichtmikroskops oder eines Fluoreszenz-Mikroskops. Die Auflösung ist daher relativ gering und liegt bei der Chromosomenanalyse bei ca. 10 Megabasen, sodass kleine Veränderungen nicht detektierbar und somit als zytogenetisch kryptisch zu bezeichnen sind. Die FISH-Technik hat eine höhere Auflösung, diese liegt im Bereich von Kilobasen. Während die Chromosomenanalyse einen Überblick über das gesamte Genom in Form aller Chromosomen (Karyotyp) erlaubt, kann mithilfe der FISH-Technik in der Regel lediglich die gezielte Analyse vorbestimmter Bereiche des Genoms vorgenommen werden. Zytogenetische Methoden ermöglichen die Aufschlüsselung des Vorliegens von mehreren ggf. auch unabhängigen Klonen.

1.7.2 Aktuelles

- Diagnostik: Die Chromosomenanalyse und die FISH-Technik werden bei hämatologischen Neoplasien in der Routinediagnostik zur genetischen Charakterisierung einer aberranten Zellpopulation eingesetzt.
- Klassifikation: In der aktuellen WHO-Klassifikation für Tumoren des hämatopoetischen und lymphatischen Gewebes sind zahlreiche Entitäten über das Vorhandensein spezifischer zytogenetischer Veränderungen definiert.
- Prognose: Für zahlreiche hämatologische Neoplasien wurden Prognose-Scores entwickelt, die entweder ausschließlich auf dem Karyotyp oder dem Karyotyp und weiteren Parametern beruhen.
- Therapie: Die neuen Entwicklungen im Bereich der zielgerichteten Therapien erfordern eine genaue genetische Charakterisierung der Erkrankungen, da nur bei Vorliegen einer bestimmten genetischen Veränderung der Einsatz einer bestimmten zielgerichteten Therapie erfolgreich sein kann. Daher wird im Rahmen von Zulassungen entsprechender Medikamente der Nachweis bestimmter genetischer Aberrationen gefordert, bevor eine Therapie verabreicht werden darf.

1.7.3 Synonyme

- Chromosomenbandenanalyse
- Karyotyp-Analyse

1.7.4 Definition

- Die Chromosomenanalyse gibt einen Überblick über alle lichtmikroskopisch sichtbaren Veränderungen der Chromosomen einzelner Zellen.
- Fluoreszenz-in-situ-Hybridisierung:
  - Nachweis von spezifischen genetischen Veränderungen auf mikroskopischer Ebene, z. B. Translokationen, Deletionen und Duplikationen auf Einzelzellebene.
  - FISH-Analysen können sowohl an Interphase-Kernen als auch an Metaphase-Chromosomen durchgeführt werden.
  - Eine besondere Form der FISH-Untersuchung stellt die sogenannte 24-Farben-FISH dar, bei welcher alle 24 verschiedenen Chromosomen (22 Autosomen und die beiden Geschlechtschromosomen X und Y) in einer Hybridisierung mit verschiedenen Fluoreszenz-Farbstoffen dargestellt werden können.

1.7.5 Indikationen

Chromosomenanalyse

- Voraussetzung ist, dass in vitro teilungsfähige Zellen in dem zu verwendenden Untersuchungsmaterial in ausreichender Zahl vorhanden sind.
- Diagnostik und Klassifikation:
  - Einsatz im Rahmen der Diagnostik hämatologischer Neoplasien zur Bestimmung des Karyotyps
  - Einteilung gemäß der WHO-Klassifikation von zahlreichen Entitäten, z. B. AML, MDS, CML und ALL durch den Nachweis von mittels Chromosomenanalyse detektierbaren genetischen Aberrationen
  - Informationen für Risikostratifizierungen bei diversen hämatologischen Neoplasien wie MDS, AML und CLL
- Therapie-Entscheidung und Verlaufskontrolle bei Neoplasien:
  - Der Karyotyp stellt eine Grundlage für Therapie-Entscheidungen, insbesondere auch bei zielgerichteten Medikamenten dar.
  - Zurzeit stellt die Chromosomenanalyse beim Monitoring des Therapie-Ansprechens bei neu diagnostizierter CML in den ersten 12 Monaten zusammen mit der quantitativen PCR den Goldstandard dar.
  - Bei anderen hämatologischen Neoplasien kann die Chromosomenanalyse ebenfalls zum Nachweis von Resterkrankung nach erfolgter Therapie eingesetzt werden, sofern bei einzelnen Patienten keine sensitiveren Methoden wie molekulargenetische Techniken, FISH oder die Durchflusszytometrie zum Nachweis von minimaler Resterkrankung zur Verfügung stehen. Bei erneutem Nachweis einer vor Therapie nachgewiesenen Karyotyp-Veränderung ist der Nachweis nach Therapie hoch spezifisch für eine Persistenz der Erkrankung, die Sensitivität ist jedoch gering – je nach Anzahl ausgewerteter Metaphasen zwischen 2 und 5 %.
  - Die wiederholte Durchführung einer Chromosomenanalyse im Verlauf einer Erkrankung mit und ohne Therapie kann sinnvoll sein, um das Auftreten zusätzlicher chromosomaler Veränderungen nachzuweisen oder neu aufgetretene Klone zu detektieren, die auf einen Progress der Erkrankung oder bei vorausgegangener Therapie auch auf die Entwicklung einer Zweiterkrankung wie z. B. ein mit der Therapie assoziiertes MDS hinweisen können.

Fluoreszenz-in-situ-Hybridisierung

- Die Fluoreszenz-in-situ-Hybridisierung wird zum gezielten Nachweis bzw. Ausschluss spezifischer genetischer Veränderungen eingesetzt.
- Diagnostik:
  - Einsatz ergänzend zur Chromosomenanalyse zur Spezifizierung bestimmter genetischer Aberrationen
  - Einsatz v. a. bei Neoplasien, bei denen die Durchführung einer Chromosomenanalyse aufgrund unzureichender In-vitro-Proliferation der aberranten Zell-

population nicht erfolgreich durchführbar ist, z. B. bei der Mehrheit der Patienten mit einem Multiplen Myelom. Sofern die aberrante Zellpopulation lediglich einen geringen Anteil des gesamten Zellpools ausmacht, kann zunächst eine Anreicherung der aberranten Population erfolgen, die dann mittels FISH besser charakterisiert werden kann als mittels Chromosomenanalyse, da für letztere höhere Zellzahlen erforderlich sind.
- Verlaufskontrolle:
  - FISH-Untersuchungen können zusätzlich auch im Verlauf zum Nachweis neu aufgetretener Aberrationen als auch zur Prüfung des Ansprechens auf Therapie eingesetzt werden.

Praxistipp

Aufgrund der nur begrenzten Sensitivität von ca. 0,5–1 % sind Techniken mit höherer Sensitivität wie PCR-basierte Methoden, Hochdurchsatz-Sequenzierungsverfahren oder durchflusszytometrische Untersuchungen, sofern möglich, zu bevorzugen.

1.7.6 Material

Chromosomenanalyse

- Für die Durchführung einer aussagekräftigen Chromosomenanalyse sind viable, teilungsfähige Zellen der zu untersuchenden Zellpopulation in ausreichender Menge erforderlich.
- Knochenmark:
  - Bei hämatologischen Neoplasien stellt in der Regel Knochenmark (ca. 3–8 ml) das geeignete Untersuchungsmaterial dar.
- Peripheres Blut:
  - Bei leukämischen reifen B-Zell-Neoplasien z. B. der CLL kann eine Chromosomenanalyse auch aus peripherem Blut durchgeführt werden.
  - Auch bei akuten myeloischen Leukämien mit Blasten im peripheren Blut stellt peripheres Blut geeignetes Material dar.
  - Bei akuter lymphatischer Leukämie, myelodysplastischen Syndromen und myeloproliferativen Neoplasien kann eine Chromosomenanalyse aus dem peripheren Blut erfolgreich durchgeführt werden, in einem substanziellen Anteil von Patienten ist sie jedoch nicht aussagekräftig, sodass Knochenmark zu bevorzugen ist.

Merke

Da für die Präparation der Chromosomen eine Zellteilung in vitro erforderlich ist, muss das Untersuchungsmaterial schnell (möglichst innerhalb von 24 h), bei mit dem Überleben der Zellen vereinbaren Temperaturen (> 5 °C und < 40 °C) und mit ausreichender, geeigneter Antikoagulation in das Labor transportiert werden. Zur Antikoagulation ist Heparin zu verwenden, da andere Antikoagulanzien mit der Zellteilung interferieren.

Fluoreszenz-in-situ-Hybridisierung

- Für die Durchführung einer Fluoreszenz-in-situ-Hybridisierung an Metaphase-Chromosomen sind die für die Chromosomenanalyse genannten Anforderungen an das Material zu beachten, da die Präparation der Chromosomen gleich abläuft.
- FISH-Untersuchungen können jedoch auch an Interphase-Kernen durchgeführt werden. Hierfür sind Ausstriche von Knochenmark und peripherem Blut verwendbar sowie Zytozentrifugenpräparate von Zellsuspensionen.
- Die genannten Präparate sind bevorzugt frisch zu verwenden. Sollte eine Lagerung erforderlich sein, so sollten die Präparate kühl gelagert werden.

1.7.7 Durchführung

Chromosomenanalyse

- Für die Chromosomenanalyse wird eine genügende Anzahl von Metaphasen in guter Qualität benötigt.
- Hierfür werden die zu untersuchenden Zellen entweder direkt nach Entnahme oder nach kurzzeitiger Kultivierung (24–72 h) durch die Zugabe eines Spindelgifts (Colcemid) in der Metaphase arretiert.
- Zur Erhöhung der Anzahl an Metaphase kann eine Stimulation der zu untersuchenden Zellen während der Kultivierung mit Zytokinen erfolgen.
- Um einen verlässlichen Befund erstellen zu können, sollten entsprechend internationalem Konsens 20–25 Metaphasen vollständig analysiert werden. Dieses ist u. a. notwendig, da häufig nicht alle im Untersuchungsmaterial vorhandenen Zellen der aberranten Zellpopulation angehören und innerhalb der aberranten Zellpopulation verschiedene Klone vorkommen können, die für eine vollständige Beurteilung erfasst werden sollten.
- Durch verschiedene Bänderungs- und Färbetechniken lassen sich charakteristische Chromosomenbanden darstellen (▸ Abb. 1.7). Die Anordnung der Banden zeigt für jedes Chromosom ein spezifisches Muster. Der Karyotyp wird nach einem international gültigen zytogenetischen Nomenklatursystem angegeben (ISCN: Inter-

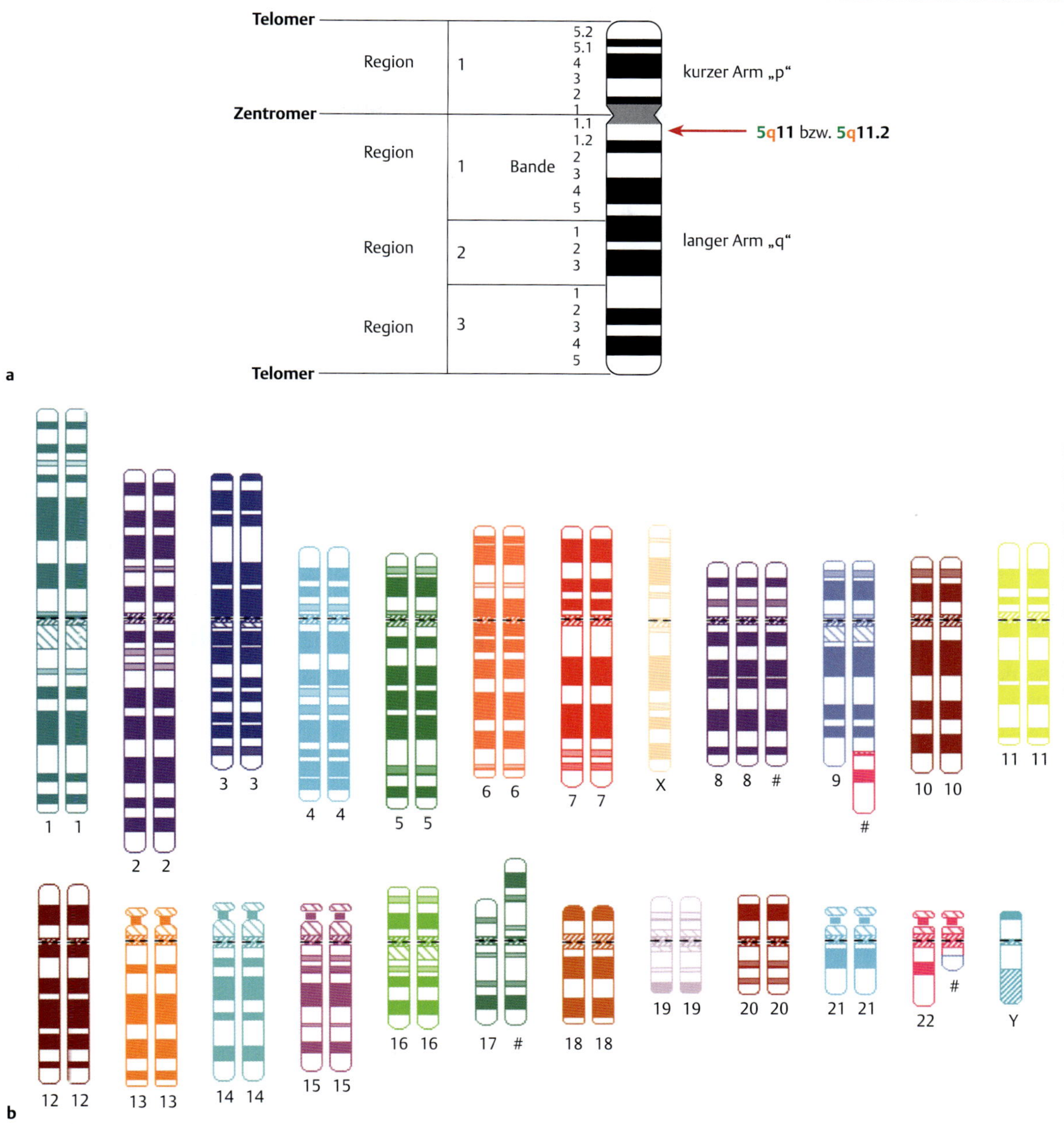

Abb. 1.7 Karyotyp.

a Darstellung der Regeln der Bezeichnung von Chromosomenbanden nach der internationalen Nomenklatur (ISCN). Bezeichnung der Banden, z. B. 5q11.2: 5 = Nummer des Chromosoms, q = Arm-Symbol (p oder q für jeweiligen Arm), 1 = Region-Nummer, 1.2 = Banden-Nummer in dieser Region, ggf. mit Subbande

b Erläuterung der grundsätzlichen Regeln zur Erstellung einer Karyotyp-Formel (schematisches Karyogramm erstellt mit: Hiller B, Bradtke J, Balz H, Rieder H (2004): "CyDAS Online Analysis Site", http://www.cydas.org/OnlineAnalysis/"): Karyotyp-Formel nach ISCN: 47,XY,+8,t(9;22)(q34;q11),i(17)(q10). Zunächst wird die Anzahl der Chromosomen aufgeführt, dann folgt die Angabe der Geschlechtschromosomen, danach in numerischer Folge die von Aberrationen betroffenen Chromosomen. Zugewinne bzw. Verluste werden mit + bzw. – angezeigt. Für strukturelle Aberrationen sind Symbole definiert, „t“ steht z. B. für Translokation. In diesem Beispiel hat eine Translokation zwischen einem Chromosom 9 und einem Chromosom 22 stattgefunden, wobei die Bruchpunkte auf dem Chromosom 9 in der Chromosomenbande 9q34 und auf dem Chromosom 22 in der Bande 22q11 liegt. Außerdem liegt ein Isochromosom des langen Armes von Chromosom 17 vor. Bei Vorliegen mehrerer Klone wird zuerst der Ursprungsklon beschrieben, danach dann weitere Klone nach Anzahl der hinzugekommenen Aberrationen. In „[ ]“ erfolgt die Angabe der Anzahl der Metaphasen, die mit dem entsprechenden Karyotyp beobachtet wurden. Beispiel: 46,XY,t(9;22)(q34;q11)[5]/47,XY,+8,t(9;22)(q34;q11)[12]/47,XY,+8,t(9;22)(q34;q11),i(17)(q10)[3] national System of Cytogenetic Nomenclature), mit dem alle numerischen und strukturellen Aberrationen in einer Karyotyp-Formel exakt beschrieben werden können.

Merke

Definition einer Chromosomenbande: Teil eines Chromosoms, der durch hellere/dunklere Färbung (abhängig von der Bänderungstechnik) deutlich von angrenzenden Segmenten unterschieden werden kann.

Fluoreszenz-in-situ-Hybridisierung

- Diese Technik beruht auf der Hybridisierung von mit Fluoreszenzfarbstoffen markierten DNA-Sonden, die spezifische chromosomale Strukturen identifizieren.
- Es können Sonden verwendet werden, die spezifisch die Zentromer-Region einzelner Chromosomen, Gene oder ganze Chromosomen markieren.
- Die DNA der eingesetzten Sonden und die zu untersuchende Patienten-DNA werden denaturiert, d. h. die beiden DNA-Stränge der Doppelhelix werden getrennt.
- Bei der anschließenden Renaturierung lagern sich die DNA-Sonden an die komplementären Abschnitte der Patienten-DNA an (Hybridisierung).
- Die DNA-Sonden sind entweder direkt mit einem Fluoreszenzfarbstoff markiert oder werden mithilfe von fluoreszenzgekoppelten Antikörpern nachgewiesen.
- Die entsprechenden Chromosomenstrukturen sind somit als Fluoreszenzsignale auswertbar.
- Die FISH-Technik kann nicht nur an Metaphasen, sondern auch an Interphase-Kernen durchgeführt werden. Allerdings erhält man nur Informationen über die Chromosomen/Gene, für welche die Sonden ausgewählt wurden.

Merke

Aufgrund der Vielzahl verschiedener Chromosomenaberrationen, die bei hämatologischen Neoplasien beobachtet werden, erfasst ein „Screening“ mit FISH an Interphase-Kernen nur einen Bruchteil der potenziell vorliegenden Aberrationen und kann somit die Chromosomenanalyse nicht ersetzen.

- Die Ergebnisse der FISH-Untersuchungen an Interphase-Kernen und an Metaphase werden ebenfalls nach einer einheitlichen internationalen Nomenklatur berichtet (ISCN) (▶ Abb. 1.8).

1.7.8 Mögliche Komplikationen

- Keine relevanten Komplikationen

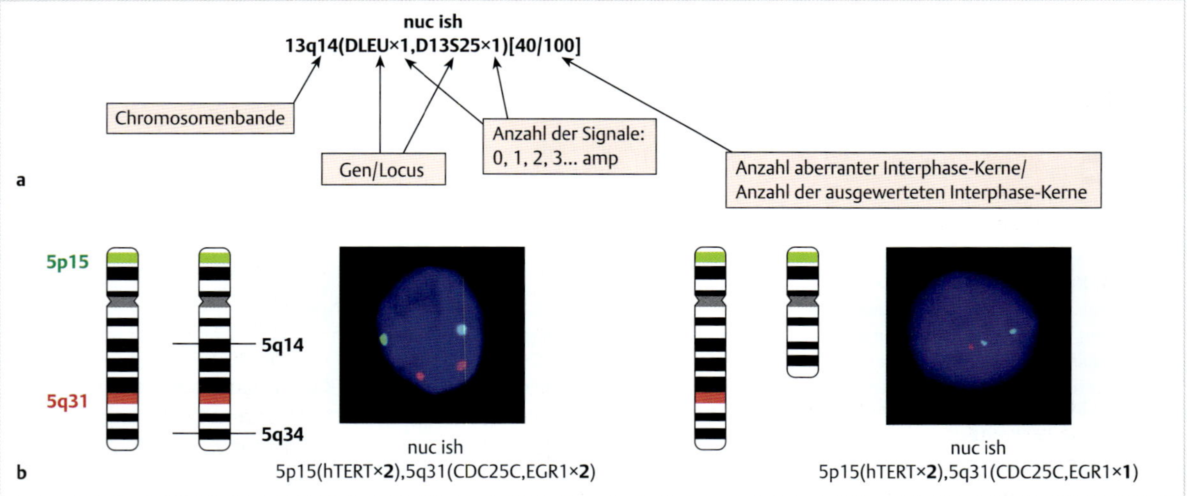

Abb. 1.8 FISH-Analyse.

a Erläuterung der grundsätzlichen Regeln zur Darstellung der Ergebnisse der FISH-Analysen an Interphase-Kernen (nuc ish: nuclear in situ hybridization, Angabe der Anzahl der Signale und ggf. deren Lage zueinander und Anzahl der aberranten und ausgewerteten Interphase-Kerne)

b 5q31-Deletion gezeigt als Schema und nach FISH an einem Interphase-Kern; links: normale Signalkonstellation, rechts: Nachweis einer 5q31-Deletion

1.8 Molekulargenetik und Genomik

Monika Brüggemann

1.8.1 Steckbrief

Die Molekulargenetik hat sich in den vergangenen Jahren zu einem unverzichtbaren Bestandteil der hämatologischen Diagnostik entwickelt. Sie erlaubt über den Nachweis von Nukleinsäuren (DNA, RNA) die direkte Identifikation von Genmutationen und -amplifikationen, Deletionen und Insertionen sowie Translokationen auf submikroskopischer Ebene. Es können sowohl somatische Veränderungen (Neumutationen im Tumor) als auch Keimbahnaberrationen nachgewiesen werden. Durch vorgeschaltete Amplifikationsschritte wird z. T. eine hohe Sensitivität der Untersuchung erreicht. Dadurch können molekulargenetische Methoden nicht nur in der Diagnostik hämatologischer Erkrankungen eingesetzt werden, sondern auch zur sensitiven Beurteilung der Erkrankung im Verlauf (Bestimmung der minimalen Resterkrankung, MRD).

1.8.2 Aktuelles

- Durch die zunehmende Verfügbarkeit von Hochdurchsatztechnologien hat die Molekulargenetik in den letzten Jahren wesentlich an Bedeutung gewonnen und wird zunehmend in der Diagnostik, Prognoseabschätzung und Therapiesteuerung hämatologischer Erkrankungen eingesetzt.
- Insbesondere das Next Generation Sequencing (NGS), und hier v. a. die simultane Panel-Sequenzierung verschiedener Gene, etabliert sich als routinetaugliche Methodik und löst Niedrigdurchsatzmethoden zunehmend ab.
- Mit Beschluss des Bewertungsausschusses zur Anpassung des EBM ist NGS seit dem 01.07.2016 ambulant bis zu einem gewissen Umfang abrechenbar [1].
- Vor Einsatz in der klinischen Diagnostik ist jedoch eine Standardisierung und Validierung zwingend erforderlich [3].

1.8.3 Synonyme

- Für einige molekulargenetische Methoden werden Synonyme verwendet:
  - Next Generation Sequencing (NGS), Hochdurchsatzsequenzierung, High throughput sequencing
  - Die Abkürzung RT-PCR wird manchmal synonym verwendet zu RQ-PCR, bezeichnet aber eigentlich die Reverse-Transkriptase-PCR. RQ-PCR ist die Abkürzung für real-time quantitative PCR oder quantitative Echtzeit-PCR.

1.8.4 Definition

- Molekulargenetik: Untersuchung der Struktur und Funktion von Genen auf molekularer Ebene.
- Genomik:
  - Systematische Analyse des vollständigen Genoms einer Zelle, eines Tumorgewebes oder eines Organismus.
  - Hierbei erfasst die Exomuntersuchung die kodierenden Bereiche des Genoms (etwa 20.000 Gene, entsprechend ca. 1 % des Gesamtgenoms).
  - Die Gesamtgenomuntersuchungen schließen auch die nicht kodierenden Bereiche ein.

1.8.5 Indikationen

- Diagnostik und Klassifikation hämatologischer Neoplasien (z. B. Nachweis von JAK2-, MPL- und Calreticulin-Mutationen als diagnostische Majorkriterien bei MPN [s. Kap. 6.1 ff])
- Identifikation prognostisch relevanter molekularer Aberrationen (z. B. NPM1- und CEBPA-Mutationen und FLT 3 interne Tandem-Duplikationen oder Mutationen der Tyrosinkinase-Domäne bei der AML, s. Kap. 6.13).
- Klonalitätsnachweis bei lymphatischen Neoplasien über Identifikation klonaler IG- und TR-Genumlagerungen, Abgrenzung zu reaktiven Veränderungen
- Detektion von Fusionsgenen auf DNA- oder RNA-Ebene
- Molekulare MRD-Analyse bei Leukämien und Lymphomen
- Identifikation von Resistenzmutationen (z. B. Resistenz gegenüber Tyrosinkinase-Inhibitoren durch Punktmutationen im ABL 1-Anteil des BCR-ABL 1-Fusionsgens)
- Chimärismusanalyse nach allogener Stammzelltransplantation
- Molekulargenetische Gerinnungsdiagnostik (z. B. Faktor-V-Leiden-Mutation (Faktor V G1691A), s. Kap. 5.25)

1.8.6 Aufklärung und spezielle Risiken

- Das Gendiagnostik-Gesetz (GenDG) regelt genetische Untersuchungen, die der Feststellung genetischer Eigenschaften dienen, die ererbt oder bei der Befruchtung erworben sind (Keimbahnmutationen) oder sich bis zum Zeitpunkt der Geburt ausgebildet haben (z. B. genetische Abklärung bei Gerinnungsstörungen).
- Jede genetische Untersuchung nach GenDG erfordert eine entsprechende Aufklärung des Patienten durch den verantwortlichen Arzt, eine schriftliche Einwilligungserklärung des Patienten und stellt besondere Anforderungen an den Datenschutz (Aufbewahrungszeiten für Untersuchungsergebnisse, Vernichtungspflicht für Untersuchungsmaterial und -ergebnisse).

- Somatische genetische Veränderungen, d. h. Veränderungen, die nur in einem Teil der Körperzellen und in der Regel nicht in den Keimzellen vorkommen, sind vom GenDG nicht erfasst.
- Tumorgewebliche Untersuchungen, die nicht primär dem Nachweis von Keimbahnmutationen dienen, fallen nach überwiegender Meinung nicht unter das GenDG.

Merke M!

Für die Aufklärung des Patienten ist wichtig, ob die angeforderte Untersuchung unter das Gendiagnostik-Gesetz (GenDG, Gesetz über genetische Untersuchungen bei Menschen [2]) fällt.

1.8.7 Material

- Diagnostik hämatologischer Neoplasien: Tumormaterial; je nach Entität Blut, Knochenmarkaspirat oder Tumorbiopsat (für DNA-basierte Untersuchungen in der Regel Analyse aus formalinfixiertem paraffineingebettetem Material möglich)
- MRD-Untersuchung: je nach Erkrankung/Untersuchungszeitpunkt Blut oder Knochenmarkaspirat
- Molekulargenetische Analysen nichtneoplastischer hämatologischer Erkrankungen: in der Regel Vollblut
- Chimärismusanalyse: Spender- und Empfängermaterial vor Transplantation (in der Regel Blut), nach Transplantation je nach Erkrankung/Zeitpunkt/geforderter Untersuchung Blut oder Knochenmarkaspirat des Patienten.

Merke M!

Bei RNA-basierter Diagnostik (z. B. Nachweise der meisten Translokationen) ist die Sicherstellung einer Transportzeit von maximal 48 h wichtig.

1.8.8 Durchführung

- Aufgrund der Vielzahl der verfügbaren molekulargenetischen Techniken kann in diesem Kapitel nur auf wesentliche molekulare Methoden eingegangen werden, die Eingang in die hämatologische Diagnostik gefunden haben.
- PCR: Polymerasekettenreaktion, Vervielfältigung kurzer Zielgenabschnitte (ca. 50–2000 Basen) mithilfe von spezifischen Primern und thermostabilen Enzymen in einem zyklischen Prozess. Generierte Amplicons werden unterschiedlichen weiterführenden Analysen zugeführt (z. B. Gelelektrophorese, Sanger-Sequenzierung oder NGS).
- Multiplex-PCR: Kombination verschiedener Primerpaare in einer PCR zur gleichzeitigen Amplifikation mehrerer Zielsequenzen in einer Reaktion.
- Nested PCR: geschachtelte PCR: Es werden zwei Reaktionen hintereinander durchgeführt, wobei ein Aliquot des ersten PCR-Produkts in die zweite Reaktion eingesetzt wird. Hierdurch oftmals Erhöhung der Sensitivität und Spezifität.
- Allelspezifische PCR: PCR unter Verwendung eines allel-spezifischen Oligonukleotids. Wird eingesetzt zum Nachweis von Einzelnukleotidveränderungen und für klonspezifische Untersuchungen (molekulare MRD-Diagnostik).
- Real-time quantitative PCR: PCR-Verfahren zur Echtzeitmessung der Amplifikatmenge während der Reaktion, erlaubt PCR-basierte Quantifizierung.
- Digitale PCR: Neue PCR-basierte Quantifizierungsmethodik, bei der mittels Grenzverdünnung und Mikrofluidik eine hochparallele Amplifikation in Tausenden von Reaktionen erfolgt. Pro Reaktion wird ausschließlich qualitativ („digital") beurteilt, ob ein PCR-Produkt generiert wurde. Anhand der Quantifizierung der positiven Reaktionen erfolgt eine Mengenbestimmung der eingesetzten Kopienzahl des Zielgens.
- Schmelzkurven-Analytik: Die Bestimmung der Schmelzkurve und Schmelztemperatur doppelsträngiger PCR-Produkte gibt Auskunft über Basenzusammensetzung des PCR-Produkts. Wird eingesetzt z. B. zur Analyse von SNPs (single nucleotide polymorphism).
- Fragmentlängenanalyse: Längenanalyse des PCR-Produkts durch gelelektrophoretische Auftrennung des PCR-Produkts. Wird u. a. eingesetzt bei der IG/TR-basierten Klonalitätsdiagnostik lymphatischer Neoplasien und bei der STR-Analyse im Rahmen der Chimärismusdiagnostik.
- RT-PCR: Enzymatische Reaktion zum Umschreiben der thermolabilen und deshalb für die PCR nicht als Template tauglichen RNA in komplementäre einzelsträngige cDNA.
- Genexpressionsanalysen: Qualitative oder quantitative Analyse einzelner Transkripte oder des gesamten Transkriptoms.
- Sanger-Sequenzierung: Einfaches und robustes System zur sicheren Detektion aller Alterationen einer amplifizierten Zielsequenz, Sensitivität maximal 20 %.
- MLPA (multiplex ligation-dependent probe amplification): Methode zur simultanen Analyse von Kopienzahlveränderungen verschiedener Gene mittels Hybridisierung spezifischer Oligonukleotide an Zielsequenzen, anschließender Ligation und Amplifikation.
- NGS (▶ Abb. 1.9): Hochparallele Sequenzierung als Weiterentwicklung der Sanger-Sequenzierung. Die Sensitivität der Methode ist abhängig von der Sequenziertiefe und vom Lesefehler der Sequenzierung. Unterschieden werden:

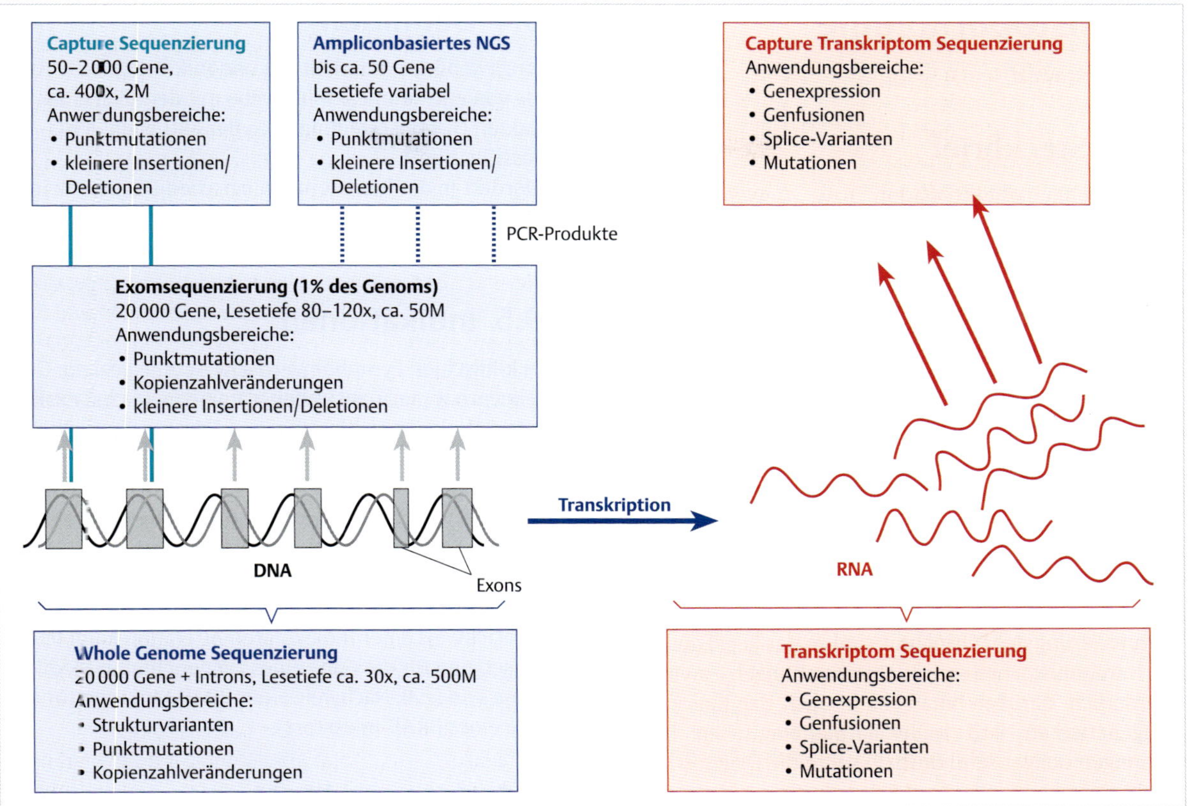

Abb. 1.9 Strategien zur Hochdurchsatzsequenzierung. Die Sequenzierung kann DNA- oder RNA-basiert erfolgen, unterschiedliche Präparationen ermöglichen die Sequenzierung des gesamten Genoms, des Exoms oder bestimmter Genpanel bzw. die Sequenzierung des gesamten Transkriptoms oder definierter Transkript-Panel (siehe auch [4]).

- Gesamt-Genom-Sequenzierung: Sequenzierung des Gesamtgenoms inklusive der Introns. Besteht aus den Schritten der Fragmentierung der DNA, deren Amplifikation auf miniaturisierter Plattform mittels PCR in Form einer Cluster-Amplifizierung, hochparalleler Sequenzierung und bioinformatische Auswertung. Sie ist derzeit noch beschränkt auf wissenschaftliche Fragestellungen. Lesetiefe ca. 30 ×, keine Mosaikanalyse möglich.
- Exomsequenzierung: Anreicherung der Exons vor Sequenzierreaktion, Analyse von ca. 20000 Genen, entsprechend ca. 1 % des Gesamtgenoms, je nach Lesetiefe (in der Regel ca. 100 ×) Identifikation auch subklonaler Veränderungen möglich.
- Panelsequenzierung (nach Anreicherungsverfahren oder ampliconbasiert): Konzentration der Sequenzierung auf bestimmte (krankheitsrelevante) Gene, reduziert Sequenzierkosten und erhöht Sensitivität der Analyse und ermöglicht die Identifikation subklonaler Veränderungen. Die ampliconbasierte Panelsequenzierung setzt die Amplifikation definierter Zielgene mittels (Multiplex-)PCR voraus.

1.8.9 Mögliche Komplikationen

- Falsch positive Befunde durch Kontaminationen oder Sequenzierartefakte, v. a. bei der Hochdurchsatzsequenzierung.

1.8.10 Literatur

[1] Beschluss des Bewertungsausschusses nach § 87 Abs. 1 Satz 1 SGB V in seiner 372. Sitzung am 11. März 2016 zur Änderung des Einheitlichen Bewertungsmaßstabes (EBM) mit Wirkung zum 1. Juli 2016.

[2] Gesetz über genetische Untersuchungen bei Menschen (Gendiagnostikgesetz - GenDG), „Gendiagnostikgesetz vom 31. Juli 2009 (BGBl. I S. 2529, 3 672), das durch Artikel 4 Absatz 17 des Gesetzes vom 18. Juli 2016 (BGBl. I S. 1666) geändert worden ist"

[3] Matthijs G, Souche E, Alders M et al. Guidelines for diagnostic next-generation sequencing. Eur. J. Hum. Genet. 2015; 24: 2–5

[4] Simon R, Roychowdhury S. Implementing personalized cancer genomics in clinical trials. Nat. Rev. Drug Discov. 2013; 12: 358–369

1.9 Histopathologie

Andreas Rosenwald

1.9.1 Steckbrief

Die Lymphknotenexstirpation bzw. Gewebeentnahme aus lymphominfiltrierten Organen stellt die Grundlage einer jeden Lymphomdiagnostik dar. Da neben zytologischen Aspekten auch architektonische Merkmale (Infiltratmuster) des Lymphominfiltrats für eine möglichst exakte Diagnosestellung eine große Rolle spielen, sollte ausreichendes Gewebe (möglichst ein kompletter Lymphknoten) für die Diagnostik gewonnen werden. Eine gute und schnelle Fixierung des entnommenen Gewebes ist wichtig, idealerweise sollte auch die Möglichkeit einer Frischgewebsasservierung an entsprechenden Zentren mit Tumorbanken genutzt werden. Die histopathologische Beurteilung des formalinfixierten und in Paraffin eingebetteten Lymphomgewebes erfolgt in der Pathologie zunächst an Standardfärbungen. Für eine genauere Subtypisierung des Lymphoms sind in der Regel ausgiebige immunhistochemische Untersuchungen zwingend erforderlich, darüber hinaus kann auch der Einsatz von zytogenetischen und molekularpathologischen Untersuchungen obligat sein. Deshalb sollte die Diagnostik von komplexen lymphatischen Erkrankungen Zentren mit ausreichender diagnostischer Erfahrung und einer entsprechenden technischen und molekularbiologischen Expertise vorbehalten bleiben.

Eine Beckenkammbiopsie wird in der Regel im Rahmen von Staging-Untersuchungen bei Lymphomen durchgeführt, sie kommt aber auch bei vielen anderen hämatologischen neoplastischen Erkrankungen (multiples Myelom, akute myeloische und lymphatische Leukämien, myeloproliferative Knochenmarkneoplasie, etc.) zum Einsatz.

1.9.2 Aktuelles

- Frischgewebsasservierung: Die Kryokonservierung von Lymphomgewebe dient nicht nur wissenschaftlichen Zwecken, sondern eröffnet den Lymphompatienten im Zeitalter der genomischen Medizin im Bedarfsfall auch neue therapeutische Optionen (z. B. durch Genomsequenzierung zur Identifizierung von geeigneten Targets im Hinblick auf eine zielgerichtete Therapie).
- Gleichzeitig verbessern sich aber auch die technischen Möglichkeiten, an formalinfixiertem Lymphomgewebe molekulare Analysen (z. B. „Panelsequenzierungen") durchzuführen, für die natürlich eine ausreichend große Gewebeentnahme Voraussetzung ist.

1.9.3 Synonyme

- Keine

1.9.4 Definition

- Feingewebliche Aufarbeitung und mikroskopische Analyse von entnommenem Gewebe mit dem Ziel einer exakten Diagnosestellung nach der aktuellen WHO-Klassifikation
- Erfordert in der hämatopathologischen Diagnostik in der Regel den Einsatz immunhistochemischer, ggf. auch zytogenetischer und molekularer Methoden

1.9.5 Indikationen

- Bei klinischem Lymphomverdacht ist eine gezielte Gewebeentnahme anzustreben, da eine möglichst exakte histopathologische Klassifikation Voraussetzung für eine optimale Therapie ist.
- Der histopathologische bzw. immunhistochemische Nachweis von bestimmten Zielstrukturen ist Voraussetzung für die Gabe bestimmter Therapeutika (z. B. Nachweis des B-Zell-Antigens CD20 vor geplantem Einsatz eines Anti-CD20-Antikörpers).
- Der Nachweis einer molekularen Alteration kann Voraussetzung für die Gabe eines zielgerichteten Medikaments sein (z. B. Nachweis einer *BRAF*-Mutation für die Gabe eines BRAF-Inhibitors).

1.9.6 Kontraindikationen

- In seltenen Notfallsituationen (z. B. lebensbedrohliche obere Einflussstauung) ist bei klinischem Lymphomverdacht eine bioptische Sicherung einer Lymphomdiagnose zunächst nicht möglich, sodass eine unmittelbare Therapieeinleitung (z. B. Vorphase) erfolgt.
- Eine Sicherung bzw. Subklassifikation des Lymphoms sollte aber, wenn klinisch möglich, danach unmittelbar angestrebt werden.

1.9.7 Material

Lymphknotenexstirpation

- Auswahl eines repräsentativen Lymphknotens, der das Infiltrat auch adäquat widerspiegelt, ist wichtig (z. B. anhand bildgebender Verfahren).
- Der für den Chirurgen am einfachsten zugängliche Lymphknoten ist nicht immer der für die Diagnostik am besten geeignete.
- Die Exstirpation eines kompletten Lymphknotens ist, wenn möglich, einer Inzisionsbiopsie oder einer Stanzbiopsie vorzuziehen.
- Möglichst sofortige Überbringung des nativen Lymphknotens in die Pathologie (genaue Instruktionen bitte mit der lokalen Pathologie besprechen!).
- Wenn sofortige Überbringung in die Pathologie nicht möglich, auf adäquate Fixierung achten (in der Regel neutral gepuffertes Formalin, auch hier hilft die lokale Pathologie!). Fehlende oder falsche Fixierung ist die

Hauptursache für eine ungenügende histologische Interpretierbarkeit und kann immunhistochemische und molekulare Analysen unmöglich machen.

Stanzbiopsate

- Lymphommanifestationen, die operativ schwer zugänglich sind (z. B. Retroperitoneum) werden häufig stanzbioptisch gesichert. Hierbei ist darauf zu achten, dass ausreichend Gewebe (mehrere Biopsate mit ausreichendem Durchmesser) gewonnen wird, um eine zuverlässige Diagnose zu ermöglichen.
- Eine schnelle Überbringung der Proben in die Pathologie bzw. eine adäquate Fixierung sind essenziell!

1.9.8 Durchführung

Histopathologie

- Ausreichende Fixierung des entnommenen Gewebes ist wichtig (in der Regel gepuffertes, 10 %iges Formalin)
- Entwässerung des Gewebes in aufsteigender Alkoholreihe, dann Xylol als Zwischenmedium
- Einbettung des Gewebes in Paraffin (sog. Paraffinblöcke)
- Mittels Schlitten- oder Rotationsmikrotomen werden 3–4 µm dicke Gewebeschnitte angefertigt und auf Glasobjektträger aufgezogen.
- Färbung der Schnittpräparate (in der Hämatopathologie übliche Standardfärbungen: HE (Hämatoxylin-Eosin)-Färbung, Giemsa-Färbung, PAS-Färbung [Periodic Acid Schiff])
- Betrachtung unter dem Mikroskop (▶ Abb. 1.10)

Immunhistochemie (IHC)

- Immunhistochemische Untersuchungen gehören zum Standard in der hämatopathologischen Diagnostik und sind erforderlich, um eine präzise Klassifikation vornehmen zu können.
- Ein zelluläres Antigen (z. B. CD20 auf der Oberfläche von B-Zellen) kann mit einem geeigneten Antikörper (Antigen-Antikörper-Reaktion) und einem Detektionssystem im Gewebe nachgewiesen werden.
- Häufig verwendetes Detektionssystem:
  - Avidin-Biotin Immunperoxidase-Komplex (ABC)-System plus Chromogen, z. B. Diaminobenzidin (DAB)
- Häufig verwendete immunhistochemische Markerpanel in der Lymphomdiagnostik:
  - Reaktive Lymphknoten: CD20, CD5, BCL 2, CD30, Immunglobulinleichtketten kappa und lambda, MIB-1
  - Indolente B-Zell-Lymphome: CD20, CD5, CD10, BCL 6, BCL 2, CD23, Cyclin D 1, kappa, lambda, MIB-1
  - Aggressive B-Zell-Lymphome: CD20, CD5, CD10, BCL 6, BCL 2, Cyclin D 1, EBER-in situ-Hybridisierung, TdT, MIB-1
  - Klassisches Hodgkin-Lymphom: CD30, CD15, CD20, Pax 5, LMP-1 (CD30: ▶ Abb. 1.11)
  - T-Zell-Lymphome: CD2, CD3, CD4, CD5, CD7, CD8, CD20, CD21, Perforin, TIA-1, ALK, PD-1, MIB-1, EBER-in situ-Hybridisierung

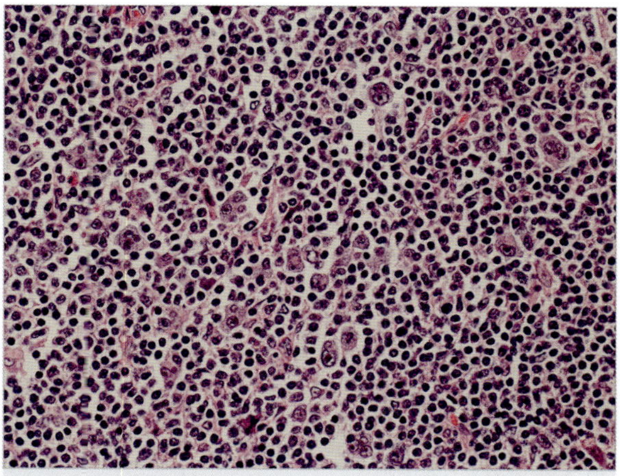

Abb. 1.10 Hodgkin-Lymphom. HE-gefärbtes Schnittpräparat von Lymphknoteninfiltraten durch ein klassisches Hodgkin-Lymphom mit Nachweis von charakteristischen Hodgkin- und Reed-Sternberg-Zellen (Vergrößerung: × 400).

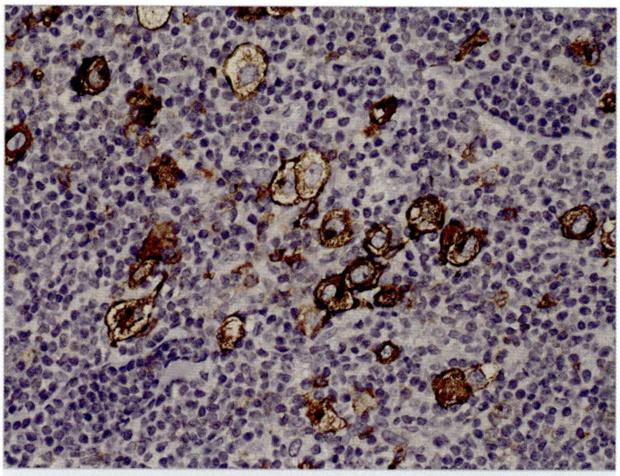

Abb. 1.11 Hodgkin- und Reed-Sternberg-Zellen. Immunhistochemischer Nachweis des CD30-Antigens in Hodgkin- und Reed-Sternberg-Zellen (Vergrößerung: × 400).

Molekulare und zytogenetische Diagnostik

- Aufgrund von methodischen und technischen Weiterentwicklungen in der Pathologie sind viele molekularbiologische und zytogenetische Untersuchungen auch an formalinfixiertem und in Paraffin eingebettetem Tumorgewebe möglich.
- Häufig angewandte Tests umfassen:
  - PCR zum Nachweis einer klonalen B- oder T-Zell-Population (Klonalitätsanalyse). In dieser Untersuchung wird ein Rearrangement des Immunglobulinschwerkettengens (bei B-Zellen) bzw. des T-Zell-Rezeptorgens (bei T-Zellen) nachgewiesen.

> **Cave**
>
> Der Nachweis einer klonal expandierten B- oder T-Zellpopulation mit dieser Methode ist nicht immer gleichbedeutend mit dem Vorliegen eines malignen Lymphoms, da sich klonale Expansionen gelegentlich auch im Rahmen entzündlicher oder immunologischer Prozesse finden. Das Ergebnis einer Klonalitätsanalyse muss immer im Kontext der histopathologischen und immunhistochemischen Befunde interpretiert werden.

- Fluoreszenz-in-situ-Hybridisierung (FISH) zum Nachweis charakteristischer genetischer Alterationen (z. B. MYC-Translokation beim Burkitt-Lymphom, Cyclin-D 1-Translokation beim Mantelzell-Lymphom oder BCL 2-Translokation beim follikulären Lymphom)
- Nachweis von Mutationen (z. B. *JAK2*-Mutation bei myeloproliferativen Knochenmarkserkrankungen, *BRAF*-Mutation bei der Haarzell-Leukämie (▶ Abb. 1.12) oder einer MYD88-Mutation bei lymphoplasmozytischen Lymphomen)
- Der abschließende hämatopathologische Befund aus der Pathologie beinhaltet:
  - Angaben zu morphologischen Aspekten des Infiltrats (zytologische und architektonische Merkmale)
  - Immunhistochemisches Profil der Tumorzellen und Proliferationsaktivität
  - Zytogenetische und molekulare Eigenschaften des Infiltrats, z. B. Nachweis einer MYC-Translokation, Klonalitätsnachweis (B- oder T-Zell-Klonalität) oder Nachweis einer bestimmten Mutation (z. B. *JAK2*-Mutation)
  - Finale Diagnose nach der aktuellen WHO-Klassifikation
- Befunddauer: Wenn adäquates und gut beurteilbares Gewebe vorliegt, können Standarddiagnosen (follikuläres Lymphom, diffuses großzelliges B-Zell-Lymphom, etc.) von einem erfahrenen Zentrum innerhalb von 2–3 Tagen gestellt werden. Wenn es sich um eingeschränkt beurteilbares Gewebe oder einen komplexen Befund handelt, der zahlreiche immunhistochemische und auch molekulare Untersuchungen erfordert, kann die abschließende Befunddauer 7–10 Tage in Anspruch nehmen.

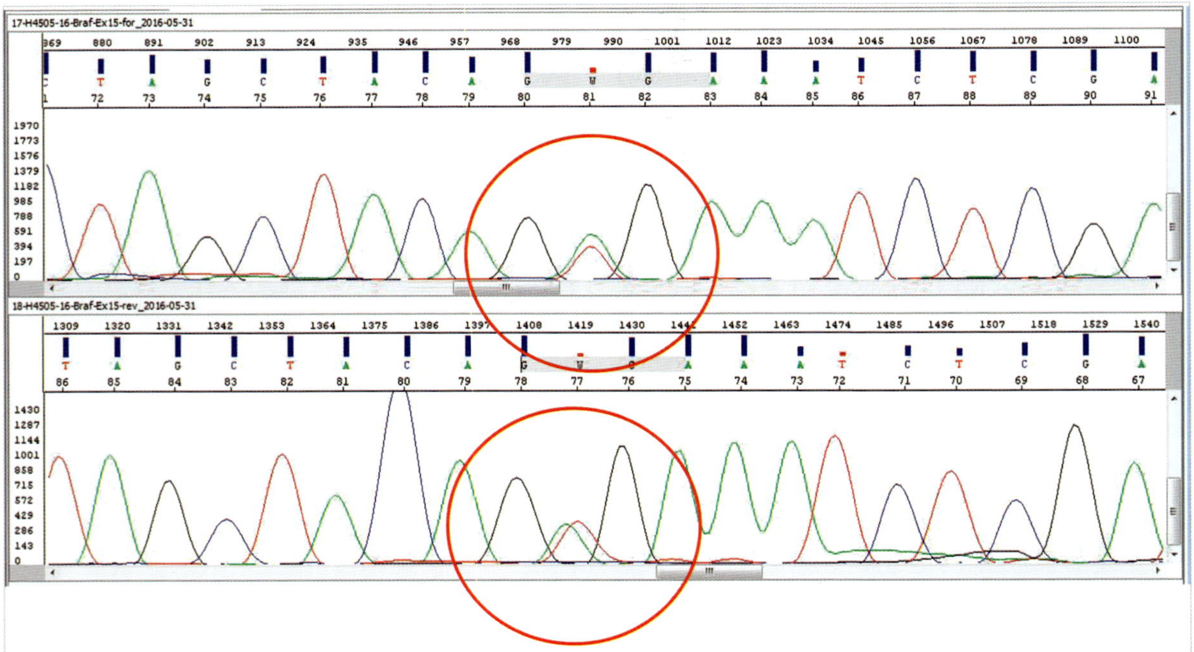

Abb. 1.12 Haarzell-Leukämie. Sanger-Sequenzierung einer Haarzell-Leukämie mit Nachweis einer charakteristischen *BRAF*-Mutation (V600E).

1.9.9 Mögliche Komplikationen

- Mögliche Komplikationen einer Gewebeentnahme sind abhängig vom Ort und der Art des Eingriffs.
- Es kann zu Blutungen, Blutergüssen, Entzündungen (Antibiotikagabe) oder Lymphödemen kommen.
- Stanzbiopsie
  - Vorteil: in der Regel komplikationsärmer als eine komplette Lymphknotenexstirpation
  - Nachteil: für die histologische Beurteilung steht nur wenig Gewebe zur Verfügung, daher erschwerte oder unmögliche präzise Diagnostik von komplexeren Veränderungen (z. B. bei T-Zell-Lymphomen)

1.10 Klinische Chemie und Laboratoriumsmedizin

Thomas Streichert

1.10.1 Steckbrief

Die Klinische Chemie und Laboratoriumsmedizin wendet nach der Definition der IFCC (International Federation of Clinical Chemistry and Laboratory Medicine) chemische, molekulare und zelluläre Konzepte und Techniken für das Verständnis und die Einschätzung des Gesundheitszustandes und der Krankheiten des Menschen an. Dies umfasst auch die Phase der Präanalytik (Auswahl des passenden Tests, Auswahl sowie Kennzeichnung der passenden Abnahmeröhrchen und -mengen, Materialgewinnung und den Versand der Probe) sowie die Postanalytik (Befundung, Befunddarstellung und Archivierung).

1.10.2 Synonyme

- Klinische Chemie
- Laboratoriumsmedizin
- Labordiagnostik
- Labormedizin

1.10.3 Definition

- Die Klinische Chemie und Laboratoriumsmedizin setzt eine Vielzahl von chemischen, molekularen und zellulären Konzepten und Techniken zu Diagnostik, Prognoseabschätzung, Therapiekontrolle und Verlauf ein.
- Die Klinische Chemie und Laboratoriumsmedizin umfasst folgende Phasen (▶ Abb. 1.13):
  - Präanalytik:
    - Auswahl des passenden Tests,
    - Auswahl sowie Kennzeichnung der passenden Abnahmeröhrchen und -mengen,
    - Materialgewinnung,
    - Versand der Probe.
  - Analytik,
  - Postanalytik:
    - Befundung,
    - Befunddarstellung,
    - Archivierung.

1.10.4 Indikationen

- Die Klinische Chemie und Laboratoriumsmedizin liefert einen wichtigen Beitrag für die:
  - Krankheitserkennung,
  - Abklärung von Risiken für Erkrankungen,
  - Prognoseabschätzung.
- Überprüfung der Therapie: Dies gelingt z. B. durch ein therapeutisches Drug Monitoring.
- Monitoring des Therapieerfolgs.

1.10.5 Aufklärung und spezielle Risiken

- Medizinisch indizierte venöse Blutabnahme: Hier besteht eine Aufklärungspflicht (Nervenirritation, Hautrötung, Hämatombildung, Wundinfektion) nur bei erhöhtem Risiko.

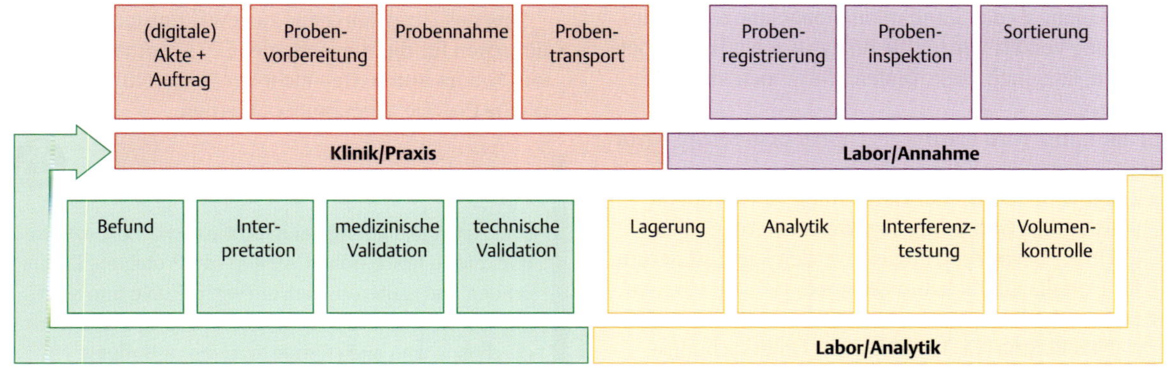

Abb. 1.13 Klinische Chemie. Phasen der Laboratoriumsmedizin.

- Bei anderen Materialien kann in Abhängigkeit von der Art der Gewinnung eine Aufklärung notwendig sein (Beispiel: Liquor durch Lumbalpunktion).
- Ebenso kann die Art der Untersuchung eine Aufklärung erforderlich machen (Genetische Diagnostik).

1.10.6 Material

- **Typische Untersuchungsmaterialien** in der Klinischen Chemie und Laboratoriumsmedizin (bei Blut kann es sich jeweils abhängig vom Punktionsort um ein venöses, arterielles oder kapilläres Material handeln):
  - Vollblut:
    - Blutprobe, die hinsichtlich ihrer Eigenschaften (z. B. Konzentrationen, Zellzahlen) dem In-vivo-Zustand möglichst nahekommt.
    - Hier ist ggf. der Zusatz eines Antikoagulans erforderlich.
  - Serum: Anteil der nativen Blutprobe nach Ablauf der Gerinnung (ggf. mit Gerinnungsaktivator), gewonnen durch Zentrifugation (Überstand).
  - Plasma: Anteil der Blutprobe mit Zusatz eines Antikoagulans, gewonnen durch Zentrifugation (Überstand, weitestgehend zellfrei).
  - Liquor: Native Probe typischerweise gewonnen durch Lumbalpunktion oder Drainage.
- Für Blutproben werden verschiedene **Antikoagulanzien**, ggf. auch mit Zusatz von Stabilisatoren eingesetzt:
  - EDTA (Ethylendiamintetraessigsäure):
    - Eingesetzt werden Di-, Trikalium oder Dinatrium-EDTA-Salze.
    - Sie stellen das bevorzugte Antikoagulans für hämatologische Analysen (Blutbild, Differenzialblutbild) dar.
  - Zitrat:
    - Trinatriumzitrat (gepuffert) wird im Verhältnis 1:9 (Zitrat zu Blut) bei hämostaseologischer Analytik eingesetzt.
    - Bei der Bestimmung der Blutsenkungsgeschwindigkeit wird ein Verhältnis von 1:4 verwendet.
  - Heparinat:
    - Unfraktioniertes Heparin wird als Ammonium-, Lithium- oder Natriumsalz eingesetzt.
    - Es dient als das Standardantikoagulans zur Gewinnung von Plasma für die Analytik von z. B. Metaboliten, Enzymen, Elektrolyten, Hormonen und Proteinen.
- In der Klinik wird **Plasma** gegenüber dem Serum bevorzugt. Wesentliche Gründe dafür sind:
  - Zeitgewinn: Da bei der Gewinnung von Serum die vollständige Gerinnung abgewartet werden muss (30 min), bevor zentrifugiert werden kann, ist Serum für Notfallanalytik kaum geeignet.
  - Höhere Ausbeute von untersuchbarem Probenmaterial bei Plasma (ca. 15–20 % mehr Untersuchungsmaterial),
  - Vermeidung von gerinnungsbedingten Veränderungen (z. B. höhere Kalium-, Phosphat-, Magnesiumkonzentrationen, erhöhte LDH- und ASAT-Aktivitäten sowie z. B. niedrigere Konzentrationen von Protein und Glukose). Dies spiegelt sich in unterschiedlichen Referenzintervallen für die genannten Analyten wider und verhindert eine unmittelbare Vergleichbarkeit der Werte bei einem Wechsel des Untersuchungsmaterials.
- **Weitere Untersuchungsmaterialien** sind Urin, Stuhl, Aszites, Pleuraerguss, Perikarderguss, Galle, Fruchtwasser, Lymphe, Magensaft, Nasensekret, Schweiß, Speichel, Tränenflüssigkeit, bronchoalveoläre Lavage, Synovialflüssigkeit und (Harn-)Steine.

1.10.7 Durchführung

Probenentnahme und Transport

Praxistipp

Gewinnung von venösem Blut (Abnahmereihenfolge bei Punktion)

Um Kontaminationen zu vermeiden wird von Guder et al. diese Reihenfolge empfohlen:

- Blutkultur
- Gerinnung (Natriumzitrat 1:10)
- Blutsenkung (Natriumzitrat 1:5)
- Serum (Gerinnungsaktivator) oder Serum-Gel (Gerinnungsaktivator)
- Plasma (Heparinat) oder Plasma-Gel (Heparinat)
- Hämatologie (EDTA)
- Glukose (Fluorid, Glykolysehemmer)
- Spurenelemente
- Ggf. weitere Röhrchen

- Abnahme des Röhrchens für die Gerinnung:
  - Gerinnungsröhrchen sollten nach dem Serumröhrchen abgenommen werden, weil Serumröhrchen aus Kunststoff Gerinnungsaktivator enthalten.
  - Wird kein Blutkulturröhrchen abgenommen und ein Blutentnahmeset für die Punktion verwendet, ist ggf. die Abnahme eines Verwerfröhrchens vor dem Gerinnungsröhrchen zu empfehlen, um die korrekte Füllung des Zitratröhrchens zu gewährleisten.
- Röhrchen für die Hämatologie (EDTA) enthalten sehr viel Kalium und sollten nicht vor Proben für die Klinische Chemie abgenommen werden.

Cave

Eine zu lange Stauung verursacht eine Hämokonzentration, die zu falsch hohen Werten von Proteinen, Zellen, Lipiden und weiteren Analyten wie Bilirubin und Kalzium führen kann. Auch die Gerinnungsdiagnostik wird durch eine lang andauernde Stauung beeinflusst. Außerdem kann es zu einer Hämolyse kommen.

- Außerdem ist zu beachten:
  - Zu erhöhten Kaliumwerten kann es kommen, wenn der Patient während der Abnahme „pumpt", also die Faust schließt und öffnet.
  - Röhrchen immer vollständig füllen (Markierungsstrich an dem Abnahmegefäß, auch wenn das Blut kurz vor Erreichen des Füllvolumens nur noch langsam fließt).

Cave

Bei unvollständig gefüllten Röhrchen können falsche Messwerte auftreten. Schon eine Unterfüllung der Gerinnungsröhrchen von > 10 % führt zu falsch verlängerten Gerinnungszeiten.

- Transport der Proben per Handtransport:
  - Schonend, jedoch oft lange Transportzeiten.
  - Bei Zeiten > 1 h kann es z. B. zu einem relevanten Abfall der Glukosekonzentration kommen.
- Transport der Proben per Rohrposttransport:
  - Schnell, aber kann zu einer In-vitro-Hämolyse führen mit einer entsprechenden Erhöhung der Aktivität der LDH, ASAT, ggf. aber auch Kalium und NSE.
  - Patienten mit hämatologischen Erkrankungen (z. B. CLL) können eine mechanische Fragilität der Leukozyten aufweisen, die bei Rohrpostversand zu erhöhten LDH-Aktivitäten führen kann.
  - Bei besonders empfindlichen Materialien ist ein Handtransport zu bevorzugen.

Analyseverfahren

- Es werden folgende Analyseverfahren unterschieden:
  - quantitative (nummerische Angabe einer Menge, Konzentration oder Aktivität),
  - semiquantitative (grobe Abschätzung einer Menge, Konzentration oder Aktivität),
  - qualitative (An- oder Abwesenheit einer Menge, Konzentration oder Aktivität).

Wichtigste Untersuchungsarten

- **Agglutinationstests**:
  - basieren meist auf einer Antigen-Antikörper-Reaktion, die zu einer Komplexierung führt.
  - Beispiel: Antistaphylosin als Partikelagglutinationstest.
- **Aggregometrie**:
  - Beobachtet wird die Zusammenlagerung von Thrombozyten.
  - Beispiel: In-vitro Blutungszeit (Verschlusszeit nach Thrombozytenstimulation mit ADP, Epinephrin, P2Y).
- **Chromatografie** (Hochleistungsflüssigkeitschromatografie (HPLC):
  - Trennverfahren, bei dem der zu bestimmende Analyt flüssig zusammen mit einem Laufmittel in der „mobilen Phase" in eine Trennsäule mit der „stationären Phase" gepumpt wird.
  - Je nach Wechselwirkung mit dem Säulenmaterial wird der zu bestimmende Analyt früher (geringe Wechselwirkung) oder später (stärkere Wechselwirkung) eluiert und kann mit einem Detektor quantifiziert werden.
  - Beispiel: Katecholamine im Urin.
- Chromatografie (Säulenchromatografie [CC]):
  - Chromatografisches Trennverfahren,
  - Beispiel: Aminosäurenanalytik.
- Chromatografie (Immunchromatografie [IC]):
  - Chromatografisches Trennverfahren, bei dem die Antigen-Antikörper-Reaktion zur Erhöhung der Spezifität genutzt wird.
  - Beispiel: Malariaschnelltest.
- **Durchflusszytometrie** (sowie Partikeleigenschaftsbestimmungen):
  - Eine Zell- oder Partikelsuspension wird in einer Mikrokanalküvette vereinzelt, an einem Laserstrahl vorbeigeführt und das entstehende Streulicht oder Fluoreszenzsignal detektiert.
  - Beispiele: Zählung und Differenzierung von zellulären Blutbestandteilen, maschinelles Urinsediment.
- **Elektrochemische Untersuchungen** (Amperometrie, indirekte Potentiometrie, Konduktometrie):
  - Bei der indirekten Potentiometrie wird eine ionenselektive Elektrode (ISE) benutzt, die durch ihre Eigenschaften ein bestimmtes Ion anlagert und sich ein elektrisches Potenzial (elektromotorische Kraft, EMK) ausbildet, das gemessen wird. Beispiel: Natrium, Kalium.
- **Elektrophorese**: Trennverfahren, das sich die Migration geladener kolloidaler Teilchen oder gelöster Moleküle durch ein elektrisches Feld zunutze macht. Je nach verwendetem Trennmaterial unterscheidet man
  - die Agarose-Gelelektrophorese (Beispiel: CK-Isoenzymanalytik),
  - die Immunfixationselektrophorese bei der Serumproteine im Agarosegel nach ihrer Ladung aufgetrennt und vorhandene Immunglobuline mit Antiseren unterschiedlicher Spezifität (gegen IgG, IgA und IgM sowie gegen freie und gebundene Kappa- und Lambda-Leichtketten) im Gel fixiert werden (Beispiel: Nachweis monoklonaler Immunglobuline),
  - die SDS-PAGE, bei der ein Sodium Dodecyl Sulfate Polyacrylamid-Gel zur Trennung verwendet wird (Beispiel: Urinproteinnachweis),
  - die Kapillarelektrophorese, bei der Kapillaren verwendet werden, deren Innenfläche negative Ladungen tragen, an der sich Kationen anreichern (Beispiel: HbA1c).

- **Koagulometrie**:
  - Koagulometer messen die Fibrinbildung; dies kann auf unterschiedliche Weisen erfolgen (mechanische Detektionsverfahren wie Kugelkoagulometer oder Häkchenmethode und optische Detektionsverfahren).
  - Aktuell werden optische Methoden eingesetzt, bei der zeitabhängig der Gerinnungseintritt (Fibrinbildung) bestimmt werden kann.
  - Beispiel: Thromboplastinzeit (Quick), PTT
- **Ligandenassays**: Als Grundprinzip findet eine Antigen-Antikörper-Reaktion statt. Je nach Nachweisverfahren unterscheidet man CLIA, CMIA, ECLIA, ELISA, KIMS, FPIA, CEDIA, RIA oder allgemein qualitative Immunoassays:
  - CLIAs (Chemilumineszenz-Immunoassay) verwenden mit einem Luminophor markierte Antikörper, deren Signal dann mittels Spektrometrie detektiert wird. Beispiel: Renin, Thymidinkinase.
  - CMIAs (Chemilumineszenz-Mikropartikel-Immunoassay) nutzen mit Antikörpern beschichtete paramagnetische Mikropartikel und einen Luminophor. Beispiel: Ciclosporin.
  - ECLIA (Elektrochemischer Lumineszenz Immunoassay): Kombination aus elektrochemischer und spektrometischer Detektion. Beispiel: Troponin T.
  - ELISA (Enzym-Linked-Immuno-Sorbent-Assay): Zugrunde liegt eine Antigen-Antikörper-Reaktion, bei der der Antikörper mit einem Enzym gekoppelt ist, das eine Farbreaktion katalysiert. Beispiel: PIGF.
  - KIMS (Kinetic Interaction of Microparticles in Solution): Der Test beruht auf einer Antigen-Antikörper-Reaktion, die zu einer kinetischen Wechselwirkung von Mikropartikeln in der Lösung führt. Beispiel: Gentamicin.
  - FPIA (Fluoreszenz-Polarisations-Immunoassay): Der Antikörper ist mit einem Fluorescein gekoppelt, das mit polarisiertem Licht angeregt wird.
  - CEDIA (Cloned Enzyme Donor Immunoassay): Der Antikörper ist mit einem bakteriellen Enzym (Beta-Galactosidase) gekoppelt, das eine Farbreaktion katalysiert, die spektroskopisch gemessen wird.
  - RIA (Radioimmunoassay): Der Antikörper wird mit einem radioaktiven Tracer (z. B. Iod-125) markiert und die Aktivität mit einem Gamma-Counter detektiert. Beispiel: 1,25 Dihydroxy Vitamin D.
- **Mikroskopie**:
  - Bei der Lichtmikroskopie werden Linsensysteme verwendet, um Strukturen (Zellen) vergrößert darzustellen.
  - Bei der Hellfeldmikroskopie wird der Objektträger im Durchlichtverfahren beleuchtet. Üblicherweise findet zuvor eine Anfärbung statt. Beispiel: manuelles Differenzialblutbild.
  - Bei der Phasenkontrastmikroskopie werden Differenzen im Lichtbrechungsindex ausgenutzt, sodass sich ein Hell-Dunkel-Kontrast im Mikroskop darstellt und auf eine Anfärbung verzichtet werden kann. Beispiel: Manuelles Urinsediment.
- **Molekularbiologische Untersuchungen** (Amplifikationsverfahren):
  - Enzymatisch werden DNA-Bereiche amplifiziert.
  - In drei sich wiederholenden Reaktionsschritten (Denaturierung, Annealing und Elongation) wird die zu untersuchende DNA-Region amplifiziert.
  - Als Detektionsverfahren steht eine Reihe von Methoden zur Verfügung (Spektrometrie; Gel u. a.). Beispiel: Faktor V-Mutation.
- **Osmometrie** (Kryoskopie):
  - Durch die Bestimmung der Gefrierpunktserniedrigung kann die Osmolalität bestimmt werden.
  - Beispiel: Osmolalität.
- **Qualitative Untersuchungen** (einfache) mit visueller Auswertung:
  - Hierunter fallen Analysen wie der Kühlschranktest zum Nachweis von Kryoglobulinen.
- **Sedimentationsuntersuchungen**:
  - Durch Akutphase-Proteine kommt es zu einer vermehrten Proteinbindung an Erythrozyten und einer damit verbundenen Abnahme der Membranelektronegativität und einer Zunahme der Sedimentationsrate.
  - Beispiel: Blutsenkungsgeschwindigkeit.
- **Spektrometrie** – UV-/VIS-Photornetrie:
  - Es wird ultraviolettes oder sichtbares Licht, um die Lichtabsorption (oder Emission) einer Probe zu messen. Universelles Detektionsprinzip, das sehr häufig eingesetzt wird.
  - Beispiel: UV: LDH VIS: Albumin.
- Spektrometrie – NIR-/IR-Spektrometrie:
  - Nahinfrarot- oder Infrarotspektrometrie, im infraroten Bereich zeigen Substanzen charakteristische Absorptionsbanden (IR-Spektrum).
  - Beispiel: Harnsteinanalytik.
- Spektrometrie – Nephelometrie/Immunnephelometrie:
  - Bestimmt wird die Trübung einer Probe, indem das Streulicht ausgewertet wird.
  - Beispiel: Rheumafaktor.
- Spektrometrie – Turbidimetrie/Immunturbidimetrie:
  - Gemessen wird die Trübung einer Probe, indem die Abschwächung des durchtretenden Lichtstrahls ausgewertet wird.
  - Beispiel: CRP.
- Spektrometrie – Atomabsorptionsspektrometrie, Flammen-AAS:
  - In einer Gasflamme werden die zu untersuchenden Elemente atomisiert und mittels einer Lichtquelle und einem Detektor kann die Absorption bestimmt werden.
  - Beispiel: Kupfer.
- **Zentrifugation**:
  - Trennverfahren bei dem es im Zentrifugalfeld in Abhängigkeit von Größe und Dichte zu einer unterschiedlich schnellen Sedimentation kommt.
  - Beispiel: Lipidstatus mittels Ultrazentrifugation.

Datenerfassung und Qualitätsmanagement

- Umstellung auf digitale Datenerfassung und -speicherung und Automatisierung im Labor:
  - Krankenhäuser und Arztpraxen verändern aktuell die konventionelle Aktenführung hin zu einer digitalen Akte.
  - Auch aus der digitalen Akte lassen sich Laboranforderungen („order entry") erstellen.
  - Parallel dazu haben die Laboratorien begonnen, weite Teile der Analytik zu automatisieren.
  - Diese Änderungen führen zu einer deutlichen Veränderung der Präanalytik, Analytik und Postanalytik.
- Geltende Richtlinien:
  - Ein Labor für Klinische Chemie und Labormedizin unterliegt in Deutschland der Richtlinie der Bundesärztekammer (RiLiBÄK).
  - Laboratorien sind zu einem umfassenden Qualitätsmanagement verpflichtet; vorgehalten werden müssen:
    - Handbuch,
    - Verfahrensanweisungen,
    - Geräteanweisungen,
    - umfassende Dokumentation.
  - In der RiLiBÄK sind die Verfahren zur internen und externen Qualitätssicherung mit konkreten Grenzen zur erlaubten Messunsicherheit angegeben.

1.10.8 Mögliche Komplikationen

- Probengewinnung ist je nach Verfahren mit bestimmten Risiken behaftet (Fehlpunktion von Gefäßen, Nervenverletzung bei Liquorpunktion, Verletzung von Organen bei Pleura- oder Aszitespunkten etc.)
- Infektionsgefahr beim Umgang mit den Proben ist zu beachten und entsprechend steril zu arbeiten.

1.11 Präanalytik in der Gerinnungsdiagnostik

Beate Luxembourg

1.11.1 Steckbrief

Die Gerinnungsdiagnostik umfasst Parameter zur Abklärung einer Blutungs- und einer Thromboseneigung (▶ Tab. 1.5). Es stehen Tests zur Verfügung, die die Funktion eines Teils der Gerinnungskaskade messen (Globalparameter der Gerinnung), und Tests, die Einzelparameter erfassen. Die Gerinnungsdiagnostik ist anfällig für Fehler in der Präanalytik. Ein pathologischer Gerinnungsparameter sollte daher in der Regel kontrolliert werden. Gerinnungsdiagnostik ohne Kenntnis der Einnahme von Antikoagulanzien ist nicht sinnvoll und führt zu Fehldiagnosen (s. Kap. 4.8). Die Anamnese und Auswahl sinnvoller Parameter steht daher vor der Präanalytik.

Tab. 1.5 Parameter zur Abklärung einer hämorrhagischen oder thrombophilen Diathese. **Obligate** und fakultative Parameter.

Hämorrhagische Diathese	Thrombophilie
aPTT	**Antithrombin (AT)-Aktivität,** AT-Antigen, AT-Heparin-Bindung, *SERPINC1*-Gendiagnostik
Quick-Wert	**Antiphospholipid-AK (Lupus-Antikoagulans, Antikardiolipin-, Anti-β2-Glykoprotein-I-AK)**
Fibrinogen nach Clauss	**APC-Resistenz oder Faktor-V-Leiden-Mutation**
FXIII	**FVIII**
Einzelfaktoren (II, V, VII, VIII, IX, X, XI)	**Homocystein**
VWF:Antigen, VWF-Aktivität, RIPA, VWF:CB, VWF-Multimere, VWF:FVIIIB	**Protein-C-Aktivität**
Blutungszeit	**Protein-S-Aktivität oder freies Protein-S-Antigen**
Blutbild, Blutausstrich	**Prothrombin G20210A-Mutation**
Thrombozytenfunktion	Lipoprotein (a)

AK = Antikörper, aPTT = aktivierte partielle Thromboplastinzeit, F = Faktor, RIPA = Ristocetin-induzierte Plättchenaggregation, *SERPINC1* = Antithrombin-Gen, VWF = Von-Willebrand-Faktor, VWF:CB = Von-Willebrand-Faktor-Kollagen-Bindung, VWF:FVIIIB = Von-Willebrand-Faktor-FVIII-Bindung

1.11.2 Synonyme

- Keine gebräuchlich

1.11.3 Definition

Die Präanalytik umfasst die Blutabnahme, den Probentransport in das Labor und die Vorbereitung der Probe im Labor.

1.11.4 Indikationen

- Gerinnungsdiagnostik

1.11.5 Material

- Zitratblut: Zitratlösung (in der Regel 0,106 mol/l ≙ 3,2 % Tri-Natrium-Zitrat), 1:10 mit venösem Blut gemischt

1.11.6 Durchführung

- Blutabnahme: Zitratröhrchen immer bis zur Markierung füllen und nach der Blutentnahme 2- bis 3-mal vorsichtig kippen. Langer Venenstau (> 1 min) und starker Sog sollen vermieden werden. Punktionskanüle sollte mindestens 21 G aufweisen. Blutabnahme aus Verweilkathetern vermeiden und keinesfalls aus Zugängen, über die Antikoagulanzien verabreicht wurden

- Transportbedingungen: Transportzeit < 4 h, Transport senkrecht bei Raumtemperatur
- Zentrifugation: Ziel Thrombozytenanzahl im Plasma ≤ 10.000/µl, z. B. 15 min bei 2500 g, Temperatur 15–20 °C
- Für einige Analysen (z. B. Protein-S-Aktivität) oder vor Einfrieren einer Plasmaprobe, Lagerung ist eine zweite Zentrifugation notwendig, um die Thrombozytenanzahl im Plasma weiter zu reduzieren
- Einfrieren von Plasmaaliquots: bei –30° für 4 Wochen, bei längerer Lagerung –70 °C; Auftauen im Wasserbad bei 37 °C

1.12 Globalparameter der Gerinnung

Beate Luxembourg

1.12.1 Steckbrief

Globalparameter der Gerinnung sind Quick-Wert, Internationale normalisierte Ratio (INR), aktivierte partielle Thromboplastinzeit (aPTT), Thrombinzeit (TZ) und Reptilasezeit. Diese sind nicht spezifisch für einen einzelnen Parameter, sondern erfassen das Zusammenspiel mehrerer Gerinnungsfaktoren (F) der plasmatischen Gerinnungskaskade.

1.12.2 Synonyme

- Quick-Wert (%) = Thromboplastinzeit, TPZ (sec) oder Prothrombinzeit, PT (sec)
- aPTT = PTT, nicht korrektes Synonym, da der Test heute immer unter Verwendung eines Aktivators durchgeführt wird
- Reptilasezeit = Batroxobinzeit

1.12.3 Definition

- Der Quick-Wert wird zur Überprüfung des klassischen extrinsischen Wegs der Gerinnungskaskade eingesetzt und erfasst Fibrinogen, FII, V, VII und X (▶ Abb. 1.14). Da das Ergebnis des Quick-Werts von der Art des verwendeten Thromboplastinreagenzes abhängt, wurde zur standardisierten Überwachung der Therapie mit Vitamin-K-Antagonisten die international normalized ratio (INR) eingeführt, die die Vergleichbarkeit der Testergebnisse in verschiedenen Laboren ermöglicht.
- Die aPTT wird zur Prothrombinzeit des klassischen intrinsischen Wegs der Gerinnungskaskade eingesetzt und erfasst Fibrinogen, FII, V, VIII, IX, X, XI und XII (▶ Abb. 1.14).
- Die Thrombinzeit (TZ) und die Reptilasezeit erfassen nur die Umwandlung von Fibrinogen zu Fibrin (▶ Abb. 1.14). Im Gegensatz zur TZ wird die Reptilasezeit nicht durch die Wirkung von Heparin oder Hirudin beeinflusst. Reptilase bzw. Batroxobin ist ein Thrombin-ähnliches Enzym, das aus Schlangengift gewonnen wird.

1.12.4 Indikationen

- Quick-Wert: Gerinnungsstörung im extrinsischen Gerinnungssystem
- INR: Monitoring der Therapie mit Vitamin-K-Antagonisten, Parameter des Model for End-stage Liver Disease Scores (MELD-Scores)
- aPTT: Gerinnungsstörung im intrinsischen Gerinnungssystem, Von-Willebrand-Syndrom, Lupus-Antikoagulans-(LA-)Diagnostik, Monitoring der Therapie mit unfraktioniertem Heparin
- TZ: Fibrinbildungsstörung, Indikator für die Therapie mit Antikoagulanzien, die Thrombin inhibieren (z. B. Dabigatran)

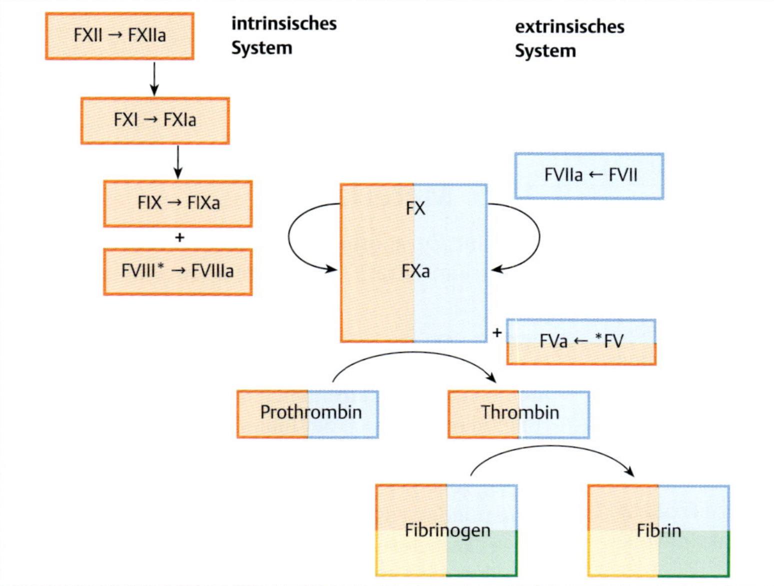

Abb. 1.14 Gerinnungskaskade und Globaltests der Gerinnung. Für die Ausbildung aktiver Gerinnungsfaktorenkomplexe sind Phospholipide und Calcium notwendig, die daher Gerinnungstests meist zugesetzt werden.
Blau = Gerinnungsfaktoren, die mit dem Quick-Wert erfasst werden.
Orange = Gerinnungsfaktoren, die mit der aPTT erfasst werden.
Gelb = Gerinnungsfaktoren, die mit der Thrombinzeit erfasst werden.
Grün = Gerinnungsfaktoren, die mit der Reptilasezeit erfasst werden.
*: Aktivierung durch Thrombin, F = Faktor

- Reptilasezeit: Fibrinbildungsstörung, Unterscheidung zwischen Fibrinbildungsstörungen und Effekten von Antikoagulanzien

1.12.5 Material

- Zitratplasma
- Testreagenzien

1.12.6 Durchführung

Testprinzipien:

- Quick-Wert: Plasma + Gewebethromboplastin (z. B. Kaninchen-, humanes Plazenta-Extrakt oder rekombinant)
- aPTT: Plasma + partielle Thromboplastine (Phospholipide) + Oberflächenaktivator (z. B. Silica, Ellagsäure)
- TZ: Plasma + Thrombin
- Reptilasezeit: Plasma + Reptilase

Nach Zugabe der jeweiligen Testreagenzien wird bei den o. g. Methoden meist unter Zugabe von Ca^{2+} die Zeit bis zur Fibringerinnselbildung gemessen.

Für die Berechnung des Quick-Werts wird die in Sekunden gemessene Gerinnungszeit (TPZ oder PT) in Prozent der Norm, bezogen auf einen Normalplasmapool, umgerechnet.

Auch bei der INR handelt es sich um eine Umrechnung: $INR = (TPZ\ des\ Patienten/TPZ\ eines\ Normalplasmas)^{ISI}$. Der Internationale Sensitivitäts-Index (ISI) gibt die Sensitivität des verwendeten Thromboplastinreagenz im Vergleich zu einem internationalen Standard-Thromboplastin an und wird vom jeweiligen Reagenzienhersteller zur Verfügung gestellt.

1.13 Einzelfaktoren

Beate Luxembourg

1.13.1 Steckbrief

Zu den Gerinnungseinzelfaktoren zählen Fibrinogen sowie die Faktoren II, V, VII, VIII, IX, X, XI, XII und XIII. Die kaskadenartige Aktivierung der Gerinnungsfaktoren ist zur Bildung eines Fibringerinnsels notwendig. Ein Mangel oder Funktionsdefekt von Gerinnungsfaktoren kann eine hämorrhagische Diathese verursachen, eine Erhöhung von Gerinnungsfaktoren (z. B. FVIII) eine Thrombophilie.

1.13.2 Synonyme

- Fibrinogen = FI (nicht gebräuchlich)
- FII = Prothrombin
- FIIa = Thrombin
- FVII = Proconvertin (nicht gebräuchlich)
- FVIII = antihämophiles Globulin A (nicht gebräuchlich)
- FVIII:C = FVIII-Aktivität
- FIX = antihämophiles Globulin B, Christmas-Faktor (nicht gebräuchlich)
- FX = Stuart-Prower-Faktor (nicht gebräuchlich)
- FXII = Hagemann-Faktor (nicht gebräuchlich)

1.13.3 Definition

Im klinischen Alltag wird die Aktivität von Gerinnungsfaktoren bestimmt, weil damit sowohl quantitative als auch qualitative Defekte erfasst werden. Tests, die die Antigenkonzentration von Faktoren messen, geben keine Auskunft darüber, ob der Gerinnungsfaktor auch funktionell aktiv ist. Die Diskrepanz zwischen beiden Methoden wird jedoch zur Diagnostik von Dysfibrinogenämien eingesetzt. Mit der Methode nach Clauss wird das gerinnbare Fibrinogen gemessen (Aktivität). Immunologisch wird die Gesamtmenge des im Plasma vorhandenen Fibrinogens bestimmt (Antigenkonzentration). Bei Dysfibrinogenämien ist die Aktivität geringer als die Antigenkonzentration.

Bei der Messung des Quick-Werts kann anhand der dabei ablaufenden Fibrinbildung das gerinnbare Fibrinogen abgeleitet werden (abgeleitetes oder derived Fibrinogen, keine eigene Messung). Mit dieser indirekten Methode wird die Fibrinogenkonzentration jedoch bei einer Reihe von Erkrankungen (Verbrauchskoagulopathie, Leber-, Nierenerkrankungen, Antikoagulanzien-, Fibrinolysetherapie, Hyper-, Dysfibrinogenämie) oft überschätzt, zum Teil erheblich.

FXIII wird durch Thrombin aktiviert und steht am Ende der Gerinnungskaskade. FXIIIa ist eine Transglutaminase und stabilisiert das Gerinnsel durch Quervernetzung von Fibrin.

> **Merke**
>
> M!
>
> FXIII wird von Globalparametern der Gerinnung nicht erfasst, da diese nur den Zeitpunkt bis zur Fibringerinnselbildung messen.

1.13.4 Indikationen

- Quick-Wert ↓: Fibrinogen, FII, V, VII, X
- aPTT ↑: Fibrinogen, FII, V, VIII, IX, X, XI, XII
- Fibrinogen: A-, Hypo-, Dysfibrinogenämie, Verbrauchs-, Verlustkoagulopathie, Hyperfibrinolyse, Fibrinolyse-Therapie
- FV: Lebersyntheseparameter
- FVIII: Hämophilie A, Von-Willebrand-Syndrom, Thrombophilie
- FVIII, chromogen:
  - Verdacht auf milde Hämophilie A (zusätzlich zu einem aPTT-basierten FVIII-Aktivitätstest, da mit bei-

den Methoden die FVIII-Aktivität bei bestimmten *F8*-Mutationen überschätzt werden kann und eine milde Hämophilie A der Diagnostik entgehen kann [1],
  - Monitoring der Substitution mit bestimmten FVIII-Konzentraten [1]
- FIX: Hämophilie B
- FXIII: hämorrhagische Diathese, Wundheilungsstörungen.

1.13.5 Material

- Zitratplasma
- Testreagenzien

1.13.6 Durchführung

Testprinzipien:

- Faktorenaktivität (FII, V, VII, VIII, IX, X, XI, XII): Die Messung erfolgt analog zur TPZ bzw. aPTT, das Patientenplasma wird jedoch zuvor mit einem Mangelplasma gemischt, das alle Faktoren mit Ausnahme des zu bestimmenden enthält (z. B. FVIII-Mangelplasma zur FVIII-Bestimmung). Die Aktivität wird in IU/dl, IU/ml oder % der Norm angegeben, anhand einer Bezugskurve, die mit Verdünnungen von Standardhumanplasma mit Mangelplasma erstellt wird
- FVIII, chromogene Messung: 1. Schritt: Inkubation von Plasma mit Thrombin, FIXa, sowie FX im Überschuss, Phospholipiden u. Ca^{2+}; FVIII wird durch Thrombin aktiviert und wirkt als Kofaktor für IXa bei der Bildung von Xa. 2. Schritt: die Menge an gebildetem FXa wird mithilfe eines chromogenen Substrats gemessen, das von FXa gespalten wird und dabei einen Farbstoff freisetzt, der photometrisch messbar ist. Die Menge an gebildetem FXa ist proportional zur FVIII-Aktivität, da alle anderen Faktoren zugegeben werden
- Fibrinogen nach Clauss: verdünntes Plasma + Thrombin im Überschuss
  Die Gerinnungszeit wird gemessen und das gerinnbare Fibrinogen anhand einer Bezugskurve eines Plasmas mit definierter Fibrinogenkonzentration in mg/dl oder g/l angegeben
- Fibrinogen immunologisch: ELISA: Fibrinogen bindet an Fibrinogen-Antikörper (AK) auf einer Mikrotiterplatte. Die gebundene Menge Fibrinogen wird mithilfe eines Peroxidase-konjugierten-Sekundär-AK (Enzym-Substrat-Reaktion) detektiert
- FXIII-Aktivität: meist Ammoniakfreisetzungstest: 1. Schritt: FXIII wird durch Zugabe von Thrombin und Ca^{2+} unter Zugabe eines Fibrinpolymerisationsinhibitors aktiviert. 2. Schritt: Zugabe eines synthetischen Peptidsubstrats und eines Glycinethylesthers, die durch FXIIIa vernetzt werden, dabei wird Ammoniak freigesetzt. 3. Schritt: Ammoniak wird in einer NADH- oder NADPH-abhängigen Reaktion durch Glutamatdehydrogenase in a-Ketoglutarat eingebaut. Der NADH- oder NADPH-Verbrauch wird photometrisch gemessen, die Abnahme der Extinktion ist proportional zur FXIII-Aktivität

1.13.7 Literatur

[1] Peyvandi F, Oldenburg J, Friedman KD. A critical appraisal of one-stage and chromogenic assays of factor VIII activity. J Thromb Haemost 2016; 14: 248-261.

1.14 Von-Willebrand-Faktor

Beate Luxembourg

1.14.1 Steckbrief

Der Von-Willebrand-Faktor (VWF) ist ein hochmolekulares Protein, das die Thrombozytenadhäsion und -aggregation vermittelt. Der VWF bindet darüber hinaus FVIII und schützt ihn vor proteolytischem Abbau. Ein Mangel oder Funktionsdefekt des VWF sind Ursache des Von-Willebrand-Syndroms. Der VWF ist bei Trägern der Blutgruppe 0 niedriger als bei Trägern anderer Blutgruppen (blutguppenspezifischer Normbereich).

1.14.2 Synonyme

- VWF:RiCof = VWF:RCo = Ristocetin-Kofaktor

1.14.3 Definition

- Zum Screening auf ein Von-Willebrand-Syndrom werden Tests zur Bestimmung der VWF-Aktivität (VWF: RCo, VWF:GPIbR), der VWF-Antigenkonzentration (VWF:Ag) und die Messung der FVIII-Aktivität eingesetzt
- Zur Subtypisierung eines Von-Willebrand-Syndroms stehen Tests zur Verfügung, die die Ristocetin-induzierte Thrombozytenaggregation (RIPA), Kollagenbindungs- (VWF:CB), FVIII-Bindungsfähigkeit (VWF:FVIIIB) und Multimerstruktur des VWF analysieren [1]
- Ristocetin: heute nicht mehr therapeutisch verwendetes Antibiotikum, das die VWF-vermittelte Agglutination von Thrombozyten induziert
- Glykoprotein Ib (GPIb): VWF-Rezeptor der Thrombozyten

1.14.4 Indikationen

- Von-Willebrand-Syndrom

1.14.5 Material

- Zitratplasma
- Testreagenzien

1.14.6 Durchführung

Testprinzipien:
- VWF:RCo: Plasma + Ristocetin + Formalin-fixierte Thrombozyten. Messung der Thrombozytenagglutination
- VWF:GPIbR: a) Plasma + Ristocetin + rekombinantes GPIb-Fragment, oder b): Plasma + rekombinantes GPIb-Fragment, das VWF unabhängig von Ristocetin binden kann. Das GPIb-Fragment wird z. B. an Magnet- oder Kunststoffpartikel gebunden, die elektromagnetische Strahlung bzw. Agglutination wird gemessen und ist proportional zur VWF-Bindung
- VWF:Ag: a) ELISA: Der VWF bindet an polyklonale VWF-AK auf einer Mikrotiterplatte. Die gebundene Menge VWF wird mithilfe eines Peroxidase-konjugierten-Sekundär-AK (Enzym-Substrat-Reaktion) detektiert. b) Latex-Test: Der VWF bindet an polyklonale VWF-AK auf Latexpartikeln und verursacht deren Agglutination, die gemessen wird

1.14.7 Literatur

[1] De Jong A, Eikenboom J. Developments in the diagnostic procedures for von Willebrand disease. J Thromb Haemost 2016, 14: 449–460.

1.15 Blutungszeit

Beate Luxembourg

1.15.1 Steckbrief

Die Blutungszeit (BZ) wird zur Erfassung von Defekten der primären Hämostase eingesetzt. Die Dauer der BZ hängt von der Geschwindigkeit der Bildung und der Stabilität des Thrombozytenthrombus ab und wird in erster Linie von Anzahl und Funktion der Thrombozyten und Funktion und Konzentration des VWF determiniert. Die BZ kann in vivo (meist Methode nach Mielke) durchgeführt oder in vitro simuliert werden.

1.15.2 Synonyme

- Keine gebräuchlich

1.15.3 Definition

- In-vivo-BZ: Zeit bis zur primären Blutstillung nach einer definierten Gewebsverletzung
- In-vitro-BZ: Zitrat-antikoaguliertes Vollblut wird durch eine Kapillare und eine Membran mit einer zentralen Öffnung gesogen, wobei hohe Scherkräfte entstehen. Die Membran ist entweder mit Kollagen-Epinephrin, Kollagen-ADP oder mit ADP-Prostaglandin-$CaCl_2$ beschichtet, sodass es zur Thrombozytenaktivierung und Verschluss der Membranöffnung durch einen Thrombozytenpfropf kommt

1.15.4 Indikationen

- Thrombozytopathien
- Von-Willebrand-Syndrom
- Einnahme von Thrombozytenfunktionshemmern

1.15.5 Material

- BZ nach Mielke: Blutdruckmanschette, Schnäpper, Filterpapier
- In-vitro-BZ: gepuffertes Zitratvollblut (3,8 % Citratpuffer, 0,129 mol/l), Messzellen

1.15.6 Durchführung

- BZ nach Mielke: Mit einer Blutdruckmanschette wird eine Stauung von 40 mmHg am Oberarm angelegt. Mit einem käuflich erwerbbaren Schnäpper wird ein kleiner Schnitt am Unterarm gesetzt und alle 30 sec mit einem Filterpapier, ohne Berührung der Schnittwunde, das Blut abgesaugt, bis die Blutung zum Stillstand kommt. BZ-Normalwert < 7 min
- In-vitro-BZ: Das antikoagulierte Vollblut muss 10 min ruhen und wird dann in die Messzelle (Kol/Epi, Kol/ADP oder PFA P2Y) des PFA-100- oder PFA-200-Systems pipettiert, die Messung erfolgt automatisch. Das Ergebnis, die Verschlusszeit, wird in sec angegeben

1.16 Antithrombin, Protein C, Protein S

Beate Luxembourg

1.16.1 Steckbrief

Antithrombin (AT), Protein C (PC) und Protein S (PS) sind Gerinnungsinhibitoren. AT inhibiert v. a. Thrombin und FXa. Heparin beschleunigt die Inaktivierung durch AT um das ca. 1000-Fache. PC wird durch den Thrombin-Thrombomodulin-Komplex aktiviert. Aktiviertes Protein (APC) inaktiviert FVa und FVIIIa. PS wirkt dabei als Kofaktor. Ca. 60 % des PS im Plasma sind an das C4b-Bindungsprotein (C4b-BP) gebunden. Nur freies PS ist Kofaktor für APC. Ein Mangel oder Funktionsdefekt der Gerinnungsinhibitoren führt zur Thrombophilie.

1.16.2 Synonyme

- AT = AT III (veraltet) = Heparin-Kofaktor I (veraltet)

1.16.3 Definition

Der Mangel an Gerinnungsinhibitoren wird abhängig von Aktivität und Antigenkonzentration in verschiedene Typen unterteilt:

- AT-, PC-Mangel Typ I: Aktivität und Antigenkonzentration sind vermindert. AT-, PC-Mangel Typ II: AT-Aktivität vermindert, Antigen normal oder subnormal
- Der AT-Mangel Typ II kann durch Charakterisierung des molekularen Defekts weiter unterteilt werden: Heparin-Bindungsdefekt (Typ IIHBS), Thrombin-Bindungsdefekt (Typ IIRS) oder pleiotrope Defekte (Typ IIPE)
- PS-Mangel Typ I: Aktivität, freies und gesamtes PS-Antigen vermindert, PS-Mangel Typ II: Aktivität vermindert, freies und gesamtes PS-Antigen normal, PS-Mangel Typ III: Aktivität und freies PS-Antigen vermindert, gesamtes PS-Antigen normal

1.16.4 Indikationen

- Thrombophilie
- AT: Heparin-Resistenz, nephrotisches Syndrom, disseminierte intravasale Gerinnung, Asparaginase-Therapie
- PC, PS: Purpura fulminans, Kumarin-Nekrose

1.16.5 Material

- Zitratplasma
- Testreagenzien

1.16.6 Durchführung

Testprinzipien:

- AT-Aktivität: Thrombin- oder FXa-Inhibitions-Test: 1. Schritt: Plasma + Thrombin oder FXa + Heparin, 2. Schritt: Zugabe eines Thrombin- oder FXa-spezifischen chromogenen Substrats, 3. Schritt: photometrische Messung der Farbstofffreisetzung. Die Restaktivität von Thrombin bzw. FXa ist umgekehrt proportional zur AT-Aktivität
- AT:Antigen (AT:Ag): ELISA: AT bindet an AT-AK auf einer Mikrotiterplatte. Die gebundene AT-Menge wird mithilfe eines Peroxidase-konjugierten-Sekundär-AK detektiert
- PC-Aktivität: a) aPTT-basierter Test: aPTT unter Zugabe eines PC-Aktivators (Protac aus Schlangengift). b) Chromogener Test: 1. Schritt: Plasma + PC-Aktivator, 2. Schritt: Zugabe eines chromogenen Substrats, das durch APC unter Freisetzung eines Farbstoffs gespalten wird, 3. Schritt: photometrische Messung der Farbstofffreisetzung
- PS-Aktivität: a) Prothrombin-basierter Test: 1. Schritt: Patientenplasma + PS-Mangelplasma (sodass alle Gerinnungsfaktoren und -inhibitoren bis auf PS im Überschuss vorhanden sind), 2. Schritt: Zugabe von APC + Gewebefaktor + Phospholipiden + Ca^{2+}, 3. Schritt: Messung der Gerinnungszeit. b) Russell's-Viper-Venom-(RVV-)basierter Test: 1. Schritt: Patientenplasma + PS-Mangelplasma, 2. Schritt: Zugabe von APC + RVV (FV- und FX-Aktivator). 3. Schritt: Messung der Gerinnungszeit
- Freies PS-Antigen (PS:Ag): a) Latex-Test: 1. Schritt: Plasma + Latexpartikel, die mit C4b-BP beschichtet sind, 2. Schritt: Zugabe von Latexpartikeln, die mit PS-AK beschichtet sind, 3. Schritt: Messung der Agglutination. b) ELISA: freies PS bindet an eine Mikrotiterplatte, die mit AK gegen freies PS beschichtet ist. Die gebundene Menge an freiem PS wird mithilfe eines Peroxidase-konjugierten-Sekundär-AK (Enzym-Substrat-Reaktion) detektiert
- Gesamtes PS-Ag: ELISA-Prinzip (AK sind gegen PS, freies und an C4b-BP gebundenes, gerichtet)

1.17 APC-Resistenz

Beate Luxembourg

1.17.1 Steckbrief

APC-Resistenz (APC-R) bedeutet ein vermindertes Ansprechen auf den antikoagulatorischen Effekt von aktiviertem Protein C (APC). In ca. 90 % der Fälle ist die APC-R durch eine Punktmutation im Exon 10 des FV-Gens bedingt. Durch Austausch von Arginin durch Glutamin an Position 506 im FV-Molekül wird eine Spaltstelle für APC zerstört, sodass FVa nur noch eingeschränkt inaktiviert werden kann. Nach dem Ort der Erstbeschreibung der Mutation in der niederländischen Stadt Leiden wird der mutierte FV als FV Leiden bezeichnet. Selten sind andere Mutationen (z. B. FV Cambridge, FV Bonn) Ursache einer APC-R. Eine Verminderung von PS, Erhöhung von FVIII oder LA können zu einer erworbenen APC-R führen, die aber nicht in allen Testverfahren nachweisbar ist. Die APC-R ist mit einer Thrombophilie assoziiert.

1.17.2 Synonyme

- Keine gebräuchlich

1.17.3 Definition

- Hereditäre APC-R: bedingt durch einen Gendefekt
- Erworbene APC-R: bedingt durch erworbene Gerinnungsveränderungen, die das APC-System beeinträchtigen

1.17.4 Indikationen

- Thrombophilie

1.17.5 Material

- Zitratplasma
- Testreagenzien

1.17.6 Durchführung

Testprinzipien:
- aPTT-basierter Test: Aus dem Quotienten der aPTT mit und ohne Zugabe von APC wird die APC-Ratio gebildet. Eine Ratio ≤ dem Cut-off zeigt eine APC-R an. Der Test wird durch einen Faktoren-, PS-Mangel, FVIII-Erhöhung, LA und Antikoagulanzien beeinflusst. Durch Mischen von Patienten- mit FV-Mangelplasma und Zugabe eines Heparin-Neutralisators vor Testdurchführung können Einflussfaktoren vermindert/eliminiert werden
- RVV-basierter Test: Aus dem Quotienten einer RVV-Zeit mit und ohne Zugabe eines PC-Aktivators (Protac) wird die APC-Ratio gebildet. Der Test wird durch Faktoren, die in der Gerinnungskaskade oberhalb von FX stehen, nicht beeinflusst, da RVV die Gerinnung durch Aktivierung von FX und FV initiiert. Durch Zugabe von FV-Mangelplasma und Heparin-Neutralisator können weitere Einflussfaktoren eliminiert werden. In Varianten der RVV-Zeit wird die Gerinnung durch Zugabe von Noscarin, ein Schlangengiftenzym, das Prothrombin zu Thrombin konvertiert, und einen FV-Aktivator aus RVV gestartet. Die APC-Ratio wird mit und ohne Zugabe von APC gemessen

1.18 D-Dimere

Beate Luxembourg

1.18.1 Steckbrief

D-Dimere sind Fibrinspaltprodukte, die aus FXIII-quervernetztem Fibrin unter Einwirkung von Plasmin entstehen. Sie zeigen die Bildung und Lyse von Fibrin an und sind bei einer Vielzahl von Erkrankungen und Lebenssituationen erhöht (s. 4.8). D-Dimere im Normbereich besitzen einen hohen diagnostischen Stellenwert in der Ausschlussdiagnostik, v. a. venöser Thromboembolien in Kombination mit klinischen Wahrscheinlichkeitsscores (z. B. Wells-Score).

1.18.2 Synonyme

- Keine gebräuchlich

1.18.3 Definition

- D-Dimere sind Fibrinspaltprodukte

1.18.4 Indikationen

- Ausschlussdiagnostik venöser Thromboembolien
- Marker für ein erhöhtes Rezidivrisiko venöser Thromboembolien
- Ausschlussdiagnostik akute Aortendissektion
- Disseminierte intravasale Gerinnung
- Hyperfibrinolyse

1.18.5 Material

- Zitratplasma
- Point-of-Care-Test: je nach Test Zitrat-/EDTA-/Heparin-Vollblut oder -Plasma
- Testreagenzien

> **Merke**
>
> M!
>
> Als Point-of-Care-Test (patientennahe Diagnostik) werden Tests bezeichnet, die nicht in einem Zentrallabor durchgeführt werden, sondern in der Klinik, Praxis, im Notarztwagen oder am Krankenbett zu Hause.

1.18.6 Durchführung

Testprinzipien:
- Kunststoff-, Latex-, Magnetpartikel oder Mikrotiterplatten werden mit monoklonalen AK gegen D-Dimere beschichtet. Die Menge an gebundenen D-Dimeren wird über die Messung der Agglutination/Aggregation der Partikel, elektromechanische Strahlung oder nach dem ELISA-Prinzip quantifiziert.
- Point-of-Care-Tests: a) Hämagglutinationstest unter Verwendung eines bispezifischen AK, der gegen D-Dimere und Erythrozytenantigene gerichtet ist. b) Membran-basierte Immuntests, z. B. unter Verwendung einer Membran, die mit D-Dimer-AK beschichtet ist, gebundene D-Dimere werden durch Goldpartikel-markierte Sekundär-AK detektiert. c) Fluoreszenz-basierte Immuntests

Kapitel 2
Bildgebende Diagnostik

2 Bildgebende Diagnostik

2.1 Sonografie

Carola Heneweer

2.1.1 Steckbrief

Bei der Sonografie handelt es sich um ein Schnittbildverfahren, das die Darstellung von Weichteilen in jeder beliebigen Raumrichtung erlaubt. Das Verfahren beruht auf der Reflexion hochfrequenter Schallwellen an Gewebestrukturen. Aus der Laufzeit dieser Gewebeechos und ihrer Intensität werden die diagnostischen Bilder in Echtzeit rekonstruiert. Die Sonografie bietet mit etwas Erfahrung eine hohe Aussagekraft bei einfacher Handhabung und kostengünstiger, schneller Durchführung. Aus diesen Gründen ist diese Methode breit verfügbar und auch für die Untersuchung von Kindern und schwangeren Patientinnen gut geeignet. Aufgrund der relativ hohen Untersucherabhängigkeit ist jedoch eine standardisierte Untersuchungsdurchführung und -dokumentation obligat.

2.1.2 Synonyme

- Ultraschall

2.1.3 Definition

- Für ein Ultraschallbild werden zunächst hochfrequente Schallwellen erzeugt und in den Körper geleitet. Je nach Anwendung werden üblicherweise Frequenzen von 2–15 MHz verwendet.
- Im Gewebe werden diese Schallwellen an Grenzflächen partiell reflektiert. Diese Echos werden detektiert und entsprechend ihrer Intensität in Graustufen übersetzt.
- Neben der Gewebemorphologie kann sonografisch auch der Blutfluss untersucht werden (Dopplersonografie).

2.1.4 Indikationen

- Darstellung pathologischer Veränderungen sämtlicher Weichteile, die nicht durch Luft oder Knochen überlagert sind
- Abdomensonografie: Darstellung und Vermessung der parenchymatösen Oberbauchorgane, z. B. zur Objektivierung und Verlaufsbeobachtung einer Hepatosplenomegalie
- Lymphknoten (▶ Abb. 2.1):
  - Hervorragende Darstellung von zervikalen, axillären und inguinalen Lymphknoten
  - Beurteilung retroperitonealer und mesenterialer Lymphknoten kann bei starkem Meteorismus eingeschränkt sein.
- (Sub-)Kutis und Muskulatur: hervorragende Darstellbarkeit
- Blutgefäße: z. B. Ausschluss/Diagnose einer tiefen Venenthrombose (▶ Abb. 2.1) oder Diagnose einer arteriellen Makroangiopathie
- Steuerung von Interventionen: Sonografische Steuerung von z. B. Punktionen oder Drainagen

2.1.5 Kontraindikationen

- Keine Kontraindikationen, weil die Sonografie als nichtinvasive, schnelle Bildgebungsmodalität ohne Röntgenstrahlung und in der überwältigen Mehrzahl der Fälle ohne zusätzliche Kontrastmittel auskommt.

2.1.6 Material

Physikalische Grundlagen B-Bild

- Mit dem Sonografiegerät werden Ultraschallwellen einer Frequenz von 2–15 MHz erzeugt und in den Körper geleitet.
- Die Schallwellen werden an Grenzflächen im Körper partiell reflektiert, die Echos detektiert und entsprechend ihrer Intensität in Graustufen übersetzt.
- Aus der Laufzeit der Echos lässt sich die Tiefe berechnen, in der die Reflexion stattgefunden hat.
- Je tiefer die Schallwelle in das Gewebe eindringt, umso mehr verringert sich die Schallenergie, die zur Bilderzeugung zur Verfügung steht.
- Die akustischen Eigenschaften von Gewebe unterscheiden sich so stark von denen von Luft und Knochen, dass an diesen Grenzflächen eine Totalreflexion auftritt und keine Information aus tieferen Gewebeschichten mehr erhalten werden kann.
- Neben den Reflexionen spielen hierbei auch Absorption und Streuung eine Rolle.
  - Diese Effekte sind umso größer, je höher die Schallfrequenz gewählt wird.
  - Dies bedeutet, dass eine hohe Frequenz zwar eine gute Auflösung bietet, die Eindringtiefe jedoch zunehmend limitiert ist.

> **Merke** (M!)
>
> Je höher die Frequenz, desto besser die Auflösung und desto geringer die Eindringtiefe.

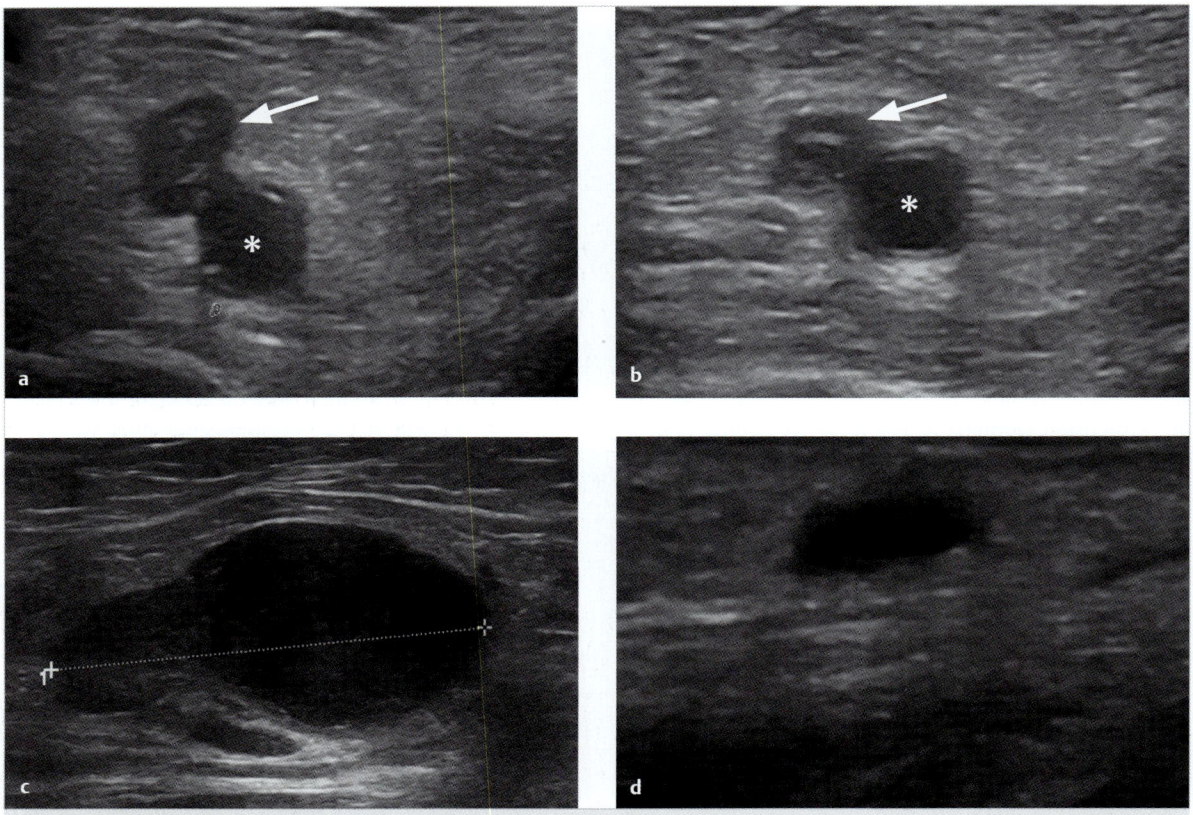

Abb. 2.1 Venenthrombose und Lymphknotenmetastase.
a Thrombose der V. poplitea (Pfeil) im Querschnitt ohne Kompression – das Lumen ist echoreich;
*: A. poplitea.
b Thrombose der V. poplitea (Pfeil) im Querschnitt mit Kompression – das Lumen lässt sich nicht vollständig komprimieren;
*: A. poplitea.
c Lymphknotenmetastase (Längsdurchmesser: 3 cm).
d Subkutane Metastase (Längsdurchmesser: 1 cm).

Verfahren zur Gefäßdarstellung

Dopplersonografie

- Für die Untersuchung des Blutflusses macht man sich den Doppler-Effekt zunutze: Änderung der Schallfrequenz, wenn sich Schallquelle und Reflektor relativ zueinander bewegen.
- Als Grenzfläche dienen hier Erythrozyten. Aus der Frequenzänderung lassen sich die Strömungsgeschwindigkeit des Bluts und die Richtung des Blutflusses berechnen.

Pulsed Wave (PW-) Doppler

- Das Verfahren bietet neben der Darstellung der Geschwindigkeit und Richtung des Blutflusses analog zum B-Bild auch die Information zur Lokalisation des Blutgefäßes.

Farbduplex

- Hier wird dem B-Bild der untersuchten Region das Doppler-Bild überlagert, wobei die Richtung und die Geschwindigkeit des Blutflusses farbkodiert werden. Diese Kodierung kann prinzipiell willkürlich gewählt werden. Als Konvention hat sich durchgesetzt:
  - Ein rotes Signal bedeutet einen Fluss auf den Schallkopf zu.
  - Ein blaues Signal bedeutet einen Fluss vom Schallkopf weg.
  - Die Geschwindigkeit wird dabei über die Helligkeit der Farbe kodiert.

> **Merke** M!
>
> Rot = Blutfluss auf den Schallkopf zu, blau = Blutfluss vom Schallkopf weg.

Power-Doppler

- Zusätzliche Option für die Darstellung deutlich kleinerer Gefäße, z. B. Detektion pathologischer Gefäßmuster in Lymphknoten oder kutanen Raumforderungen.
- Der Power-Doppler liefert weder Richtungs- noch Geschwindigkeitsinformationen, ist anfälliger für Bewegungsartefakte und besitzt nur eine beschränkte Eindringtiefe.

Merke

M!

Power-Doppler: Keine Richtungs- und Geschwindigkeitsinformation, aber Darstellung deutlich kleinerer Gefäße (z. B. pathologische Gefäßmuster in Lymphknoten oder kutanen Raumforderungen).

Schallköpfe

- Auswahl des Schallkopfs richtet sich nach der geplanten Untersuchung:
  - Hierbei spielen Frequenz und Bauart die Hauptrolle.
  - Die unterschiedlichen Schallkopftypen unterscheiden sich hauptsächlich in der Anordnung der Piezoelemente.
  - Die gebräuchlichsten werden als Linear-, Konvex- und Sektorschallköpfe bezeichnet (▶ Abb. 2.2).
- Die meisten Schallköpfe bieten heutzutage die Möglichkeit, die Schallfrequenz in gewissen Grenzen zu verändern. Dies sollte am Beginn und ggf. auch während der Untersuchung genutzt werden, um ein optimales Bild zu erzeugen.

Linearschallkopf

- Anordnung mehrerer Piezokristalle nebeneinander, die nacheinander in Gruppen angesteuert werden.
- Es ergibt sich ein rechteckiges Bild, das insbesondere im Nahfeld eine gute Auflösung aufweist.
- Anwendung daher v. a. für oberflächliche Gewebe, z. B. die zervikalen Lymphknotenstationen oder Fragestellungen bzgl. des Muskuloskelettalsystems.

Konvexschallkopf

- Anordnung der Piezoelemente nebeneinander, jedoch auf einer gebogenen Fläche.
- Die Abtastung erfolgt gefächert, sodass diese Schallköpfe im Verhältnis zum Bildfeld eine kleinere Ankopplungsfläche benötigen als Linearschallköpfe.
- Allerdings nimmt die laterale Auflösung mit zunehmender Bildtiefe ab.
- Ein typisches Anwendungsfeld für Konvexschallköpfe ist die Abdomensonografie.

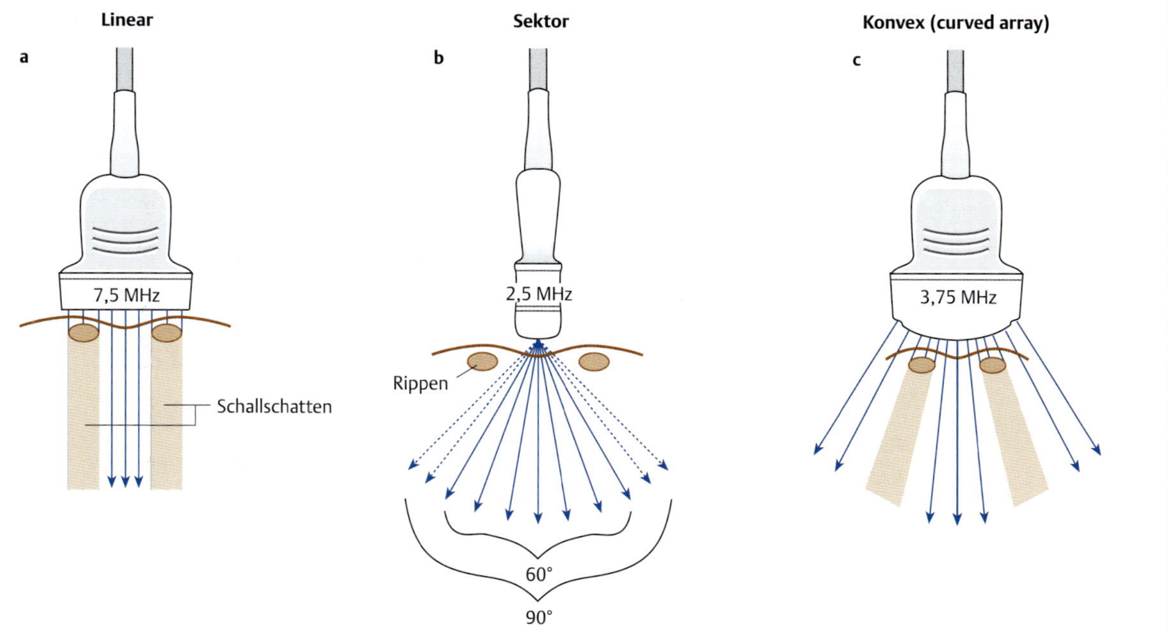

Abb. 2.2 Schallköpfe für Ultraschallgeräte. (Quelle: Hofer M. Schallkopftypen. In: Hofer M, Hrsg. Sono Grundkurs. 9. Aufl. Thieme 2017)

Sektorschallkopf

- Elektronisch oder mechanisch erzeugte radiäre Abtastung mit einem sektorförmigen Bild.
- Die Nahfeldauflösung dieses Schallkopftyps ist relativ schlecht.
- Beim transkostalen oder transfontanellären Schall überwiegt jedoch der Vorteil der sehr kleinen Ankopplungsfläche.
- Auch postoperativ kann ein solcher Schallkopf mitunter von Nutzen sein, wenn das Schallfeld durch nicht entfernbares Verbandmaterial stark begrenzt ist.

2.1.7 Durchführung

- Ultraschallgel: Für eine gute akustische Ankopplung des Schallkopfs an den Patienten wird ausreichend Ultraschallgel benötigt.
- Die Aussagekraft einer Ultraschalluntersuchung hängt neben der Erfahrung des Untersuchers und der Patientenkonstitution wesentlich von einer **optimalen Geräteeinstellung** ab.
- In aller Regel ist auf den Geräten bereits eine Reihe von Standardprogrammen abgespeichert, die eine gute Basis für die gewählte Anwendung bieten.
- Die notwendigen Einstellungen beschränken sich daher auf eine Feinabstimmung für den jeweiligen Patienten. Hierbei sollten für das **B-Bild** folgende Punkte abgearbeitet werden:
  1. Schallkopf wählen
  2. Frequenz anpassen
  3. Bildtiefe einstellen
  4. Fokustiefe und Anzahl der Fokuszonen einstellen
  5. Gesamtverstärkung einstellen („Gain")
  6. Tiefenausgleich anpassen („TGC")
- Insbesondere die Punkte 3–6 müssen auch während der Untersuchung immer wieder durchlaufen werden, um ein optimales Bild zu erhalten.
- Ziel ist, das jeweilige Untersuchungsobjekt möglichst bildfüllend mit homogener Ausleuchtung darzustellen.

> **Cave**
>
> Bildtiefe, Fokus, Gain und TGC müssen häufig während der Untersuchung nachjustiert werden, um alle Organe optimal darzustellen.

- Auch für eine **Duplexuntersuchung** müssen die Einstellungen optimiert werden. Hierbei sind folgende Punkte relevant:
  1. Farbgain einstellen
  2. Fensterkippung einstellen
  3. Pulsrepetitionsfrequenz (PRF) einstellen
  4. Fenstergröße einstellen
- Einzelheiten der Einstellung beim Duplex:
  - Der Farbgain sollte so geregelt werden, dass das Gefäßlumen vollständig ausgefüllt ist, die Farbe die Gefäßwand aber nicht überschreitet.
  - Die Fensterkippung ist relevant, da aus physikalischen Gründen kein Fluss nachgewiesen werden kann, wenn die Schallwelle senkrecht auf den Blutfluss trifft. Ein Winkel der Schallkeule zur Flussrichtung von 60° sollte daher nicht überschritten werden. Dies kann durch Kippen des Schallfensters und/oder des Schallkopfs erreicht werden.
  - Die PRF bestimmt die Größe der verwendeten Skala. Der Blutfluss ist z. B. in der A. carotis communis deutlich schneller als in der V. femoralis communis. Für eine valide Darstellung muss die Skala den jeweiligen Flussgeschwindigkeiten angepasst werden.
- **Standardisierte Durchführung und Dokumentation** der Untersuchung ist obligat, da die Sonografie eine starke Untersucherabhängigkeit aufweist:
  - So existieren z. B. für die Abdomensonografie Standardschnittebenen, die abgebildet werden sollten.
  - Läsionen sollten immer in zwei orthogonalen Ebenen dargestellt werden.
  - Die Beschreibung sollte Lage, Größe, Form, Begrenzung, Echogenität, dorsale Schallmerkmale (Schallauslöschung/relative Schallverstärkung) und ggf. die Verschieblichkeit einschließen.
  - Eine immer gleiche Reihenfolge in der Untersuchungsdurchführung erleichtert den Vergleich bei Verlaufskontrollen.

2.1.8 Mögliche Komplikationen

- Bei den klinisch verwendeten Frequenzen und Schallintensitäten sind keine Komplikationen durch native Sonografie und FKDS (farbkodierte Duplexsonografie) zu erwarten.
- Gewisse Einschränkungen bestehen bei der perinatalen Dopplersonografie, auf die in diesem Buch nur am Rande hingewiesen werden soll.

2.2 Computertomografie

Karin Slebocki

2.2.1 Steckbrief

Die Computertomografie (CT) ist ein computergestütztes Schnittbildverfahren, welches unter Einsatz von Röntgenstrahlung die überlagerungsfreie Darstellung von Körperstrukturen ermöglicht. Die Computertomografie bietet einige Vorteile gegenüber anderen bildgebenden Verfahren, so z. B. die schnelle Verfügbarkeit und kurze Untersuchungsdauer. Die momentan auf dem Markt befindlichen CT-Geräte können mehrere hundert Schichten gleichzeitig akquirieren, was die Abbildung großer Untersuchungsvolumina in kürzester Zeit ermöglicht. Zudem wartet die Computertomografie durch die Generation dünner Schichten im Submillimeterbereich mit einer hohen Ortsauflösung auf, welche zum einen zu einer Steigerung der diagnostischen Sicherheit beiträgt, zum anderen aber auch perkutane Biopsien oder CT-gesteuerte Tumortherapien ermöglicht.

2.2.2 Synonyme

- CT

2.2.3 Definition

- Die CT ist ein auf Röntgenstrahlung basierendes Schnittbildverfahren, mit dem sämtliche Organe, Weichteile, Gefäße und knöcherne Strukturen auf nichtinvasive Weise dargestellt werden können.
- Der durch den Computer erstellte Volumendatensatz kann mittels Rekonstruktionsverfahren aus jeder Ebene in Schnittbilder oder 3D-Ansichten umgewandelt werden kann.

2.2.4 Indikationen

- Tumorsuche/-staging:
  - Der CT kommt eine tragende Rolle im Rahmen der Tumorsuche und des Tumorstagings zu (▸ Abb. 2.3).
  - Das Stadium maligner Erkrankungen kann mithilfe der CT und unter Verwendung des TNM-Klassifikationssystems ermittelt werden, was essenziell für die weitere Therapieplanung und die Prognose ist.
  - T-Stadium: Lokale Ausdehnung des Primärtumors und Infiltration benachbarter Strukturen
  - Beschreibung der Morphologie des Tumors, z. B. das Verhältnis von vitalen und avitalen Tumoranteilen
  - N-/M-Stadium: Vorliegen regionärer lymphogener (N) und hämotogener Fernmetastasen (M)
- Für weitere Verlaufskontrollen und Nachsorge bei onkologischen Patienten ist CT die Methode der Wahl.

> **Merke**
>
> Dieser entscheidenden Rolle der CT wird in den Leitlinien zur Diagnostik und Therapie zahlreicher solider Tumoren, z. B. des Bronchial- und des kolorektalen Karzinoms sowie des malignen Melanoms [3], [4], [5], ebenso jener zum Hodgkin-Lymphom [1] Rechnung getragen.

- Lungenkrankheiten: exzellente Darstellung pulmonaler Veränderungen durch CT
- Skelett: exzellente Darstellung knöcherner Veränderungen durch CT

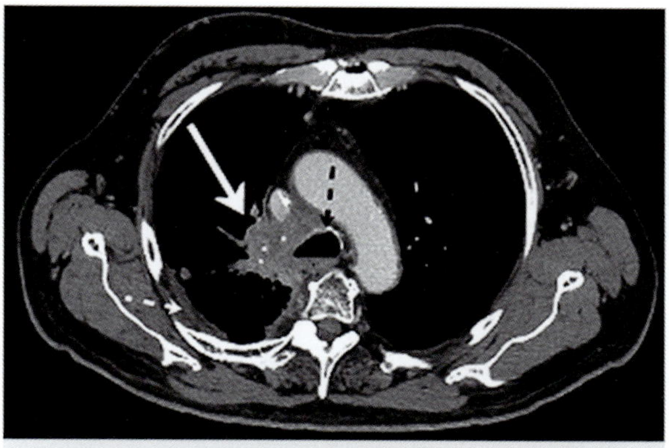

Abb. 2.3 Bronchialkarzinom im CT. Rechts zentrales Bronchialkarzinom (weißer geschlossener Pfeil) bei einem 65-jährigen Patienten, welches die Carina infiltriert (schwarzer gestrichelter Pfeil). Zudem zeigt sich eine Verdickung der Pleura (weißer gestrichelter Pfeil) im rechten dorsalen Oberlappen bei Verdacht auf Pleurakarzinose.

- Akutdiagnostik: Hoher Stellenwert der CT, z. B. zur Abklärung von intrakraniellen Blutungen, Lungenarterienembolien oder Gefäßdissektionen.

> **Merke**
>
> Die MRT hingegen stellt wegen ihres hohen Weichteilkontrasts die Methode der Wahl z. B. zur Abklärung entzündlicher oder neoplastischer Veränderungen des ZNS oder auch lebereigener Tumoren dar.

2.2.5 Kontraindikationen

- Vorsicht ist geboten bei Risikofaktoren für eine kontrastmittelinduzierte Nephropathie (CIN) (Kap. 2.2.9)
- Metformin-Einnahme und Nierenfunktionsstörung (Kap. 2.2.9):
  - eGFR < 45 ml/min/1,73 m²: Metformin muss zur Vermeidung einer Laktatazidose jeweils 2 Tage vor und nach der kontrastmittelgestützter CT-Untersuchung abgesetzt werden.
  - eGFR < 30 ml/min/1,73 m²: Untersuchung kontraindiziert.

2.2.6 Aufklärung und spezielle Risiken

- Strahlenexposition im Rahmen der CT-Untersuchung liegt im Allgemeinen oberhalb der Dosis, welche für eine Röntgenaufnahme benötigt wird.
- Allerdings konnte die nötige Strahlendosis durch neue Rekonstruktionstechniken bei den modernen Geräten deutlich reduziert werden.

- Spezielle Untersuchungsindikationen können zudem mit sogenannten Low-dose-Protokollen abgedeckt werden, z. B. bei Frage nach Nierensteinen oder entzündlichen Veränderungen der Lungen und Nasennebenhöhlen, sodass in diesem Falle nur geringfügig mehr Strahlendosis als bei konventionellen Röntgenaufnahmen benötigt wird.

2.2.7 Material

Physikalische Grundlagen

- Bei der CT durchdringen die Röntgenstrahlen fächerförmig die zu untersuchende Region aus diversen Winkeln und erzeugen je nach Dichte der dort befindlichen Strukturen ein bestimmtes Abschwächungsmuster der Strahlung.
- Diese spezifische Strahlenabschwächung, welche durch Absorption der Röntgenstrahlung entsteht, wird von einem der Röntgenröhre gegenüber liegenden Detektor erfasst und nach elektronischer Aufbereitung einem Computer zugeführt.
- Der Absorptionsgrad wird dann einem bestimmten Grauwert zugeordnet, der in der Hounsfield-Skala festgelegt ist. Mithilfe dieser Skala werden bestimmten Werte bestimmte Strukturen zugewiesen, z. B.
  - Luft: –1000 Hounsfield-Einheiten (HE)
  - Wasser: 0 HE
  - Knochen: > 1000 HE

Kontrastmittel

- Intravenöse Applikation von Kontrastmittel in Abhängigkeit von der klinischen Fragestellung, z. B. um vaskuläre oder Weichteilstrukturen adäquat beurteilen zu können.
- Peripherer Venenzugang vor der Untersuchung für Kontrastmittelgabe:
  - Normale Staging-Untersuchung: Venenkatheter mit einer Größe von 20 Gauge
  - CT-Angiografie oder Perfusion: Venenkatheter mit einer Größe von mindestens 18 Gauge
- Orale/rektale Applikation von Kontrastmittel:
  - Um die Darstellung und Beurteilbarkeit des Magen-Darm-Trakts zu optimieren, wird häufig zusätzlich oral und je nach Fragestellung ggf. auch rektal Kontrastmittel appliziert.
  - Hier werden sowohl barium- als auch iodhaltige Kontrastmittel eingesetzt.
  - Neben den positiven barium- oder iodhaltigen Kontrastmitteln kann alternativ auch Wasser als negatives orales oder rektales Kontrastmittel eingesetzt werden.

> **Cave**
>
> Bariumhaltige Kontrastmittel sind kontraindiziert bei Aspirationsgefahr, Verdacht auf Perforation des Gastrointestinaltrakts, Anastomoseninsuffizienz, Fistelbildung sowie unmittelbar vor und nach Operationen.

2.2.8 Durchführung

- Nach erfolgter Aufklärung wird der Patient auf dem Untersuchungstisch gelagert.
- Der Patiententisch fährt während der Bildakquisition kontinuierlich durch die ringförmige Gantry, in der sich die um den Untersuchungstisch kreisende Röntgenröhre und die Detektoren befinden.
- Die Untersuchungsdauer beträgt wenige Minuten und variiert je nach Untersuchungsprotokoll und Umfang der untersuchten Region.

2.2.9 Mögliche Komplikationen

Kontrastmittelinduzierte Nephropathie

- Die kontrastmittelinduzierte Nephropathie (CIN) stellt eine mögliche Komplikation in Form einer iatrogenen Nierenschädigung nach intravasaler Gabe von Röntgenkontrastmitten dar.
- Definition: Eine CIN liegt vor bei einem Kreatininanstieg um > 25 % oder 0,5 mg/dl innerhalb von 2–7 Tagen nach Kontrastmittelgabe ohne andere erklärende Ursache [6].
- Risikofaktor für CIN laut aktueller Leitlinie [2] ist eine eGFR < 45 ml/min/1,73 m^2 vor intravenöser Kontrastmittelapplikation.
- Weitere prädisponierende Faktoren sind:
  - Diabetes mellitus
  - Herzinsuffizienz (NYHA Grad 3–4)
  - frischer Myokardinfarkt (< 24 h)
  - niedriger Hämatokrit
  - Patientenalter > 70 Jahre
  - bekanntes oder vermutetes akutes Nierenversagen
  - gleichzeitige Gabe nephrotoxischer Substanzen (NSAR, Chemotherapeutika)
  - intraarterielle Gabe des Kontrastmittels
  - mehrfache Kontrastmittelgabe innerhalb weniger Tage
  - Einsatz großer Kontrastmittelmengen oder auch hoch-osmolarer Kontrastmittel
- Beurteilung des Risikos:
  - Um das Risiko einschätzen zu können, ist der Serumkreatininwert innerhalb von 7 Tagen vor Kontrastmittelgabe bei allen Patienten zu bestimmen.
  - Bei unauffälligem Kreatininwert, welcher nicht älter als 3 Monate ist, kann ggf. auf eine erneute Bestimmung vor der Untersuchung verzichtet werden, sofern zwischenzeitlich keine Nierenerkrankung oder

medikamentöse, potenziell nephrotoxische Therapie erfolgt ist.
  - Bei Vorliegen einer oder mehrerer Risikofaktoren sollte zunächst überprüft werden, ob eine alternative Untersuchungsmethode ohne den Einsatz von iodhaltigen Kontrastmitteln infrage kommt.
- Vorgehen bei Vorliegen von Risikofaktoren:
  - Sollte die CT-Untersuchung unumgänglich zur Beantwortung der klinischen Fragestellung sein, ist vor und nach der Untersuchung eine Volumenexpansion erforderlich.
  - Diese ist bei ambulanten Patienten durch die intravenöse Gabe isotonischer Kochsalzlösung (500 ml über 2 h vor der Untersuchung) und zusätzlich 1000 ml Wasser in oraler Form nach der Untersuchung durchzuführen, bei stationären Patienten sollte isotonische Kochsalzlösung (100 ml/h jeweils 6 h vor und nach der Untersuchung) verabreicht werden.
  - Der Serumkreatininwert sollte anschließend 48–72 h nach Kontrastmittelgabe bestimmt werden.
- Risikofaktor Metformin:
  - Die Einnahme von Metformin ist bei niereninsuffizienten Patienten mit einem weiteren Risiko im Rahmen der Kontrastmittelapplikation verbunden, da es bei Akkumulation durch die verzögerte Ausscheidung zu einer Laktatazidose führen kann.
  - Die Metformin-Einnahme ist bei einer eGFR zwischen 30 und 45 ml/min/1,73 m^2 für jeweils 48 h vor und nach der Untersuchung auszusetzen.
  - Im Falle einer eGFR < 30 ml/min/1,73 m^2 ist eine kontrastmittelgestützte CT-Untersuchung jedoch kontraindiziert [2].

Cave

Bei Metformin-Einnahme und einer eGFR < 45 ml/min/1,73 m^2 muss dieses zur Vermeidung einer Laktatazidose jeweils 2 Tage vor und nach der kontrastmittelgestützter CT-Untersuchung abgesetzt werden, im Falle einer eGFR < 30 ml/min/1,73 m^2 ist die Untersuchung kontraindiziert.

Thyreotoxikose

- Risikofaktoren für Thyreotoxikose in Assoziation mit der Gabe iodhaltiger Kontrastmittel:
  - unbehandelter Morbus Basedow,
  - Struma multinodosa und/oder
  - Schilddrüsenautonomie.
- Vorgehen:
  - Vor Kontrastmittelapplikation sollte bei allen Patienten innerhalb der letzten 6 Monate der TSH-Wert bestimmt worden sein.
  - Bei pathologisch niedrigem TSH müssen aktueller TSH-Wert sowie der fT 3- und fT 4-Wert (< 72 h vor Kontrastmittelgabe) bestimmt werden.
  - Je nach Laborwertkonstellation muss z. B. im Falle einer latenten Hyperthyreose eine Natriumperchlorat-Therapie vor und nach Kontrastmittelgabe erfolgen.
  - Bei Vorliegen einer manifesten Hyperthyreose ist ein endokrinologisches bzw. nuklearmedizinisches Konsil zu veranlassen und anschließend eine mehrtägige Vorbehandlung mit Thiamazol in Kombination mit Perchlorat durchzuführen.

Cave

Vor Durchführung einer kontrastmittelgestützten CT-Untersuchung ist die Bestimmung von Serumkreatinin und TSH notwendig! Bei pathologisch erniedrigtem TSH-Wert werden zudem fT 3- und fT 4-Wert benötigt.

Allergische Reaktion

- Das Auftreten allergischer Reaktion ist äußerst selten, jedoch wie bei jeder anderen Medikamentenapplikation möglich.
- Der Ausprägungsgrad reicht von milden Reaktionen, wie etwa erythematösen Veränderungen, bis hin zum anaphylaktischen Schock.
- Bei entsprechender Anamnese ist eine vorbeugende Gabe von Kortikosteroiden indiziert, beispielsweise in Form von 30 mg Prednisolon jeweils 12 h und 2 h vor der Untersuchung [2].

2.2.10 Literatur

[1] AWMF, Deutsche Krebsgesellschaft und Deutsche Krebshilfe. S 3-Leitlinie Diagnostik, Therapie und Nachsorge des Hodgkin Lymphoms bei erwachsenen Patienten. Berlin: Deutsche Krebsgesellschaft e. V.; 2013

[2] European Society of Urogenital Radiology. ESUR Guidelines on Contrast Media. Wien: ESUR; 2016

[3] Goeckenjan G, Thomas M, Flentje M et al. Prävention, Diagnostik, Therapie und Nachsorge des Lungenkarzinoms. Interdisziplinäre S 3-Leitlinie der Deutschen Gesellschaft für Pneumologie und Beatmungsmedizin und der Deutschen Krebsgesellschaft. Pneumologie 2010; 64(2): e1–e164

[4] Leitlinienprogramm Onkologie der AWMF, Deutschen Krebsgesellschaft und Deutschen Krebshilfe. S 3-Leitlinie Kolorektales Karzinom. Berlin: Deutsche Krebsgesellschaft e. V.; 2014

[5] Leitlinienprogramm Onkologie der AWMF, Deutschen Krebsgesellschaft und Deutschen Krebshilfe. S 3-Leitlinie „Diagnostik, Therapie und Nachsorge des Melanoms“. Berlin: Deutsche Krebsgesellschaft e. V.; 2016

[6] Pannu N, Wiebe N, Tonelli M, Alberta Kidney Disease Network: Prophylaxis strategies for contrast-induced nephropathy. JAMA 2006, 295: 2765–2779

2.3 Magnetresonanztomografie

Jan Robert Kröger

2.3.1 Steckbrief

Die Magnetresonanztomografie (MRT) ist ein Schnittbildverfahren, welches sich durch einen besonders hohen Weichgewebskontrast auszeichnet und gegenüber der Computertomografie insbesondere den Vorteil der fehlenden Strahlenexposition aufweist. Die MRT findet Einsatz in der Bildgebung sämtlicher Organregionen. Besonders häufig sind Untersuchungen des zentralen Nervensystems und von Gelenken.

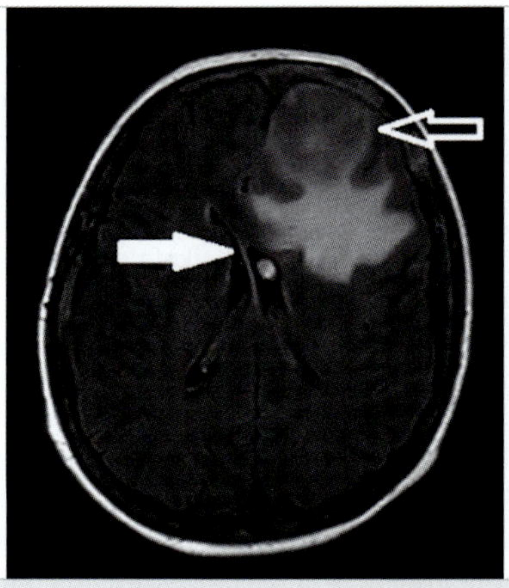

Abb. 2.4 Lymphom im MRT. 66-jährige Patientin mit bekanntem B-Non-Hodgkin-Lymphom (NHL) des Magens und T-NHL mit nodalem Befall und aktuell neu aufgetretener Vigilanzminderung. Im Bild zeigt sich links frontal eine intrazerebrale Raumforderung (offener Pfeil) mit deutlichem umgebendem Ödem, die als intrazerebrale Lymphommanifestation gewertet wurde. Man beachte die raumfordernde Wirkung mit Verlagerung der Mittellinie und Kompression des linken Seitenventrikelvorderhorns (geschlossener Pfeil).

2.3.2 Synonyme

- Magnetresonanztomografie (MRT)
- Magnetic Resonance Imaging (MRI)
- Nuclear Magnetic Resonance (NMR)
- Kernspintomografie

2.3.3 Definition

- Die MRT ist ein Schnittbildverfahren, das auf der Nutzung starker Magnetfelder basiert und sich durch einen sehr hohen Weichgewebskontrast bei fehlender Exposition gegen ionisierende Strahlung auszeichnet.

2.3.4 Indikationen

- **Zentrales Nervensystem**: Aufgrund des hohen Weichgewebskontrasts eignet sich die MRT insbesondere zur Bildgebung des zentralen Nervensystems und ist hier Methode der Wahl zur Abklärung von Veränderungen an Gehirn oder Rückenmark. So kann beispielsweise ein zerebraler Lymphombefall mittels MRT gut diagnostiziert werden (▶ Abb. 2.4).
- **Knochenmark**: Die MRT eignet sich zudem besonders zur Darstellung von Knochenmarkveränderungen und hat hier u. a. beim Multiplen Myelom ein wichtiges Einsatzgebiet (▶ Abb. 2.5).
- **Abdomen**: Hier steht v. a. die Bildgebung der Leber im Vordergrund, da auch kleine Leberläsionen mit hoher Genauigkeit eingeordnet werden können.
- **Ganzkörper-Aufnahme**: Durch verbesserte MRT-Geräte und beschleunigte Bildakquisition wird die MRT aber auch vermehrt zur Ganzkörperbildgebung eingesetzt, eignet sich hier beispielsweise gut zur Darstellung eines Lymphombefalls (▶ Abb. 2.6).
- **Gelenke**: Besonders häufig wird die MRT auch in der Diagnostik von Gelenkerkrankungen (z. B. Schulter, Knie, oberes Sprunggelenk, Handgelenk, Ellenbogen) eingesetzt, da sie die Gelenkbinnenstrukturen wie kein anderes Verfahren kontrastreich auflösen kann.
- **Herz**: Die kardiale Bildgebung mittels MRT bietet eine hohe Genauigkeit bei der Bestimmung der Herzfunktion. Zudem kann z. B. ein Amyloidosebefall des Herzmuskels mittels MRT diagnostiziert werden.
- **Lunge**: Die Bildgebung der Lunge ist aufgrund des hohen Luftanteils für die MRT weiterhin sehr anspruchsvoll und bleibt bisher eine Domäne der Computertomografie.
- **Besondere Patientengruppen/Situationen**:
  - Da die MRT keine ionisierende Strahlung nutzt, sollte sie insbesondere auch bei Kindern und jungen Patienten, sowie bei Schwangeren Anwendung finden.
  - Nachteilig ist die relativ lange Untersuchungsdauer, sodass hier insbesondere in der Notfalldiagnostik die Computertomografie Vorteile hat.

Merke M!

Insbesondere in der Detektion und Einordnung von Läsionen des zentralen Nervensystems und in der Gelenkdiagnostik ist die MRT der CT deutlich überlegen.

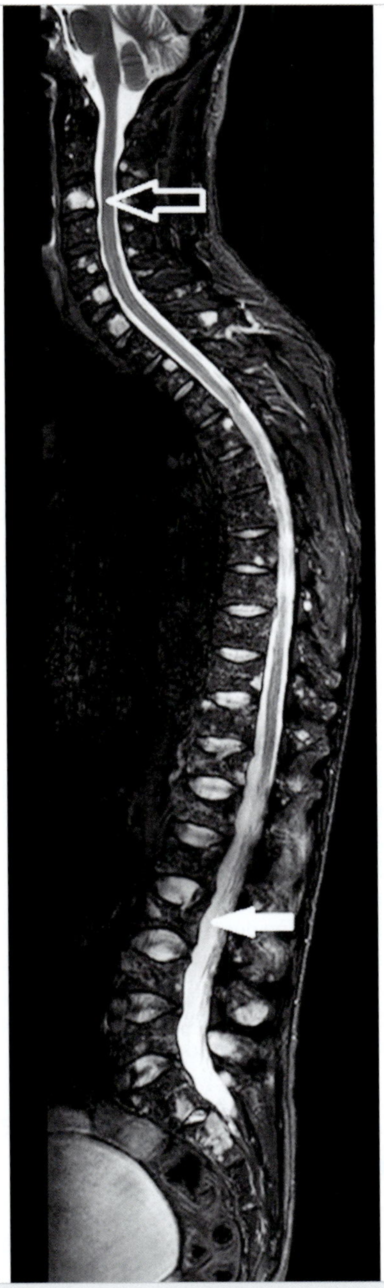

Abb. 2.5 Multiples Myelom. 48-jähriger Patient mit Multiplem Myelom und disseminierten Läsionen der gesamten Wirbelsäule, exemplarisch mit einer größeren Läsion in HWK 3 (offener Pfeil). Zu beachten sind die Hyperkyphosierung der BWS und die multiplen Sinterungsfrakturen der unteren BWS und der LWS, exemplarisch die Grund- und Deckplattensinterungen von LWK 3 (geschlossener Pfeil).

2.3.5 Kontraindikationen

Magnetische Implantate/Geräte

- Absolute Kontraindikation für eine MRT-Untersuchung sind magnetische Implantate oder anderweitige magnetische Fremdkörper im Patienten (z. B. verbliebene Geschosse/Metallsplitter etc.) – insbesondere, wenn diese sich in Nachbarschaft zu vulnerablen Organen befinden.
- Auch extrakorporale magnetische Objekte dürfen unter keinen Umständen in den Untersuchungsraum gebracht werden, da diese hier durch die starke magnetische Anziehung geschossartige Wirkungen mit potenziell lebensbedrohlichen Unfällen entfalten können (das Hauptmagnetfeld ist immer aktiv und lässt sich nur unter hohem technischem Aufwand und hohen Kosten deaktivieren).

„MR-conditional"

- Mittlerweile ist eine große Anzahl von Patienten mit metallischen oder elektronischen Implantaten unter bestimmten Voraussetzungen und Einhaltung von Sicherheitsmaßnahmen für eine MRT-Untersuchung geeignet. Diese Implantate sind daher als „MR-conditional" bezeichnet, die letztliche Entscheidung über die Eignung muss im Einzelfall durch den zuständigen Radiologen erfolgten. Eine gute Übersicht findet sich unter www.mri-safety.com.
- Es sind jedoch Risiken zu beachten:
  - Moderne Implantate mit Metallanteilen (z. B. Gelenkprothesen, Klappenersatz etc.) nutzen in aller Regel nicht magnetische Materialen, dennoch besteht auch bei diesen prinzipiell stets die Gefahr, dass es zu einer Erwärmung des Implantats mit entsprechend möglichen thermischen Gewebeschädigungen durch die Radiofrequenzimpulse kommt.
  - Bei elektronischen Geräten (Cochlea-Implantate, Herzschrittmacher, Neurostimulatoren etc.) besteht zum einen die Gefahr einer Schädigung des Implantats, zum anderen die Gefahr einer Fehlfunktion während der Untersuchung mit potenziell lebensbedrohlichen Folgen.

Cave

Alle metallischen oder elektrischen intrakorporalen Fremdkörper (insbesondere Herzschrittmacher, Cochlea-Implantate etc.) stellen eine zumindest relative Kontraindikation für eine MRT dar! Eine Untersuchung ist nur nach Prüfung jedes Einzelfalls unter Einbeziehung des zuständigen Radiologen ggf. möglich.

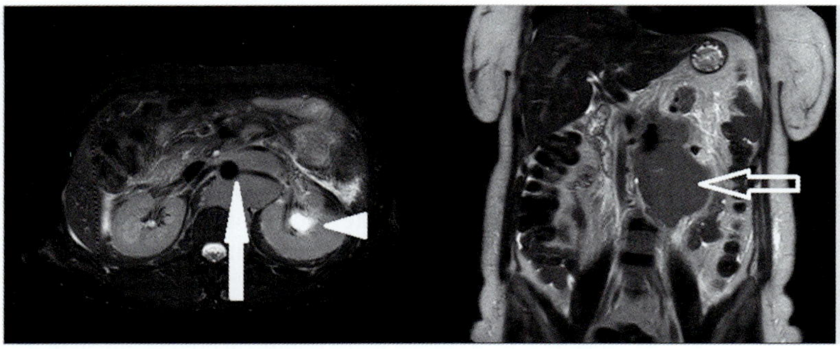

Abb. 2.6 Mantelzelllymphom. 46-jährige Patientin mit Rezidiv eines Mantelzell-Lymphoms nach allogener Stammzelltransplantation. Im MRT Nachweis eines retroperitonealen Lymphombulks (offener Pfeil) mit Ummauerung der Aorta abdominalis und der linken A. renalis (geschlossener Pfeil). Durch den Lymphombulk kommt es zur Kompression des linken Ureters mit konsekutivem Harnstau mit Erweiterung des linken Nierenbeckens (Pfeilspitze).

Bestimmte Patientengruppen

- Weitere relative Kontraindikationen ergeben sich für Patienten, die aufgrund ihrer Platzangst oder der Unfähigkeit ruhig liegen zu bleiben (Kinder!) nicht untersucht werden können.
- Hier kann ggf. eine Untersuchung in Anästhesiebegleitung (Sedierung oder Narkose) nötig werden.

Kontrastmittel

- **Allergie**:
  - Schwere allergische Reaktionen auf gadoliniumhaltige Kontrastmittel sind selten. Eine entsprechend schwere Reaktion (anaphylaktischer Schock, Larynxödem) in der Anamnese ist aber als Kontraindikation anzusehen.
  - Bei leichteren Reaktionen (Übelkeit, Urtikaria) kann die Untersuchung nach Risiko-Nutzen-Abwägung und ggf. unter Gabe eine Allergieprophylaxe (z. B. 30 mg Prednisolon p. o. 12 und 2 h vor Gabe des Kontrastmittels) erfolgen.
- **Niereninsuffizienz**:
  - Die Elimination des Kontrastmittels erfolgt renal, bei Patienten mit eingeschränkter Nierenfunktion besteht daher ein Risiko für Ablagerungen des Gadoliniums in unterschiedlichen Organen.
  - Dies kann zum Krankheitsbild der nephrogenen systemischen Fibrose (NSF) führen: potenziell tödliche Erkrankung durch Verdickungen des Kutan- und Subkutangewebes und Fibrosierungen der inneren Organe.
  - Generell gelten Patienten mit einer GFR von < 60 ml/min als Risikogruppe.
  - Durch die Verwendung moderner Kontrastmittel mit makrozyklischer Bindung des Gadoliniums konnte das Risiko einer NSF allerdings selbst für Patienten mit einer GFR von < 30 ml/min so weit gesenkt werden, dass eine Anwendung nach Risiko-Nutzen-Abwägung möglich ist.
- **Ablagerungen im ZNS**:
  - Zuletzt wurden auch in den Populärmedien neue Studienergebnisse diskutiert, die zeigten, dass sich nach wiederholter Gabe von gadoliniumhaltigen Kontrastmitteln Gadoliniumablagerungen in bestimmten Hirnarealen nachweisen lassen.
  - Für die moderneren Kontrastmittel mit makrozyklischer Bindung des Gadoliniums konnte dies bisher allerdings nicht eindeutig gezeigt werden. Zudem konnte bisher keine klinische Relevanz der Ablagerungen nachgewiesen werden.

2.3.6 Anästhesie

- Die MRT erfordert einen ruhig liegenden Patienten. Daher ist bei bestimmten Patienten eine Untersuchung möglicherweise nur mittels Anästhesie möglich, z. B.
  - bei kleinen Kindern,
  - stark klaustrophobischen Patienten oder
  - Patienten mit Morbus Parkinson.
- Je nach Ausprägung der Unruhe kann eine Beruhigung z. B. mittels Benzodiazepinen (z. B. Tavor 1 mg, s. l.) ausreichen.
- Ansonsten kann die MRT auch unter Sedierung oder Narkose durchgeführt werden.

2.3.7 Aufklärung und spezielle Risiken

- Abfragen von insbesondere metallischen oder elektronischen Implantaten und Überprüfung bezüglich MRT-Eignung solcher Implantate.
- Eine Aufklärung hinsichtlich des jeweiligen implantatspezifischen Risikos muss erfolgen, insbesondere bei Implantaten mit relativ hohem Risiko (z. B. Herzschrittmacher).
- Zudem sollte eine Erläuterung über den Untersuchungsablauf, insbesondere die relative Enge und Lautstärke innerhalb des MRT-Geräts erfolgen, da dieses für viele Patienten bedrohlich wirken kann.
- Ist eine Kontrastmittelgabe erforderlich, muss über die kontrastmittelspezifischen Risiken aufgeklärt werden.
- Bei Hinweisen auf eine Einschränkung der Nierenfunktion sollte die eGFR bestimmt und je nach Wert über das Risiko einer NSF aufgeklärt werden.

2.3.8 Präoperative/ präinterventionelle Diagnostik

- Kontrolle der Nierenfunktion mittels Bestimmung der eGFR.

2.3.9 Material

- Die MRT basiert auf der Nutzung starker Magnetfelder:
  - Das Hauptmagnetfeld weist bei den im klinischen Einsatz befindlichen Geräten meist eine Stärke von 1–7 Tesla auf (zum Vergleich liegt die Stärke des Erdmagnetfeldes in Mitteleuropa bei ca. 48 µT).
  - Im Magnetfeld werden die im Körper befindlichen Protonen parallel zur Achse des Magnetfeldes ausgerichtet.
  - Durch Radiofrequenzimpulse erfolgt eine Ausrichtung und Ablenkung der Protonen, die abhängig von der jeweiligen Gewebezusammensetzung unterschiedlich ausfällt. Das resultierende Signal wird in die Bildinformation umgesetzt.
- Je nach Fragestellung kann die MRT auch unter Verwendung einer intravenösen Kontrastmittelgabe durchgeführt werden:
  - Die hierbei verwendeten Kontrastmittel nutzen Gadolinium in unterschiedlichen Bindungsformen.
  - Gadolinium ist ein Metall der seltenen Erden und eignet sich durch seine starken paramagnetischen Eigenschaften als Kontrastmittel.
- Falls eine intravenöse Kontrastmittelgabe durchgeführt werden soll, benötigt der Patient einen peripheren oder zentralen Venenzugang.
- Bei Durchführung von Kontrastmitteldynamiken oder Angiografien empfiehlt sich mindestens ein 20-G-Zugang, idealerweise in einer antekubitalen Vene.

2.3.10 Durchführung

- Nach der Aufklärung legt der Patient metallische Gegenstände ab und entkleidet sich je nach Untersuchung.
- Lagerung auf dem Untersuchungstisch: Je nach Untersuchungsregion kommen zusätzliche Spulen zum Einsatz, in denen der untersuchte Körperteil gelagert wird.
- Patient erhält einen Gehörschutz und eine Notfallklingel.
- Anschließend wird der Untersuchungstisch mit dem Patienten in die Gantry gefahren; MTRA führt die Untersuchung durch.
- Die Untersuchungsdauer variiert je nach Untersuchungsregion und Fragestellung und liegt meist zwischen 20 und 60 min.
- Während der Untersuchung können Patient und MTRA jederzeit über eine Gegensprechanlage kommunizieren.

2.3.11 Mögliche Komplikationen

- Wesentliche akute Komplikation ist das Auftreten einer anaphylaktischen Reaktion auf das verabreichte Kontrastmittel.
- Maßnahmen bei allergischer Reaktion:
  - Bei leichteren anaphylaktischen Reaktionen (z. B. Hautreaktionen oder Übelkeit) werden Antihistaminika und ggf. Kortikosteroide verabreicht (z. B. 2–4 mg Clemastin, 50–100 mg Ranitidin und 250–1000 mg Prednisolon).
  - Bei schwereren anaphylaktischen Reaktionen mit Dyspnoe, Larynxödem, hypotensivem Schock und Herz-Kreislauf-Stillstand muss entsprechend der Symptomatik eine weitere Behandlung mit Sauerstoffgabe, Volumensubstitution, intramuskulärer oder intravenöser Adrenalingabe und ggf. kardiopulmonaler Reanimation erfolgen.
  - Weitere Informationen hierzu finden sich z. B. in der aktuellen S 2-Leitlinie zur Akuttherapie und Management der Anaphylaxie [1].

2.3.12 Literatur

[1] Ring J, Beyer K, Biedermann T et al. Guideline for acute therapy and management of anaphylaxis. Allergo J. Int. 2014; 23: 96–112

2.4 Positronenemissionstomografie

Carsten Kobe

2.4.1 Steckbrief

Die Positronenemissionstomografie (PET) in Kombination mit der Computertomografie (CT) ist heute elementarer Bestandteil onkologischer Diagnostik. Bei der PET-CT handelt es sich um ein Verfahren, bei dem in einem integrierten Scanner die strukturelle (CT) und funktionell-metabolische Bildgebung (PET) kombiniert wird. Die PET ermöglicht die bildliche, tomografische Darstellung funktioneller Prozesse auf molekularer Ebene. Nach Markierung eines Trägermoleküls mit einem schwachen Positronenstrahler kann das ausgehende Signal des so synthetisierten Radiotracers mit hochempfindlichen Detektoren aufgenommen und nach Rekonstruktion bildlich dargestellt werden. Die CT ermöglicht bei exzellenter räumlicher Auflösung die Zuordnung der erfassten auffälligen Prozesse zu anatomischen Strukturen. Beide Methoden ergänzen sich in einem integrierten Scanner optimal.

2.4.2 Aktuelles

- Bei hämotologisch-onkologischen Erkrankung ist derzeit die mit ^{18}F markierte Fluorodesoxyglukose (FDG) der meistgenutzte Radiotracer

- Die FDG-PET-CT ist heute Standard bei zahlreichen onkologischen Erkrankungen zum Staging und zur Therapiekontrolle während und nach der Therapie.

2.4.3 Synonyme

- Positronenemissionstomografie (PET)
- Positronenemissiontomografie/Computertomografie (PET/CT)
- Positronenemissionstomografie mit ^{18}F-FDG (FDG-PET)

2.4.4 Definition

- Durch die PET wird die Verteilung von mit schwachen Positronenstrahlern markierten Radionukliden bildlich dargestellt. Zur Schwächungskorrektur des PET-Datensatzes werden die durch das integrierte CT-Gerät gewonnenen Daten genutzt.
- ^{18}F-FDG: Fluorodesoxyglukose (FDG) ist ein Glukoseanalogon und wird aktiv durch den Glukosetransporter in die Zelle aufgenommen.

2.4.5 Indikationen

- Die FDG-PET-CT ist prinzipiell sinnvoll einzusetzen bei allen Erkrankungen, die einen erhöhten Glukosemetabolismus zeigen.
- Das Verfahren ist heute Standard bei zahlreichen onkologischen Erkrankungen; bei den hämatoonkologischen Erkrankungen bestehen folgende gut etablierte Indikationen:
  - Staging hochmaligner Non-Hodgkin-Lymphome und des Hodgkin-Lymphoms:
    - Die PET-CT erlaubt eine sichere Stadienzuordnung.
    - Bei unauffälliger Darstellung des Knochenmarks kann beim Hodgkin-Lymphom auf eine Knochenmarkbiopsie verzichtet werden.
  - Restaging während und nach Ende der Therapie hochmaligner Non-Hodgkin-Lymphome und des Hodgkin-Lymphoms (▶ Abb. 2.7):
    - Beim fortgeschrittenen Hodgkin-Lymphom kann bei unauffälliger PET nach Ende der Chemotherapie auf eine Bestrahlung verzichtet werden.
    - Weitere mögliche Therapiekonsequenzen werden in zahlreichen laufenden Studien geprüft.
  - Verdacht auf ein Rezidiv hochmaligner Non-Hodgkin-Lymphome und des Hodgkin-Lymphoms:
    - Die PET-CT ist die empfindlichste Bildgebung zur frühen Detektion eines Rezidivs
    - Bei klinischem Verdacht auf ein Rezidiv kann eine unauffällige PET-CT den Verdacht mit hoher Sicherheit ausräumen.

2.4.6 Kontraindikationen

- Bestehende Schwangerschaft: Sorgfältige Abwägung der Vorteile der PET gegen mögliche Risiken.
- Stillzeit: Besondere Aufmerksamkeit und Rücksprache mit dem Untersucher vor der Untersuchung ist erforderlich.
- Diabetes mellitus: Je nach Medikation sind besondere Vorbereitungen zu treffen; eine Untersuchung ist in der Regel möglich.
- Kontrastmittelapplikation bei der CT: Kap. 2.2

2.4.7 Anästhesie

- Erwachsene: regelhaft keine Anästhesie nötig
- Kinder: Für kleine Kinder kann eine Anästhesie allerdings notwendig werden, da die Untersuchung etwa 10–20 min Ruhezeit auf der Untersuchungsliege erfordert.

2.4.8 Aufklärung und spezielle Risiken

- Die PET ist verbunden mit einer geringen Strahlenbelastung.
- Wird zusätzlich zur Niedrigdosis-CT zur Schwächungskorrektur eine diagnostische CT mit intravenöser Kontrastmittelgabe durchgeführt, ist über die Kontrastmittelapplikation und deren Risiken zusätzlich aufzuklären.
- Nebenwirkungen wie Allergien, Fieber, Übelkeit oder Erbrechen sind bei dem für die PET genutzten Radiotracer ^{18}F-FDG praktisch unbekannt.

Praxistipp

Die Applikation der ^{18}F-FDG ist unbedenklich auch bei eingeschränkter Nierenfunktion, Schilddrüsenfunktionsstörungen oder Kontrastmittelallergie, also kann die PET-CT auch bei diesen Funktionsstörungen bzw. Krankheiten durchgeführt werden.

2.4.9 Präoperative/ präinterventionelle Diagnostik

- Bestimmung des Blutzuckerwerts vor der intravenösen Applikation der ^{18}F-FDG
- Liegt der Wert < 200 mg/dl, ist die Durchführung der Untersuchung bei klinischen onkologischen Fragestellungen regelhaft ohne Einschränkungen möglich.

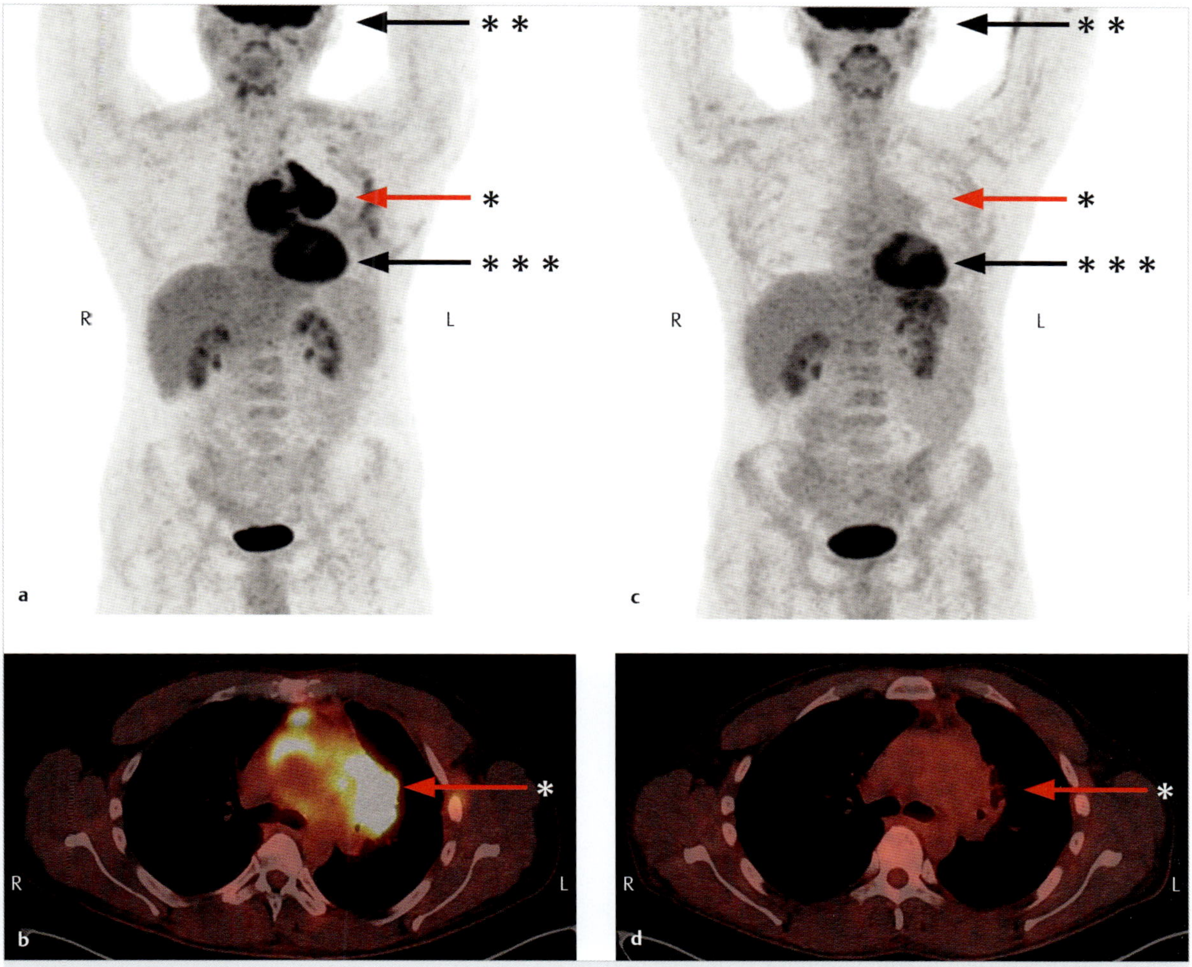

Abb. 2.7 Hodgkin-Lymphom, Verlaufskontrolle. Hier gezeigt ist das exzellente Ansprechen eines Patienten mit Hodgkin-Lymphom auf die durchgeführte Therapie. Abbildung **a** und **b** zeigen den Befund vor Therapiebeginn. Der für den Tumor charakteristisch deutlich gesteigerte Zuckerstoffwechsel des Lymphomgewebes (*) ist durch den intensiven schwarzen (Abb. **a**) bzw. hellgelben Farbton (Abb. **b**) wiedergegeben. In Abbildung **c** und **d** das gute Ansprechen des Lymphoms (*) auf die Therapie, mit vollständigem Rückgang des gesteigerten Stoffwechsels im ursprünglich betroffenen Areal. Das Gehirn zeigt regelhaft auch beim nüchternen Patienten einen deutlichen Zuckerstoffwechsel (**), der physiologisch ist; oftmals kann auch im Herzen trotz längerer Nüchternheit ein regional gesteigerter Glukosestoffwechsel beobachtet werden (***). **a** und **c**: Maximal Intensity Projektion (Übersichtsbild in Ansicht von vorne) der schwächungskorrigierten PET Daten. **b** und **d**: Transversale Schicht der Fusion der schwächungskorrigierten PET-Daten mit der Niedrigdosis-CT (Schnittbilder in Ansicht von unten) (R: rechts, L: links)

2.4.10 Material

- Positronenemissionstomograf (PET), heute oft als Kombinationsgerät mit CT (PET-CT)
- Zur Schwächungskorrektur des PET-Datensatzes werden die durch das integrierte CT-Gerät gewonnenen Daten genutzt.
- Die PET-CT kann abhängig von der Dosis und der Verwendung oraler bzw. intravenöser Kontrastmittel als Niedrigdosis-CT und zusätzlich auch als diagnostische CT durchgeführt werden.
- Radiotracer:
  - ^{18}F-FDG ist ein Zyklotronprodukt mit einer physikalischen Halbwertzeit von 109,7 min.
  - ^{18}F zerfällt unter Positronenemission (97 %) und Elektroneneinfang (3 %) zu Sauerstoff-18.
  - Durch das PET-CT-Gerät wird die hauptsächlich emittierte 511-keV-Gammastrahlung gemessen.
  - ^{18}F-FDG ist auch kommerziell flächendeckend verfügbar.
  - FDG wird als Glukoseanalogon aktiv durch den Glukosetransporter in die Zelle aufgenommen.
  - Eine erhöhte Glukoseaufnahme in die Zellen ist typisch für zahlreiche maligne Erkrankungen.

2.4.11 Durchführung

- Der Patient sollte nach einer 6-stündigen Nüchternzeit zu der FDG-PET erscheinen.
- Eine ausreichende Hydrierung vor der Untersuchung ist erwünscht (Wasser). Kaffee oder Tee, sowie auch sogenannte „zuckerfreie" Getränke sind nicht empfohlen, da hier ein Einfluss auf den Zuckerstoffwechsel und eine Insulinausschüttung nicht auszuschließen sind.

Praxistipp

Die Patienten müssen nüchtern zur FDG-PET-CT-Untersuchung erscheinen. Auch Kaffee oder Tee sind vor der Untersuchung nicht empfohlen!

- Bei gleichzeitig geplanter diagnostischer CT sind die Empfehlungen für die Kontrastmittelgabe (Kap. 2.2.6) zu befolgen.
- Bei Vorliegen eines Diabetes mellitus, bei Schwangerschaft oder in der Stillzeit ist vor der Untersuchung Rücksprache mit dem durchführenden Nuklearmediziner zu halten.
- Nach Bestimmung des Blutzuckerwerts erfolgt die intravenöse Gabe der ^{18}F-FDG.
- Das empfohlene Intervall zwischen Applikation der ^{18}F-FDG und Beginn der Untersuchung beträgt 60 min.
- Die Wartezeit zwischen Injektion und Scan soll der Patient in Ruhe und bequemer Position sitzend oder liegend verbringen und währenddessen keine Gespräche führen oder herumgehen, um eine Aufnahme des Radiotracers in Muskulatur, Stimmbänder etc. zu vermeiden.
- Vor der Untersuchung sollte die Blase nochmals entleert werden, um die Beurteilbarkeit des Beckenbereichs zu optimieren (Ausscheidung von Aktivität über den Urin).
- Die Untersuchung selbst erfolgt nach Positionierung auf dem PET/CT-Scanner mit modernen Geräten üblicherweise in einem Zeitraum von < 20 min.
- Je nach Indikation erfolgt eine Ganzkörper- oder Teilkörperuntersuchung.
- Je nach Fragestellung wird zusätzlich zur PET eine diagnostische CT-Untersuchung (mit/ohne Kontrastmittel) bestimmter Körperregionen durchgeführt.

2.4.12 Mögliche Komplikationen

- Komplikationen wie Allergien, Fieber, Übelkeit oder Erbrechen sind bei dem für die PET genutzten Radiotracer ^{18}F-FDG praktisch unbekannt.
- Bei gleichzeitig geplanter diagnostischer CT mit intravenöser Kontrastmittelgabe sind die damit verbundenen Risiken zu beachten (Kap. 2.2).

2.4.13 Postinterventionelles Management

- Nach der PET/CT sind regelhaft keine besonderen Vorkehrungen zu treffen.
- Bei stillenden Patientinnen ist Rücksprache mit dem Untersucher empfohlen.

Teil II

Leitsymptome und -befunde in der Hämatologie

II

Kapitel 3

Klinische Leitsymptome

3 Klinische Leitsymptome

3.1 Lymphadenopathie

Bastian von Tresckow

3.1.1 Steckbrief

Eine Lymphadenopathie kann eine Vielzahl von Gründen haben. Meist sind benigne, infektiöse Ursachen Auslöser einer Lymphadenopathie. Sorgfältige Anamnese und körperliche Untersuchung sind essenziell für eine gründliche Abklärung und können meist eine fundierte Verdachtsdiagnose liefern. Lokalisierte, meist reaktive Lymphadenopathien müssen von generalisierten Lymphadenopathien unterschieden werden, die eine Systemerkrankung anzeigen können. Im Allgemeinen sind Lymphknoten > 1 cm als abnormal anzusehen. Wenn durch Anamnese, körperliche Untersuchung und gezielte Diagnostik keine Diagnose erzielt werden kann, muss eine Lymphknotenbiopsie zum Ausschluss eines Malignoms in Betracht gezogen werden. Diese ist insbesondere dann indiziert, wenn Allgemeinsymptome oder deutliche Laborveränderungen vorliegen oder die Lymphknoten im Zeitverlauf größenprogredient sind.

3.1.2 Synonyme

- Lymphknotenschwellung

3.1.3 Definition

- Schwellung oberflächlicher oder tiefgelegener Lymphknoten mit einer Vielzahl möglicher Ursachen

3.1.4 Epidemiologie

- Daten zur Epidemiologie sind nicht bekannt.

3.1.5 Ätiologie und Pathogenese

- Im menschlichen Körper finden sich ca. 600 Lymphknoten.
- Im Falle eines immunologischen Stimulus oder eines Malignoms können sie durch Vermehrung von Immunzellen und einer Entzündungsreaktion bis auf das 15-Fache ihrer Größe anschwellen.

3.1.6 Klassifikation und Risikostratifizierung

- Zur differenzialdiagnostischen Zuordnung ist die Unterscheidung zwischen einer lokalisierten und einer generalisierten Lymphadenopathie hilfreich.

3.1.7 Symptomatik

- Schwellung
- Fremdkörpergefühl
- Symptome durch verdrängendes Wachstum, z. B. obere Einflussstauung, Ödeme der Extremitäten
- Symptome der zugrunde liegenden Erkrankung, diese können vielfältig sein.

3.1.8 Diagnostik

Diagnostisches Vorgehen

- Beurteilung der Größe der Lymphknoten:
  - Lymphknoten sind normalerweise bis zu 1 cm groß.
  - Bei gesunden Menschen können im Leistenbereich oft Lymphknoten bis ca. 1,5 cm getastet werden, was vermutlich durch in den unteren Extremitäten häufige Traumata und Entzündungen bedingt ist.
  - In geringerem Ausmaß gilt dies auch für zervikale Lymphknoten, hervorgerufen durch Entzündungen des Hals-Nasen-Rachenraums.
- Für die Differenzialdiagnose hilfreich ist die Unterscheidung zwischen lokalisierter (eine Region) und generalisierter (mehr als eine Region) Lymphadenopathie (▶ Abb. 3.1).
- Suche nach möglichen Ursachen der Lymphadenopathie (▶ Tab. 3.1) [1], [2], [3], [4]:
  - Ursache vergrößerter Lymphknoten kann eine Vielzahl von Erkrankungen sein, meist eine Entzündung oder eine Tumorerkrankung.
  - Auch Medikamente können eine Lymphknotenschwellung hervorrufen.
- Entscheidend bei der Einordnung einer Lymphadenopathie ist die Abgrenzung einer harmlosen reaktiven Lymphadenopathie von einer potenziell behandlungsbedürftigen Erkrankung.

Anamnese

- Lokalisierte Symptome als Hinweis auf Infektion oder Malignom
- Mögliche Auslöser einer Infektion (z. B. Kratzer durch Katzen [Katzenkratzkrankheit], Genuss von rohem Fleisch [Toxoplasmose], Zeckenbiss [Borreliose], Reiseanamnese [Tropenkrankheiten], Risikoverhalten wie ungeschützter Geschlechtsverkehr und i. v.-Drogenabusus [HIV], schlechter Zahnstatus).
- B-Symptome (unerklärtes Fieber, Nachtschweiß, Gewichtsverlust) als Hinweis auf Tuberkulose, Lymphom oder anderes Malignom; Fieber tritt typischerweise in Begleitung einer infektiösen Lymphadenopathie, aber auch im Rahmen von B-Symptomen auf.
- Medikamente, die Lymphadenopathie verursachen können
- Dauer und Verlauf der Lymphadenopathie

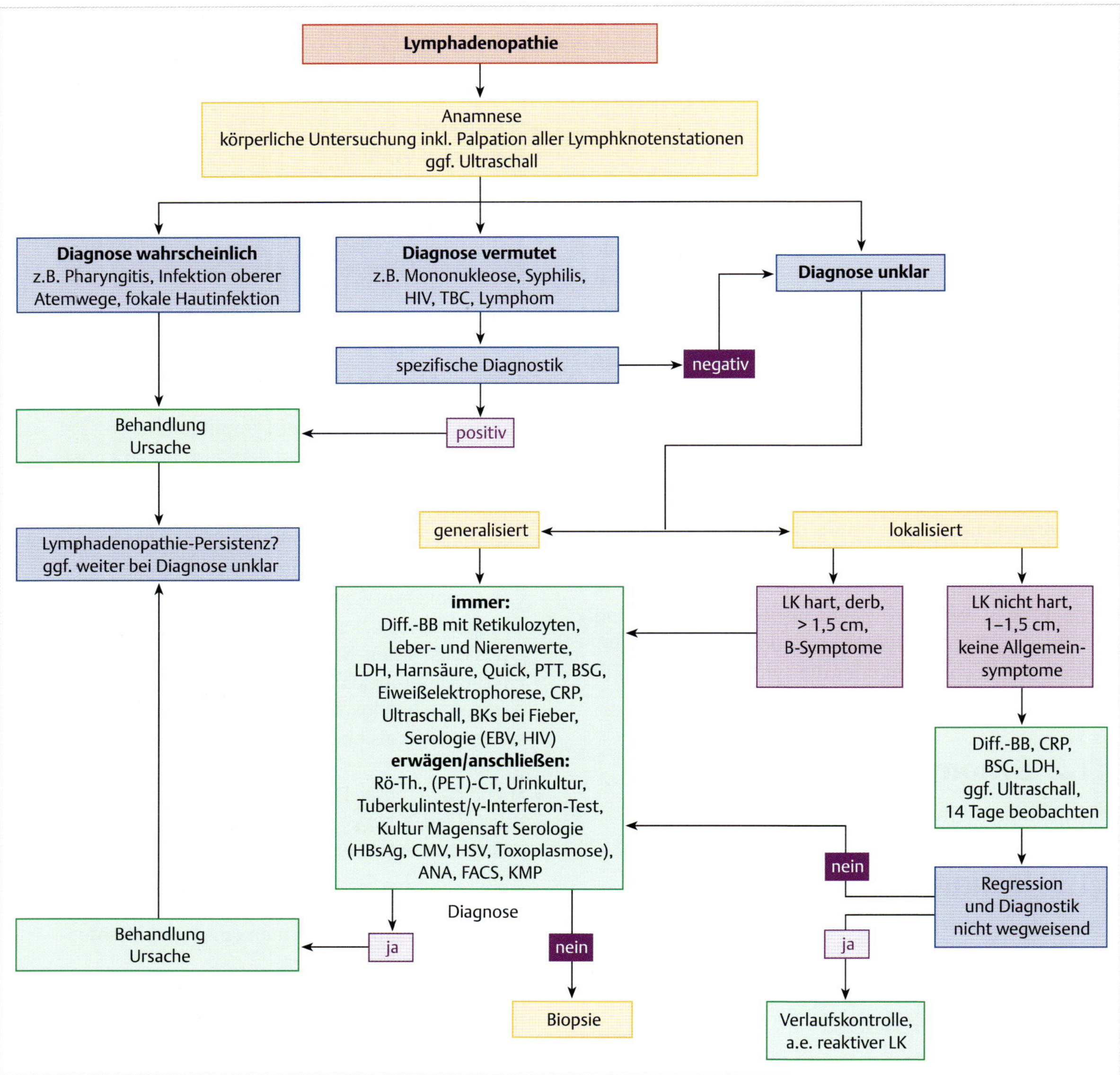

Abb. 3.1 Lymphadenopathie. Diagnostisches Vorgehen bei Lymphadenopathie (HIV: Humanes Immundefizienz-Virus, TBC: Tuberkulose, BB: Blutbild, LDH: Laktatdehydrogenase, PTT: partielle Thromboplastinzeit, BSG: Blutsenkungsgeschwindigkeit, CRP: C-reaktives Protein, BKs: Blutkulturen, EBV: Epstein-Barr-Virus, CT: Computertomografie, HBsAg: Hepatitis-B-Virus-Oberflächenantigen, CMV: Cytomegalievirus, HSV: Herpes-simplex-Virus, ANA: Antinukleäre Antikörper, FACS: Durchflusszytometrie, KMP: Knochenmarkpunktion).

Körperliche Untersuchung

- Milzgröße: Splenomegalie weist auf Lymphom, chronische lymphatische Leukämie, akute Leukämie oder Mononukleose hin.
- Lokalisierung der Lymphadenopathie: Lokale Lymphadenopathie weist auf eine lokale Ursache, generalisierte Lymphadenopathie auf eine Systemerkrankung hin; supraklavikuläre Lymphknoten sind besonders verdächtig auf ein Malignom.
- Größe der Lymphknoten: Abnormale Lymphkonten sind meist > 1 cm
- Konsistenz der Lymphknoten: Harte Lymphknoten sind ein Anzeichen für solide Tumoren; feste, gummiartige Lymphknoten finden sich bei Lymphomen und chronischen Leukämien.
- Verschieblichkeit: Normale Lymphknoten sind im subkutanen Gewebe verschieblich; Pathologische Lymphknoten, insbesondere bei Malignom, sind häufig nicht verschieblich und können miteinander verschmelzen (auch „verbacken" genannt).

Tab. 3.1 Ursachen einer Lympadenopathie.

Ursache		Beispiel
Infektion	Bakterien, lokalisiert	Zervikale Aktinomykose, Chlamydien, Streptokokken-Pharyngitis, Hautinfektion (z. B. Staphylokokken), Katzenkratzkrankheit, Diphtherie, Ulcus molle
	Bakterien, generalisiert	Brucellose, Leptospirose, Lymphogranuloma venereum, Typhus, Yersiniose
	Viren	HIV, EBV, HSV, CMV, Mumps, Masern, Röteln (auch nach Impfungen), Hepatitis B, Dengue-Fieber
	Mykobakterien	Mycobacterium tuberculosis (TBC), atypische Mykobakteriose
	Pilze	Histoplasmose, Coccidiomykose, Kryptokokkose
	Protozoen	Toxoplasmen, Leishmanien, Typanosomen, Mikrofilarien
	Spirochäten	Sekundäre Syphilis, Borreliose
Krebserkrankungen		Kopf-Hals-Tumoren, Metastasen solider Tumoren, Lymphome, Leukämien
Lymphoproliferative Erkrankungen		Morbus Castleman, Post-Transplantations lymphoproliferative Erkrankungen (PTLD), Rosai-Dorfman-Erkrankung, Hämophagozytische Lymphohistiozytose
Immunologische Erkrankungen		Serumkrankheit, Medikamentenallergien (z. B. Phenytoin)
Endokrine Erkrankungen		Hypothyreose, Morbus Addison
Speicherkrankheiten		Morbus Gaucher, Morbus Niemann-Pick, Morbus Tangier
Medikamente		Atenolol, Captopril, Carbamazepin, Cephalosporine, Chinin, Gold, Penicillin, Primidon, Pyrimethamin, Phenytoin, Sulfonamide, Hydralazin, Procainamid, Isoniazid, Allopurinol, Dapson
Verschiedene Erkrankungen		Sarkoidose, Amyloidose, Histiozytose, chronisch granulomatöse Erkrankungen, Kawasaki-Syndrom, Kikuchi-Syndrom, systemischer Lupus erythematodes, rheumatoide Arthritis, Morbus Still, Dermatomyositis, Churg-Strauss-Syndrom

HIV: Humanes Immundefizienz-Virus, EBV: Epstein-Barr-Virus, HSV: Herpes-simplex-Virus, CMV: Cytomegalievirus, TBC: Tuberkulose

- Druckdolenz: Druckdolenz deutet auf schnelles Wachstum hin und wird eher bei Entzündungen als bei Malignomen gefunden.

Labor

- Die Labordiagnostik richtet sich nach der durch Anamnese und klinische Untersuchung gestellten Verdachtsdiagnose (z. B. Toxoplasmose-Serologie bei Verdacht auf Toxoplasmose).
- Bei unklarer generalisierter Lymphadenopathie sollten ein mikroskopisches Differenzialblutbild mit Retikulozyten, Leber- und Nierenwerte, Laktatdehydrogenase, Harnsäure, Quick, PTT, Blutsenkungsgeschwindigkeit, Eiweißelektrophorese und CRP analysiert werden.

Bildgebende Diagnostik

Sonografie

- Grundsätzlich richtet sich das Ausmaß der bildgebenden Diagnostik nach der Verdachtsdiagnose.
- Insbesondere bei grenzwertig großen Lymphknoten kann die Sonografie differenzialdiagnostische Hinweise liefern (z. B. Fetthilus als Zeichen einer benignen Veränderung).
- Bei unklarer generalisierter Lymphadenopathie ist eine abdominelle Sonografie mit Evaluation abdomineller Lymphknoten sowie Leber- und Milzgröße obligat.

Röntgen

- Röntgen Thorax in 2 Ebenen hilfreich bei Verdacht auf Tuberkulose und Sarkoidose sowie zum Ausschluss einer größeren mediastinalen Lymphadenopathie

CT

- Bei Verdacht auf Lymphom kontrastverstärktes CT Hals/Thorax/Abdomen, ggf. direkt PET-CT

Histologie, Zytologie und klinische Pathologie

Lymphknotendiagnostik

- Die entscheidende Frage bei Lymphadenopathie ist, ob eine Lymphknotenbiopsie zur Diagnosestellung durchgeführt werden muss.
- Wenn durch Anamnese, Untersuchung und Labor keine Diagnose gestellt werden kann, und die Lymphadenopathie persistiert oder fortschreitet, ist eine Biopsie notwendig.

M!

Merke

Jede ungeklärte Lymphknotenschwellung, die länger als 4 Wochen persistiert oder die eine eindeutige Progredienz zeigt, muss durch Biopsie und histologische Untersuchung abgeklärt werden.

- Bei der Biopsie sollte möglichst viel Gewebe entnommen werden, um ausreichende Analysen durch den Pathologen zu erlauben, im Idealfall ein ganzer Lymphknoten.
- Stanzbiopsien stellen eine akzeptable und weniger invasive Alternative dar, hier ist allerdings mit einer geringeren Sensitivität und Spezifität der histologischen Untersuchung zu rechnen.
- Feinnadelpunktionen bzw. Aspirationszytologien sind weniger geeignet bzw. bei Verdacht auf Lymphomerkrankungen sogar vollkommen ungeeignet.

> M!
> **Merke**
> Keine Feinnadelpunktionen/Aspirationszytologien von Lymphknoten bei Lymphomverdacht.

Mikrobiologie und Virologie

Kulturen

- Blutkulturen bei Fieber
- Urinkulturen bei Pollakis- oder Dysurie
- ggf. Kultur Magensaft
- ggf. gezielt lokale Abstriche (z. B. Rachen, Anus, Hautläsionen)

Serologie

- Bei unklarer generalisierter Lymphadenopathie HIV-Test
- ggf. EBV-, CMV-, HSV-, Toxoplasmose-Serologie

Sonstiges

- Bei unklarer Lymphadenopathie Tuberkulin-Haut-Test oder γ-Interferon-Test
- Bei entsprechenden Hinweisen empfiehlt sich eine durchflusszytometrische Analyse (FACS) des peripheren Bluts (z. B. FACS zum Ausschluss einer CLL bei Lymphadenopathie und Lymphozytose)
- Bei Verdacht auf akute Leukämie Knochenmarkpunktion

3.1.9 Differenzialdiagnosen

- ▶ Tab. 3.1.

3.1.10 Therapie

Therapeutisches Vorgehen

- Therapie erfolgt entsprechend der zugrunde liegenden Krankheit/Ursache (z. B. Therapie der Infektion, onkologische Therapie)

3.1.11 Nachsorge

- Nachsorge erfolgt entsprechend der zugrunde liegenden Krankheit/Ursache.

3.1.12 Wichtige Internetquellen

- Infektionskrankheiten: Robert-Koch-Institut (www.rki.de)
- Leukämien: Kompetenznetz Leukämien (www.kompetenznetz-leukaemie.de)
- Lymphome: Kompetenznetz Maligne Lymphome (www.lymphome.de)

3.1.13 Literatur

[1] Ferrer R. Lymphadenopathy: differential diagnosis and evaluation. American family physician 1998; 58:1313–1320

[2] Habermann TM, Steensma DP. Lymphadenopathy. Mayo Clinic proceedings. Mayo Clinic 2000; 75: 723–732

[3] Libman H. Generalized lymphadenopathy. Journal of general internal medicine 1987; 2: 48–58

[4] Rancea M, Engert A, Von Tresckow B et al. Hodgkin's lymphoma in adults: diagnosis, treatment and follow-up. Deutsches Arzteblatt international 2013; 110:177–183, 183e171–173

3.2 B-Symptomatik

Bastian von Tresckow

3.2.1 Steckbrief

Eine B-Symptomatik kann eine Vielzahl von Gründen haben. Sorgfältige Anamnese und körperliche Untersuchung sind essenziell für eine gründliche Abklärung und können meist eine fundierte Verdachtsdiagnose liefern. Besonders häufig wird eine B-Symptomatik durch Lymphome und Tuberkulose verursacht. Wenn durch Anamnese und körperliche Untersuchung keine Verdachtsdiagnose gestellt werden kann, sollte kalkuliert und basierend auf der Häufigkeit möglicher Ursachen weitere Labor- und apparative Diagnostik erfolgen.

3.2.2 Synonyme

- B-Symptome

3.2.3 Definition

- B-Symptomatik ist das Vorliegen eines oder mehrerer der 3 Symptome:
  - Unerklärtes, persistierendes oder wiederkehrendes Fieber mit einer Körpertemperatur > 38 °C während der vorangegangenen 4 Wochen
  - Wiederkehrender, durchnässender Nachtschweiß während der vorangegangenen 4 Wochen
  - Ungeklärter Gewichtsverlust > 10 % des Körpergewichts während der vorangegangenen 6 Monate

3.2.4 Epidemiologie

- Daten zur Epidemiologie sind nicht bekannt.

3.2.5 Ätiologie und Pathogenese

- B-Symptomatik wurde ursprünglich im Kontext maligner Lymphome beschrieben.
- Auch bei anderen Erkrankungen kann es zu B-Symptomen kommen.
- Ursache ist vermutlich die Ausschüttung von Botenstoffen durch Tumorzellen oder das Immunsystem.

3.2.6 Klassifikation und Risikostratifizierung

- B-Symptomatik wird gemäß der Ann-Arbor-Klassifikation maligner Lymphome nach ihrem Vorliegen entweder als „A“ (nicht vorhanden) oder „B“ (vorhanden) eingeteilt.

3.2.7 Symptomatik

- B-Symptomatik ist das Vorliegen eines oder mehrerer der 3 Symptome:
  - Unerklärtes, persistierendes oder wiederkehrendes Fieber mit einer Körpertemperatur > 38 °C während der vorangegangenen 4 Wochen
  - Wiederkehrender, durchnässender Nachtschweiß während der vorangegangenen 4 Wochen
  - Ungeklärter Gewichtsverlust > 10 % des Körpergewichts während der vorangegangenen 6 Monate

3.2.8 Diagnostik

Diagnostisches Vorgehen

- Eine B-Symptomatik kann vielfältige Ursachen haben [1], [2], [3] (▶ Tab. 3.2); besonders typisch ist das Auftreten von B-Symptomen bei Lymphomen und Tuberkulose (▶ Abb. 3.2).
- B-Symptome sollten immer zu einer sorgfältigen Anamnese und körperlichen Untersuchung führen.
- Aufgrund der Vielzahl möglicher Ursachen empfiehlt sich ein sequenzieller Einsatz diagnostischer Methoden.
- Entscheidend ist der Ausschluss bzw. die Erkennung einer schwerwiegenden, behandlungsbedürftigen Krankheit.

> **Merke**
>
> Häufigste Ursachen für klassische B-Symptomatik sind eine Lymphomerkrankung und Tuberkulose.

Anamnese

- Abgrenzung einer B-Symptomatik von anderen Symptomen:
  - Definitionsgemäßer Nachtschweiß ist durchnässend, d. h. mit notwendigem Wechsel von Bettwäsche und/oder Schlafkleidung
  - Gewollte Gewichtsabnahme ist keine B-Symptomatik
  - Kurzzeitiges Fieber als Folge einer umschriebenen Infektion ist keine B-Symptomatik
- Abgrenzung von postmenopausalen Hitzewallungen und idiopathischer Hyperhidrose nicht immer eindeutig möglich
- Lokalisierte Symptome als Hinweis auf chronische Infektion (insbesondere Endokarditis, Osteomyelitis, Abszesse) oder Malignom
- Lymphadenopathie als Hinweis auf Infektion oder Malignom
- Mögliche Auslöser einer Infektion (z. B. Reiseanamnese [Tropenkrankheiten], Risikoverhalten wie ungeschützter Geschlechtsverkehr und i. v.-Drogenabusus [HIV], Exposition Tuberkulose [TBC])
- Hinweise auf Tuberkulose: Husten, Anorexie
- Hinweise auf Lymphomerkrankung: Juckreiz, Schmerzen nach Alkoholkonsum insbesondere bei Hodgkin-Lymphom
- Medikamentenanamnese (z. B. Nachtschweiß durch Antidepressiva)

Tab. 3.2 Ursachen einer B-Symptomatik.

Ursachen		Beispiel
Infektion	Bakterien	Abszess, Brucellose, Endokarditis, Osteomyelitis
	Viren	HIV, EBV, chronische Hepatitis C
	Mykobakterien	Mycobacterium tuberculosis (TBC), atypische Mykobakteriose
Krebserkrankungen		Solide Tumoren, Lymphome, Leukämien
Verschiedene Erkrankungen		Sarkoidose, chronisch granulomatöse Erkrankungen, Erkrankungen des rheumatischen Formenkreises

HIV: Humanes Immundefizienz-Virus, EBV: Epstein-Barr-Virus, TBC: Tuberkulose

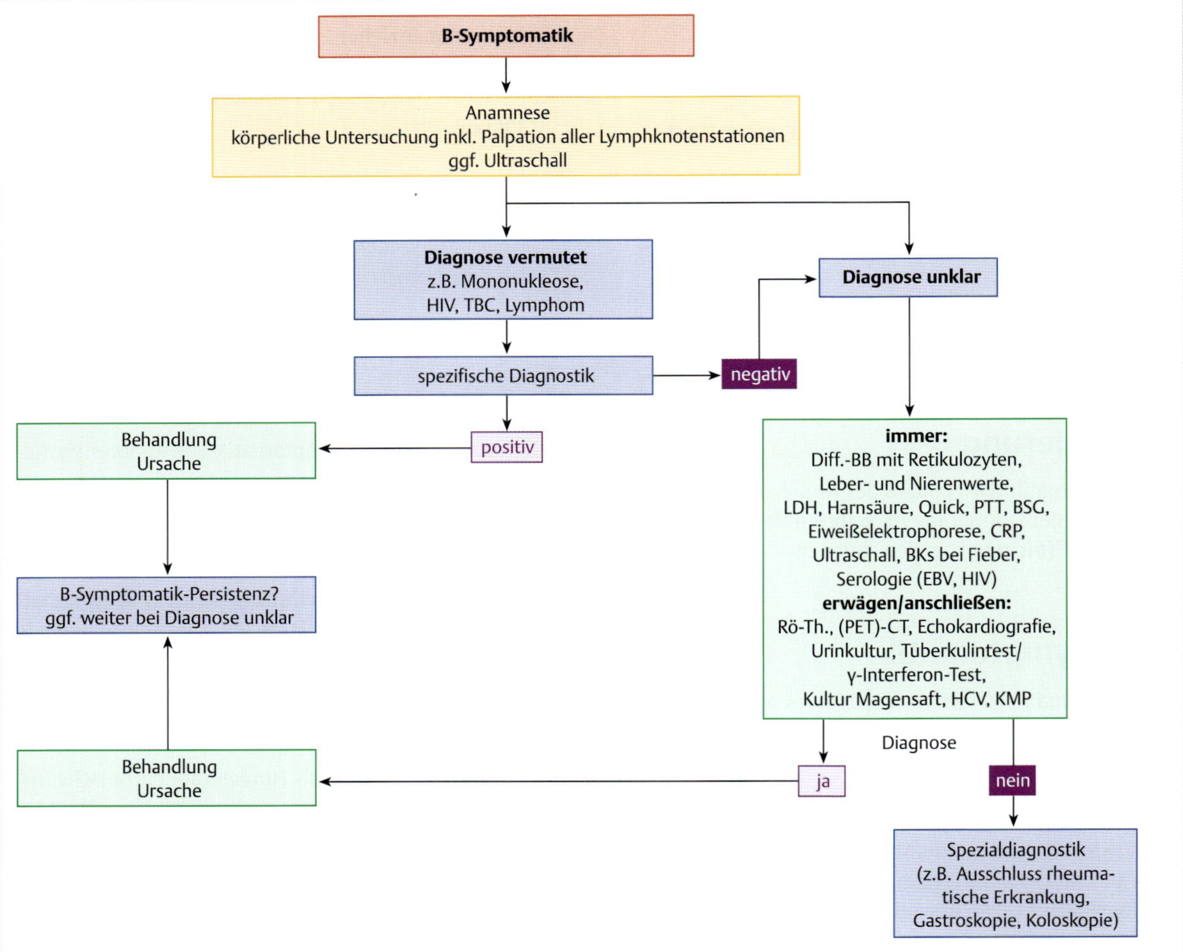

Abb. 3.2 B-Symptome. Diagnostisches Vorgehen bei B-Symptomatik (HIV: Humanes Immundefizienz-Virus, TBC: Tuberkulose, BB: Blutbild, LDH: Laktatdehydrogenase, PTT: partielle Thromboplastinzeit, BSG: Blutsenkungsgeschwindigkeit, CRP: C-reaktives Protein, BKs: Blutkulturen, EBV: Epstein-Barr-Virus, CT: Computertomografie, HCV: Hepatitis-C-Virus, KMP: Knochenmarkpunktion).

Körperliche Untersuchung

- Untersuchung aller Lymphknotenstationen: Lymphadenopathie weist auf Lymphomerkrankung hin
- Milzgröße: Splenomegalie weist auf Lymphom, chronische lymphatische Leukämie, akute Leukämie oder Mononukleose hin
- Lungenauskultation (selten Hinweise auf Tuberkulose)
- Herzauskultation (Differenzialdiagnose Endokarditis)

Labor

- Die Labordiagnostik richtet sich nach der durch Anamnese und klinische Untersuchung gestellten Verdachtsdiagnose
- Bei unklarer B-Symptomatik sollten ein mikroskopisches Differenzialblutbild mit Retikulozyten, Leber- und Nierenwerte, Laktatdehydrogenase, Harnsäure, Quick, PTT, Blutsenkungsgeschwindigkeit, Eiweißelektrophorese und CRP analysiert werden.

Bildgebende Diagnostik

Sonografie

- Grundsätzlich richtet sich das Ausmaß der bildgebenden Diagnostik nach der Verdachtsdiagnose.
- Bei unklarer B-Symptomatik ist eine abdominelle Sonografie mit Evaluation abdomineller Lymphknoten sowie Leber- und Milzgröße obligat.

Echokardiografie

- Bei Verdacht auf Endokarditis zunächst transthorakale Echokardiografie, dann transösophageale Echokardiografie

Röntgen

- Röntgen Thorax in 2 Ebenen hilfreich bei Verdacht auf Tuberkulose sowie zum Ausschluss einer größeren mediastinalen Lymphadenopathie.

CT

- Bei Verdacht auf Lymphom oder soliden Tumor kontrastverstärktes CT Hals/Thorax/Abdomen, ggf. direkt PET-CT

Instrumentelle Diagnostik

Endoskopie

- Bei unklarer B-Symptomatik Gastroskopie und Koloskopie

Histologie, Zytologie und klinische Pathologie

Knochenmarkdiagnostik

- Bei unklaren B-Symptomen und Blutbildveränderungen zum Ausschluss Lymphombefall/Leukämie

Mikrobiologie und Virologie

Kulturen

- Blutkulturen bei Fieber
- Urinkulturen bei Pollakisurie oder Dysurie
- ggf. Kultur Magensaft
- ggf. gezielt lokale Abstriche (z. B. Rachen, Anus, Hautläsionen)

Serologie

- Bei unklarer B-Symptomatik HIV-Test; Hepatitis C-Serologie/PCR; Rheuma-Serologie

Sonstiges

- Bei unklarer B-Symptomatik Tuberkulin-Haut-Test oder γ-Interferon-Test

3.2.9 Differenzialdiagnosen

- ▸ Tab. 3.2
- Ferner Erkrankungen, die der B-Symptomatik ähnliche Symptome verursachen können:
  - Menopause
  - endokrine Erkrankungen (z. B. Hyperthyreose, Karzinoid, Phäochromozytom)
  - Entzug (Alkohol, Kokain, Opioide)
  - Medikamentennebenwirkungen (z. B. Nachtschweiß durch Antidepressiva)

3.2.10 Therapie

- Therapie erfolgt entsprechend der zugrunde liegenden Krankheit/Ursache.

3.2.11 Nachsorge

- Nachsorge erfolgt entsprechend der zugrunde liegenden Krankheit/Ursache.

3.2.12 Verlauf und Prognose

- Je nach zugrunde liegender Krankheit/Ursache sind ganz unterschiedliche Verläufe möglich.

3.2.13 Wichtige Internetquellen

- Infektionskrankheiten: Robert-Koch-Institut (www.rki.de)
- Leukämien: Kompetenznetz Leukämien (www.kompetenznetz-leukaemie.de)
- Lymphome: Kompetenznetz Maligne Lymphome (www.lymphome.de)

3.2.14 Literatur

[1] Guler SA, Bozkus F, Inci MF et al. Evaluation of pulmonary and extrapulmonary tuberculosis in immunocompetent adults: a retrospective case series analysis. Medical principles and practice: international journal of the Kuwait University, Health Science Centre 2015; 24: 75–79

[2] Lister TA, Crowther D, Sutcliffe SB et al. Report of a committee convened to discuss the evaluation and staging of patients with Hodgkin's disease: Cotswolds meeting. J Clin Oncol 1989; 7: 1630–1636

[3] Mold JW, Lawler F. The prognostic implications of night sweats in two cohorts of older patients. Journal of the American Board of Family Medicine: JABFM 2010; 23: 97–103

3.3 Splenomegalie und Hepatomegalie

Boris Böll

3.3.1 Steckbrief

Vergrößerung der Milz bzw. Leber, häufig gemeinsames Symptom einer Vielzahl hämatologischer und anderer Erkrankungen.

3.3.2 Synonyme

- Milzvergrößerung
- Lebervergrößerung

II

3.3.3 Definition

- Größen- und/oder Gewichtszunahme der Milz bzw. Leber über einen Normwert hinaus.
- Milz:
  - Außer bei Kachexie und stark untergewichtigen Patienten ist eine normalgroße Milz in der klinischen Untersuchung nicht palpabel.
  - Zuverlässige Größenbestimmung sonografisch auf Höhe des Milzhilus (▶ Abb. 3.3).
  - Normalwerte: Länge bis 11 cm, Breite bis 7 cm, Dicke bis 4 cm.
  - Normalgewicht ca. 100–350 g.

> **Merke** M!
>
> Milzgröße sonografisch bis „4711“: 4 × 7 × 11 cm

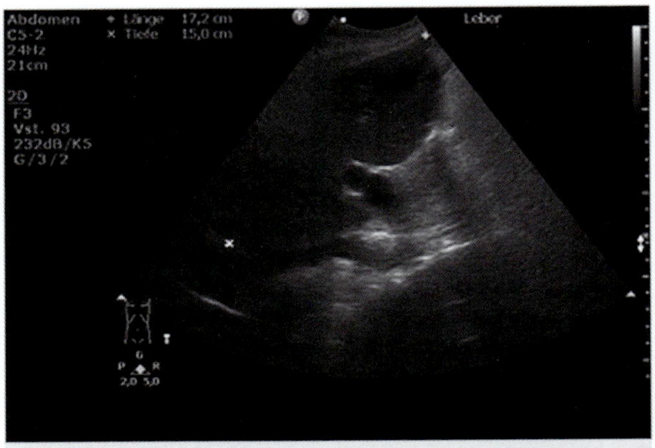

Abb. 3.3 Sonografie der Milz. Sonografische Darstellung einer Splenomegalie bei einer Patientin mit chronischer lymphatischer Leukämie.

- Leber:
  - Größenbestimmung in der körperlichen Untersuchung ist ungenau: Palpation, Kratzauskultation des Leberrandes (normal bis 2 cm unter dem rechten Rippenbogen) oder Perkussion der Lungen-Leber-Grenze und des kaudalen Leberrandes in der Medioklavikularlinie (normaler Abstand bis 12 cm).
  - Genauer ist die sonografische Ausmessung der Medioklavikularlinie (bis 14 cm kraniokaudal, ▶ Abb. 3.4).
  - Normalgewicht des Erwachsenen größenabhängig 1500 g (Männer) bzw. 1300 g (Frauen), jeweils ±100 g.

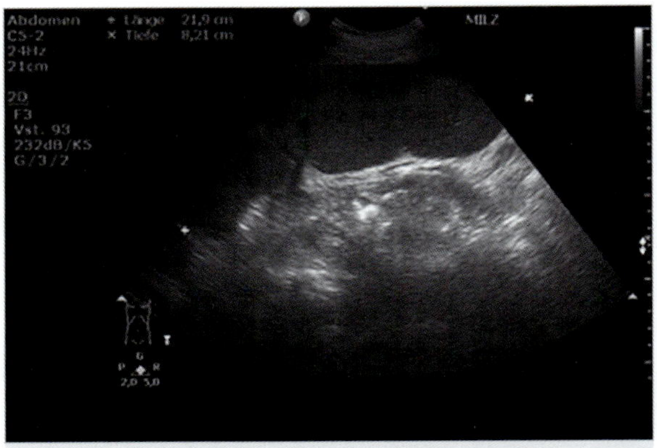

Abb. 3.4 Sonografie der Leber. Sonografische Darstellung einer Hepatomegalie bei einer Patientin mit chronischer lymphatischer Leukämie.

3.3.4 Epidemiologie

- Splenomegalie und Hepatomegalie sind häufige Symptome.
- Unter den hämatologischen Erkrankungen ist die Splenomegalie etwa bei den chronisch myeloproliferativen Erkrankungen regelhaft vorhanden.

3.3.5 Ätiologie und Pathogenese

- Symptome einer Vielzahl unterschiedlicher Störungen und Erkrankungen.
- Häufige Ursache einer Hepatomegalie und Splenomegalie ist eine Widerstandserhöhung im portokavalen Kreislauf mit daraus resultierender Blutfülle und Größenzunahme.
- Davon abzugrenzen sind hämatologische Erkrankungen, Infektionen und inflammatorisch-rheumatologische Erkrankungen mit konsekutiver Hypertrophie oder Hyperplasie.
- Bei ausgeprägter Splenomegalie kann eine Sequestration der Blutzellen mit resultierender Zytopenie als Hypersplenismus auftreten.

3.3.6 Symptomatik

- Langsam zunehmende Hepatosplenomegalie ist anfänglich meist asymptomatisch.
- Gelegentlich Spannungsgefühl im Oberbauch und Inappetenz.
- Bei zunehmender Größe Oberbauchschmerzen mit Druckschmerz durch Kapselspannung.
- Häufig führend sind Symptome der ursächlichen Erkrankung, z. B. Ikterus bei Leberzirrhose oder Lymphadenopathie bei Lymphom.
- Bei Milzruptur je nach Schweregrad: Schmerzen und Spannungsgefühl bei subkapsulären Hämatomen bis hin zum hämorrhargischen Schock bei Ruptur.

3.3.7 Diagnostik

Diagnostisches Vorgehen

- Die sorgfältige Anamnese liefert meist wertvolle Hinweise zur Ursache des Symptoms (▶ Abb. 3.5).
- Eine klinische Untersuchung und Sonografie sind erste diagnostische Maßnahmen, um die folgenden diagnostischen Schritte festzulegen.
- Eine begleitende Blutentnahme und der Vergleich mit Vorwerten erlaubt zusätzlich eine erste Abschätzung des Schweregrades und der Dynamik der zugrunde liegenden Erkrankung.

Anamnese

- Gezielte Anamnese:
  - Alkohol- und Drogenanamnese,
  - Reiseanamnese und Frage nach bekannten Infektionen (Hepatitis) und Lebererkrankungen,
  - sowie Fragen nach
    - Leistungsknick, Fieber, Lymphknotenvergrößerungen,
    - Gelenkbeschwerden,
    - Blutungsneigung oder
    - Hinweisen einer Lebererkrankung wie Ikterus, Bauchumfangsvermehrung, Müdigkeit.

Körperliche Untersuchung

- Gründliche körperliche Untersuchung mit Palpation und ggf. Perkussion von Leber und Milz.
- Besonderes Augenmerk auf Hinweise auf:
  - Lebererkrankungen und portalvenöse Hypertension (Ikterus, Aszites, Leberhautzeichen, Periumbilikalvenen);
  - Infektionen und kardiovaskuläre Erkrankungen (Herzgeräusche, Zeichen der Rechtsherzinsuffizienz und Stauung, septische Embolien, Janeway lesions, Osler-Knötchen);
  - hämatologische Systemerkrankungen (Petechien, Hämatome, Erythromelalgie, Thrombosen, Blässe, Lymphadenopathie);
  - rheumatologische Erkrankungen (Hautveränderungen, Gelenkschwellungen).

Labor

- Obligat: Blutbild und Differenzialblutbild, Retikulozyten, Laktatdehydrogenase, alkalische Phosphatase, Gamma-GT, GOT, GPT, Kreatinin, Harnsäure, Harnstoff, Ferritin, CRP, Quick/INR, PTT.
- Empfohlen: Hepatitisserologie, Eisenstatus, Coeruloplasmin und weitere je nach erhobener Verdachtsdiagnose (Kap. 3.4).

Bildgebende Diagnostik

Sonografie

- Messung der Milz- und Lebergröße,
- Beurteilung des Parenchyms,
- Suche nach fokalen Läsionen und retroperitonealen Lymphknoten,
- Beurteilung der Leberdurchblutung und des portalvenösen Flusses,
- bei fokalen Leberläsionen und speziellen Fragestellungen als Kontrastmittel-Sonografie.

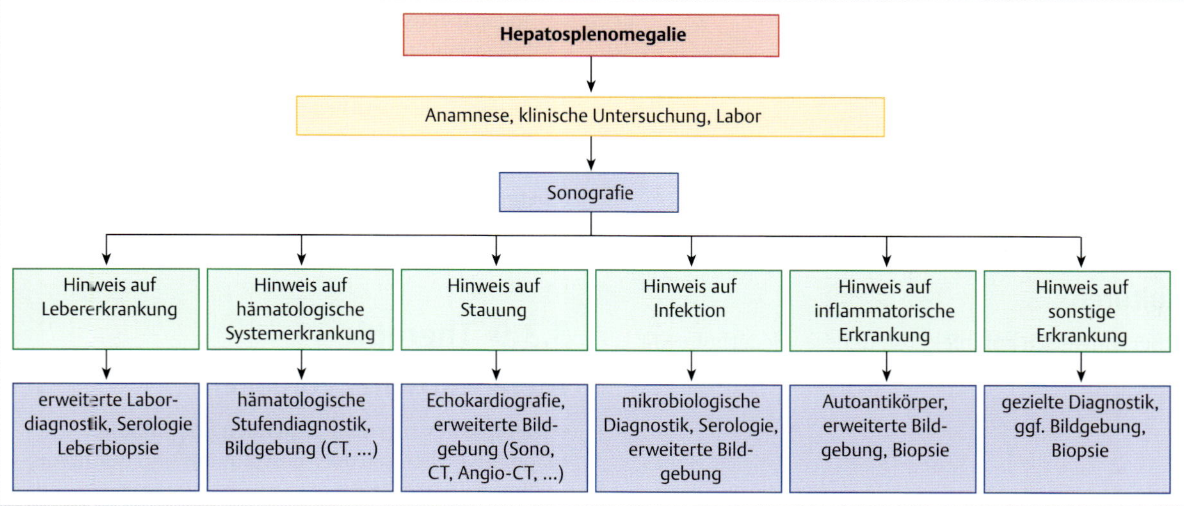

Abb. 3.5 Hepatomegalie/Splenomegalie. Diagnostisches Vorgehen bei Abklärung einer Hepatosplenomegalie.

Echokardiografie

- Bei Hinweis auf kardiale Genese mit Frage nach Perikarditis, Rechtsherzbelastungszeichen, Messung des pulmonalarteriellen Drucks und globale Beurteilung der Myokard- und Klappenfunktion.
- Bei Endokarditisverdacht auch transösophageal zur Suche nach Klappenvegetationen.

CT

- Bei besonderen Fragestellungen, wie
  - Frage nach Milzhämatomen oder -ruptur,
  - zum Staging bei Lymphomverdacht.,
  - Angio-CT mit Frage nach Gefäßverschlüssen, Milzinfarkt und Blutung.
- Im CT ist eine Milzgröße bis 10 cm normal.

MRT

- Bei besonderen Fragestellungen, z. B. zur Abklärung fokaler Leberläsionen.

PET/PET-CT

- Nur bei besonderen Fragestellungen, ergänzend z. B. bei Endokarditisverdacht und inkonklusiver Echokardiografie, bei Lymphom- oder Vaskulitisverdacht.

Histologie, Zytologie und klinische Pathologie

Knochenmarkdiagnostik

- Bei Hinweis auf hämatologische Erkrankung als hämatologische Stufendiagnostik: Aspirationszytologie und Knochenmarkhistologie, je nach Befund mit Eisen- und Faserfärbung, Zytogenetik und Molekularbiologie.

Ergussdiagnostik

- Bei Aszites Punktion und Bestimmung von Zellzahl, Differenzialzellbild, Zytopathologie und ggf. Durchflusszytometrie. Bestimmung von Eiweiß und Serum-Aszites-Albumin-Gradienten; Nativaszites und Kulturflaschen zur mikrobiologischen Analyse.

Mikrobiologie und Virologie

Kulturen

- Bei Hinweisen auf infektiöse Genese wiederholte Entnahme von Blutkulturen, möglichst im antibiotikafreien Intervall.

Serologie

- Hepatitisserologie bzgl. Hepatitits A–E obligat.
- Weitere gezielte Serologie und ggf. PCR-Diagnostik je nach Verdachtsdiagnose: EBV, CMV, HSV, VZV, Parvovirus B19, Hämorrhagische Viren, Enterovirus, Adenovirus, Mykoplasma etc.

3.3.8 Differenzialdiagnosen

- Abgrenzung der zugrunde liegenden Störung zunächst anhand gründlicher Anamnese und körperlicher Untersuchung (Differenzierung einer zugrunde liegende Lebererkrankung von einer hämatologischen Erkrankung, einer Infektion oder einer inflammatorisch-rheumatologischen Erkrankung dadurch häufig möglich).
- Erkrankungen, die eine Hepatosplenomegalie verursachen, sind u. a.:
  - Lebererkrankungen: Leberzirrhose, Steatose und Steatohepatitits, Hepatitiden, Lebergranulome (Sarkoidose, Brucellose und andere), cholestatische Erkrankungen (PBC, SCC, extraheptatische Cholestase u. a.), Lebertumoren und Lebermetastasen, Leberzysten.
  - Hämatologische Systemerkrankungen und Malignome: Akute und chronische hämolytische Anämien, Lymphome (Haarzell-Leukämie), akute und chronische Leukämien, insbesondere Chronisch myeloproliferative Erkrankungen, Thalassämien, Sichelzellanämie, nach G-CSF-Medikation.
  - Stauung: Rechtsherzinsuffizienz, konstriktive Perikarditis, Budd-Chiari-Syndrom (Lebervenenverschluss), Thrombose der V. cava inferior, arteriovenöse Fisteln, Thrombose von Portalvene, Lebervenen und Milzvene.
  - Infektionen: Hepatitiden, Cholangitiden, Leber- und Milzabszesse, Zytomegalievirus, Epstein-Barr-Virus, Pilzinfektionen, Brucellose, Leptospirose, Tuberkulose, Parasiten (Echinokokkose, Malaria, Schistosomiasis, Toxoplasmose, Leishmaniose), Sepsis, Endokarditis.
  - Inflammatorisch-rheumatische Erkrankungen: Sarkoidose, Rheumatoide Arthritis, Kollagenosen, Vaskulitiden, Spondylarthropathien, Morbus Still.
  - Sonstige Erkrankungen: Speicherkrankheiten (Hämochromatose, Morbus Wilson, Amyloidose, Gangliosidosen, Glykogen-Speicherkrankheiten etc.), Langerhans-Zell-Histiozytose, Hämophagozytose, Milztumoren.

3.3.9 Therapie

Therapeutisches Vorgehen

- Therapie der zugrunde liegenden Erkrankung.
- Operative Therapie oder Bestrahlung sind nur in Ausnahmefällen indiziert.

Allgemeinmaßnahmen

- Bei ausgeprägter Splenomegalie wird körperliche Schonung zur Vermeidung einer Ruptur empfohlen.

Strahlentherapie

- Bestrahlung der Milz kann in Ausnahmefällen bei ausgeprägter Splenomegalie erwogen werden.

Operative Therapie

- Splenektomie kann in Ausnahmefällen bei ausgeprägter Splenomegalie mit abdominellen Schmerzen oder bei Rupturgefährdung notwendig sein, in der Regel im Rahmen hämatologischer Systemerkrankungen.
- Splenektomie ggf. auch laparoskopisch und selten als partielle Splenektomie
- Operationsrisiko und die Langzeitfolgen der Splenektomie (Infektionen, insbesondere durch bekapselte Bakterien, Thromboembolie, erhöhte Malignomrate) sollten sorgfältig gegen die Indikation zur Operation abgewogen werden.
- Im Falle einer elektiven Splenektomie unbedingt frühzeitig Impfung gegen gekapselte Erreger: Impfempfehlungen im Internet (https://asplenie-net.org).

3.3.10 Nachsorge

- Die Nachsorge orientiert sich an der zugrunde liegenden Erkrankung.

3.3.11 Verlauf und Prognose

- Verlauf und Prognose werden durch die zugrunde liegende Erkrankung bestimmt.
- Komplikation der Splenomegalie ist eine durch Bagatelltrauma oder spontan ausgelöste Milzruptur.
- Risikofaktoren einer Spontanruptur sind:
  - Alter > 40 Jahre und
  - zugrunde liegendes Malignom.

3.3.12 Wichtige Internetquellen

- Aktualisierte Impfempfehlungen vor und nach Splenektomie, sowie bei funktioneller Asplenie: https://asplenie-net.org/

3.4 Ikterus

Boris Böll

3.4.1 Steckbrief

Ikterus ist eine Gelbfärbung von Haut/Schleimhaut und Skleren durch Ablagerung von Bilirubin bei Erhöhung des Serumbilirubins.

3.4.2 Synonyme

- Hyperbilirubinämie
- Gelbsucht

3.4.3 Definition

- Erhöhung des Serumbilirubins
- Normwerte variieren je nach bestimmendem Labor, Richtwerte sind wie folgt:
  - Gesamt-Bilirubin: < 1,2 mg/dl
  - Direktes Bilirubin: < 0,3 mg/dl
  - Indirektes Bilirubin: < 1,0 mg/dl

3.4.4 Epidemiologie

- Häufiges Symptom, insbesondere bei chronischen Lebererkrankungen im Verlauf nahezu regelhaft.
- Bei hämatologischen Erkrankungen bei hämolytischer Anämien häufig.

3.4.5 Ätiologie und Pathogenese

- Bilirubin ist Abbauprodukt des Hämoglobins (85 %) und anderer Hämproteine (15 %, v. a. Myoglobin).
- Nach Überführung in die direkte, wasserlösliche Form durch Glukuronidierung in der Leber wird das konjugierte Bilirubin überwiegend über die Galle ausgeschieden.
- Im Darm erfolgt durch bakterielle Enzyme die Hydrolyse und Reduktion zu Urobilinogen, wovon der weit überwiegende Teil enteral ausgeschieden wird.
- Ein geringer Teil kann nach Rückresorption über den enterohepatischen Kreislauf renal eliminiert werden.
- Eine Erhöhung des Serumbilirubin kann bedingt sein durch:
  - einen vermehrten Anfall von Bilirubin (prähepatischer Ikterus),
  - eine verminderte hepatische Glukuronidierung und Ausscheidung (intrahepatischer Ikterus), oder
  - eine gestörte Sekretion der Galle (posthepatischer oder cholestatischer Ikterus).

3.4.6 Symptomatik

- Eine Hyperbilirubinämie im Rahmen eines Ikterus ist asymptomatisch.
- Bestimmend für die Symptomatik ist die begleitende oder zugrunde liegende Störung, z. B.:
  - Symptome der Anämie bei prähepatischem Ikterus,
  - Symptome der ausgefallenen Leberfunktion bei hepatischem Ikterus oder
  - Symptome der Cholestase beim posthepatischen Ikterus.

3.4.7 Diagnostik

Diagnostisches Vorgehen

- Die sorgfältige Anamnese des Patienten liefert meist wertvolle Hinweise zur Ursache des Ikterus, insbesondere begleitende Symptome und Vorerkrankungen sollten gründlich erfragt werden.
- Gelegentlich erlaubt bereits die genaue Anamnese eine Verdachtsdiagnose hinsichtlich der prä-, intra- oder posthepatischen Genese des Ikterus.
- Neben der gründlichen klinischen Untersuchung sollte eine erste orientierende Blutentnahme erfolgen, in der auch eine Differenzierung des Bilirubins erfolgt (▶ Tab. 3.3).
- Durch orientierende Sonografie Nachweis oder Ausschluss einer höhergradigen Cholestase und Beurteilung der Leberarchitektur.
- Je nach Befunden weitere Abklärung mittels Kontrastmittelsonografie, Abdomen-CT/MRT, hämatologischer Stufendiagnostik inklusive Knochenmarkbiopsie und Leberpunktion (▶ Abb. 3.6).

Anamnese

- Gezielte Anamnese:
  - Frage nach Oberbauchbeschwerden,
  - Leistungsknick,
  - Fieber,
  - Übelkeit,
  - Libidoverlust und Potenzstörungen,
  - Lymphknotenvergrößerungen,
  - Gelenkbeschwerden, Veränderungen der Stuhlgangs- und Urinfarbe,
  - Blutungsneigung oder Hinweise einer Lebererkrankung wie vorherige Episoden eines Ikterus, Bauchumfangsvermehrung und Müdigkeit.
  - Bei Frauen Frage nach möglicher Schwangerschaft.
- Alkohol- und Drogenanamnese, Reiseanamnese und Frage nach Ingestion von Lebernoxen (Paracetamol, Pilzgenuss etc.).
- Frage nach bekannten Infektionen und Risikofaktoren für Infektionen (Hepatitis, HIV).

Tab. 3.3 Hinweise auf Genese des Ikterus.

Parameter	Prähepatischer Ikterus	Intrahepatischer Ikterus	Posthepatischer Ikterus
Serumbilirubin, indirektes (unkonjugiertes)	↑	↑	–
Serumbilirubin, direktes (konjugiertes)	–	↑	↑↑
Urin: Färbung	normal	normal oder dunkel	dunkel
Urin: Bilirubin	–	↑	↑↑
Urin: Urobilinogen	↑	↑	–
Stuhl	dunkel	normal oder hell	hell

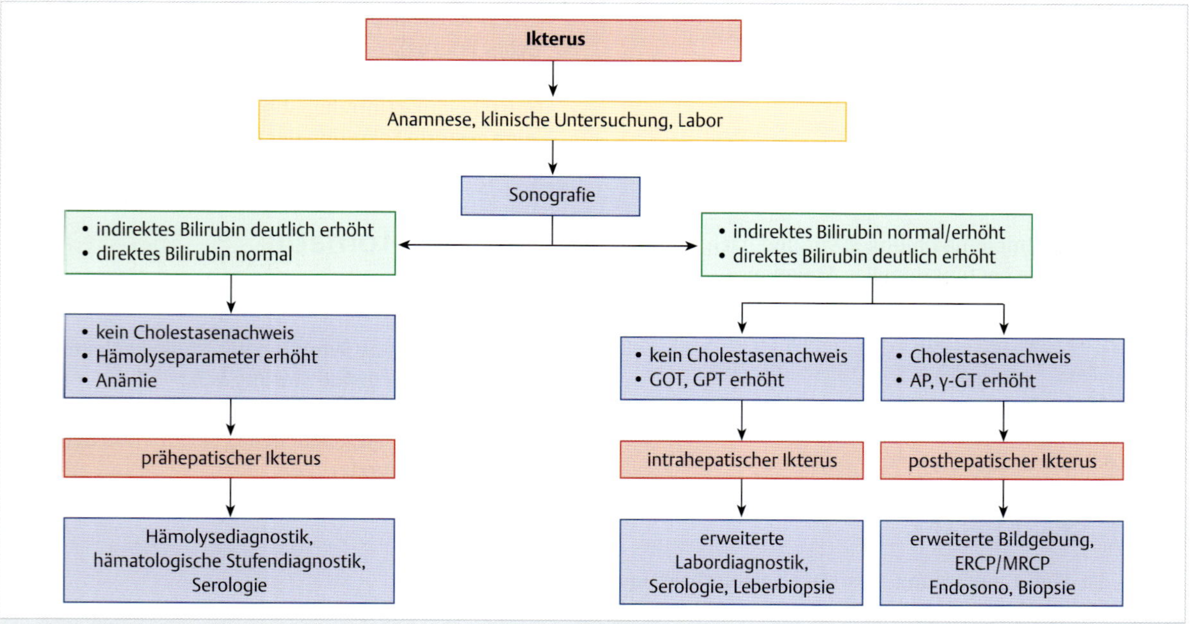

Abb. 3.6 Ikterus. Diagnostisches Vorgehen zur Abklärung eines Ikterus.

- Frage nach bekannten Lebererkrankungen und zuvor diagnostizierten Gallensteinen, Erhebung einer Familienanamnese mit Frage nach familiären Lebererkrankungen und Hämoglobinopathien und hämolytischen Anämien.

Körperliche Untersuchung

- Gründliche körperliche Untersuchung mit Palpation von Leber und Gallenblase.
- Besonderes Augenmerk auf:
  - tastbare Resistenz im Oberbauch (Courvoisier-Zeichen: palpabler Gallenblasenhydrops durch maligne Obstruktion distal des Ductus cysticus).
  - Druckschmerz und Einatemschmerz über der Gallenblase (Murphy-Zeichen), oder
  - rechtsseitiger Oberbauchschmerz mit Fieber und Ikterus (Charcot-Trias).
  - Lebererkrankungen und portalvenöse Hypertension (Ikterus, Aszites, Leberhautzeichen, Periumbilikalvenen);
  - Hinweise auf Infektionen und kardiovaskuläre Erkrankungen (Herzgeräusche, Zeichen der Rechtsherzinsuffizienz und Stauung).
  - Hinweise auf hämatologische Systemerkrankungen (Petechien, Hämatome, Erythromelalgie, Thrombosen, Blässe, Lymphadenopathie).
  - Hinweise auf immunologisch-rheumatologische Erkrankungen (Hautveränderungen, Gelenkschwellungen).

Labor

- Obligat: Blutbild und mikroskopisches Differenzialblutbild und Beurteilung des roten Blutbildes, Fragmentozyten, Retikulozyten, Laktatdehydrogenase, Haptoglobin, Coombs Test, Leberwerte inklusive Gesamtbilirubin und direktes/indirektes Bilirubin, alkalische Phosphatase, Gamma-GT, GOT, GPT, Kreatinin, Harnsäure, Harnstoff, Ferritin, Quick/INR, PTT, CRP.
- Empfohlen je nach Verdachtsdiagnose: Hepatitisserologie, antimitochondriale Antikörper (PBC), Panel Autoimmunhepatitis mit ANA, SMA, LKM und SLP-Antikörpern, Paracetamolspiegel, Ethanolspiegel und CDT, Eisen/Ferritin/Transferrin, Coeruloplasmin, Alpha-1-Antitrypsin, nt-proBNP etc. je nach erhobener Verdachtsdiagnose.
- Bei entsprechenden Hinweisen Hämoglobinelektrophorese, ADAMTS-13-Aktivität/-Antigen/-Antikörper im Serum sowie Test auf EHEC und Shigatoxin im Stuhl.
- Bei hepatischer Genese ggf. Berechnung des MELD-Scores (s. Internetquelle: Kap. 3.4.12) zur Abschätzung der Prognose.

Bildgebende Diagnostik

Sonografie

- Abdominelle Sonografie obligat:
  - Messung der Milz- und Lebergröße,
  - Beurteilung der intra- und extrahepatischen Gallengänge und Suche nach Cholestasezeichen,
  - Beurteilung der Leberoberfläche und des Parenchyms und Suche nach fokalen Läsionen und retroperitonealen Lymphknoten.
  - Beurteilung der Leberdurchblutung und Bestimmung des portalvenösen Flusses.
  - Bei Beurteilung fokaler Leberläsionen und speziellen Fragestellungen ergänzend als Kontrastmittel-Sonografie.

Echokardiografie

- Bei Hinweisen auf eine kardiale Genese mit
  - Frage nach Perikarditis, Rechtsherzbelastungszeichen,
  - Messung des pulmonalarteriellen Drucks und
  - globale Beurteilung der Myokard- und Klappenfunktion.

CT

- Bei besonderen Fragestellungen und zur gezielten Suche auslösender Pathologie, etwa zum Staging bei Malignomverdacht.

MRT

- Bei besonderen Fragestellungen, z. B. Bei Verdacht auf Pankreaskarzinom oder zur Abklärung fokaler Leberläsionen mit Verdacht auf hepatozelluläres Karzinom.
- Insbesondere bei Hinweis auf Obstruktion des Gallengangs mit Verdacht auf Pankreas- oder Gallengangskarzinom als MRCP oder „One-stop-shop"-MR (MRT, MRCP und MR-Angiografie zur gleichzeitigen Beurteilung des Gallen- und Pankreasgangsystems, der Oberbauchorgane und der Gefäße).

PET/PET-CT

- Nur bei besonderen Fragestellungen, ergänzend ggf. z. B. bei Malignom- oder Vaskulitisverdacht.

Instrumentelle Diagnostik

Ösophagogastroduodenoskopie, Koloskopie

- Bei Lebermetastasierung zur Primariussuche,
- bei portaler Hypertension zur Beurteilung von Ösophagus- und Magenvarizen,
- ggf. ERCP diagnostisch und therapeutisch bei Cholestase.

II

Endosonografie und ERCP

- Zur Beurteilung des Pankreas und der Gallengänge, insbesondere bei Malignomverdacht.
- ERCP ggf. diagnostisch und therapeutisch bei Cholestase.

Histologie, Zytologie und klinische Pathologie

Knochenmarkdiagnostik

- Hämatologische Stufendiagnostik aus peripherem Blut und Knochenmark
- Bei Verdacht auf hämatologische Erkrankung: Aspirationszytologie und Knochenmarkhistologie, je nach Befund mit Eisen- und Faserfärbung, Zytogenetik und Molekularbiologie.

Ergussdiagnostik

- Bei Aszites Punktion und Bestimmung von Zellzahl, Differenzialzellbild, Zytopathologie und ggf. Durchflusszytometrie.
- Bestimmung von Eiweiß und Serum/Aszites-Albumin-Gradienten,
- Versendung von Nativaszites und Kulturflaschen zur mikrobiologischen Analyse.

Mikrobiologie und Virologie

Kulturen

- Bei Hinweisen auf infektiöse Genese wiederholte Entnahme von Blutkulturen, möglichst im antibiotikafreien Intervall.

Serologie

- Hepatitisserologie Hepatitits A–E obligat.
- Weitere gezielte Serologie und ggf. PCR-Diagnostik je nach Verdachtsdiagnose: EBV, CMV, HSV, VZV, Parvovirus B19, hämorrhagische Viren, Enterovirus, Adenovirus, Mykoplasma etc.

3.4.8 Differenzialdiagnosen

- **Prähepatischer Ikterus**:
  - hämolytische Anämien,
  - Extravasation großer Blutmengen (Resorption großer Hämatome),
  - Dyserythropoese.
- **Intrahepatischer Ikterus**:
  - infektiös (Virushepatitiden A–E, CMV, EBV, HSV, VZV etc., bakterielle und parasitäre Infektionen),
  - toxisch (Alkohol, Medikamente, Pilzvergiftung Aflatoxine etc.),
  - Speicherkrankheiten und andere hereditäre Erkrankungen (Hämochromatose, Morbus Wilson, Alpha-1-Antitrypsin-Mangel), Steatohepatitis, dekompensierte Leberzirrhose und akutes Leberversagen, Autoimmunhepatitis, PBC, PSC, ischämische und sekundär sklerosierende Cholangitiden, Stauungsleber, Hämochromatose, Budd-Chiari-Syndrom, hereditäre Konjugations- und Eliminationsstörungen (Morbus Gilbert-Meulengracht, Crigler-Najjar-Syndrom, Dubin-Johnson Syndrom, Rotor-Syndrom etc.),
  - Schwangerschaftsikterus.
- **Posthepatischer Ikterus**:
  - Intrakanalikuläre Cholestase in den kleinen Gallengängen durch Choledocholithiasis, Cholangitis, Strukturen, Gallengangstumoren, Papillenstenose, Parasiten (Askariden, Bilharziose etc.),
  - extrakanalikuläre Cholestase durch Pankreas- und Pupillenkarzinome, Pankreatitis, externe Kompression durch Tumoren, Zysten u. ä., Abszesse, Echinokokkose.

3.4.9 Therapie

Therapeutisches Vorgehen

- Grundsätzlich orientiert sich die Therapie an der zugrunde liegenden Erkrankung.

3.4.10 Nachsorge

- Die Nachsorge orientiert sich an der zugrunde liegenden Erkrankung.

3.4.11 Verlauf und Prognose

- Verlauf und Prognose des Ikterus werden durch die zugrunde liegende Erkrankung bestimmt.

3.4.12 Wichtige Internetquellen

- Berechnung der Überlebenswahrscheinlichkeit und Transplantationspriorität bei terminaler Lebererkrankung mittels MELD-Score: www.mdcalc.com/meld-score-model-for-end-stage-liver-disease-12-and-older/

3.5 Blutungen

Brigitte Schneider

3.5.1 Steckbrief

Eine Blutung tritt als physiologisches Ereignis dann auf, wenn infolge einer Gefäßverletzung die Integrität des geschlossenen Blutkreislaufs aufgehoben wird. In den Prozess der plasmatischen Gerinnung sind subendotheliale Strukturen eingebunden, durch deren Aktivierung die

Blutung rasch beendet bzw. der Blutverlust begrenzt werden kann. Bei spontanen Blutungen, die ohne Einwirkung eines adäquaten Traumas entstehen, oder inadäquaten Blutungsereignissen, deren Intensität und/oder Dauer im Widerspruch zu dem einwirkenden Trauma stehen, muss das Vorliegen einer Blutgerinnungsstörung (hämorrhagische Diathese) oder einer pathologischen Veränderung des Gefäßsystems (Vasopathie) in Betracht gezogen werden.

3.5.2 Synonyme

- Hämorrhagische Diathese
- Hämorrhagie
- Koagulopathie

3.5.3 Definition

- Unter einer Blutung werden unterschiedliche Formen eines intravasalen Blutverlusts verstanden.
- Blutungsereignisse können lokal begrenzt oder systemisch auftreten und sich sowohl an extrakorporalen Grenzflächen als auch im Körperinneren manifestieren.

3.5.4 Ätiologie und Pathogenese

Hämostase

- Defekte im Bereich des Gefäßendothels führen zu einer Freilegung subendothelialer, prokoagulatorisch agierender Substanzen (u. a. Tissue Factor, Kollagen, von-Willebrand-Faktor [vWF]), welche zu einer Thrombozytenadhäsion an das Subendothel mit nachfolgender Thrombozytenaktivierung führen.
- Die Interaktion von Fibrinogen und des vWF mit thrombozytären Glykoprotein-Rezeptoren ermöglicht schließlich die Thrombozytenaggregation.
- Die Verbindung von endothelständigem Tissue Factor mit plasmatischem Faktor VIIa initiiert mittels Faktor Xa die Bildung von kleinsten Mengen Thrombin, welches zu einem Anstoß der plasmatischen Gerinnungskaskade mit einer Amplifizierung der Fibrinbildung führt.
- Die Gerinnungskaskade besteht aus verschiedenen Serinproteasen, welche in inaktiver Form im Plasma permanent zugegen sind und im Bedarfsfall nach Art einer Kettenreaktion durch Proteolyse unverzüglich in ihre aktive Form überführt werden (Faktoren II, VII, IX und X).
- Die thrombinvermittelte Aktivierung der Faktoren V und VIII potenziert dabei die Aktivität der Faktoren Xa und IXa zugunsten einer beschleunigten Fibrinbildung.
- Der sog. Prothrombinase-Komplex (Faktor Xa + Faktor Va) überführt Prothrombin in Thrombin, welches mittels Abspaltung der Fibrinopeptide A und B im Fibrinogen letztlich die Fibrinpolymerisation auslöst.
- Aktivierter Faktor XIIIa bewirkt eine Quervernetzung der entstandenen Fibrinpolymere und somit eine Stabilisierung des Fibrinnetzwerks (▶ Abb. 3.7).
- Neben den o. g. Vorgängen trägt auch die Vasokonstriktion zu einer lokalen Hämostase bei.

Fibrinolyse

- Die gleichzeitige Existenz und Aktivierung antikoagulatorischer Faktoren wie z. B. Antithrombin III (Inhibitor u. a. des Thrombin) und Protein C/Protein S (Inaktivierung der Faktoren Va und VIIIa) wirkt einer systemischen Gerinnungsaktivierung entgegen.

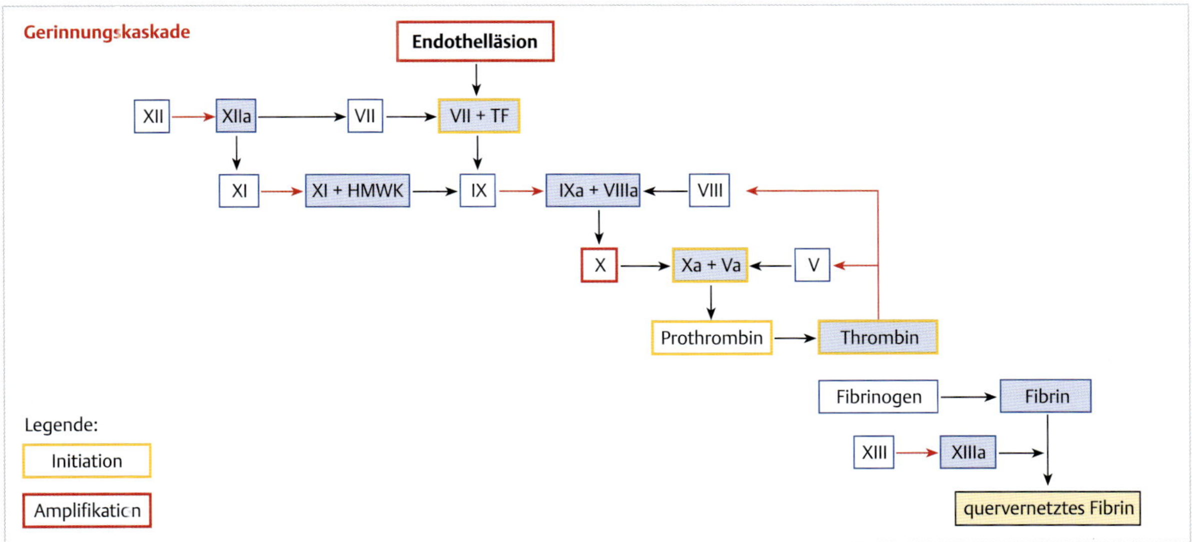

Abb. 3.7 Gerinnungskaskade. Aktivierung der verschiedenen Gerinnungsfaktoren infolge einer Gefäßläsion.

- Nach vollzogener Hämostase leitet die Aktivität des Plasmins mit Spaltung von Fibrin und Fibrinogen die Fibrinolyse ein.
- Auch die Aktivität des fibrinolytischen Systems wird mittels aktivierender (Plasmin, t-PA, u-PA) und inhibitorischer Faktoren (α2-Antiplasmin, PAI-1, PAI-2, TAFI) reguliert.

> **Merke**
>
> Prokoagulatorische und antikoagulatorische Faktoren stehen in einem ausgewogenen Gleichgewicht zueinander. Treten infolge erworbener oder angeborener Erkrankungen Funktionsstörungen in einem der beiden Systeme auf, so kann dies zu einer Blutungsneigung oder zu einer Thromboseneigung führen.

3.5.5 Symptomatik

- In Abhängigkeit von der Lokalisation und Ausdehnung einer Blutung werden verschiedene Blutungszeichen (sog. Blutungsstigmata) voneinander unterschieden:
  - Schleimhautblutungen, z. B. Epistaxis, gastrointestinale Blutungen, Hämaturie, Hämoptysen,
  - Hautblutungen, z. B. Hämatome, Sugillationen, Petechien,
  - Parenchymblutungen: z. B. intrazerebrale Blutung, Organeinblutungen,
  - Einblutungen in Körperhöhlen, z. B. Hämatothorax, hämorrhagischer Perikarderguss, Hyposphagma,
  - Gelenkblutungen (Hämarthros),
  - Muskel- und Weichteilblutungen.

3.5.6 Diagnostik

Diagnostisches Vorgehen

- Bei spontanen Blutungen oder inadäquaten Blutungsereignissen, deren Intensität und/oder Dauer im Widerspruch zu dem einwirkenden Trauma stehen, muss das Vorliegen einer Blutgerinnungsstörung oder einer pathologischen Veränderung im Bereich des Gefäßsystems in Betracht gezogen werden.
- Bei auffälligen Veränderungen der hämostaseologischen Globalparamater (Prothrombinzeit, aPTT) und/oder der Thrombozytenzahl sollte unabhängig von einer Blutungsanamnese eine weiterführende hämostaseologische Abklärung erfolgen (▶ Abb. 3.8).

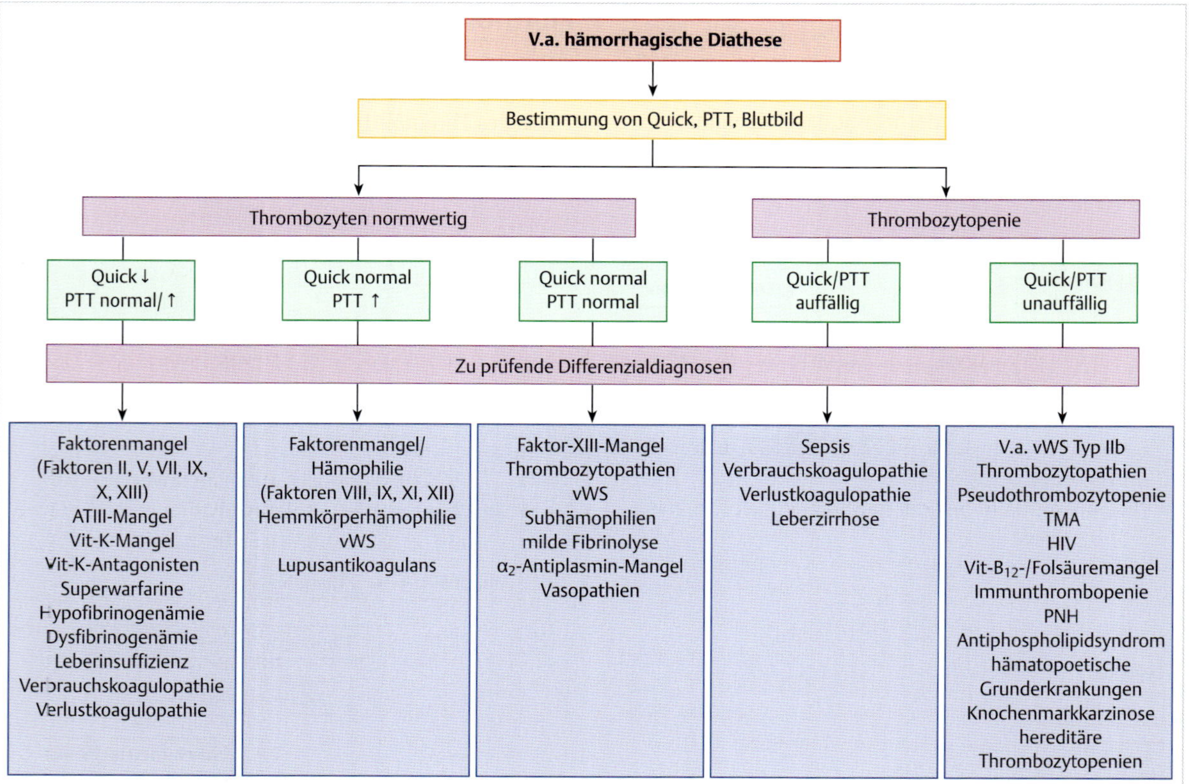

Abb. 3.8 Blutgerinnungsstörung. Diagnostisches Vorgehen bei Verdacht auf hämorrhagische Diathese (vWS: von-Willebrand-Faktor, TMA: thrombotische Mikroangiopathie).

Anamnese

- Die Anamnese des Patienten einschließlich einer detaillierten Familienanamnese kann einer ersten Einschätzung dahingehend dienen, ob es sich bei der vorliegenden hämorrhagischen Diathese um eine angeborene oder um eine erworbene Blutgerinnungsstörung handelt.
- Das klinische Blutungsmuster kann zudem erste Hinweise für das von der Hämostasestörung betroffene Kompartiment liefern.
- Die Anamnese sollte folgende **Fragen** berücksichtigen:
  - Welche Blutungszeichen liegen vor?:
    - Epistaxis,
    - Schleimhautblutungen, z. B. GI-Blutungen,
    - Gelenk-, Muskelblutungen,
    - Petechien,
    - Blutungen nach Operationen, zahnärztlichen Eingriffen, Bagatellverletzungen, postpartal,
    - Hämatome ohne erinnerliches Trauma, Lokalisation, Größe.
  - Ausmaß des Blutverlusts (Transfusionsbedarf/operative Blutungsrevision)?
  - In welchen Situationen treten Blutungszeichen auf?
    - Auftreten spontan oder in Zusammenhang mit einem Trauma,
    - zweizeitig nach initialer Blutstillung.
  - Zeitpunkt der Erstmanifestation einer Blutungsneigung,
  - Dauer des Blutungsereignisses,
  - Dauer und Stärke der Menstruation.
  - Anwendung von ASS/NSAR/COX-Inhibitoren im zeitlichen Zusammenhang mit dem Blutungsereignis.
  - Medikamentenanamnese einschl.
    - orale Antikoagulanzien,
    - Thrombozytenaggregationshemmer,
    - Bedarfsmedikamente,
    - Antibiotika,
    - Kontrazeptiva,
    - Exposition gegenüber Superwarfarinen
  - Noxenabusus,
  - Neigung zu Wundheilungsstörungen,
  - Komorbiditäten einschl. Autoimmunerkrankungen,
  - bestehende oder zurückliegende Schwangerschaft/Entbindung,
  - thromboembolische oder kardiovaskuläre Ereignisse,
  - B-Symptome,
  - Notfallausweis vorhanden?
  - ggf. psychiatrische Exploration.

Körperliche Untersuchung

- In der klinischen Untersuchung sind Blutungsstigmata zu objektivieren und Blutungsmuster zu erfassen.
- Die Untersuchung sollte Stamm und Extremitäten sowie die Inspektion der einsehbaren Schleimhäute umfassen.
- Bei Vorliegen sekundärer hämorrhagischer Diathesen kann die klinische Untersuchung Hinweise für eine zugrunde liegende Grunderkrankung geben.
- Folgende Aspekte sind bei der klinischen Untersuchung zu beachten:
  - Hämatome, Bewertung von
    - Lokalisation und Verteilungsmuster,
    - Anzahl,
    - Größe,
    - Alter,
    - Begrenzung (scharf/unscharf).
  - Sugillationen,
  - Petechien,
  - Hämarthros,
  - Gelenkdeformitäten,
  - Weichteil- und Muskelblutungen/Kompartmentsyndrom,
  - Inspektion der Schleimhäute,
  - Teleangiektasien von Haut/Schleimhäuten/Zunge/Lippen/Nagelbett,
  - Pupillenstatus bei neurologischen Auffälligkeiten,
  - Vitalzeichen bei schwerem Blutungsereignis,
  - Splenomegalie, Lymphadenopathie,
  - Inspektion von Punktionsstellen bzw. Insertionsstellen von peripheren/zentralen Zugängen/Drainagen,
  - Hinweise für Fremd-/Selbstverletzung.

Labor

- Die hämostaseologische Diagnostik soll nach Möglichkeit im engen zeitlichen Zusammenhang mit dem Blutungsereignis erfolgen.
- Der Diagnosegang soll dabei einer Stufendiagnostik folgen, welcher basierend auf den Befunden von Globaltests ausgewählte Spezialuntersuchungen oder Bestätigungsuntersuchungen ergänzt (▸ Tab. 3.4).
- Als **Globaltests** eignen sich:
  - die Prothrombinzeit (Synonym Quick-Test, Thromboplastinzeit), welche die Gerinnungsfaktoren II, V, VII, X und Fibrinogen erfasst, und
  - die Partielle Thromboplastinzeit (Synonym aPTT), welche neben den Kontaktfaktoren einschließlich des Faktors XII, die Faktoren II, V, VIII, IX, X, XI, und Fibrinogen abbildet.
  - Beide Globaltests sind simultan anzuwenden.
  - Unterschiedliche Befundkonstellationen erlauben den Rückschluss auf bestimmte Differenzialdiagnosen (▸ Tab. 3.5).
- Zum Nachweis thrombozytärer Defekte und komplexer Gerinnungsstörungen ist die Durchführung eines Blutbildes einschließlich eines mikroskopischen Differenzialblutbildes obligat.
- Die Bestimmung der Faktor-XIII-Aktivität und der In-vitro-Blutungszeit (PFA100-Test) sollten bei der Basisuntersuchung enthalten sein, da weder die Prothrombinzeit noch die aPTT die Aktivität des Faktors XIII sowie Thrombozytopathien detektieren.

Tab. 3.4 Hämostaseologische Global- und Spezialparameter.

Globaltests und Spezialdiagnostik			Spezieller Test
Globaltests			Thromboplastinzeit (Quick) aPTT Maschinelles Differentialblutbild Mikrokopisches Differentialblutbild Faktor XIII PFA100-Test
Spezialdiagnostik	Plasmatisches System		Faktoren II, V, VII, VIII, IX, X, XI, XII, XIII Plasmamischversuch Inhibitornachweis von-Willebrand-Antigen/-Aktivität von-Willebrand-Multimere
	Fibrinolytische Aktivatoren		Abgeleitetes Fibrinogen Fibrinogen nach Clauss Thrombinzeit Reptilasezeit Fibrinspaltprodukte α2-Antiplasmin D-Dimere
	Thrombozytäres System	Pseudothrombozytopenie	Thromboexact Thrombozytenzahl in Zitrat
		Thrombozytopathie	Thrombozytenaggregometrie Thrombozytendurchflusszytometrie
		Thrombozytopenien	Fragmentozytenzahl Vitamin B12, Folsäure Coombs-Test, Hämolyseparameter thrombozytäre Auto-/Alloantikörper Lupusantikoagulanzien-Diagnostik HIT-Test Durchflusszytometrie (PNH?) Knochenmarkpunktion von-Willebrand-Parameter

Tab. 3.5 Befundkonstellationen im Globaltest und mögliche Differenzialdiagnosen.

Befund-konstellation	Mögliche Ursachen
Quick ↓, aPTT normal	Faktor-VII-Mangel Leichter Faktor-II-Mangel Leichter Faktor-V-Mangel Leichter Faktor-X-Mangel Vitamin-K-Antagonisten Vitamin-K-Mangel Schwerer Fibrinogenmangel Dysfibrinogenämien
Quick normal, aPTT ↑	Faktor-VIII-Mangel Faktor-IX-Mangel Faktor-XI-Mangel Faktor-XII-Mangel vWS mit Faktor-VIII-Mangel Lupusantikoagulans
Quick ↓, aPTT ↑	Faktor-II-Mangel Faktor-V-Mangel Faktor-X-Mangel Fibrinogenmangel, Dysfibrinogenämie Vitamin-K-Antagonisten, Vitamin-K-Mangel Verbrauchs-, Verlustkoagulopathie Leberinsuffizienz Kryoglobuline
Quick normal, aPTT normal	Faktor-XIII-Mangel Thrombozytopathien von-Willebrand-Syndrome α2-Antiplasminmangel Subhämophilie Leichte Fibrinolyse

Praxistipp

Positive Befunde sollen mittels einer Zweituntersuchung bestätigt werden.

- Laborchemische Routineuntersuchungen mit Bestimmung der Nieren- und Leberfunktionsparameter sowie von Akut-Phase-Parametern sind zusätzlich erforderlich, um mögliche Ursachen sekundärer hämorrhagischer Diathesen zu klären.
- Bei der Probengewinnung für gerinnungsphysiologische Untersuchungen sind präanalytische Fehler zu vermeiden (Kap. 1.4.8):
  - Unzureichende Füllung der Zitratprobe,
  - lange Stauungszeiten,
  - zu schnelle oder zu langsame Füllung der Probengefäße,
  - lange Transportzeiten in das Diagnostiklabor,
  - Entnahme der Blutprobe im Bereich heparinhaltiger Zugangswege.

> **Cave**
>
> Bei der Interpretation von Laborbefunden ist zu berücksichtigen, dass ein Teil der hämostaseologischen Parameter physiologischen Schwankungen z. B. infolge von Umständen wie Stresssituationen, Akut-Phase-Reaktionen, hormonellen Einflüssen (Schwangerschaft, Menstruationszyklus, Kontrazeptiva) unterliegen, sodass unter Umständen Mehrfachuntersuchungen erforderlich sind, um eine hämorrhagische Diathese zu identifizieren.

3.5.7 Differenzialdiagnosen

- Störungen der Hämostase, die mit einer hämorrhagischen Diathese einhergehen, können folgende Systeme betreffen:
  - das thrombozytäre System (Thrombozytopenien, Thrombozytenfunktionsstörungen),
  - das plasmatische System (quantitative Abweichungen einzelner oder mehrerer prokoagulatorischer Gerinnungsfaktoren) sowie
  - das fibrinolytische System.
- Neben isolierten Störungen der Hämostase können auf dem Boden z. B. infektiöser, entzündlicher oder maligner Grunderkrankungen auch komplexe Blutgerinnungsstörungen entstehen. Diese können sowohl Komponenten der koagulatorischen als auch der antikoagulatorischen Antwort, häufig auch des thrombozytären Systems miteinbeziehen (z. B. Verbrauchskoagulopathie).
- Im Fall unauffälliger hämostaseologischer Untersuchungen muss das Vorliegen einer Vasopathie als Ursache von Blutungsereignissen überprüft werden.
- Pathologische Veränderungen der Gefäß- bzw. der Kapillarwand können eine Blutung auslösen.
- Druckveränderungen im Gefäßsystem (arterieller Hypertonus, portaler Hypertonus) können Blutungsereignisse begünstigen.
- Differenzialdiagnosen hämorrhagischer Diathesen ▶ Tab. 3.6.

3.5.8 Therapie

Therapeutisches Vorgehen

- Die Therapie richtet sich nach der zugrunde liegenden Ursache der hämorrhagischen Diathese.

3.5.9 Nachsorge

- Die Nachsorge einer Blutung richtet sich nach der zugrunde liegenden Ursache der hämorrhagischen Diathese.

Tab. 3.6 Differenzialdiagnosen hämorrhagischer Diathesen.

Art der hämorrhagischen Diathese	Mögliche Differenzialdiagnosen
Plasmatische Gerinnungsstörungen	von-Willebrand-Syndrom Einzelfaktor-Mangelzustände Hemmkörperhämophilie kombinierte Einzelfaktor-Mangelzustände Vitamin-K-Mangel Superwarfarine Überdosierung von Vitamin-K-Antagonisten
Störungen des fibrinolytischen Systems	Hypofibrinogenämie Afibrinogenämie Dysfibrinogenämie α2-Antiplasmin-Mangel Tumorassoziierte Hyperfibrinolyse, AML M3 Verbrauchskoagulopathie Leberzirrhose
Komplexe Koagulopathien	Leberinsuffizienz Niereninsuffizienz Verbrauchskoagulopathie Verlustkoagulopathie Amyloidose, Paraproteinämie Sepsis
Vasopathien	Morbus Osler Ehlers-Danlos-Syndrom Angiodysplasien Aneurysmata

Tab. 3.6 Fortsetzung

Art der hämorrhagischen Diathese			Mögliche Differenzialdiagnosen
Thrombozytäre Gerinnungsstörungen	Hereditäre Thrombozytopathien		Wiskott-Aldrich-Syndrom Bernard-Soulier-Syndrom Glanzmann-Thrombasthenie May-Hegglin-Anomalie Storage-Pool-Erkrankungen von-Willebrand-Plättchen-Typ
	Erworbene Thrombozytopathien		Niereninsuffizienz, Leberinsuffizienz medikamenteninduziert (z. B. ASS) Myeloproliferative Erkrankungen
	Hereditäre Thrombozytopenien		Kongenitale amegakaryozytäre Thrombozytopenie Thrombozytopenie und Absent-radii-Syndrom (TAR) u. a.
	Erworbene Thrombozytopenien	1) infolge einer Bildungsstörung	MDS (Myelodysplatische Syndrome) Aplastische Anämie Vitamin-B12-/Folsäuremangel Toxische Knochenmarkschädigung Medikamenteninduzierte Thrombozytopenie Maligne Knochenmarkinfiltration Leberzirrhose
		2) infolge einer Umsatzstörung	Verbrauchskoagulopathie Thrombotische Mikroangiopathie Alloimmunthrombozytopenie Autoimmunthrombozytopenie Evans-Syndrom HIT II Immunologisch medikamenteninduzierte Thrombozytopenie Posttransfusionelle Purpura Kasabach-Merritt-Syndrom Sepsis
		3) infolge einer Verteilungsstörung	Hypersplenismus
	Sonstige Ursachen einer Thrombozytopenie		HIV Schwangerschaftsassoziierte Thrombozytopenie PNH von-Willebrand-Syndrom Typ IIb Pseudothrombozytopenie Antiphospholipidsyndrom Fanconi-Anämie

3.5.10 Verlauf und Prognose

- Verlauf und Prognose einer Blutung richten sich nach der zugrunde liegenden Ursache der hämorrhagischen Diathese.

3.5.11 Wichtige Internetquellen

- www.gth-online.org
- www.isth.org
- www.onkopedia.com/

3.6 Thrombose und Embolie

Brigitte Schneider

3.6.1 Steckbrief

Thrombosen entstehen auf dem Boden einer endovasalen Gerinnungsaktivierung, welche mit einem partiellen oder vollständigen Gefäßverschluss durch ein Blutgerinnsel (Thrombus) einhergeht. Ursachen dieser inadäquaten Hämostase können auf einer Dysbalance pro- und antikoagulatorischer plasmatischer Faktoren beruhen. Auch Veränderungen der Blutströmungsverhältnisse oder Defekte im Bereich des Gefäßendothels können eine Thrombogenese hervorrufen (Virchow-Trias). Die Verschleppung von thrombotischem Material mit dem venösen

Blutstrom in die pulmonal-arterielle Gefäßstrombahn führt zu einer Lungenarterienembolie, welche je nach Lokalisation bzw. Ausmaß mit einer hohen Frühletalität verbunden sein kann.

3.6.2 Synonyme

- Venenthrombose, Phlebothrombose
- Lungenarterienembolie, Lungenthromboembolie

3.6.3 Definition

- Thrombose: Partieller oder vollständiger Verschluss eines arteriellen oder venösen Gefäßes bzw. der kapillären Strombahn durch ein Blutgerinnsel.
- Embolie: Ablösung von thrombotischem Material und Verschleppung mit dem Blutstrom in einen nachgeschalteten Gefäßabschnitt.

3.6.4 Ätiologie und Pathogenese

- Die Entwicklung venöser Thrombosen beruht auf
  - einer angeborenen oder im Rahmen transienter Risikosituationen erworbenen Imbalance pro- und antikoagulatorischer Faktoren der Hämostase und/oder
  - auf veränderten Strömungsverhältnissen in den betroffenen Gefäßabschnitten (z. B. Herabsetzung der Blutfließgeschwindigkeit durch Immobilisation, Hyperviskosität, intra-/extravasalen Stenosen, Wirbelbildung, Herzinsuffizienz).
  - Auch Endothelschädigungen z. B. infolge Entzündungen oder Verletzungen tragen zu einer Thrombusbildung bei, da die primäre Hämostase physiologisch eng an das Gefäßendothel gekoppelt ist.
- Venöse Thrombosen betreffen häufig das tiefe Venensystem.
- Ursachen:
  - Unterschiedliche Ursachen und Risikofaktoren für die Entwicklung einer venösen Thromboembolie: ▶ Tab. 3.7.
  - Thrombusbildung im Zusammenhang mit einer malignen Grunderkrankung (Trosseau-Syndrom) folgt einem komplexen Geschehen, u. a.
    - Expression von prokoagulatorischen Substanzen (tissue factor) und Fibrinolyse hemmenden Faktoren (PAI-I, PAI-II) durch den Tumor sowie Zytokinfreisetzung mit nachfolgender Endothelschädigung,
    - krankheits- und therapiespezifische Faktoren (z. B. Tumorentität, Immobilisation, Chemotherapie), die zusätzlichen prothrombogenen Risikofaktoren entsprechen.
- Embolie:
  - Ein appositionelles Thrombuswachstum in proximale Gefäßabschnitte geht mit dem Risiko einer Embolisation in die pulmonal-arterielle Gefäßstrombahn einher.
  - In Abhängigkeit von Lokalisation und Ausmaß einer Lungenarterienembolie besteht das Risiko einer schweren rechtsventrikulären Dysfunktion mit Entwicklung eines kardiogenen Schocks.

Tab. 3.7 Ursachen einer venösen Thromboembolie.

Hereditäre Thrombophilie	Erworbene Thrombophilie	Konstitutionelle und transiente prothrombogene Risikofaktoren	Sonstige Risikofaktoren
Faktor-V-Leiden-Mutation heterozygot und homozygot Prothrombingenmutation heterozygot und homozygot Hereditärer ATIII-Mangel Hereditärer Protein-C-Mangel Hereditärer Protein-S-Mangel Sticky platelet syndrom Kongenitale Homocysteinurie, Hyperhomocysteinämie Kombinierte hereditäre Defekte	Antiphospholipidsyndrom Persistierende Faktor-VIII-Aktivitätserhöhung Erworbener ATIII-Mangel (z. B. Asparaginase, Lebererkrankung, Proteinurie) Erworbener Protein-C-, Protein-S-, Protein-Z-Mangel Malignome Myeloproliferative Erkrankungen Paroxysmale nächtliche Hämoglobinurie (PNH) Immunmodulatoren Hochdosierte Steroidtherapie Heparin-induzierte Thrombozytopenie vom Typ II Tamoxifen Thrombosen infolge **konstitutioneller und transienter Risikofaktoren** (s. letzte Spalte)	Adipositas Immobilisierung Langstreckenflüge, lange Autofahrten etc. Chirurgische Eingriffe, Verletzungen Nikotinkonsum Schwangerschaft und Wochenbett Hormonelle Kontrazeptiva/Hormonersatztherapie Dehydratation bzw. Hyperviskosität	Thromboembolisches Ereignis in der Vorgeschichte Kardiopulmonale Erkrankungen Lebererkrankungen Nephrotisches Syndrom Vitamin-K-Mangel Infektiöse, entzündliche Erkrankungen Vaskulitis Gefäßengstellen infolge Stenosen/Kompression/Einflussstauung Paget-Schroetter-Syndrom May-Thurner-Syndrom Varikosis

3.6.5 Symptomatik

- Die Symptomatik einer venösen Thrombose bzw. Embolie wird durch die Größe und Lokalisation des Thrombus im Gefäßsystem bestimmt.
- Klinische Symptome der wichtigsten Manifestationen einer venösen Thromboembolie und Lungenembolie: ▶ Tab. 3.8

3.6.6 Diagnostik

Diagnostisches Vorgehen

- Das diagnostische Vorgehen soll einem risikostratifiziertem Untersuchungsgang anhand eines hierfür validierten Scores folgen (z. B. Wells-Score).
- Auf Grundlage der Anamnese und klinischen Untersuchung wird zunächst die klinische Wahrscheinlichkeit für das Vorliegen einer Thromboembolie ermittelt (▶ Tab. 3.9, ▶ Tab. 3.10).
- Die Risikoeinschätzung bestimmt maßgeblich die Indikation für eine nachfolgende D-Dimer-Bestimmung oder für eine bildgebende Diagnostik (▶ Abb. 3.9, ▶ Abb. 3.10).

Anamnese

Akutsituation

- In der Akutsituation ist für das risikostratifizierte diagnostische Vorgehen die Klärung der folgenden Fragen maßgeblich:
  - Aktive Tumorerkrankung,
  - bekannte Paresen,
  - Immobilisation,
  - Bettruhe > 3 Tage,
  - große chirurgische Eingriffe vor < 12 Wochen,
  - vorbestehende Thromboembolie,
  - Hämoptysen.

Tab. 3.8 Klinik venöser Thromboembolien.

Symptome und Komplikationen	Tiefe Becken- und Beinvenenthrombose	Lungenarterienembolie
Klinische Symptome	Umfangsvermehrung/Ödem Umfangsdifferenz Schmerz Rötung/Überwärmung Waden-/Fußsohlenschmerz Vermehrte Venenzeichnung	Akuter thorakaler Schmerz Thorakales Beklemmungsgefühl Rückenschmerz Dyspnoe, Tachypnoe Reizhusten Hämoptysen Synkope/Präsynkope Rechtsventrikuläre Dysfunktion
Komplikationen	Lungenarterienembolie Venenklappeninsuffizienz Postthrombotisches Syndrom	Kardiogener Schock Pulmonale Hypertonie CTEPH

CTEPH: chronische thromboembolische pulmonale Hypertonie

Tab. 3.9 Schätzung der Wahrscheinlichkeit einer tiefen Beinvenenthrombose.

Klinische Wahrscheinlichkeit für TVT (Wells-Score)	Score
Aktive Tumorerkrankung	1
Lähmung oder kürzliche Immobilisation	1
Bettruhe > 3 Tage; große Chirurgie < 12 Wochen	1
Schmerz/Verhärtung entlang der tiefen Venen	1
Schwellung des ganzen Beins	1
Umfangsdifferenz der Unterschenkel > 3 cm	1
Eindrückbares Ödem am symptomatischen Bein	1
Kollateralvenen	1
TVT in der Vorgeschichte	1
Alternative Diagnose mindestens ebenso wahrscheinlich wie Venenthrombose	−2

Score < 2 klinische Wahrscheinlichkeit nicht hoch
Score > 2 klinische Wahrscheinlichkeit hoch

Tab. 3.10 Schätzung der Wahrscheinlichkeit einer Lungenembolie (Wells-Score)

Klinische Wahrscheinlichkeit für LE	Score
Frühere TVT oder LE	1
Frische Operation oder Immobilisation	1
Tumorerkrankung	1
Hämoptyse	1
Herzfrequenz > 100/min	1
Klinische Zeichen einer TVT	1
Alternative Diagnose unwahrscheinlicher als LE	1

Score 0–1 klinische Wahrscheinlichkeit nicht hoch
Score > 2 klinische Wahrscheinlichkeit hoch

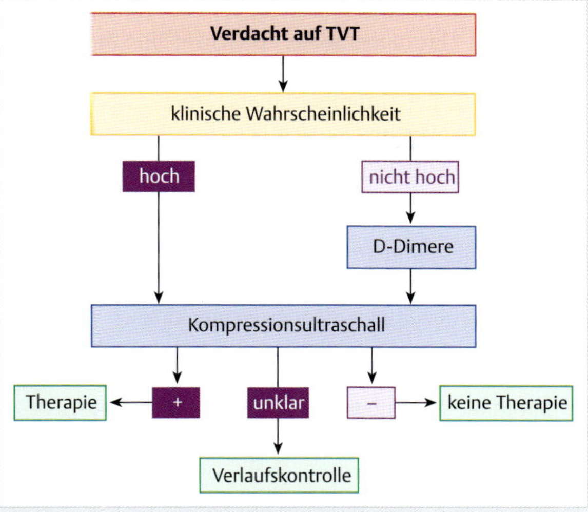

Abb. 3.9 Thrombose. Diagnostischer Algorithmus.

Schätzung des Rezidivrisikos thromboembolischer Ereignisse

- Nachdem die Diagnose eines thromboembolischen Ereignisses gestellt wurde, ist eine sorgfältige Anamnese zwecks Identifizierung transienter prothrombogener Risikofaktoren zur Abgrenzung gegen sogenannte spontane Thromboembolien essenziell, da sich hiernach die Risikoeinschätzung hinsichtlich eines Rezidivereignisses und damit die Dauer und Intensität der medikamentösen Sekundärprophylaxe richten.
- Die Anamnese soll die nachfolgenden Fragestellungen umfassen:
  - Fragen nach konstitutionellen und transienten Risikofaktoren:
    - Immobilisierung,
    - Langstreckenflüge, lange Autofahrten etc.,
    - chirurgische oder anderweitige invasive Eingriffe,
    - Verletzungen,
    - Nikotinkonsum,
    - Schwangerschaft und Wochenbett,
    - Anwendung hormoneller Kontrazeptiva,
    - Anwendung einer Hormonersatztherapie,
    - Dehydratation bzw. Hyperviskosität,
    - Zentral- und periphervenöse intravasale Katheter,
    - Größe, Gewicht (Ermittlung des BMI).
  - Medikamentenanamnese,
  - Heparinexposition innerhalb der vergangenen 14 Tage,
  - thromboembolische bzw. kardiovaskuläre Ereignisse sowie Aborte in der Eigen- und Familienanamnese,
  - Begleiterkrankungen,
  - Varikosis,
  - Vorliegen von B-Symptomen,
  - regelmäßige Teilnahme an den empfohlenen Krebsvorsorgeuntersuchungen.

Körperliche Untersuchung

- Bei der körperlichen Untersuchung sind die Merkmale zu beurteilen, die für ein risikostratifiziertes diagnostisches Vorgehen relevant sind:
  - Schmerz/Verhärtung entlang der tiefen Venen,
  - Schwellung des ganzen Beins,

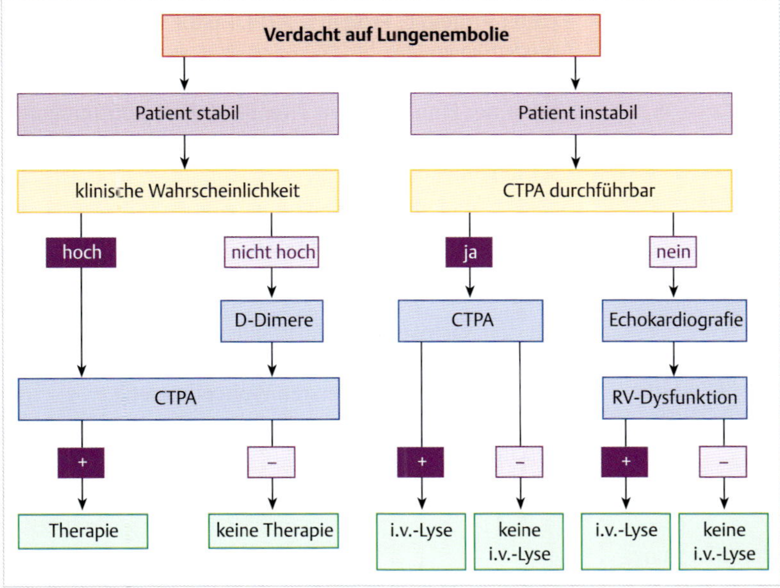

Abb. 3.10 Lungenembolie. Diagnostisches Vorgehen (CTPA: Computertomografische Pulmonalisangiografie).

- ○ Unterschenkelschwellung > 3 cm gegenüber der Gegenseite,
- ○ Nachweis eines Ödems,
- ○ Nachweis von Kollateralvenen,
- ○ Hinweis für andere Differenzialdiagnosen einer Thromboembolie,
- ○ Vitalzeichen (Blutdruck, Puls).

Labor

Bestimmung der D-Dimer-Konzentration

- D-Dimere entstehen physiologisch im Rahmen des plasminvermittelten Abbaus von quervernetztem Fibrin.
- D-Dimere erlauben den indirekten Nachweis einer vollzogenen Fibrinbildung.
- D-Dimer-Konzentration korreliert mit der Menge des enzymatisch degradierten Fibrins; deshalb kann die quantitative Bestimmung der D-Dimere mit einer hohen Sensitivität zur Einschätzung einer intravasalen Gerinnung bzw. einer Hyperkoagulabilität herangezogen werden.
- Spezifität einer D-Dimer-Erhöhung ist jedoch gering; daher erlaubt der alleinige Nachweis von D-Dimeren nicht den Rückschluss auf ein thromboembolisches Ereignis.
- Die Indikation für eine D-Dimerbestimmung und deren Bewertung muss immer im Zusammenhang mit der Klinik des Patienten erfolgen.
- Andere Differenzialdiagnosen einer D-Dimer-Erhöhung sind:
  - ○ Hämangiome,
  - ○ Aortenaneurysma,
  - ○ Aortendissektion,
  - ○ Kasabach-Merritt-Syndrom,
  - ○ akute/chronische Entzündungen,
  - ○ Malignome,
  - ○ operative Eingriffe, Verletzungen, Trauma,
  - ○ Osteomyelitis,
  - ○ Infektionen,
  - ○ Fibrinolyse,
  - ○ Schwangerschaft,
  - ○ Hämatome.

Ergänzende Laborparameter

- Aufgrund der diagnostischen und therapeutischen Konsequenz empfiehlt sich bei Patientinnen im gebärfähigen Alter die Durchführung eines Schwangerschaftstests.

Thrombophiliediagnostik

- Die Thrombophiliediagnostik dient der Identifizierung von plasmatischen hereditären oder erworbenen thrombophilen Risikofaktoren.
- Die jeweiligen Befunde besitzen für die Primärbehandlung einer Thromboembolie zunächst keine therapeutische Relevanz.
- Die Befunde der Thrombophilieparameter werden in der Risikobewertung hinsichtlich eines Rezidivereignisses berücksichtigt und können in Einzelfällen Einfluss auf Art, Intensität und Dauer einer Rezidivprophylaxe nehmen.
- Im Fall einer familiären Häufung von thromboembolischen Ereignissen kann die Thrombophiliediagnostik auch zur frühzeitigen Identifizierung klinisch asymptomatischer Familienangehöriger 1. Grades sinnvoll sein.
- Indikationen für eine Thrombophiliediagnostik:
  - ○ Spontane Thrombosen vor dem 50. Lebensjahr,
  - ○ rezidivierende Thrombosen,
  - ○ Thrombosen atypischer Lokalisation,
  - ○ frühzeitige Identifizierung einer hereditären Thrombophilie bei asymptomatischen Familienangehörigen 1. Grades.
- Bestandteile der Thrombophiliediagnostik:
  - ○ Faktor-V-Leiden-Mutation,
  - ○ Prothrombingenmutation,
  - ○ ATIII-Bestimmung, ggf. Mutationsanalyse,
  - ○ Protein-C-Bestimmung,
  - ○ Protein-S-Bestimmung,
  - ○ Faktor-VIII-Aktivität,
  - ○ Lupusantikoagulanziendiagnostik,
  - ○ Cardiolipin-IgM/IgG-, Anti-β2-Glykoprotein-Antikörper-Titer,
  - ○ Quick, aPTT, Fibrinogen, D-Dimere,
  - ○ Homocystein.
- Die Diagnostik sollte frühestens 2–3 Monate nach dem thromboembolischen Geschehen vorgenommen werden, damit die plasmatischen Thrombophilieparameter valide beurteilt werden können. Dies betrifft die Parameter Protein C, Protein S, ATIII, Faktor VIII und das Lupusantikoagulans.
- Weiterhin ist zu berücksichtigen, dass ihre Beurteilung unter der Einnahme von Vitamin-K-Antagonisten und den neuen oralen Antikoagulanzien erheblichen Einschränkungen unterliegt.

Bildgebende Diagnostik

Kompressionssonografie

- Für den Nachweis bzw. Ausschluss einer tiefen Venenthrombose wird die Kompressionssonografie als bildgebendes Verfahren der ersten Wahl eingesetzt.
- Zusätzliche Duplexsonografie bei venösen Gefäßabschnitten, die einer Kompression nicht zugänglich sind (z. B. Venenabschnitte proximal des Leistenbands)

CT-/MR-Phlebografie

- Beckenvenenthrombosen und V.-cava-Thrombosen lassen sich in ihrer Ausdehnung mittels einer Schnittbildgebung darstellen (CT-/MR-Phlebografie).

Computertomografische Pulmonalisangiografie (CTPA)

- Als Goldstandard für die Diagnose einer Lungenarterienembolie hat sich die computertomografische Pulmonalisangiografie (CTPA) etabliert.

Instrumentelle Diagnostik

Echokardiografie

- Bei Nachweis einer Lungenarterienembolie ist zur Einschätzung der hämodynamischen Relevanz bzw. des prognostischen Verlaufs eine transthorakale Echokardiografie durchzuführen.
- Bei echokardiografischen (rechtsventrikuläre Dysfunktion) oder klinischen Hinweisen für eine hämodynamische Instabilität besteht die Indikation für eine intensivmedizinische Überwachung des Patienten.

3.6.7 Differenzialdiagnosen

- Venöses Ödem,
- Lymphödem,
- Erysipel,
- obere/untere Einflussstauung.

3.6.8 Therapie

Therapeutisches Vorgehen

- Für die Einleitung der therapeutischen Antikoagulation eignen sich das unfraktionierte Heparin (UFH) und die niedermolekularen Heparine (NMWH).
- Beim Einsatz von UFH und NMWH sind potenzielle Kontraindikationen (Heparin-induzierte Thrombozytopenie vom Typ II) sowie Dosisanpassungen bei Niereninsuffizienz zu berücksichtigen (NMWH).
- Für die nachfolgende orale Antikoagulation stehen neben den Vitamin-K-Antagonisten (Phenprocoumon, Warfarin) die direkten oralen Antikoagulanzien (Apixaban, Dabigatran, Edoxaban, Rivaroxaban) zur Verfügung.
- Die Anwendung von Vitamin-K-Antagonisten erfordert in der Anfangsphase die überlappende Antikoagulation mit einem Heparinpräparat.
- Bei hämodynamisch instabilen Patienten nach Lungenembolie besteht die Indikation für eine Thrombolyse sowie für eine intensivmedizinische Überwachung.
- Thrombus-beseitigende Maßnahmen (lokale Thrombolyse, Thrombektomie) sind auch bei ausgedehnten Befunden einer tiefen Venenthrombose frühzeitig zu prüfen.
- Zur Prophylaxe eines postthrombotischen Syndroms ist eine Kompressionstherapie der betroffenen Extremität erforderlich.

3.6.9 Nachsorge

- Tiefe Beinvenenthrombose: Dopplersonografische Untersuchung zur Beurteilung der Rekanalisation 3 Monate nach Einleitung einer oralen Antikoagulation.
- Lungenarterienembolie:
  - An eine mögliche CTEPH ist zu denken bei persistierenden oder im Verlauf wieder auftretenden thorakalen Beschwerden bzw. Einschränkungen der körperlichen Belastbarkeit nach Lungenarterienembolie.
  - Diese sollte mittels weiterführender diagnostischer Maßnahmen ausgeschlossen werden (Echokardiografie, Spiroergometrie).
- Patienten mit einem idiopathischen, thromboembolischem Ereignis sollen in regelmäßigen Abständen den üblichen Tumorvorsorgeuntersuchungen zugeführt werden.

3.6.10 Verlauf und Prognose

- Zeitnahe Einleitung einer therapeutischen Antikoagulation bzw. rekanalisierender Maßnahmen bestimmt im Wesentlichen die Prognose eines thromboembolischen Ereignisses (Vorbeugung eines appositionellen Thrombuswachstums, Prophylaxe einer Thromboembolie).
- Im Verlauf der oralen Antikoagulation sind für den Patienten essenziell:
  - die Compliance bzgl. der regelmäßigen Einnahme des Antikoagulans und
  - die für die Güte der INR-Einstellung von Vitamin-K-Antagonisten erforderlichen, regelmäßigen Blutuntersuchungen.
  - Aus Gründen der Therapiesicherheit sollte der Patient im Fall einer Langzeitanwendung von Vitamin-K-Antagonisten für die INR-Selbstmessung geschult werden.
- Langzeitprognose: Hier ist das individuelle thromboembolische Rezidivrisiko entscheidend, welches maßgeblich die Dauer einer oralen Antikoagulation bestimmt und u. a. die nachfolgenden Kriterien berücksichtigen soll:
  - Lokalisation und Ausmaß einer Thromboembolie,
  - Ursache einer Thromboembolie (idiopathisch versus provoziert),
  - Erstereignis versus Rezidivereignis,
  - Nachweis eines Residualthrombus nach 3-monatiger Antikoagulation,
  - Verlauf der D-Dimer-Konzentration nach Absetzen des Antikoagulans,
  - Thrombophile Diathesen mit hohem Rezidivrisiko (z. B. Antiphospholipidsyndrom).

- Die Entscheidung für eine längerfristige Antikoagulation soll stets gegen das individuelle Blutungsrisiko abgewogen werden und in regelmäßigen, z. B. jährlichen Abständen einer erneuten Nutzen-Risiko-Analyse unterzogen werden.
- Nach Absetzen der oralen Antikoagulation:
  - Vermeidung thrombophiler Risikofaktoren (z. B. durch Nikotinkarenz, Abstinenz hormoneller Kontrazeptiva).
  - In prothrombogenen Risikosituationen ist eine Thromboembolieprophylaxe z. B. mit NMWH empfehlenswert (z. B. Langstreckenflüge, Immobilisation etc.).

3.6.11 Wichtige Internetquellen

- www.gth.de
- www.isth.de
- www.CHEST.com

Kapitel 4
Laborbefunde

4 Laborbefunde

4.1 Anämie

Kai Hübel

4.1.1 Steckbrief

Die Anämie zählt sicherlich zu den häufigsten Befunden in der allgemein-internistischen Praxis. Betroffen sind dabei Patienten aller Altersgruppen und beiderlei Geschlechts. Für die Entstehung einer Anämie kommen zahlreiche Ursachen infrage, was sich in den vielfältigen Anämieformen widerspiegelt. Gemeinsam sind allen anämischen Krankheitsbildern ein Mangel an Erythrozyten bzw. ein erniedrigter Hämatokrit und/oder eine Verringerung des Hämoglobinwerts. Dadurch verringert sich die Fähigkeit des Bluts, ausreichend Sauerstoff zur Verfügung zu stellen.

M!

Merke

Bei dem Verdacht auf Vorliegen einer Anämie ist eine klar strukturierte Abklärung erforderlich, da eine Anämie ein Symptom einer Grunderkrankung oder einer Mangelernährung darstellt.

4.1.2 Synonyme

- Blutarmut (umgangssprachlich)
- Blutmangel (umgangssprachlich)

4.1.3 Definition

- Gemäß WHO liegt eine Anämie vor bei einer Hämoglobinkonzentration von < 13 g/dl (Männer) bzw. < 12 g/dl (Frauen).
- Es ist zu beachten, dass bei bestimmten Personen diese Grenzwerte nicht sicher anzuwenden sind, z. B. kann der Aufenthalt in großen Höhen oder ein Nikotinabusus aufgrund des erhöhten Hämatokrits zu einer Verschleierung der Anämie-Diagnose führen.

4.1.4 Epidemiologie

- Bis zu 10 % aller Kinder sind von einer Anämie betroffen.
- Bei Erwachsenen im mittleren Lebensalter leiden bis zu 12 % der Frauen und bis zu 2 % der Männer an einer Anämie.
- Alte Menschen (> 80 Jahre) zeigen in 20–25 % der Fälle ein anämisches Blutbild.
- Eisenmangelanämie:
  - Häufigste Anämieform in Europa.
  - Zu 80 % sind hiervon Frauen betroffen, ca. 10 % aller Frauen im gebärfähigen Alter leiden unter einer Eisenmangelanämie.
- Bei Personen aus dem afrikanischen Raum liegt der Hb-Wert um 0,5–1,0 g/dl unter dem eines vergleichbaren Westeuropäers, was u. a. auf einen Eisenmangel oder eine bestehende α-Thalassämie zurückgeführt wird.

4.1.5 Ätiologie und Pathogenese

- Anämien lassen sich nach verschiedenen Kriterien einteilen, wodurch sich unmittelbar Hinweise auf die Ursache ergeben.
- Ein wesentliches Kriterium ist die Frage nach dem Mechanismus, der zu einer verminderten Erythrozytenzahl bzw. Abfall des Hämoglobinwerts führt:
  - Reduzierte Produktion im Bildungsort der Erythrozyten, dem Knochenmark?
  - Erhöhter Abbau in der Blutbahn?
  - Blutverlust?
- Verminderte Erythrozytenproduktion:
  - bei Eisenmangel oder Mangel an Vitamin B12 und Folsäure,
  - bei Erkrankungen des Knochenmarks wie einer aplastischen Anämie oder einem myelodysplastischen Syndrom,
  - nach Chemo- oder Strahlentherapie,
  - nach Medikamenteneinnahme oder
  - bei Mangel an Erythropoetin.
  - Ineffektive Erythropoese auch bei Erkrankungen wie der α- und β-Thalassämie oder der sideroblastischen Anämie.
- Zerstörung zirkulierender Erythrozyten, d. h. eine Lebensspanne von < 100 Tagen:
  - bei angeborenen hämolytischen Anämien (z. B. Sichelzellanämie oder Thalassaemia major) oder
  - bei erworbenen hämolytischen Anämien (z. B. bei der thrombotisch-thrombozytopenischen Purpura, der paroxysmalen nächtlichen Hämoglobinurie oder der Coombs-positiven Autoimmunhämolyse) oder
  - bei Hypersplenismus.
- Blutverlust:
  - Sichtbare oder okkulte Blutung.

M!

Merke

Die genannten Mechanismen können sich auch überlappen. Beispielsweise kann ein Blutverlust einen Eisenmangel hervorrufen, der dann eine Erythrozytenbildungsstörung verursacht.

- Anämien als Erstmanifestation systemischer Erkrankungen, z. B. bei
  - chronischer Nierenerkrankung,
  - Hypothyreose,
  - alkoholischer Lebererkrankung,
  - maligner Hypertonie,
  - einer rheumatischen Erkrankung,
  - einer Tumorerkrankung.

4.1.6 Klassifikation und Risikostratifizierung

- Die Einteilung der Anämien erfolgt hierzulande nach morphologischen Kriterien der Erythrozyten und dem Gehalt an Hämoglobin.
- Das mittlere Erythrozytenvolumen (MCV) liegt bei 80–100 fl:
  - MCV > 100 fl → makrozytäre Anämie,
  - MCV < 80 fl → mikrozytäre Anämie.
  - MCV im Normbereich → normozytäre Anämie
- Das mittlere korpuskuläre Hämoglobin (MCH) liegt bei 28–24 pg:
  - erniedrigte Werte → hypochrome Anämie,
  - erhöhte Werte → hyperchrome Anämie,
  - Anämien mit Werten im Referenzbereich → normochrome Anämie.

> **Merke** M!
>
> Die Bestimmung des MCV bildet die Grundlage für die Einteilung der Anämien.

4.1.7 Symptomatik

- Da eine Anämie vielfältige Ursachen haben kann, ist auch das Spektrum möglicher Symptome entsprechend umfangreich.
- Jedoch sind die klinischen Bilder letztendlich auf die Sauerstoffunterversorgung zurückzuführen. Hierzu zählen insbesondere
  - Abgeschlagenheit,
  - rasche Ermüdbarkeit,
  - Blässe der Häute und Schleimhäute,
  - Kopfschmerzen,
  - Tachykardie,
  - Angina pectoris,
  - Schwindel,
  - Tinnitus,
  - Dyspnoe, Tachypnoe.
- Durch die erhöhte Strömungsgeschwindigkeit des Blutes können Strömungsgeräusche an den Herzklappen oder den Jugularvenen, das sogenannte „Nonnensausen“, entstehen.

4.1.8 Diagnostik

Diagnostisches Vorgehen

- ▶ Abb. 4.1 stellt den diagnostischen Algorithmus bei Vorliegen einer Anämie dar.

Anamnese

- Aufgrund der vielfältigen und z. T. lebensbedrohenden Krankheitsbilder, die eine Anämie verursachen können, ist eine ausführliche Anamnese unerlässlich.
- Erfragt werden sollen:
  - Vorerkrankungen,
  - Blutungszeichen (Gastrointestinaltrakt, Menstruation),

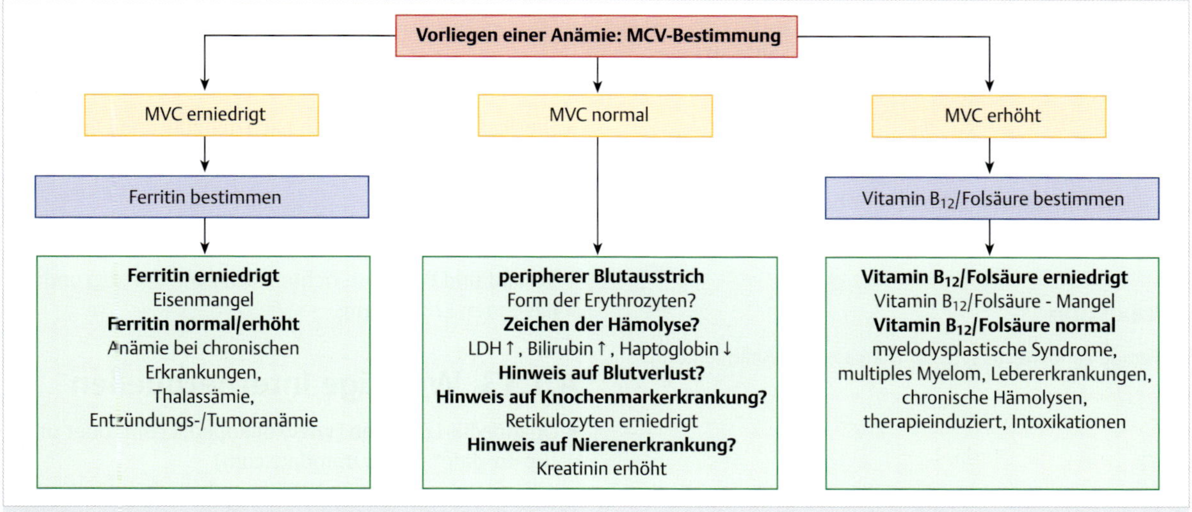

Abb. 4.1 Anämie. Diagnostisches Vorgehen bei Nachweis eines anämischen Blutbildes (MCV: Mittleres Erythrozytenvolumen).

- Erschöpfungszustände,
- B-Symptome,
- Medikamenteneinnahme (z. B. ASS, nichtsteroidale antiinflammatorische Substanzen, Sulfonamide, Penicillin, Methlydopa, Chinin, Zytostatika),
- Alkoholkonsum,
- Familienanamnese.

- Ältere Laborbefunde können Hinweise auf die zeitliche Entwicklung der Anämie liefern.

Körperliche Untersuchung

- Routinemäßige körperliche Untersuchung.
- Besondere Aufmerksamkeit bzgl. möglicher Tachykardie, Dyspnoe, Fieber und orthostatischer Hypotonie, blassen Hautkolorits und Ikterus.

Labor

- Die Labordiagnostik ist sicher der entscheidende Baustein in der Anämiediagnostik.
- Dabei ist es zunächst nicht notwendig, umfangreiche Laboruntersuchungen vorzunehmen.
- Die Bestimmung einiger weniger Parameter ist ausreichend, um mögliche Ursachen einer Anämie einzugrenzen und dann weitere Untersuchungen zu veranlassen (▶ Abb. 4.1).
- Zu den wichtigen initialen Untersuchungen gehören:
  - Die Bestimmung von Hb, Hämatokrit, MCV und MCH. Dadurch lässt sich bereits eine Differenzierung bzgl. Morphologie (mikro-/makrozytär) und Hämoglobingehalt (hypochrom/hyperchrom) der Erythrozyten erreichen.
  - Bestimmung der Retikulozyten:
    - Anämien mit erhöhter Retikulozytenzahl sprechen für eine gesteigerte Erythropoese als Reaktion z. B. auf eine Hämolyse oder Blutung.
    - Erniedrigte Retikulozytenzahlen deuten auf Prozesse im Knochenmark hin.
  - Bestimmung der Leukozyten einschließlich eines Differenzialblutbild:
    - Bei einer Anämie plus Leukopenie sollte an eine aplastische Anämie oder an eine Erkrankung des Knochenmarks gedacht werden,
    - eine Anämie mit Leukozytose findet sich z. B. bei Infektionen oder hämatologischen Erkrankungen.
    - Das Differenzialblutbild hilft bei der weiteren Einschätzung.

Praxistipp

Wenige Laborwerte sind zur Diagnose bei Anämie nötig.

Histologie, Zytologie und klinische Pathologie

Knochenmarkdiagnostik

- Eine Knochenmarkpunktion gehört nicht zur Standarddiagnostik bei Anämie.
- Sie kann aber notwendig sein zur weiteren Abklärung anämischer Patienten mit Verdacht auf Knochenmarkerkrankung, z. B. bei Vorliegen einer Panzytopenie oder Nachweis atypischer Zellen im peripheren Blutausstrich.

4.1.9 Differenzialdiagnosen

- MCV erniedrigt: Eisenmangel, Thalassämie, sideroblastische Anämien, Eisenverwertungsstörung, Anämien bei chronischen Erkrankungen, Entzündungsanämie, Tumoranämie.
- MCV normal: Hämolyse, Blutverlust, Anämie bei chronischen Erkrankungen, Knochenmarkerkrankungen, Aplastische Anämie, chronische Niereninsuffizienz, endokrine Störungen (Hypothyreose, Panhypopituitarismus), Regeneration.
- MCV erhöht: Vitamin B12/Folsäure-Mangel, Alkoholismus, myelodysplastische Syndrome, multiples Myelom, Lebererkrankungen, chronische Hämolysen, durch Medikamente und Zytostatika induziert, Intoxikationen.

4.1.10 Therapie

Therapeutisches Vorgehen

- Nicht die Anämie wird therapiert, sondern die zugrunde liegende Erkrankung; dies wird in den entsprechenden Kapiteln behandelt.
- Supportiv kann ein anämischer Zustand durch die Gabe von Erythrozytenkonzentraten oder Wachstumsfaktoren (Erythropoetin) überbrückt werden. Ob eine solche Supportivtherapie sinnvoll ist, muss im Einzelfall entschieden werden.

4.1.11 Nachsorge

- Die Nachsorge richtet sich nach der zugrunde liegenden Erkrankung.

4.1.12 Verlauf und Prognose

- Verlauf und Prognose richten sich nach der zugrunde liegenden Erkrankung.

4.1.13 Wichtige Internetquellen

- Onkopedia-Leitlinien (www.onkopedia.com) oder unter „up-to-date“ (www.uptodate.com)
- s. Kapitel der mit einer Anämie einhergehenden Krankheiten

4.2 Leukozytopenie

Kai Hübel

4.2.1 Steckbrief

Die Erfassung des Leukozytenwerts gehört zur Basisdiagnostik jeder Blutuntersuchung. Abweichungen nach oben oder unten sind dabei nicht selten. Wichtig ist die Einschätzung, ob diese Abweichung harmlos, kontrollbedürftig oder unmittelbar lebensbedrohend ist. Da sich der Leukozytenwert aus verschiedenen Populationen weißer Blutkörperchen zusammensetzt, muss darüber hinaus geklärt werden, welche Subgruppe für die Leukozytopenie verantwortlich ist. Am häufigsten findet sich eine Neutropenie oder eine Lymphopenie.

4.2.2 Synonyme

- Leukozytopenie: auch verkürzt Leukopenie
- Neutropenie: auch Granulozytopenie

4.2.3 Definition

- Leukozytopenie: unphysiologische Verringerung des Leukozytenwerts (je nach Labor < 4500 bis < 3500 Zellen/µl Blut)
- Lymphopenie: < 800 Lymphozyten/µ Blut
- Neutropenie: < 1500 Neutrophile/µl Blut
- Wichtig ist die Unterscheidung zwischen absoluter und relativer Lymphopenie bzw. Neutropenie:
  - Bei der absoluten Lymphopenie/Neutropenie ist die Gesamtzahl der jeweiligen Subgruppe reduziert,
  - bei der relativen Lymphopenie/Neutropenie ist die Gesamtzahl normal, aber der Anteil der Population im Differenzialblutbild relativ zu anderen Subgruppen vermindert.

4.2.4 Epidemiologie

- Die Prävalenz der Leukozytopenie bei einer ansonsten gesunden Bevölkerung variiert deutlich zwischen Weltregionen und ethnischer Zugehörigkeit, so ist sie bei der schwarzen Bevölkerung wesentlich höher als bei der weißen Bevölkerung, z. B.:
  - schwarze Amerikaner weisen in bis zu 10 % eine Neutropenie auf,
  - weiße Europäer weisen in < 1 % eine Neutropenie auf.
- Eine Neutropenie als Zufallsbefund hat nicht unbedingt einen Krankheitswert.

4.2.5 Ätiologie und Pathogenese

- Eine **Leukozytopenie** kann grundsätzlich über verschiedene Mechanismen ausgelöst werden:
  - Durch eine reduzierte Produktion im Knochenmark, z. B. als Folge einer Knochenmarkerkrankung,
  - toxisch als Therapiefolge oder
  - im Rahmen einer Fehlernährung.
  - Eine Abwanderung insbesondere neutrophiler Leukozyten in das Gefäßendothel („Margination"), wodurch sie bei der Messung nicht mehr erfasst werden.
  - Eine Zerstörung zirkulierender Leukozyten z. B. durch
    - eine Immunreaktion oder
    - als Medikamentennebenwirkung oder
    - durch erhöhten Verbrauch im Rahmen einer Infektion.
- Mögliche Ursachen einer **Neutropenie** sind zahlreich:
  - Leichte Neutropenien finden sich ethnisch oder familiär gehäuft und sind in der Regel harmlos.
  - Auch medikamenteninduzierte Neutropenien sind häufig leicht, können in Einzelfällen aber auch zu einer lebensbedrohenden Agranulozytose führen. In diesen Fällen sind die Werte für Thrombozyten und Hämoglobin meist normal.
  - Ernährungsstörungen,
  - Autoimmunreaktionen,
  - anaphylaktischer Schock,
  - Speicherkrankheiten,
  - Kollagenosen,
  - Infektionen oder
  - Tumorerkrankungen.
  - Die „kongenitale Neutropenie" manifestiert sich in der frühen Kindheit, kann sich aber bis ins Erwachsenenalter fortsetzen.
  - Schließlich gibt es eine chronisch idiopathische Neutropenie, deren Ursache unbekannt ist.
- Die Ursachen einer **Lymphopenie** können ebenfalls angeboren (sog. kongenitale Immundefekte) oder erworben sein, letztere z. B.:
  - als Folge einer Infektion mit HIV,
  - durch Ernährungsstörungen,
  - durch eine Autoimmunerkrankung,
  - durch eine hämatoonkolgische Erkrankung oder
  - als Folge einer Therapie.

> M!
> **Merke**
> Die Ursachen einer Leukozytopenie sind vielfältig.

4.2.6 Klassifikation und Risikostratifizierung

- Neutrophile Granulozyten sind unmittelbar für die Infektabwehr zuständig, daher korrelieren Schwere und Dauer der Neutropenie mit der Infektionsgefahr.
- Eine leichte Neutropenie liegt vor bei Werten zwischen 1500 und 1000 Zellen/µl.
- Eine moderate Neutropenie liegt vor bei Werten zwischen 1000 und 500 Zellen/µl.
- Eine schwere Neutropenie liegt vor bei Werten < 500 Zellen/µl.

- Eine schwere Neutropenie mit einer Dauer über > 10 Tage ist mit einem sehr hohen Infektionsrisiko verbunden.

Merke

Schwere Neutropenien sind mit einem hohen Risiko lebensbedrohlicher Infektionen verbunden und sollten stationär abgeklärt werden. Bei Fieber ist eine sofortige i. v.-Antibiose zwingend indiziert.

4.2.7 Symptomatik

- Das Kardinalsymptom einer Leukozytopenie ist Fieber als Hinweis auf eine Infektion,
  - bei akuter Leukozytopenie v. a. bakterielle oder virale Infektionen,
  - bei chronischer Leukozytopenie können auch Pilzinfektionen auftreten.
- Infektionen treten bei anhaltender oder schwerer Leukozytopenie v. a. in folgenden Körperregionen auf:
  - Mundhöhle (Mukositis, Stomatitis, Parodontitis),
  - Magen-Darm-Trakt (Ösophagitis, neutropenische Enterokolitis),
  - Urogenitaltrakt (Zystitis),
  - HNO (Sinusitis, Otitis media, Pharyngitis),
  - Lunge (Pneumonien),
  - Haut (Furunkel, Abszesse).

4.2.8 Diagnostik

Diagnostisches Vorgehen

- ▸ Abb. 4.2 beschreibt den diagnostischen Algorithmus bei Nachweis einer Leukozytopenie.

Anamnese

- Eine ausführliche Anamnese kann bereits erste wichtige Hinweise auf die Dauer der Leukozytopenie wie auch auf deren Ursache liefern.
- Zu erfragen sind:
  - Familienanamnese (Immundefekte in der Familie bekannt? Frühe Todesfälle in der Familie als Hinweis auf kongenitale Neutropenie?),
  - Ernährungsgewohnheiten (Vitaminmangel, insbesondere Vitamin B12/Folsäure, Alkohol),
  - Hinweise auf eine HIV-Erkrankung oder andere Immundefekte,
  - Medikamentenanamnese (Antibiotika, Antikonvulsiva, Psychopharmaka, Schmerzmittel, Zytostatika),
  - Zeichen einer Infektion (eine Infektion kann sowohl Ursache als auch Folge einer Leukozytopenie sein).

Körperliche Untersuchung

- Eine sorgfältige körperliche Untersuchung ist erforderlich, um Hinweise auf die Grunderkrankung zu erhalten und mögliche Infektfoci aufzudecken.

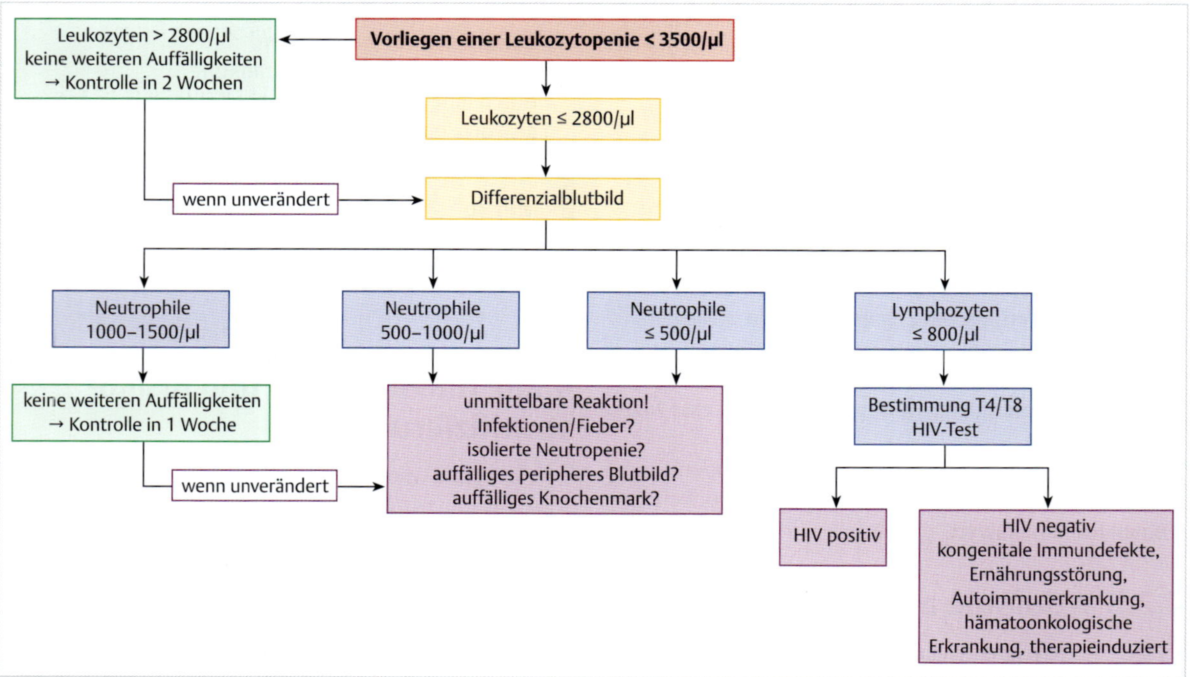

Abb. 4.2 **Leukozytopenie.** Diagnostisches Vorgehen.

- Neurologische und/oder psychiatrische Störungen können bei Ernährungsdefiziten, HIV-Infektion oder Alkoholabusus auftreten.
- Abnormitäten im Bereich des Bewegungsapparats finden sich bei Kollagenosen oder Vaskulitiden.
- Lymphadenopathien oder Splenomeglie können auf Infektionen hinweisen, Autoimmunerkrankungen oder auch malignen Erkrankungen.
- Darüber hinaus ist auf Zeichen aktiver Infektionen zu achten (Fieber, Schleimhautulzerationen, auffällige Lungenauskultation, etc.).

Labor

- Die Laboruntersuchung bildet die Basis in der Diagnostik der Leukozytopenie.
- Bestimmung des Leukozytenwerts und Ermittlung von Art und Ausmaß der betroffenen Subgruppen im Differenzialblutbild (insbesondere neutrophile Granulozyten und/oder Lymphozyten) (Kap. 4.2.6).
- Das Blutbild zeigt zudem, ob weitere Reihen betroffen sind, also Erythropoese oder Thrombozytopoese (→ Erkrankungen mit Auswirkung auf die Gesamthämatopoese?)
- Wichtig ist auch Erfassung der Kinetik der Leukozytopenie; liegen keine Vorbefunde vor, muss durch regelmäßige Laboruntersuchungen der weitere Verlauf beobachtet werden.
- Weitere Laboruntersuchungen richten sich nach der Verdachtsdiagnose, z. B.
  - C-reaktives Protein bei Verdacht auf Infektionen,
  - Vitamin B12/Folsäure bei Verdacht auf Mangelernährung,
  - Immunglobuline bei Verdacht auf Agammaglobulinämie.

Bildgebende Diagnostik

- Die Notwendigkeit einer Bildgebung ergibt sich aus der Verdachtsdiagnose, die der Leukozytopenie zugrunde liegt.

Histologie, Zytologie und klinische Pathologie

- Die Notwendigkeit ergibt sich aus der Verdachtsdiagnose, die der Leukozytopenie zugrunde liegt.

Knochenmarkdiagnostik

- Eine Knochenmarkdiagnostik ist nicht grundsätzlich erforderlich.
- Sie sollte aber durchgeführt werden, wenn die Ursache der Leukozytopenie nicht erkennbar ist und immer dann, wenn mehrere Reihen der Hämatopoese betroffen sind.

Mikrobiologie und Virologie

- Entsprechende Untersuchungen können bei Verdacht auf eine Infektion als Ursache oder Folge der Leukozytopenie notwendig sein.

4.2.9 Differenzialdiagnosen

- Die Differenzialdiagnosen der **Neutropenien** lassen sich grob in angeborene und erworbene Formen unterteilen.
- Angeborene Neutropenien:
  - zyklische Neutropenie,
  - kongenitale Neutropenie (Kostmann-Syndrom),
  - Neutropenien bei Immundefekten (z. B. Agammaglobulinämie),
  - Neutropenien bei Gendefekten (z. B. Chediak-Higashi-Syndrom),
  - Neutropenien bei Speicherkrankheiten.
- Erworbene Neutropenien:
  - postinfektiöse Neutropenien,
  - medikamenteninduzierte Neutropenie; eine besonders schwere Form stellt die Agranulozytose dar,
  - Neutropenien bei Mangelernährung (Mangel an Vitamin B12/Folsäure oder auch Kupfer),
  - Neutropenie bei Splenomegalie,
  - Neutropenien bei Autoimmunerkrankungen,
  - Neutropenien bei hämatologischen Erkrankungen (z. B. Myelodysplastischem Syndrom, Leukämie, Aplastischer Anämie, Paroxysmaler nächtlicher Hämoglobinurie),
  - sogenannte „chronisch idiopathische Neutropenie" ohne erkennbare Ursache als Ausschlussdiagnose.
- Als mögliche Differenzialdiagnosen bei **Lymphopenie** kommen infrage:
  - Lymphopenien bei angeborenen Immundefekten (z. B. Wiskott-Aldrich-Syndrom),
  - Lymphopenien bei Infektionen (insbesondere Virusinfektionen, z. B. HIV),
  - Lymphopenien bei Autoimmunerkrankungen,
  - Lymphopenien bei Protein-Mangelernährung
  - Medikamenteninduzierte Lymphopenie (Immunsuppressiva, Zytostatika, Glukokortikoide),
  - Lymphopenie nach Strahlentherapie,
  - Lymphopenien bei hämatoonkologischen Erkrankungen.

4.2.10 Therapie

Therapeutisches Vorgehen

- Die Therapie richtet sich nach der auslösenden Ursache.
- Supportiv kann mit Wachstumsfaktoren (insbesondere Granulozyten Kolonie-stimulierender Faktor) versucht werden, eine schwere Neutropenie vorübergehend zu beheben.

4.2.11 Nachsorge

- Die Nachsorge richtet sich nach der zugrunde liegenden Erkrankung.

4.2.12 Verlauf und Prognose

- Verlauf und Prognose richten sich nach der zugrunde liegenden Erkrankung.

4.2.13 Wichtige Internetquellen

- s. Kapitel zu den mit einer Leukozytopenie assoziierten Erkrankungen
- Weitergehende Informationen finden sich z. B. unter „up-to-date“: www.uptodate.com

4.3 Thrombozytopenie

Christof Scheid

4.3.1 Steckbrief

Eine Thrombozytopenie ist eine Verminderung der Thrombozyten im peripheren Blut unter den unteren Normalbereich von 140–150 × 10⁹/l. Dabei ist die klinische Bedeutung der Thrombozytopenie keinesfalls aus dem reinen Zahlenwert abzuleiten. Zwar steigt das Risiko für Blutungskomplikationen bei Werten < 10 × 10⁹/l deutlich an, während Werte > 50 × 10⁹/l im Allgemeinen als ausreichend sicher – auch für größere Operationen – gelten. Eine größere Rolle spielen die der Thrombozytopenie zugrunde liegende Ursache, Begleiterkrankungen und die Kinetik des Abfalls der Thrombozyten. So gibt es viele Patienten, die trotz chronischer Thrombozytopenie von 20–30 × 10⁹/l keine Blutungen zeigen, während ein Abfall von 400 auf 150 × 10⁹/l innerhalb weniger Tage schon mit einem schweren Krankheitsbild wie einer thrombotisch-thrombozytopenischen Purpura einhergehen kann.

4.3.2 Synonyme

- Thrombopenie
- Purpura

4.3.3 Definition

- Verminderung der Thrombozyten im peripheren Blut unterhalb des Normbereichs.

4.3.4 Epidemiologie

- Während schwere, mit einer Thrombozytopenie einhergehende Krankheitsbilder selten sind, stellt die – oft zufällig entdeckte – asymptomatische Thrombozytopenie ein häufiges Problem dar.

4.3.5 Ätiologie und Pathogenese

- Die Zahl der Thrombozyten im peripheren Blut ist relativ konstant und stellt ein Gleichgewicht aus Produktion im Knochenmark und Verbrauch in der Peripherie, z. B. bei der Blutungsstillung dar.
- Eine Verminderung ist daher entweder bei erhöhtem Verbrauch und/oder verminderter Megakaryopoese möglich.

4.3.6 Klassifikation und Risikostratifizierung

- Üblicherweise wird die Thrombozytopenie in verschiedene Schweregrade eingeteilt:
  - Leicht 100–150 × 10^9/l
  - Moderat 50–100 × 10^9/l
  - Schwer < 50 × 10^9/l
- Sehr gebräuchlich ist auch die Graduierung der hämatologischen Toxizität nach CTC-AE:
  - Grad 1: 75 × 10^9/l – unterer Normwert
  - Grad 2: 50–75 × 10^9/l
  - Grad 3: 25–50 × 10^9/l
  - Grad 4. < 25 × 10^9/l

> **M!**
> **Merke**
> Bei der Einteilung der Thrombozytopenie in Schweregrade muss aber wie oben dargestellt immer berücksichtigt werden, dass es sich um eine rein zahlenmäßige Graduierung handelt, die nicht direkt mit der klinischen Bedeutsamkeit korreliert.

4.3.7 Symptomatik

- Punktförmige Einblutungen (Petechien) in Haut und Schleimhäuten. Prädilektionsstellen sind abhängige Körperpartien wie Unterschenkel und Unterarme, aber auch Auflagestellen bei bettlägrigen Patienten oder andere Druckstellen, z. B. nach Anlegen und Aufpumpen einer Blutdruckmanschette.
- Flächige Blutungen an Haut und Schleimhäuten,
- Nasenbluten,
- Zahnfleischbluten,
- gastrointestinale Blutungen,
- intrazerebrale Blutungen,
- verlängerte Blutungen nach Verletzungen, Injektionen oder operativen Eingriffen.

4.3.8 Diagnostik

Diagnostisches Vorgehen

- Zunächst ist bei einem verminderten Thrombozytenwert eine Pseudothrombozytopenie auszuschließen.
- Anschließend ist zu unterscheiden zwischen einer symptomatischen und einer asymptomatischen Thrombozytopenie.
- Genauso bedeutsam ist die Kinetik des Abfalls der Thrombozyten.
- Letztlich ist der klinische Kontext der Thrombozytopenie für das weitere diagnostische und therapeutische Vorgehen entscheidend (▶ Abb. 4.3).

Anamnese

- Blutungen aktuell und in der Vergangenheit,
- Blutungskomplikationen bei Operationen oder Verletzungen,
- frühere Thrombozytenwerte,
- Schwangerschaft,
- Erkrankungen, insbesondere malignome oder Autoimmunerkrankungen,
- eingenommene Medikamente,
- Chemo- oder Strahlentherapie,
- Transfusionen.

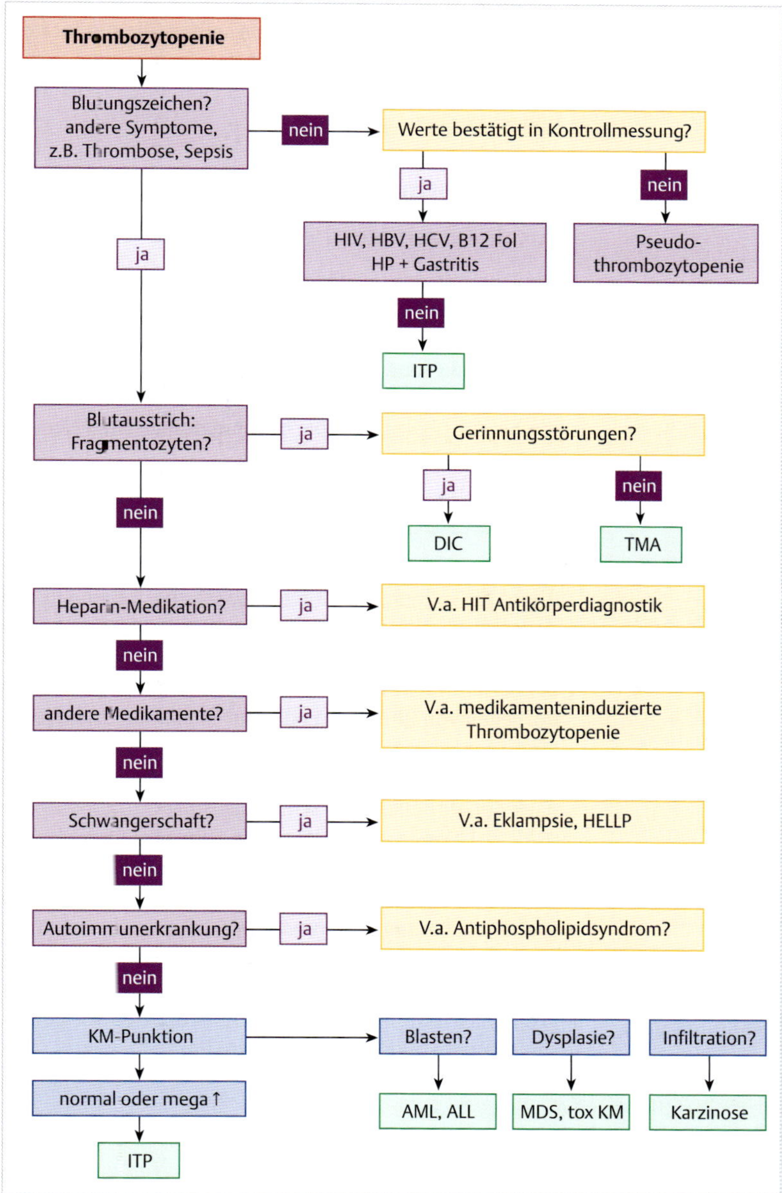

Abb. 4.3 Thrombozytopenie. Diagnostisches Vorgehen (TMA: thrombotische Mikroangiopathie, DIC: disseminierte intravasale Koagulopathie, HIT: Heparin-induzierte Thrombozytopenie, HELLP: Hämophile, elevated liver enzymes proteinuria, ITP: idiopathische Thromboyztopenie, AML: akute myeloische Leukämie, ALL: akute lymphatische Leukämie, MDS, myelodysplastisches Syndrom, KM: Knochenmark).

Körperliche Untersuchung

- Blutungszeichen an Haut und Schleimhäuten,
- Splenomegalie.

Labor

- Blutbild, einschließlich Thrombozyten aus verschiedenen Medien, z. B. EDTA, Citrat, Heparin,
- Leber- und Nierenwerte, LDH, Haptoglobin,
- Vitamin B12, Folsäure.
- Antithrombozytäre Antikörper sind bei stark verminderten Thrombozyten oft nicht sicher messbar und spielen im diagnostischen Allgorithmus keine wesentliche Rolle.

Bildgebende Diagnostik

Sonografie

- Abdomen-Sonografie zur Bestimmung von Leber- und Milzgröße.

Histologie, Zytologie und klinische Pathologie

Knochenmarkdiagnostik

- Abwartendes Verhalten: Wenn es keinerlei Anhaltspunkte für eine hämatologische Grunderkrankung gibt und eine andere Ursache für die Thrombozytopenie sehr wahrscheinlich ist, kann zunächst auf eine Knochenmarkpunktion verzichtet werden und der weitere Verlauf abgewartet werden.
- Indikation zur KM-Diagnostik: Wenn die Thrombozytopenie sich durch die getroffenen Maßnahmen nicht bessert oder die anderen Befunde nicht schlüssig sind, sollte unbedingt eine Knochenmarkdiagnostik zur Beurteilung der Megakaryopoese und zum Ausschluss einer malignen Grunderkrankung durchgeführt werden.

Mikrobiologie und Virologie

Kulturen

- Bei Magenbeschwerden sollte ein Helicobacter-pylori-Test erfolgen, da eine Eradikationsbehandlung eine Immunthrombozytopenie verbessern kann.

Serologie

- Bei chronischer Thrombozytopenie sollte eine Testung auf HIV, Hepatitis B und C erfolgen.

4.3.9 Differenzialdiagnosen

- Pseudothrombozytopenie

4.3.10 Therapie

Therapeutisches Vorgehen

- Das therapeutische Vorgehen richtet sich ähnlich wie bei der Diagnostik nach der klinischen Dringlichkeit.
- Bei einer Blutung und oder schwerer Thrombozytopenie steht die Transfusion von Thrombozyten unter Beachtung möglicher relativer Kontraindikationen im Vordergrund.
- Bei einer asymptomatischen leichten und moderaten Thrombozytopenie kann die Notwendigkeit einer Therapie in der Regel über einen Zeitraum von mehreren Wochen schrittweise abgeklärt werden (▶ Abb. 4.4).

Allgemeinmaßnahmen

- Bei schwerer Thrombozytopenie sollten alle Aktivitäten mit erhöhtem Blutungsrisiko unterlassen werden, z. B. schwere körperliche Arbeit, Tätigkeiten oder Sport mit hohem Verletzungsrisiko.

Pharmakotherapie

Kausale Pharmakotherapie

- Zur Therapie der ITP, TMA und HIT siehe die entsprechenden Kapitel (s. Kap. 5.13, 5.14, 5.15).
- Generell richtet sich die kausale Pharmakotherapie nach der zugrunde liegenden Erkrankung und reicht von Steroiden über Thrombopoetin-Rezeptor-Agonisten bis zur Chemotherapie bei hämatologischen Neoplasien.

Pharmakologische Supportivtherapie

- Bei schwerer Thrombozytopenie $< 10 \times 10^9/l$ steigt das Risiko für spontane Blutungen, sodass bei fehlenden Kontraindikationen die prophylaktische Transfusion von Thrombozytenkonzentraten indiziert ist.
- Bei höheren Thrombozytenwerten sollte dies nur beim Vorliegen von Blutungen oder vor geplanten invasiven Eingriffen erwogen werden.
- Bei hämatologischen und onkologischen Patienten wird nach der aktuellen Querschnittsleitlinie Hämotherapie (BÄK 2014) eine prophylaktische Gabe von Thrombozyten bei therapieinduzierter Thrombozytopenie bei $< 10 \times 10^9/l$ empfohlen.
- Krankheitsbedingte chronische und therapierefraktäre Thrombozytopenie: ein Transfusionstrigger von $< 5 \times 10^9/l$ wird empfohlen.
- Prophylaktische Thrombozytentransfusionen vor verschiedenen Eingriffen: Detaillierte Empfehlungen s. Leitlinien [1].

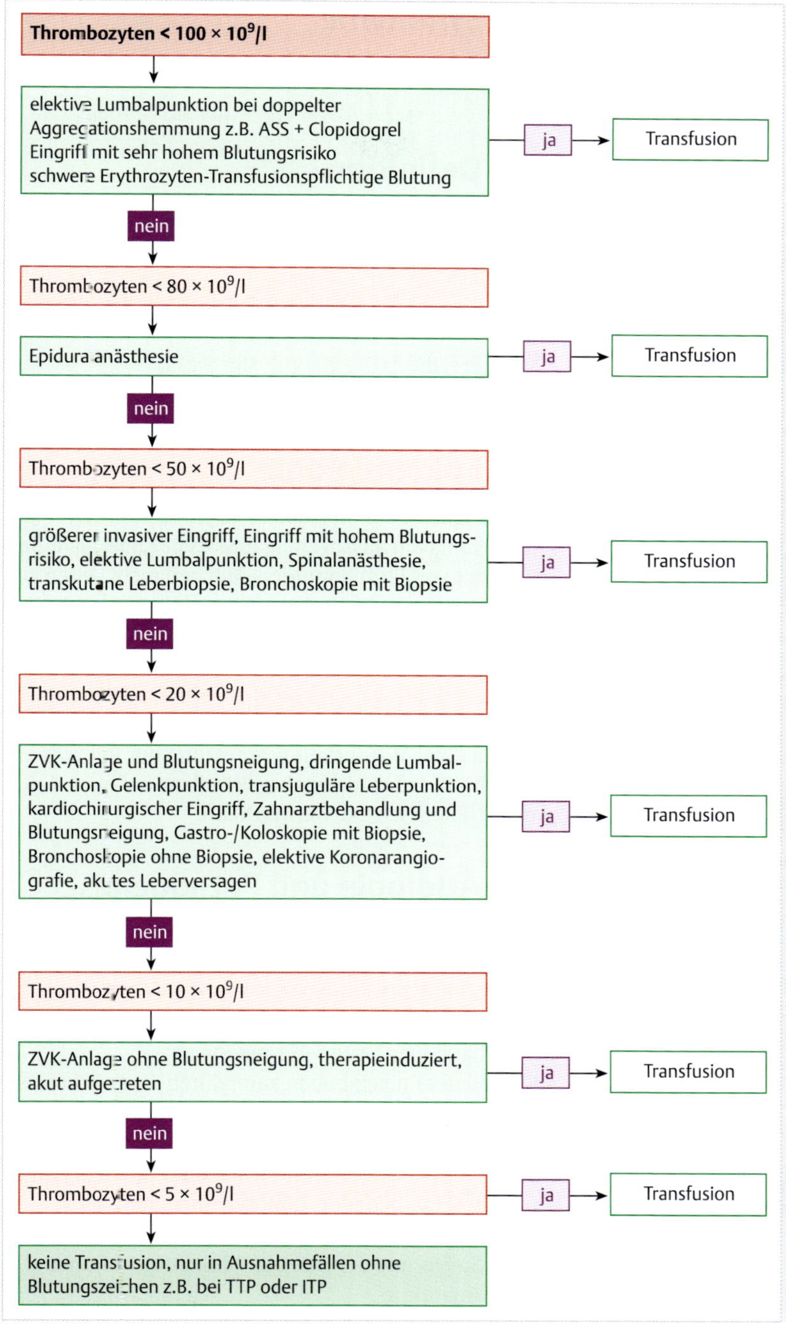

Abb. 4.4 Thrombozytopenie. Therapeutisches Vorgehen bei Thrombozytentransfusion.

Interventionelle Therapie

Plasmaseparation

- Sofortige Plasmatherapie, solange bei schwerer Thrombozytopenie mit Nachweis von Fragmentozyten keine andere Ursache (z. B. DIC) ermittelt werden kann und daher von einer thrombotisch-thrombozytopenischen Purpura ausgegangen werden muss.
- Plasmatherapie kann in den ersten Stunden durch Plasmainfusionen begonnen werden, sollte aber sobald verfügbar durch eine Plasmaaustausch-Behandlung fortgesetzt werden (s. Kap. 5.14).

Strahlentherapie

- Bei Verminderung der Thrombozyten durch Hypersplenismus kann eine Milzbestrahlung erwogen werden.

II

Zellbasierte Verfahren

Stammzelltransplantation

- Eine schwere Thrombozytopenie stellt auch bei Vorliegen eines myelodysplastischen Syndroms oder einer akuten Leukämie keine alleinige Indikation zur allogenen Stammzelltransplantation dar.
- Dennoch kann sie in bestimmten Fällen ausschlaggebend sein, z. B. bei einem toxischen Knochenmarkschadens nach intensiver AML-Chemotherapie mit der Folge, dass die geplante Konsolidierungschemotherapie nicht fortgesetzt werden kann.

> **Merke**
>
> Der Grad der Thrombozytopenie geht auch als ein Faktor in den aktuellen Risiko-Score bei MDS (IPSS-R) ein.

Operative Therapie

- Bei steroidrefraktärer immunvermittelter Thrombozytopenie sollte eine Splenektomie erwogen werden (s. Kap. 5.13).

4.3.11 Nachsorge

- Die Häufigkeit von Nachsorgeterminen zur Kontrolle der Thrombozytenzahl richtet sich ganz nach der Grunderkrankung und der Häufigkeit von Blutungen.

4.3.12 Verlauf und Prognose

- Verlauf und Prognose hängen von der Grunderkrankung ab.

4.3.13 Literatur

[1] Vorstand der Bundesärztekammer auf Empfehlung des Wissenschaftlichen Beirats, Hrsg. Querschnitts-Leitlinien (BÄK) zur Therapie mit Blutkomponenten und Plasmaderivaten. 4. Aufl. 2014. Im Internet: www.bundesaerztekammer.de/fileadmin/user_upload/ downloads/ QLL_Haemotherapie_2014.pdf; Stand: 28.06.2018

4.4 Polyglobulie

Christof Scheid

4.4.1 Steckbrief

Eine Polyglobulie bezeichnet eine Vermehrung der Erythrozyten im peripheren Blut. Dies führt zur Erhöhung der Hämoglobinkonzentration und des Hämatokritwerts. Eine Polyglobulie kann entweder als primäres Krankheitsbild im Sinne einer myeloproliferativen Neoplasie oder als sekundäres Phänomen bei anderen Krankheitsbildern auftreten.

4.4.2 Synonyme

- Erythrozytose
- Polycythaemia rubra

4.4.3 Definition

- Erhöhung der Konzentration im peripheren Blut von Erythrozyten und/oder Hämoglobin und/oder erhöhter Hämatokrit.
- Für die Diagnose einer P. vera gelten folgende Grenzwerte:
  - Männer: Hb > 16,5 g/dl oder Hkt > 49 %
  - Frauen: Hb > 16,0 g/dl oder Hkt > 48 %

4.4.4 Epidemiologie

- Zur Häufigkeit der Polyglobulie liegen keine Zahlen vor, es ist aber davon auszugehen, dass es in Anbetracht der Häufigkeit von Blutbilduntersuchungen nicht selten zu einem pathologisch erhöhten Hämoglobinwert bzw. Erythrozytenzahl kommt.
- Laut einer Untersuchung in Italien an 10.000 Einwohnern einer Stadt wiesen knapp 1 % erhöhte Werte im Sinne einer Polyglobulie auf. Allerdings waren diese Werte in einer Wiederholungsmessung nur in < 50 % erneut erhöht, sodass die wahre Prävalenz auf etwa 4–5 pro 100.000 geschätzt werden kann.

4.4.5 Ätiologie und Pathogenese

- Primäre Polygobulie durch autonome Proliferation der Erythropoese im Sinne der Polycythaemia vera: vgl. Kap. 6.2.
- Pathogenese der sekundären Polyglobulie hängt von der vorhandenen Grunderkrankung ab:
  - Ein Teil der Polyglobulien kann durch einen erhöhten Erythropoetin-Serumspiegel erklärt werden. Dieser kann entweder als Reaktion auf einen verminderten Sauerstoffpartialdruck entstehen oder durch Erythropoietin (Epo) bildende Tumoren entstehen.
  - Auch eine Reduktion des Plasmavolumens führt zu einer Steigerung der Hämoglobinkonzentration und des Hämatokrits.

4.4.6 Symptomatik

- Dunkelrote Hautfarbe,
- Dyspnoe,
- Kopfschmerz.

4.4.7 Diagnostik

Diagnostisches Vorgehen

- Nach der Feststellung einer Polyglobulie sollte zunächst eine Kontrollmessung einige Wochen später erfolgen, da in bis zur Hälfte der Fälle die Werte nur vorübergehend erhöht sind (s. oben).

- Nach Bestätigung der Polyglobulie ist die weitere Diagnostik darauf ausgerichtet, möglichst schnell zwischen einer primären und sekundären Polyglobulie unterscheiden zu können.
- Neben dem klinischen Bild ist die Messung der peripheren Sauerstoffsättigung per Pulsoxymetrie in aller Regel rasch verfügbar. Dabei sollte neben der Messung in Ruhe auch der Verlauf der Sättigung bei leichter Belastung verfolgt werden.
- Messung des Serum-Erythropoetin-Spiegels zur weiteren Unterscheidung zwischen einer primären und sekundären Polyglobulie (▶ Abb. 4.5):
  - Bei vermindertem Spiegel liegt hochwahrscheinlich eine Polyzythämia vera vor,
  - bei erhöhtem Spiegel ist eine kardiopulmonale Erkrankung oder ein Erythropoetin sezernierender Tumor zu suchen.
- Aus Anamnese, körperlicher Untersuchung, Sauerstoffsättigung und Erythropoetin-Spiegel lässt sich in der Regel eine klare Verdachtsdiagnose ableiten, die das weitere diagnostische Vorgehen lenkt:
  - Normale Sauerstoffsättigung + erniedrigter Epo-Spiegel: Verdacht auf Polycythämia vera.
  - Normale Sauerstoffsättigung + erhöhter Epo-Spiegel: Verdacht auf Epo sezernierenden Tumor.
  - Verminderte Sauerstoffsättigung + erhöhter Epo-Spiegel: Verdacht auf kardiopulmonale Erkrankung.
- In die Betrachtung der Befunde muss auch einbezogen werden, dass bei Sportlern eine Polyglobulie auch Ausdruck von exogen zugeführtem Epo oder Transfusionen sein kann, diese aber in der ersten Anamnese nicht zugegeben werden. In diesen Fällen würde bei normaler Sauerstoffsättigung der Epo-Spiegel entweder erniedrigt oder erhöht sein.
- Raucher haben oft eine Polyglobulie aufgrund einer gleichzeitigen Vermehrung der Erythrozyten und einer Verminderung des Plasmavolumens.

Anamnese

- Veränderung in der Hautfarbe,
- Belastbarkeit,
- Atemnot,
- Medikamenteneinnahme,
- Transfusionen,
- Besondere Sportarten.

4.4.8 Körperliche Untersuchung

- Dunkelrotes Hautkolorit,
- Zeichen der Zyanose,
- Trommelschlegelfinger,
- Herzgeräusche,
- Pulmonale Nebengeräusche,
- Splenomegalie.

4.4.9 Labor

- Bestätigung der erhöhten Hämoglobin bzw. Erythrozytenwerte in einer zweiten Blutprobe,
- Blutbild, LDH, Leber und Nierenwerte,
- Blutgasanalyse,
- Erythropoetin im Serum.

4.4.10 Bildgebende Diagnostik

Sonografie

- Abdomen-Sonografie zur Bestimmung von Leber- und Milzgröße,
- Ausschluss einer tumorösen Raumforderung.

Echokardiografie

- Pumpfunktion,
- Klappenfunktion,
- Untersuchung auf Rechts-Links-Shunts.

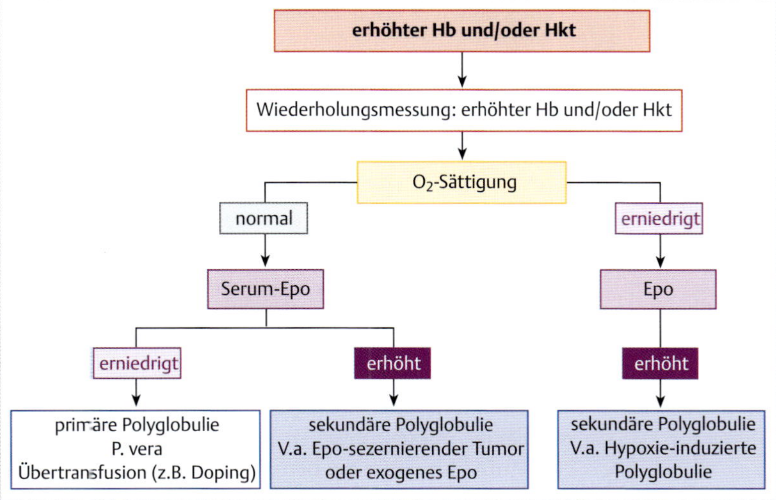

Abb. 4.5 Polyglobulie. Diagnostisches Vorgehen bei Verdacht auf Polyglobulie.

Röntgen

- Thorax zum Ausschluss von Lungenerkrankungen.

Histologie, Zytologie und klinische Pathologie

Knochenmarkdiagnostik

- Eine Knochenmarkpunktion ist bei Polyglobulie nicht notwendig, wenn es sich um eine sekundäre Form handelt.
- Erst wenn eine Polycythaemia vera wahrscheinlich ist, z. B. durch Nachweis einer *Jak-2*-Mutation, sollte eine Knochenmarkdiagnostik erfolgen.

Molekulargenetische Diagnostik

- Ausschluss einer *Jak-2*-Mutation, s. Kap. 6.2, Polycythaemia vera.

4.4.11 Differenzialdiagnosen

- Myeloproliferative Neoplasien, insbesondere Polycythaemia vera,
- Verminderung des Plasmavolumens, z. B. bei Exsikkose oder Nierenerkrankungen.

4.4.12 Therapie

Therapeutisches Vorgehen

- Die Therapie hängt im Wesentlichen von der zugrunde liegenden Pathologie ab, da die sekundäre Polyglobulie nur Ausdruck einer anderen Gesundheitsstörung ist.

Allgemeinmaßnahmen

- Bei Exsikkose kann durch Erhöhung der Trinkmenge der Hämatokrit gesenkt und damit die Symptomatik der Polyglobulie akut reduziert werden.
- Bei erniedrigter Sauerstoffsättigung sollte Sauerstoff über Nasensonde oder Atemmaske angeboten werden.

Pharmakotherapie

Kausale Pharmakotherapie

- Bei einer Polyglobulie aufgrund einer Hypohydratation kann durch Infusion kristalliner Lösungen die Hydratation rascher verbessert werden als durch orale Flüssigkeitszufuhr.
- Dies stellt gleichzeitig eine kausale Therapie dar.

Interventionelle Therapie

Plasmaseparation

- Ein erhöhter Hämoglobinwert kann durch Aderlass oder noch wirkungsvoller durch eine Erythrozytendepletion durch Hämapherese abgesenkt werden:
  - Aderlass: Neben den Erythrozyten werden auch andere Blutbestandteile, insbesondere auch Plasma entfernt.
  - Hämapherese: Durch Zentrifugation wird das Blut in seine Bestandteile aufgetrennt und es wird nur die Fraktion von Interesse, in diesem Fall die Erythrozyten, abgesammelt.

Operative Therapie

- Zyanotische Herzvitien sollten nach Möglichkeit operativ korrigiert werden.
- Epo sezernierende Tumoren sollten nach Möglichkeit reseziert werden.

4.4.13 Prävention

- Durch ausreichende Hydratation kann einer sekundären Polyglobulie durch Hypohydratation vorgebeugt werden.
- Durch frühzeitige Erkennung und Korrektur von zyanotischen Herzfehlern lässt sich die Entstehung einer symptomatischen Polyglobulie verhindern.

4.4.14 Nachsorge

- Bei Erythropoetin produzierenden Tumoren kann durch die Messung des Hämoglobinwerts und insbesondere des Erythropoetin-Serumspiegels eine Verlaufskontrolle nach Therapie erfolgen.

4.4.15 Verlauf und Prognose

- Die Prognose hängt vollkommen von der Grunderkrankung und dem Erfolg der entsprechenden Therapie ab.

4.5 Leukozytose

Karl-Anton Kreuzer

4.5.1 Steckbrief

Eine Leukozytose liegt vor, wenn die Zahl der Leukozyten deutlich über 10 G/l liegt. Die Ursachen hierfür können harmlose Normvarianten, reaktive Veränderungen oder autonome Leukozytenproliferationen sein. Der wichtigste erste differenzialdiagnostische Schritt ist die Durchführung eines mikroskopischen Differenzialblutbildes, welches Aufschluss über die betroffene Leukozytensubpopulation (z. B. neutrophile Granulozyten oder Lymphozyten) sowie über wegweisende Begleitphänomene (z. B. Kernschatten, Virozyten, Linksverschiebung) geben kann. Aus dem Differenzialblutbild ergibt sich schließlich die Indikation zur weiterführenden Diagnostik.

4.5.2 Aktuelles

- Neuere molekulargenetische Untersuchungsverfahren erlauben es, neoplastische Leukozytosen früher, d. h. bereits bei milder Ausprägung, festzustellen.
- Die Weltgesundheitsorganisation (WHO) hat kürzlich die Monoklonale B-Zell-Lymphozytose (MBL), welche sich häufig nur mit einer relativen Lymphozytose präsentiert, als eigenständige Entität im Sinne einer fakultativen Präneoplasie definiert.

4.5.3 Synonyme

- Neutrophile Granulozytose, Neutrophilie
- Lymphozytose
- Monozytose
- Eosinophilie
- Basophilie

4.5.4 Definition

- Überschreiten des oberen Referenzbereichs der Leukozyten im peripheren Blut.
- Übersteigt der relative Anteil einer Leukozytensubpopulation (z. B. Lymphozyten) den oberen Referenzwert der Normalverteilung, spricht man unabhängig von der Gesamtleukozytenzahl von
  - einer relativen Granulo-, Lympho- oder Monozytose bzw.
  - einer Eosino- oder Basophilie.
- Relative Vermehrung einer Leukozytenpopulation muss nicht unbedingt mit einer absoluten Vermehrung verbunden sein: So kann z. B. eine relative Lymphozytose auch durch eine relative Granulozytopenie zustande kommen.

4.5.5 Epidemiologie

- Eine Leukozytose stellt kein eigenständiges Krankheitsbild dar, deshalb sind Angaben zu deren Epidemiologie unerheblich.
- Die allermeisten Leukozytosen im klinischen Alltag sind reaktiver Natur: Die hauptsächliche Herausforderung besteht daher darin, neoplastische Leukozytosen sicher von reaktiven Veränderungen abzugrenzen.

4.5.6 Ätiologie und Pathogenese

- Pathogenetisch lassen sich bei den Leukozytosen folgende Gruppen unterscheiden:
  - **Normvarianten**: Erhöhung der Leukozytenzahl oder einer Leukozytensubpopulation ohne Krankheitswert.
  - **Reaktive Leukozytosen**: Erhöhung der Leukozytenzahl oder einer Leukozytensubpopulation in Begleitung einer entzündlichen oder infektiologischen Problematik (z. B. Raucherleukozytose, Virusinfekt, Sepsis).
  - **Präneoplastische Leukozytosen**: Erhöhung der Leukozytenzahl oder einer Leukozytensubpopulation mit erhöhtem Risiko für einen Übergang in eine neoplastische Leukozytose (z. B. Monoklonale B-Zell-Lymphozytose).
  - **Neoplastische Leukozytose**: Erhöhung der Leukozytenzahl oder einer Leukozytensubpopulation als Ausdruck einer autonomen Proliferation (z. B. Chronische myeloische Leukämie, CML).
- Die Ätiologie der Leukozytosen ist äußerst vielfältig. ▶ Tab. 4.1 gibt hierzu eine typische, aber nicht vollständige Übersicht.

Tab. 4.1 Benigne und maligne Ursachen für eine Leukozytose (Auswahl)

Benigne Ursachen	Maligne Ursachen
Stress (Trauma, Operationen, Extremsport)	Myelodysplastische Syndrome (MDS)
Genussmittel (Nikotin, Drogenkonsum)	Myeloproliferative Neoplasien (MPN):
Medikamente (Impfungen, Glukokortikoide, Wachstumsfaktoren etc.)	– Chronische myeloische Leukämie (CML)
Virusinfektionen (EBV, HSV, CMV, HIV, Influenza, Hepatitis etc.)	– Primäre Myelofibrose (PMF)
Bakterielle Infektionen (alle Spezies)	– Essenzielle Thrombozythämie (ET)
Parasitosen (Malaria, Toxoplasmose, Babesiose u. a.)	– Polycythaemia vera (PV)
Mykosen (v. a. systemische Pilzinfektionen)	MPN/MDS-Überlappungssyndrome
Autoimmunerkrankungen (z. B. Lupus erythematodes, rheumatische Arthritis)	Klonale Eosinophilien (MPN-eo)
Endokrine Erkrankungen (z. B. Hyperthyreoidismus, Morbus Addison)	B- und T-Zell-Lymphome (B-/T-NHL):
Tumorerkrankungen	– Chronische lymphatische Leukämie (CLL)
	– Follikuläres Lymphom (FL)
	– T-Prolymphozytenleukämie (T-PLL)
	Akute Leukämien (AML, ALL)

4.5.7 Klassifikation und Risikostratifizierung

- Leukozytosen lassen sich aufgrund ihrer Heterogenität nicht sinnvoll klassifizieren.
- Grundsätzlich sind – insbesondere bei Fehlen sonstiger maßgeblicher Befunde – leichte Abweichungen (< 20 %) vom oberen Referenzwert nur gelegentlich mit einem klinisch relevanten Krankheitsbild assoziiert.
- Bei den physiologischerweise selteneren Leukozyten kann jedoch bereits eine nummerisch kleine Abweichung ätiologisch und prognostisch relevant sein: So kann eine Basophilie mit 4 % bereits bedeutungsvoll sein.
- Im Fall der oben genannten MBL unterscheidet die WHO noch:
  - eine „low count"-MBL (monoklonale Lymphozyten < 0,5 G/l) und
  - eine „high count"-MBL (monoklonale Lymphozyten ≥ 0,5 G/l): Diese ist mit einem höheren Progressionsrisiko in eine manifeste Lymphomerkrankung vergesellschaftet.

> **Merke** M!
>
> Bereits geringgradige Basophilien sind häufig Ausdruck einer myeloproliferativen Neoplasie (MPN). Monozytosen > 1,0 G/l sind, insbesondere bei gleichzeitig vorliegender Anämie und/oder Thrombozytopenie, verdächtig für eine monozytäre Neoplasie (z. B. Chronische myelomonozytäre Leukämie, CMML).

4.5.8 Symptomatik

- Das klinische Erscheinungsbild einer Leukozytose variiert stark je nach Erkrankungskontext.
- Infektiöse oder entzündliche Zustände (Fieber, Schüttelfrost etc.):
  - Diese Symptome können bei einer neutrophilen Granulozytose auf eine reaktive Ursache der Leukozytose hinweisen.
  - Sie stellen jedoch häufig auch ein Begleitphänomen neoplastischer Prozesse dar.
- Bei einer Lymphozytose ist immer ein besonderes Augenmerk auf Symptome zu richten, die eine **Lymphoproliferation** anzeigen können:
  - Lymphadenopathie, Splenomegalie, Hepatomegalie und sog. B-Symptome (Fieber, Nachtschweiß, ungewollter Gewichtsverlust).
  - Neoplastische Proliferationen der Monozyten können sich zusätzlich durch Organinfiltrationen (z. B. kutan) manifestieren.
  - Klonale Expansionen der Eosinophilen gehen häufig ebenfalls mit Gewebeinfiltrationen sowie mit durch Mediatoren verursachte Begleitsymptome (Pruritus, subfebrile Temperaturen) einher.
  - Eine Basophilie verursacht per se keine klinische Symptomatik, ist aber häufig Ausdruck einer myeloproliferativen Neoplasie (MPN).
- Insbesondere exzessive Erhöhungen der Granulozyten und der Monozyten (sog. Hyperleukozytosen > 100 G/l) können rheologische Störungen (z. B. Priapismus) bis hin zu Leukozytenthromben und -emboli (z. B. Milzinfarkte) zur Folge haben.

4.5.9 Diagnostik

Diagnostisches Vorgehen

- Ausgehend von einem maschinellen Blutbild sollte bei einer Leukozytose stets zunächst eine Wiederholung der Untersuchung mit einem mikroskopischen Differenzialblutbild erfolgen. Hieraus ergeben sich meistens bereits entscheidende Hinweise.
- Ist die Leukozytose auf eine Erhöhung der Lymphozyten (Lymphozytose) zurückzuführen, sollte eine durchflusszytometrische Untersuchung erfolgen. Diese charakterisiert nicht nur die Lymphozytensubpopulationen, sondern es lässt sich auch nach aberranten Expressionsmustern auf den Zellen suchen:
  - Identifikation einer suspekten Lymphozytenpopulation oder Vorliegen anderer Anhaltspunkte für eine lymphoproliferative Erkrankung → diagnostische Eskalation zur Entitätsbestimmung.
- Alarmierende Befunde innerhalb der myeloischen Zellreihe sind:
  - Nachweis zirkulierender Blasten sowie
  - pathologische Linksverschiebung der Granulozytopoese.
  - Bei nachweisbaren Blasten sollte direkt eine Untersuchung des Knochenmarks folgen, da die hierfür infrage kommenden Erkrankungen zu ernsthaft sind, um zuvor eine ausgiebige Ausschlussdiagnostik durchzuführen.
- Bei einer Monozytose, welche persistierend > 1,0 G/l beträgt, muss ebenfalls eine Knochenmarkdiagnostik folgen. Nur wenige Erkrankungen gehen mit einer deutlichen reaktiven Monozytose einher, monozytäre Neoplasien sind dabei eine häufigere Ursache.
- Eosinophilie und Neutrophilie (insbesondere bei nur mäßiger Ausprägung):
  - Hier kann zunächst eine Kontrolle und eine entsprechende infektiologische bzw. allergologische Ausschlussdiagnostik erfolgen.
  - Im Falle von Eosinophilien muss aber eine plausible Erklärung gefunden werden, da mittlerweile einige klonale Eosinophilien bekannt sind, welche gut diagnostizierbar und v. a. gut behandelbar sind (MPN-eo mit PDGFR-Rearrangements).
- Einen Überblick über eine diagnostische Strategie gibt ▶ Abb. 4.6.

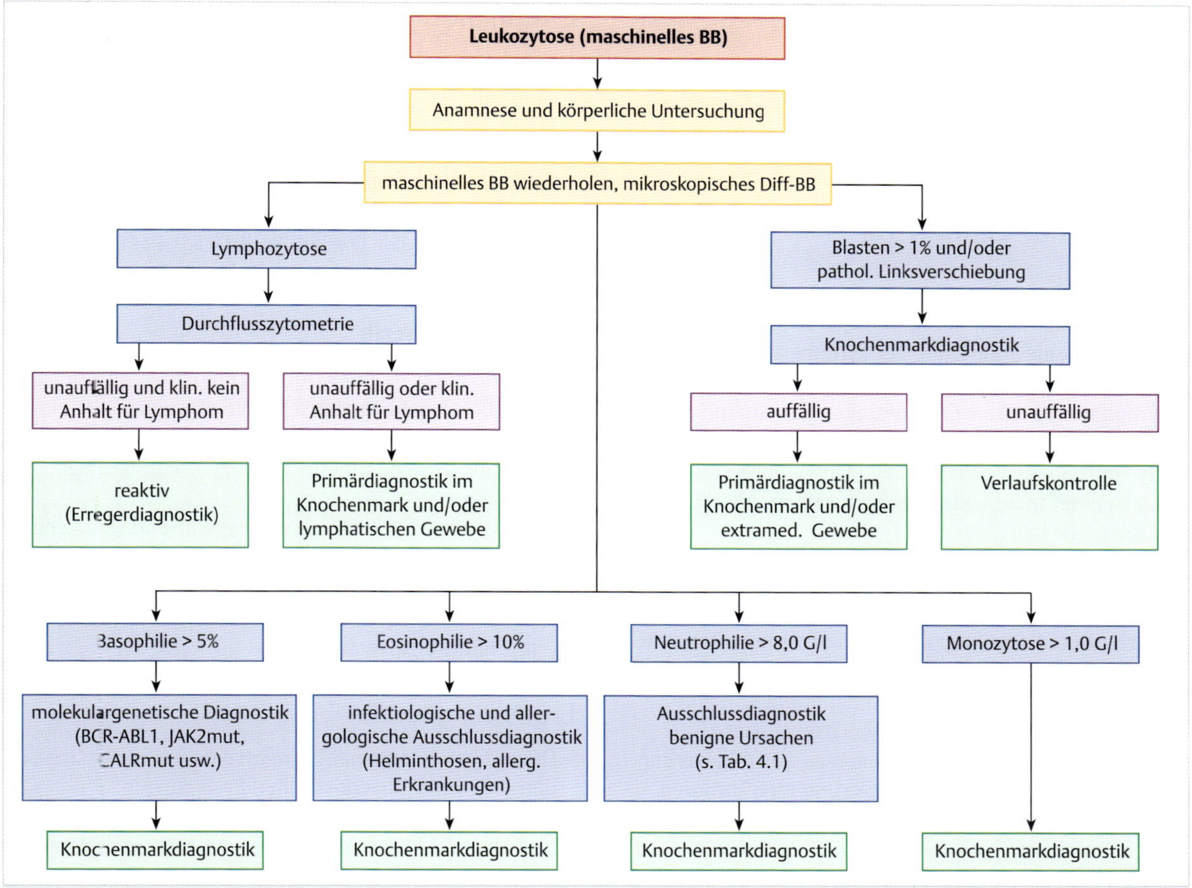

Abb. 4.6 Leukozytose. Diagnostisches Vorgehen.

Anamnese

- Anamnestische Angaben können bei der Diagnostik einer Leukozytose sehr hilfreich sein. Insbesondere sollten erhoben werden:
  - Vorerkrankungen (z. B. Infektneigung, Tumorerkrankungen, Allergien),
  - Reiseanamnese (Tropenerkrankungen),
  - Sexualanamnese (sexuell übertragbare Infektionen),
  - Genussmittelanamnese (z. B. Nikotinabusus),
  - Medikamentenanamnese (z. B. Glukokortikoide).
- Ferner ist gezielt nach B-Symptomen sowie nach sonstigen Beschwerden zu fragen.

Körperliche Untersuchung

- Bei einer nicht gut erklärbaren Leukozytose ist eine körperliche Untersuchung unabdingbar.
- Zu beachten sind insbesondere: Infektzeichen, evtl. Hepato- oder Splenomegalie.
- Vollständiger Lymphknotenstatus ist erforderlich.
- Bei der Inspektion des Integuments sind Hautveränderungen zu beachten, die Ausdruck einer neoplastischen Leukozyteninfiltration sein können.

Merke

M!

Durch eine sorgfältige Anamnese und körperliche Untersuchungen lassen sich viele Leukozytosen bereits ätiologisch gut eingrenzen. Wichtig sind v. a. die Medikamentenanamnese sowie Begleitbefunde wie B-Symptomatik und/oder Organomegalien.

Labor

- Der Labordiagnostik kommt bei der Abklärung einer Leukozytose ein großer Stellenwert zu.
- Mikroskopisches Blutbild.
- Laboruntersuchung, die sich an den großen Organsystemen orientiert:
  - Metabolische Basisdiagnostik,
  - Leber- und Nierenfunktionsparameter.
- Globale Entzündungsmarker (z. B. C-reaktives Protein, CRP) können helfen, eine reaktive Leukozytose von einer malignen zu unterscheiden.

- Bei einer Eosinophilie sind die Bestimmungen von IgE und Tryptase sinnvoll.
- Besteht neben einer Leukozytose eine Verminderung anderer Blutzellen (Anämie, Thrombozytopenie), sollten auch diese bzgl. ihrer Ursache abgeklärt werden (Eisenstoffwechsel, Hämolyseparameter).

Bildgebende Diagnostik

Sonografie

- Bei der Abklärung einer ätiologisch unklaren Leukozytose kann eine Sonografie der Lymphknoten und des Oberbauchs hilfreich sein.
- Lymphoproliferative Erkrankungen können mit einer Lymphadenopathie einhergehen.
- Myeloproliferative Neoplasien (MPN) führen regelmäßig zu einer mehr- oder weniger ausgeprägten Hepatosplenomegalie.

CT

- Konventionelle Radiografie liefert nur selten Befunde, die in einem aussagekräftigen Zusammenhang mit einer Leukozytose stehen (und dann ohnehin eine Schnittbilddiagnostik zur Folge hätten).
- CT liefert relevante Informationen zu z. B. lokalen Entzündungs- oder Infektionsherden, soliden Tumoren oder der klinischen Untersuchung nicht zugänglicher Organomegalien bzw. Lymphome.

MRT

- Konventionelle Radiografie liefert nur selten Befunde, die in einem aussagekräftigen Zusammenhang mit einer Leukozytose stehen (und dann ohnehin eine Schnittbilddiagnostik zur Folge hätten).
- MRT liefert relevante Informationen zu z. B. lokalen Entzündungs- oder Infektionsherden, soliden Tumoren oder der klinischen Untersuchung nicht zugänglicher Organomegalien bzw. Lymphome.

Histologie, Zytologie und klinische Pathologie

Knochenmarkdiagnostik

- Kann eine primäre Knochenmarkerkrankung nicht sicher ausgeschlossen werden oder bestehen sogar konkrete Hinweise darauf → Knochenmarkdiagnostik zur Abklärung einer Leukozytose obligat.
- Dabei sind mindestens eine zytologische und eine histopathologische Untersuchung erforderlich.
- Zweckmäßigerweise sollte bei der Knochenmarkpunktion auch Material für die durchflusszytometrische, zytogenetische und molekulargenetische Analytik entnommen werden (diese kann dann ggf. schnell und ohne erneute Punktion erfolgen).

Lymphknotendiagnostik

- Nur die chronische lymphatische Leukämie (CLL) lässt sich vollständig aus dem peripheren Blut diagnostizieren.
- In den anderen Fällen ist für die Lymphomdiagnostik eine Lymphknotenhistologie unbedingt erforderlich.
- Lymphknotenexstirpation ist dabei einer Lymphknotenpunktion (Einschränkung durch geringere Materialmenge) vorzuziehen.

Liquordiagnostik

- Die Indikation zu einer Liquordiagnostik ergibt sich aus den differenzialdiagnostischen Erwägungen:
  - Indikation für rasche Punktion, falls z. B. eine Meningitis als Ursache für eine Leukozytose in Betracht kommt.
  - Liquordiagnostik kann auch wegweisend sein, wenn die reaktive Leukozytose infolge einer extramedullären Manifestation einer hämatologischen Erkrankung (z. B. ZNS-Lymphom oder Primary Effusion Lymphoma, PEL) aufgetreten ist.

Ergussdiagnostik

- Die Indikation zu einer Ergussdiagnostik ergibt sich aus den differenzialdiagnostischen Erwägungen:
  - Indikation für rasche Punktion, falls z. B. ein Pleuraempyem als Ursache für eine Leukozytose in Betracht kommt.
  - Ergussdiagnostik kann auch wegweisend sein, wenn die reaktive Leukozytose infolge einer extramedullären Manifestation einer hämatologischen Erkrankung (z. B. ZNS-Lymphom oder Primary Effusion Lymphoma, PEL) aufgetreten ist.

Molekulargenetische Diagnostik

- In einigen Fällen können bereits aus dem peripheren Blut wegweisende molekulargenetische Befunde für die Abklärung einer Leukozytose gewonnen werden, v. a. bei myeloproliferativen Neoplasien:
  - Eine chronische myeloische Leukämie (CML) kann z. B. in der Regel zweifelsfrei durch den Nachweis von BCR-ABL 1-Fusionstranskripten nachgewiesen werden.
  - Auch verwandte Entitäten (PMF, ET, PV) sind durch molekulare Parameter gut definiert (siehe entsprechende Kapitel).

Histopathologie anderer Organe

- Eine histopathologische Abklärung ist indiziert, wenn
  - eine Leukozytose nicht plausibel erklärbar ist und
  - sich gleichzeitig aus der bildgebenden Diagnostik ein suspekter Befund ergibt.

- In einigen Fällen manifestiert sich auch eine hämatologische Erkrankung ausschließlich oder überwiegend außerhalb der hämatologischen Kompartimente (peripheres Blut, Knochenmark, lymphatisches Gewebe).
- Dann müssen ggf. für die Diagnose Bioptate aus anderen Geweben entnommen werden:
  - Gelegentlich kann z. B. eine Splenektomie indiziert sein, da es Lymphome gibt, die sich primär dort manifestieren (v. a. T-Zell-Lymphome).

Mikrobiologie und Virologie

- Viele Leukozytosen entstehen in Begleitung einer infektiologischen Erkrankung → Erregerdiagnostik hat hier eine besondere Bedeutung.
- Neben den vielen möglichen häufigen Viren, Bakterien, Pilze und Parasiten muss bei entsprechender Verdachtslage auch an seltenere Erreger (z. B. Echinokokken, Babesien) gedacht werden.

> **Merke**
>
> Reaktive Leukozytosen sind meist mild ausgeprägt. Deutliche Abweichungen (> 20 % des oberen Referenzbereichs) sowie weitere Abweichungen im Blutbild sollten an eine primäre Ursache denken lassen.

4.5.10 Differenzialdiagnosen

- Die vielfältigen Differenzialdiagnosen einer Leukozytose ergeben sich aus der unterschiedlichen Ätiologie (▶ Tab. 4.1).
- Maligne Leukozytosen müssen mit größter Sorgfalt von den benignen abgegrenzt werden.
- Mitunter ist nur der weitgehende Ausschluss einer bösartigen Erkrankung als Ursache für eine Leukozytose möglich, ohne eine eindeutige andere Ursache hierfür gefunden zu haben.

4.5.11 Nachsorge

- Die Nachsorge einer Leukozytose richtet sich nach deren Ursache.
- Reaktive Leukozytosen sind nicht weiter kontrollbedürftig, es sei denn, man nutzt sie als Surrogatparameter für die zugrunde liegende Störung (z. B. Infektion).
- Sonderfall monoklonale B-Zell-Lymphozytose (MBL):
  - Liegt diese als „high-count"-MBL (monoklonale Lymphozyten ≥ 0,5/G) vor, werden regelmäßige Kontrollen in 6- bis 12-monatigen Abständen empfohlen.
- Die malignen Leukozytosen (MDS, MPN, Akute Leukämien) werden dagegen auch nach primär erfolgreicher Behandlung regelmäßig kontrolliert, um einen Erkrankungsrückfall rasch zu erkennen.

4.5.12 Wichtige Internetquellen

- Deutsche Gesellschaft für Hämatologie und Medizinische Onkologie (DGHO): Onkopedia-Leitlinie Hämatologische Diagnostik (Stand 10.1.2018): www.onkopedia.com/de/onkopedia/guidelines/haematologische-diagnostik/@@view/html/index.html

4.6 Thrombozytose

Karl-Anton Kreuzer

4.6.1 Steckbrief

Eine Thrombozytose liegt vor, wenn die Zahl der Thrombozyten deutlich > 350 G/l liegt. Die Ursachen hierfür können harmlose Normvarianten, reaktive Veränderungen (sekundäre Thrombozytosen) oder eine neoplastische Proliferationssteigerung der Megakaryo- bzw. Thrombozytopoese sein. Die Ätiologie einer Thrombozytose ist nur selten am Blutbild zu erkennen und auch die Knochenmarkzytologie oder -histopathologie erlaubt häufig keine ganz eindeutige Zuordnung. Aus diesem Grunde spielen bei der Ursachenforschung molekulare Parameter, welche eine Klonalität anzeigen können, sowie eine sorgfältige Ausschlussdiagnostik eine besondere Rolle.

4.6.2 Aktuelles

- Der obere Grenzwert der Thrombozyten im peripheren Blut wurde durch die Weltgesundheitsorganisation (WHO) für die Definition der Essenziellen Thrombozythämie (ET) bereits 2008 auf 450 G/l reduziert.
- Neuere molekulargenetische Untersuchungsverfahren erlauben es überdies, neoplastische Thrombozytosen schneller und eindeutiger zu erkennen. Dies gilt v. a. im Rahmen einer
  - ET,
  - Primären Myelofibrose (PMF) oder
  - myelodysplastischen/myeloproliferativen Neoplasie mit Ringsideroblasten und Thrombozytose (MDS/MPN-RS-T).
- Dies findet u. a. Niederschlag in der aktuellen (2017) Klassifikation der hämatologischen Neoplasien der WHO.

4.6.3 Synonyme

- Thrombozytose
- Thrombozythämie

4.6.4 Definition

- Überschreiten des oberen Referenzbereichs der Thrombozyten im peripheren Blut.

- Morphologische Veränderungen (Aggregatbildung, Thrombozytenanisozytose, mittleres Thrombozytenvolumen [MPV] etc.) sind für diese quantitative Befunderhebung nicht maßgeblich.

4.6.5 Epidemiologie

- Eine Thrombozytose ist zunächst ein deskriptiver Laborbefund, der vielfältige ätiologische Ursachen haben kann.
- Die allermeisten Thrombozytosen im klinischen Alltag sind reaktiver Natur (sog. sekundäre Thrombozytosen). Die hauptsächliche Herausforderung besteht deshalb darin, neoplastische Thrombozytosen sicher hiervon zu unterscheiden.

4.6.6 Ätiologie und Pathogenese

- Pathogenetisch können bei den Thrombozytosen folgende Gruppen unterschieden werden:
  - **Normvarianten**: Meist milde Erhöhung der Thrombozyten ohne Krankheitswert
  - **Passagere sekundäre Thrombozytosen**:
    - Meist milde bis mäßige Erhöhung der Thrombozyten als Folge eines vorübergehenden Zustandes (z. B. Schwangerschaftsthrombozytose, Thrombozytose in Begleitung einer ausgeprägten Eisenmangelanämie).
    - Diese Thrombozytose besitzen keinen Krankheitswert.
  - **Chronische sekundäre Thrombozytosen**:
    - Milde bis starke Erhöhung in Folge eines chronischen Begleitumstandes (z. B. chronische Entzündungen, Tumorerkrankungen).
    - Hier kann die sekundäre Thrombozytose die bereits durch die Grunderkrankung ggf. erhöhte Thromboembolieneigung verstärken.
  - **Neoplastische Thrombozytose**:
    - Meist starke Erhöhung der Thrombozytenzahl im peripheren Blut als Ausdruck einer autonomen Proliferation (z. B. Essenzielle Thrombozythämie, Primäre Myelofibrose).
    - Hier ist sowohl das Thromboembolierisiko als auch – insbesondere bei exzessiven Thrombozytenwerten > 1000 G/l – das Blutungsrisiko erhöht.
- Die Ätiologie der Thrombozytosen ist äußerst vielfältig. ▸ Tab. 4.2 gibt hierzu eine typische, aber nicht vollständige Übersicht.

4.6.7 Klassifikation und Risikostratifizierung

- Thrombozytosen lassen sich aufgrund ihrer heterogenen Ätiologie als deskriptiver Laborbefund nicht sinnvoll klassifizieren.
- Grundsätzlich sind die meisten sekundären Thrombozytosen mild bis mäßig ausgeprägt und stellen per se kein erhöhtes Thromboembolierisiko dar.
- Ein erhöhte Thromboembolierisiko kann jedoch bestehen, wenn
  - eine sekundäre Thrombozytose auf der Grundlage einer anderen prothrombogenen Erkrankung (z. B. Tumorerkrankungen) vorliegt oder wenn
  - eine konstitutionelle Thrombophilie (z. B. Faktor-V-Mutation vom Typ Leiden) besteht.
- Für die primären Thrombozytosen ist zu berücksichtigen:
  - Diese sind zunächst mit einem erhöhten Risiko für venöse Gefäßverschlüsse verbunden.
  - Ab einer Thrombozytenzahl von ca. 1000 G/l schlägt dieses Risiko jedoch aufgrund von Funktionsdefiziten um, und es besteht die Gefahr von Blutungen.

Cave

Die Ursache einer Thrombozytose ist entscheidend für das Risiko einer Thromboembolie oder Blutung.

4.6.8 Symptomatik

- Thrombozytosen per se sind in milder bis mäßiger Ausprägung in der Regel asymptomatisch.
- **Sekundäre Thrombozytosen** werden zudem meist nur symptomatisch, wenn zusätzliche thrombogene Risikofaktoren vorliegen.
- **Primäre Thrombozytosen**:
  - Bestehen diese im Rahmen einer myeloproliferativen Neoplasie (MPN) oder eines myelodysplastischen Syndroms (MDS), können hingegen bereits bei mäßig hohen Thrombozytenzahlen (> 450 G/l) zu Mikrozirkulationsstörungen (z. B. Erythromelagie oder zerebrale Symptome) oder Thromboembolien auftreten.
  - Insbesondere Viszeralvenenthrombosen (z. B. Mesenterialvenenthrombose, Lebervenenthrombose, Pfortaderthrombose) oder sonstige atypische Thromboselokalisationen sollten an eine primäre Thrombozytose denken lassen.
  - Bei sehr stark erhöhten Thrombozytenwerten (> 1000 G/l) kehrt sich das Thromboserisiko bei primären Thrombozytosen in ein erhöhtes Blutungsrisiko um.

4.6.9 Diagnostik

Diagnostisches Vorgehen

- Eine persistierende Thrombozytose sollte auch bei nur mäßiger Ausprägung sorgfältig abgeklärt werden.
- Dies gilt insbesondere für Fälle, bei denen es bereits zu einer Thromboembolie gekommen ist oder bei denen Anhaltspunkte für eine MPN bestehen (z. B. Leukozytose, Anämie, Basophilie, Hepato-/Splenomegalie).

- Als erster Schritt empfiehlt sich ein mikroskopisches Differenzialblutbild sowie die Bestimmung des Eisenstatus und der Entzündungsparameter.
- Liegt ein Eisenmangel vor, sollte dieser zunächst ausgeglichen werden; erst danach erfolgt eine weitere Diagnostik der evtl. weiterbestehenden Thrombozytose.
- Nachweis einer chronischen Entzündung ist eine plausible Erklärung für eine Thrombozytose, schließt aber eine evtl. gleichzeitig bestehende primäre Thrombozytose nicht kategorisch aus.
- Bei möglicher Differenzialdiagnose einer MPN:
  - Hier kann bereits aus dem Blut eine molekulargenetische Diagnostik erfolgen, welche einen hohen positiv-prädiktiven Wert besitzt (*JAK2-V617F*-Mutation, *JAK2-Exon-12*-Mutation, Calreticulin-Mutation, *MPL*-Mutation, BCR-ABL 1-Translokation).
  - Dabei ist zu beachten, dass der negativ-prädiktive Wert dieser Diagnostik jedoch eingeschränkt ist, da etwa 15–20 % der MPN keine dieser Aberrationen aufweisen.
  - Zum sicheren Ausschluss einer MPN oder eines MDS ist daher stets eine Knochenmarkdiagnostik erforderlich.
- Einen Überblick über eine diagnostische Strategie gibt ▶ Abb. 4.7.

Anamnese

- Anamnestische Angaben können bei der Diagnostik einer Thrombozytose hilfreich sein. Insbesondere sollten erhoben werden:
  - Vorerkrankungen (z. B. chronische Entzündungen oder Infektionen, Tumorerkrankungen, Splenektomie, Eisenmangel),
  - neu aufgetretene Beschwerden (z. B. unklarer Gewichtsverlust oder andere potenziell malignomassoziierte Symptome),
  - Medikamentenanamnese (z. B. Wachstumsfaktoren).

Körperliche Untersuchung

- Bei einer nicht gut erklärbaren Thrombozytose ist eine körperliche Untersuchung unabdingbar.
- Dabei sind insbesondere auf eine etwaige Hepato- oder Splenomegalie zu beachten, welche in Begleitung einer MPN entstehen können.

Labor

- Die konventionelle Labordiagnostik im Rahmen einer Thrombozytose dient in erster Linie dem Ausschluss sekundärer Ursachen.
- Hierbei sind v. a. der Erhebung des Eisenstatus sowie die Entzündungsparameter bedeutsam.
- Spezifische Parameter für sonstige Thrombzytosen existieren nicht.

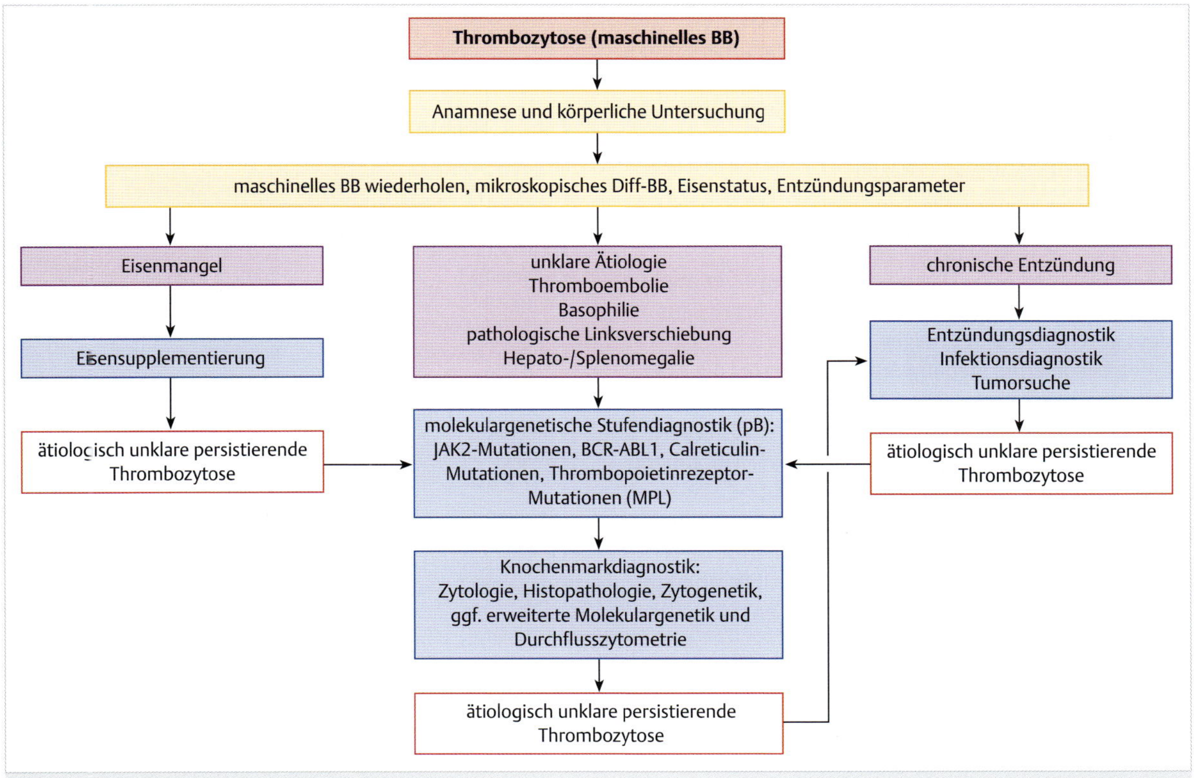

Abb. 4.7 Thrombozytose. Diagnostisches Vorgehen.

4

II

Bildgebende Diagnostik

Sonografie

- Myeloproliferative Neoplasien führen regelmäßig zu einer mehr oder weniger ausgeprägten Hepato-/Splenomegalie; deshalb kann für die Abklärung einer ätiologisch unklaren Thrombozytose eine Sonografie des Oberbauchs hilfreich sein.

CT

- Ein CT kann im Rahmen einer Tumor- oder Entzündungssuche eingesetzt werden.
- Zur Diagnostik von Entzündungen der mittleren und großen Arterien (z. B. bei Riesenzellarteriitis) kann die CT mit einem PET kombiniert werden (PET-CT).

MRT

- Ein MRT kann im Rahmen einer Tumor- oder Entzündungssuche eingesetzt werden.

Histologie, Zytologie und klinische Pathologie

Knochenmarkdiagnostik

- Falls ein sicherer Ausschluss einer primären Knochenmarkerkrankung nicht gelingt oder wenn sogar konkrete Hinweise darauf bestehen → Knochenmarkdiagnostik zur Abklärung einer Thrombozytose obligat.
- Dabei sind mindestens eine zytologische und eine histopathologische Untersuchung erforderlich.
- Zweckmäßigerweise sollte bei der Knochenmarkpunktion auch Material für die durchflusszytometrische, zytogenetische und molekulargenetische Analytik entnommen werden (diese kann dann ggf. schnell und ohne erneute Punktion erfolgen).

Molekulargenetische Diagnostik

- Molekulargenetische Diagnostik kann bei einer ätiologisch unklaren Thrombozytose zunächst bereits aus dem peripheren Blut erfolgen.
- Einen besonderen Stellenwert haben hierbei die Aberrationen, welche mit MPN assoziiert sind:
  - *BCR-ABL 1*-Mutation, *JAK2*-Mutationen (V617F und Exon 12), Calreticulin-Mutationen sowie Mutationen im Thrombopoietinrezeptor-Gen (MPL).
  - Darüber hinaus existieren weitere molekulare Parameter, welche zwar nicht spezifisch für eine MPN oder ein MDS sind, jedoch eine klonale Erkrankung anzeigen können (z. B. *TET2*-Mutationen).

4.6.10 Differenzialdiagnosen

- Die vielfältigen Differenzialdiagnosen einer Thrombozytose ergeben sich aus der unterschiedlichen Ätiologie (▶ Tab. 4.2).
- Maligne Thrombozytosen sind mit größter Sorgfalt von den benignen abzugrenzen.
- Mitunter ist nur der weitgehende Ausschluss einer bösartigen Erkrankung als Ursache für eine Leukozytose möglich, ohne eine eindeutige andere Ursache hierfür gefunden zu haben.

4.6.11 Nachsorge

- Die Nachsorge einer Thrombozytose richtet sich nach deren Ursache.
- **Sekundäre Thrombozytosen** sind nicht weiter kontrollbedürftig, es sei denn, man nutzt sie als Surrogatparameter für die zugrunde liegende Störung.
- Die **primären Thrombozytosen** (MPN, MDS) werden dagegen auch nach primär erfolgreicher Behandlung regelmäßig kontrolliert, um eine Erkrankungsprogredienz rechtzeitig zu erkennen.

4.6.12 Wichtige Internetquellen

- Deutsche Gesellschaft für Hämatologie und Medizinische Onkologie (DGHO): Onkopedia-Leitlinie Essenzielle (oder primäre) Thrombozythämie (Stand 10.1.2018): www.onkopedia.com/de/onkopedia/guidelines/essentielle-oder-primaere-thrombozythaemie-et/@@view/html/index.html

Tab. 4.2 Benigne und maligne Ursachen für eine Thrombozytose (Auswahl)

Benigne Ursachen	Maligne Ursachen
Stress, Trauma, Operation und körperliche Belastung Eisenmangel Chronische Entzündungen (Chronische entzündliche Darmerkrankungen, Autoimmunerkrankungen) Chronische Infektionen (z. B. Tuberkulose) Hämatopoetische Regeneration (z. B. nach Chemotherapie) Nach Splenektomie Tumorerkrankungen Medikamentös (Erythropoietin, Wachstumsfaktoren)	Essenzielle Thrombozythämie (ET) Primäre Myelofibrose (PMF) Chronische myeloische Leukämie (CML) Polycythaemia vera (PV) Myelodysplastische/myeloproliferative Neoplasie mit Ringsideroblasten und Thrombozytose (MDS/MPN-RS-T) 5q-Minus-Syndrom

4.7 Erhöhung der Laktatdehydrogenase-Aktivität

Thomas Streichert

4.7.1 Steckbrief

Erhöhungen der Aktivität der Laktatdehydrogenase können bei verschiedenen Erkrankungen beobachtet werden. Die Laktatdehydrogenase (LDH) ist ein Enzym, das die Oxidation von Laktat zu Pyruvat katalysiert, dabei wird das Koenzym NAD^+ zu NADH reduziert. Die im Serum oder Plasma nachweisbare Gesamtaktivität der LDH setzt sich aus den Aktivitäten der 5 Isoenzyme der LDH zusammen. Die LDH ist ein zytoplasmatisches Enzym, somit können bei Zelluntergang erhöhte Aktivitäten in Serum oder Plasma gemessen werden. Da die LDH ubiquitär exprimiert wird, zeigt eine Erhöhung der LDH-Aktivität folglich einen Zellschaden an, ohne dass dieser einem bestimmten Zell- und damit Gewebetyp zugeordnet werden kann.

4.7.2 Synonyme

- LDH-Erhöhung,
- Erhöhung der Laktatdehydrogenase-Aktivität,
- Enzyme Commission Number: EC 1.1.1.27.

4.7.3 Definition

- Eine Erhöhung der LDH-Aktivität liegt vor, wenn ein Messwert oberhalb der alters- und geschlechtsspezifischen Referenzgrenze bestimmt worden ist (Kap. 4.7.7, Abschnitt Labor).
- Als gute Orientierung kann der Konsensus für beide Geschlechter dienen (Grenzwert: 250 U/l, ▶ Tab. 4.3).

4.7.4 Epidemiologie

- Die erhöhte LDH-Aktivität ist ein häufiger Laborbefund.
- Prävalenz:
  - bei nichtselektierten Krankenhauspatienten: 23 %,
  - in der Notaufnahme: 21 % (ausgewertet wurde für das Jahr 2016 die jeweils bei Aufnahme an der Uniklinik Köln bestimmte LDH).

4.7.5 Ätiologie und Pathogenese

- Die LDH ist ein ubiquitär vorkommendes zytoplasmatisches Enzym.
- Die LDH besteht aus 4 Untereinheiten mit jeweils 2 unterschiedlichen Typen:
  - H-Untereinheit (= Herz)
  - M-Untereinheit (= Muskel)
- Die im Serum oder Plasma gemessenen LDH-Aktivitäten ergeben sich aus der Summe der Einzelaktivitäten der 5 Isoenzyme.
- Die Isoenzyme zeigen eine unterschiedliche Organverteilung:
  - LDH-1 und LDH-2: Myokard, Erythrozyten und Nieren
  - LDH-3: Milz, Lunge, Lymphknoten Thrombozyten und endokrine Drüsen
  - LDH-4 und LDH-5 in Skelettmuskel und Leber

4.7.6 Symptomatik

- Symptome je nach zugrunde liegender Krankheit/Störung.
- Die LDH-Erhöhung selbst verursacht keine Symptome, je nach Ursache (z. B. Myokardinfarkt, Rhabdomyolyse, Tumorlyse-Syndrom) können aber teils ausgeprägte Symptome auftreten.

4.7.7 Diagnostik

Diagnostisches Vorgehen

- LDH-Erhöhung wird durch Messungen im Blutplasma oder Serum festgestellt (Referenzwerte in ▶ Tab. 4.3).
- LDH-Aktivitätserhöhungen im Serum oder Plasma finden sich bei verschiedenen Krankheiten, die mit einem Zelluntergang bzw. Gewebeschaden einhergehen (▶ Tab. 4.4).
- Die erhöhte LDH-Aktivität erlaubt dabei keinen Rückschluss auf den geschädigten Zelltyp, kann aber als Ausgangbefund für differenzialdiagnostische Überlegungen oder im Krankheitsverlauf hilfreich sein.

Tab. 4.3 Referenzbereiche für die LDH je nach Alter und Geschlecht

Geschlecht/Alter		Referenzbereich
Männer		< 247 U/l
Frauen		< 248 U/l
Konsensus für beide Geschlechter bei Erwachsenen		< 250 U/l
Kinder	0–1 Jahre	196–438 U/l
	1–3 Jahre	105–338 U/l
	4–6 Jahre	107–314 U/l
	7–12 Jahre	112–307 U/l
	13–17 Jahre	115–287 U/l

Tab. 4.4 Ursachen für eine Erhöhung der LDH-Aktivität in Serum oder Plasma (alphabetische Sortierung). Adapitiert nach [1].

Gruppe von Erkrankungen	Spezielle Erkrankung	Bemerkung
Endokrine Erkrankungen	Hypothyreose kann mit Erhöhung der LDH-Aktivität einhergehen	
Gastrointestinale Erkrankungen	Bei akuter Pankreatitis kann es zu Erhöhungen der LDH-Aktivität kommen, die mit dem Schweregrad korrelieren.	• <667 U/l (Cut-off-Wert): milde Verläufe, • >667 U/l: schwere Verläufe (höhere Morbidität und Mortalität)
Hämolysen	*in vitro* Relevante Erhöhung der LDH-Aktivität durch Zerstörung von Erythrozyten z. B. durch nicht geeignete Transportbedingungen (Dauer, Erschütterungen, cave Rohrpostversand).	
	in vivo Erhöhung der LDH-Aktivität durch akute intravasale Hämolysen mit Zerstörung von Erythrozyten infolge • mikroangiopathischer hämolytischer Anämien (s. TTP), • PNH, • immunologisch induzierter Hämolysen, • Malaria. Dabei gleichzeitig: • Haptoglobin ↓, • Bilirubin ↑, • freies Hämoglobin ↑, • ggf. Hämoglobinurie (im Urinteststreifen positives Erythrozytentestfeld). • evtl. Transaminasenaktivität (v. a. ASAT und ggf. ALAT) ↑ und • evtl. LDH/ASAT-Quotient>5	Hereditäre hämolytische Anämien gehen mit nur leichten Aktivitätssteigerungen einher, können jedoch in krisenhaften Situationen ebenfalls deutliche Erhöhungen zeigen.
Infektionen	Mononukleose	LDH-Aktivität ist typischerweise erhöht (Quellen der LDH sind Leber [bei Leberbeteiligung] und Lymphozyten [B-Zellen]).
	Dengue und Dengue-Schock-Syndrom	Erhöhung der LDH-Aktivität (bei Dengue Fieber>500 U/l und bei Dengue-Schock-Syndrom>1000 U/l)
	H7N9-Influenza (Vogelgrippe)	Erhöhung der LDH-Aktivität Verringerung von Leukozyten, Lymphozyten, Thrombozyten Erhöhung von ASAT, ALAT, CK und CRP
	Krim-Kongo-Fieber (CCHF)	Deutliche Erhöhung der LDH (sehr hohe Werte sind Hinweis auf fatalen Verlauf)
	Pneumocystis-Pneumonie	
	Tuberkulose	
	Histoplasmose	
	Toxoplasmose	
Kardiale Erkrankungen	Herzmuskelschaden durch • Ischämie, • Trauma, herzchirurgische Eingriffe, Herzkatheter, • Kardioversion, • Toxine, • Infektionen, • Myokarditis, • Rheumatische Erkrankungen, • Medikamente (z. B. Chemotherapeutika), • Drogen (z. B. Alkohol, Kokain).	LDH-Isoenzyme 1 und 2 oder die Gesamtaktivität der LDH wurden früher zur Erkennung eines Infarkts eingesetzt, diese Verwendung ist durch die Einführung der kardialen Troponine zur Infarktdiagnostik obsolet geworden.
	Herzklappenersatz	Ausmaß der mechanischen Hämolyse kann durch die Erhöhung der LDH-Aktivität abgeschätzt werden.

Tab. 4.4 Fortsetzung

Gruppe von Erkrankungen	Spezielle Erkrankung	Bemerkung
Lebererkrankungen	Hepatitis: Bei akuter Virushepatitis und seltener bei chronischen Verläufen	Starke Erhöhungen der ASAT und ALAT und Erhöhung der LDH-Aktivität (LDH-5).
	Portale Hypertension	Erhöhung der LDH-Aktivität (kein Rückschluss auf das Ausmaß der Zirrhose möglich).
	Karzinome	Erhöhung der LDH-Aktivität bei hepatozellulärem Karzinom und Lebermetastasen Isoenzymbestimmung (LDH-4/LDH-5) zur Differenzierung zwischen HCC und Metastase ist möglich, aber in der Routine durch die Messung der AFP-Konzentration abgelöst. In Kombination mit Erhöhung der ASAT und höherem BCLC-Staging findet sich eine verminderte Überlebensrate bei erhöhter LDH-Aktivität
	Ischämien (s. Schock)	
Lungenerkrankungen	Lungenembolie, Lungeninfarkt	Erhöhung der LDH-Aktivität möglich
	Alveolarproteinose	
Maligne Erkrankungen (Bei malignen Tumoren kann es zu einer Freisetzung der LDH kommen, die im Plasma und Serum zu einer Erhöhung der Aktivität führt. Als Screeningassay ist sie ungeeignet, da die Erhöhung bei etwa zwei Drittel der Patienten nicht nachweisbar ist.)	Bronchialkarzinom	SCLCs können mit einer Erhöhung der LDH-Aktivität einhergehen und deuten auf eine schlechte Prognose (Halbierung der Überlebensrate). Der Marker NSE ist zur Therapiekontrolle und Prognose empfindlicher.
	Hodentumor	Messung der LDH-Aktivität ist ein Staging-Kriterium (neben AFP und hCG) bzgl. Therapieansprechen, Überlebenszeit und Überlebensrate.
	Mesotheliom	Erhöhung der LDH-Aktivität bei einem Teil der Patienten (neben Anämie, Leukozytose, Thrombozytose).
	Multiples Myelom	Erhöhungen der LDH-Aktivität sind prognostisch schlecht und können durch eine hohe Tumorlast bedingt sein.
	Morbus Hodgkin	Bei Kindern kann die LDH-Aktivität bei Erstvorstellung zur Prognoseabschätzung verwendet werden, sie ist abhängig von Tumormasse und Stadium.
	Neuroblastom	Sensitivität bei etwa 75 %. Hier stellt die Höhe der Aktivität in Verbindung mit dem Lebensalter und dem Stadium ein prognostisches Kriterium dar.
	Ovarialtumoren/Dysgerminom	Bei bis zu 71 % der Patienten wird eine leichte Erhöhung der LDH-Aktivität beobachtet. Bei dem seltenen Dysgerminom ist die Sensitivität der (deutlich) erhöhten LDH-Aktivität bei > 92 %.
	Essenzielle Thrombozythämie	Die myeloproliferative Erkrankung mit Anstieg der Thrombozytenzahl führt aufgrund des erhöhten Zellumsatzes zu einer Erhöhung der LDH-Aktivität, die mit einer Hyperurikämie einhergeht.
	Leukämien	Akute lymphatische Leukämie: Sensitivität der LDH 79 %. Akute myeloische Leukämie: Sensitivität der LDH 26–68 %. Chronische myeloische Leukämie: LDH-Aktivität im Allgemeinen nicht erhöht

Tab. 4.4 Fortsetzung

Gruppe von Erkrankungen	Spezielle Erkrankung	Bemerkung
	Tumorlyse-Syndrom	Vor Chemotherapie einer AML kann eine LDH-Erhöhung auf die Entwicklung eines Tumorlyse-Syndroms hindeuten: • 1- bis 4-fache Erhöhung: odds ratio (OR) 2,5 • >4-fache Erhöhung: odds ratio (OR) 6,2
Medikamentös bedingt	G-CSF	Leukozytenanstieg kann mit einer Erhöhung der LDH-Aktivität einhergehen.
	Neuroleptika (neuroleptic malignant syndrome)	
	Maligne Hyperthermie infolge einer Narkose	
Megaloblastäre Anämie	Megaloblastäre Anämien (z. B. Vitamin-B12-Mangel, Folsäuremangel oder Therapie mit Pyrimidin- und Purinantimetabolitien) können LDH-Aktivitätserhöhungen bedingen (LDH-1 und LDH-2). Unter Therapie mit Vitamin B12 fällt die Aktivität (ggf. vor dem Anstieg der Retikulozytenzahl).	
Niereninfarkt	Niereninfarkte können eine LDH-Aktivitätserhöhung bedingen (LDH-1 und LDH-2) (evtl. mit Proteinurie und Hämaturie).	
Operative Eingriffe	Nach thoraxchirurgischen Eingriffen (Wedge-Resection, Lobektomie, Pneumektomie) kann es zu leichten Erhöhungen der LDH kommen (kein Marker für Prognose auf Überleben).	
Pectus excavatum	Erhöhung der LDH-Aktivität bei Patienten mit Trichterbrust (ohne Korrelation zum Schweregrad).	
Pulmonale Erkrankungen	Bei einer Lungenembolie kann es zu diskreten Anstiegen der LDH-Aktivität kommen.	
Rheumatologische Erkrankungen	Dermatomyositis	
	Rheumatoide Arthritis	LDH von 400–700 U/l: moderate Krankheitsaktivität LDH > 750 U/l: hohe Krankheitsaktivität
	Systemischer Lupus erythematodes	
Schock	Die Durchblutungsstörung/Ischämie der Leber führt zu einem Zellschaden mit Freisetzung der LDH (und der Transaminasen).	
Schwangerschaft	Präeklampsie	Erhöhte LDH-Aktivitäten (Höhe kann den Schweregrad widerspiegeln und ist mit dem Auftreten von Komplikationen assoziiert).
	HELLP • Anstieg der LDH-Aktivität (Hämolyse) • Anstieg von ASAT, ALAT, GLDH, AP, GGT und Bilirubin. • Thrombozytopenie	LDH/AST-Quotient > 22 lässt eine TTP wahrscheinlicher sein als ein HELLP-Syndrom (3. Trimester).
Skelettmuskelerkrankungen/Skelettmuskelschäden (Muskelschäden gehen mit Erhöhungen der LDH-Aktivität einher [LDH-1, LDH-2, LDH-3]. Eine höhere Spezifität besitzen die Analyten CK [CK-MM] und das Myoglobin.)	Progressive Muskeldystrophie/Duchenne	LDH-Aktivität steigt bereits Jahre vor Beginn der klinischen Symptomatik an
	Neuromuskuläre Erkrankungen	LDH-Erhöhungen bei den folgenden Erkrankungen (Liste absteigend): • Duchenne/Becker (DMD/BMD), • Lipidspeicherkrankheit (LSM), • Polymyositis (PM), • Muskeldystrophie vom Gliedergürteltyp (LGMD), • Fazio-skapulo-humerale Muskeldystrophie (FSHD), • Spinale Muskelatrophie (SMA), • Motoneuronerkrankung (MND).
	Dermatomyositis	LDH-Erhöhung möglich
	Diabetische Muskelnekrose	Leichte LDH-Erhöhung möglich
	Postoperativ	Nach abdominellen Eingriffen kann es zu einer Erhöhung der LDH-Aktivität kommen
Sport	Intensive sportliche Belastungen oder starke körperliche Arbeit können zu Erhöhungen der LDH-Aktivität führen. Freisetzung der LDH aus dem Muskel steht im Vordergrund. Freisetzung aus den Erythrozyten („runners anemia“, „foot-strike hemolysis“) wird kontrovers diskutiert, scheint aber einen geringeren Einfluss zu haben.	

Tab. 4.4 Fortsetzung

Gruppe von Erkrankungen	Spezielle Erkrankung	Bemerkung
Thrombotisch thrombozytopenische Purpura	Mikroangiopathische hämolytische Anämie	Deutlicher Anstieg der LDH-Aktivität
	Plasmapherese-Therapie	In Kombination mit dem Abfall der Thrombozytenzahl kann die Prognose abgeschätzt werden (Abfall der LDH-Aktivität und Anstieg der Thrombozytenzahl sind prognostisch gut, aber auch die absolute Höhe der LDH-Aktivität kann helfen, die Prognose abzuschätzen).
ZNS	Bakterielle Meningitis	Erhöhte LDH-Aktivität möglich. (Hohe Aktivitäten und eine Steigerung im Verlauf gehen mit einer schlechten Prognose einher.)
	Intraventrikuläre Hämorrhagie (IVH) und/oder periventrikuläre Leukomalazie (PVL) bei Frühgeborenen	Hohe LDH-Aktivität (> 1933 U/l) ist mit Risiko für diese Komplikationen assoziiert.

Anamnese

- Abhängig von dem klinischen Leitbild sollten zur Abklärung der LDH-Erhöhung die typischen Ursachen eines Gewebe- oder Zellschadens abgefragt werden (▶ Tab. 4.3, ▶ Tab. 4.4).

Körperliche Untersuchung

- Erkrankungen, die mit einer LDH-Erhöhung einhergehen, sind in ▶ Tab. 4.4 aufgeführt.
- Je nach Verdachtsdiagnose ist eine entsprechende Untersuchung vorzunehmen.

Labor

- **Präanalytik**:
  - Bestimmung der LDH-Aktivität im Serum oder Plasma.
  - Die übliche Probenvorbereitung erfolgt durch Zentrifugation zur Abtrennung der korpuskulären Bestandteile.
  - Empfehlung: Serum oder Plasma sollte sobald als möglich, spätestens jedoch nach 2 h durch Zentrifugation gewonnen werden.
  - LDH ist im Serum oder Plasma bei Lagerung bei 4–8 °C für bis zu 4 Tage stabil.
  - Die biologische Halbwertszeit unterscheidet sich für die Isoenzyme: LDH-1 4–5 Tage und LDH-5 10 h.

M!

Merke

Erythrozyten ebenso wie Thrombozyten weisen zytoplasmatisch hohe LDH-Aktivitäten auf. Insofern kann eine Hämolyse in-vitro durch z. B. ungeeignete Transportbedingungen eine relevante Erhöhung der Plasma- bzw. Serumaktivität zur Folge haben.

- **Analytik**:
  - Die Methode zur Bestimmung der LDH-Aktivität ist von der International Federation of Clinical Chemistry (IFCC) als Referenzmethode bei 37 °C standardisiert worden.
  - Nachweisreaktion:
    - L-Laktat + NAD^+ – $\xrightarrow{LDH}$ Pyruvat + NADH + H^+ mit photometrischer Messung der gebildeten Menge von NADH, die direkt proportional zur katalytischen LDH-Aktivität ist.
  - Eine Messung der Aktivitäten der Isoenzyme kann durch verschiedene Ansätze vorgenommen werden:
    - LDH-1-Bestimmung durch eine chemische oder immunologische Hemmung der M-Untereinheit.
    - Vollständige Differenzierung kann durch eine elektrophoretische Auftrennung erfolgen.
- Bewertung: ▶ Tab. 4.3

4.7.8 Differenzialdiagnosen

- Erhöhung der LDH-Aktivität findet sich bei vielen pathologischen Zuständen, sie ist somit als unspezifischer Parameter zu beurteilen.
- Die entsprechend differenzialdiagnostisch möglichen, relevanten Erkrankungen zeigt ▶ Tab. 4.4.
- **Makroenzyme**: Die LDH-Aktivität kann durch Bildung von Makroenzymen erhöht sein, dabei kann es
  - zu einer Selbstassoziation eines LDH-Isoenzyms,
  - zu einer Assoziation mit Beta-Lipoprotein und
  - Assoziation mit einem Immunglobulin (häufigste Form) kommen.
- Eine Makro-LDH kann auftreten bei:
  - lymphoproliferativen Erkrankungen,
  - medikamentös induzierten hämolytischen Anämien,
  - entzündlichen abdominellen Erkrankungen und
  - Autoimmunerkrankungen.

> **Cave**
>
> Die Zusammenlagerung führt zu einer verminderten Clearance der Makroenzyme im Vergleich zu den normalen Enzymen, somit wird eine erhöhte Enzymaktivität gemessen. Diese kann klinisch fehlgedeutet werden, da die Makroenzyme keine Krankheitsspezifität aufweisen.

4.7.9 Therapie

Therapeutisches Vorgehen

- Je nach zugrunde liegender Erkrankung.

4.7.10 Nachsorge

- Je nach zugrunde liegender Erkrankung

4.7.11 Verlauf und Prognose

- Je nach zugrunde liegender Erkrankung

4.7.12 Wichtige Internetquellen

- International Federation of Clinical Chemistry and Laboratory Medicine: www.ifcc.org (Hinweise zur Standardisierung und der Differenzialdiagnostik).
- Lab Tests Online: https://labtestsonline.org (Übersicht zu Laboranalytik mit Hinweisen zu Indikation und Beurteilung)

4.7.13 Literatur

[1] Lothar T, Hrsg. Labor und Diagnose. Indikation und Bewertung von Laborbefunden für die medizinische Diagnostik. 8. Aufl., Frankfurt/Main: TH-Books Verlagsgesellschaft mbH; 2012

4.8 Pathologische Gerinnungswerte

Beate Luxembourg

4.8.1 Steckbrief

Pathologische Gerinnungswerte können durch angeborene oder häufiger erworbene Gerinnungsstörungen bedingt sein. Nicht selten sind pathologische Gerinnungswerte allerdings Folge falscher Präanalytik oder entstehen durch den Einfluss von Antikoagulanzien auf Gerinnungstests.

4.8.2 Synonyme

- Siehe Kap. 1.11 bis Kap. 1.18.

4.8.3 Definition

- Pathologische Gerinnungswerte können einen Mangel an Gerinnungsfaktoren oder -inhibitoren anzeigen und damit eine Blutungs- oder Thromboseneigung.

4.8.4 Epidemiologie

- Ein Mangel an Gerinnungsfaktoren und -inhibitoren ist häufiger erworben als angeboren.
- Die Prävalenz von Gerinnungsstörungen ist daher von der Epidemiologie der zugrunde liegenden Erkrankungen abhängig.

4.8.5 Ätiologie und Pathogenese

- **Hereditär:**
  - Mangel einzelner Gerinnungsfaktoren oder Inhibitoren: Mutationen in den jeweiligen Genen.

> **Cave**
>
> Bei einem Von-Willebrand-Syndrom kann sekundär (vgl. Kap. 1.14), in Abhängigkeit von der Schwere des von Willebrand-Syndroms, auch ein Faktor-VIII-Mangel vorliegen.

  - Kombinierter Faktor-V-/Faktor-VIII-Mangel: Mutationen im Gen *LMAN1* [lectin, mannose binding 1] oder *MCFD2* [multiple coagulation factor deficiency protein 2], die für einen Proteinkomplex kodieren, der am intrazellulären Transport von Faktor V und Faktor VIII beteiligt ist.
  - Kombinierter Mangel an Vitamin-K-abhängigen Gerinnungsfaktoren (VKCFD): Mutationen in Genen, die für Proteine kodieren, die am Vitamin-K-Zyklus bzw. an der Synthese biologisch aktiver Vitamin-K-abhängiger Gerinnungsfaktoren beteiligt sind:
  - *VKORC1* (Vitamin-K-Epoxid-Reduktase-Komplex-1) oder
  - *GGCX* (Gamma-Glutamyl-Carboxylase])
- **Erworben** durch Synthesestörungen, erhöhten Verbrauch oder Verlust oder Inhibitoren gegen Gerinnungsfaktoren:
  - Vitamin-K-Mangel, Vitamin-K-Antagonisten: Verminderung der Faktoren II, VII, IX, X, PC und PS, die Vitamin-K-abhängig in der Leber gebildet werden.
  - Lebersynthesestörung:
    - Auch Fibrinogen sowie die Faktoren V, VIII, XI, XII, XIII und AT werden in der Leber gebildet.

- Daher kann eine Lebersynthesestörung zu einer Verminderung aller Einzelfaktoren und Inhibitoren führen (abhängig vom Schweregrad der Synthesestörung und der Halbwertszeit der Gerinnungsfaktoren).
- Ausnahmen sind Faktor VIII und VWF, die bei Lebererkrankungen erhöht sind und PS, das oft nur gering vermindert ist (Ursache: extrahepatische Syntheseorte, z. B. Endothel).

∘ Asparaginase-Therapie: eingeschränkte Proteinsynthese durch Mangel an Asparagin führt zur Verminderung von Fibrinogen, den Faktoren II, V, IX, X, XI sowie AT, PC und PS.

∘ Verbrauchskoagulopathie kann mit einer Verminderung aller Faktoren einhergehen. Fibrinogen und Faktor VIII sind allerdings oft anfangs noch im Normbereich, infolge einer initialen Erhöhung im Rahmen einer Akut-Phase-Reaktion, hier zeigt der Abfall der Konzentration die DIC an.

∘ Große Blutungen, Operationen und Traumen: Verbrauch und Verlust von Gerinnungsfaktoren und -inhibitoren

∘ Inhibitoren gegen Gerinnungsfaktoren:
- Alloantikörper (bei Patienten mit angeborenem Faktorenmangel nach Faktorensubstitution) oder
- Autoantikörper im Rahmen von Malignomen, Autoimmunerkrankungen, Gravidität, medikamentenassoziiert oder spontan.

∘ Akut-Phase-Reaktionen: oft Erhöhung von Fibrinogen, FVIII und VWF sowie Verkürzung der aPTT.

- **Artifiziell** durch Fehler in der Präanalytik oder Einfluss von Antikoagulanzien (▶ Tab. 4.5):
  - Der Einfluss von Medikamenten auf Gerinnungstests kann erwünscht sein und zum Monitoring von Antikoagulanzien verwendet werden oder
  - unerwünscht, sodass eine zuverlässige Bestimmung von Gerinnungswerten z. T. unter Antikoagulation nicht möglich ist.
- Ein Hämatokrit > 60 % kann zu verlängerten Gerinnungszeiten führen (Missverhältnis Zitrat:Plasmavolumen).

> **Cave**
>
> Um Fehler in der Diagnostik zu vermeiden, ist die Kenntnis über die Einnahme von Antikoagulanzien bei der Interpretation von Gerinnungstests unerlässlich (▶ Tab. 4.5).

4.8.6 Symptomatik

- Ob bei einem Faktorenmangel eine Blutungsneigung auftritt, und welche Restaktivität notwendig ist, damit Patienten asymptomatisch bleiben, ist vom jeweiligen Gerinnungsfaktor abhängig [2], [3].
- Auch ein schwerer Faktor-XII-Mangel ist nicht mit einer Blutungs- und wohl auch nicht mit einer Thromboseneigung assoziiert.
- Bei einem hereditären AT-Mangel variiert die Thrombophilie in Abhängigkeit vom Typ des AT-Mangels. Der AT-Mangel Typ IIHBS ist meist mit einem niedrigeren Thromboserisiko verbunden.
- **Hämorrhagische Diathese**:
  - Möglich sind Nabelschnurblutungen, Blutungen in Gelenke, Haut, Muskulatur, Organe, intra-, postoperative oder postpartale Blutungen, Blutungen nach Zahnextraktion, Epistaxis, Zahnfleischbluten, Blutungen nach Bagatelltrauma, Hypermenorrhoe, Menorrhagien, Blutungen aus dem Gastrointestinal-, Urogenitaltrakt, Petechien sowie Eisenmangel und eine Anämie.
  - Insbesondere Schleimhautblutungen, eine Hämatomneigung und Petechien sind typisch für ein von Willebrand-Syndrom, eine Thrombozytopenie und Thrombozytopathie.
  - Faktor-XIII-Mangel:
    - Typisch sind verzögerte Nachblutungen nach Verletzungen, Wundheilungsstörungen und bei einem schweren Faktor-XIII-Mangel Aborte.
    - Aborte treten auch bei A-, Hypo- und Dysfibrinogenämien auf.
- **Thrombophilie:**
  - Möglich sind venöse Thromboembolien (V.-cava-, Becken-, Bein-, Arm-, Viszeral-, Sinusvenenthrombosen, Lungenembolie, Thrombophlebitiden),
  - arterielle Thromboembolien (zerebrale Durchblutungsstörungen, Myokardinfarkt u. a. Organinfarkte, arterielle Verschlüsse in den Extremitäten) oder
  - Aborte.

> **Praxistipp**
>
> Bei pathologischen Gerinnungswerten ohne klinische Symptomatik sollte immer auch ein Laborartefakt in Erwägung gezogen werden.

Tab. 4.5 Einfluss von Antikoagulanzien auf die Gerinnungsdiagnostik.

Antikoagulans	Quick-Wert	INR	aPTT	TZ	Fibrinogen		FII	FV	FVII	FVIII	FIX	FX	FXI	FXII	FXIII	AT		PC-Aktivität	PS-Aktivität	APC-R
					nach Clauss	abgeleitetes Clotting										FIIa*	FXa*	clotting	clotting	aPTT basiert
UFH	–	–	↑	↑	–	–	–/↓	–/↓	–/↓	–/↓	–/↓	–/↓	–/↓	–/↓	–/↓	–/↓	–/↓	–/↑	–/↑	–/↑
NMH	–	–	–/↑	–/↑	–	–	–/↓	–/↓	–/↓	–/↓	–/↓	–/↓	–/↓	–/↓	–	–/↓	–/↓	–/↑	–/↑	–/↑
Fondaparinux	–	–	–/↑	–	–	–	–	–/↓	–/↓	↓	↓	–	↓	↓	–	–	–	–/↑	–/↑	–/↑
Danaparoid	–	–	–/↑	–	–	–	–/↓	–/↓	–/↓	–/↓	–/↓	–/↓	–/↓	–/↓	–	–/↑	–	–/↑	–/↑	–/↑
Argatroban	↓	↑	↑	↑	↓	↑	↓	↓	↓	↓	↓	↓	↓	↓	↓	↑	–	↑	↑	↑
Bivalirudin	↓	↑	↑	↑	↓	↑	↓	↓	↓	↓	↓	↓	↓	↓	↓	↑	–	↑	↑	↑
Dabigatran	↓	↑	↑	↑	–/↓	↑	↓	↓	↓	↓	↓	↓	↓	↓	↓	↑	–	↑	↑	↑
Apixaban	–/↓	–/↑	↑	–	–	–	–/↓	–/↓	–/↓	–/↓	–/↓	–/↓	–/↓	–/↓	–	–	↑	↑	↑	–/↑
Rivaroxaban	↓	↑	↑	–	–	↑	↓	↓	↓	↓	↓	↓	↓	↓	–	–	↑	↑	↑	↑
Vitamin-K-Antagonisten	↓	↑	↑	–	–	↑	↓	–	↓	–	↓	↓	–	–	–	–	–	↓	↓	–/↑

*Antithrombin-Aktivitätstest basierend auf der Inhibition von Thrombin (FIIa) oder Faktor Xa; UFH = unfraktioniertes Heparin, NMH = niedermolekulares Heparin, aPTT = aktivierte partielle Thromboplastinzeit, INR = Internationale normalisierte Ratio, TZ = Thrombinzeit, F = Faktor, AT = Antithrombin, PC = Protein C, PS = Protein S, APC-R = APC-Resistenz, – = unverändert, ↓ = vermindert, ↑ = erhöht, –/↓ = unverändert oder vermindert, –/↑ = unverändert oder erhöht

4.8.7 Diagnostik

Diagnostisches Vorgehen

- Siehe Kap. 1.11 bis Kap. 1.18 und diagnostischer Algorithmus in ▶ Abb. 4.8.
- Gerinnungstests reagieren empfindlich auf Fehler in der Präanalytik. Daher sollen pathologische Gerinnungswerte durch eine Bestätigungsmessung kontrolliert werden.

Anamnese

- Um angeborene von erworbenen Gerinnungsstörungen abgrenzen zu können, sind eine vollständige Eigenanamnese inkl. Schwangerschafts- und Medikamentenanamnese sowie eine Familienanamnese notwendig.
- Für die Erhebung der spezifischen Blutungsanamnese wurden Blutungsfragebögen entwickelt, z. B. von der International Society on Thrombosis and Haemostasis [4].
- Zeitliches Auftreten der Symptomatik: Bei Symptomen seit der Kindheit ergibt sich der Verdacht auf eine hereditäre Gerinnungsstörung.
- Positive Familienanamnese spricht für eine hereditäre hämorrhagische Diathese bzw. Thrombophilie.
- Stammbaum kann zusätzlich hilfreich sein, um auf die Art der Vererbung bei einer hereditären Gerinnungsstörung schließen zu können.
- In der Diagnostik einer Beinvenenthrombose wird der Wells-Score, in der Diagnostik einer Lungenembolie werden der Wells- oder der Genfer-Score empfohlen, die jeweils neben anamnestischen auch körperliche Untersuchungsbefunde umfassen [1].

Körperliche Untersuchung

- Um angeborene von erworbenen Gerinnungsstörungen abgrenzen zu können, soll eine vollständige körperliche Untersuchung erfolgen.

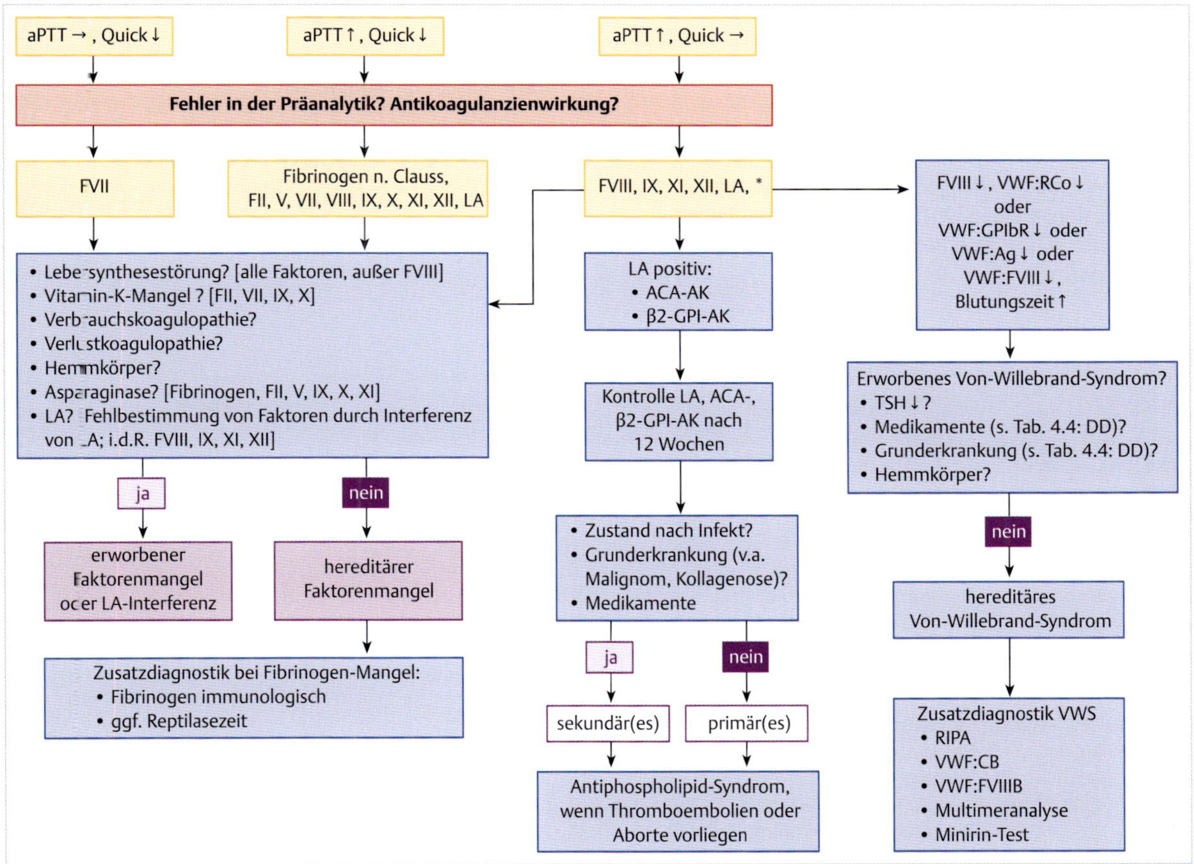

Abb. 4.8 Blutgerinnung. Diagnostisches Vorgehen zur Abklärung einer verlängerten aPTT und/oder eines verminderten Quick-Werts (* sehr selten ist ein HMWK- oder Präkallikrein-Mangel Ursache einer aPTT-Verlängerung. Die rechteckigen Klammern zeigen an, welche Faktoren vermindert sein können; → = normal, ↓ = vermindert, ↑ = verlängert, ACA-AK = Anticardiolipin-Antikörper, aPTT = Aktivierte partielle Thromboplastinzeit, β2-GPI-AK = β2-Glykoprotein-I-Antikörper, F = Faktor, LA = Lupusantikoagulans, TSH = Thyreoideastimulierendes Hormon, RIPA = Ristocetininduzierte Plättchenaggregation, VWF:AG = von-Willebrand-Faktor-Antigen, VWF:CB = von-Willebrand-Faktor-Kollagen-Bindung, VWF:FVIIIB = von-Willebrand-Faktor-FVIII-Bindung, VWF:GPIbR = von-Willebrand-Faktor-Glykoprotein-Ib-Bindung, VWS = Von-Willebrand-Syndrom.)

- Im Speziellen ist auf Zeichen einer hämorrhagischen Diathese bzw. Zeichen von venösen und arteriellen Thromboembolien (siehe Symptomatik) oder deren Folgen (z. B. postthrombotisches Syndrom) zu achten.

Labor

- Siehe Kap. 1.11 bis Kap. 1.18.

4.8.8 Differenzialdiagnosen

- ▶ Tab. 4.6, ▶ Tab. 4.7, ▶ Tab. 4.8 zeigen Differenzialdiagnosen pathologischer Gerinnungsparameter auf.
- Der Einfluss von Antikoagulanzien auf Gerinnungstests hängt von der Dosis und dem Applikationszeitpunkt des Antikoagulans ab:
  - Prophylaktische Dosierungen eines Antikoagulans, wie z. B. unfraktioniertes Heparin, können gar keine Auswirkungen auf Gerinnungstests haben.
  - Therapeutische oder supratherapeutische Dosierungen können dagegen starke Auswirkungen auf Gerinnungstests haben.
  - Die Empfindlichkeit der jeweiligen Gerinnungsparameter auf Antikoagulanzien hängt zusätzlich ab von:
    - den verwendeten Testreagenzien,
    - davon, ob und in welchem Ausmaß das Patientenplasma verdünnt wurde, und
    - davon, ob den Reagenzien Substanzen zugesetzt wurden, die den Einfluss von Antikoagulanzien inhibieren (z. B. Polybrene zur Neutralisierung von Heparin).

Merke

Gerinnungsparameter werden oft durch akute Erkrankungen beeinflusst; daher können hereditäre Gerinnungsstörungen oft erst mit zeitlichem Abstand zu einer Akuterkrankung diagnostiziert werden.

Cave

Eine normale In-vitro-Blutungszeit (Verschlusszeit) schließt ein mildes Von-Willebrand-Syndrom und eine milde Thrombozytopathie nicht aus.

4.8.9 Therapie

- Die Therapie richtet sich nach der jeweiligen Grunderkrankung und Symptomatik.

4.8.10 Nachsorge

- Die Nachsorge richtet sich nach der jeweiligen Grunderkrankung und Symptomatik.

4.8.11 Verlauf und Prognose

- Verlauf und Prognose sind abhängig von der jeweiligen Grunderkrankung.

Tab. 4.6 Differenzialdiagnose pathologischer Globalparameter der Gerinnung.

Nur aPTT ↑	aPTT ↑ und Quick-Wert ↓	Nur Quick-Wert ↓	Thrombinzeit ↑	Reptilasezeit ↑
FXII ↓, XI ↓, IX ↓ (Hämophilie B), VIII ↓ (Hämophilie A) Hemmkörper gegen die o. g. Gerinnungsfaktoren HMWK ↓, Präkallikrein ↓ Lupus antikoagulanzien Therapie mit Heparin, Fondaparinux, Danaparoid Von-Willebrand-Syndrom	FII ↓, V ↓, X ↓ Fibrinogen ↓, Dysfibrinogenämie Kombinationen aus Faktoren ↓ Hemmkörper gegen die o. g. Gerinnungsfaktoren Lebersynthese ↓ Verbrauchskoagulopathie (DIC) Verlustkoagulopathie Vitamin K ↓ Therapie mit direkten FXa-Inhibitoren (Apixaban, Rivaroxaban) oder Thrombininhibitoren (Dabigatran, Argatroban, Bivalirudin, Hirudin) Therapie mit Vitamin-K-Antagonisten (z. B. Phenprocoumon, Warfarin)	FVII ↓ FVII-Hemmkörper	Fibrinogen ↓, Dysfibrinogenämie Hemmkörper gegen Thrombin Hyperfibrinolyse, Fibrinpolymerisationsstörungen Therapie mit Heparin Therapie mit Thrombininhibitoren (Dabigatran, Argatroban, Bivalirudin, Hirudin)	Fibrinogen ↓, Dysfibrinogenämie Hyperfibrinolyse, Fibrinpolymerisationsstörungen

aPTT = aktivierte partielle Thromboplastinzeit, F = Faktor, HMWK = High molecular weight kininogen

Tab. 4.7 Differenzialdiagnose pathologischer Einzelparameter der Gerinnung.

Fibrinogen ↓	Fibrinogen ↑	FXIII ↓	VWF ↓	Antithrombin ↓	Protein C ↓	Protein S ↓	D-Dimere ↑
Akute Thromboembolie Extrakorporale Zirkulation Hereditäre Afibrinogenämie/Hypofibrinogenämie/Dysfibrinogenämie Hyperfibrinolyse, Lysetherapie Lebersynthesestörung Schlangengifte Therapie mit Asparaginase Verbrauchskoagulopathie Verlustkoagulopathie	Akut-Phase-Reaktion Chronische entzündliche Erkrankungen Diabetes mellitus Gravidität Hoher Body-Mass-Index Hohes Lebensalter Kontrazeptiva Malignome Rauchen	Chronische entzündliche Darmerkrankungen Extrakorporale Zirkulation Große OP, Trauma Hemmkörper gegen FXIII Hereditär Lebersynthesestörung Leukämien Purpura Schönlein-Henoch Verbrauchskoagulopathie Verlustkoagulopathie	Herzklappenfehler (v. a. Aortenklappenstenose, aber auch andere Klappenfehler, die zu hohen Scherraten führen) Extrakorporale Zirkulation, Herzunterstützungssysteme (Ventricle assist devices, VAD) Hemmkörper gegen VWF Hereditäres von Willebrand Syndrom Hypothyreose Lymphoproliferative Erkrankungen (v. a. Monoklonale Gammopathie unklarer Signifikanz [MGUS] und Multiples Myelom) Medikamenteninduziert (Ciprofloxaxin, Griseofulvin, Hydroxyethylstärke [HAES], Valproat) Myeloproliferative Erkrankungen Nebennierenkarzinom Nephroblastom (Wilms-Tumor) Systemischer Lupus erythematodes	Akute Thromboembolie DIC Exsudative Enteropathie Große Operation, Trauma, Blutung Hereditär Lebersynthese ↓ Nephrotisches Syndrom Prä-/Eklampsie Therapie mit Asparaginase Therapie mit Heparin	Akute Thromboembolie Chemotherapie DIC Große Operation, Trauma, Blutung Hereditär HIV Lebersynthese ↓ Niereninsuffizienz Therapie mit Asparaginase Therapie mit Vitamin-K-Antagonisten	Akute Thromboembolie DIC Gravidität Hereditär HIV Lebersynthese ↓ Lupus erythematodes Malignome Morbus Crohn, Colitis ulcerosa Nephrotisches Syndrom Östrogenhaltige Kontrazeptiva Therapie mit Asparaginase Therapie mit Vitamin-K-Antagonisten	Akute Thromboembolie Akute und chronische entzündliche Erkrankungen Aneurysmata Aortendissektion DIC Gravidität, Puerperium Hämolyse Herzinsuffizienz Hohes Lebensalter Hyperfibrinolyse, fibrinolytische Therapie Infektionen Kasabach-Merritt-Syndrom Leber-, Nierenerkrankungen Malignome Operation, Trauma, Blutung Periphere arterielle Verschlusskrankheit

DIC = Disseminierte intravasale Gerinnung, F = Faktor, HIV = Humanes Immundefizienz Virus, VWF = von Willebrand Faktor

Tab. 4.8 Differenzialdiagnose verlängerte In-vitro-Blutungszeit (PFA)*.

Kol/Epi-Messzelle	Kol/ADP-Messzelle	P2Y-Messzelle
Einnahme von ASS oder ADP-Rezeptorantagonisten Therapie mit GPIIb/IIIa-Antagonisten Therapie mit selektiven Phosphodiesterase-3-Hemmern (z. B. Cilostazol) Thrombozytopathien Von Willebrand-Syndrom (außer Typ 2N)	Therapie mit GPIIb/IIIa-Antagonisten Therapie mit selektiven Phosphodiesterase-3-Hemmern (z. B. Cilostazol) Thrombozytopathien Von Willebrand-Syndrom (außer Typ 2N)	Einnahme eines ADP-Rezeptorantagonisten Therapie mit GPIIb/IIIa-Antagonisten Therapie mit selektiven Phosphodiesterase-3-Hemmern (z. B. Cilostazol) Thrombasthenie Glanzmann Von Willebrand-Syndrom (außer Typ 2N)

*Die Verschlusszeiten verlängern sich bei Thrombozyten < 100/nl und sind bei Thrombozyten < 50/nl meist pathologisch verlängert. Auch ein Hämatokrit < 30 % kann zu verlängerten Verschlusszeiten im PFA-System führen.
Kol/Epi = Kollagen/Epinephrin-Messzelle, Kol/ADP = Kollagen/Adenosindiphosphat-Messzelle, P2Y = ADP-Prostaglandin-$CaCl_2$-Messzelle.

4.8.12 Wichtige Internetquellen

- Gesellschaft für Thrombose- und Hämostaseforschung (GTH): http://www.gth-online.org/
- International Society on Thrombosis and Haemostasis (ISTH): https://www.isth.org/
- Arbeitsgemeinschaft der Wissenschaftlichen Medizinischen Fachgesellschaften e. V.: http://www.awmf.org

4.8.13 Literatur

[1] Arbeitsgemeinschaft der Wissenschaftlichen Medizinischen Fachgesellschaften e.V. Venenthrombose und Lungenembolie: Diagnostik und Therapie (10.10.2015). Im Internet: www.awmf.org/leitlinien; Stand: 31.08.2016

[2] Peyvandi F, Di Michele D, Bolton-Maggs PH et al. Classification of rare bleeding disorders (RBDs) based on the association between coagulant factor activity and clinical bleeding severity. J Thromb Haemost 2012; 10: 1938–1943

[3] Peyvandi F, Palla R, Menegatti M et al. Coagulation factor activity and clinical bleeding severity in rare bleeding disorders: results from the European Network of Rare Bleeding Disorders. J Thromb Haemost 2012; 10: 615–621

[4] Rodeghiero F, Tosetto A, Abshire T et al. ISTH/SSC bleeding assessment tool: a standardized questionnaire and a proposal for a new bleeding score for inherited bleeding disorders. J Thromb Haemost 2010; 8: 2063–2065

Teil III

Hämatologische Krankheitsbilder

III

Kapitel 5

Nichtneoplastische Erkrankungen

5 Nichtneoplastische Erkrankungen

5.1 Eisenmangelanämie

Jan Hastka

5.1.1 Steckbrief

Ein Eisenmangel beeinträchtigt die Hämsynthese und führt früher oder später zu einer Anämie. Angesichts der hohen Prävalenz des Eisenmangels ist es nicht verwunderlich, dass die Eisenmangelanämie weltweit die häufigste Anämieform darstellt und deshalb bei jeder Anämieabklärung differenzialdiagnostisch berücksichtigt werden muss.

5.1.2 Aktuelles

- Diagnostik: Es wurden mehrere neue „Eisenparameter" etabliert, die die klassischen Tests sinnvoll ergänzen und die Diagnostik des Eisenmangels erleichtern [3]:
  - Zinkprotoporphyrin,
  - lösliche Transferrinrezeptoren,
  - hypochrome Erythrozyten,
  - Retikulozytenhämoglobin.
- Therapie: Die Palette der parenteral applizierbaren Eisenpräparate wurde in den letzten Jahren um mehrere Medikamente erweitert. Dank der größeren Stabilität kann mit den neuen Substanzen eine deutlich höhere Eisenmenge verabreicht werden, sodass der Eisenmangel in der Regel in einer Sitzung durch eine einzige Infusion ausgeglichen werden kann [1].

5.1.3 Synonyme

- Sideropenie: beschreibt alle Schweregrade des Eisenmangels, nicht nur die Eisenmangelanämie.
- Chlorose: ein in der Antike verwendeter Begriff für die klinische Erscheinungsform der Eisenmangelanämie bei jungen Frauen.
- Bleichsucht: ein noch am Anfang des 19. Jahrhunderts verwendeter Begriff für Eisenmangelanämie bei jungen Frauen, deren Ursache man damals jedoch noch nicht kannte.

5.1.4 Definition

- Eisenmangel ist definiert als Verminderung des Gesamtkörpereisens.
- Eine Eisenmangelanämie liegt vor, wenn die Hämoglobinkonzentration eisenmangelbedingt unter den alters-, bzw. geschlechtsspezifischen Normwert absinkt.
- Normwerte nach WHO: 120 g/l für Frauen und 130 g/l für Männer.
- Bei Schwangeren gelten als untere Referenzwerte der Hämoglobinkonzentration
  - im 1. und im 3. Trimenon 110 g/l,
  - im 2. Trimenon 105 g/l.

5.1.5 Epidemiologie

- Nach Schätzungen der WHO leiden weltweit ca. 2 Mrd Menschen an einer Anämie, daran ist in etwa 80 % ein Eisenmangel ursächlich beteiligt.
- Häufigkeit der Eisenmangelanämie ist besonders hoch in den Entwicklungsländern Asiens und Afrikas. In den europäischen Ländern beträgt die Prävalenz 5–10 %.
- Gefährdet sind insbesondere Säuglinge und Kleinkinder, prämenopausale Frauen, Schwangere und alte Menschen. Bei Männern ist eine Eisenmangelanämie selten.
- Zu den gefährdeten Patientengruppen gehören solche mit chronisch entzündlichen Darmerkrankungen, Dialysepatienten und Menschen mit Erkrankungen des Herz-Kreislauf-Systems, die unter einer Therapie mit Antikoagulanzien stehen [2].

5.1.6 Ätiologie und Pathogenese

- Ein Eisenmangel ist immer Folge einer negativen Eisenbilanz und entsteht dann, wenn zu wenig Eisen aufgenommen wird, Eisen verloren geht oder wenn ein vermehrter Bedarf an Eisen besteht. Der menschliche Organismus ist nicht in der Lage, Eisen aktiv auszuscheiden.
- Die häufigste Ursache des Eisenmangels ist der Blutverlust.
  - Bei Frauen im gebärfähigen Alter ist es in erster Linie die Regelblutung.
  - Bei postmenopausalen Frauen und bei Männern ist der Eisenmangel meist durch eine chronische Blutungsquelle bedingt.
- Bei chronischen Blutungen: Ausschluss insbesondere von chronisch-entzündlichen und malignen Erkrankungen des Magendarmtrakts wichtig. In Entwicklungsländern spielt der Blutverlust durch Hakenwürmer eine wichtige Rolle.
- Bei einer Schwangerschaft steigt der tägliche Eisenbedarf bis auf 6–8 mg/Tag an. Der zusätzlich benötigte Eisenbedarf beträgt etwa 500 mg.
- Ernährung: Eine einseitige Ernährung kann ebenfalls zu Eisenmangel führen.
  - Die beste Eisenquelle ist Fleisch, in dem das Eisen zum Teil „transportgerecht" in zweiwertiger Form, zu etwa 50 % als besonders gut verwertbares Hämeisen vorliegt.

- Das Eisen im Gemüse ist mengenmäßig zwar vergleichbar, jedoch dreiwertig und damit deutlich schlechter bioverfügbar.
- Milch und Milchprodukte sind eisenarm.
- Die Aufnahme von Eisen wird durch saure und reduzierende Substanzen wie Ascorbinsäure gefördert, durch viele andere Substanzen wie Antazida, Tannine, Phytate oder Oxalate jedoch gehemmt. Die Aufnahme des Hämeisens wird durch diese Substanzen nicht beeinflusst.

5.1.7 Symptomatik

- Das klinische Bild wird bestimmt durch allgemeine Anämiesymptome wie Müdigkeit, Tinnitus, Schwäche, Schwindel, Leistungsabfall, Herzklopfen, rascher Pulsanstieg bei Belastung, Schlafstörungen, Konzentrationsstörungen und Kopfschmerzen.
- Die allgemeinen Anämiesymptome werden überlagert durch direkte Folgen des Eisenmangels, wie die vermehrte Brüchigkeit der Fingernägel und Haare, Mundwinkelrhagaden, sowie eine Atrophie der Zungen- und Ösophagusschleimhaut mit Dysphagie (Plummer-Vinson-Syndrom). Auch das Restless-Legs-Syndrom wird auf Eisenmangel zurückgeführt.
- Die Ausprägung der Symptome ist abhängig vom Schweregrad der Anämie und von der Geschwindigkeit deren Entstehung. Bei langsam entstandener Anämie ist die Symptomatik weniger dramatisch, weil eine kompensatorische Verschiebung der Sauerstoff-Dissoziationskurve nach rechts die Sauerstoffabgabe an das Gewebe erleichtert.

5.1.8 Diagnostik

Diagnostisches Vorgehen

- Bei Nachweis einer Anämie müssen eine genaue Diagnose gestellt und die Ursache/Ursachen gefunden werden.
- Klassische Einteilung der Anämien erfolgt nach den Erythrozytenindizes MCV und MCH (▶ Abb. 5.1).
- Bei Vorliegen einer hypochrom-mikrozytären Anämie muss man bis zum Beweis des Gegenteils von einer Eisenmangelanämie ausgehen und gezielte Laboruntersuchungen durchführen, um diese zu beweisen bzw. auszuschließen [4]. Natürlich ist die Kenntnis der Anamnese dabei sehr hilfreich.
- Steht die Eisenmangelanämie fest, muss die Ursache des Eisenmangels geklärt werden. Dabei ist insbesondere die Anamnese und die körperliche Untersuchung von Bedeutung, um apparative Untersuchungen zu minimieren bzw. um diese gezielt einzusetzen.

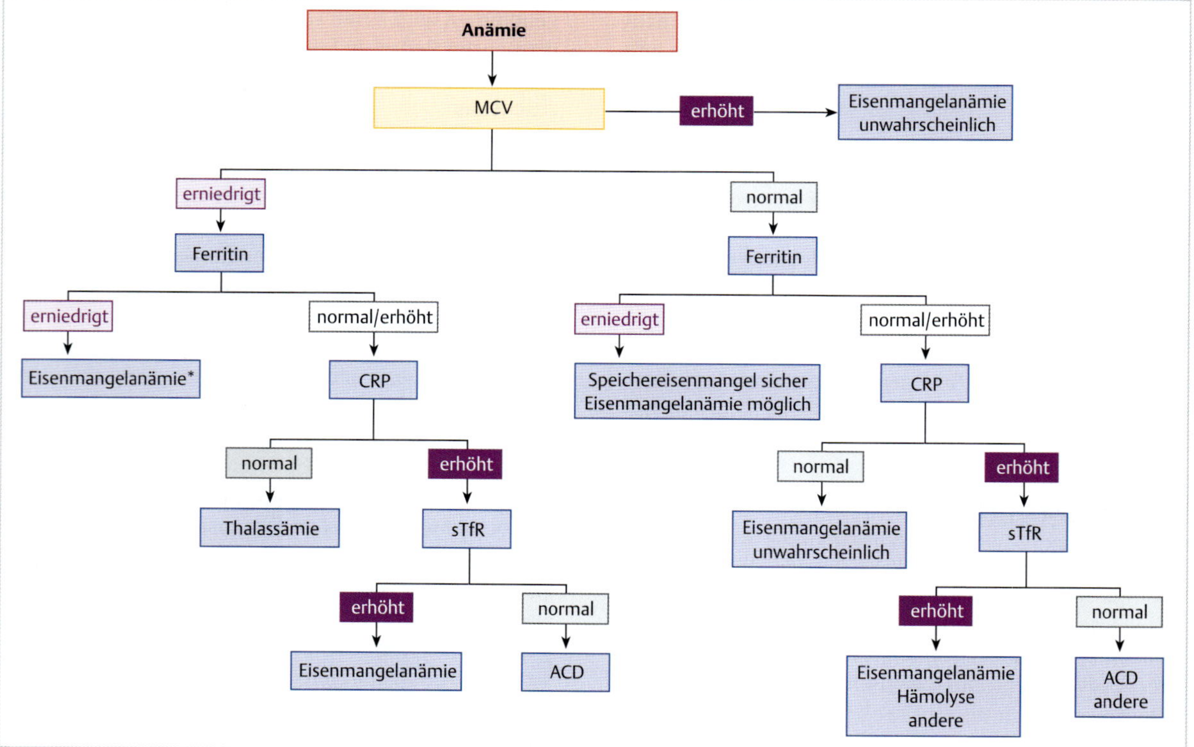

Abb. 5.1 Diagnostik einer Anämie. Diagnostisches Vorgehen bei Verdacht auf eine Eisenmangelanämie. MCV: mittleres korpuskuläres Volumen, ACD: Anämie der chronischen Erkrankungen, sTfR: löslicher Transferrinrezeptor; *zusätzlich kann eine Thalassämie vorliegen, diese muss nach Ausgleich des Eisenmangels ausgeschlossen werden

Anamnese

- Zu erfragen sind Ernährungsgewohnheiten (Veganer, Vegetarier, Fleischkonsum, rotes Fleisch) und mögliche Probleme der Eisenresorption (Magenerkrankungen, entzündliche Darmerkrankungen, Operationen, Antazida) und
- mögliche Ursachen eines Blutverlusts (Menstruation, Magenulcera, Polypen, Stuhlgang, Medikamente, Blutspenden, Hämorrhoiden).

Körperliche Untersuchung

- Inspektion: Für Eisenmangel typische Haut-, bzw. Schleimhautveränderungen
- Palpation: Tastbare, bzw. schmerzhafte Resistenzen im Abdomen
- Rektal-digitale Untersuchung

Labor

- **Obligat:** Komplettes Blutbild inklusive Erythrozyten-indizes und Differenzialblutbild, Retikulozyten, Ferritin, Stuhl auf okkultes Blut
- **Empfohlen:**
  - Mindestens ein Parameter der eisendefizitären Erythropoese (Transferrinsättigung, Zinkprotoporphyrin, hypochrome Erythrozyten, Retikulozytenhämoglobin, sTfR).
  - Der sTfR löst zudem die Differenzialdiagnose Eisenmangelanämie/ACD auf [3]. Um Ferritin einschätzen zu können Messung der Lebertransaminasen und des CRP.

Bildgebende Diagnostik

Sonografie

- Sonografie des Abdomens bei nachgewiesener Eisenmangelanämie und Fehlen einer offensichtlichen Ursache obligat (Raumforderungen, freie Flüssigkeit, Uterusmyome).
- Bei Menorrhagie zusätzlich gynäkologische Ultraschalluntersuchung.

Röntgen

- Radiologische Untersuchungen werden nur bei einer gezielten Fragestellung durchgeführt:
  - Rö-Thorax/(CT-Thorax): bei Hämoptysen,
  - Rö-Sellink/(MRT-Sellink): bei ungeklärter Ursache des Eisenmangels und insbesondere bei Blut im Stuhl und unauffälliger Endoskopie zum Ausschluss einer Blutungsquelle im Dünndarm.

CT

- Nur bei gezielter Fragestellung:
  - (Rö-Thorax)/CT-Thorax: bei Hämoptysen,
  - CT-Abdomen: bei einer unklaren abdominalen Raumforderung.

MRT

- Nur bei gezielter Fragestellung:
  - (Rö-Sellink)/MRT-Sellink: Bei ungeklärter Ursache des Eisenmangels und insbesondere bei Blut im Stuhl und unauffälliger Endoskopie zum Ausschluss einer Blutungsquelle im Dünndarm.

Instrumentelle Diagnostik

- Diagnostisch im Vordergrund steht bei einem Eisenmangel der Nachweis bzw. Ausschluss einer Blutungsquelle im Magendarmtrakt.
- Dabei spielen endoskopische Untersuchungen eine wichtige Rolle, da sie nicht nur eine bildliche Darstellung, sondern auch eine histologische Sicherung des Befundes erlauben.
- **Gastroskopie:**
  - Bei Fehlen einer offensichtlichen Ursache obligat.
  - Bei Männern und bei postklimakterischen Frauen fester Bestandteil der Abklärung eines Eisenmangels.
- **Koloskopie:**
  - Bei Fehlen einer offensichtlichen Ursache obligat.
  - Bei Männern und bei postklimakterischen Frauen fester Bestandteil der Abklärung eines Eisenmangels.
- **Enteroskopie:**
  - Bei ungeklärter Ursache des Eisenmangels und insbesondere bei Blut im Stuhl und fehlendem Nachweis einer Blutungsquelle.
  - Meist als diagnostische ultima ratio, alternativ zu Kapselendoskopie.
- **Kapselendoskopie:**
  - Bei ungeklärter Ursache des Eisenmangels und insbesondere bei Blut im Stuhl und fehlendem Nachweis einer Blutungsquelle.
  - Meist als diagnostische ultima ratio, alternativ zu Enteroskopie.

5.1.9 Differenzialdiagnosen

- Thalassämie ist die wichtigste Differenzialdiagnose. Dies gilt insbesondere bei entsprechender Herkunft des Patienten und bei Kindern, bei denen alle anderen Ursachen um mindestens eine Zehnerpotenz seltener sind.
- Anämie der chronischen Erkrankungen (ACD): Entsteht durch einen funktionellen Eisenmangel, der als physiologische Abwehrmaßnahme bei chronischen Erkrankungen (z. B. Tuberkulose, Osteomyelitis, rheumatische Erkrankungen) zytokingetriggert vom Körper in Gang gesetzt wird.

- Sideroachrestische Anämien: Eine heterogene Gruppe von Anämien, die pathophysiologisch auf einer Störung der Eisenverwertung beruhen. Diese Anämieformen sind teils angeboren (ALAS-2-Mutationen, Wolfram Syndrom, Pearson's Syndrom), teils erworben (Schwermetalle wie Blei oder Aluminium; Medikamente wie INH; Alkohol; Vitamin-B6-Mangel, Kupfermangel)
- Andere Hämoglobinanomalien: z. B. instabile Hämoglobine wie das Hb-Köln.

5.1.10 Therapie

Therapeutisches Vorgehen

- Ziel der Therapie einer Eisenmangelanämie ist die nachhaltige Normalisierung der Hämoglobinkonzentration und des Gesamtkörpereisens.
- Dafür sind zwei Maßnahmen – in der Regel parallel – nötig:
  - Beseitigung der Ursache des Eisenmangels und
  - medikamentöse Substitution des Eisenmangels.
  - Bei einer schweren, symptomatischen Eisenmangelanämie kommt als Akutmaßnahme auch eine Erythrozytentransfusion infrage (▶ Abb. 5.2).
- Beseitigung der Ursache:
  - Umstellung der Ernährung bei einseitiger Kost bzw. Fehlernährung.
  - Verbesserung der Eisenresorption: saure Getränke wie Orangensaft, Vermeiden von interferrierenden Substanzen, Behandlung von Malassimilationssyndromen.
  - Beseitigung chronischer Blutverluste: Polypenabtragung, sowie Behandlung der Hypermenorrhoe, der Refluxkrankheit, der Hämorrhoiden und der chronischen Darmerkrankungen.
- Medikamentöse Substitution des Eisenmangels kann oral oder intravenös erfolgen (▶ Abb. 5.2). Um das Hämoglobin um 10 g/l anzuheben, werden etwa 200 mg Eisen netto benötigt.
  - Orale Eisensubstitution:
    - Therapie der Wahl.
    - Einschränkung durch gastrointestinale Nebenwirkungen, sowie durch lange Therapiedauer.
    - Die Resorptionsquote beträgt 5–10 %.
    - Die Substitution wird mindestens 3 Monate nach Normalisierung des Hämoglobins fortgeführt, um auch die Eisenspeicher aufzufüllen.
  - Intravenöse Eisensubstitution:
    - Indiziert wenn zwei orale Eisenpräparate nicht vertragen wurden oder wenn eine Eisenresorptionsstörung bzw. eine chronische entzündliche oder eine maligne Erkrankung vorliegt, bei denen die orale Eisensubstitution nicht funktioniert.
    - Außerdem generell bei Patienten unter Substitutionstherapie mit rHuEPO.

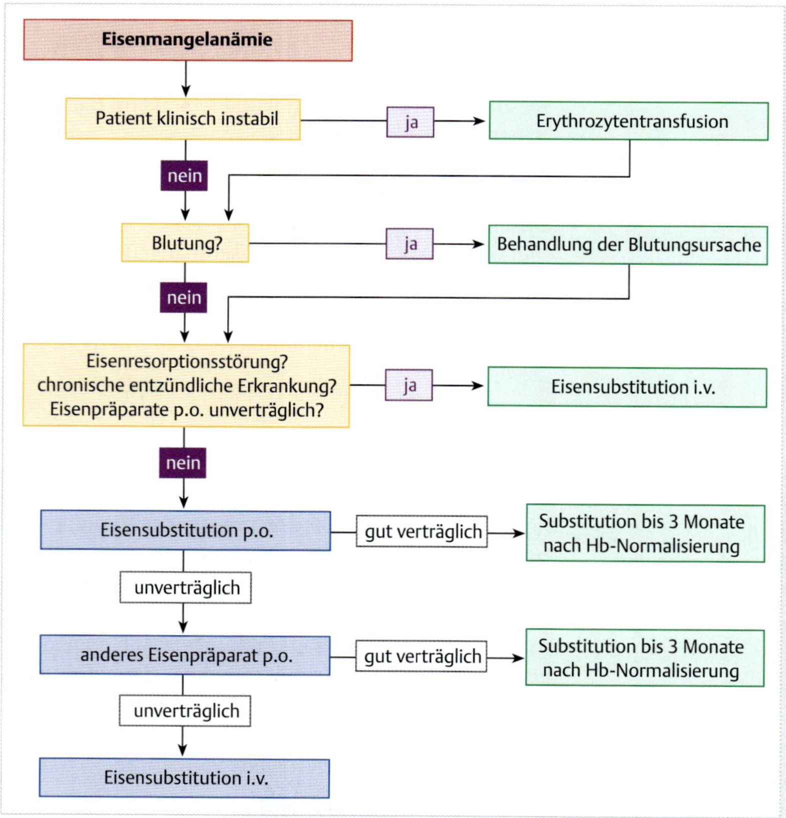

Abb. 5.2 Anämie, Eisenmangel, Eisensubstitution, Blutungsquelle. Therapeutisches Vorgehen bei einer Eisenmangelanämie. Die Eisensubstitution erfolgt vorzugsweise oral, bei Unverträglichkeit oder bei einer Eisenresorptionsstörung intravenös.

Pharmakotherapie

Kausale Pharmakotherapie

Orale Eisensubstitution

- Zweiwertige Eisenpräparate werden bevorzugt, der Eisenanteil pro Dragee schwankt zwischen 25 und 100 mg.
- Einnahme idealerweise auf nüchternen Magen oder zwischen den Mahlzeiten.
- Die Anfangsdosis beträgt 50 mg/Tag und kann bei guter Verträglichkeit bis 200 mg gesteigert werden.

Intravenöse Eisensubstitution

- Erfolgt mit dreiwertigen Eisenpräparaten. Die maximal applizierbare Tagesdosis ist unterschiedlich und beträgt für das Ferrlecit 62,5 mg, für Venofer 200 mg, für Ferinject 1000 mg und für MonoFer 20 mg/kg KG.
- Ferinject und MonoFer können bis zu 200 mg als Bolusinjektion über 1–2 min verabreicht werden, eine Testdosis ist nicht erforderlich.
- Höhere Einzeldosen werden als Kurzinfusion appliziert:
  - 200–500 mg Ferinject in maximal 100 ml 0,9 % NaCl über mindestens 6 min
  - 500–1000 mg in maximal 250 ml 0,9 % NaCl über mindestens 15 min
- Höhere Verdünnungen mit < 2 mg Ferinject/ml sollen aus Stabilitätsgründen vermieden werden.
- Bei MonoFer beträgt die empfohlene Infusionsdauer bis zu 10 mg/kg KG 30 min, bei Gabe von 11–20 mg/kg KG 60 min.

5.1.11 Prävention

- Labor-Screeninguntersuchungen insbesondere bei den Risikogruppen (Kap. 5.1.5),
- eisenangereicherte Babynahrung,
- in einigen Ländern auch andere eisenangereicherte Nahrungsmittel.

5.1.12 Nachsorge

- Nach Normalisierung des Hämoglobins Laborkontrollen (Hb, Erythrozytenindizes, evtl. Ferritin) für ca. 1 Jahr in 3-monatlichen Abständen,
- danach je nach klinischem Bild 1- bis 2-mal/Jahr.

5.1.13 Verlauf und Prognose

- Bei einer malignen Blutungsquelle ist die Prognose von der jeweiligen Neoplasie bzw. deren Stadium abhängig.
- Bei einem „einfachen" Eisenmangel besteht keine Beeinträchtigung der Lebenserwartung.
- In der Schwangerschaft ist ein Hb < 90 g/l mit häufigeren Frühgeburten und Aborten sowie mit häufigeren Infektionen der Mutter assoziiert.
- Bei Kleinkindern kann ein schwerer Eisenmangel zu irreversiblen Wachstumsstörungen sowie zu neurologischen und **kognitiven Defiziten führen.**

5.1.14 Wichtige Internetquellen

- Leitlinien der DGHO: Eisenmangel und Eisenmangelanämie. www.dgho.de/informationen/leitlinien

5.1.15 Literatur

[1] Auerbach M, Ballard H. Clinical use of intravenous iron: administration, efficacy, and safety. ASH Education Book 2010 (vol. 2010 no. 1): 338–347

[2] Kassebaum NJ, Jasrasaria R, Naghavi M et al. A systematic analysis of global anemia burden from 1990 to 2010. Blood 2014; 123(5): 615–624

[3] Metzgeroth GH, Hastka J. Diagnostic work-up of iron deficiency. Journal of Laboratory Medicine 2004; 28: 391–399

[4] World Health Organisation. Assessing the iron status of population. Geneva: World Health Organisation; 2007

5.2 Anämie infolge Vitamin-B12-Mangel und Folsäuremangel

Stefan Eber

5.2.1 Steckbrief

Dieses Kapitel soll einen Überblick über die megaloblastären Anämien und ihre Hauptursachen, den Vitamin-B12- und Folsäuremangel, geben. Vitamin B12 und Folsäure spielen als Koenzyme eine große Rolle bei der Bildung von Vorstufen der DNA-Synthese. Fehlen sie, kommt es zu einer Störung der DNA-Synthese, die u. a. zu einer Reifungsstörungen der Erythrozyten im Knochenmark führt. Resultat ist eine megaloblastäre Mangelanämie. Zudem können beim Vitamin-B12-Mangel neurologische und gastrointestinale Symptome (s. u.) auftreten.

5.2.2 Aktuelles

- Der sensitivste Parameter zur Diagnostik des Vitamin-B12-Mangels ist die Bestimmung der Methylmalonsäure im Plasma.

5.2.3 Synonyme

- Vitamin-B12-Mangel
- Perniziöse Anämie (Vitamin-B12-Mangelanämie aufgrund einer Typ-A-Gastritis mit Antikörpern gegen Parietalzellen oder Intrinsic factor)
- Morbus Biermer
- Imerslund-Gräsbeck-Syndrom

5.2.4 Definition

- Bei der megaloblastären Anämie kommt es durch DNA-Synthesestörung der blutbildenden Zellen im Knochenmark zum Auftreten vergrößerter, meist hyperchromer Erythrozyten im peripheren Blut.
- Auch die anderen Zellreihen des Bluts können betroffen sein (Bi- oder Panzytopenie).
- Ursächlich sind v. a. der Vitamin-B12- und der Folsäuremangel.
- **Vitamin-B12-Mangel**:
  - Ursachen:
    - mangelnde Zufuhr,
    - verminderte Resorption oder
    - erhöhter Verbrauch.
  - Folgen:
    - gestörte Hämatopoese mit megaloblastärer Anämie sowie
    - ggf. neurologische und gastrointestinale Symptome.
- **Folsäuremangel**:
  - Ursachen:
    - Mangelernährung oder
    - erhöhter Bedarf.
  - Folgen:
    - megaloblastäre Anämie (keine gastrointestinalen oder neurologischen Symptome).

5.2.5 Epidemiologie

- Vitamin-B12-Mangel:
  - Häufige Mangelerkrankung,
  - Risikogruppen sind u. a. Schwangere und Stillende, Kinder und Jugendliche, Alte, Vegetarier/Veganer, Patienten mit Alkoholabusus und Patienten mit chronischen Magen-/Darmerkrankungen.
  - Selten sind genetisch bedingte Störungen des Transkobalaminstoffwechsels (z. B. Remethylierungsstörungen).
- Folsäuremangel:
  - Häufig bei Fehl- oder Mangelernährung, insbesondere bei Alkoholabusus.
  - In der Schwangerschaft besteht ein erhöhter Bedarf an Folsäure, der häufig zu einem Folsäuremangel führt.
  - Selten bedingt auch eine Hämolyse einen supplementationsbedürftigen Folsäuremangel.

5.2.6 Ätiologie und Pathogenese

Vitamin B12

- **Pathophysiologie:**
  - Vitamin B12 ist in der Nahrung an Proteine gebunden; diese Bindung wird im Magen durch Pepsinogen und Magensäure gelöst.
  - Vitamin B12 wird dann an Haptocorrin gebunden und in den Dünndarm transportiert.
  - Dort wird der Haptocorrin-Vitamin-B12-Komplex durch Pankreasenzyme gelöst und Vitamin B12 an den Intrinsic factor (Bildung durch Parietalzellen in der Magenschleimhaut) gebunden.
  - Resorption von Vitamin B12 erfolgt gebunden an den Intrinsic factor im terminalen Ileum.
  - In Enterozyten wird Vitamin B12 vom Intrinsic factor gelöst und an Transcobalamin gebunden.
  - Über die Pfortader gelangt dieser **Transcobalamin-B12-Komplex** (Holotranscobalamin, HoloTC) in den großen Kreislauf und kann hier von allen Zellen mit entsprechender Rezeptorausstattung internalisiert werden.
  - Hier spielt **Vitamin B12 als Koenzym** eine große Rolle bei der Bildung von Vorstufen der DNA-Synthese sowie bei der Fettsäuresynthese.
  - Körpereigene Vitamin-B12-Speicher befinden sich in der Leber sowie extrahepatisch.
  - Der Tagesbedarf eines Menschen beträgt ca. 3 µg Vitamin B12.
  - Fehlt Vitamin B12, kommt es zur Störung der DNA-Synthese (Vitamin B12 und Folsäure sind essenzielle Coenzyme), Folgen sind:
    - Auswirkungen u. a. auf die Hämatopoese (aufgrund ihrer hohen Zellumsatzrate reagiert die Hämatopoese sensibel auf den blockierten Nukleinsäurestoffwechsel → megaloblastäre Anämie) und
    - neurologische Schäden bei inadäquater Myelinisierung.
- **Unzureichende Zufuhr von Vitamin B12 mit der Nahrung:**
  - Im Erwachsenenalter spielt die unzureichende Zufuhr von Vitamin B12 mit der Nahrung eine große Rolle:
    - Veganer und Vegetarier sind Risikogruppe eines nahrungsbedingten B12-Mangels (sofern sie keine Nahrungsergänzungsmittel einnehmen), denn Vitamin B12 ist v. a. in Tierprodukten (Eier, Fleisch, Milch) enthalten.
    - Alkoholabusus und Fehlernährung (z. B. durch viel Fast food oder zuckerhaltige Getränke) sind mögliche Ursachen.
  - Kinder:
    - Kinder haben ein höheres Risiko für einen nahrungsbedingten B12-Mangel (geringere Vitamindepots und einen relativ höheren Vitaminbedarf).
    - Eine wesentliche Rolle spielen dabei die ausreichende Zufuhr von Vitamin B12 über die Mutter in utero sowie in der Muttermilch oder in der Kleinkindkost.
    - Ursache eines schweren Vitamin-B12-Mangels beim Säugling kann ausschließliches Stillen bei Vitamin-B12-Mangel der Mutter durch rein vegetarische oder vegane Ernährung oder eine bisher unerkannte perniziöse Anämie sein.
    - Auch angeborene Transkobalamin-Stoffwechseldefekte können im frühen Säuglingsalter zu makrozytären Anämien sowie zu teilweise irreparablen neurologischen Schäden mit Entwicklungsverzögerungen bis hin zur geistigen Retardierung führen.

- Makrozytäre Anämien durch bloße Malabsorption des Säuglings gibt es in dieser Altersstufe fast nicht, da die Reserven für Folsäure wenigstens 3, die für Vitamin B12 mindestens 6 Monate ausreichen.
- Ein nutritiver Vitamin-B12-Mangel kann im Kindesalter nicht selten mit einem Eisenmangel einhergehen, v. a. bei vegetarischer Ernährung.

◦ Vor Substitution (z. B. mit Eisen oder Vitamin B12) muss eine sorgfältige Artdiagnose der Anämie erfolgen.

> **Merke**
>
> Bei kombiniertem Mangel an Eisen und Vitamin B12 kann die entstehende Anämie sowohl makrozytär als auch mikrozytär sein.

- Ursachen einer **verminderten Resorption von Vitamin B12** (bei ausreichender Zufuhr):
  - Bei verminderter Säurebildung des Magens (Achlorhydrie bei Typ-A-Gastritis oder PPI-/Antazida-Therapie) kann Vitamin B12 nicht aus den Nahrungsproteinen abgespalten werden.
  - Eine exokrine Pankreasinsuffizienz mit Maldigestion verhindert das Lösen von Vitamin B12 aus dem Haptocorrin-Vitamin-B12-Komplex und verhindert somit die Resorption.
  - Ein Intrinsic-factor-Mangel führt zu einer selektiven Beeinträchtigung der Vitamin-B12-Resorption. Ursachen eines solchen Mangels:
    - Autoimmun vermittelte (Typ A)-Gastritis sein (durch Antikörper vermittelte Zerstörung der Belegzellen sowie Achlorhydrie) oder
    - Antikörper gegen den Intrinsic factor oder
    - chronischer Alkoholabusus (mit der Folge einer Gastritis und somit verminderter Bildung von Intrinsic factor).
    - Bei Zustand nach Magenresektion fehlen die nötigen Belegzellen, um Intrinsic factor zu bilden.
  - Darmerkrankungen mit Malabsorption im terminalen Ileum führen ebenfalls zu verminderter Resorption von Vitamin B12, z. B.
    - Morbus Crohn, Colitis ulcerosa mit Backwash-Ileitis oder Zöliakie oder
    - chirurgische Entfernung des terminalen Ileums.
  - Ein Darmbefall mit Fischbandwurm (in Deutschland sehr selten) führt zum verfrühten Vitamin-B12-Verbrauch bereits im Darmlumen.
  - Imerslund-Gräsbeck-Syndrom (IGS): selektive Resorptionsstörung von Vitamin B12 durch einen defekten IF-Vitamin-B12-Komplex-Rezeptor am terminalen Ileum.

> **Merke**
>
> Infolge des demografischen Wandels ist der Vitamin-B12-Mangel durch Alterserkrankungen wie perniziöse Anämie bei Gastritis und Achlorhydrie nicht mehr selten.

- **Medikamente:**
  - Eine die Magensäure hemmende Therapie (PPI, Antazida) führt zu verminderter Spaltung von Vitamin B12 aus der Nahrung.
  - Metformin beeinträchtigt den Vitamin-B12-Stoffwechsel.
  - Es besteht ein Zusammenhang zwischen wiederholter Exposition zu Lachgas (N_2O) und einer Störung der Wirkung von Vitamin B12 und Folsäure bis hin zur perniziösen Anämie.
- **Erhöhter Bedarf:**
  - Vor allem in Schwangerschaft und Stillzeit ist der Vitamin-B12-Bedarf physiologisch erhöht.
  - Erhöhter Vitamin-B12-Bedarf ist auch möglich z. B. nach Ausgleich eines Eisenmangels (wegen Retikulozytose und somit erhöhter Zellbildung).

Folsäure

- **Pathophysiologie:**
  - Folsäure liegt in der Nahrung als Polyglutamat vor.
  - Im Dünndarm wird sie zu einer Monoglutamat-Form dekonjugiert.
  - Resorption erfolgt im Jejunum.
  - Folsäure ist ein wichtiges Coenzym der DNA-Synthese.
  - Fehlt Folsäure, kommt es zu verminderter Zellteilung, die sich v. a. auf das hämatologische System in Form einer megaloblastären Anämie niederschlägt.
  - Bei der Embryogenese kann es zu Neuralrohrdefekten kommen.
- **Unzureichende Zufuhr von Folsäure mit der Nahrung:**
  - Folsäure ist v. a. in Leber, grünen Blattgemüsen, Orangen und anderen Gemüsesorten enthalten (Bedarf ▸ Tab. 5.1).
  - Fehlernährung, v. a. bei Alkoholabusus, kann zu Folsäuremangelzuständen führen.
- **Ursachen für eine verminderte Resorption von Folsäure:**
  - Erkrankungen des Jejunums mit Malabsorption, z. B. Morbus Crohn, Zöliakie oder Zustand nach intestinaler Resektion.
  - Verringerte Dekonjugation aus Nahrungsbestandteilen, z. B. durch orale Kontrazeptiva oder Phenytoin.
- **Medikamente:**
  - Folsäureantagonisten (Methotrexat, Pyrimethamin, Trimethoprim),
  - Triamteren,
  - Sulfasalazin,

Tab. 5.1 Empfohlene Folataufnahme pro Tag.

Gruppe/Alter	Folat in Nahrungsmitteln (µg/Tag)[1]
Säuglinge	–
1–3 Jahre	150
4–8 Jahre	200
9–13 Jahre	300
14–18 Jahre	400
Erwachsene	400[2]
Schwangere	600
Stillende Mütter	500

[1]Bei synthetischem Folat sind diese Werte mit 0,6 zu multiplizieren.
[2]Bei Frauen im gebärfähigen Alter (mit Kinderwunsch) ist zusätzlich die Einnahme von 400 µg/Tag Folat pro Tag empfohlen

  - Azathioprin,
  - Antikonvulsiva (Carbamazepin, Valproat, Phenytoin).
- **Erhöhter Bedarf:**
  - Insbesondere in der Schwangerschaft
  - Bei Hämolyse oder nach Ausgleich eines anderen Mangelzustands kann ein erhöhter Folsäurebedarf vorliegen, da die Hämatopoese gesteigert ist.

5.2.7 Klassifikation und Risikostratifizierung

- ► Tab. 5.2
- Holotranscobalamin:
  - Sensitivster Marker für einen beginnenden Vitamin-B12-Mangel.
  - Bloße Verminderung des Holotranscobalaminspiegels:
    - In der Regel weder hämatologische noch neurologische Symptome,
    - die Menge an Vitamin B12 reicht für alle Stoffwechselprozesse aus, allerdings ist die Vitamin-B12-Bilanz negativ.
- Methylmalonsäure und Homocystein
  - sind Substrate von Enzymen, denen Vitamin B12 als Cofaktor dient und
  - werden bei metabolisch manifestem Vitamin-B12-Mangel somit weniger verwertet und stauen sich an, was am erhöhten Plasmaspiegel (oder erhöhter Ausscheidung von Methylmalonsäure im Urin) ablesbar ist.
- Eine Beeinträchtigung der Hämatopoese ist meist erst bei fortgeschrittenem Vitamin-B12-Mangel zu beobachten.
- Neuropsychiatrische Symptome können schon lange vor einer hämatologischen Manifestation auftreten.
- Vitamin B12 im Plasma ist ein unzuverlässiger Parameter und sollte durch die Bestimmung der Methylmalonsäure ersetzt werden, um einen Vitamin-B12-Mangel zu diagnostizieren/klassifizieren.

5.2.8 Symptomatik

Vitamin-B12- und Folsäuremangel

- Anämie, typische Symptome:
  - Blässe (Dabei kann durch die ineffektive Erythropoese ein Ikterus entstehen, der in Kombination mit der Blässe als blassgelb wahrgenommen wird),
  - Müdigkeit,
  - verminderte Leistungsfähigkeit, Adynamie,
  - Tachykardie.

Vitamin-B12-Mangel

- Als Coenzym der DNA- und Fettsäuresynthese ist Vitamin B12 wichtig für die Erythropoese sowie die Bildung und Erhaltung der Myelinscheiden.
- Ein Mangel äußert sich klinisch durch zwei wesentliche Manifestationen:
  - makrozytäre, hyperchrome („megaloblastäre") Anämie und
  - neuropsychiatrische Symptome.

Tab. 5.2 Laborchemische Stadieneinteilung des Vitamin-B12-Mangels. Adaptiert nach [1]

Parameter	Normal	I. Negative Vitamin-B12-Bilanz	II. Vitamin-B12-Speicherentleerung	III. Erste Einflüsse auf die Hämatopoese	IV. Vitamin-B12-Mangelanämie
Holotranscobalamin (pg/ml)	> 50	< 40	< 40	< 40	< 40
Holohaptocorrin	Normal	Normal	Vermindert	Vermindert	Vermindert
Methylmalonsäure	Normal	Normal	Normal	Erhöht	Erhöht
Homocystein	Normal	Normal	Normal	Erhöht	Erhöht
Hämoglobin	Normal	Normal	Normal	Normal	Vermindert
Erythrozyten	Normal	Normal	Normal	Normal	Megalozyten
MCV	Normal	Normal	Normal	Normal	Erhöht
Hypersegmentierte Granulozyten	Nein	Nein	Nein	Ja	Ja
Neurologische Schäden	Nein	Nein	Nein	Möglich	Ja

  - Außerdem können, entweder ursächlich oder symptomatisch für den Vitamin-B12-Mangel, gastrointestinale Symptome vorliegen.
- Anämie:
  - Die makrozytäre Anämie gilt als später Indikator eines Vitamin-B12-Mangels; Symptomatik s. o.
- Neuropathie:
  - Markscheidenschwund (sog. Funikuläre Myelose),
  - Frühsymptom ist der Verlust des Vibrationsempfindens.
  - Weitere Symptome:
    - Polyneuropathie mit schmerzhaften Missempfindungen der Extremitäten,
    - Gangunsicherheit (spinale Ataxie durch die Demyelinisierung der Hinterstränge),
    - Paresen und Pyramidenbahnzeichen (durch Demyelinisierung der Pyramidenbahn).
  - Die neurologische Symptomatik tritt oft schon vor einer Anämie auf.
  - Im Frühstadium sind die neurologischen Symptome noch reversibel, allerdings kommt es mit andauerndem Vitamin-B12-Mangel zu axonalen Schäden und somit zur Irreversibilität der neurologischen Symptome.
- Möglich sind auch psychiatrische Symptome, wie
  - Manien, Psychosen, Müdigkeit, Gedächtnisstörungen, Reizbarkeit, Depression und Persönlichkeitsveränderungen.
  - Bei Säuglingen sind Reizbarkeit, Wachstumsstörungen, Apathie, Appetitlosigkeit und Entwicklungsverzögerung wichtige Symptome.
  - Im Kindesalter können therapierefraktäre Epilepsien und unbeherrschbares Schreien auftreten.

> **Cave**
>
> Obwohl bei solchen Symptomen bei Säuglingen/Kindern die Ursache fast immer ein maternaler Mangel ist, kann die Mutter frei von klinischen Symptomen sein.

- Gastrointestinale Symptome:
  - Die Autoimmungastritis (Typ A-Gastritis) äußert sich meist lediglich durch unspezifische Oberbauchbeschwerden.
  - Trophische Schleimhautveränderungen (wegen hoher Zellumsatzrate).
  - Typisch ist die atrophische „Hunter"-Glossitis mit geröteter, glatter und brennender Zunge.
  - Zahnfleischbluten oder Aphten können vorkommen.
  - Vitamin-B12-Mangel als Teil komplexer Malabsorptionsstörungen, z. B. bei Morbus Crohn oder Zöliakie:
    - Die dabei mögliche komplexe Symptomatik ist nicht allein durch den Vitamin-B12-Mangel bedingt.
    - Typische Symptome sind Bauchschmerzen, Diarrhöen, Gewichtsverlust, Gedeihstörung.
    - Weitere Symptome der Malabsorption können Blutungsneigung bei Vitamin-K-Mangel oder Fettstühle und Gallen-/Nierensteine bei Gallensäureverlust sein.
    - Extraintestinale Manifestationen sind möglich, z. B. Dermatitis herpetiformis Duhring (Zöliakie) oder Erythema nodosum und pyoderma gangraenosum (Morbus Crohn).

Folsäuremangel

- Typisch ist die megaloblastäre Anämie mit entsprechender Anämie-Symptomatik (s. o.).:
  - Anämie tritt im Gegensatz zum Vitamin-B12-Mangel bereits früh im Krankheitsverlauf auf.
- Keine neurologischen Symptome.
- Folsäuremangel in der Frühschwangerschaft:
  - Ein Folsäuremangel erhöht bei Schwangeren aufgrund verminderter Zellbildungskapazität das Risiko von embryonalen Neuralrohrdefekten (z. B. Spina bifida, Anenzephalie).
  - Zur Risikoreduktion wird Frauen im gebärfähigen Alter empfohlen, zusätzlich zur Aufnahme mit der Nahrung einmal täglich oral Folsäure (z. B. 400 µg/Tag) einzunehmen.
- Weitere Symptome:
  - Ursachen für Malabsorption im terminalen Ileum können eine Zöliakie oder Morbus Crohn sein (Symptomatik s. o.).
  - Auch bei Alkoholabusus mit seinen Folgen (Hepatosplenomegalie etc.) ist an einen Folsäuremangel zu denken.

5.2.9 Diagnostik

Diagnostisches Vorgehen

- ▶ Abb. 5.3

Anamnese

- Ernährungsanamnese:
  - Rein vegetarische oder vegane Ernährung?
  - Alkoholkonsum?
  - Bei Frauen: Besteht eine Schwangerschaft?
  - Bei Säuglingen:
    - Wird das Kind nur gestillt oder auch gefüttert?
    - Ernährt sich die Mutter rein vegetarisch oder vegan bzw. ist ein Vitamin-B12- oder Folsäuremangel bei ihr bekannt?
    - Ist in der Schwangerschaft eine Substitutionstherapie erfolgt?
    - Bekommt das Kind tierische Produkte zu essen?
- Begleiterkrankungen:
  - Chronisch entzündliche Darmerkrankung oder Zöliakie bekannt?

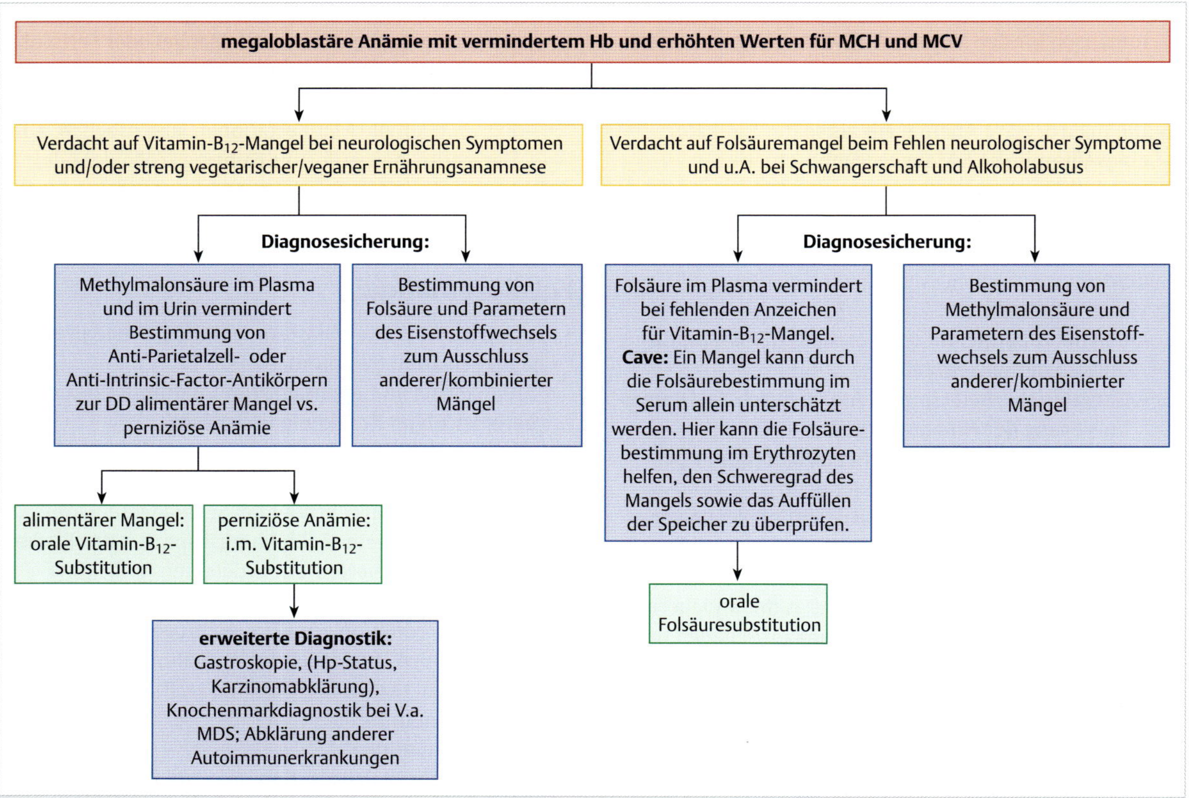

Abb. 5.3 Vitamin-B12-Mangel und Folsäuremangel. Algorithmus zur Diagnostik und Therapie von megaloblastären Anämien. * Nach adäquater Substitution sind Blutbildkontrollen nach 3 (Folsäure) bis 6 (Vitamin B12) Monaten erforderlich, um einen erneuten Mangel auszuschließen. Bei schwerem Mangel sollte Vitamin B12 initial immer s. c. oder i. m. gegeben werden, um eine ausreichende Resorption und rasche Auffüllung der Speicher sicherzustellen (Hp = Helicobacter pylori; MDS = Myelodysplasie).

  - Schmerzen im rechten Unterbauch, Diarrhöen (wenn ja: nahrungsabhängig?)?
  - Therapie der entzündlichen Darmerkrankung (Sulfasalazin, Methotrexat, s. u. bei „Medikamentenanamnese“)?
  - Magen- oder Darmteilresektion in der Vorgeschichte?
  - Hinweise für eine exokrine Pankreaserkrankung (z. B. Fettstühle)?
  - Autoimmunerkrankungen, z. B. Hashimoto-Thyreoiditis (hohe Koinzidenz verschiedener Autoimmunerkrankungen, u. a. Autoimmungastritis mit perniziöser Anämie)?
  - Ist eine Epilepsie bekannt, die medikamentös therapiert wird?
- Medikamentenanamnese:
  - Protonenpumpeninhibitoren oder Antazida?
  - Metformin?
  - Folsäureantagonisten wie Methotrexat, Pyrimethamin, Trimethoprin?
  - Carbamazepin, Valproat oder Phenytoin wegen Epilepsie?
  - Triamteren oder Sulfasalazin?
  - Orale Kontrazeptiva?
- Anämiesymptome:
  - Müdigkeit?
  - Verminderte Leistungsfähigkeit?
- Neurologische Symptome:
  - Parästhesien der Hände und Füße (Kribbeln, pelziges Gefühl)?
  - Gangunsicherheit?
  - Paresen?
- Gastrointestinale Symptome:
  - Zungenbrennen?
  - Aphthen?

Körperliche Untersuchung

- Inspektion:
  - Hautkolorit (blass, ggf. ikterisch bei ineffektiver Erythropoese),
  - Schleimhäute (blass),
  - bei Hunter-Glossitis rote, glatte Zunge.
- Neurologische Untersuchung:
  - gestörtes Vibrationsempfinden (Stimmgabel),
  - Ataxie beim Gehen mit geschlossenen Augen,
  - Pyramidenbahnzeichen,
  - Paresen.

Labor

Vitamin-B12- und Folsäuremangel

- Peripheres Blut/großes Blutbild mit Differenzialblutbild:
- Hauptsymptom ist megaloblastäre Anämie (vergrößerte Erythrozyten) mit erhöhten Werten für MCV und MCH bei normalem MCHC.
- Normale oder verminderte Retikulozytenwerte.
- Häufig Neutrozytopenie mit übersegmentierten Granulozyten und Thrombozytopenie (Panzytopenie bei Betreff aller drei Reihen).
- Im Blutausstrich können Makrozyten und Ovalozyten sowie eine Poikilozytose auftreten.
- Aufgrund der ineffektiven Erythropoese mit verkürzter Überlebenszeit von Megalozyten peripher und hoher Absterberaten der Erythroblasten kommt es zu einer Hämolyse mit Ikterus und klassisch veränderten Hämolyseparametern (LDH ↑, indirektes Bilirubin ↑, GOT ↑ und Haptoglobin ↓).
- Klinische Chemie:
  - Zeichen der ineffektiven Erythropoese mit LDH ↑, GOT ↑ und indirektem Bilirubin ↑.
  - Zusätzlich Bestimmung von Ferritin, Transferrinsättigung und löslichem Transferrinezeptor (Eisenmangel?) zum Ausschluss anderer Anämieursachen oder kombinierter Mangelerscheinungen.

Vitamin-B12-Mangel

- Peripheres Blut:
  - Methylmalonsäure- und Homocysteinspiegel erhöht.
  - Goldstandard bei Diagnostik des Vitamin-B12-Mangels ist die Bestimmung von Methylmalonsäure und Homocystein im Plasma.
  - Methylmalonsäure im Plasma gilt hierbei als empfindlichster Parameter für den Vitamin-B12-Mangel.
  - Anti-Parietalzell-Antikörper oder Anti-Intrinsic factor-Antikörper sind sehr spezifische Marker für die perniziöse Anämie; sie ersetzen den früher üblichen Schillingtest.
  - Spezifische Parameter:
    - Holotranscobalamin ist als früher Marker vermindert.
    - Methylmalonsäure (Serum und Urin) und Homocystein (im Serum) sind erhöht.
    - Vitamin B12 im Serum ist meist vermindert (< 80 pg/ml), allerdings ist der Vitamin-B12-Serumspiegel ein spezifischer, jedoch wenig sensitiver Wert.
- Urindiagnostik:
  - Erhöhte Ausscheidung von Methylmalonsäure im Urin (im Kleinkindalter die praktikabelste Lösung).
- Erweiterte Diagnostik bei perniziöser Anämie:
  - Schilddrüsendiagnostik (häufig Koinzidenz von autoimmunen Schilddrüsenerkrankungen mit Autoimmungastritis),
  - Gastroskopie mit Biopsie: Chronisch-atrophische Gastritis Typ A, Helicobacter pylori-Infektion?, Karzinomausschluss.
- Erweiterte Diagnostik bei Verdacht auf Imerslund-Gräsbeck-Syndrom:
  - Die Diagnose wird molekulargenetisch gestellt.
  - Eine Proteinurie ist häufig.

Folsäuremangel

- Nachweis eines Folsäuremangels bei megaloblastärer Anämie mit verminderter Folsäure im Plasma und fehlenden Anzeichen für einen Vitamin-B12-Mangel.

Cave

Der Folsäuremangel kann durch die Messung im Serum allein unterschätzt werden, v. a. wenn kurz vorher eine Folsäuregabe erfolgte. Die in manchen hämatologischen Versorgungszentren etablierte Messung der Folsäure im Erythrozyten erlaubt eine wesentlich bessere Abschätzung über die ungenügende Versorgung mit Folsäure in den vorangegangenen Monaten.

Bildgebende Diagnostik

MRT

- Bei neurologischer Symptomatik im Rahmen eines Vitamin-B12-Mangels kann ein MRT des Gehirns hilfreich sein (▶ Abb. 5.4)

Histologie, Zytologie und klinische Pathologie

Knochenmarkdiagnostik

- Megaloblastär verändertes Knochenmark und erythropoetische Hyperplasie (▶ Abb. 5.5).
- Auch vermehrte abnormale Mitosen können vorkommen.
- Knochenmarkpunktion nur bei unklaren Befunden zum Ausschluss von Differenzialdiagnosen.

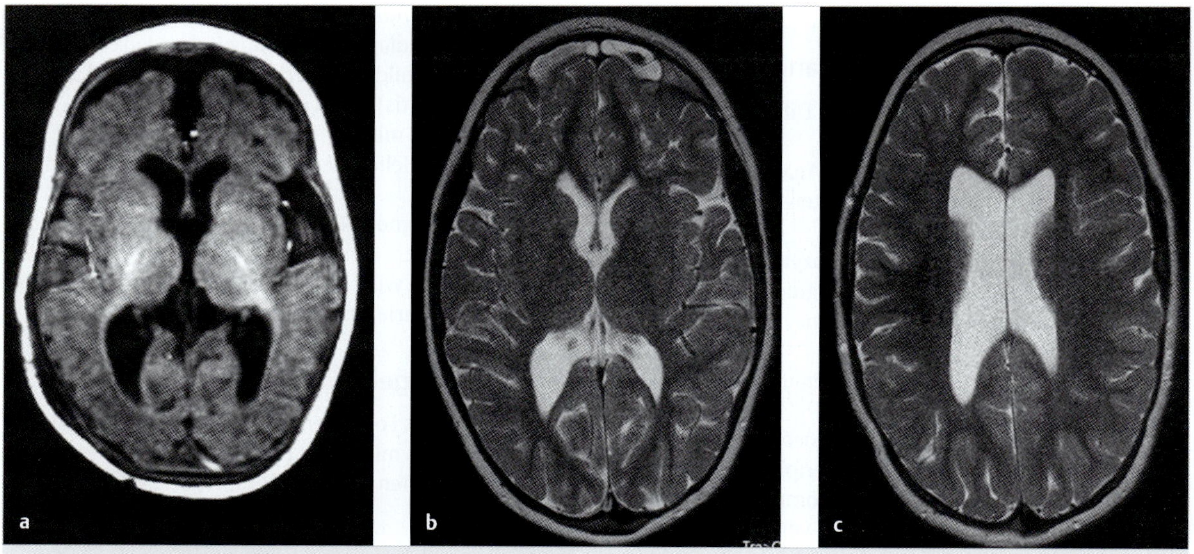

Abb. 5.4 Enzephalopathie. MRT bei frühem Vitamin-B12-Mangel.
a Schwere globale zerebrale Atrophie bei Diagnosestellung (4 Monate).
b ↓Myelininsierung, Ventrikel↑, ↓Corpus callosum im Alter von 7 Jahren.
c ↓Myelininsierung, Ventrikel↑, ↓Corpus callosum im Alter von 7 Jahren.

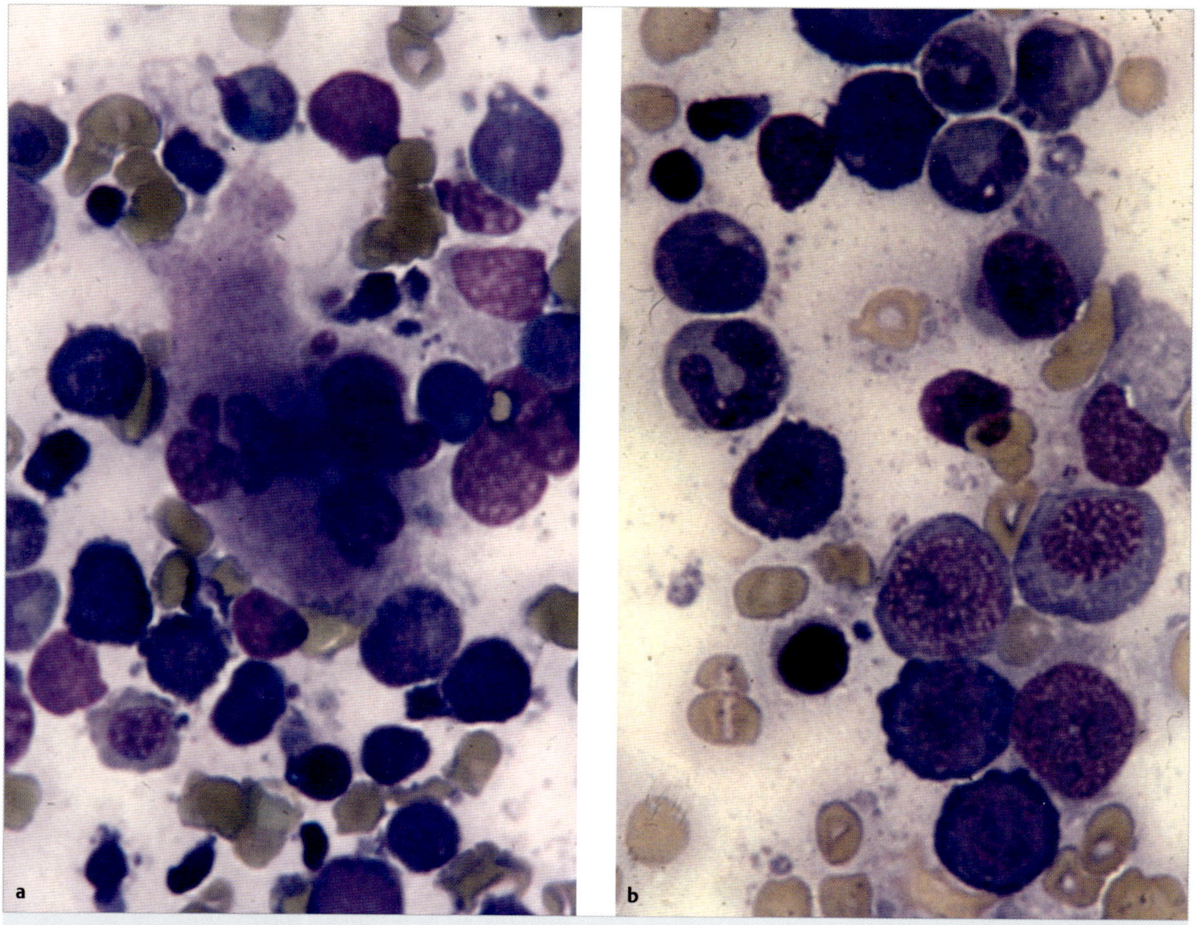

Abb. 5.5 Knochenmarkausstrich. Morphologisch sind Vitamin-B12- (**a**) und Folsäuremangel (**b**) im Knochenmarkausstrich nicht zu unterscheiden.

5.2.10 Differenzialdiagnosen

- Myelodysplastisches Syndrom:
  - Im Erwachsenenalter und mit zunehmendem Alter häufiger erworbene Stammzellerkrankung mit veränderter Hämatopoese und peripherer (mono-, bi-, oder tri-) Zytopenie mit Makrozytose.
  - Im Kindesalter seltene Myelodysplasien sollten unbedingt berücksichtigt werden, v. a. wenn eine Hepatosplenomegalie und B-Symptomatik (Fieber, Nachtschweiß, Gewichtsverlust) vorliegt.
  - Bei entsprechender Klinik ist eine Knochenmarkdiagnostik (Stanze und Aspiration) erforderlich.
- Medikamentös-toxische makrozytäre Anämie:
  - Knochenmarkschäden z. B. durch Alkohol, Hydroxyurea, Methotrexat. Zidovudin.

5.2.11 Therapie

Therapeutisches Vorgehen

- Erst bei gesichertem Vitamin-B12- oder Folsäuremangel erfolgt eine Substitution (▶ Abb. 5.3).
- Substitution kann bei leichtem nutritivem Mangel oral erfolgen (s. unten).

Allgemeinmaßnahmen

- Auf ausgewogene Ernährung (unbedingt mehr als 3-mal/Woche Fleisch und gelegentlich Leberverzehr) achten.
- Alternativ regelmäßige Einnahme von Vitamin B12.

Pharmakotherapie

Kausale Pharmakotherapie

- Beim alimentären Vitamin-B12- und Folsäure-Mangel orale Substitution.
- **Vitamin B12:**
  - **Orale Gabe** mit hochdosiertem Vitamin B12 (500 mg Ampullen im Kindesalter, bis 1000 mg bei Jugendlichen und Erwachsenen über 4–6 Wochen) kann bei leichten Mangelzuständen (z. B. infolge einer verminderten Zufuhr bei langem Stillen und v. a. sich vegan ernährender Mutter) ab dem Säuglingsalter angewandt werden.
  - **I.m.-Gabe (alternativ s. c. bei Kindern):** Bei Zunahme oder unzureichendem Ansprechen sollte Vitamin B12 1 mg i. m. 4-mal substituiert werden.
  - Zur Kontrolle des Effekts bestimmt man alle 1–2 Wochen die Parameter des roten Blutbilds einschließlich der Retikulozytenzahl.
  - **Wirkung:**
    - Nach Gabe von Vitamin B12 verschwinden die megaloblastischen Veränderungen im Knochenmark bereits nach 48 h.
    - Der infolge des erythropoetischen Arrests erhöhte Serumeisenspiegel fällt um 50 % innerhalb von 24 h.
    - Die Retikulozytose ist nach 5–10 Tagen ausgeprägt.

> **Merke**
>
> Bei Intrinsic-factor-Mangel und Resorptionsstörungen ist beim Vitamin-B12-Mangel eine vorzugsweise intramuskuläre (alternativ bei Kindern s. c., eventuell auch i. v.) Gabe erforderlich (4 Gaben über 2–4 Wochen).

- **Folsäure/Eisen:**
  - Bei gesteigerter Erythropoese sollte Folsäure- und Eisenstatus kontrolliert und bei Bedarf ebenfalls substituiert werden.
  - Auch bei Folsäuremangel wird substituiert, hier oral 5 mg/Tag (▶ Abb. 5.3).

Pharmakologische Supportivtherapie

- Bei Grunderkrankungen wie Zöliakie, Morbus Crohn oder Intrinsic-factor-Mangel ist eine intramuskuläre Vitamin-B12-Substitution erforderlich.

5.2.12 Prävention

- Einseitige Ernährung sollte vermieden werden.
- In der Schwangerschaft und Stillzeit sollte prophylaktisch eine Substitution von Vitamin B12 und Folsäure erfolgen, diese kann u. a. das Risiko für Neuralrohrschäden mindern.
- Eine Nahrungsergänzung bei Vegetariern und Veganern ist obligat.
- Blutbildkontrollen bei Patienten mit Erkrankungen mit Malabsorptionskomponente sind sinnvoll und bei Mangel ist eine Substitution von Vitamin B12 und/oder Folsäure obligat.

5.2.13 Nachsorge

- Blutbildkontrollen bei Substitution bis zur Normalisierung des Blutbilds, dann eine weitere Kontrolle 6 Wochen später.
- Bei aufgefülltem Speicher ist eine Kontrolle nach 6 Monaten (Vitamin B12) bzw. 3 Monaten (Folsäure) erforderlich.

5.2.14 Verlauf und Prognose

- Beim Vitamin-B12-Mangel ist die neurologische Symptomatik anfangs reversibel, später kommt es zu axonaler Schädigung, die auch durch Ausgleich des Vitamin-B12-Defizits nicht mehr reversibel ist.
- Bei atrophischer Gastritis sollten regelmäßig Kontroll-Gastroskopien zum Karzinomausschluss erfolgen.

5

5.2.15 Wichtige Internetquellen

- www.awmf.org/leitlinien/vitamin-B12-Mangel
- www.vitaminb12.de

5.2.16 Literatur

[1] Thomas L, Ansorg R, Barlage S (2007) Labor und Diagnose: Indikation und Bewertung von Laborbefunden für die medizinische Diagnostik. 7. Aufl. TH-Books Verlagsgesellschaft mbH, Frankfurt/Main

5.3 Anämien durch Membran- und Enzymdefekte

Stefan Eber

5.3.1 Steckbrief

Genetisch bedingte Membrandefekte sind in Mitteleuropa bei Weitem die häufigste Ursache angeborener hämolytischer Anämien. Im letzten Jahrzehnt konnten die genetischen Defekte und die Pathogenese weitgehend geklärt werden. Durch einfache hämatologische Untersuchungen ist eine Unterteilung in verschiedene Schweregrade der Erkrankung möglich. Dies erlaubt eine prognostische Aussage über den zu erwartenden klinischen Verlauf und eine risikoadaptierte Indikation zur Splenektomie.

Im Allgemeinen führen Enzymdefekte zu einer verminderten Energieversorgung oder anderen metabolischen Störungen und einer verkürzten Überlebenszeit der Erythrozyten. Enzymdefekte der Glykolyse verursachen im Gegensatz zu den meisten Typen des Glukose-6-Phosphat-Dehydrogenase-Mangels eine chronische und dauerhafte Hämolyse ohne eine veränderte Zellmorphologie der Erythrozyten. Die Beurteilung der „roten Reihe" im Mikroskop gibt daher keinen diagnostisch wegweisenden Hinweis.

5.3.2 Aktuelles

- Therapie der hereditären Sphärozytose: subtotale Milzentfernung anstelle der totalen Splenektomie (AWMF-Leitlinien)
- Molekulare Therapie des Pyruvatkinase-Mangels derzeit in Phase-2-Studien

5.3.3 Synonyme

- Hereditäre Sphärozytose: Kugelzellerkrankung, Minkowski-Chauffard-Syndrom
- Dominant vererbte Xerozytose: Seltene hämolytische Anämie mit hohem Phosphatidylcholingehalt; dehydratisierte Stomatozytose

5.3.4 Definition

Wichtige Membrandefekte

- **Sphärozytose:** Hämolytische Anämie unterschiedlichen Ausmaßes, Ikterus, Splenomegalie, typisch erhöhte osmotische Fragilität der Erythrozyten.
- **Elliptozytose:** Stäbchenförmige Elliptozyten in > 20 % der Erythrozyten im Blutausstrich.
- **Hereditäre Stomatozytose und hereditäre Xerozytose:** Beides beruht auf einer gestörten Kationendurchlässigkeit der Erythrozytenmembran. Bei der Stomatozytose: Gesamtgehalt an erythrozytären Na^+- und K^+-Ionen (Norm: 95–110 mmol/l Erythrozyten) erhöht; Xerozytose: in unterschiedlichem Ausmaß erniedrigt.
- **Hereditäre Ovalozytose:** Autosomal-dominant vererbte Sonderform der hereditären Elliptozytose, in Südostasien (Melanesien) sehr häufig. Homozygotie letal.
- **Hereditäre (Pyro-)Poikilozytose:** Seltene schwere Unterform der Elliptozytose mit ausgeprägter Poikilozytose und Hitzeinstabilität der Erythrozyten (Beurteilung der Morphologie nach Inkubation im Wasserbad bei 45–48 °C).

Wichtige Enzymdefekte

- Glukose-6-Phosphat-Dehydrogenase-Mangel (G6PD-Mangel):
  - Meist getriggerte, hämolytische Krisen: Leitsymptom ist die Hämoglobinurie.
  - Vorsicht: Nierenversagen bei schwerer hämolytischer Krise!
- Pyruvatkinase-Mangel (PK-Mangel):
  - Chronische hämolytische Anämie unterschiedlichen Schweregrades.
  - Häufigster Defekt der Glykolyse.
  - Eisenüberladung auch bei nichttransfundierten Personen.
  - Häufig Gallensteine.

5.3.5 Epidemiologie

- Sphärozytose (Kugelzellanämie):
  - In Mitteleuropa häufigste Ursache angeborener hämolytischer Anämien (Häufigkeit 1:5000), d. h. in Deutschland, Österreich und Schweiz leben ca. 19.000 Patienten).
  - Screening-Untersuchungen von gesunden Blutspendern deuten darauf hin, dass 1 % der Bevölkerung klinisch asymptomatische Anlageträger einer rezessiven Sphärozytose sind.
- Elliptozytose:
  - Trotz der Häufigkeit (ungefähr 1:2500 in der weißen nordeuropäischen Bevölkerung), ist ihre klinische Bedeutung gering.
  - Nur 15 % der Merkmalsträger erkranken.
  - Hereditäre Ovalozytose:

  - Sehr häufig (bis zu 30 %) bei Ureinwohnern Melanesiens, Indonesiens und Malaysias; außerhalb dieser Regionen kommt sie kaum vor.
- Hereditäre Stomatozytose und hereditäre Xerozytose:
  - Leichte Formen nicht so selten: schwere Formen sehr selten.
- G6PD-Mangel:
  - Häufigster Enzymdefekt, betrifft mehrere hundert Millionen Menschen.
  - Die häufigsten Varianten sind
    - G6PD-Mediterran: 0,5–1 % klinisch Erkrankte in Mittelmeerländern,
    - die chinesische Mutation G6PD-Canton: 1,7 % in Südchina,
    - G6PD A- (afrikanische Mutation): bis 10 % der Bevölkerung.
- PK-Mangel: Höchste Prävalenz in Nord-Mittel-Europa (1:20 000).

5.3.6 Ätiologie und Pathogenese

Membrandefekte

- Ursache der **Sphärozytose**: Gendefekte des Proteinnetzwerks (Membranskelett; Innenseite Erythrozytenmembran), das die Lipiddoppelschicht stabilisiert:
  - Fehlen oder Mangel von Ankyrin (etwa 50 % der Fälle), Bande-3-Protein oder α-/β-Spektrin (je etwa 20 %),
  - Ca. 66 % gesicherte familiäre, autosomal-dominante Form,
  - 25 % Neumutationen in mütterlicher Keimbahn (meist autosomal-dominant),
  - gesamt ca. 90 % autosomal-dominant, etwa 10 % autosomal-rezessiv mit schwerem klinischem Phänotyp.
- Elliptozytose und hereditäre (Pyro-) Poikilozytosen:
  - Häufig durch verschiedene Störungen der „horizontalen" Vernetzung der Membranskelettproteine,
  - erhöhter Anteil von unpolymerisiertem dimeren Spektrin nach Extraktion der Erythrozytenmembran (Test möglich).
  - Diese Mutationen liegen in den Spektrin-Ketten nahe der Spektrin-Selbst-Aneinanderlagerungsstelle.
  - Häufig Defekte der Spektrin-α-Kette.
  - Nur homozygote oder compound heterozygote Patienten erkranken an einer schweren poikilozytären Anämie;
  - heterozygote Anlageträger haben eine milde Elliptozytose.

Enzymdefekte

- **PK-Mangel:**
  - Die PK wandelt Phosphoenolpyruvat in Pyruvat um, wobei 50 % der ATP-Menge der Erythrozyten entsteht.
  - Die Lebensdauer der Erythrozyten ist von der glykolytischen ATP-Produktion abhängig.
  - Der PK-Mangel könnte daher zu weniger ATP führen und somit zur verkürzten Lebensdauer der Erythrozyten.
  - Retikulozytose für die Anämie inadäquat, da junge Erythrozyten besonders stark von Glykolyse abhängig sind und daher vorzeitige Hämolyse zeigen.
- **G6PD-Mangel:**
  - X-chromosomal rezessiv (Genlocus Xq28) vererbt.
  - Führt dazu, dass im Pentosephosphatzyklus nicht genug NADPH zur Reduktion von Glutathion bereitgestellt wird.
  - Reduziertes Glutathion schützt die Zellen vor Radikalen (Bindung von Sauerstoffradikalen).
  - Verursacht in der Regel passagere hämolytische Krisen (intravasale Hämolyse mit dunklem Urin), die v. a. durch Infekte ausgelöst werden, weniger durch Medikamente.
  - Im Neugeborenenalter häufig Ikterus gravis ohne schwere Hämolyse.
  - Selten Varianten mit sehr niedriger Restaktivität, die ständige chronische hämolytische Anämie verursachen.

5.3.7 Klassifikation und Risikostratifizierung

- Sphärozytose (▶ Tab. 5.3)
- Klassifikation der Enzymdefekte (▶ Tab. 5.4)

Tab. 5.3 Klinische Schweregrade der hereditären Sphärozytose (HS).

	Leichte HS	Mittelschwere HS	Schwere HS 1	Sehr schwere HS 2
Anteil an Patienten (%)	25–33	60–70	Etwa 10	3–4
Hämoglobin (g/dl)	11,0–15,0	8,0–11,0	6,0–9,0	< 6,0
Retikulozyten (%)	1,5–6	> 6	> 10 (meist > 15)[3]	> 10
Bilirubin (mg/dl)[5]	1–2	> 2	2–3	> 3
Sphärozyten (Blutausstrich)	Oft nur vereinzelt	Deutlich vermehrt	Deutlich vermehrt	Mikrosphärozyten und Poikilozyten
Transfusionen[4]	0–1	0–2	≥ 3	Regelmäßig

[1] Patienten benötigen in den ersten beiden Lebensjahren gehäuft, z. T. regelmäßige Transfusionen.
[2] Patienten müssen regelmäßig eine Transfusion erhalten, um einen Hämoglobinwert über 6,0 g/dl zu halten.
[3] Die Retikulozytenzahl ist infolge der nach der Trimenonreduktion verzögert einsetzenden Erythropoese z. T. nur mäßig erhöht.
[4] jenseits der Neugeborenenperiode
[5] Die Konzentration des unkonjugierten Bilirubins wird nicht allein durch das Ausmaß der Hämolyse, sondern vielmehr durch die individuelle Konjugationskapazität bestimmt. Im steady-state der Hämolyse spricht eine indirekte Bilirubinkonzentration von > 3 mg/dl für einen gleichzeitigen Morbus Meulengracht oder eine andere Konjugationsdefizienz.

Tab. 5.4 Klassifikation der Enzymdefekte.

Betroffenes Enzym	Schweregrad der Hämolyse	Assoziierte Symptome	Splenektomie indiziert	Erythrozytenmorphologie
Hexokinase	Mild bis schwer	Transiente Knochenmarkaplasie	In schweren Fällen empfohlen	Makrozytose
Glukosephosphat-Isomerase	Mild bis moderat	Fälle mit neuromuskulärer Beeinträchtigung bekannt	Empfohlen, Ansprechen variabel	Makrozytose
Phosphofruktokinase	Mild bis moderat	Myopathie, Hyperurikämie, Arthritis	Nicht empfohlen	Basophile Tüpfelung
Aldolase	Mild bis moderat	Myopathie, mentale Retardierung	Nicht beschrieben	Unspezifisch
Triosephosphatisomerase	Moderat	Immer neuromuskuläre Beeinträchtigung, häufige Infektionen, Vorsicht! plötzliche Todesfälle innerhalb der ersten 5 Lebensjahre	Nicht empfohlen	Einige Targetzellen und kleine geschrumpfte Zellen
Phosphoglyceratkinase	Moderat	Krampfanfälle, mentale Retardierung, Rhabdomyolyse	Meist Besserung	Unspezifisch
Pyruvatkinase	Mild bis schwer	Meist Eisenüberladung, ältere Patienten schwer beeinträchtigt	Empfohlen, Ansprechen variabel	Makrozytose, geschrumpfte, nadelförmige Zellen
Pyrimidin-5'-Nukleotidase	Moderat	Keine	Teilweise Besserung	Basophile Tüpfelung
Adenylatkinase		Keine	Nicht beschrieben	Unspezifisch
Adenosindeaminase	Mild	Keine	Nicht indiziert	Unspezifisch

5.3.8 Symptomatik

Membrandefekte

- **Sphärozytose:**
  - Milde bis schwere Hämolyse, im Kleinkindesalter bis 2 Jahre wird ein schwerer Verlauf infolge einer verspätet einsetzenden erythropoetischen Regeneration (passagere ineffektive Erythropoese) bei ca. 15 % der Patienten beobachtet.
  - Skleren- oder generalisierter Ikterus (hämolytischer Ikterus, Verschlussikterus),
  - Normo- bis leicht mikrozytäre Anämie,
  - Splenomegalie,
  - Gallensteine (oft auch asymptomatisch),
  - hämolytische Krisen (häufig im Rahmen von Infektionen),
  - einmalige aplastische Krise nach Parvovirus-B19-Infektion möglich.
- **Elliptozytose:**
  - Bei ungefähr 10 % der Kinder mit milder Elliptozytose (infolge einer gestörten Spektrin-Selbstassoziation) manifestiert sich die Erkrankung im Neugeborenenalter unter dem Bild einer schweren poikilozytären mikrozytären hämolytischen Anämie.
- **Hereditäre Ovalozytose:** sehr milde hämolytische Anämie.

Enzymdefekte

- **PK-Mangel:**
  - Chronische, oft schwere hämolytische Anämie (in 40 % Transfusion nötig),
  - ineffiziente Erythropoese mit Eisenüberladung,
  - Icterus neonatorum,
  - Splenomegalie.
- **Glukose-6-Phosphat-Dehydrogenase-Mangel:**
  - Favismus unterschiedlich ausgeprägt je nach Mutation.
  - Meist nur getriggerte selbstlimitierte hämolytische Anämie mit anschließender Retikulozytose, Hämoglobinurie:
    - Schwäche bis hin zum Schock,
    - Fieber, Schüttelfrost,
    - Splenomegalie,
    - Bauchschmerzen.

Cave

Glukose-6-Phosphat-Dehydrogenase-Mangel: In schweren Fällen Nierenversagen.

5.3.9 Diagnostik

Diagnostisches Vorgehen

- Diagnostisches Vorgehen für Enzymdefekte (▶ Abb. 5.6).

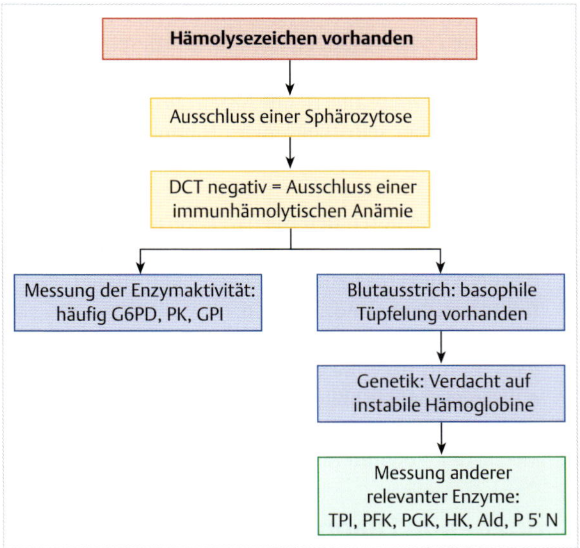

Abb. 5.6 Anämie durch Enzymdefekte. Diagnostisches Vorgehen (DCT: direkter Coombs-Test; Enzyme: ▶ Tab. 5.4).

Anamnese

- Wie für alle Formen der Anämie ist die Familienanamnese am wichtigsten.
- Fragen nach Ikterus, Abgeschlagenheit, Müdigkeit, Schwindel, Bauchschmerzen, Schüttelfrost, Fieber, Gelenk- und Muskelschmerzen.

Körperliche Untersuchung

- Für alle Formen der Anämie gilt:
  - Inspektion: Hautkolorit (blass, ikterisch), Schleimhäute (blass), Sklerenikterus.
  - Palpation: Milz (Splenomegalie), Gelenke bei Eisenüberladung: Erguss, Schmerzhaftigkeit und Funktionsuntersuchung).

Labor

- Basisdiagnostik bei Verdacht auf hereditäre Sphärozytose (HS) und Bewertung diagnostischer Kriterien (außerhalb des Neugeborenenalters) (▶ Tab. 5.5).
- Weiterführende Diagnostik bei Verdacht auf hereditäre Sphärozytose:
  - Pathologisch veränderte Erythrozytenindizes reichen in der Regel nicht aus, um die Diagnose einer HS zu stellen.
  - Als effektive, moderne Labordiagnostik der HS wird heute die Kombination des Acidified-Glycerol-Lysis-Tests (AGLT) zur Bestimmung der osmotischen Fragilität und des Eosin-5'-Maleimid-Bindungs-Assays (EMA), die durchflusszytometrische Analyse von mit Eosin-5'-Maleimid markierten Erythrozyten, zum direkten Nachweis des erythrozytären Membrandefekts eingesetzt.
- G6PD-Mangel:
  - Messung der G6PD-Enzymaktivität (erst nach Normalisierung der Retikulozyten bei episodischer Hämolyse.
  - Die Klassifikation richtet sich nach der Restaktivität:
    - Klasse I: schwerer Mangel (< 10 %) mit chronisch nichtsphärozytärer hämolytischer Anämie und Verstärkung der Hämolyse bei Exposition. Kommt in allen ethnischen Gruppen vor.

Tab. 5.5 Basisdiagnostik bei Verdacht auf hereditäre Sphärozytose (HS) (außerhalb des Neugeborenenalters).

Parameter (obligate Bestimmung)	Spezifizierung	Bewertung (als diagnostisches Kriterium)
Blutbild (maschinell)	Anämie MCHC > 35,0 g/dl Anisozytose (RDW > 15,5 %) Pathologische Erythrozytenindizes	Fakultativ Fakultativ Fakultativ Fakultativ
Blutausstrich (mikroskopisch)	Sphärozyten Anisozytose	(bedingt) obligatorisch[1, 2] Fakultativ
Hämolyseparameter	Retikulozytenzahl ↑ Indirektes Bilirubin ↑ LDH ↑ Haptoglobin nicht nachweisbar (ab 3–6 Lebensmonaten)	Mindestens 2 Parameter obligatorisch
Direkter Coombs-Test (DCT)	Negativ	Fakultativ[3]

[1]nur in einwandfreien Ausstrichen zu erkennen
[2]Bei leichten Formen können nur wenige oder keine Sphärozyten nachweisbar sein.
[3]Ein leicht positiver direkter Coombs-Test (DCT) nach Mehrfachtransfusionen schließt eine HS nicht aus. Bei nichtfamiliären Neudiagnosen sollte er in jedem Fall untersucht werden.

- Klasse II: (Mittelmeerraum und China) ist ebenfalls schwer (< 10 %), jedoch mit intermittierender Hämolyse.
- Klasse III: (subsaharisches Afrika) führen zu episodischer, aber selbstbegrenzter Hämolyse, da Retikulozyten ausreichend Enzym enthalten.

- PK-Mangel:
  - Die Diagnose durch den Nachweis verminderter enzymatischer Restaktivität. Die Aktivität kann infolge der Retikulozytose auch bei schwer betroffenen Patienten scheinbar normal sein.
  - Bei Patienten mit schwerem Verlauf gelingt der Nachweis oft nur über die verminderte Enzymaktivität eines oder beider obligat heterozygoter Elternteile.
  - Molekularer Nachweis eines genetischen Defekts im *PK-LR*-Gen gewinnt an Bedeutung.

Bildgebende Diagnostik

Sonografie

- Abdomensonografie: Beurteilung der Milzgröße bei Verdacht auf Splenomegalie und Suche nach möglichen Gallensteinen.

Histologie, Zytologie und klinische Pathologie

Knochenmarkdiagnostik

- Wichtig! Bei hämolytischen Anämien ist die Knochenmarkaspiration oder Stanze entbehrlich.

Molekulargenetische Diagnostik

- Sphärozytose:
  - Sie bleibt aufgrund der zahlreichen Zielgene mit der Heterogenität möglicher Mutationen Spezialfällen vorbehalten.
- Pyruvatkinasemangel:
  - Die häufigsten sind Missense-Mutationen wie 1529G→A in den USA und Mitteleuropa, 1456C→T in Südeuropa und 1468C→T in Asien.
  - Autosomal-rezessiv, homozygote und compound-heterozygote Konstellationen möglich.

5.3.10 Differenzialdiagnosen

- Differenzialdiagnosen der Sphärozytose:
  - Pyruvatkinase-Mangel
  - Hereditäre Elliptozytose
  - Hereditäre (Pyro)-Poikilozytose
  - Hereditäre Stomatozytose und Xerozytose
  - Kongenitale dyserythropoetische Anämie Typ II (CDA II)
  - Seltene instabile Hämoglobinvarianten, z. B. Hb Köln
  - Erworbene Erkrankungen:
    - Immunhämolytische Anämien
    - Anämien mit Fragmentozyten
    - Hämolyse toxischer oder infektiöser Genese

5.3.11 Therapie

Therapeutisches Vorgehen

- Sphärozytose (▸ Abb. 5.7):
  - Chirurgisch: Subtotale Splenektomie.
  - Symptomatisch: Erythrozytentransfusion bei aplastischen Krisen in der Regel ab Hb 5,0–6,0 g/dl (bei fieberhaften Infekten, Herzinsuffizienz u. a. gelten höhere Grenzwerte).
- Therapie des G6PD-Mangels (▸ Abb. 5.8):
  - Wichtigste Maßnahme: Vermeidung oxidierender Medikamente und Nahrungsmittel, die eine hämolytische Krise provozieren.

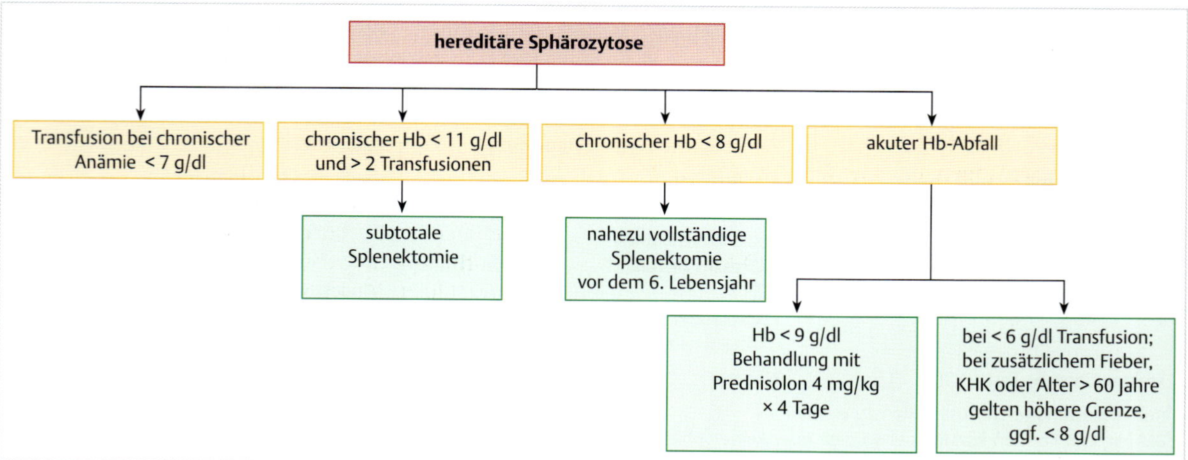

Abb. 5.7 Hereditäre Sphärozytose. Therapeutisches Vorgehen (KHK: koronare Herzkrankheit).

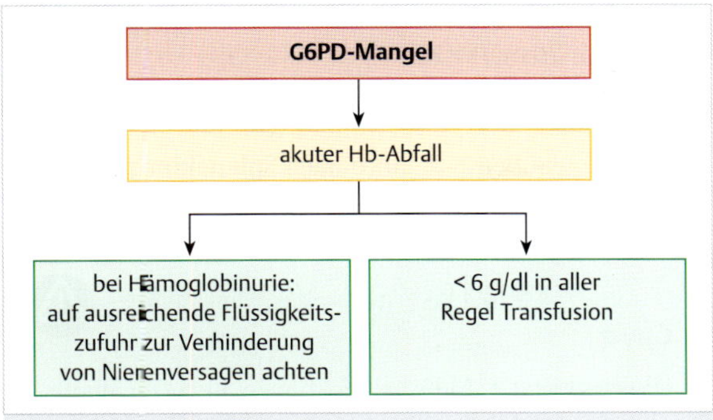

Abb. 5.8 Glukose-6-Phosphat-Dehydrogenase-Mangel. Therapeutisches Vorgehen.

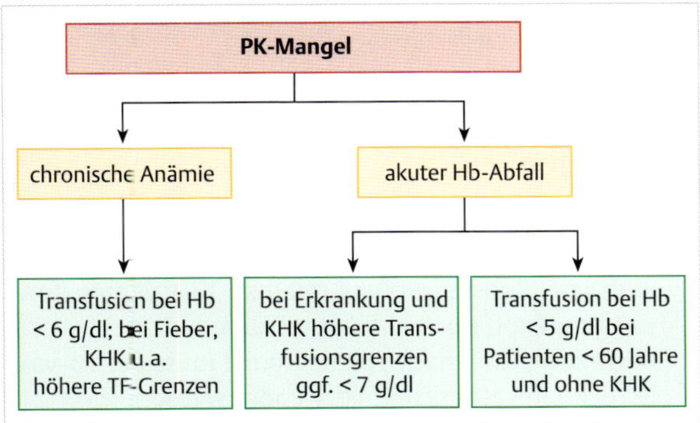

Abb. 5.9 Pyruvatkinase-Mangel. Therapeutisches Vorgehen (Niedrigere Transfusionsgrenzen bei PK-Mangel: Infolge des erhöhten 2,3-DPG-Spiegel und der damit verbundenen besseren Gewebsoxygenierung können niedrigere Hb-Werte toleriert werden; KHK: koronare Herzkrankheit, TF: Transfusion).

- ○ Viele Medikamente können bei Patienten ohne chronische Hämolyse in normaler Dosierung angewandt werden.
- ○ Ausnahme: Patienten mit schwerem Enzymdefekt und chronischer hämoytischer Anämie, bei denen auch andere Medikamente und Nahrungsmittel, wie z. B. Paracetamol, Acetylsalicylsäure, Isoniazid, Sulfomethoxazol (in Einzelfällen Erbsen), zu hämolytischen Krisen führen können.
- ○ Heterozygote Frauen mit einer Restaktivität > 15 % brauchen in der Regel keine besonderen Vorsichtsmaßnahmen zu beachten.
- ○ Erwiesene Hämolyse-Auslöser bei G6PD-Mangel sind:
  - Infekte (häufigster Auslöser!),
  - Methylenblau,
  - Nitrofurantoin,
  - Phenazopyridin,
  - Primaquin,
  - Dapson,
  - Rasburicase,
  - Toluidinblau,
  - Fava-Bohnen (bei mediterraner und chinesischer Mutation).
- PK-Mangel (▶ Abb. 5.9):
  - ○ Keine kurative Therapie,
  - ○ Transfusionen in Abhängigkeit von Hb-Wert und klinischer Symptomatik notwendig (infolge der erhöhten 2,3-Diphosphoglycerat-Konzentration werden niedrigere Hb-Werte als bei anderen hämolytischen Anämien toleriert).
  - ○ Splenektomie ist therapeutische Option, wenn Hämolyse hauptsächlich in der Milz stattfindet.

Pharmakotherapie

Kausale Pharmakotherapie

- Sphärozytose: Um Transfusion zu umgehen, wenn möglich passagere Milzblockade mit hochdosiertem Prednisolon 1–2 mg/kg KG über mindestens 1 Woche oder 4 mg/kg KG über 3 Tage.
- PK-Mangel: Bisher gibt es keine kausale Pharmakotherapie. Eine molekulare Pharmakotherapie durch einen allosterischen Aktivator befindet sich in der Studienphase.

Pharmakologische Supportivtherapie

- PK-Mangel (seltener Sphärozytose):
  - ○ Alle chronisch transfundierten Patienten benötigen eine Eisen anschließende Therapie; beim PK-Mangel kann auch ohne Transfusionsregime eine therapiebedürftige Eisenüberladung entstehen.

Interventionelle Therapie

Hämodialyse/Hämofiltration

- Bei schwererem G6PD-Mangel mit Nierenversagen ist eine Hämofiltration erforderlich.

Lokale Thrombolyse

- Kann v. a. nach/unter Splenektomie aufgrund einer hereditären Xerozytose und Stomatozytose (Portalvenen, V. cava inferior, Lungenembolie) erforderlich sein.

Strahlentherapie

- Bei milder Sphärozytose kann infolge der chronisch gesteigerten Hämolyse ab ca. 40 Jahren eine extramedulläre Blutbildung auftreten.
- Thorakal bildet sich spangenförmig um die Wirbelsäule wachsendes, blutbildendes Gewebe, das im Röntgen wie ein Tumor wirken kann.
- Eine Operation ist obsolet.
- Eine Splenektomie kann den erythropoetischen Druck vermindern.
- Bei akuter Symptomatik kann eine milde Bestrahlung das erythropoetische Gewebe rasch einschmelzen lassen.

Tab. 5.6 Hereditäre Sphärozytose (HS): Indikation zur nahezu vollständigen Splenektomie abhängig vom Schweregrad.

Schweregrad	Indikation gegeben bei
Schwere und sehr schwere HS	Alle Patienten
Mittelschwere HS	Bei mehreren hämolytischen Krisen (Hb ≤ 8,0 g/dl) Bei > 2 Transfusionen jenseits des 3. Lebensmonats Bei ausgeprägter Leistungsminderung
Leichte HS	In der Regel nicht erforderlich

Zellbasierte Verfahren

Stammzelltransplantation

- Allogene Stammzelltransplantation bei Sphärozytose und Pyruvatkinase-Mangel hat kaum einen Stellenwert.

Operative Therapie

- Indikation zur Splenektomie (▶ Tab. 5.6)
- Folgende Patienten sollten in jedem Fall subtotal splenektomiert werden:
  - Patienten mit der seltenen schweren oder sehr schweren HS,
  - Patienten, bei denen die Milz wegen des regelmäßigen Transfusionsbedarfs und Organhämosiderose vor dem 6. Lebensjahr entfernt werden muss,
  - Patienten, die zusätzlich an einer Immunschwäche leiden,
  - Patienten, bei denen die Compliance für eine postoperative Antibiotikaprophylaxe nicht gegeben ist oder
  - die ein erhöhtes Infektionsrisiko aufweisen (z. B. Auslandsaufenthalt in einem Land mit erhöhter Pneumokokkenresistenz oder Malariaendemiegebiet).

5.3.12 Nachsorge

Antibiotikaprophylaxe post Splenektomie

- Zur Prophylaxe einer foudroyanten Postsplenektomie-Infektion (OPSI) Antibiotika-Dauerprophylaxe mit Penicillin oder Amoxicillin.
- Dosierung:
  - Penicillin V:
    - bis zum vollendeten 5. Lebensjahr 2-mal 200.000 IE/Tag und
    - ab dem 6. Lebensjahr 2-mal 400.000 IE/Tag.
    - Bei Patienten > 12 Jahre empfiehlt sich die Dosierung nach dem Körpergewicht (50.000 IE/kg KG/Tag, maximal 2-mal 1,5 Mio IE/Tag), alternativ ein Depotpräparat i. m. 1- bis 2-mal 1–2 Mio IE/Monat.
  - Amoxicillin:
    - 2-mal 20 mg/kg KG.
    - Bei Penicillinallergie kann Erythromycin 1-mal 10 mg/kg KG/Tag verwendet werden.
- In der Regel über 2–3 Jahre nach Splenektomie; bei ausreichender Erholung der Restfunktion kürzere Dauer möglich.

Cave

Da schwere, z. T. tödliche Infektionen auch Jahrzehnte nach Splenektomie auftreten können, sollte auf jeden Fall lebenslang eine kalkulierte antibiotische Therapie bei allen hoch fieberhaften Infektionen mit einem bakteriziden Breitbandantibiotikum, derzeit z. B. Amoxicillin und Clavulansäure oder Cephalosporinpräparate der 2. oder 3. Generation, verabreicht werden.

Impfungen

- Pneumokokken:
  - Vor Splenektomie muss Impfstatus überprüft und ggf. eine Erst-/Boosterimpfung mit dem 13-valenten Konjugatimpfstoff durchgeführt werden.
  - Bei Erstimpfung **nach** Splenektomie muss der 13-valente Konjugatimpfstoff verwendet werden,
  - eine Boosterimpfung mit dem 23-valenten Polysaccharidimpfstoff ist zu empfehlen.
- Haemophilus influenzae Typ B:
  - Impfung aller ungeimpften Patienten zu empfehlen.
- Meningokokken:
  - mit Konjugatimpfstoffen gegen Serogruppe C, gefolgt von einer Boosterimpfung nach 6–12 Monaten mit einem quadrivalenten Meningokokken-Konjugatimpfstoff, z. B. Menveo (zugelassen ab 2 Jahren) oder Nimenrix (zugelassen ab 1 Jahr), zur Prophylaxe von invasiven Erkrankungen durch Neisseria meningitidis der Gruppen A, C, W135 und Y.
  - Eine Impfung mit dem neuerdings verfügbaren Meningokokken-B-Impfstoff (z. B. Bexsero) wird von der STIKO für Patienten ohne Milzfunktion empfohlen.

Antikoagulation

- Nach Splenektomie steigt bei der Sphärozytose das Risiko von vaskulären Verschlüssen (kardial und zerebral) um das 6-Fache an.
- Ursache ist v. a. der Hb-Anstieg.
- Eine Prophylaxe mit niedrig dosiertem ASS (0,5–1 mg/kg = 25–50 mg) für 3–6 Monate nach Splenektomie ist zu empfehlen (bei hoher Thrombozytenzahl über 600.000/µl kann diese Prophylaxe auch länger erfolgen).
- Auf ein familiär erhöhtes Thromboserisiko ist zu achten.

5.3.13 Verlauf und Prognose

- Sphärozytose:
  - Lebenserwartung nicht eingeschränkt, die Prognose ist gut.
  - Allerdings besteht nach Splenektomie lebenslang erhöhtes Risiko einer letal verlaufenden Postsplenektomie Sepsis; hieran verstarben bis vor einigen Jahren 1–2 % der operierten Patienten.
- Pyruvatkinasemangel:
  - Schwer Betroffene haben eine stark eingeschränkte Lebensqualität (Hämochromatose); eine verkürzte Lebensdauer ist möglich.
  - Der Bedarf an Transfusionen und die Hämosiderose beeinflussen die Lebensqualität am meisten [1].

5.3.14 Wichtige Internetquellen

- Allgemein:
  - Informationsseite der GPOH oder DGHO : www.kinderkrebsinfo.de/index_ger.html; Onkopedia
  - Arbeitsgemeinschaft ambulant tätiger pädiatrischer Onkologen und Hämatologen: APOH.eu
- Sphärozytose:
  - www.kid-z.de: Prof. S. Eber (Mail: praxis@kid-z.de)
  - www.bathildis.de: Deutsches Kompetenzzentrum Kugelzellanämie PD. Dr. G. Stöhr (Mail: gstoehr@chirurgie-goettingen.de
  - Leitlinien zur Sphärozytose: www.onkopedia.com/de/onkopedia/guidelines/sphaerozytose-hereditaer-kugelzellenanaemie/@@view/html/index.html und www.awmf.org/leitlinien/detail/ll/025–018.html
- Pyruvatkinase:
  - www.kid-z.de: Studie zum natürlichen Verlauf. Prof. S. Eber (Mail: praxis@kid-z.de)
  - Therapiestudie: Zentrum für seltene Erkrankungen, Würzburg: Andres O., Hebestreit H.; www.zese.ukw.de/fuer-patienten/schwerpunkte/zentrum-fuer-seltene-erythrozyten-und-thrombozytendefekte.html
  - Telemedizinprojekt Anämien des Berufsverbandes für Kinder- Jugendärzte (einzelne Kassen): www.paedexpert.de/startseite/Prof S. Eber

5.3.15 Literatur

[1] Grace R, Bianchi P, van Beers E, Eber S et al. Clinical spectrum of pyruvate kinase deficiency: data from the Pyruvate Kinase Deficiency Natural History Study. Blood 2018; 131: 2183–2192

5.4 α-Thalassämien

Holger Cario

5.4.1 Steckbrief

Hämoglobinopathien sind die häufigsten monogenen Erberkrankungen weltweit; die epidemiologisch und klinisch bedeutendsten Hämoglobinopathien sind die Thalassämien und die Sichelzellkrankheit. Thalassämien bilden eine heterogene Gruppe genetisch bedingter Erkrankungen, bei denen die Hämoglobinbildung aufgrund einer quantitativen Störung der Synthese einer oder mehrerer Globinketten gestört ist. In Abhängigkeit von den involvierten Globingenen wird die Erkrankung als α- oder β-Thalassämie bezeichnet.

Den α-Thalassämien liegen Defekte der α-Globin-Synthese zugrunde. Sie kommen in hoher Frequenz in subtropischen Malaria-Endemiegebieten Asiens, des Nahen und Mittleren Ostens und Afrikas vor, weniger häufig im Mittelmeerraum.

5.4.2 Synonyme

- Eigenname für die schwerste α-Thalassämie-Form: Hb Bart's Hydrops fetalis-Syndrom (HBHFS)
- Eigenname für die etwas mildere α-Thalassämie-Form: HbH-Krankheit

5.4.3 Definition

- α-Thalassämien = genetisch bedingte Erkrankungen durch Störung der normalen Hämoglobinbildung aufgrund einer defekten Synthese von α-Globinketten.
- Einteilung und Benennung nach genetischem Befund und klinischem Schweregrad (▶ Tab. 5.7 u. ▶ Tab. 5.8).

Tab. 5.7 Klassifikation der Deletionsformen der α-Thalassämien. Adaptiert nach [2], [3].

Phänotyp	Genotyp: Klasse	Genotyp: Formel	Blutbild
α-Thalassaemia minima	Heterozygote α^+-Thalassämie	–α/αα	Hb normal MCV ca. 74–87 fl
α-Thalassaemia minor	Homozygote α^+-Thalassämie	–α/–α	Hb gering erniedrigt MCV ca. 68–76 fl
α-Thalassaemia minor	Heterozygote α^0-Thalassämie	– –/αα	Hb gering erniedrigt MCV ca. 65–73 fl
HbH-Krankheit	compound-het. α^0/α^+-Thalassämie	– –/– α	Hb ca. 7,5–11 g/dl MCV ca. 58–70 fl
HBHFS	Homozygote α^0-Thalassämie	– –/– –	Schwerste Anämie, Multiorganversagen

Tab. 5.8 Klassifikation der nichtdeletionalen α-Thalassämien (α^T) und Kombinationsformen (Schweregrad zunehmend in absteigender Reihenfolge).

Phänotyp	Genotyp: Klasse	Genotyp: Formel	Blutbild
α-Thalassaemia minima	Heterozygote α^T-Thalassämie	$\alpha\alpha^T/\alpha\alpha$	Hb normal MCV ca. 75–85 fl
α-Thalassaemia minor	Heterozygote α^T-Thalassämie Heterozygote α^T-Thalassämie compound-heterozygote α^T/α^+-Thalassämie Homozygote α^T-Thalassämie	$\alpha^T\alpha/\alpha\alpha$ $-\alpha^T/\alpha\alpha$ $\alpha^T\alpha/-\alpha$ $(\alpha^T\alpha/\alpha^T\alpha)$	MCV ca. 70–80 fl MCV ca. 65–75 fl MCV ca. 60–70 fl MCV ca. 55–65 fl
HbH-Krankheit	compound-heterozygote α^T/α^0-Thalassämie Homozygote α^T-Thalassämie compound-heterozygote α^T/α^0-Thalassämie compound-heterozygote α^T/α^0-Thalassämie	$--/\alpha\alpha^T$ $\alpha^T\alpha/\alpha^T\alpha$ $--/\alpha^T\alpha$ $--/-\ \alpha^T$	Hb ca. 7–10 g/dl MCV ca. 55–70 fl
HBHFS	compound-heterozygote α^T/α^0–Thal compound-heterozygote α^T/α^0–Thal	$(--/\alpha^T\alpha)$ $--/-\ \alpha^T$	Schwerste Anämie, Multiorganversagen

- Klinische Erscheinungsformen:
  - α-Thalassaemia minima (asymptomatisch)
  - α-Thalassaemia minor
  - HbH-Krankheit
  - Hb-Bart‘s Hydrops-fetalis-Syndrom

5.4.4 Epidemiologie

- Hämoglobinopathien insgesamt:
  - Mehr als 7 % der Weltbevölkerung sind Träger einer Hämoglobinopathie (HBP).
  - Jährlich werden weltweit etwa 500.000 Kinder mit einer schweren HBP geboren.
- α-Thalassämie:
  - α^+-Thalassämie im o. g. „Thalassämie-Gürtel“ sehr häufig, Prävalenz (heterozygot) oft > 5 % (regional bis 99 %).
  - α^0-Thalassämie v. a. in Südostasien, Prävalenz (heterozygot) ca. 5 %.
  - Keine zuverlässigen Daten für Deutschland, steigende Zahl, insgesamt sicher > 5 000, einschl. > 400 deutschstämmige Betroffene [3].

5.4.5 Ätiologie und Pathogenese

- Molekulare Ursache ist meist partielle oder totale Deletion eines oder mehrerer der insgesamt vier α-Globingene (HBA, Chromosom 16), (normal: αα/αα, pathologisch: –α/αα bis – –/– –).
- Seltener sind Nicht-Deletionsformen aufgrund von Punktmutationen vornehmlich im α2-Globingen (häufigste: Hb Constant Spring); isoliert oder in Kopplung mit Deletion.
- Punktmutationen des α2-Globingens inaktivieren ca. 70 % der Expression des α-Globingenlokus, → Phänotyp schwerer als bei α^+-Deletionen (Restaktivität ca. 50 %).
- In Abhängigkeit von der Anzahl der vom Aktivitätsverlust betroffenen Gene:
  - Hämoglobinbildungsstörung = Hb-Defizit,
  - β- und γ-Globin-Kettenüberschuss = Bildung von nicht funktionellen Überschuss-Hämoglobinen HbH (= β4) und Hb Bart’s (γ4):
    - Abbau bzw. Präzipitation der Überschuss-Hämoglobine,
    - Hämolytische und hypochrome Anämie, gestörter O_2-Transport.

5.4.6 Klassifikation

- α^+-Thalassämie = eines der beiden gekoppelten Gene ist inaktiviert (–α/αα) (► Tab. 5.7)
- α^0-Thalassämie = beide Gene sind inaktiviert (– –/αα)
- α^T-Thalassämie = nichtdeletionale Mutation (► Tab. 5.8)

5.4.7 Symptomatik

- α-Thalassaemia minima:
  - Klinisch inapparent
- α-Thalassaemia minor:
  - Leicht ausgeprägte Anämie
  - Klinisch kaum apparent
- HbH-Krankheit:
  - Relevante Anämie,
  - normale Lebenserwartung,
  - variable klinische Präsentation:
    - Gute Adaptation an leichte bis moderate Anämie bei einigen Patienten,
    - deutliche Beeinträchtigung des Allgemeinbefindens bei anderen Patienten,
    - Hepatosplenomegalie in 70–80 % der Fälle,
    - hämolytische und aplastische Krisen (virale Infekte, oxidative Noxen),
    - Spätkomplikationen: kardiale Probleme, Gallensteine, Ulcus cruris.

- Bei Transfusionstherapie und inadäquater Eisenelimination: Komplikationen einer sekundären Hämochromatose (Hepatopathie, Kardiomyopathie, Diabetes mellitus, endokrine Störungen) [1].
- Hb-Bart's Hydrops-fetalis-Syndrom:
  - Schwergradige Anämie,
  - Manifestation schon intrauterin,
  - betroffene Feten mit ausgeprägtem Hydrops mit Aszites, enormer Hepatosplenomegalie, nicht selten Herz- und Skelettfehlbildungen,
  - unbehandelt Tod intrauterin oder wenige Stunden postnatal.
  - Bei regelmäßiger Transfusionstherapie und inadäquater Eisenelimination: Komplikationen einer sekundären Hämochromatose.

5.4.8 Diagnostik

Diagnostisches Vorgehen

- ► Abb. 5.10

Anamnese

- Mikrozytäre Anämie plus Migrationshintergrund hinsichtlich eines Risikolandes → Verdacht auf Thalassämie.
- Positive Familienanamnese?
- Hinweise für zusätzlichen Eisenmangel bzw. dessen mögliche Ursachen?

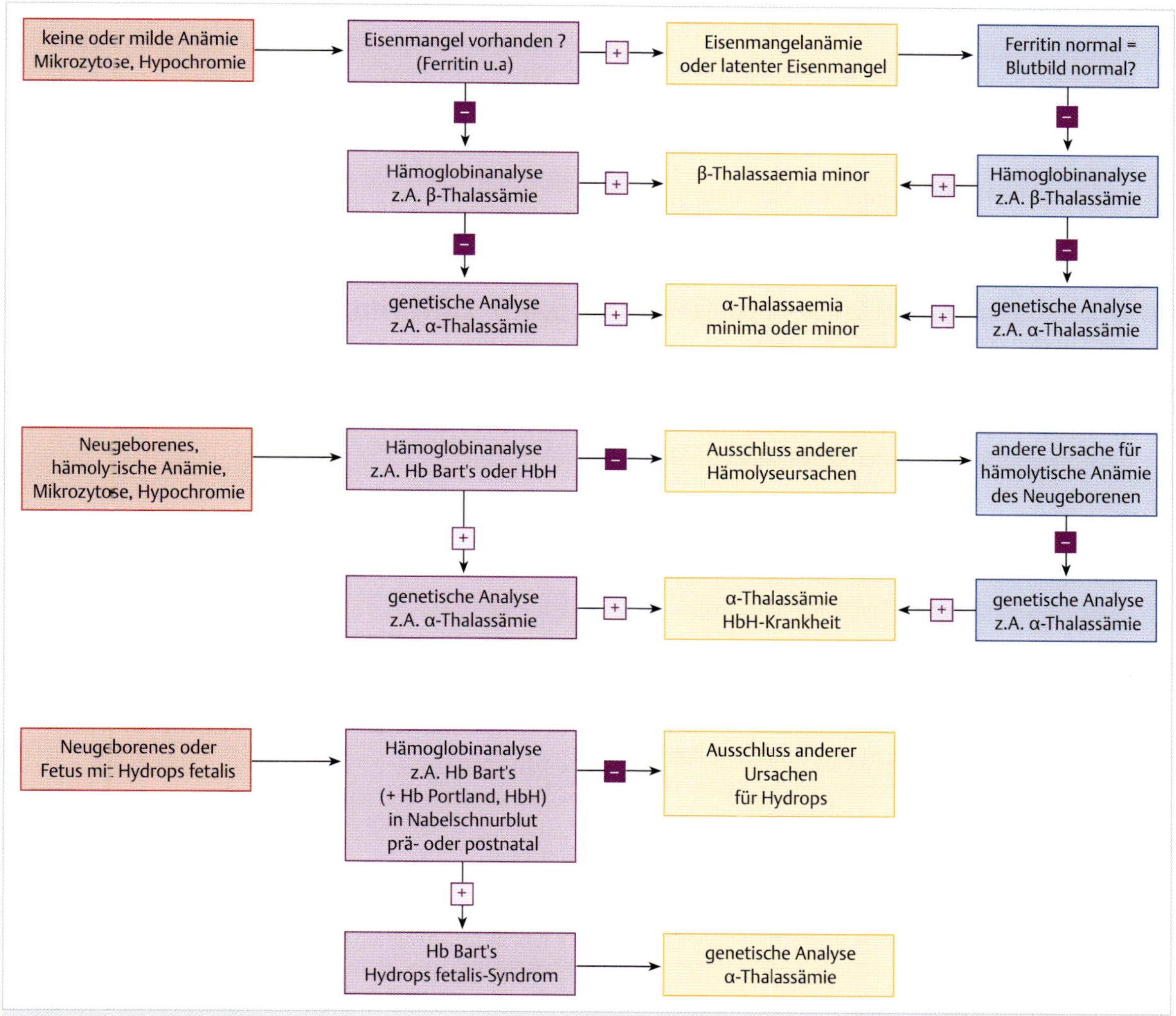

Abb. 5.10 α-Thalassämie. Diagnostisches Vorgehen bei mikrozytärer, hypochromer Anämie.

Körperliche Untersuchung

- Befunde abhängig vom Alter des Patienten und von genetischem Defekt.
- Patienten mit α-Thalassaemia minima oder minor: Unauffällige Untersuchung.
- Patienten mit HbH-Krankheit: Im Verlauf häufig Hepatosplenomegalie.
- Neugeborene mit HBHFS: Hydrops-Symptome, häufig skelettale Veränderungen.

Labor

- α-Thalassaemia minima:
  - Blutausstrich: leichte Mikrozytose und Hypochromie,
  - Hämoglobinanalyse (HPLC, Elektrophorese) unauffällig,
  - DNA-Analyse: Nachweis einer α-thalassämischen Deletion.
- α-Thalassaemia minor:
  - Blutausstrich: unterschiedlich ausgeprägte Mikrozytose und Hypochromie,
  - Hämoglobinanalyse (HPLC, Elektrophorese) unauffällig,
  - DNA-Analyse: Nachweis einer α-thalassämischen Deletion, seltener einer Punktmutation,
  - Ferritin normal bis leicht erhöht.
- HbH-Krankheit:
  - Blutausstrich: Aniso-Poikilozytose, Targetzellen, Dakryozyten, Retikulozytose (50–100‰),
  - Hämoglobinanalyse (HPLC, Elektrophorese): Nachweis der Überschuss-Hämoglobine als $\gamma 4$ = Hb Bart's (Neugeborene) und $\beta 4$ = HbH,
  - DNA-Analyse: Definition der molekularen Defekte.

> **Praxistipp**
>
> Wegen Instabilität von HbH sollte die Hämoglobinanalyse mit einer möglichst frischen Blutprobe erfolgen.

- Hb-Bart's Hydrops-fetalis-Syndrom
  - Blutausstrich: Poikilozytose, Hypochromie, Targetzellen, verschiedene z. T. bizarre Erythrozyten-Formatypien; Normoblasten,
  - Hämoglobinanalyse (HPLC, Elektrophorese): Nachweis der Überschuss-Hämoglobine als $\gamma 4$ = Hb Bart's (Neugeborene) und $\beta 4$ = HbH (plus Spuren Hb Portland),
  - DNA-Analyse: Definition der molekularen Defekte.

> **Merke**
>
> Bei transfundierten Patienten im Verlauf regelmäßige Laboruntersuchungen hinsichtlich sekundärer Eisenüberladung, siehe Leitlinie zur Diagnostik und Therapie der sekundären Hämochromatose bei Patienten mit angeborenen Anämien [1].

Bildgebende Diagnostik

Sonografie

- Optionale Verlaufsdiagnostik, Frage Hepatosplenomegalie und Cholelithiasis (HbH-Krankheit, HBHFS).

Echokardiografie

- Optional zur Erfassung der kardialen Belastung bei chronischer Anämie (HbH-Krankheit).

Sonstige Diagnostik

- Bei regelmäßig transfundierten Patienten mit HbH-Krankheit und HBHFS: Verlaufsuntersuchungen hinsichtlich Eisenüberladung des Organismus [1].

5.4.9 Differenzialdiagnosen

- Vor Diagnostik bzgl. α-Thalassämie immer Ausschluss Eisenmangel.
- β-Thalassämie: ähnliche Blutbildkonstellation, differente Hämoglobinanalyse.

5.4.10 Therapie

Therapeutisches Vorgehen

- ► Abb. 5.11

Pharmakotherapie

α-Thalassaemia minima oder minor

- Keine Therapie,
- Eisensubstitution nur bei gleichzeitigem Eisenmangel.

HbH-Krankheit

- Therapie entsprechend klinischem Schweregrad,
- Einzeltransfusionen bei hämolytischen oder aplastischen Krisen, im frühen Kindesalter oder während Schwangerschaft (selten),
- optional Folsäure (z. B. 5 mg/Woche),
- regelmäßige Transfusionen bei schwerem Verlauf und Symptomen (Gedeihstörung), v. a. im Kindesalter (selten),

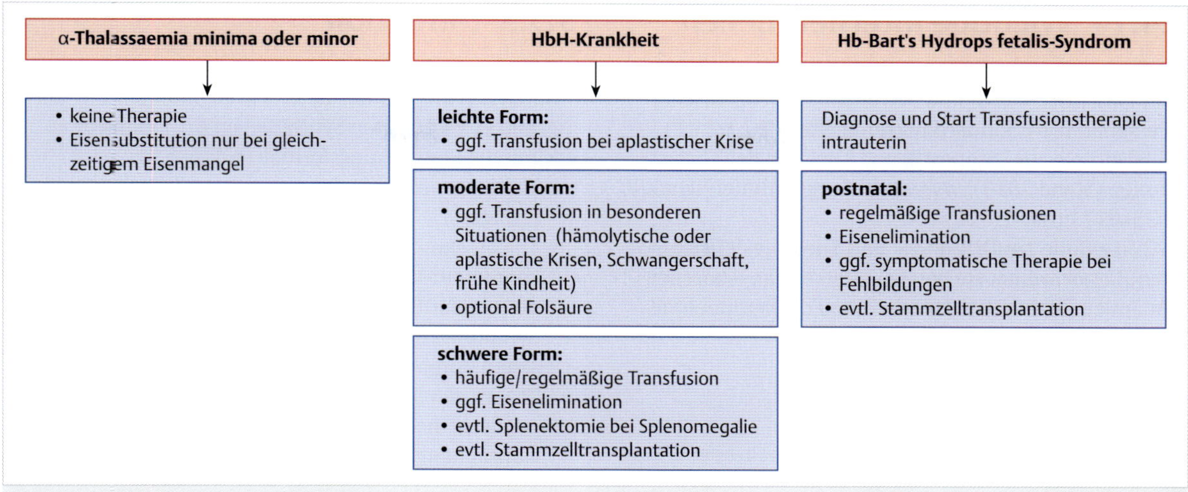

Abb. 5.11 α-Thalassämie. Therapeutisches Vorgehen je nach Erkrankungsform.

- Splenektomie bei ausgeprägter Splenomegalie, Hypersplenie-Syndrom, Zunahme der Transfusionsfrequenz,
- bei häufigen Transfusionen adäquate Eiseneliminationstherapie, s. unten,
- bei schwerer HbH-Krankheit ggf. Stammzelltransplantation (HLA-identer verwandter Spender).

Hb-Bart‘s Hydrops fetalis

- Betroffene Feten und Neugeborene extrem gefährdet → frühestmögliche Diagnosestellung intrauterin,
- Transfusionen bereits pränatal,
- postnatal Dauertransfusionsregime analog zu dem bei β-Thalassaemia major [2], [4], evtl. höherer Basis-Hb (> 11 g/dl) als dort sinnvoll (Vermeidung klinischer Probleme wie schwere Hämolyse, Splenomegalie, stumme Infarkte).
- Eiseneliminationstherapie:
  - Medikamente Deferasirox, Deferoxamin, Deferipron
  - Start bei
    - Ferritin > 1000 ng/ml,
    - Zahl der Transfusionen > 10–15 (ca. 200 ml/kg),
    - Lebereisenkonzentration > 4,5 (3,2) mg/g Lebertrockengewicht [1].
  - Ziel: ausgeglichene o. negative Eisenbilanz.
  - Für Details siehe [1]
- Symptomatische Therapie bei Komplikationen der sekundären Hämochromatose,
- ggf. symptomatische Therapie bei assoziierten Fehlbildungen,
- Stammzelltransplantation (HLA-identer verwandter Spender, evtl. HLA-identer unverwandter Spender).

5.4.11 Prävention

- Patienten mit α-Thalassämie und ihren Angehörigen sollte eine genetische Beratung und ggf. eine Familien- bzw. Partnerdiagnostik angeboten werden.
- Eine Schwangerschaft bei HBHFS gefährdet auch die Mutter durch schwere Eklampsien, Anämie, Diabetes, Blutungen und Harnwegsinfektionen. Eine Aufklärung über diese Risiken sollte ebenso wie die über die Komplikationen des Feten und Neugeborenen Inhalt der genetischen Beratung sein.

5.4.12 Nachsorge

- Eine Nachsorge im eigentlichen Sinne ist nur bei einer Stammzelltransplantation gegeben (vgl. Kap. 7.5, Kap. 7.6).

5.4.13 Verlauf und Prognose

- α-Thalassaemia minima oder minor:
  - Keine Einschränkung von Lebenserwartung und -qualität.
- HbH-Krankheit:
  - Abhängig von Schweregrad, meist keine Einschränkung,
  - in schweren Fällen Spätkomplikationen: Kardiomyopathie, Cholelithiasis, Ulcus cruris
  - Komplikationen einer sekundären Hämochromatose bei inadäquater Chelattherapie.
- Hb-Bart‘s Hydrops fetalis:
  - Überleben nur bei regelmäßiger Transfusionstherapie (oder Stammzelltransplantation),
  - Komplikationen einer sekundären Hämochromatose bei inadäquater Chelattherapie.

5.4.14 Wichtige Internetquellen

- Informationen zu Thalassämie, Eisenüberladung etc., für Patienten, Eltern und betreuendes medizinisches Personal: www.kinderblutkrankheiten.de
- S 1-Leitlinie zur Diagnostik und Therapie der Thalassämien (Stand 2016): www.awmf.org/leitlinien/detail/ll/025-017.html
- S 2k-Leitlinie zur Diagnostik und Therapie der sekundären Hämochromatose bei Patienten mit angeborenen Anämien (Stand 2015): www.awmf.org/leitlinien/detail/ll/025-029.html

III

5.4.15 Literatur

[1] Cario H, Grosse R, Hainmann I et al. AWMF S 2k-Leitlinie 025/029: Diagnostik und Therapie der sekundären Eisenüberladung bei Patienten mit angeborenen Anämien. AWMF online. 2015; www.awmf.org/leitlinien/detail/ll/025-029.html. Stand 25.04.2018

[2] Cario H, Kohne E. AWMF S 1-Leitlinie 025/017: Thalassämien. AWMF online. 2016; http://www.awmf.org/leitlinien/detail/ll/025-029.html. Stand 25.04.2018

[3] Kohne E, Kleihauer E. Hämoglobinopathien – eine Langzeitstudie über vier Jahrzehnte. Dtsch Arztebl Int. 2010; 107(5): 65–71

[4] Harteveld CL, Higgs DR. Alpha-thalassaemia. Orphanet J Rare Dis 2010; 5: 13

5.5 β-Thalassämien

Holger Cario

5.5.1 Steckbrief

Der Begriff „Thalassämie“ hat seinen Ursprung in dem griechischen Wort für „Mittelmeeranämie“ und wurde für die β-Thalassämie geprägt, weil diese Erkrankung ursprünglich in ihrer Verbreitung als auf den Mittelmeerraum begrenzt angesehen wurde. Neben den Mittelmeerländern (v. a. Italien, Griechenland, Türkei, Albanien) kommen die β-Thalassämien aber auch in Staaten des Nahen und Mittleren Ostens (z. B. Iran, Irak, Afghanistan) sowie des indischen Subkontinents und in einzelnen afrikanischen Ländern in hoher Frequenz vor. Die Krankheit gehört wie die α-Thalassämie und die Sichelzellkrankheit zu den häufigsten Hämoglobinopathien, die wiederum die häufigsten monogenen Erberkrankungen weltweit darstellen. Den β-Thalassämien liegt eine quantitative Störung der β-Globin-Synthese zugrunde.

5.5.2 Synonyme

- „Mittelmeeranämie“ – aufgrund des ursprünglich angenommenen Verbreitungsraums
- „Cooley's anemia“ – im englischen Sprachraum, nach einem der Erstbeschreiber

5.5.3 Definition

- β-Thalassämien sind genetisch bedingte Erkrankungen durch Störung der normalen Hämoglobinbildung aufgrund einer defekten Synthese von β-Globinketten.
- Klinische Erscheinungsformen (▶ Tab. 5.9):
  - Thalassaemia minor = heterozygote β-Thalassämie („Träger“)
  - Thalassaemia intermedia = meist homozygote oder compound-heterozygote β-Thalassämie mit Abmilderung der für die Thalassaemia major typischen Symptome durch zusätzliche genetische Faktoren; selten dominant heterozygote β-Thalassämie.
  - Thalassaemia major = in der Regel homozygote oder gemischt-heterozygote β-Thalassämie mit Transfusionsabhängigkeit

5.5.4 Epidemiologie

- Eine der häufigsten monogenen Erkrankungen, weltweit ca. 100 Mio. Träger, > 200.000 Patienten mit Thalassaemia major,
- in den Risikoländern Prävalenz der Thalassaemia minor meist > 5 %,
- in Deutschland Prävalenz der Thalassaemia minor ca. 1 % der Gesamtbevölkerung bzw. 5 % der Einwohner mit Abstammung aus Risikoländern,
- in der deutschstämmigen Bevölkerung selten, Prävalenz der Thalassaemia minor ca. 0,01 %,
- keine zuverlässigen Daten bzgl. Thalassaemia major und intermedia für Deutschland, je ca. 500 Patienten [3].

5.5.5 Ätiologie und Pathogenese

- Molekulare Ursache meist Punktmutationen, seltener Deletionen des β-Globingens (*HBB*, Chromosom 11) bzw. im β-Globinlokus (meist Kettenabbruch oder Splice-Defekt).
- Auch Kombination mit Hb-Varianten, die aufgrund von Instabilität und eingeschränkter β-Globinsynthese zum thalassämischen Phänotyp führen (z. B. HbE, Hb Lepore), möglich.
- In Abhängigkeit von Zahl betroffener Gene und Restaktivität des *HBB*-Gens:
  - Hämoglobinbildungsstörung = Hb-Defizit
  - α-Globin-Kettenüberschuss:
    - Präzipitation, Hämichrom-Bildung,
    - oxidativer Stress, Zellschädigung und Apoptose erythroider Progenitoren,
    - ineffektive Erythropoese → Expansion der Knochenmarkräume, extramedulläre Blutbildung und gesteigerte Eisenresorption (Erythroferron ↑, Hepcidin ↓),
    - hämolytische, hypochrome Anämie, sekundäre Hämochromatose.

- Zusätzliche genetische Einflussfaktoren:
- Koexistierende α-Thalassämien oder hereditäre HbF-Persistenz (HPFH),
- Abmilderung des Phänotyps bei homozygoter oder compound-heterozygoter β-Thalassämie → Thalassaemia intermedia,
- triplizierte α-Globingene,
- Verstärkung des Phänotyps bei heterozygoter β-Thalassämie → Thalassaemia intermedia.

5.5.6 Klassifikation

- β^0-Thalassämie: *HBB*-Gen ist inaktiviert (▶ Tab. 5.9)
- β^+-Thalassämie: Restaktivität des *HBB*-Gens < 10 %
- β^{++}-Thalassämie: Restaktivität des *HBB*-Gens > 10 %

5.5.7 Symptomatik

- Thalassaemia minor:
  - Selten milde klinische Symptome,
  - dabei häufig zusätzliche Ursachen, z. B. Eisenmangel, Schwangerschaft.
- Thalassaemia intermedia:
  - Sehr breites Spektrum der phänotypischen Ausprägung,
  - unbehandelt allmähliche Entwicklung klinischer Symptome ähnlich Thalassaemia major (Knochenveränderungen, Anämiesymptome, Splenomegalie, Komplikationen der Eisenüberladung),
  - Cholezystolithiasis.
  - Zusätzliche spezifische Komplikationen (u. a. Thrombosen, ZNS-Infarkte, Tumoren durch extramedulläre Blutbildung, Ulcera cruris, Cholezystolithiasis, pulmonale Hypertension).
- Thalassaemia major:
  - Unbehandelt im Verlauf des 1. Lebensjahrs Blässe, Ikterus, Gedeihstörung und Hepatosplenomegalie,
  - sehr schwere, mikrozytäre, hypochrome Anämie,
  - Cholezystolithiasis,
  - lebenslanger Transfusionsbedarf,
  - bei unzureichender Therapie häufige Infektionen, Wachstumsretardierung und Knochendeformierungen, u. a. sog. Facies thalassaemica (hohe Stirn, Verbreiterung der Diploe, Prominenz von Jochbein und Oberkiefer).
  - Ausgeprägte Eisenüberladung aufgrund der parenteralen Eisenzufuhr. In Abhängigkeit von Effizienz der Transfusionstherapie zusätzlich erhöhte Eisenresorption wegen ineffektiver Eigenerythropoese → Eiseneliminationstherapie zwingend.
  - Bei inadäquater Chelattherapie kommt es zu sekundärer Hämochromatose:
    - Hepatopathie (Fibrose, Zirrhose, hepatozelluläres Karzinom),
    - Kardiomyopathie (Herzinsuffizienz, Herzrhythmusstörungen),
    - Endokrinopathien (Diabetes mellitus, Hypothyreose, Hypoparathyreoidismus, Hypogonadismus einschl. Pubertas tarda, sekundärer Amenorrhoe und Infertilität, Hypokortizismus, Wachstumshormonmangel).
  - Ab 3. Lebensjahrzehnt häufig schmerzhaftes Osteopenie/Osteoporose-Syndrom, Genese multifaktoriell: verstärkte Hämatopoese (insbesondere bei inadäquater Transfusionstherapie), Eisenüberladung, Hormonmangel, Vitamin-D-Mangel und Chelatortoxizität.

5.5.8 Diagnostik

Diagnostisches Vorgehen

- ▶ Abb. 5.12,
- Diagnostik bei Verdacht auf Thalassämie, s. Labor,
- Diagnostik zur Beurteilung der Grunderkrankung (s. Bildgebende Diagnostik und ▶ Tab. 5.11),
- Diagnostik zur Beurteilung der sekundären Hämochromatose (s. Labor, Bildgebende Diagnostik u ▶ Tab. 5.11).

Tab. 5.9 Klassifikation der β-Thalassämien.

Genotyp: Klasse	Genotyp: Formel	Phänotyp	Blutbild
Heterozygote β^0-Thalassämie	β/β^0	β-Thalassaemia minor	Hb 9–13 g/dl (Frauen),10–15 g/dl (Männer) MCH (16)–20–25 pg MCV 55–70 fl RDW normal
Heterozygote β^+-Thalassämie	β/β^+	Leichte bis stumme β-Thalassaemia minor	
Homozygote oder compound-heterozygote β^+-Thalassämie	β^+/β^+	Variabel schwere β-Thalassämie, oft Thalassaemia intermedia, seltener Thalassaemia major	Hb 6–8–10 (–13) g/dl MCH (15)–20 pg MCV 55–65 fl
Compound-heterozygote β^+/β^0-Thalassämien	β^+/β^0	Variabel schwere β-Thalassämie, meist Thalassaemia major, seltener Thalassaemia intermedia	Hb < 7 g/dl MCH < 20 (< 15) pg MCV 50–60 fl
Homozygote oder compound-heterozygote β^0-Thalassämie	β^0/β^0	β-Thalassaemia major	Hb < 7 g/dl MCH < 20 (< 15) pg MCV 50–60 fl

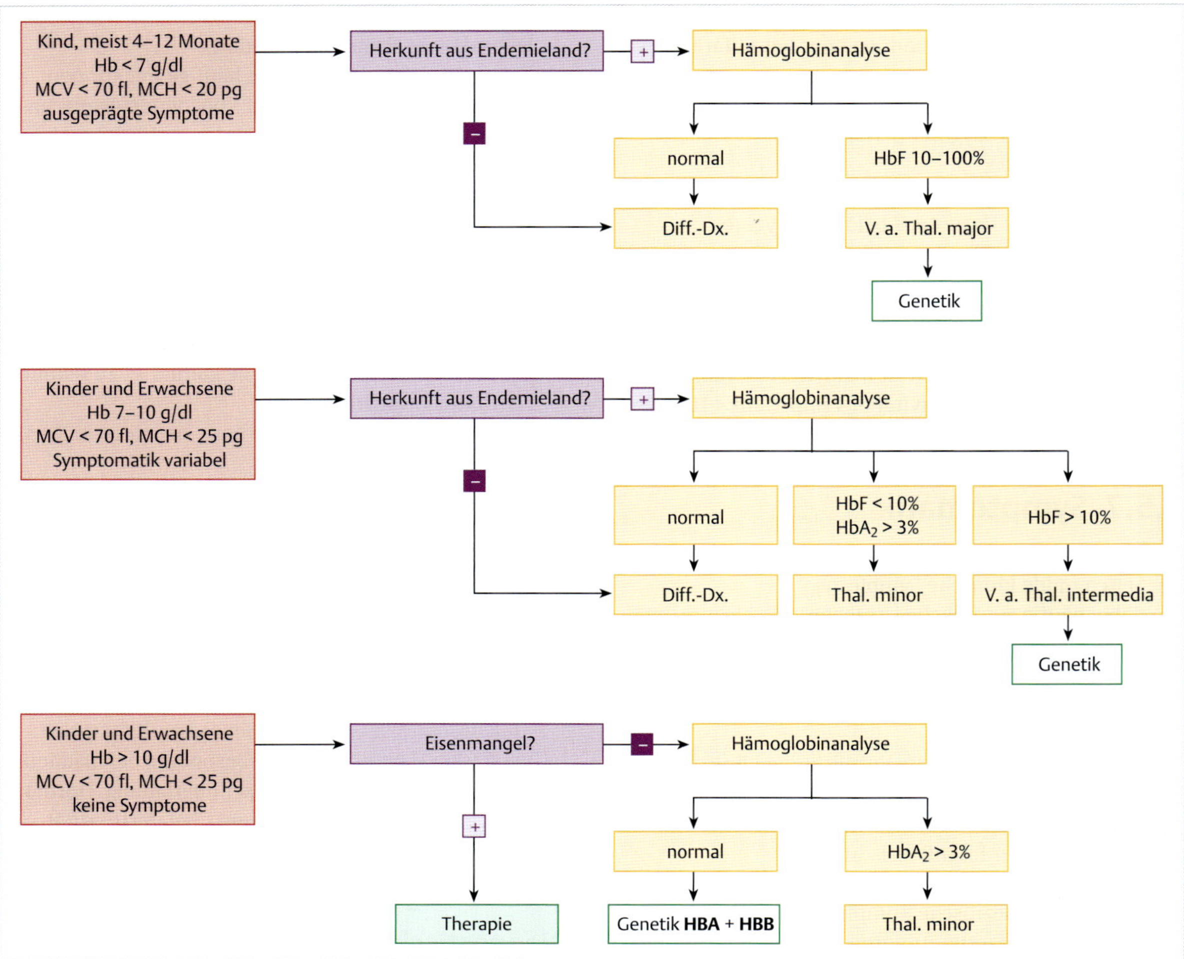

Abb. 5.12 β-Thalassämie. Diagnostisches Vorgehen (Diff-Dx: Differenzialdiagnostik).

Anamnese

- Mikrozytäre Anämie plus Migrationshintergrund hinsichtlich eines Risikolandes → Verdacht auf Thalassämie.
- Positive Familienanamnese?
- Hinweise für zusätzlichen Eisenmangel bzw. dessen mögliche Ursachen?

Körperliche Untersuchung

- Befunde abhängig vom Alter des Patienten und genetischem Defekt.
- Patienten mit Thalassaemia minor: unauffällig.
- Patienten mit Thalassaemia intermedia und major:
  - Je nach Schwere und Alter Blässe und Ikterus,
  - Hepatosplenomegalie,
  - Minderwuchs (Wachstumskurve),
  - Knochenveränderungen,
  - auskultatorisch kardiales Strömungsgeräusch,
  - Erhebung der Pubertätsstadien.

Labor

- Bei Verdacht auf Thalassaemia minor:
  - Blutausstrich: Mikrozytose, Hypochromie
  - Hämoglobinanalyse (HPLC, Elektrophorese): charakteristische HbA_2-Erhöhung ± leichte HbF-Erhöhung. Bei „stummer" heterozygoter β-Thalassämie (normales HbA_2) DNA-Analyse, damit auch ggf. Ausschluss einer α-Thalassämie.
  - Bei Eisenmangel gelegentlich HbA_2-Wert erniedrigt → bei persistierender Hypochromie nach Ausgleich eines Eisenmangels Kontrolle des HbA_2-Werts,
  - ggf. ergänzende Untersuchung zum Ausschluss eines zusätzlichen Eisenmangels.
- Bei Verdacht auf Thalassaemia intermedia und major:
  - Blutausstrich: Mikrozytose, Hypochromie, Poikilozytose, Targetzellen, bizarre Formatypien, Normoblasten.
  - Hämoglobinanalyse (HPLC, Kapillarelektrophorese): charakteristische HbF-Erhöhung; ggf. Nachweis in Compound-Heterozygotie zur Thalassaemia major beitragender Hb-Varianten Hb Lepore (= Hb Lepore-

Tab. 5.10 Labordiagnostik bei Thalassaemia major im Verlauf einschließlich Eisenüberladung (ohne Chelatortoxizitätsuntersuchungen).

Diagnostik in Bezug auf...	Parameter
Transfusion	Blutgruppe, Untergruppen Antikörpersuchtest (3-mtl.) Serologie HBV, HCV, HIV jährlich
Eisenstoffwechsel	Ferritin monatlich Transferrinsättigung
Endokrinologie	Kalzium, Phosphat im Serum, alle 3 Monate PTH, Cortisol basal jährlich (ab 10 Jahre) IGF-1, IGFBP 3-jährlich (ab 10 Jahre) TSH, fT4 jährlich (ab 10 Jahre) Nüchternglukose jährlich Oraler Glukosetoleranztest jährlich (ab 10 Jahre) Amylase, Lipase alle 6 Monate (ab 10 Jahre) (niedrig bei Pankreas- und Herzsiderose) Testosteron/Östradiol, LH, FSH
Leberfunktion	ALT, AST, GGT, AP, Bilirubin monatlich ChE, Quick, Albumin jährlich

β-Thalassämie) oder HbE (= HbE-β-Thalassämie) sowie einer Homozygotie für Hb Lepore.
- DNA-Analyse: Nachweis der Thalassämie-Mutation.
- Bei Verdacht auf Thalassaemia intermedia zusätzlich HPFH- und α-Globin-Genetik.
- Zusätzliche Untersuchung des Eisenstatus zum Ausschluss sekundärer Hämochromatosen.

Merke

M!

Außerdem: Bei Thalassaemia intermedia und major regelmäßige Laboruntersuchungen hinsichtlich sekundärer Eisenüberladung (▶ Tab. 5.10), siehe Leitlinie zur Diagnostik und Therapie der sekundären Hämochromatose bei Patienten mit angeborenen Anämien [10].

Merke

M!

Bei Thalassaemia intermedia (resorptiv bedingte Eisenüberladung) ist Ferritin in Relation zu den Eisenwerten in der Leber deutlich niedriger als bei Thalassaemia major. Lebereisenmessung auch bei Thalassaemia intermedia essenziell.

Bildgebende Diagnostik

Sonografie

- Diagnostik zur Beurteilung der Grunderkrankung:
  - Hepatosplenomegalie und Cholelithiasis?

Tab. 5.11 Apparative Verlaufsdiagnostik bei β-Thalassaemia major/intermedia einschließlich Eisenüberladung.

Diagnostik in Bezug auf	Parameter
Eisenstoffwechsel	Lebereisengehalt quantitativ jährlich (MRT, SQUID) Kardio-MRT (T2*) jährlich (ab 10 Jahre)
Endokrinologie	Knochenalter (ab 10 Jahre bis Wachstumsende) Knochendichtemessung: – ab 10 Jahre bei Indikation (P. tarda) – ab 16 Jahre jährlich
Kardiologie	Echokardiografie jährlich (ab 10 Jahre) EKG jährlich (ab 10 Jahre) Langzeit-EKG jährlich (ab 16 Jahre) Kardio-MRT (funktionell) jährlich (ab 10 Jahre.)
Sonografie	Abdomen/Nieren jährlich

- Diagnostik zur Beurteilung möglicher Folgen einer sekundären Hämochromatose (▶ Tab. 5.11):
  - Hepatopathie, Zirrhose, hepatozelluläres Karzinom (HCC)?

Echokardiografie

- Diagnostik zur Beurteilung der Grunderkrankung:
  - Erfassung der kardialen Belastung bei chronischer Anämie bei nicht regelmäßig transfundierten Patienten, pulmonale Hypertension bei Patienten mit Thalassaemia intermedia.
- Diagnostik zur Beurteilung möglicher Folgen einer sekundären Hämochromatose:
  - Kardiale Funktionseinschränkungen (systolisch und diastolisch) bei siderosebedingter Kardiomyopathie.

Röntgen

- Knochenalterbestimmung
- Diagnostik zur Beurteilung der Grunderkrankung:
  - Wachstumsverzögerung bei chronischer Anämie bei nicht regelmäßig transfundierten Patienten.
- Diagnostik zur Beurteilung möglicher Folgen einer sekundären Hämochromatose:
  - Wachstumsverzögerung bei Wachstumshormonmangel,
  - Hypogonadismus durch sekundäre Hämochromatose.

CT

- Knochendichtemessung (DEXA) (▶ Tab. 5.11) für die
  - Diagnostik zur Beurteilung der Grunderkrankung,
  - Diagnostik zur Beurteilung möglicher Folgen einer sekundären Hämochromatose:
    - Die Knochenerkrankungen mit Osteopenie und Osteoporose sind in der Regel Folge kombinierter Einflüsse der Grunderkrankung (insbesondere bei unzureichender Transfusion, der Eisenüberladung und potenziellen Nebenwirkungen der Chelattherapie).

MRT

- Lebereisenbestimmung quantitativ (SQUID).
- Diagnostik zur Beurteilung des Ausmaßes der sekundären Hämochromatose.
- Kardio-MRT:
  - Diagnostik zur Beurteilung des Ausmaßes und möglicher Folgen einer sekundären Hämochromatose:
    - Kardiale Funktionseinschränkungen (systolisch und diastolisch) bei siderosebedingter Kardiomyopathie,
    - Erfassung Herzeisen über T 2*-Relaxationszeit.

Instrumentelle Diagnostik

EKG/Langzeit-EKG

- Diagnostik zur Beurteilung der Grunderkrankung:
  - Erfassung der kardialen Belastung bei chronischer Anämie bei nicht regelmäßig transfundierten Patienten,
  - pulmonale Hypertension bei Patienten mit Thalassaemia intermedia.
- Diagnostik zur Beurteilung möglicher Folgen einer sekundären Hämochromatose:
  - Kardiale Funktionseinschränkungen (systolisch und diastolisch) bei siderosebedingter Kardiomyopathie.

5.5.9 Differenzialdiagnosen

- Vor Diagnostik bzgl. β-Thalassämie immer Ausschluss Eisenmangel.
- α-Thalassämie = ähnliche Blutbildkonstellation, differente Hämoglobinanalyse.
- Weitere Differenzialdiagnose: sideroblastische Anämien (selten).

5.5.10 Therapie

Therapeutisches Vorgehen

- ► Abb. 5.13
- **β-Thalassaemia minor**:
  - Meist keine Therapie,
  - Eisensubstitution nur bei gleichzeitigem Eisenmangel,
  - In Einzelfällen (stärkere Anämie ohne Eisenmangel) evtl. Folsäure 0,5 mg/Tag Folsäure und Vitamin B6 100–200 mg/Tag für 3 Monate,
- **β-Thalassaemia intermedia**:
  - Therapie entsprechend des klinischen Schweregrades,
  - Einzeltransfusionen bei hämolytischen oder aplastischen Krisen,
  - optional Folsäure (5 mg/Woche),
  - regelmäßige Transfusionen bei schweren Symptomen, v. a. im Kindesalter. Therapierelevante Symptome:
    - Wachstums- und Entwicklungsstörung,
    - extramedulläre Blutbildungsherde (z. B. paravertebral),
    - endokrine Störungen (Osteopenie, Frakturen, Knochenschmerzen, Infertilität),
    - kardiopulmonale Komplikationen,
    - thromboembolische Ereignisse,
    - Anämie-Symptome,
    - psychische Belastungen (Depressionen, Leistungsschwäche).
  - Splenektomie nur bei symptomatischer Milzvergrößerung oder Hyperspleniesyndrom erwägen (Cave: Thromboembolische Komplikationen, pulmonale Hypertension).

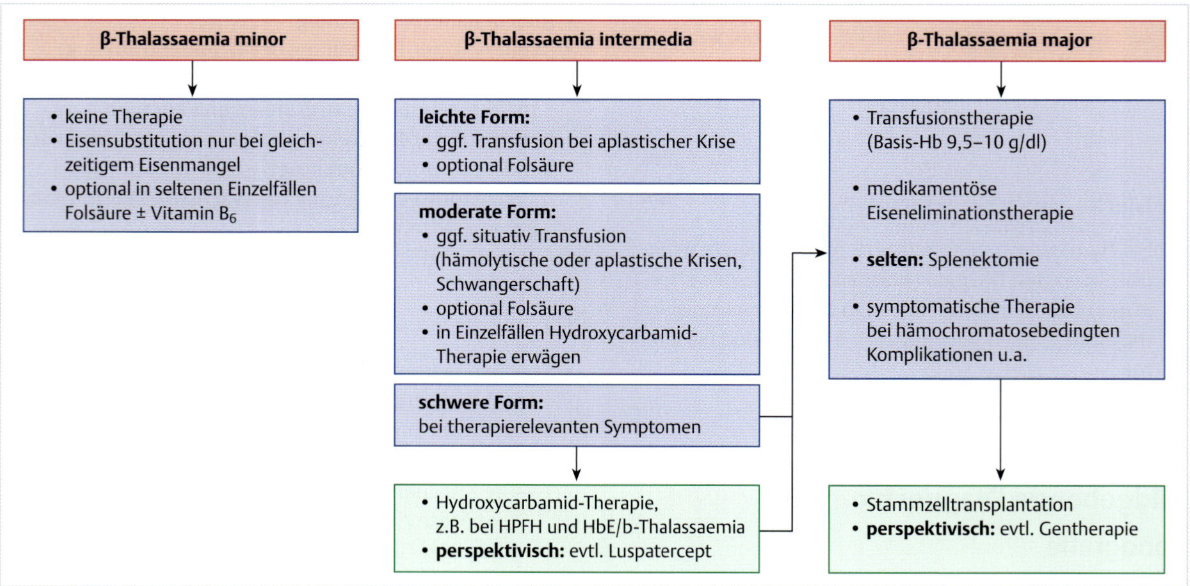

Abb. 5.13 β-Thalassämie. Therapeutisches Vorgehen.

  - In Einzelfällen Therapie mit 12–15 mg/kg/Tag Hydroxycarbamid (HC) erfolgreich, insbesondere bei HPFH oder HbE/β-Thalassämie (evtl. zusätzlich Erythropoietin).
  - Derzeit klinische Studien zu Activin-Rezeptor-Liganden-Inhibitoren (z. B. Luspatercept).
  - Kurative Therapie durch Stammzelltransplantation von HLA-identischem verwandtem Spender indiziert bei häufigem Transfusionsbedarf. Fremdspender-SZT oder haploidentische SZT in Einzelfällen mit besonderer Indikation.
  - In klinischen Studien erste erfolgreiche Gentherapien.
- **β-Thalassaemia major**:
  - Transfusionstherapie zur Kompensation der Anämie **und** Suppression der Eigenerythropoese → Basis-Hämoglobingehalt 9,5–10 g/dl (!), Transfusionsintervall ca. 3 Wochen, Ziel-Hb nach Transfusion 13,5 g/dl.
  - Eiseneliminationstherapie mit Deferasirox, Deferoxamin, Deferipron; Start bei
    - Ferritin > 1000 ng/ml,
    - Zahl der Transfusionen > 10–15 (ca. 200 ml/kg),
    - Lebereisenkonzentration > 4,5 (3,2) mg/g Lebertrockengewicht,
    - Ziel: ausgeglichene oder negative Eisenbilanz,
    - für Details siehe [1].
  - Splenektomie bei jährlicher Transfusionsmenge > 200 g Erythrozyten/kg KG (entspricht ca. 300 ml Ery-Konzentrat/kg KG/Jahr mit Hkt 0,60), Hyperspleniesyndrom oder symptomatischer Milzvergrößerung.
  - Symptomatische Therapie bei Komplikationen der sekundären Hämochromatose.
  - Kurative Therapie durch Stammzelltransplantation von HLA-identischem verwandtem Spender indiziert. Fremdspender-SZT oder haploidentische SZT in Einzelfällen mit besonderer Indikation.
  - In klinischen Studien erste erfolgreiche Gentherapien.
  - Therapie des Osteopenie-Osteoporose-Syndroms:
    - Vermeidung zusätzlicher Risikofaktoren (körperliche Inaktivität, Rauchen),
    - adäquate Transfusions- und Chelattherapie,
    - Behandlung prädisponierender Erkrankungen, meist infolge Eisenüberladung (Hypogonadismus, Hypoparathyreoidismus, Diabetes mellitus, Vitamin-D-Mangel),
    - Bisphosphonate (Alendronat, Pamidronat oder Zoledronat), Kombination mit Kalzium- und Vitamin-D-Substitution,
    - erste positive Daten zu Denusomab.
  - Zur Betreuung von Patientinnen mit Thalassaemia major in der Schwangerschaft siehe [1], [2].

Zellbasierte Therapie

Stammzelltransplantation

- β-Thalassaemia intermedia:
  - Kurative Therapie durch Stammzelltransplantation von HLA-identischem verwandtem Spender indiziert bei häufigem Transfusionsbedarf. Fremdspender-SZT oder haploidentische SZT in Einzelfällen mit besonderer Indikation.
- β-Thalassaemia major:
  - Kurative Therapie durch Stammzelltransplantation von HLA-identischem verwandtem Spender indiziert. Fremdspender-SZT oder haploidentische SZT in Einzelfällen mit besonderer Indikation.

5.5.11 Prävention

- Patienten mit β-Thalassämie und ihren Angehörigen sollte eine genetische Beratung und ggf. eine Familien- bzw. Partnerdiagnostik angeboten werden.

5.5.12 Nachsorge

- Eine Nachsorge im eigentlichen Sinne ist nur bei einer Stammzelltransplantation gegeben (vgl. Kap. 7.5, Kap. 7.6).

5.5.13 Verlauf und Prognose

- **β-Thalassaemia minor**:
  - Keine Einschränkung Lebenserwartung und -qualität.
- **β-Thalassaemia intermedia**:
  - Abhängig von Schweregrad,
  - unbehandelt häufig typische Komplikationen,
  - sekundäre Hämochromatose bei inadäquater Chelattherapie,
  - bei adäquater Therapie Lebenserwartung nur mäßig eingeschränkt.
- **β-Thalassaemia major**:
  - Zuverlässige Eiseneliminationstherapie zur Vermeidung von Komplikationen einer sekundären Hämochromatose für Prognose und Verlauf entscheidend,
  - bei effizienter Therapie Lebensalter > 60 Jahre erreichbar.

5.5.14 Wichtige Internetquellen

- www.kinderblutkrankheiten.de: Informationen zu Thalassämie, Eisenüberladung etc., für Patienten, Eltern und betreuendes medizinisches Personal
- www.awmf.org/leitlinien/detail/ll/025-017.html: S 1-Leitlinie zur Diagnostik und Therapie der Thalassämien (Stand 2016)

- www.awmf.org/leitlinien/detail/ll/025–029.html: S 2k-Leitlinie zur Diagnostik und Therapie der sekundären Hämochromatose bei Patienten mit angeborenen Anämien (Stand 2015)
- www.onkopedia.com/de/onkopedia/guidelines/beta-thalassaemie.de: DGHO-Leitlinie zur Diagnostik und Therapie der beta-Thalassämien (Stand 2012)

5.5.15 Literatur

[1] Cario H, Grosse R, Hainmann I, Janssen G, Jarisch A, Meerpohl J, Strauss G. AWMF S 2k-Leitlinie 025/029: Diagnostik und Therapie der sekundären Eisenüberladung bei Patienten mit angeborenen Anämien. AWMF online. 2015; www.awmf.org/leitlinien/.de. Stand 25.04.2018

[2] Cario H, Kohne E. AWMF S 1-Leitlinie 025/017: Thalassämien. AWMF online. 2016; www.awmf.org/leitlinien/detail/ll/025-017.html. Stand 25.04.2018

[3] Kohne E, Kleihauer E. Hämoglobinopathien – eine Langzeitstudie über vier Jahrzehnte. Dtsch Arztebl Int. 2010; 107(5): 65–71

5.6 Sichelzellkrankheit

Holger Cario

5.6.1 Steckbrief

Die Sichelzellkrankheit ist eine der häufigsten monogenen Erkrankungen weltweit. Namensgebend ist die typische Form von Erythrozyten im Blutausstrich. Der Sichelzellkrankheit liegt eine qualitative Störung der β-Globin-Synthese zugrunde. Diese führt primär zur Hämolyse. Im Mittelpunkt des Krankheitsbildes stehen jedoch klinische Komplikationen aufgrund von Gefäßverschlusskrisen im Sinne einer komplexen Multiorganerkrankung. Neben den Thalassämien gehört die Sichelzellkrankheit zu den epidemiologisch und klinisch bedeutendsten Hämoglobinopathien.

5.6.2 Synonyme

- „Sichelzellenanämie" – noch weit gebräuchlich, fokussiert auf den Teilaspekt der Anämie, führt damit eher zur Verharmlosung des komplexen Krankheitsbildes.
- sickle cell disease, SCD

5.6.3 Definition

- Genetisch bedingte Erkrankung mit > 50 % Sichelzellhämoglobin (HbS)
- Komplexe Erkrankung, charakterisiert durch hämolytische Anämie sowie rezidivierende Gefäßverschlusskrisen

5.6.4 Epidemiologie

- Vorkommen ursprünglich v. a. in Zentral- und Westafrika (ca. 25 % heterozygote Träger, ca. 3 % homozygote Patienten), im Nahen Osten, Teilen Indiens, regional in verschiedenen Mittelmeerstaaten. Weltweit > 250.000/Jahr Neugeborene mit Sichelzellkrankheit [4].
- Durch Migration Verbreitung auch in USA (ca. 60.000 Patienten), Südamerika sowie seit einigen Jahrzehnten auch in Mittel- und Nordeuropa (UK ca. 10.000 Patienten, Deutschland schätzungsweise > 3000 Patienten)

5.6.5 Ätiologie und Pathogenese

- Molekulare Ursache: Punktmutation mit Aminosäureaustausch an Position 6 des β-Globin-Gens (HBB, Chromosom 11) = HBB p.Gln6Val).
- Zur Sichelzellkrankheit führen:
  - Homozygotie für die Mutation HBB p.Gln6Val (HbSS),
  - Compound-Heterozygotie für HbS und eine β-thalassämische Mutation auf dem 2. Allel, Unterscheidung HbS/β^0-Thalassämie und HbS/β^+-Thalassämie klinisch relevant.
  - Compound-Heterozygotie für HbS und HbC (HbSC).
  - Seltener Kombination von HbS mit anderen Hb-Varianten (z. B. HbSD, HbSOarab, HbS/Lepore).
- Deoxygenierung von HbS → Polymerisation des Hb, prinzipiell reversibel nach Re-Oxygenierung in Lunge, aber Verkürzung der Erythrozyten-Lebenszeit.
- Verstärkung des Prozesses bei prolongierter Deoxygenierung (Vasokonstriktion, Viskositätsveränderungen bei Kälte, Dehydratation, Sauerstoffmangel, Inflammation) → Hämolyse, Freisetzung Arginase, Bindung NO an freies Hb, Freisetzung Häm; weitere Folgen sind:
  - Vasokonstriktion, Endothelaktivierung, Thrombozytenaktivierung,
  - Adhäsion von Erythrozyten, Granulozyten und Thrombozyten,
  - Vascular remodeling, Gefäßverschluss,
  - Infarkt, chronische Organschädigung.
- Neigung zur Polymerisation abhängig vom intraerythrozytärem HbS-Gehalt, niedriger z. B. bei HbS/β^+-Thalassämie oder HbF-Erhöhung.
- Zusätzliche genetische Einflussfaktoren:
  - Hereditäre HbF-Persistenz (HPFH) → Abmilderung des Phänotyps,
  - koexistierende α-Thalassämien → weniger Hämolyse,
  - G6PD-Mangel → v. a. relevant für medikamentöse Therapien.

5.6.6 Klassifikation

- Heterozygotie für HbS = Träger einer Sichelzellkrankheit (HbSA),
- Homozygotie für HbS = Sichelzellkrankheit – SS,
- Compound-heterozygote Sichelzellkrankheit:
  - Sichelzellkrankheit – S/β^0-Thalassämie,
  - Sichelzellkrankheit – S/β^+-Thalassämie,
  - Sichelzellkrankheit – SC (HbSC).
  - Andere:
    - Sichelzellkrankheit – SD
    - Sichelzellkrankheit – SO^{arab}
    - Sichelzellkrankheit – S/Lepore

5.6.7 Symptomatik

Träger der Sichelzellkrankheit

- In der Regel keine Symptome,
- selten Komplikationen in Extrem-Situationen (Augentrauma, Operationen an Herz-Lungen-Maschine),
- Einzelfallberichte über Komplikationen bei Schwangerschaft, Bergsport im Hochgebirge, Flugreisen bei niedrigem Kabinendruck.

Sichelzellkrankheit

- Chronische hämolytische Anämie:
  - Cholezystolithiasis,
  - aplastische Krisen (Parvovirus B19),
  - hämolytische Krisen im Rahmen von Infekten.
- Milzsequestrationskrisen:
  - v. a. junge Kinder (vor kompletter Autosplenektomie durch Milzinfarkte),
  - lebensbedrohliche akute Anämisierung.
- Akute Gefäßverschlusskrisen:
  - Akutes Thoraxsyndrom (ATS):
    - Lebensbedrohlicher Verschluss pulmonaler Gefäße, Circulus vitiosus durch sekundäre Oxygenierungsstörung,
    - Dyspnoe, Schmerzen, Fieber, SpO_2-Abfall.
  - Zerebrale Infarkte:
    - Kumulativ symptomatische ZNS-Infarkte bis zum Alter von 20 Jahren 11 %, bis zum Alter von 45 Jahren 24 %,
    - hohe Frequenz silenter Infarkte.
  - Knochenmarkinfarkte:
    - Befall v. a. der langen Röhrenknochen und der Wirbelkörper,
    - Sonderform bei kleinen Kindern: Hand-Fuß-Krankheit.
  - Paralytischer Ileus (Girdle-Syndrom) durch Mesenterialinfarkte,
  - Priapismus.
- Chronische Organkomplikationen:
  - Chronische Niereninsuffizienz,
  - pulmonale Hypertension,
  - relativer arterieller Hypertonus,
  - Hüftkopfnekrose,
  - Hepatopathie,
  - proliferative Retinopathie,
  - Ulcus cruris.
- Spezifische Infektionskrankheiten:
  - Pneumokokkensepsis bei funktioneller Asplenie (OPSI).
  - Osteomyelitis.
  - Milzabszess.

5.6.8 Diagnostik

Diagnostisches Vorgehen

- Diagnostischer Algorithmus ▶ Abb. 5.14.

Anamnese

- Spezifische Diagnostik notwendig bei Patienten aus Risikoländern bei folgender Anamnese:
  - Betroffene Angehörige,
  - bekannte hämolytische Anämie,
  - rezidivierende Schmerzen im Skelettsystem,
  - unklare schmerzhafte Schwellung von Händen und Füßen bei Kleinkindern,
  - unerklärte schwere Infektionen.
- Bei bekannter Sichelzellkrankheit symptomorientierte Anamnese:
  - Anämiesymptome bei hämolytischer oder aplastischer Krise, Milzsequestration,
  - neurologische Symptome bei ZNS-Infarkt,
  - Dyspnoe und Schmerz bei akutem Thoraxsyndrom (ATS),
  - Schmerzen bei Knochenmarkinfarkten und Ileus,
  - Priapismus,
  - Koliken bei Cholelithiasis.
- Erhebung von Hinweisen auf akute oder vorangegangene Infektionen, Fieber, Unterkühlung, Flüssigkeitsmangel und Ähnliches.
- Regelmäßige Überprüfung Impfstatus (1-mal/Jahr).

Körperliche Untersuchung

- Fieber,
- Anämiesymptome: Blässe, Ikterus, Tachykardie, Tachypnoe,
- Pulmonale Symptome (Tachypnoe, Dyspnoe, Einziehungen, Pulsoximetrie),
- Hepatomegalie, Druckschmerz Gallenblase, Ileuszeichen,
- Splenomegalie, v. a. Wachstum seit Voruntersuchung,
- Ulcus cruris,
- neurologische Untersuchung (▶ Tab. 5.12).

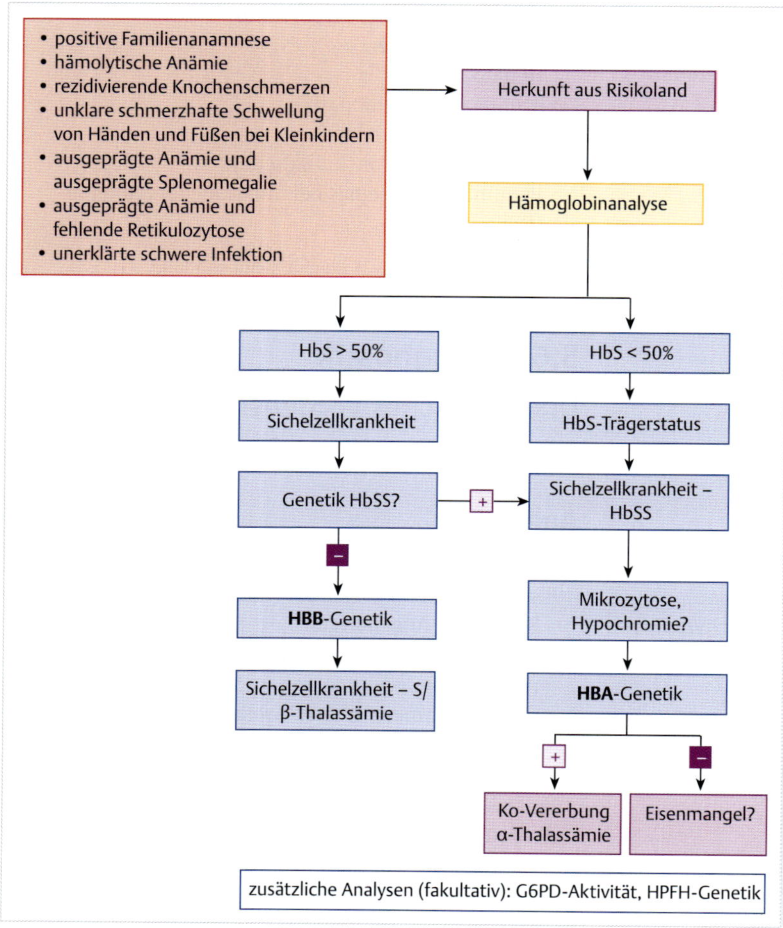

Abb. 5.14 Sichelzellkrankheit. Diagnostisches Vorgehen.

Tab. 5.12 Routineuntersuchungen bei Sichelzellkrankheit. Adaptiert nach [3].

Untersuchung	Häufigkeit
Klinische Untersuchung, Blutdruck, Pulsfrequenz, Anthropometrie	< 2 Jahre → 1-mal/3 Monate 2–6 Jahre → 2-mal/Jahr > 6 Jahre → 1- bis 2-mal/Jahr
Pubertätsstatus (Tanner)	1-mal/Jahr ab 14. Lebensjahr bis postpubertär
Neuropsychologische Testung	Im Alter von 6, 11, 16 Jahren

Labor

- Bei Verdacht auf Sichelzellkrankheit:
  - Blutausstrich: Poikilozytose, Sichelzellen, Fragmentozyten, evtl. Targetzellen, Mikrozytose und Hypochromie.
  - Hämoglobinanalyse (HPLC, Elektrophorese): Nachweis von HbS, HbF, HbA_2, ggf. HbA_1 (bei Sichelzellkrankheit – S/β^+-Thalassämie) und anderen Hb-Varianten (Hb Lepore, HbC) bei compound-Heterozygotie).

Tab. 5.13 Routinelabordiagnostik bei Sichelzellkrankheit. Adaptiert nach [3].

Untersuchung	Häufigkeit
Blutbild, Differenzialblutbild, Retikulozyten	< 2 Jahre → 1-mal/3 Monate 2–6 Jahre → 2-mal/Jahr > 6 Jahre → 1- bis 2-mal/Jahr
Leber- und Nierenwerte, Urinstatus, ggf. Sammelurin (ECC, Protein)	1-mal/Jahr ab 6. Lebensjahr
Serologie (HIV, Hepatitis)	1-mal/Jahr bei Transfusionen
Kalzium, Phosphat, Parathormon, 25-OH-Vitamin D 3	1-mal/Jahr

  - DNA-Analyse:
    - Bei Verdacht auf compound-Heterozygotie für HbS und β-Thalassämie oder andere Hb-Variante,
    - bei Verdacht auf zusätzliche α-Thalassämie,
    - zur Diagnostik bei HPFH.
  - Enzymanalyse: G6PD-Aktivität,
  - ggf. zusätzlich: Eisenstatus, Vitamin B12 und Folat.

- Vor Beginn einer Transfusionstherapie (auch bei Einzeltransfusion):
  - Erweiterte Blutgruppentypisierung: AB0, Rhesus (C, c, D, E, e), Kell, Duffy [Fy(a), Fy(b)], Kidd [Jk(a), Jk(b)], MNS [S,s] und Lewis [Le(a), Le(b)].
- Routinelabordiagnostik bei Sichelzellkrankheit ▶ Tab. 5.13.
- Labordiagnostik bei spezifischen Indikationen bei Sichelzellkrankheit ▶ Tab. 5.14 und ▶ Tab. 5.16.

Bildgebende Diagnostik

Sonografie

- Diagnostik zur Beurteilung der Grunderkrankung ▶ Tab. 5.15.
- Sonografie Abdomen und Harntrakt: alle 2 Jahre ab dem 3. Lebensjahr.

Echokardiografie

- Diagnostik zur Beurteilung der Grunderkrankung ▶ Tab. 5.15.
- Echokardiografie (und EKG): alle 2 Jahre ab dem 10. Lebensjahr.

Transkranielle Dopplersonografie (TCD)

- Diagnostik zur Beurteilung der Grunderkrankung ▶ Tab. 5.15.
- Transkranielle Dopplersonografie: 1-mal/Jahr zwischen 2.–16. Lebensjahr (nur Sichelzellkrankheit –S/S und -S/β0-Thalassämie).

MRT

- Diagnostik bei spezifischen Indikationen bei Sichelzellkrankheit ▶ Tab. 5.16.
- Kraniale MRT/MRT-Angio: Bei neurologischen, kognitiven oder psychischen Auffälligkeiten.

Instrumentelle Diagnostik

EKG

- Diagnostik bei spezifischen Indikationen ▶ Tab. 5.16,
- EKG (und Echokardiografie): alle 2 Jahre ab dem 10. Lebensjahr.

Spirometrie

- Diagnostik bei spezifischen Indikationen ▶ Tab. 5.16,
- Spirometrie, Bodyplethysmografie: Bei respiratorischer Symptomatik, nach akutem Thoraxsyndrom (ATS), bei O_2-Sättigung < 95 %.

Tab. 5.14 Labordiagnostik bei spezifischen Indikationen bei Sichelzellkrankheit. Adaptiert nach [3].

Untersuchung	Häufigkeit
Ferritin	Bei Transfusionstherapie dreimonatlich
Hb-Analyse	Bei Transfusionstherapie und vor/unter Hydroxycarbamid (HC)-Therapie jährlich
Endokrinologische Diagnostik	Bei Transfusionen bis zu jährlich*

*Verlaufsdiagnostik hinsichtlich Eisenüberladung [1]

Tab. 5.15 Apparative Routinediagnostik bei Sichelzellkrankheit. Adaptiert nach [3].

Untersuchung	Häufigkeit
Sonografie Abdomen und Harntrakt	Alle 2 Jahre ab dem 3. Lebensjahr
EKG und Echokardiografie	Alle 2 Jahre ab dem 10. Lebensjahr
Transkranielle Dopplersonografie (TCD)	1-mal/Jahr zwischen 2.–16. Lebensjahr Nur Sichelzellkrankheit –S/S und -S/β^0-Thalassämie
Augenarzt	1-mal/Jahr ab dem 10. Lebensjahr Bei Sichelzellkrankheit –S/C ab dem 6. Lebensjahr

Tab. 5.16 Diagnostik bei spezifischen Indikationen bei Sichelzellkrankheit.

Untersuchung	Indikation
Spirometrie, Bodyplethysmografie	Bei respiratorischer Symptomatik, nach akutem Thoraxsyndrom (ATS), bei O_2-Sättigung < 95 %
Lebereisenmessung (MRT, SQUID)	Bei Transfusionen bis zu jährlich*
Kraniale MRT/MRT-Angio	Bei neurologischen, kognitiven oder psychischen Auffälligkeiten

*Verlaufsdiagnostik hinsichtlich Eisenüberladung [1]

5.6.9 Differenzialdiagnosen

- Hämolytische Anämie: Enzymopathien, Membranopathien, Mikroangiopathien.
- Sichelzell-Komplikationen:
  - Akutes Thoraxsyndrom (ATS) versus pulmonale Infektion,
  - Girdle-Syndrom versus Invagination, Bridenileus oder Ähnliches,
  - Knochenmarkinfarkt versus Osteomyelitis.

5.6.10 Therapie

Therapeutisches Vorgehen

- Träger der Sichelzellkrankheit: in der Regel keine Therapie,
- Sichelzellkrankheit: s. unten.

Allgemeinmaßnahmen

- Supportive Therapie bei Sichelzellkrankheit:
  - Optional Folsäure (z. B. 3-mal 5 mg/Woche),
  - Vitamin-D-Mangel häufig → ggf. Substitution,
  - Schmerzmedikation häuslich: Paracetamol, Ibuprofen, Metamizol (Cave: G6PD-Mangel mgl.).
  - Schmerzmedikation stationär:
    - Ziel: Schmerzfreiheit nach spätestens 1 h.
    - Therapie mit i. v.-Morphin, Beginn mit Bolus von 0,025–0,05 mg/kg KG. Meist ca. 0,1–0,15 mg/kg KG erforderlich. Zwischen Titrationsschritten Pausen von 10–15 min.
    - Anschließend Morphin-Dauerinfusion mit dem 4- bis 6-Fachen der kumulativen Initialdosis über 24 h, meist 0,03–0,05 mg/kg KG/h.
  - Flüssigkeitszufuhr bei ca. 1,5–2 l/m² KOF, oral oder i. v.
  - Splenektomie bei rezidivierenden Milzsequestrationskrisen.
  - Eiseneliminationstherapie bei häufigen oder regelmäßigen Transfusionen:
    - Medikamente: Deferasirox, Deferoxamin, Deferipron,
    - Start bei Zahl der Transfusionen > 10–15 (ca. 200 ml/kg) und/oder Lebereisenkonzentration > 4,5 (3,2) mg/g Lebertrockengewicht,
    - Ziel: ausgeglichene oder negative Eisenbilanz,
    - für Details siehe [1].
  - Symptomatische Therapie bei Komplikationen der sekundären Hämochromatose.

Pharmakotherapie

Sichelzellkrankheit

- **Transfusionstherapie:**
  - Ziel-Hb bei Patient mit HbS > 30 % nie > 10,5–11 g/dl, da sonst hohes Risiko für Hyperviskosität und ZNS-Infarkt (▶ Tab. 5.17).
  - Erythrozytenkonzentrate grundsätzlich kompatibel bezüglich der Merkmale AB0, Rhesus (C, c, D, E, e) und Kell auswählen.
  - Bei elektiven Transfusionen zusätzlich Kompatibilität bezüglich der anderen BG-Merkmale anstreben. Ansonsten Priorität der Merkmale mit höchsten Risiko einer Alloimmunisierung (Rhesus und Kell > Duffy [v. a. Fy(a)] > Kidd [v. a. Jk(b)] > MNS [> Lewis]).
  - Nach Milzsequestration Remobilisierung der Erythrozyten durch Transfusion → zur Vermeidung Hyperviskosität vorsichtige Transfusion (Start mit 5 ml/g KG EK).
- **Hydroxycarbamid (HC)-Therapie** [3]:
  - Erhöhung HbF-Synthese, verminderte Erythrozytenadhäsion, Reduktion Neutrophilenzahl, wirksam bei ca. 70 % der Patienten.
  - Dosis: Beginn mit 15(–20) mg/kg/Tag, Steigerung bis auf maximal tolerierte Dosis (Neutrophile > 1,5 G/l, Thrombozyten > 80 G/l) oder maximal 35 mg/kg/Tag.
  - Bei Beginn der HC-Therapie und bei Dosissteigerungen Differenzialblutbild 2-wöchtlich,
  - sichere Antikonzeption bei Frauen im gebärfähigen Alter,
  - Gefahr einer Azoospermie (ggf. vor Therapie Kryoasservierung),
  - Absetzen bei Kinderwunsch mindestens 3 Monate vor Konzeption (Männer und Frauen),
  - stets ausschleichend absetzen.

Tab. 5.17 Transfusionsindikationen bei Patienten mit Sichelzellkrankheit. Adaptiert nach [3].

Transfusionstyp	Methode	Indikation
Notfall	Einfachtransfusion	Akute symptomatische Anämie Aplastische Krise Milzsequestrationskrise (CAVE: vorsichtige Transfusion) Beginnendes ATS Girdle-Syndrom
	Austauschtransfusion	Schlaganfall Organversagen Fulminantes ATS Sepsis
Gelegentlich elektiv	Einfachtransfusion Austauschtransfusion	Vor Operationen
Chronisch elektiv	Einfachtransfusion	Wie Austauschtransfusion, falls diese nicht verfügbar
	Austauschtransfusion	Primäre und sekundäre Schlaganfallprophylaxe Komplizierte Schwangerschaft (Häufige ATS trotz HC-Therapie)

ATS: akutes Thoraxsyndrom; HC: Hydroxycarbamid

- **Kurative Therapieoptionen:**
  - Stammzelltransplantation von HLA-identischem verwandten Spender = standard of care [3],
  - bei deutlich symptomatischer Sichelzellkrankheit Fremdspender-SZT indiziert,
  - haploidentische SZT in Einzelfällen mit besonderer Indikation (z. B. Zustand nach ZNS-Infarkt),
  - in klinischen Studien erste erfolgreiche Gentherapien.

5.6.11 Prävention

- Prävention der Sichelzellerkrankung:
  - Patienten mit Sichelzellkrankheit und ihren Angehörigen sollte eine genetische Beratung und ggf. eine Familien- bzw. Partnerdiagnostik angeboten werden.
- Prävention von Komplikationen der Sichelzellkrankheit:
  - Allgemein:
    - Vermeidung von Unterkühlung, Flüssigkeitsmangel, Sauerstoffmangel (z. B. bei Narkosen),
    - Einweisung der Eltern in Milzpalpation,
    - Penicillinprophylaxe mindestens bis zum Alter von 5 Jahren, meist bis 10 Jahre,
    - Impfungen gegen Pneumokokken, Meningokokken, Hämophilus influenzae B (Empfehlungen unter [5]).
  - Spezifisch:
    - Medikamentöse Langzeitprophylaxe von Komplikationen durch HC-Therapie,
    - sekundäre ZNS-Infarktprophylaxe nach erstem Infarkt: regelmäßige Austauschtransfusionen. Ziel: HbS < 30 %,
    - primäre ZNS-Infarktprophylaxe nach pathologischem Ergebnis in transkranieller Dopplersonografie (TCD): Regelmäßige Austauschtransfusionen. Ziel: HbS < 30 %. Bei TCD-Normalisierung ggf. Wechsel auf HC (falls zuvor kein HC) nach 1 Jahr.

5.6.12 Nachsorge

- Eine Nachsorge im eigentlichen Sinne ist nur bei einer Stammzelltransplantation gegeben (vgl. Kap. 7.5, Kap. 7.6).

5.6.13 Verlauf und Prognose

- Träger der Sichelzellkrankheit:
  - In der Regel keine Einschränkung von Lebenserwartung und Qualität.
- Sichelzellkrankheit
  - Abhängig von Qualität der medizinischen Versorgung:
    - In Afrika regional Sichelzellkrankheit für bis zu 16 % aller Todesfälle bei Kindern < 5 Jahren verantwortlich,
    - mittlere Lebenserwartung in den USA derzeit bei > 50 Jahre.
  - Führende, mit hoher Morbidität und früher Mortalität bei erwachsenen Patienten assoziierte Komplikationen sind
    - kardiovaskuläre Ereignisse, ATS, ZNS-Infarkte,
    - pulmonale Hypertension und terminale Niereninsuffizienz,
    - außerdem Skelettschäden (Wirbelsäule, Hüfte), Osteopenie/-porose, Ulcus cruris, Retinopathie.

5.6.14 Wichtige Internetquellen

- www.kinderblutkrankheiten.de: Informationen zu Sichelzellkrankheit, Eisenüberladung etc., für Patienten, Eltern und betreuendes medizinisches Personal
- www.awmf.org/leitlinien/detail/ll/025–016.html: S 2k-Leitlinie zur Diagnostik und Therapie der Sichelzellkrankheit (Stand 2015)
- www.awmf.org/leitlinien/detail/ll/025–029.html: S 2k-Leitlinie zur Diagnostik und Therapie der sekundären Hämochromatose bei Patienten mit angeborenen Anämien (Stand 2015)
- www.onkopedia.com/de/onkopedia/guidelines/sichelzellkrankheiten/: DGHO-Leitlinie zur Diagnostik und Therapie der Sichelzellkrankheiten (Stand 2010)

5.6.15 Literatur

[1] Cario H, Grosse R, Hainmann I, Janssen G, Jarisch A, Meerpohl J, Strauss G. AWMF S 2k-Leitlinie 025/029: Diagnostik und Therapie der sekundären Eisenüberladung bei Patienten mit angeborenen Anämien. AWMF online. 2015; http://www.awmf.org/leitlinien/detail/ll/025-029.html/. Stand 25.04.2018

[2] Kohne E, Kleihauer E. Hämoglobinopathien – eine Langzeitstudie über vier Jahrzehnte. Dtsch Arztebl Int. 2010; 107(5): 65–71

[3] Lobitz S, Cario H, Grosse R, Jarisch A, Kulozik AE, Kunz J. AWMF S 2k-Leitlinie 025/016: Sichelzellkrankheit. AWMF online. 2014; http://www.awmf.org/leitlinien/detail/ll/025-016.html/. Stand 25.04.2018

[4] Shruti Chaturvedi A, DeBaun MR. Evolution of sickle cell disease from a life-threatening disease of children to a chronic disease of adults: The last 40 years. Am J Hematol 2016; 91: 5–14

[5] www.asplenie-net.org/

5.7 Sonstige Hämoglobinvarianten

Holger Cario

5.7.1 Steckbrief

Eine Vielzahl genetischer Veränderungen v. a. der α- und β-Globingene führt zu jeweils seltenen strukturellen Veränderungen des Hämoglobins, die sich in unterschiedlichen Phänotypen mit unterschiedlicher klinischer Relevanz manifestieren.

5.7.2 Synonyme

- „Hämoglobinopathien" – meist reserviert für Thalassämien und Sichelkrankheit

5.7.3 Definition

- Zu den sonstigen Hämoglobinvarianten zählen qualitative und quantitative Störungen der Hämoglobinsynthese unterschiedlichen Ausmaßes.
- Diese führen:
  - zur Instabilität des Hb mit hämolytischer Anämie,
  - zur Veränderung der Sauerstofftransportfunktion des Hb mit familiärer Erythrozytose oder Zyanose oder
  - zu thalassämischen Phänotypen.
- Darüber hinaus gibt es Varianten,
  - die sowohl Veränderungen der Stabilität als auch der O_2-Affinität aufweisen, sowie solche,
  - die nur in speziellen Untersuchungen auffallen, ohne von klinischer Relevanz zu sein.

5.7.4 Epidemiologie

- Den sonstigen Hämoglobinvarianten ist gemeinsam, dass sie jeweils sehr selten sind und in allen ethnischen Gruppen und Regionen weltweit mit unterschiedlicher, niedriger Frequenz vorkommen.
- De-novo-Mutationen sind häufig.

5.7.5 Ätiologie und Pathogenese

Instabile Hämoglobine

- Autosomal-dominanter Erbgang [3].
- Molekulare Ursache: Punktmutationen und Deletionen mit Aminosäureaustausch an kritischen Festpunkten für Stabilität des Hb-Moleküls führen zu:
  - Präzipitation des instabilen Hb, Heinzkörper-Bildung, dadurch:
    - Hämichrom- und Bande 3-Aggregatbildung, Hämolyse,
    - Hämolytische Anämie, Hyperbilirubinämie, Cholelithiasis, Splenomegalie.
  - Veränderung der Globinketten-Interaktion, Häm-Globin-Bindung, 2,3-DPG-Bindung und Beeinflussung der Konformationsänderung bei Oxygenierung und Deoxygenierung.
  - Dadurch zusätzliche Veränderung der O_2-Affinität (75 % der Varianten); dabei Gruppen unterscheidbar:
    - Instabiles Hb mit erhöhter O_2-Affinität (55 %, z. B. Hb Köln, Hb Zürich): → Inkomplette Kompensation der Anämie zum Ausgleich der Gewebehypoxie durch erhöhte O_2-Affinität.
    - Instabiles Hb mit erniedrigter O_2-Affinität (20 %, z. B. Hb Louisville) → Anämiesymptome abgemildert durch erleichterte O_2-Abgabe ins Gewebe.
  - Verstärkung der Hämolyse bei Fieber, Gabe von Medikamenten mit oxidierenden Eigenschaften (vergleichbar G6PD-Defizienz).

Varianten mit gestörter Sauerstofftransportfunktion

- Mutationen im Bereich der α1/β2-Interaktion, im Bereich der 2,3-DPG-Bindungsstelle, im C-Terminus des β-Globins oder der Häm-Globin-Bindungsstellen [1], [2].
- Dadurch Wechsel der Quartärstruktur, veränderte 2,3-DPG-Bindung, Störung des Bohr-Effekts, veränderte Häm-Globinbindung:
  - Erhöhte O_2-Affinität (z. B. Hb Chesapeake, Hb York, Hb Villa Real) → Gewebehypoxie bei „normalem" Hb-Gehalt (familiäre Erythrozytose (= Erfordernis-Erythrozytose)); zusätzlich Instabilität von 15 % der HBA- und von 30 % der HBB-Varianten.
  - Erniedrigte O_2-Affinität (z. B. Hb Kansas, Hb Seattle, Hb Titusville):
    - Selten Zyanose wegen reduzierter O_2-Sättigung: Hb Kansas, Hb Mande,
    - selten Anämie (reduzierte Epo-Stimulation): Hb Seattle,
    - Instabilität von bis zu 50 % der Varianten.

Varianten mit pathologischem Methämoglobin

- Varianten mit erhöhter Spontanoxidation = instabile Hämoglobine (z. B. Hb Freiburg, Hb Sydney), z. T. erhöhte O_2-Affinität (Hb Freiburg, Hb Bicetre) [1].
- HbM-Anomalien = Varianten mit Aminosäureaustausch in Häm-Eisenregion (heterozygot):
  - → Eisen permanent in 3-wertiger Form:
    - Methämoglobin 20–40 % des Gesamt-Hb, Zyanose.
  - → Teilweise instabil (HbM Saskatoon, HbM Hyde Park):
    - Kompensierte Hämolyse oder leichte Anämie mit Heinzkörpern.

Andere Hb-Varianten

- Varianten mit Aggregationsneigung (HbS, HbC: Kap. 5.6, Sichelzellkrankheit)
- Varianten mit thalassämischem Phänotyp (Kap. 5.5, β-Thalassämie)
- Varianten mit veränderten physikalischen Eigenschaften ohne klinische Relevanz (z. B. Hb Bonn = verändertes Absorptionsspektrum → erniedrigte pulsoximetrische O_2-Sättigung bei normaler arterieller SaO_2)

5.7.6 Klassifikation

- Instabile Hämoglobine
- Varianten mit gestörter Sauerstofftransportfunktion
- Varianten mit pathologischem Methämoglobin
- Varianten mit thalassämischem Phänotyp

5.7.7 Symptomatik

- **Instabile Hämoglobine**:
  - Hämolytische Anämie unterschiedlichen Ausmaßes,
  - Blässe, Ikterus, Cholezystolithiasis, Splenomegalie,
  - aplastische Krisen (Parvovirus B19),
  - hämolytische Krisen bei Infekt, Fieber oder Gabe oxidierender Substanzen (Medikamente, z. B. Sulfonamiden, Metamizol).
- **Varianten mit gestörter Sauerstofftransportfunktion**:
  - Erhöhte O_2-Affinität:
    - Familiäre Erythrozytose mit Hyperviskositätssymptomen (Kopfschmerz, Schwindel, Seh- u. Hörstörungen, Parästhesien).
  - Erniedrigte O_2-Affinität:
    - selten Zyanose wg. reduzierter O_2-Sättigung, selten Anämie.
- **Varianten mit pathologischem Methämoglobin**:
  - Zyanose, evtl. plus leichte hämolytische Anämie.

5.7.8 Diagnostik

Diagnostisches Vorgehen

- Ein einheitlicher diagnostischer Algorithmus kann aufgrund der Heterogenität der Erkrankungen nicht festgelegt werden.
- Die Untersuchung auf eine dieser Hämoglobinvarianten ist Bestandteil differenzialdiagnostischer Algorithmen:
  - Zur Abklärung von hämolytischen Anämien,
  - bei Verdacht auf kongenitale Erythrozytose,
  - bei unklarer Zyanose oder
  - bei hohem Met-Hämoglobin.
- Bei Initialdiagnostik zur Abgrenzung von anderen Erkrankungen in Abhängigkeit von führenden Symptomen:
  - Zyanose: Pulsoximetrie, Lungenfunktionstestung, Echokardiografie
  - Erythrozytose: Pulsoximetrie, Lungenfunktionstestung, Echokardiografie, Sonografie, ggf. MRT
  - Optionale Verlaufsdiagnostik:
    - Sonografie (Cholelithiasis, Leber- und Milzgröße),
    - Echokardiografie (Kardiale Belastung, pulmonale Hypertension).
  - Diagnostik bei thalassämischen Varianten: Kap. 5.5, β-Thalassämie.

Anamnese

- Keine übergreifende Krankheitsanamnese, evtl. positive Familienanamnese.
- Instabile Hb: ggf. Anämiesymptome, intermittierend Ikterus und Blässe, insbesondere bei Infekt; evtl. kolikartige Beschwerden bei Cholelithiasis,
- erhöhte O_2-Affinität: Angabe von Hyperviskositätssymptomen,
- erniedrigte O_2-Affinität: In der Regel keine Beschwerden,
- Met-Hb: Zyanose, meist beschwerdefrei.

Körperliche Untersuchung

- Anämiesymptome: Blässe, Ikterus, Tachykardie, Tachypnoe,
- Zyanose, Plethora,
- Hepatomegalie, Druckschmerz Gallenblase,
- Splenomegalie.

Labor

- Blutausstrich:
  - Poikilozytose, Polychromasie, Heinzkörper bei instabilen Hb-Varianten möglich.
- Blutgasanalyse:
  - Aus venöser BGA bei Verdacht auf auf veränderte O_2-Affinität Kalkulation P50 möglich ($P50 = pO_2$, bei dem 50 % des Hb mit O_2 gesättigt sind).
- Hämoglobinanalyse (HPLC, Elektrophorese): viele der Hb-Varianten sind über konventionelle Hb-Analyse nicht identifizierbar.
- DNA-Analyse: sowohl HBA- als auch HBB-Varianten bekannt.
- Andere Laboranalysen in Abhängigkeit von Fragestellung (z. B. Hämolyse, Zyanose, Erythrozytose).

Bildgebende Diagnostik

Sonografie

- Bei Initialdiagnostik zur Abgrenzung von anderen Erkrankungen in Abhängigkeit vom führenden Symptomen:
  - Sonografie zur Abklärung einer Erythrozytose.
- Verlaufsdiagnostik: Sonografie zur Beurteilung von Cholelithiasis, Leber- und Milzgröße.

Echokardiografie

- Bei Initialdiagnostik zur Abgrenzung von anderen Erkrankungen in Abhängigkeit vom führenden Symptomen:
  - Echokardiografie zur Abklärung einer Zyanose und/oder Erythrozytose.
- Verlaufsdiagnostik: Echokardiografie zur Beurteilung ggf. einer kardialen Belastung, pulmonalen Hypertension.

MRT

- Bei Initialdiagnostik zur Abgrenzung von anderen Erkrankungen in Abhängigkeit vom führenden Symptomen:
  - ggf. MRT zur Suche nach Ursachen einer Erythrozytose.

Instrumentelle Diagnostik

Spirometrie

- Bei Initialdiagnostik zur Abgrenzung von anderen Erkrankungen in Abhängigkeit vom führenden Symptomen:
  - Pulsoximetrie und Lungenfunktionstestung zur Abklärung von Zyanose und/oder Erythrozytose.

5.7.9 Differenzialdiagnosen

- Instabile Hämoglobine:
  - Andere Ursachen für Hämolyse.
- Varianten mit gestörter Sauerstofftransportfunktion:
  - Differenzialdiagnose der absoluten Erythrozytose,
  - Differenzialdiagnose der Zyanose (selten).
- Varianten mit pathologischem Methämoglobin:
  - Differenzialdiagnose der Zyanose und Hämolyse.

5.7.10 Therapie

Therapeutisches Vorgehen

- Instabile Hämoglobine:
  - Bei schwerer Anämie (hämolytische oder aplastische Krisen) Einzeltransfusion.
  - Bei ausgeprägter chronischer Anämie Erwägung Splenektomie:
    - Meist nur partielle Korrektur der Anämie möglich,
    - persistierende Retikulozytose,
    - erhöhtes Risiko für thromboembolische Ereignisse.
- Varianten mit gestörter Sauerstofftransportfunktion:
  - Bei erhöhter O_2-Affinität und Erythrozytose:
    - Bei Hyperviskositätssymptomen ASS erwägen,
    - Phlebotomie nicht ratsam, da Erfordernis-Erythrozytose,
    - bei schweren Symptomen Austauschtransfusion erwägen.
  - Bei erniedrigter O_2-Affinität: In der Regel keine Therapie.
- Varianten mit pathologischem Methämoglobin:
  - In der Regel keine Therapie notwendig.

5.7.11 Prävention

- Patienten mit Hämoglobinvarianten und ihren Angehörigen sollte in Abhängigkeit von der Schwere der Erkrankung eine genetische Beratung und ggf. eine Familien- bzw. Partnerdiagnostik angeboten werden.
- Bei instabilen Hb-Varianten zur Prävention akuter Krisen Vermeidung oxidierender Medikamente/Substanzen (analog zu G6PD-Mangel).

5.7.12 Nachsorge

- Keine Empfehlungen

5.7.13 Verlauf und Prognose

- Instabile Hämoglobine:
  - Abhängig von:
    - Schwere der Anämie und damit verbundenem Transfusionsbedarf,
    - ggf. Folgeerkrankungen nach Splenektomie,
    - ggf. Folgen einer Eisenüberladung.
- Varianten mit gestörter Sauerstofftransportfunktion:
  - Bei erhöhter O_2-Affinität abhängig von Ausmaß und Folgen der Erythrozytose,
  - bei erniedrigter O_2-Affinität: In der Regel keine Einschränkung.
- Varianten mit pathologischem Methämoglobin:
  - In der Regel keine Einschränkung.

5.7.14 Literatur

[1] Verhovsek M, Henderson MP, Cox G et al. Unexpectedly low pulse oximetry measurements associated with variant hemoglobins: a systematic review. Am J Hematol 2010; 85(11): 882–5

[2] Wajcman H, Galacteros F. Abnormal hemoglobins with high oxygen affinity and erythrocytosis. Hematol Cell Ther 1996; 38(4): 305–12

[3] Williamson D. The unstable haemoglobins. Blood Rev 1993; 7(3): 146–63

5.8 Autoimmunhämolytische Anämien

Harald-Robert Bruch

5.8.1 Steckbrief

Bei einer autoimmunhämolytischen Anämie (AIHA) kommt es durch die Beladung der Erythrozytenmembran mit Autoantikörpern, z. T. begleitet durch Komplementaktivierung, zu einer verkürzten Überlebenszeit der Erythrozyten von < 100 Tagen. Autoimmunhämolyse führt abhängig von Temperatur und Isotypen der Autoantikörper in der Regel zu einem extravaskulären Abbau im Monozyten-Makrophagen-System (Milz, Leber, Knochenmark, Lymphknoten), selten – wie beim Kälteagglutinin-Syndrom – aber auch zu intravaskulärer Zerstörung. Klinisch wird die AIHA durch das kombinierte Vorliegen einer hämolytischen Anämie mit einem positiven direkten Coombs-Test charakterisiert. Ein negativer Coombs-Test schließt eine AIHA jedoch nicht aus. Häufig tritt eine AIHA sekundär auf, z. B. bei einer lymphoproliferativen Erkrankung, sie kann aber auch primär ohne vorliegende Grunderkrankung vorkommen (► Abb. 5.15). Die Behandlung der AIHA basiert (je nach Subtyp) v. a. auf dem Einsatz von Immunsuppressiva, Zytostatika und monoklonalen Antikörpern, Splenektomie, in seltenen Fällen Plasmapherese.

5.8.2 Aktuelles

- In einer retrospektiven französischen Studie wurde bei CLL (vgl. Kap. 6.16) ein positiver Coombs-Test als unabhängiger negativer prognostischer Faktor festgestellt [1].

5.8.3 Synonyme

- AIHA
- Anämien, autoimmunhämolytische
- Autoimmunhämolytischer Ikterus (nicht mehr gebräuchlich)
- Wärmeagglutinin-bedingte autoimmunhämolytische Anämie
- Wärmeantikörper-AIHA
- Kälteeagglutinin-bedingte autoimmunhämolytische Anämie
- Kälteantikörper-AIHA

5.8.4 Definition

- Eine AIHA ist eine erworbene hämolytische Anämie, die durch gegen eigene Antigene gerichtete Antikörper (Autoantikörper) verursacht wird.
- Die Beladung von Erythrozyten mit Autoantikörpern führt, z. T. begleitet durch Komplementaktivierung, zu einer verkürzten Überlebenszeit der Erythrozyten.
- Die biologischen Effekte sind von den Temperatureigenschaften und von Isotypen der Autoantikörper abhängig. Der Isotyp bestimmt maßgeblich, ob ein Autoantikörper das Komplementsystem aktivieren kann. Unterschieden werden Wärme- und Kälteagglutinine

5.8.5 Epidemiologie

- Wärmeagglutinin-bedingte AIHA:
  - Inzidenz wird auf 1:50.000 bis 1:100.000 geschätzt (häufiger im Erwachsenenalter als im Kindesalter, Frauen sind häufiger als Männer betroffen).
  - In bis zu 70 % kann keine äußere Ursache für das Auftreten der AIHA gefunden werden.
- Kälteagglutinin-bedingte AIHA.
  - Sehr selten, Inzidenz von 1:1.000.000 Einwohner/Jahr,
  - häufig bei Frauen in der 7. Dekade,
  - bei monoklonaler Gammopathie haben < 1 % kältereaktive Autoantikörper.

5.8.6 Ätiologie und Pathogenese

- Eine AIHA tritt häufig als Komplikation einer Autoimmunerkrankung oder eines Lymphoms auf (▶ Tab. 5.18), kann aber auch ohne Grunderkrankung auftreten.

Merke

Häufig liegt eine Systemerkrankung der Hämolyse zugrunde (z. B. CLL).

- Über 100 bekannte Medikamente (wie Antibiotika, Antiphlogistika, aber auch Gold, Insulin) bedingen eine Autoimmunhämolyse oder einen positiven Coombs-Test.
- Die immunologisch bedingte Zerstörung von Erythrozyten durch Autoantikörper gegen Autoantigene auf den Erythrozyten wird bedingt durch
  - Kälte-Agglutinine, fast immer IgM-, selten IgG- oder IgM- und IgG-, oder
  - Wärme-Agglutinine, fast immer IgG-, selten IgM- oder IgG- und IgM-Antikörper.
  - IgA-Antikörper kommen sehr selten vor.

Wärmeagglutinin-bedingte Autoimmunhämolyse

- IgG-Antikörper gegen den Rhesusfaktor oder Glykophorine (in der Regel IgG oder C3d-Komplement positiv) werden im Coombstest nachgewiesen.

Tab. 5.18 Ätiologien der autoimmunhämolytischen Anämien.

Autoantikörper (Häufigkeit pro Einwohner)	Primär/sekundär	Mögliche zugrunde liegende Krankheit
Wärmetyp (1:100.000)	Primär	
	Sekundär	Lymphoproliferative Krankheiten (Lymphome), Autoimmunkrankheiten (z. B. Systemischer Lupus erythematodes, Colitis ulcerosa), nichtlymphatische Malignome (z. B. Ovarialkarzinom)
Kältetyp (1:1.000.000)	Primär	Vielfach Zeichen eines okkulten Lymphoms
	Sekundär	Lymphoproliferative Krankheiten (Lymphome, z. B. Morbus Waldenström), Infektionen (Mykoplasmen, Epstein-Barr-Virus)
Biphasische Hämolysine (selten)	Primär	
	Sekundär	Postviral, Syphilis
Mischformen mit Autoantikörpern vom Wärme und Kältetyp	Primär	
	Sekundär	Autoimmunkrankheiten (z. B. Systemischer Lupus erythematodes)

- Die partielle Phagozytose der mit IgG beladenen Erythrozytenoberfläche führt zur Verminderung des Oberflächen-Volumen-Verhältnisses mit Ausbildung von Sphärozyten mit nachfolgendem Abbau in der Milz.
- Es besteht eine Assoziation mit bestimmten Erkrankungen (Infektionen einschließlich HIV, Lymphome, Immundefekte, Autoimmunerkrankungen wie Systemischer Lupus erythematodes, Rheumatoide Arthritis, Colitis ulcerosa, Leukämie, Tumorerkrankungen, sehr selten bei Thymomen und nach Impfungen).

Kälteagglutinin-bedingte Autoimmunhämolyse

- Kälteagglutinine reagieren mit Polysaccharidantigenen der Erythrozyten unterhalb der Körpertemperatur. Sie sind häufig Anti-I-Antikörper (Erwachsene) oder Anti-i-Antikörper (fetale Erythrozyten oder Nabelschnur-Erythrozyten).
- Pathologische Kälteagglutinine werden infolge von Infektionen (Antigen I bei Mykoplasmen, Antigen i bei Epstein-Barr-Virus) oder als paraneoplastische, klonale Immunantwort gebildet.
- Die klinisch relevanten Formen sind anti-I und weisen Kappa-Leichtketten auf, der Titer ist langandauernd stabil und führt zur chronischen Kälteagglutinin-Krankheit.
- Das Ausmaß der Hämolyse hängt von verschiedenen Faktoren (Komplementbindung, Temperaturamplitude der Antikörper-Antigen-Bindung, Antikörperspezifität ab). Bei Vermeidung einer Kälteexposition kommt es meist nicht zu einer bedeutsamen Hämolyse.

5.8.7 Klassifikation

- Wärmeagglutinin-bedingte Autoimmunhämolyse
- Kälteagglutinin-bedingte Autoimmunhämolyse
- Medikamentös bedingte Autoimmunhämolyse

5.8.8 Symptomatik

- Blässe,
- Gelbsucht,
- Schwäche (Leistungsintoleranz, Lethargie, Fatigue),
- Luftnot, unter Belastung und – bei schweren Verläufen – in Ruhe,
- Thoraxschmerzen,
- Verwirrtheit,
- kältebedingte Akrozyanose ohne Hyperämie nach Aufwärmen,
- Symptome einer autoimmunen oder malignen lymphatischen Grundkrankheit.

5.8.9 Diagnostik

Diagnostisches Vorgehen

- Diagnostischer Algorithmus ▸ Abb. 5.15.
- Die Diagnose erfordert eine gute Zusammenarbeit zwischen Klinik und Labor.
- Klinisch wird die AIHA charakterisiert durch das kombinierte Vorliegen einer hämolytischen Anämie mit einem positiven direkten Antiglobulintest (Coombs).
- Der von Coombs entwickelte „Direkte Antiglobulin-Test" (Antiseren gegen gewaschene Erythrozyten) mit positiver Reaktion für das C 3-Komplement, negativer Reaktion für IgG unterscheidet die Kälteagglutinin-bedingte Hämolyse von der Wärmeagglutinin-bedingten Hämolyse und anderen Ursachen (▸ Abb. 5.16).

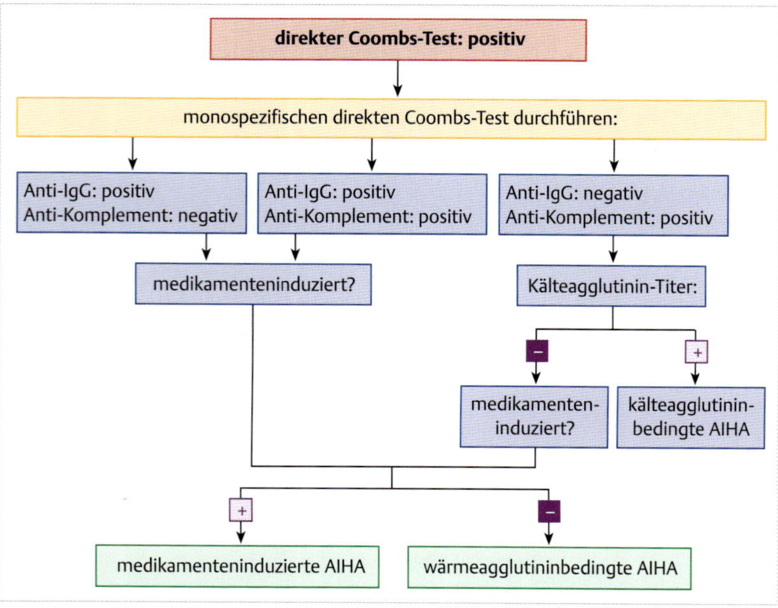

Abb. 5.15 Autoimmunhämolytische Anämie. Diagnostisches Vorgehen.

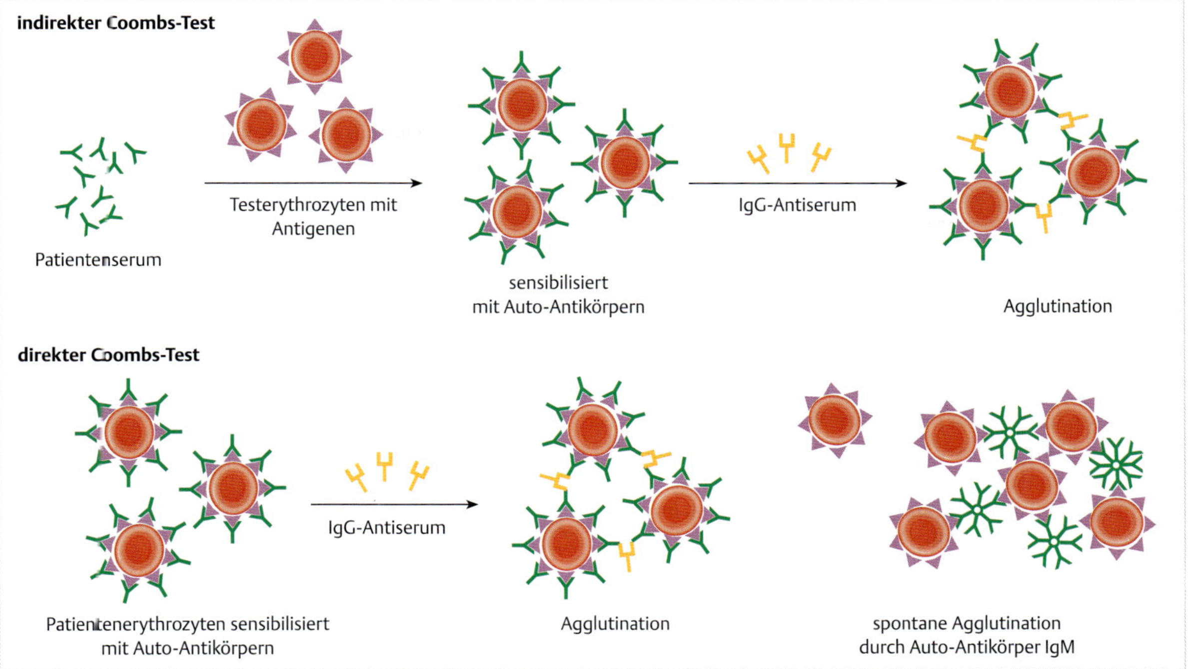

Abb. 5.16 Coombs-Test. Indirekter und direkter Test nach Coombs (Antiglobulintest, IAT und DAT). Mit dem indirekten Coombs (IAT) werden zirkulierende Allo- und Autoantikörper im Patientenserum nachgewiesen, die an Testerythrozyten binden. Sind Autoantikörper vom Typ IgM vorhanden, kommt es zu einer spontanen Agglutination. Mit dem direkten Coombs (DAT) lässt sich die Beladung von Patientenerythrozyten mit Antikörpern nachweisen. Die Patientenerythrozyten werden mit einem polyspezifischen Antiserum gegen IgG und Komplement (C3d) inkubiert.

Diagnosekriterien

- Es gibt keine spezifischen Symptome einer autoimmunhämolytischen Anämie; man erkennt eine Hämolyse regelhaft an folgender Symptomkonstellation, die die Diagnostik leitet:
  - Blässe in unerwartet kurzer Zeit bei Anämie (bitte auch auf Thrombozytenzahl achten!),
  - Splenomegalie,
  - Gelbsucht mit erhöhtem indirekten Bilirubin,
  - LDH-Erhöhung,
  - Retikulozytose (relativ oder absolut) als Ausdruck der Nachproduktion im Knochenmark,
  - Haptoglobinverminderung,
  - Autoimmuntests wie positiver Coombstest, Titerbestimmung von Kälteagglutininen,
  - im Blutausstrich: Sphärozyten, Poikilozytose,
  - bei intravaskulärer Hämolyse: Freies Hämoglobin in Serum und Urin sowie Hämosiderin im Urin.

Anamnese

- Die Beschwerden bei einer AIHA unterscheiden sich nicht von anderen akuten hämolytischen Anämien oder akuten Krisen einer chronischen hämolytischen Anämie, hängen aber v. a. vom Ausmaß der Erkrankung und der Schwere der Anämie ab und werden selten unterhalb eines Hb-Werts von 8 g/dl manifest.
- Luftnot, unter Belastung und in Ruhe, Müdigkeit, Leistungsintoleranz (Fatigue) und Ohrensausen kommen vor.
- Nach Symptomen wie Hämoglobinurie und bei – AIHA vom Kältetyp – Zyanose der exponierten Akren (Finger, Zehen, Ohren, Nasen) mit Verschwinden beim Aufwärmen (ohne reaktive Hyperämie wie beim Raynaud-Syndrom) muss dezidiert gefragt werden.
- Bei dekompensierter Herzinsuffizienz können Luftnot, Herzrasen sowie bei Myokardinfarkt Thoraxschmerzen auftreten.
- Bei schwerer Anämie (Lebensgefahr) können Lethargie und Verwirrtheit vorkommen.

Cave

Ein Neuauftreten einer ausgeprägten Hämolyse stellt eine Notfallsituation und eine Aufgabe für interdisziplinäres Handeln dar!

Körperliche Untersuchung

- Es gibt keine spezifischen Symptome einer autoimmunhämolytischen Anämie.
- Bei der körperlichen Inspektion finden sich ein Ikterus an Haut und Konjunktiven und Zeichen der Anämie wie Blässe.

- Die Milz kann vergrößert sein.
- Zeichen der kardialen Dekompensation:
  - Sinustachykardie, schwacher Pulsdruck,
  - Schweißausbruch,
  - Lungenstauung, periphere Ödeme, gestaute Halsvenen.

Labor

- Nachweis einer Hämolyse (LDH-Erhöhung, indirekte Hyperbilirubinämie, erniedrigtes Haptoglobin, fakultativ: Retikulozytose, diese kann aber bei Beginn oder bei eingeschränkter Knochenmarkreserve, z. B. nach zytostatischer Systemtherapie, fehlen).
- Mikrosphärozyten im peripheren Blutausstrich durch partiellen Membranverlust der Erythrozyten mit Verlust der bikonkaven Form nach Milzpassage.
- Hämoglobinurie mit Braunfärbung des Urins bei intravaskulärer Hämolyse durch Freisetzung von Hämoglobin aus zerstörten Erythrozyten.
- Nachweis von Autoantikörpern:
  - Nachweis von Autoantikörpern gegen Erythrozyten (Immunhämatologie) durch den direkten (direkter Antiglobulintest, DAT) und den indirekten (indirekter Antiglobulintest, IAT) Coombstest (▶ Abb. 5.16).
  - Ist der DAT positiv, wird in einem zweiten Schritt mit einem monoklonalen Serum spezifiziert, ob es sich um IgG, C 3c oder C 3d handelt.
  - Bei Nachweis von Autoantikörper IgG alleine wird die fehlende Komplementaktivierung belegt.
  - Bei zusätzlichem C 3c- oder C 3d-Nachweis handelt es sich um einen komplementaktivierenden IgG-Antikörper.
  - Bei nur Komplementbeladung ist eine weitergehende Diagnostik auf IgM oder IgA bei verschiedenen Temperaturamplituden (16 °C, 30 °C, 37 °C) erforderlich.
  - Der Nachweis der Spezifität der Autoantikörper gelingt durch Elutionstechniken: Häufig sind die Autoantikörper unspezifisch. Beim Wärmetyp sind sie gegen das Rhesussystem und Kell-Antigen, beim Kältetyp gegen das I-Antigen gerichtet.
- Hämatologische Diagnostik mittels Durchflusszytometrie zum Ausschluss zugrunde liegender maligner lymphatischer Systemerkrankung (z. B. CLL).
- Autoimmunphänomene (ANA, Doppelstrang-DNA-Antikörper, ANCA, ENA, Rheumafaktor, CCP) zum Ausschluss einer autoimmunen Systemerkrankung.

> **Praxistipp**
>
> Blutgruppenbestimmung und Kreuztestung von Blutprodukten kann aufgrund von Alloantikörpern nach stattgehabten Transfusionen erschwert sein.

Bildgebende Diagnostik

Sonografie

- Sonografie der Milz und Screening auf periphere und abdominelle Lymphknotenvergrößerungen zum Ausschluss zugrunde liegender maligner lymphatischer Systemerkrankungen.

Echokardiografie

- Bei Symptomen der kardialen Links-/Rechtsherzdekompensation.

Röntgen

- Bei Symptomen der kardialen Links-/Rechtsherzdekompensation.

CT

- Zum Ausschluss zugrunde liegender maligner lymphatischer Systemerkrankungen.

Histologie, Zytologie und klinische Pathologie

Knochenmarkdiagnostik

- Knochenmarkdiagnostik bei klinischem (Lymphknoten-Milz-Vergrößerung) oder bildgebendem Verdacht auf eine zugrunde liegende maligne lymphatische Systemerkrankung.

Mikrobiologie und Virologie

- Mykoplasmen-Antikörper,
- Epstein-Barr-Virusdiagnostik,
- HIV-Test.

5.8.10 Differenzialdiagnosen

Kälteagglutinin-bedingte Anämie

- Paroxysmale Kältehämoglobinurie:
  - AIHA vom Donath-Landsteiner-Typ:
    - Im Kindesalter nach Virusinfekten auftretend mit akuter intravaskulärer Hämolyse und Anämiesymptomatik,
    - beginnend wenige Minuten bis einige Stunden nach Kälteexposition mit Nachweis eines IgG-Antikörpers, reaktiv < 37 °C und Hämolyse beim Aufwärmen (z. B. positiver Donath-Landsteiner Antikörper Test),
    - mit Hämoglobinurie (dunkler Urin), Hämoglobinämie.
  - Der direkte Coombs-Test ist während der akuten Hämolyse positiv für Komplement, aber nicht für IgG.
- Medikamentenbedingte autoimmunhämolytische Anämie,
- Kryglobuliämie,

Wärmeagglutinin-bedingte Anämie

- Hereditäre Sphärozytose:
  - Patienten haben in der Regel lebenslang milde bis moderate Hämolysen, die erst bei Aplasiephasen wie nach Parvovirus-Infekten zur Diagnose führen.
  - Der negative Coombs-Test und eine positive Anamnese bzw. Familienanamnese helfen in der Unterscheidung der Sphärozytose von einer AIHA vom Wärme-Typ.

5.8.11 Therapie

Therapeutisches Vorgehen

- Das therapeutische Vorgehen ist in ▶ Abb. 5.17 dargestellt.

Allgemeinmaßnahmen

- Wärmeagglutinin-bedingte autoimmunhämolytische Anämie (Wärmeantikörper-AIHA): In der akuten Notfallsituation kann eine Hämotherapie mit kompatiblen Blutprodukten (Cave: Alloantikörper) erforderlich sein.

Pharmakotherapie

Kausale Pharmakotherapie

Wärmeagglutinin-bedingte autoimmunhämolytische Anämie

- Chronische Situation:
  - Initialtherapie mit Steroiden (Glukokortikoide) zur Verminderung der Autoantikörperbildung aus B-Zellen und Verminderung der Dichte von Fc-gamma-Rezeptoren auf den Phagozyten in der Milz, ggf. Splenektomie und off-label Rituximab oder andere Immunsuppressiva.
  - Die Behandlung zugrunde liegender maligner Lymphome (Chemoimmuntherapie, ggf. dem heute nur noch selten eingesetzten Alemtuzumab) führt häufig zur Symptomlinderung.
- Refraktäre Situation (Zweitlinie):
  - Nicht-Ansprecher auf Glukokortikoide (Bedarf > 15 mg/Tag Prednisolon) erhalten eine elektive Splenektomie, off-label Rituximab oder andere Immunsuppressiva/Zytostatika (wie Azathioprin, Cyclophosphamid, Cyclosporin A, Mycophenolat).

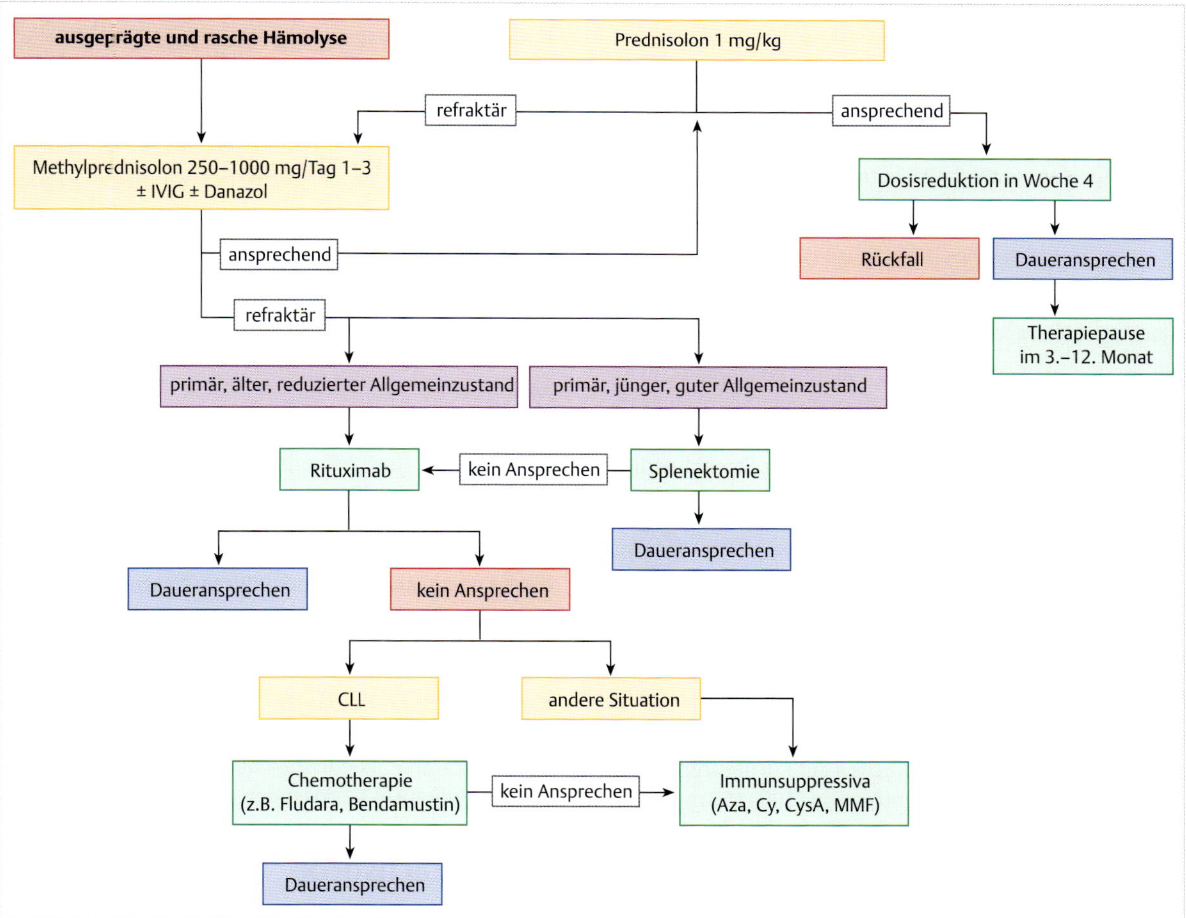

Abb. 5.17 Autoimmunhämolytische Anämie. Therapeutisches Vorgehen. Bei Kälteagglutinin-bedingter AIHA Prednisolon oder Splenektomie jedoch nur bei ausgewählten Patienten!

  - Dabei hat sich die Off-label-Behandlung mit Rituximab für Erwachsene und besonders für Kinder im klinischen Alltag etabliert, da sie als einzige Option für wenige Patienten das Potenzial der Langzeitheilung birgt.
- Letztlinien-Therapie (Drittlinie) nach Versagen von Splenektomie oder Rituximab:
  - Andere Immunsuppressiva/Zytostatika (wie Azathioprin, Cyclophosphamid, Cyclosporin A, Mycophenolat).

Kälteagglutinin-bedingte autoimmunhämolytische Anämie (Kälteantikörper-AIHA)

- Gering symptomatische Form (Akrozyanose, geringe Anämie):
  - Supportive Therapie,
  - Meidung von Kälte und anderen Umstände, die zur Komplementaktivierung führen,
  - Behandlung zugrunde liegender Maligner Lymphome führt häufig zur Symptomlinderung.
- Ausgeprägte Befunde und Symptome:
  - Behandlung mit Rituximab ggf. kombiniert mit Fludarabin wird empfohlen.
  - Niedrigdosierte Alkylanzien (wie Cyclophosphamid, Chlorambucil) oder Interferon werden eingesetzt, sind aber weniger effektiv.

> **Merke**
>
> Es ist wichtig zu wissen, dass bei der Kälteantikörper-AIHA nur ausgewählte Patienten von Glukokortikoiden oder einer Splenektomie profitieren!

Therapiedurchführung

- Kortikosteroide (Prednisolon 1 mg/kg Körpergewicht 1-mal/Tag mit langsamem Tapering durch Dosisreduktion innerhalb von 2 Wochen auf 20 mg/Tag, ggf. durch weitere Dosisreduktion und Beendigung der Steroidmedikation innerhalb von 6 Wochen).

> **Cave**
>
> Kortikosteroide können zu Diabetes, Osteoporose, psychischen Nebenwirkungen wie Unruhe, Schlafstörungen bis hin zur Psychose führen.

- Bei unzureichendem Ansprechen auf Kortikosteroide: Immunsuppressiva wie Azathioprin (100–150 mg/Tag, wichtig: TPMT-Vortestung, Cave: Interaktion mit Allopurinol), oder Zytostatika (regelmäßige Blutbildkontrolle erforderlich!) wie Cyclophosphamid (100 mg/Tag oral) als Monotherapie oder in Kombination mit Kortikosteroiden, ggf. Cyclophosphamid-Stoßtherapie (50 mg/kg/Tag über 4 Tage).
- Bei steroidrefraktärem Verlauf in der Zweitlinientherapie: Splenektomie (s. operative Verfahren) und alternativ zur Splenektomie Off-label-Therapie mit CD-20-Antikörper Rituximab mit > 60 %igem Ansprechen bei Rezidiv bei fast allen nach kurzen oder längeren (> 24 Monate) Intervallen, allerdings bei wenigen Patienten Langzeit-Heilung möglich!

> **Merke**
>
> In lebensbedrohlichen Situationen: Einsatz von intravenösen Immunglobulinen (30 g/Tag 7S-Immunglobuline über 3–5 Tage) plus Hochdosissteroidtherapie Methylprednisolon bis 250–1000 mg/Tag über 1–3 Tage ggf. plus Androgen (Danazol 200 mg/Tag).

- Reserve-Immunsuppressiva: Cyclosporin A (10–15 mg/kg/Tag, ggf. niedrige Erhaltungsdosis unter Spiegelkontrolle) und Mycophenolat (2 g/Tag).
- Mögliche Medikamente, allein oder in Kombination:
  - Fludarabin (25 mg/m^2/Tag über 5 Tage),
  - Chlorambucil (0,3 mg/kg Körpergewicht/Tag über 7 Tage, alternative Schemata möglich),
  - Interferon-α2a (3-mal 3 Mio IU/Woche),
  - Bendamustin (90 mg/m^2 über 2 Tage),
  - Alemtuzumab (12 mg/Tag über 5 Tage),
  - ggf. weitere CLL-Therapeutika (Ibrutinib, Idelalisib, Obinutuzumab, Ofatumumab).

Interventionelle Therapie

Plasmapherese

- Bei sehr ausgeprägter Form, wie im Zusammenhang mit akuten Infektionen oder Operationen, ist eine ergänzende Plasmapherese zur Entfernung von Kälteagglutinen häufig hilfreich.

Operative Therapie

- Splenektomie führt bei jedem zweiten zur Stabilisierung der Anämie, 30 % sprechen nicht an, Mortalität: laparoskopisch 0,2 %, laparotomisch 1 %.
- Eine Impfprophylaxe (*Neisseria meningitidis, Streptococcus pneumoniae, Haemophilus influenzae*) ist obligat.

5.8.12 Prävention

- Bei Kälteagglutinin-bedingter AIHA: Vermeidung von Kälte.
- Bei medikamentenbedingter AIHA: Vermeidung der bekannten, die AIHA auslösenden Medikamente.

5.8.13 Nachsorge

- Symptomorientierte Kontrolle von Hämoglobin, Hämatokrit, LDH, Retikulozyten, Haptoglobin.

5.8.14 Verlauf und Prognose

- Die Prognose der AIHA quo ad vitam ist gut, quo ad sanationem ist abhängig vom Verlauf und ggf. der Meidung auslösender Faktoren (s. oben).

5.8.15 Wichtige Internetquellen

- www.uptodate.com/contents/warm-autoimmune-hemolytic-anemia-clinical-features-and-diagnosis
- www.uptodate.com/contents/warm-autoimmune-hemolytic-anemia-treatment
- www.uptodate.com/contents/clinical-features-and-treatment-of-autoimmune-hemolytic-anemia-cold-agglutinins
- American Society of Hematology, Webinar AIHA, 2012 in: www.hematology.org/Meetings/Webinars/1975.aspx
- www.orpha.net/consor/cgi-bin/OC_Exp.php

5.8.16 Literatur

[1] Quinquenel A, Al Nawakil C, Baran-Marszak F et al. Old DAT and new data: positive direct antiglobulin test identifies a subgroup with poor outcome among chronic lymphocytic leukemia stage A patients. Am J Hematol 2015; 90(1): E5–8

5.9 Paroxysmale nächtliche Hämoglobinurie

Alexander Röth

5.9.1 Steckbrief

Die paroxysmale nächtliche Hämoglobinurie (PNH) ist eine seltene erworbene Erkrankung der hämatopoetischen Stammzelle mit klinisch sehr variabler Präsentation. Kennzeichnend sind eine klinische Trias aus intravasaler Hämolyse, Thrombophilie mit venösen/arteriellen Thrombosen in typischer und atypischer Lokalisation sowie eine Zytopenie variabler Ausprägung. Ursache ist eine somatische Mutation des *PIG-A*-Gens, das verantwortlich ist für die Synthese des GPI-Ankerproteins (Glykosylphosphatidylinositol-Ankerprotein). Wegen des nicht vorhandenen Ankerproteins fehlen auch die entsprechend verankerten Oberflächenproteine auf den betroffenen Zellen. Die Therapie orientiert sich an den Symptomen. Mit dem terminalen Komplementinhibitor Eculizumab als zielgerichtete Therapie lässt sich die Mortalität von ca. 35 % nach 5 Jahren fast vollständig normalisieren.

5.9.2 Aktuelles

- Diagnostik:
  - Standarddiagnostik ist die Durchflusszytometrie.
  - Ham-Test (Säurehämolysetest), Zuckerwasser-Test oder Gelkartentest sind obsolet.
  - Empfehlenswert ist der Einsatz von FLAER (fluorescein-labeled proaerolysin) für eine hochsensitive PNH-Durchflusszytometrie.
- Therapie:
  - Standardtherapie der symptomatischen PNH ist die zielgerichtete Therapie mit Eculizumab zusätzlich zu den empfohlenen allgemeinen Maßnahmen (Folsäure, ggf. Vitamin B12, frühzeitige antibiotische Therapie bakterieller Infektionen zur Vermeidung hämolytischer Krisen und Antikoagulation)
- Komplement und Gerinnung:
  - Enge Verbindung zwischen dem Komplement- und Gerinnungssystem, Aktivierung von C 3 und C 5 durch Thrombin als Erklärung von simultanen bzw. rezidivierenden Thrombose bei PNH-Patienten trotz Antikoagulation.

5.9.3 Synonyme

- Marchiafava-Anämie (nicht mehr gebräuchlich)
- Strübing-Marchiafava-Micheli-Syndrom (nicht mehr gebräuchlich)

5.9.4 Definition

- Erworbene klonale Erkrankung der hämatopoetischen Stammzelle durch Mutation des *PIG-A*-Gens,
- klassische klinische Trias aus intravasaler Hämolyse, Thrombophilie und Zytopenie,
- Nachweis von GPI-defizienten Zellen in der Durchflusszytometrie.

5.9.5 Epidemiologie

- Sehr seltene Erkrankung mit einer Prävalenz von bis zu 15,9 Fällen pro 1 Mio. Einwohner und einer Inzidenz von ca. 1,3 pro 1 Mio. in Europa.
- Medianes Alter zum Zeitpunkt der Erstdiagnose liegt bei Anfang 30 Jahren; ausgeglichenes Geschlechterverhältnis.
- Weltweit auftretend, keine spezifische ethnische oder geografische Häufung, aber unterschiedliche Häufigkeiten für thromboembolische Komplikationen oder Knochenmarkversagen.

5.9.6 Ätiologie und Pathogenese

- Erworbene Mutation des *PIG-A*-Gens auf dem X-Chromosom einer oder mehrerer pluripotenter, hämatopoetischer Stammzellen.
- Als Folge kommt es je nach Mutation zum vollständigen oder teilweisen Verlust des GPI-Ankers und so wiederum zum Fehlen GPI-verankerter Oberflächenproteine auf der Zellmembran betroffener Zellen.
- Nicht alle Stammzellen betroffen → meist Mosaiksituation mit unterschiedlichen PNH-Anteilen (PNH-Klongröße).

- Durch vermuteten Autoimmunmechanismus analog zur aplastischen Anämie (AA) kommt es zu einer Depletion der normalen GPI-positiven Stammzellen zugunsten der GPI-defizienten PNH-Stammzellen.
- Weitere genetische Veränderungen/Mutationen führen zu einem intrinsischen Wachstumsvorteil und klonaler Evolution.
- Durch das Fehlen des GPI-Ankers fehlen die GPI-verankerten komplementinaktivierenden Proteine CD55 (DAF) und v. a. CD59 (MIRL) auf der Zelloberfläche aller Zellreihen (▶ Abb. 5.18).
- PNH-Erythrozyten werden so von der unkontrollierten Aktivierung des Komplementsystems durch die Ausbildung des Membranangriffskomplexes (MAC) zerstört.
- Durch diese intravasale Hämolyse kommt es zur Freisetzung von Hämoglobin und Arginase.
- Mit der Erschöpfung von Haptoglobin und Hämopexin durch die Bindung von freiem Hämoglobin wird unter Verbrauch von Stickstoffmonoxid (NO) Methämoglobin gebildet.
- Arginase vermindert enzymatisch L-Arginin, ein Substrat der NO-Bildung.
- Die resultierende Depletion von NO ist pathophysiologisch für die glattmuskuläre Dystonie, Endotheldysfunktion und Thrombophilie verantwortlich.
- Hieraus ergeben sich die relevanten morbiditäts- und mortalitätsbestimmenden Symptome und Komplikationen.

5.9.7 Klassifikation und Risikostratifizierung

- Die Diagnose und Klassifikation erfolgt nach den IPIG-Empfehlungen:
  - **Klassische PNH**:
    - Intravasale Hämolyse (LDH ↑, indirektes Bilirubin ↑, Haptoglobin ↓, Retikulozyten ↑, Hämoglobinurie),
    - kein Anhalt für andere Knochenmarkerkrankung.
  - **PNH im Kontext anderer Knochenmarkerkrankungen**:
    - Zeichen der Hämolyse wie die klassische PNH,
    - bestehende oder vorausgegangene Knochenmarkerkrankung: Aplastische Anämie, MDS oder Myelofibrose.
  - **Subklinische PNH**:
    - Keine Hinweise auf Hämolyse,
    - kleine GPI-defiziente Klone.

5.9.8 Symptomatik

- Breites Spektrum an Symptomen, die sich auch im Verlauf der Erkrankung verändern können.
- Die klinische Trias umfasst intravasale Hämolyse, Thrombophilie und Zytopenie.
- Eine Auswertung aus dem PNH-Register zeigt die folgenden häufigsten Beschwerden bei > 93 % der Patienten:

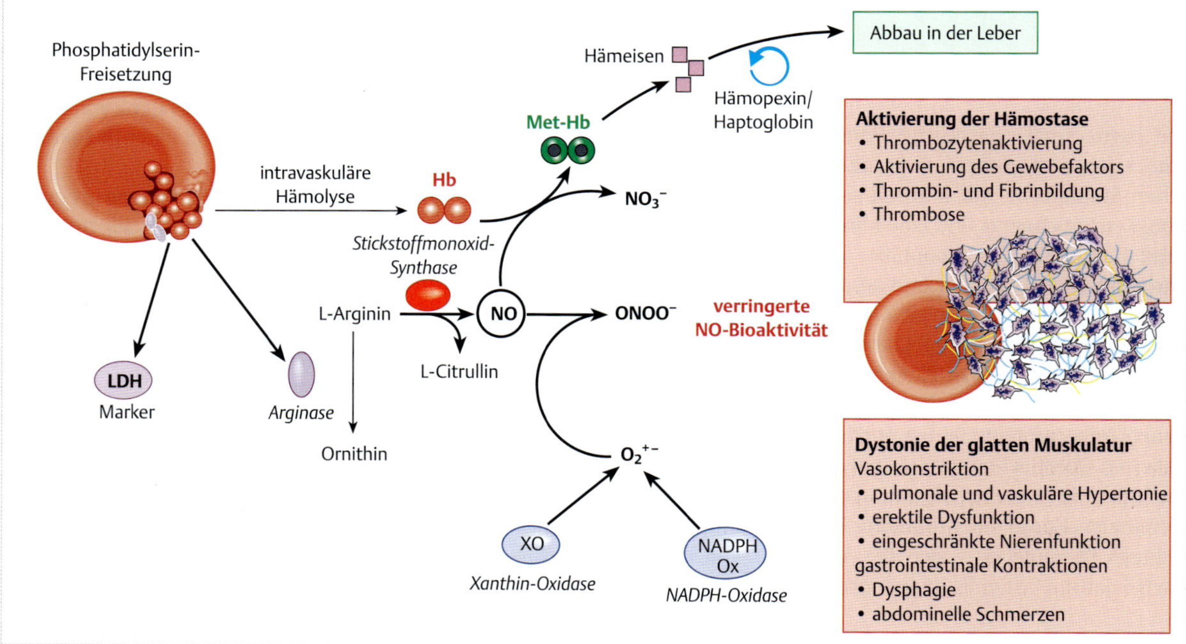

Abb. 5.18 Paroxysmale nächtliche Hämoglobinurie. Pathophysiologische Mechanismen [5].

 - Fatigue: 80 %,
 - Dyspnoe: 64 %,
 - Hämoglobinurie: 62 %,
 - abdominelle Beschwerden: 44 %,
 - Knochenmarkinsuffizienz: 44 %,
 - erektile Dysfunktion: 38 %,
 - Thoraxschmerzen: 33 %,
 - Thrombosen: 16 %,
 - Niereninsuffizienz: 14 %.
- Es kommen Beschwerden wie Kopfschmerzen, Sklerenikterus, Verwirrtheit, Dysphagie und eingeschränkte Lebensqualität hinzu.
- Intermittierend abdominelle Schmerzkrisen, Dysphagien durch Ösophagusspasmen, Rückenschmerzen, Übelkeit, Thoraxschmerzen und erektile Dysfunktion bei Männern durch NO-Depletion.
- Namengebende Hämoglobinurie als Folge der stärkeren Konzentration des Morgenurins nur bei ca. 26 % zum Zeitpunkt der Erstdiagnose nachweisbar (ggf. Hämosiderinurie).
- **Thrombophilie**:
 - Thrombophilie ist die für Morbidität und Mortalität relevanteste klinische Komplikation der PNH (62-fach gesteigertes relatives Risiko, ca. 44 % aller Patienten, 21 % Thrombose vor der Diagnosestellung, verantwortlich für 40–67 % aller PNH-assoziierten Todesfälle).
 - Thromboembolische Komplikationen sowohl venös als auch arteriell in typischer und atypischer Lokalisation (abdominell, zerebral).
 - Thrombosen können auch bei kleineren Klongrößen (< 50 %) auftreten.
 - Prädiktiv für das Auftreten von Thrombosen sind u. a.
 - thorakale und abdominelle Schmerzen,
 - Dyspnoe,
 - eine eingeschränkte Nierenfunktion und
 - ein erhöhter LDH-Wert (≥ 1,5-fach oberhalb des Normbereichs).
- Eingeschränkte Nierenfunktion bei bis zu zwei Drittel aller PNH-Patienten durch Vasospasmus bei NO-Mangel, mikrovaskuläre Thromben und chronische Hämosiderinablagerung.
- Pulmonale Hypertonie durch Vasokonstriktion, rezidivierende Thromboembolien mit Dyspnoe.
- Chronische Coombs-negative Hämolyse ohne Tag-Nacht-Rhythmus.
- Enge Beziehung zur aplastischen Anämie (AA):
 - Bis zu 70 % aller AA-Patienten haben einen meist kleinen PNH-Klon, bis zu 20 % aller AA-Patienten entwickeln eine PNH,
 - umgekehrt Übergang der PNH in AA bei 20 % in 10 Jahren.

> **Merke**
>
> Die PNH ist das klinische Chamäleon der Hämatologie bzw. Inneren Medizin, da es sich initial vielfältig präsentieren und darüber hinaus auch noch im Verlauf wieder verändern kann.

5.9.9 Diagnostik

Diagnostisches Vorgehen

- Diagnose oft schwierig aufgrund der vielfältigen Beschwerden und Variation im Verlauf (▶ Abb. 5.19).
- Durchflusszytometrie des peripheren Bluts ist die Methode der Wahl.
- Säurehämolysetest (Ham-Test), Zuckerwassertest oder PNH-Gelkartentest aufgrund von Sensitivität und Spezifität obsolet.
- Nachweis fehlender GPI-verankerter Oberflächenproteine bzw. das Fehlen des GPI-Ankers selbst (FLAER) auf unterschiedlichen Zellreihen.
- Anteil der PNH-Granulozyten/-Monozyten gibt die Größe des PNH-Klons wieder.
- Indikationen zur Durchführung der PNH-Diagnostik sind vielfältig.
- Die Diagnostik sollte in Abhängigkeit vom Befund und der Klink im Verlauf wiederholt werden: In den ersten 2 Jahren nach Erstdiagnose alle 6 Monate, danach jährlich; ggf. kurzfristige Kontrolle bei Änderung der Symptomatik.

> **Merke**
>
> Standarddiagnostik der PNH ist die Durchflusszytometrie des peripheren Bluts.

Anamnese

- Ausführliche Eigenanamnese einschließlich gezielter Befragung der PNH-typischen Symptome, Familienanamnese.

Körperliche Untersuchung

- Körperliche Untersuchung mit besonderem Augenmerk auf evtl. Thrombosen.

Labor

- Blut- und Differenzialblutbild mit Retikulozyten, Erythrozytenmorphologie (Ausschluss Fragmentozyten in differenzialdiagnostischer Abgrenzung zu thrombotischer Mikroangiophatie [TTP/HUS]).

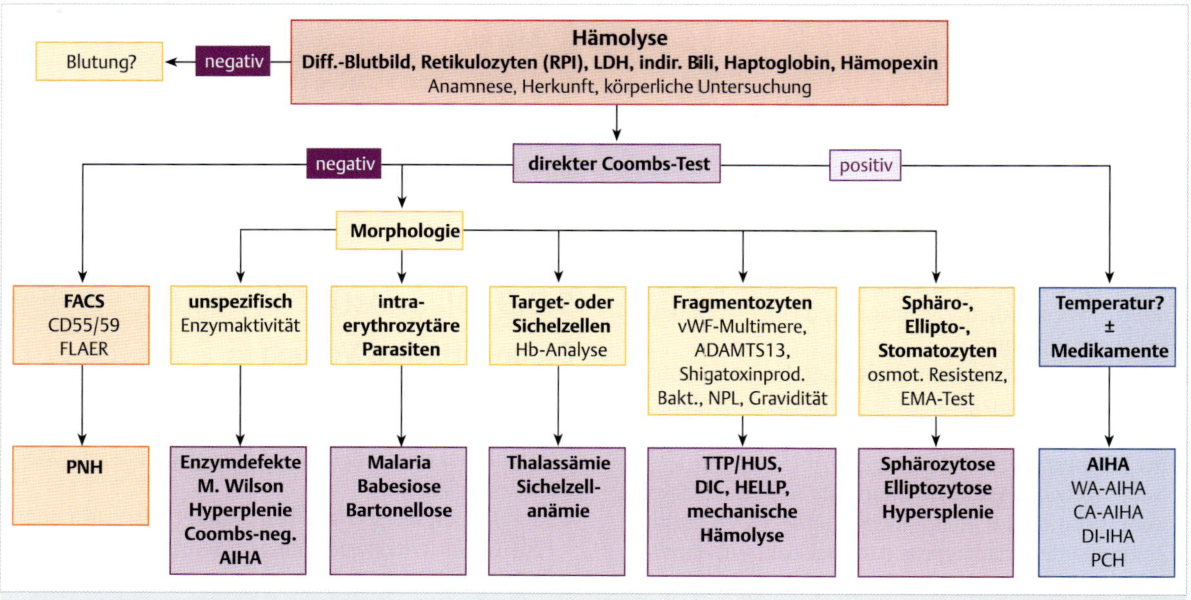

Abb. 5.19 Paroxysmale nächtliche Hämoglobinurie. Diagnostisches Vorgehen zur Abklärung einer Hämolyse/hämolytischen Anämie (AIHA = Autoimmunhämolyse, WA-AIHA = Autoimmunhämolyse vom Wärmerantikörpertyp, CA-AIHA = Autoimmunhämolyse vom Kälteantikörpertyp, DI-IHA = Medikamenteninduziert Immunhämolyse, PCH = paroxysmale Kältehämoglobinurie, NPL = Neoplasma, TTP = thrombotischthrombozytopene Purpura, HUS = hämolytisch urämisches Syndrom, vWF = Von-Willebrand-Faktor, DIC = Verbrauchkoagulopathie) [8].

- Hämolyse-Parameter: LDH, Haptoglobin, Hämopexin, Bilirubin, Harnstatus/-sediment, ggf. freies Hämoglobin, Hämosiderin im Urin.
- Direkter Antiglobulin-Test (DAT) nach Coombs, Blutgruppe.
- Durchflusszytometrische PNH-Diagnostik.

Bildgebende Diagnostik

Sonografie

- Sonografische Untersuchung des Abdomens einschließlich Duplexsonografie (Ausschluss viszeraler Thrombosen).

Histologie, Zytologie und klinische Pathologie

Knochenmarkdiagnostik

- Knochenmarkdiagnostik mit Zytologie, Durchflusszytometrie, Histologie und Zytogenetik (Nachweis von hämatologischen Begleiterkrankungen wie AA, MDS, AML).

5.9.10 Differenzialdiagnosen

- Differenzialdiagnostisch zur PNH müssen aufgrund der vielfältigen Symptome folgende Krankheiten erwogen werden:
  - andere Coombs-negative hämolytische Anämien,
  - weitere thrombophile Erkrankungen mit (a)typischen Thrombosen,
  - Knochenmarkversagenssyndrome (mit unter Umständen nachweisbarem PNH-Klon) und
  - Erkrankungen mit Hämaturie/Myoglobinurie.
- Coombs-negative hämolytische Anämien; in Betracht kommen u. a.:
  - Erythrozytenmembran- und Enzymdefekte,
  - Hämoglobinopathien,
  - intraerythrozytäre Parasiten
  - mikroangiopathische hämolytische Anämien.
  - Im Gegensatz zur PNH können in der Durchflusszytometrie keine GPI-defizienten PNH-Zellen nachgewiesen werden; häufig ist die Erythrozytenmorphologie weiterführend bzw. die weitere spezielle Diagnostik.
- Viszerale Thrombosen und Hirnvenenthrombosen; diese Thrombosen können durch verschiedene Ursachen bedingt sein:
  - Myeloproliferative Erkrankungen,
  - Thrombosen im Rahmen von Tumorerkrankungen,
  - Gefäßkompression,
  - angeborene oder erworbene thrombophile Zustände.
  - In der Regel findet sich hierbei weder eine intravasale Hämolyse noch der Nachweis eines PNH-Klons.

5.9.11 Therapie

Therapeutisches Vorgehen

- ▶ Abb. 5.20
- Die therapeutischen Maßnahmen richten sich nach den klinischen Problemen:
  - Bei führender Aplasie steht die Therapie der Aplastischen Anämie (AA) im Vordergrund (Kap. 5.11).
  - Bei symptomatischer Hämolyse ist die Inhibition des terminalen Komplementsystems mit dem humanisierten monoklonalen Anti-C 5-Antikörper Eculizumab bislang Therapie der Wahl.

Allgemeinmaßnahmen

- Allgemeine supportive Maßnahmen:
  - Substitution von Erythrozytenkonzentraten nach Klinik (gewaschene Erythrozytenkonzentrate sind nicht notwendig),
  - Gabe von Folsäure (1–5 mg/Tag p. o.) aufgrund der gesteigerten Erythropoese (Retikulozytose),
  - ggf. auch Vitamin B12 bei einem Mangel und
  - ggf. orale Eisengabe bei Eisenmangel (Ziel-Transferrinsättigung > 20 %).
- Bakterielle Infektionen sollten frühzeitig und konsequent antibiotisch behandelt werden, da diese hämolytische Krisen auslösen können.
- Thromboseprophylaxe in Risikosituationen, ggf. Primärprophylaxe diskutieren, Heparine können sicher eingesetzt werden.
- Längerfristige Antikoagulation nach Lokalisation und Verlauf der Thrombose in Kombination mit Eculizumab und in Abhängigkeit von den Thrombozytenwerten.
- **Nicht indiziert** sind:
  - Therapie mit Steroiden (insbesondere als Dauertherapie),
  - immunsuppressive Therapie zur alleinigen Behandlung der Hämolyse.

Pharmakotherapie

Eculizumab

- Therapie der Wahl bei symptomatischer PNH ist Eculizumab,:
  - Hämolytische Anämie mit Transfusionsbedarf (Anämie nicht durch Zytopenie),
  - stattgehabte Thrombose,
  - PNH-assoziierte Niereninsuffizienz,
  - abdominelle Schmerzkrisen,
  - andere schwerwiegende PNH-bedingte Symptome/ Komplikationen,
  - länger andauernde Risikosituationen (Schwangerschaft, Immobilisation etc.).
- Therapie durch intravenöse Gabe von 600 mg Eculizumab wöchentlich für 4 Gaben, gefolgt von einer Erhaltungstherapie mit 900 mg alle 2 Wochen.
- Bei Hinweisen auf eine Durchbruchhämolyse ggf. Intervallverkürzung oder Erhöhung der Dosis auf z. B. 1200 mg alle 14 ± 2 Tage.

> **Merke**
>
> Eculizumab ist die einzige zielgerichtete Therapie der symptomatischen PNH, die zu einer Verbesserung der Prognose führt.

Meningokokkenschutzimpfung

- Simultan zur Eculizumab-Therapie Meningokokkenschutzimpfung zunächst mit einem tetravalenten Konjugatimpfstoff (Stämme A, C, W, Y [Menveo oder Nimenrix]) und Prophylaxe mit Ciprofloxacin 500 mg 1–0-0 für 2 Wochen, unter stabiler Komplementinhibition nach ca. 4 Wochen Impfung mit dem B-Impfstoff (Bex-

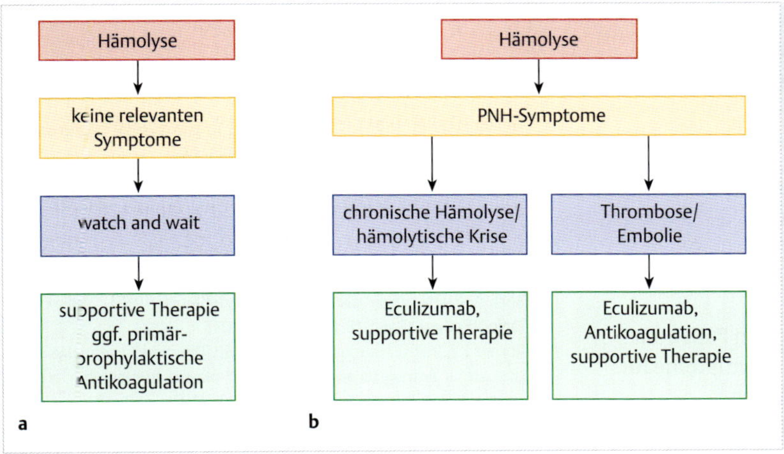

Abb. 5.20 Paroxysmale nächtliche Hämoglobinurie. Therapeutisches Vorgehen. Bei Aplasie siehe therapeutisches Vorgehen bei aplastischer Anämie (▶ Abb. 5.25).
a asymptomatisch
b symptomatisch

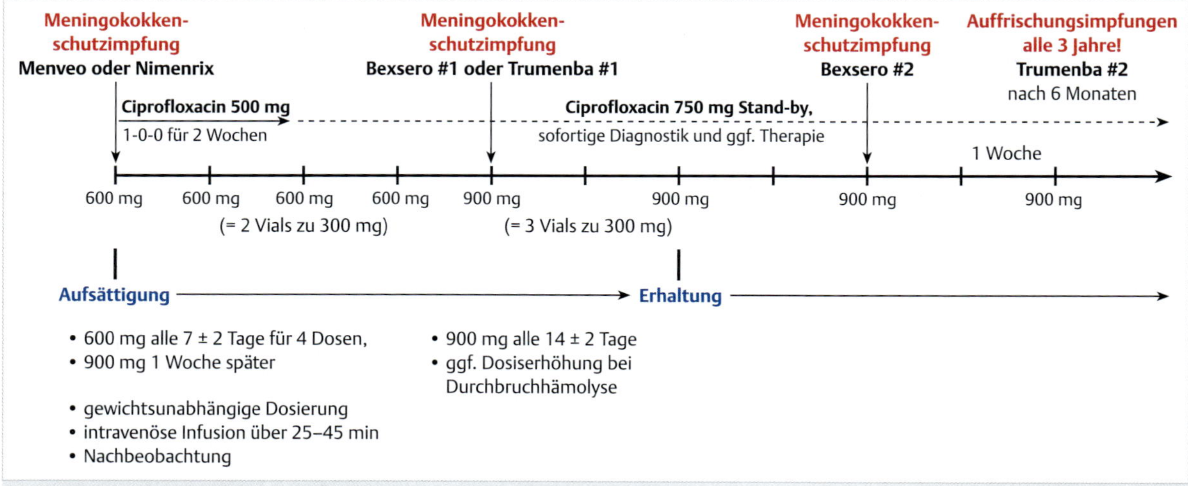

Abb. 5.21 Eculizumab. Therapieschema der paroxysmalen nächtlichen Hämoglobinurie mit Eculizumab. (Quelle: https://www.onkopedia.com/de/onkopedia/guidelines/paroxysmale-naechtliche-haemoglobinurie-pnh; Stand: 11.10.2018)

sero oder Trumenba), ▶ Abb. 5.21. Danach Auffrischimpfungen alle 3 Jahre!
- Bei Hinweisen/Symptomen einer Meningokokkeninfektion (siehe auch Notfallausweis des Risikoprogramms): Stand-by-Therapie mit 750 mg Ciprofloxacin und umgehende Abklärung und ggf. Therapie bei einem Arzt (z. B. Cetriaxon 2 × 2 gr i. v..

Zellbasierte Verfahren

Stammzelltransplantation

- Die allogene Stammzelltransplantation (SZT) ist die einzige potenziell kurative Therapie der PNH.
- In vor längerer Zeit publizierten Studien ist diese jedoch mit einer hohen transplantationsassoziierten Morbidität und Moralität assoziiert.
- Indikationen für SZT sind:
  - Sekundäres Knochenmarkversagen bei schwerer aplastischen Anämie,
  - Übergang in ein MDS oder eine AML sowie rezidivierende thromboembolische Komplikationen trotz einer effektiven Therapie mit Eculizumab und laufender Antikoagulation.

5.9.12 Verlaufskontrolle und Nachsorge

- Regelmäßige Kontrollen nach initialer Klinik und Verlauf sinnvoll.
- Insbesondere bei primär asymptomatischen Patienten regelmäßige Überprüfung etwaiger Warnsymptome für Thrombosen und ggf. kurzfristige Abklärung.
- Durchflusszytometrische Analysen nach Verlauf.
- Bei Verdacht auf Thrombosen Bestimmung der D-Dimere und weiterführende Bildgebung.

5.9.13 Prognose

- PNH ist eine chronische Erkrankung mit relevanter Morbidität und Mortalität (ca. 35 % nach 5 Jahren).
- Durch eine Therapie mit Eculizumab konnte in mehreren Serien eine fast vollständige Normalisierung der Mortalität dokumentiert werden.

5.9.14 Wichtige Internetquellen

- Onkopedia Leitlinien, Paroxysmale nächtliche Hämoglobinurie: www.onkopedia.com/de/onkopedia/guidelines/paroxysmale-naechtliche-haemoglobinurie-pnh/@@view/html/index.html
- Onkopedia Leitlinien, Aplastische Anämie: www.onkopedia.com/de/onkopedia/guidelines/aplastische-anaemie-diagnostik-und-therapie-der-erworbenen-aplastischen-anaemie/@@view/html/index.html
- International PNH Interest Group: www.pnhinterest-group.org/

5.9.15 Literatur

[1] Hill A, Kelly RJ, Hillmen P. Thrombosis in paroxysmal nocturnal hemoglobinuria. Blood 2013; 121(25): 4985–96

[2] Kelly RJ, Höchsmann B, Szer J et al. Eculizumab in Pregnant Patients with Paroxysmal Nocturnal Hemoglobinuria. N Engl J Med 2015; 373 (11): 1032–9

[3] Röth A, Dührsen U. Treatment of paroxysmal nocturnal hemoglobinuria in the era of eculizumab. Eur J Haematol. 2011; 87(6): 473–9

[4] Röth A. Paroxysmale nächtliche Hämoglobinurie (PNH). „InFo Onkologie“ (Beilage) Band 18, Heft 2, März 2015

[5] Rother RP, Bell L, Hillmen P, Gladwin MP. The clinical sequelae of intravascular hemolysis and extracellular plasma hemoglobin: a novel mechanism of human disease. JAMA 2005; 293: 1653–62

[6] Schrezenmeier H, Muus P, Socié G et al. Baseline characteristics and disease burden in patients in the International Paroxysmal Nocturnal Hemoglobinuria Registry. Haematologica 2014; 99(5): 922–9

[7] Schubert J, Röth A. Update on paroxysmal nocturnal haemoglobinuria: on the long way to understand the principles of the disease. Eur J Haematol 2015; 94(6): 464–73

[8] Tefferi A. Anemia in adults: a contemporary approach to diagnosis. Mayo Clin Proc 2003; 78: 1274–1280

5.10 Anämie der chronischen Erkrankungen

Jan Hastka

5.10.1 Steckbrief

Im Verlauf von chronischen Erkrankungen entsteht häufig eine Anämie, die durch eine eisendefizitäre Erythropoese gekennzeichnet ist. Im Unterschied zu der Eisenmangelanämie ist der Eisenmangel bei dieser Anämieform jedoch nur funktionell, weil das Eisen als unspezifische Abwehrmaßnahme blockiert wird und so dem pathologischen Prozess, jedoch leider auch der Erythropoese, vorenthalten wird.

5.10.2 Synonyme

- ACD: „Anemia of chronic disorders" oder „Anemia of chronic disease"
- Infektionsanämie (weil schwere Infektionen vor der Antibiotikära mit einer Anämie assoziiert waren)
- Anemia of inflammation
- Sideroachrestische Anämie: Oberbegriff für alle Anämienformen mit Eisenverwertungsstörung.

5.10.3 Definition

- Die ACD ist eine Anämie, die pathophysiologisch auf einen funktionellen Eisenmangel zurückzuführen ist, der durch eine zugrunde liegende chronische Erkrankung hervorgerufen wurde.

5.10.4 Epidemiologie

- Die ACD spielt in der klinischen Praxis eine wichtige Rolle, bei hospitalisierten Patienten und bei älteren Menschen gilt sie als die häufigste Anämieform überhaupt.
- Die Daten über die ACD sind jedoch mit Vorsicht zu genießen, da die Diagnose in epidemiologischen Studien meist nur auf einer Ferritin- und/oder CRP-Bestimmung basiert.

5.10.5 Ätiologie und Pathogenese

- Allgemeines:
  - Nicht jede Anämie bei einer chronischen Erkrankung entspricht einer ACD, sondern nur solche, die pathophysiologisch auf eine zytokinvermittelte eisendefizitäre Erythropoese zurückzuführen sind.
  - Alle entzündlichen oder malignen Prozesse können eine ACD induzieren. Sie müssen jedoch genügend lange bestehen bleiben, in der Regel mindestens 6–8 Wochen.
  - Akute Entzündungen verursachen zwar auch eine Eisenblockade, diese ist jedoch angesichts der kurzen Krankheitsdauer und der langen Lebenszeit der Erythrozyten ohne Bedeutung.
- Eine ACD entsteht besonders häufig
  - bei Autoimmunerkrankungen (z. B. Polymyalgia rheumatica, rheumatoide Arthritis, systemischer Lupus erythematodes),
  - bei chronischen Infektionen (z. B. Tuberkulose, Osteomyelitis, Endokarditis) und
  - bei Tumorerkrankungen.
  - Auch ein Teil der Anämie des Älteren ist eine durch Zytokindysbalance bedingte ACD.
- Komplexe und multifaktorielle Pathogenese der ACD; mehrere Mechanismen sind für die Entstehung verantwortlich.
- Eine Schlüsselrolle spielt das **Hepcidin**:
  - Hepcidin wird durch proinflammatorische Zytokine, insbesondere durch Interleukin-6 vermehrt freigesetzt.
  - Hepcidin bewirkt eine Internalisierung und Degradation des Ferroportins, das in allen Körperzellen als Einziges in der Lage ist, Eisen aus der Zelle auszuschleusen.
  - Dadurch wird das Eisen im Zellinneren blockiert (auch in den Darmzellen und in den Makrophagen).
  - Dies führt einerseits zu einer verminderten Eisenresorption aus dem Darm und andererseits zu einer verminderten Freisetzung aus den Makrophagen.
  - Dadurch wird der Körper in einen funktionellen Eisenmangel versetzt, der im Sinne einer unspezifischen Abwehrmaßnahme dem pathophysiologischen Prozess (jedoch leider auch der Erythropoese) das essenzielle Eisen entzieht.
- **Verminderte Lebensdauer der Erythrozyten**. Verantwortlich ist hier insbesondere Interleukin-1, das die Fähigkeit von Makrophagen zur Erythrophagozytose steigert.
- **Suppression der Erythropoese** durch eine verminderte Produktion von Erythropoetin, eine verminderte Erythropoetinsensibilität der roten Vorstufen und eine direkte Beeinträchtigung durch verschiedene Zytokine (z. B. Interleukin-1, Interleukin-6, Tumornekrosefaktor-α).

5.10.6 Symptomatik

- Symptomatik ist durch eine Überlagerung der allgemeinen Anämiesymptome mit den Symptomen der zugrunde liegenden Erkrankung gekennzeichnet. Im Allgemeinen ist die Grunderkrankung führend, weil die ACD in der Regel nur moderat ist und meist Hb-Werte von 80–110 g/l aufweist.
- Allgemeine Anämiesymptome: Müdigkeit, Tinnitus, Schwäche, Schwindel, Leistungsabfall, Herzklopfen, rascher Pulsanstieg bei Belastung, Schlafstörungen, Konzentrationsstörungen und Kopfschmerzen.
- Symptome der Grunderkrankung: Fieber, Gewichtsabnahme, nächtliches Schwitzen, Dyspnoe, Schmerzen usw.

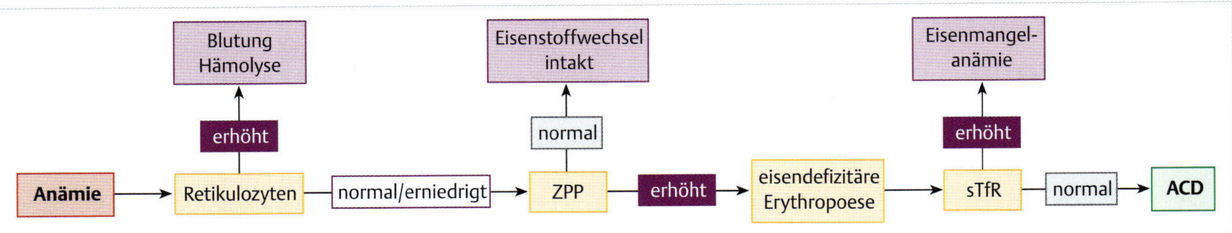

Abb. 5.22 Anämie der chronischen Erkrankungen. Diagnostisches Vorgehen (ACD: Anämie der chronischen Erkrankungen, ZPP: Zinkprotoporphyrin, sTfR: löslicher Transferrinrezeptor.

5.10.7 Diagnostik

Diagnostisches Vorgehen

- Ziele sind:
  - Erkennen der zugrunde liegenden Erkrankung,
  - Beweis, dass die bestehende Anämie pathophysiologisch einer ACD entspricht.
- Die Schlüsselaufgabe der ACD-Diagnostik besteht im Nachweis der eisendefizitären Erythropoese und Ausschluss eines echten Eisenmangels (s. unten: Labor).
- Diagnostik der Grunderkrankung ist nicht Bestandteil dieses Kapitels.
- ▶ Abb. 5.22

Anamnese

- Die Anamnese dient insbesondere dem Ausschluss anderer Anämieformen, in erster Linie einer Eisenmangelanämie.
- Anamnese zielt deshalb einerseits auf mögliche Probleme der Eisenresorption, andererseits auf Blutverlust ab.
- Im Hinblick auf die chronische Erkrankung sind deren Aktivitätszeichen wie Gewichtsverlust, Fieber oder Nachtschweiß von Bedeutung.

Körperliche Untersuchung

- Inspektion: Ernährungszustand, für Eisenmangel typische Haut-, bzw. Schleimhautveränderungen, Ikterus,
- Palpation: tastbare, bzw. schmerzhafte Resistenzen im Abdomen; Lymphknoten, Milz,
- rektal-digitale Untersuchung.

Labor

- Komplettes Blutbild inklusive Erythrozytenindizes und Differenzialblutbild, Retikulozyten, Ferritin.
- Um das Ferritin besser einschätzen zu können: Leberwerte und CRP.
- Nachweis einer eisendefizitären Erythropoese und Ausschluss eines echten Eisenmangels durch eine Tandemuntersuchung von Zinkprotoporphyrin (ZPP) und löslichem Transferrinrezeptor (sTfR):
  - ZPP erfasst alle Störungen des Eisenmangels, auch diejenige bei der ACD.
  - Die Konzentration der sTfR ist dagegen nur bei einem echten Eisenmangel erhöht, bei einer ACD bleibt sie normwertig.
  - Alternativ zum ZPP wird zum Nachweis der eisendefizitären Erythropoese die Transferrinsättigung herangezogen. Diese spiegelt jedoch nur die aktuelle Eisenversorgung wider und liefert keinen Beweis für die chronische Minderversorgung der Erythropoese.
- **Klassische Laborkonstellation** der ACD:
  - Meist normochrom-normozytär Anämie, bei schweren, langanhaltenden chronischen Erkrankungen hypochrom-mikrozytäre Anämie.
  - Ferritin im Serum ist normal oder erhöht. Als Zeichen der eisendefizitären Erythropoese ist die Transferrinsättigung < 15 %, das Retikulozytenhämolobin < 28 pg, die hypochromen Erythrozyten > 5 % und das Zinkprotoporphyrin (ZPP) > 40 µMol/Mol Häm. Der Entzündungsmarker CRP ist erhöht, die Blutsenkung beschleunigt.
- **Hepcidin im Serum**:
  - Bei Eisenmangelanämie erniedrigt, bei ACD erhöht.
  - Wird zukünftig vermutlich eine Schlüsselrolle in der Differenzialdiagnose übernehmen.
  - Bestimmung wird zwar schon kommerziell angeboten, ist jedoch bisher nicht standardisiert.

> M!
>
> **Merke**
>
> Bei der Labordiagnostik ist mindestens ein Parameter zum Nachweis der eisendefizitären Erythropoese nötig, vorzugsweise Zinkprotoporphyrin. Zusätzlich löslicher Transferrinrezeptor, um die Differenzialdiagnose Eisenmangelanämie/ACD auflösen zu können.

Histologie, Zytologie und klinische Pathologie

Knochenmarkdiagnostik

- Diagnose der ACD: Ein eindeutiger Beweis einer ACD ist eigentlich nur durch eine Knochenmarkpunktion mit Eisenfärbung möglich.
- Eine Knochenmarkpunktion ist natürlich nicht immer angemessen und in den meisten Fällen auch nicht nötig, da eine ACD auch laborchemisch hinreichend sicher diagnostiziert werden kann.
- Die Knochenmarkzytologie mit Eisenfärbung ist der Goldstandard der Diagnostik.
- Knochenmarkzytologie liefert einen eindeutigen Beweis der ACD: Nachweis sowohl des ausreichend vorhandenen Speichereisen als auch der durch die eisendefizitäre Erythropoese bedingte Abnahme der eisenhaltigen roten Vorstufen.

5.10.8 Differenzialdiagnosen

- Eine ACD muss prinzipiell bei jeder bestehender Anämie differenzialdiagnostisch in Erwägung gezogen werden, die im Rahmen einer chronischen Erkrankung auftritt.
- Eisenmangelanämie:
  - Wichtigste Differenzialdiagnose, insbesondere bei einer langanhaltenden chronischen Erkrankung mit einer ausgeprägten, hypochrom-mikrozytären ACD.
- Sideroachrestische Anämien:
  - Heterogene Gruppe von Anämien, die pathophysiologisch auf einer Störung der Eisenverwertung beruhen.
  - Diese Anämieformen sind teils angeboren (*ALAS-2*-Mutationen, Wolfram-Syndrom, Pearson's-Syndrom), teils erworben (Schwermetalle wie Blei oder Aluminium; Medikamente wie INH; Alkohol; Vitamin-B6-Mangel, Kupfermangel).
- Thalassämie:
  - Bei unbekannter Anamnese insbesondere bei Kindern eine wichtige Differenzialdiagnose.
- Andere Anämieformen.

5.10.9 Therapie

Therapeutisches Vorgehen

- Bei der Therapie der ACD steht die Behandlung der Grunderkrankung im Vordergrund (▶ Abb. 5.23). Dies gilt insbesondere für die gut therapierbaren Krankheitsbilder, z. B. die steroidsensiblen Autoimmunerkrankungen.
- Das Ansprechen kann am Rückgang des ZPP und am Anstieg des Hämoglobins abgelesen werden, die Therapie ist bis zu Normalisierung von ZPP und Hämoglobin fortzusetzen.

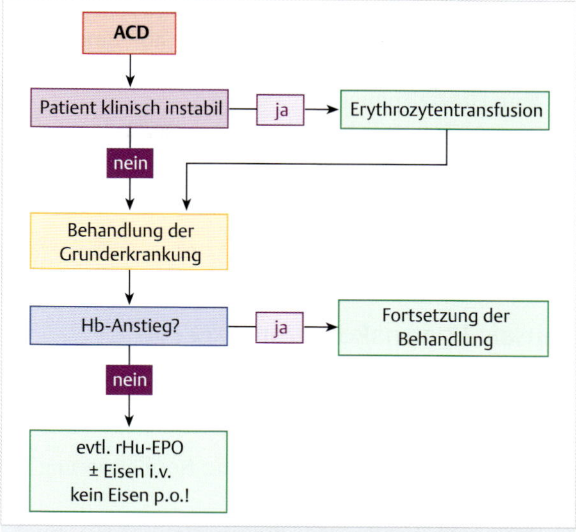

Abb. 5.23 Therapie der Anämie chronischer Erkrankungen. Therapeutisches Vorgehen.

- Eine effektive Therapie der Grunderkrankung ist nicht immer möglich, dies gilt insbesondere für Patienten mit Neoplasien. In solchen Fällen kommen andere Therapiemaßnahmen wie Erythropoese-stimulierende Substanzen (ESA), Substratsubstitution und Transfusionen in Betracht.
- Schwere und lebensbedrohliche Anämie:
  - Gabe von Erythrozytenkonzentraten ist indiziert.
  - Die Indikation zur Transfusion sollte jedoch restriktiv gestellt werden, um transfusionsbedingte Komplikationen zu vermeiden.
- Korrektur eines Substratmangels:
  - Dies gilt in erster Linie für Vitamin B12, Folsäure und Eisen.
  - Insbesondere bei den rheumatischen Erkrankungen wird der funktionelle Eisenmangel häufig zusätzlich durch einen echten Eisenmangel verstärkt.
- Eisensubstitution:
  - Erfolgt grundsätzlich intravenös, da orales Eisen bei ACD schlecht resorbiert wird.
  - Bei chronischen infektiösen Erkrankungen und bei Tumorpatienten sollte eine alleinige Eisentherapie der ACD vermieden werden.
- Therapie mit Erythropoese stimulierenden Substanzen (ESA) stellt aufgrund des bei der ACD relativ niedrigen endogenen Erythropoetinspiegels und dessen verminderter Wirksamkeit eine wichtige Therapieoption dar:
  - Es gilt die ESA-Dosis so niedrig wie möglich zu wählen. Wegen der möglichen Nebenwirkungen wird ein Ziel-Hämoglobin von 110–120 g/l empfohlen, Hb-Werte > 120 g/l sind zu vermeiden.
  - Vor Beginn der ESA-Therapie sollte ein echter Eisenmangel ausgeschlossen bzw. substituiert werden.

  - Bei Patienten mit aktiven, nicht therapierten Malignomen, sowie bei NSCLC, bei Kopf-Hals-Tumoren und bei einem Mammakarzinom, sollen ESA nicht zum Einsatz kommen.
- Basierend auf der Schlüsselstellung von Hepcidin bei der Pathogenese der ACD existieren derzeit Bemühungen, Inhibitoren des Hepcidin-Ferroportin-Wegs zu entwickeln.

Pharmakotherapie

Kausale Pharmakotherapie

- Die Therapie der zugrunde liegenden chronischen Erkrankung steht bei der Behandlung der ACD im Vordergrund.
- Eine erfolgreiche Therapie führt zur Normalisierung des Hämoglobins.

Pharmakologische Supportivtherapie

- Eisensubstitution: Grundsätzlich i. v., orales Eisen wird bei ACD schlecht resorbiert.
- Mehrere Präparate mit unterschiedlicher maximaler Tagesdosis sind verfügbar (Ferrlecit 62,5 mg; Venofer 200 mg; Ferinject 1000 mg; MonoFer 20 mg/kg KG):
  - Ferinject und MonoFer können bis zu 200 mg als Bolusinjektion über 1–2 min verabreicht werden.
  - Höhere Einzeldosen werden als Kurzinfusion appliziert:
    - 200–500 mg Ferinject in maximal 100 ml 0,9 % NaCl über mindestens 6 min
    - 500–1000 mg in maximal 250 ml 0,9 % NaCl über mindestens 15 min
    - Höhere Verdünnungen mit < 2 mg Ferinject/ml sollen aus Stabilitätsgründen vermieden werden.
    - Bei MonoFer beträgt die empfohlene Infusionsdauer bis zu 10 mg/kg KG 30 min, bei Gabe von 11–20 mg/kg KG 60 min.
- Erythropoese stimulierende Substanzen (ESA): mit Erythropoetin alfa, Erythropoetin beta und Darbepoetin alfa sind drei rekombinante Substanzen verfügbar:
  - Die initiale Dosis beträgt bei Erwachsenen bei den Erythropoetinen 10.000–40.000 IE/Woche, bei Darbepoetin 150–300 µg/Woche. Die Medikamente werden subkutan verabreicht.
  - Blutbildkontrollen erfolgen initial mindestens alle 4 Wochen, bis ein stabiles Hämoglobin erreicht wurde. Die ESA-Dosis wird abhängig vom Hämoglobin im Verlauf minimiert.
  - Wird nach Ausschluss eines echten Eisenmangels bei einer optimalen ESA-Dosis nach 8 Wochen kein Hämoglobinanstieg beobachtet, gilt der Patient als „ESA-Versager".

5.10.10 Nachsorge

- Nachsorge der Grunderkrankung entsprechend den jeweiligen Leitlinien.
- ACD:
  - Nach Normalisierung des Hämoglobins Laborkontrollen mit Überwachung des Hämoglobins, der Entzündungsparameter (BKS, CRP) und des Eisenstoffwechsels (Ferritin, ZPP) alle 6 Wochen für ca. 6 Monate,
  - dann 1 Jahr in 3-monatlichen Abständen,
  - danach je nach klinischem Bild 1- bis 2-mal/Jahr.

5.10.11 Verlauf und Prognose

- Abhängig von der Grunderkrankung und deren Stadium bzw. deren Behandlungsmöglichkeiten.

5.10.12 Wichtige Internetquellen

- Anaemia of chronic disease. www.myvmc.com/diseases/anaemia-of-chronic-disease/

5.10.13 Literatur

[1] Cullis JO. Diagnosis and Management of anaemia of chronic disease: current status. British Journal of Haematology 2011; 154: 289–300

[2] Hastka J, Metzgeroth G. Rationale Anämieabklärung. Journal of Laboratory Medicine 2015; 39(5): 273–289

[3] Poggiali E, De Amicis MM, Motta I. Anemia of chronic disease: A unique defect of iron recycling for many different chronic diseases. European Journal of Internal Medicine 2014; 25: 12–17

[4] Weiss G, Goodnough LT. Anemia of chronic disease. New England Journal of Medizine 2005; 352(10): 1011–1023

5.11 Aplastische Anämie

Alexander Röth

5.11.1 Steckbrief

Die erworbene aplastische Anämie (AA) ist eine seltene Erkrankung der hämatopoetischen Stammzelle und ist gekennzeichnet durch eine Bi- oder Panzytopenie mit hypozellulärem Knochenmark. Verursacht wird diese Hypo- oder Aplasie des Knochenmarks meist durch eine immunvermittelte Suppression der hämatopoetischen Stammzelle. Beeinträchtigt bzw. gefährdet sind die Patienten durch Anämie, Blutungsneigung durch die Thrombozytopenie und eine Infektneigung durch die Neutropenie. Die Therapie ergibt sich aus den Parametern Schweregrad der Erkrankung, Alter, Verfügbarkeit eines passenden Stammzellspenders und Komorbidtät. Optionen sind allogene Stammzelltransplantation (SZT) und immunsuppressive Therapie (IS). Die Prognose ist gut bei rechtzeitiger Diagnose und zeitnaher Therapieeinleitung.

5.11.2 Aktuelles

- Diagnostik:
  - Wegweisend bzw. hilfreich ist die PNH-Diagnostik mithilfe der Durchflusszytometrie aus peripherem Blut.
  - Typisch ist der Nachweis eines kleinen PNH-Klons bei bis zu 70 % der Patienten; dies macht andere Differenzialdiagnosen weniger wahrscheinlich (z. B. Fanconi-Anämie Dyskeratosis congenita).
  - Empfehlenswert ist der Einsatz von FLAER für eine hochsensitive PNH-Diagnostik.
- Therapie:
  - Thrombopoetinrezeptoragonist Eltrombopag als neue zugelassene therapeutische Alternative für das Versagen einer primären IS (Ansprechraten bis zu 40 %).
  - Eine Kombination aus IS und Eltrombopag für die Erstlinientherapie wird derzeit in Studien untersucht (RACE- und EMAA-Studie).

5.11.3 Synonyme

- Panmyelopathie, Panmyelophthise
- Aplastische Panzytopenie

5.11.4 Definition

- Erworbene Schädigung der hämatopoetischen Stammzelle mit Hypo- oder Aplasie des hämatopoetischen Knochenmarks (Zellularität < 25 %) ohne Dysplasien der Hämatopoese oder Knochenmarkinfiltration mit resultierender Bi- oder Panzytopenie und der dadurch bedingten Komplikationen durch Anämie, Thrombozyto- und Neutropenie.
- Abzugrenzen davon sind Knochenmarkversagen durch Exposition gegenüber radioaktiver Strahlung oder myelotoxischer Substanzen sowie isolierte aplastische Anämien wie „pure red cell aplasia" (PRCA) oder hypo-/amegakaryozytäre Thrombopenie.

5.11.5 Epidemiologie

- Sehr seltene Erkrankung mit einer Inzidenz von ca. 2–3 pro 1 Mio. in Europa.
- Altersverteilung zeigt einen zweigipfligen Verlauf mit einem Gipfel zwischen 10–25 Jahren und einem zweiten bei > 60-Jährigen; eine AA kann jedoch in jedem Lebensalter auftreten.
- Keine Geschlechtsprädilektion.

5.11.6 Ätiologie und Pathogenese

- Ursachen:
  - > 80 % idiopathisch,
  - < 20 % Medikamente (Chloramphenicol, Chloroquin, D-Penicillamine, NSAR, Sulfonamide, Carbimazol, Gold etc.),
  - < 5 % postinfektiös (insbesondere Hepatitis (Hepatitis-AA-Syndrom) mit bislang nicht identifiziertem Erreger),
  - Schwangerschaft, Benzol, Überlappung zu anderen Autoimmunerkrankungen
- Pathogenetisch liegen der erworbenen AA eine immunvermittelte Suppression der Hämatopoese und/oder ein Defekt der hämatopoetischen Stammzelle zugrunde
- Hohe Ansprechraten auf eine IS sprechen für Immunreaktion.
- Häufig Nachweis von PNH-Klonen, die sich wahrscheinlich der immunvermittelten Suppression durch das Fehlen von GPI-verankerten Oberflächenproteinen entziehen können.
- Nachweis eines Stammzelldefekts mit kompensatorischer Steigerung der Proliferation der verbleibenden Stammzellen (und resultierender Telomerverkürzung).
- Selten Subgruppe mit Defekten in Genen der Telomerhomöostase (Telomerase/Shelterin-Komplex) mit resultierender Telomerverkürzung (Dyskeratotis congenita).
- Zusätzliche erworbene Mutationen bei einem Teil der Patienten (häufig: *PIGA, BCOR/BCORL, DNMT 3A* und *ASXL 1*), Nachweis von *PIGA/BCOR*-Mutation prognostisch günstig.
- Klonale Hämatopoese/Mutationen sind nicht per se (prä-)maligne, da diese auch bei gesunden Menschen ohne Systemerkrankung nachweisbar sind.

5.11.7 Klassifikation und Risikostratifizierung

- Die Einteilung erfolgt nach der Ausprägung der Zytopenie im peripheren Blut bei obligater Hypoplasie oder Aplasie im Knochenmark (< 25 %) (▶ Tab. 5.19)

5.11.8 Symptomatik

- Die Symptomatik der AA ergibt sich aus den Folgen der Bi- bzw. Panzytopenie:
  - Anämie(-symptome),
  - Blutungen durch Thrombozytopenie und
  - neutropenische Infektionen.
- Lymphknotenvergrößerungen, Hepato- oder Splenomegalie sprechen gegen eine AA.
- Bei Hinweisen auf eine intravasale Hämolyse, ausgeprägte Anämiesymptomatik, Dyspnoe, Thoraxschmerzen, abdominelle Schmerzkrisen, Dysphagie oder erektile Dysfunktion muss an ein AA/PNH-Syndrom gedacht werden.

Tab. 5.19 Klassifikation der Aplastischen Anämie.

Parameter	Schwere aplastische Anämie (SAA)	Sehr schwere aplastische Anämie (vSAA)	Nicht schwere aplastische Anämie (nSAA)
Hinweis zur Definition	2 von 3 Kriterien der peripheren Blutwerte	Kriterien wie bei SAA, aber obligate Neutrophilenanzahl	Kriterien der SAA werden nicht erfüllt.
Knochenmarkzellularität	< 25 %	< 25 %	
Neutrophile Granulozyten	< 0,5/nl	< 0,2/nl	< 1,0/nl
Thrombozyten	< 20/nl	< 20/nl	< 50/nl
Retikulozyten	< 20/nl	< 20/nl	< 20/nl

- Pigmentanomalien mit Café-au-Lait-Flecken, Skelettanomalien (Daumen), Kleinwüchsigkeit und Anomalien der Harnwege können hinweisend für eine Fanconi-Anämie sein.
- Leukoplakie der Mundschleimhaut, Dystrophie der Finger- und Zehennägel, Pigmentstörungen der Haut, ggf. Leberzirrhose und Lungenfibrose weisen differenzialdiagnostisch auf die Dyskeratosis congenita.

Cave

Hereditäre Ursachen einer Aplastischen Anämie (z. B. Fanconi-Anämie, Dyskeratosis congenita) müssen unbedingt berücksichtigt und diagnostisch sicher ausgeschlossen werden, da dies entscheidende therapeutische Konsequenzen hat.

5.11.9 Diagnostik

Diagnostisches Vorgehen

- ► Abb. 5.24
- Differenzialblutbild und andere Laborparameter (s. Labor),
- hochsensitive PNH-Diagnostik (FACS),
- Fanconi-Diagnostik (Chromosomenbruchanalyse),
- Telomerlängendiagnostik, insbesondere bei Hinweisen auf DC oder fehlendem Ansprechen auf immunsuppressive Therapie bzw. Rezidiv nach IS, bei signifikanter Telomerverkürzung zusätzlich Durchführung von Mutationsanalysen,
- HLA-Typisierung bei etwaiger SZT.

Anamnese

- Ausführliche Eigenanamnese (Medikamente, Infektionen, Exposition gegenüber radioaktiver Strahlung, myelotoxische Substanzen, Familienanamnese!),
- Fragen nach Anämie- und Blutungszeichen, Infektionen.

Körperliche Untersuchung

- Klinische Untersuchung, dabei ist v. a. zu achten auf:
  - Anämie- und Blutungszeichen,
  - Infektionen,
  - Hinweise auf Fanconi-Anämie,
  - Hinweise auf Dyskeratosis congenita: Leukoplakie der Mundschleimhaut, Dystrophie der Finger- und Zehennägel, Pigmentstörungen der Haut, ggf. Leberzirrhose und Lungenfibrose.

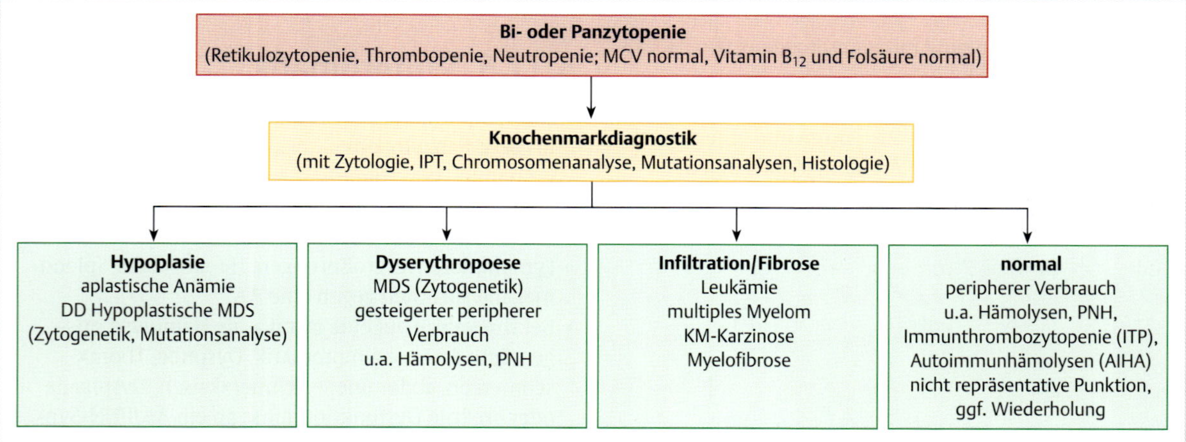

Abb. 5.24 Aplastische Anämie. Diagnostisches Vorgehen zur Abklärung einer Bi- bzw. Panzytopenie.

Labor

- Differenzialblutbild (inklusive Retikulozyten und Morphologie, Ausschluss Fragmentozyten),
- Hämolyseparameter: LDH, Haptoglobin, Bilirubin, Harnstatus,
- Ferritin,
- Vitamin B12 und Folsäure,
- CRP,
- Kreatinin,
- Gerinnung,
- Gesamteiweiß, Elektrophorese, quantitative Immunglobuline,
- Leberwerte,
- Virusdiagnostik (Hepatitis A, B, C, evtl. E, EBV, CMV, HIV, Parvovirus B19),
- ANA/ANCA,
- Blutgruppe und monospezifische Coombs-Test.

Bildgebende Diagnostik

Sonografie

- Abdomensonografie

Röntgen

- Röntgenbild des Thorax (Ausschluss Thymom)

Histologie, Zytologie und klinische Pathologie

Knochenmarkdiagnostik

- Knochenmarkdiagnostik mit Zytologie, FACS, Chromosomenanalyse, Mutationsscreening, Histologie

5.11.10 Differenzialdiagnostik

- Hypoplastisches myelodysplastische Syndrom,
- Knochenmarkinfiltration durch solide Tumoren,
- Osteomyelofibrose,
- Haarzell-Leukämie bzw. andere Lymphome,
- Hypersplenismus,
- Schwere Vitamin-B12-Mangelanämie,
- Systemischer Lupus erythematodes,
- PNH,
- Fanconi-Anämie,
- Dyskeratosis congenita,
- Shwachman-Diamond-Syndrom,
- Isolierte aplastische Anämien (PRCA, hypo- oder amegakaryozytäre Thrombopenie).

5.11.11 Therapie

Therapeutisches Vorgehen

- Therapieziel ist eine Remission zu Vermeidung von (Folge-)Komplikationen durch neutropenische Infektionen, Blutungen und chronischen Transfusionsbedarf.
- Die Therapieentscheidung richtet sich nach dem Schweregrad der Erkrankung, dem Alter, der Komorbidität des Patienten und der Verfügbarkeit eines passenden allogenen Stammzellspenders.
- Die immunsuppressive Therapie (IS) und die allogene Stammzelltransplantation sind etablierte Erstlinientherapien.
- Bei nSAA bzw. leicht ausgeprägten Zytopenien sollten zunächst engmaschige Kontrollen erfolgen, eine Therapieindikation zur IS ergibt sich bei einem Transfusionsbedarf oder einer relevanten Neutropenie, eine SZT ist nicht indiziert.
- ▶ Abb. 5.25

> **Merke**
>
> Entscheidend für die Prognose der Aplastischen Anämie sind die rasche Diagnose und Therapie der Erkrankung.

Allgemeinmaßnahmen

- Supportive Therapie wichtiger Faktor für Verbesserung des Überlebens bei AA unabhängig vom Ansprechen auf die Therapie.
- Infektionsprophylaxe und -behandlung (prophylaktische Antibiose, Antimykotika, ggf. Gabe von Granulozytenkonzentraten).
- Restriktive Transfusionsstrategie (nur bei klinisch relevanten Anämiesymptomen, bestrahlte Präparate) und Therapie einer etwaigen Eisenüberladung (Chelattherapie).
- Blutungsprophylaxe (Menolyse, Tranexamsäure, Thrombozytentranfusionen).
- Eine regelhafte Gabe von G-CSF bei AA und IS wird auch bei schwer neutropenischen Patienten nicht empfohlen (keine signifikante Verminderung der Infektionen, der Frühmortalität und des Gesamtüberlebens, keine Verbesserung der Ansprechrate).

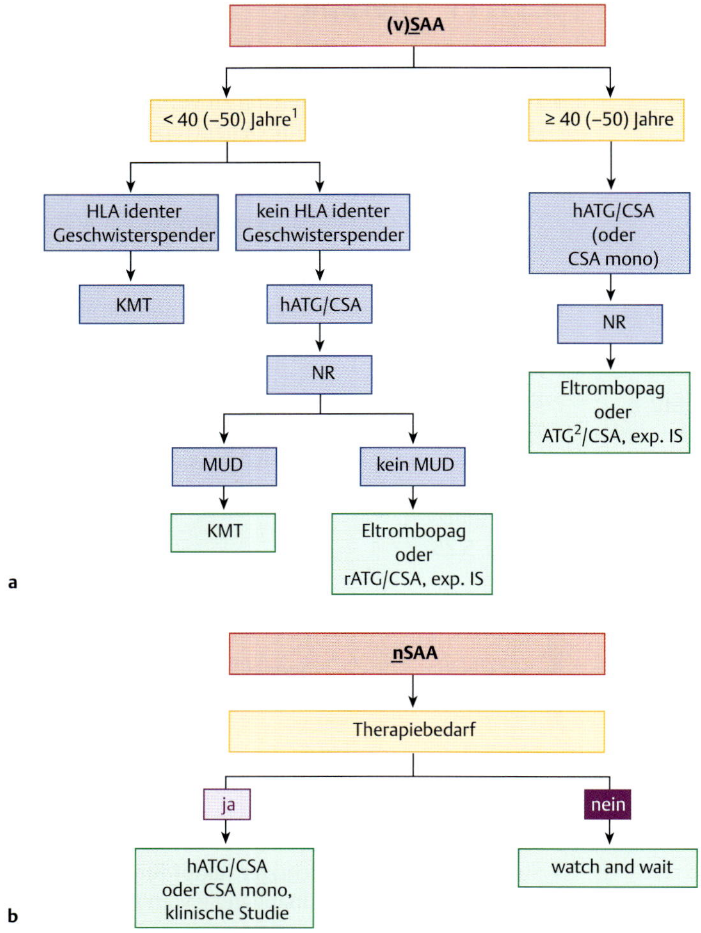

[1] für Kinder wird auf Protokolle und Leitlinien der pädiatrischen Studiengruppe Aplastische Anämie verwiesen

[2] hATG oder rATG je nach Vortherapie und Ansprechen

Abb. 5.25 Aplastische Anämie. Therapeutisches Vorgehen bei AA.

a Therapeutisches Vorgehen bei (v)SAA (vSAA = sehr schwere aplastische Anämie)[1, 2]

b Therapeutisches Vorgehen bei nSAA (nSAA = nicht schwere aplastische Anämie)[1]

KMT = Knochenmarktransplantation, ATG = Antithymozytenglobulin, hATG = Pferde-ATG, rATG = Kaninchen-ATG, CSA = Ciclosporin A, NR = Nonresponder; MUD = Matched Unrelated Donor (nicht verwandter Spender); exp. IS = experimentelles Immunsuppression-Protokoll

Pharmakotherapie

Immunsuppressive Therapie

- **Indikation**: Die IS in der Erstlinie ist indiziert bei älteren Patienten (> 40–50 Jahre) oder Patienten ohne HLA-identischen Familienspender für die Behandlung der (v)SAA.
- **Wirkstoffe**: Die IS besteht aus einer Kombination aus hATG (▶ Abb. 5.26, ▶ Abb. 5.27) und CSA sowie Steroiden zur Prophylaxe und Therapie der ATG-bedingten Nebenwirkungen:
  - Steroide selbst haben keine therapeutische Wirkung bei der AA und sollten nicht als Monotherapie eingesetzt werden.
  - Besseres, schnelleres und dauerhafteres Ansprechen bei der Kombination aus hATG + CSA als hATG alleine.
  - hATG (ATGAM) muss bei fehlender Zulassung in Deutschland über die internationale Apotheke besorgt werden nach Klärung der Kostenübernahme.
  - CSA sollte nach kompletter oder stabiler partieller Remission im Verlauf nach 12 Monaten ausgeschlichen werden, ein Teil der Patienten zeigte jedoch eine CSA-Abhängigkeit.
  - Bei relevanten und schweren Nebenwirkung von CSA sollte eine Umstellung auf Tacrolimus diskutiert werden.
- **Ansprechen/weiteres Vorgehen**:
  - Dauer bis zum Ansprechen 4–6 Monate, danach sollte erst eine Evaluation stattfinden.
  - hATG ist rATG in der Erstlinienbehandlung hinsichtlich Ansprechrate nach 6 Monaten (68 % vs. 37 %) und Überleben nach 3 Jahren (96 % vs. 76 %) signifikant überlegen!
  - Nur eine Subgruppe erreicht eine vollständige Normalisierung des Blutbildes.
  - Der Nachweis eines PNH-Klons scheint prognostisch günstig hinsichtlich des Ansprechens und hilft bei der Einordnung der Erkrankung.

hATG (ATGAM® 40 mg/kg KG/Tag [4 Tage])

↓ ↓ ↓ ↓

Tag 1–4

Prednison: 1 mg/kg KG/Tag

Tag 1–14 | Ausschleichen bis Tag 28

Ciclosporin: Initial 5 mg/kg KG verteilt auf 2 Dosen/Tag
Im Verlauf Anpassung der Dosis entsprechend Blutspiegel
anzustrebende Talspiegel (100–200 ng/ml)

Therapiedauer mindestens (6–)12 Monate (Fortsetzung abhängig vom Ansprechen)

langsames Ausschleichen ...

Abb. 5.26 Aplastische Anämie. Therapieschema ATG-Therapie.

hATG (ATGAM®) bei aplastischer Anämie

Name:		Körpergröße (cm):	
Vorname:		Körpergewicht (kg):	
Geburtsdatum:		Körperoberfläche (m²):	

Präparat	Dosis		zeitl. Ablauf	Trägerlösung	Appl.	Dauer	Tag	Bemerkung
	allgemein	absolut						
Clemastin/Tavegil®	2 mg		30' vor ATG		i.v.	KI	1–4	
Cimetidin/Tagamet®	200 mg		30' vor ATG		i.v.	KI	1–4	
Prednison/SDH®	250 mg		30' vor ATG		i.v.	KI	1–4	ggf. Dosiserhöhung bei Reaktion
hATG/ATGAM®	40 mg/kg KG			500 ml NaCL 0,9%	i.v.	18 h	1–4	ggf. Verkürzung der Laufzeit bei guter Verträglichkeit
Prednison	1 mg/kg KG				p.o.		5–28	Ausschleichen bis Tag 28 nach Klinik!
CSA/ Sandimmun optoral®	5 mg/kg KG (in 2 Einzeldosen)				p.o.		1–360	Zielspiegel: 100–200 ng/ml
Amphotericin B/ Ampho-Moronal®	1 Pipette zu je 1 ml		1-1-1-1		p.o.		1–28	unter der Prednisontherapie

Bedarfsmedikation: Paracetamol 1000 mg p.o.; Ciprofloxacin 500 mg 1-0-1 bei Neutropenie; sofern T_H < 200/µl Prophylaxe mit Aciclovir 400 mg 1-0-1, PcP-Prophylaxe mit Cotrimoxazol forte ½-0-0

Kontrollen: Blutbild (während ATG Thrombos > 30/nl!), Elektrolyte, Leberwerte, Gerinnung, Retentionswerte, CSA-Spiegel

Austestung: vor ATG-Gabe: Intrakutantest mit 0,1 ml einer 0,1% ATGAM-Lsg. (0,1 ml ATGAM in 100 ml physiologischer NaCl-Lsg.) vergleichend mit 0,1 NaCl 0,9%, Ablesen nach 20 min, ggf. Abbruch bei schwerwiegender Reaktion

Erfolgsbeurteilung: nach 4–6 Monaten

Literatur: Scheinberg et al., N Engl J Med 2011; 365:430-8

Abb. 5.27 Aplastische Anämie. Beispiel für ein Protokoll der ATG-Therapie.

- Rezidivwahrscheinlichkeit ca. 35 % nach 15 Jahren.
- Bei fehlendem Ansprechen richtet sich das weitere Vorgehen nach Alter und der Verfügbarkeit eines HLA-identen Spenders.
- Bei Rezidiv kann die Wiederholung der ursprünglichen Therapie oder eine Umstellung auf rATG diskutiert werden.
- Bei der nSAA kann, sofern notwendig, zunächst eine CSA-Monotherapie eingesetzt werden, bei fehlendem Ansprechen oder Progress die Kombination aus hATG und CSA.

Merke M!

Aufgrund besserer Ansprech- und Überlebensraten sollte in der Erstlinientherapie hATG (ATGAM) eingesetzt werden! Steroide selbst haben keine therapeutische Wirkung bei der AA und sollten daher nicht als Monotherapie verabreicht werden!

Eltrombopag

- Eltrombopag ist eine neue zugelassene therapeutische Alternative bei Versagen einer primären IS bei fehlender Möglichkeit für eine SZT (Ansprechraten bis zu 40 %).
- Zu beachten ist eine adäquate Dosierung mit (bis zu) 150 mg Eltrombopag täglich über 3–6 Monate.

Zellbasierte Verfahren

Stammzelltransplantation

- Patienten mit (v)SAA sollten bei fehlender Komorbidität bis zu einem Alter von 40(–50) Jahren eine allogene SZT mit einem HLA-identischen Familienspender erhalten.
- Primär kurative Therapie der Erkrankung.
- Kurzes Intervall zwischen Diagnose und Transplantation günstig für die Überlebenswahrscheinlichkeit.
- Es sollte Knochenmark als Stammzellquelle eingesetzt werden, da geringere Rate an cGvHD und besseres Überleben.
- Deutliche Verbesserung der Transplantation unverwandter HLA-gematchter Fremdspender und Einsatz von Fremdspender mit 10/10-Match zeigt vergleichbare Ergebnisse und die Beschränkung auf die Zweitlinientherapie wird derzeit hinterfragt.

Merke M!

Für eine allogene Transplantation bei Aplastischer Anämie sollte möglichst Knochenmark als Stammzellquelle verwendet werden.

5.11.12 Verlaufskontrolle und Nachsorge

- Falls SZT erfolgt, spezielle Nachsorge durch Transplantationszentrum
- Verlaufskontrolle und Nachsorge nach IS:
  - Laborkontrollen und Substitution nach Klinik und Verlauf
  - Rezidivrate nach erfolgreicher Therapie beträgt ca. 30–40 %
  - Erhöhtes Risiko für das Auftreten einer klassischen (hämolytischen) PNH, eines MDS oder AML sowie solider Tumore (u. a. Hauttumore)

5.11.13 Prognose

- Insgesamt hat sich die Prognose der AA durch die beschriebene Maßnahmen dramatisch verbessert mit Überlebensraten von bis zu 80–90 %.
- Entscheidend ist eine schnelle Diagnosestellung und Therapieeinleitung in Abhängigkeit von der Konstellation.
- Einschränkend für die Prognose sind die Entwicklung bzw. Expansion klonaler Erkrankungen (PNH, MDS oder AML), Infektkomplikationen oder Eisenüberladung

5.11.14 Wichtige Internetquellen

- Onkopedia Leitlinien, Aplastische Anämie: www.onkopedia.com/de/onkopedia/guidelines/aplastische-anaemie-diagnostik-und-therapie-der-erworbenen-aplastischen-anaemie/@@view/html/index.html
- Onkopedia Leitlinien, Paroxysmale nächtliche Hämoglobinurie: www.onkopedia.com/de/onkopedia/guidelines/paroxysmale-naechtliche-haemoglobinurie-pnh/@@view/html/index.html

5.11.15 Literatur

[1] Killick SB, Bown N, Cavenagh J et al.; British Society for Standards in Haematology. Guidelines for the diagnosis and management of adult aplastic anaemia. Br J Haematol 2016; 172(2): 187–207

[2] Bacigalupo A, Socié G, Hamladji RM, et al.; Aplastic Anemia Working Party of the European Group for Blood Marrow Transplantation. Current outcome of HLA identical sibling versus unrelated donor transplants in severe aplastic anemia: an EBMT analysis. Haematologica 2015; 100(5): 696–702

[3] Schrezenmeier H, Körper S, Höchsmann B. [Aplastic anemia: Current state of diagnosis and treatment]. Internist (Berl). 2015; 56(9): 989–99

[4] Yoshizato T, Dumitriu B, Hosokawa K, et al. Somatic Mutations and Clonal Hematopoiesis in Aplastic Anemia. N Engl J Med 2015; 373(1): 35–47

[5] Scheinberg P, Young NS. How I treat acquired aplastic anemia. Blood 2012; 120(6): 1185–96

[6] Olnes MJ, Scheinberg P, Calvo KR et al. Eltrombopag and improved hematopoiesis in refractory aplastic anemia. N Engl J Med 2012; 367 (1): 11–9

5.12 Agranulozytose

Geothy Chakupurakal

5.12.1 Steckbrief

Agranulozytose oder schwere Neutropenie ist ein seltener, reversibler oder irreversibler Zustand, bei dem die Granulozyten (Neutrophilen) nicht vorhanden oder stark vermindert sind. Die Diagnose wird anhand des Blutbildes gesichert mit < 500 Neutrophilen/µl oder < 0,5 G/l. 1–5 Fälle pro 1 Million Einwohner werden jedes Jahr neu diagnostiziert und 70 % die Fälle sind medikamenteninduziert. Sobald die Diagnose gestellt ist und ein Medikament als mutmaßlicher Auslöser identifiziert wird, muss dieses Medikament dringend abgesetzt werden. Diese häufige Form der Agranulozytose hat eine gute Prognose. Assoziierte sekundäre Infektionen müssen konsequent behandelt werden. Bei schweren Infektionen oder langen Neutropeniephasen kann G-CSF zum Einsatz kommen.

5.12.2 Synonyme

- Schwere Neutropenie

5.12.3 Definition

- Granulozyten nicht vorhanden oder vermindert [4],
- selten (z. B. Metamizol 1:1700),
- reversibel oder irreversibel,
- meistens medikamenteninduziert,
- Patienten können symptomfrei bleiben.
- Blutwert mit Granulozyten < 500 Zellen/µl oder < 0,5 G/l ist ausreichend für die Diagnosestellung.

5.12.4 Epidemiologie

- 1–5 Fälle pro 1 Mio. Einwohner pro Jahr.
- Inzidenz steigt mit dem Alter; 10 % der Fälle < 20 Jahre, 50 % der Fälle > 50 Jahre.
- Bei Frauen höhere Inzidenz als bei Männern.

5.12.5 Ätiologie und Pathogenese

- Bei 70 % von Patienten ist die Agranulozytose medikamenteninduziert:
  - Sie tritt häufig ab 20 Tage nach der ersten Medikamenteneinnahme ein;
  - eine Latenz von bis zu 6 Monaten ist möglich (▶ Tab. 5.20).
- Patienten mit einer Autoimmunerkrankung haben ein erhöhtes Risiko für eine Agranulozytose.
- Nach viralen Infekten, z. B. nach Epstein-Barr-Virus (EBV), Herpes-simplex-Virus (HSV) oder Zytomegalie-Virus (CMV), können Patienten eine passagere Agranulozytose entwickeln.

Tab. 5.20 Medikamente, die zu einer Agranulozytose führen können.

Medikamentengruppe	Wirkstoffe
Entzündungshemmer/Analgetika	Paracetamol, Metamizol Nichtsteroidale Entzündungshemmer: Diclofenac, Ibuprofen, Naproxen, Piroxicam Gold, Sufasalazin Peniclillamin Infliximab, Azathioprin
Antiarrhythmika	Digoxin, Fleicainid, Amiodaron, Propranolol
Herzwirksame Medikamente	Ticlopidin, Captopril, Enalapril, Ramipril, Dipyridamol Methyldopa, Benzafibrat
Diuretika	Hydrochlorothiazid, Acetazolamid, Furosemid, Spironolacton
Antiinfektiva	Makrolide, Cephalosporine, Sulfonamide Dapson, Vancomycin, Chloramphenicol, Cotrimoxazol, Fusidinsäure, Imipenem/Cilastatin, Nafcillin, Oxacillin, Penicillin G, Hydroxychloroquin, Indinavir, Isoniazid, Mebendazol, Nitrofurantoin, Terbinafin, Zidovudin, Amphotericin B
Antiepileptika	Phenytoin, Carbamazepin, Lamotrigin, Valproat
Zytostatika	Alle Zytostatika
Thyreostatika	Propylthiouracil, Carbimazol, Thiamazol
Magen-Darm-Mittel	Cimetidin, Metoclopramid, Famotidin, Mesalazin, Omeprazol, Pirenzepin, Ranitidin
Psychopharmaka	Clozapin, Fluoxetin Clomipramin, Desipramin, Doxepin, Imipramin, Maprotilin, Levomepromazin, Mianserin, Olanzapin, Thioridazin, Ziprasidon
Andere	Kokain, Heroin, Deferipon, Acitretin, Allopurinol, Prednison, Promethazin

- Patienten mit einer Granulozytenzahl < 200 Zellen/µl oder < 0,2 G/l haben ein hohes Risiko für zusätzliche lebensbedrohliche Infektionen.
- Patienten > 65 Jahre und mit zusätzlichen Komorbiditäten haben eine ungünstige Prognose [5].
- Zwei mögliche Hypothesen zur Pathogenese [3]:
  - Das Medikament induziert Antikörper gegen Granulozyten.
  - Das Medikament verursacht direkte toxische Schäden der Hämatopoese.

5.12.6 Symptomatik

- Die Patienten haben häufig keinerlei Symptomatik, insbesondere wenn die Diagnose früh durch Kontrolluntersuchungen nach Einnahme von typischen Medikamenten gestellt wird.
- Geschwüre im Mund, Mukositis, Schluckbeschwerden oder ausgeprägte Schwäche sind klassische Symptome.
- Selten stellen sich Patienten erstmals mit Infektionssymptomatik (z. B. Fieber, Schuttelfrost, Brennen beim Wasserlassen, Husten, Luftnot, Durchfall) oder sogar Sepsis vor.

5.12.7 Diagnostik

Diagnostisches Vorgehen

- Die diagnostischen Maßnahmen bei Erstdiagnose dienen der Sicherung der Diagnose, Klärung der Ätiologie, des Schweregrades und der Prognose (▶ Abb. 5.28).

Anamnese

- Ausführliche Anamnese,
- insbesondere bzgl. Medikamenten, Infektionen, Exposition gegenüber toxischen Stoffen und ionisierenden Strahlen.

Körperliche Untersuchung

- Besonders zu achten ist auf folgende Aspekte, welche als klinische Zeichen von Komplikationen oder als Hinweise auf andere Differenzialdiagnosen relevant sind:
  - Infektion,
  - Splenomegalie,
  - Hepatomegalie,
  - Lymphadenopathie,
  - Nageldystrophie,
  - Leukoplakie,
  - Pigmentanomalie,
  - Skelettanomalie,
  - Zahnanomalie,
  - Kleinwüchsigkeit.

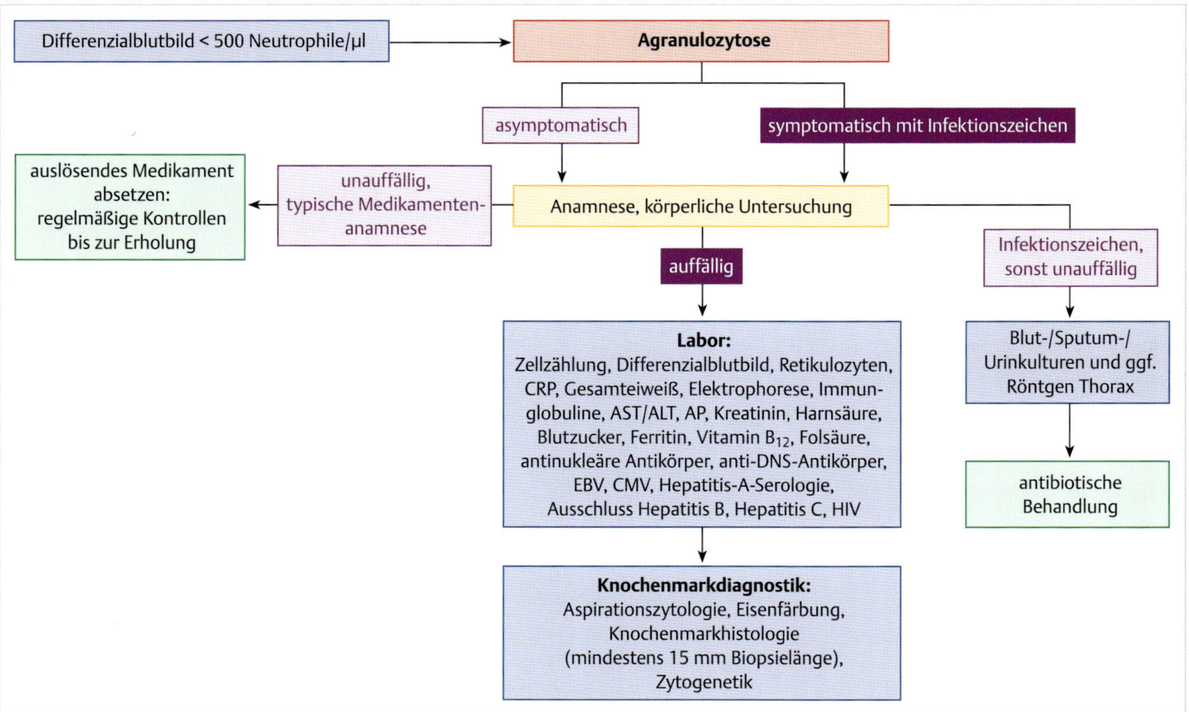

Abb. 5.28 Agranuloyztose. Diagnostisches Vorgehen.

Labor

- Obligat: Blutbild und Differenzialblutbild, CRP, AST/ALT, AP, Kreatinin, Blutzucker, Gesamteiweiß, Elektrophorese, Immunglobuline, Ferritin, Vitamin B12, Folsäure, antinukleäre Antikörper, anti-DNA-Antikörper,
- EBV, CMV, Hepatitis A, Hepatitis B, Hepatitis C, HIV, Parvovirus B19,
- Gerinnung: Quick-Wert, PTT, Fibrinogen.

Bildgebende Diagnostik

Sonografie

- Sonografie Abdomen bei Infektionszeichen.

Röntgen

- Röntgenbild des Thorax.

Histologie, Zytologie und klinische Pathologie

Knochenmarkdiagnostik

- Falls die Untersuchungen nicht wegweisend sind → Knochenmarkdiagnostik:
  - Aspirationszytologie,
  - Eisenfärbung,
  - Knochenmarkhistologie (mindestens 15 mm Biopsielänge),
  - Zytogenetik.

Mikrobiologie und Virologie

- Eine HIV- und Hepatitis-B- und -C-Infektion sollten bei allen Patienten ausgeschlossen werden.
- Patienten mit Infektionssymptomatik benötigen Blutkulturen und ggf. Kulturen von Sputum, Urin oder Stuhl.
- Eine EBV-, CMV-, HSV-Serologie sollten bei allen Patienten durchgeführt werden.

5.12.8 Differenzialdiagnosen

- Agranulozytose ist häufig medikamentenassoziiert.
- Im Rahmen der Diagnostik sollte alle anderen Ursachen für Neutropenie und Panzytopenie im Betracht gezogen werden (► Tab. 5.21).

5.12.9 Therapie

- Asymptomatische Patienten benötigen regelmäßige Kontrollen.
- Medikamente, die als Auslöser bekannt sind, müssen dringend abgesetzt werden.
- Patienten mit zusätzlichen Infektionen müssen mit Antibiotika behandelt werden; intravenöse Antibiotika sollten bei schwerer Neutropenie bevorzugt eingesetzt werden.
- Patienten mit schwerer Neutropenie oder einem hohen Risiko für Infektionen profitieren von G-SCF-Stimulation.

5.12.10 Prävention

- Patienten mit positiver Agranulozytoseanamnese, die typische Medikamente einnehmen, können zu Therapiebeginn (z. B. 1- bis 2-wöchentlich für 6 Wochen durch Blutbildkontrollen) begleitet werden.
- Eine dringende Indikation bei leerer Anamnese besteht aufgrund des seltenen Auftretens und der in der Regel harmlosen Verläufe nicht.

5.12.11 Nachsorge

- Eine spezifische Nachsorge ist nach Erholung der Neutrophilen nicht indiziert.

Tab. 5.21 Differenzialdiagnosen der Agranulozytose.

Pathogenese	Erkrankungen
Primär	Angeborene Erkrankungen: Diamond-Blackfan-Anämie, Schwachman-Diamond-Syndrom
Sekundär	Medikamente: Zytostatika
	Hypo- oder Hyperthyreose, Morbus Addison
	Lymphoproliferative Erkrankungen
	Aplastische Anämie
	Ernährung: Eisen-, Vitamin-B12- und Folsäuremangel
	Virale Infektionen: HIV, Hepatitis, CMV, EBV, HSV
	Hypersplenismus, Felty's Syndrome
	Immunologisch: Autoimmun: Medikament induzierte Antikörper oder sekundär bei Autoimmunerkrankungen, z. B. Kollagenose/Lupus erythematodes Alloimmun: Antineutrophile Antikörper nach Medikamenteneinnahme
	Schwangerschaft

5.12.12 Verlauf und Prognose

- Die medikamenteninduzierte Agranulozytose hat eine exzellente Prognose, sofern der Auslöser entfernt wird (95 % Erholung) [2].
- Patienten > 65 Jahre mit Komorbiditäten haben ein erhöhtes Risiko lebensbedrohliche Infektionen zu entwickeln.
- Patienten ohne Symptome haben ein geringeres Risiko lebensbedrohliche Infektionen zu entwickeln im Vergleich zu symptomatischen Patienten (14 % versus 29 %).
- Die Mortalität ist aufgrund der besseren Supportivtherapien deutlich gesunken [5].

5.12.13 Wichtige Internetquellen

- www.drug-encyclopedia.eu
- https://rarediseases.org/rare-diseases/agranulocytosis-acquired/
- www.adverse-effects.com/agranulocytosis/case_reports.html
- www.uptodate.com/contents/drug-induced-neutropenia-and-agranulocytosis

5.12.14 Literatur

[1] Andersohn F, Konzen C, Garbe E. Systematic review: agranulocytosis induced by nonchemotherapy drugs. Annals of internal medicine 2007; 146(9): 657–65

[2] Andres E, Maloisel F, Zimmer J. The role of haematopoietic growth factors granulocyte colony-stimulating factor and granulocyte-macrophage colony-stimulating factor in the management of drug-induced agranulocytosis. Br J Haematol 2010; 150(1): 3–8

[3] Johnston A, Uetrecht J. Current understanding of the mechanisms of idiosyncratic drug-induced agranulocytosis. Expert Opin Drug Metab Toxicol 2015; 11(2): 243–57

[4] Kaufman DW, Kelly JP, Issaragrisil S et al. Relative incidence of agranulocytosis and aplastic anemia. Am J Hematol 2006; 81(1): 65–7

[5] Young NS. Agranulocytosis. JAMA 1994; 271(12): 935–8

5.13 Immunthrombozytopenie

Jens-Marcus Chemnitz

5.13.1 Steckbrief

Die Immunthrombozytopenie (ITP) ist eine Autoimmunerkrankung, bei der es durch Antikörper gegen Thrombozyten und Megakaryozyten zu einer Erniedrigung der Thrombozytenzahl in variabler Ausprägung kommt. Man unterscheidet eine primäre ITP ohne erkenntliche Ursache von einer sekundären ITP ausgelöst durch z. B. Medikamente oder bestehende, z. T. noch nicht diagnostizierte hämatologische oder immunologische bzw. infektiologische Erkrankungen. Klinisch finden sich häufig petechiale Blutungen in den abhängigen Körperpartien und Schleimhautblutungen, großflächige Blutungen sind eher Ausdruck einer plasmatischen Gerinnungsstörung. Die Remissionsrate bei akuter ITP ist relativ hoch, aber auch bei chronischem Verlauf von über 12 Monaten sind Remissionsraten ohne zuvor erfolgte Splenektomie beschrieben. Die ITP ist eine Ausschlussdiagnose, insbesondere bei älteren Patienten darf eine bislang nicht diagnostizierte ursächliche Erkrankung nicht übersehen werden.

5.13.2 Synonyme

- Idiopathische thrombozytopenische Purpura (sollte nicht mehr verwendet werden)
- Morbus Werlhof

5.13.3 Definition

- Erworbene Erkrankung, die antikörpervermittelt zu einer erniedrigten Thrombozytenzahl führt.

5.13.4 Epidemiologie

- Die ITP-Inzidenz liegt bei sowohl bei erwachsenen Personen als auch bei Kindern und Jugendlichen bei 0,2–0,4 pro 10000/Jahr.
- Die Prävalenz wird mit zwei chronischen Erkrankungsfällen/10000 Personen angegeben.

5.13.5 Ätiologie und Pathogenese

- Die ITP ist eine erworbene antikörpervermittelte Autoimmunerkrankung.
- Die Antikörper richten sich hierbei
  - gegen Thrombozyten mit der Folge eines peripheren Verbrauchs und auch
  - gegen Megakaryozyten mit der Folge einer verminderten Produktion von Thrombozyten.
- Ein Auslöser der Antikörperbildung ist in den meisten Fällen nicht bekannt.
- Des Weiteren besteht bei der ITP häufig ein relativer Thrombopoietinmangel

> **Merke** M!
>
> Bei der ITP besteht sowohl ein peripherer Verbrauch an Thrombozyten als auch eine verminderte Nachbildung im Knochenmark.

5.13.6 Klassifikation und Risikostratifizierung

- Der Schweregrad der ITP richtet sich weniger nach der absoluten Thrombozytenzahl, sondern nach den auftretenden Blutungsereignissen.
- Diese werden entsprechend den WHO-Kriterien in die Stadien 0 (keine Blutung) bis Stadium IV (Organblutun-

gen, bzw. lebensbedrohliche Blutungen) eingeteilt (▶ Tab. 5.22).

- Bezüglich der Krankheitsdauer unterteilt man nach gängigen Leitlinien
  - die neu diagnostizierte ITP (bis 3 Monate nach Diagnosestellung),
  - die persistierende ITP (3–12 Monate nach Diagnosestellung) und
  - die chronische ITP mit Verläufen > 12 Monate.

5.13.7 Symptomatik

- Klinisch stehen petechiale Blutungen sowie Schleimhautblutungen im Vordergrund.
- Hämatombildung schon nach kleineren Verletzungen oder Bagatelltraumen.
- Großflächige Blutungen sind nicht typisch und eher hinweisend auf eine plasmatische Gerinnungsstörung.

5.13.8 Diagnostik

Diagnostisches Vorgehen

- Die Diagnose einer ITP stellt eine Ausschlussdiagnose dar.
- Ausschluss einer zugrunde liegenden hämatologischen bzw. rheumatologischen Erkrankung insbesondere bei älteren Patienten.

Tab. 5.22 Einteilung der Blutungen nach Schweregrad (WHO).

WHO-Blutungsgrad	Klinische Definition
WHO Grad 0	Keine Blutungen
WHO Grad I	Petechien, Kleine Hämatome, Schleimhautblutungen im Bereich von Mund und Nase
WHO Grad II	Nicht transfusionspflichtige Blutungen, Größere Hämatome > 10 cm
WHO Grad III	Transfusionspflichtige Blutungen
WHO Grad IV	Retinale Blutungen mit Visusminderung, ZNS-Blutungen, Organeinblutungen, letale Blutungen

- Bei weitergehenden Blutbildveränderungen über die alleinige Thrombozytopenie hinaus muss eine Knochenmarkpunktion durchgeführt werden, um z. B. eine hämatologische Grunderkrankung nicht zu übersehen.
- Bei isolierter Thrombozytopenie kommt der Diagnostik hinsichtlich einer möglicherweise bestehenden Pseudothrombozytopenie eine wichtige differenzialdiagnostische Bedeutung zu (▶ Abb. 5.29).

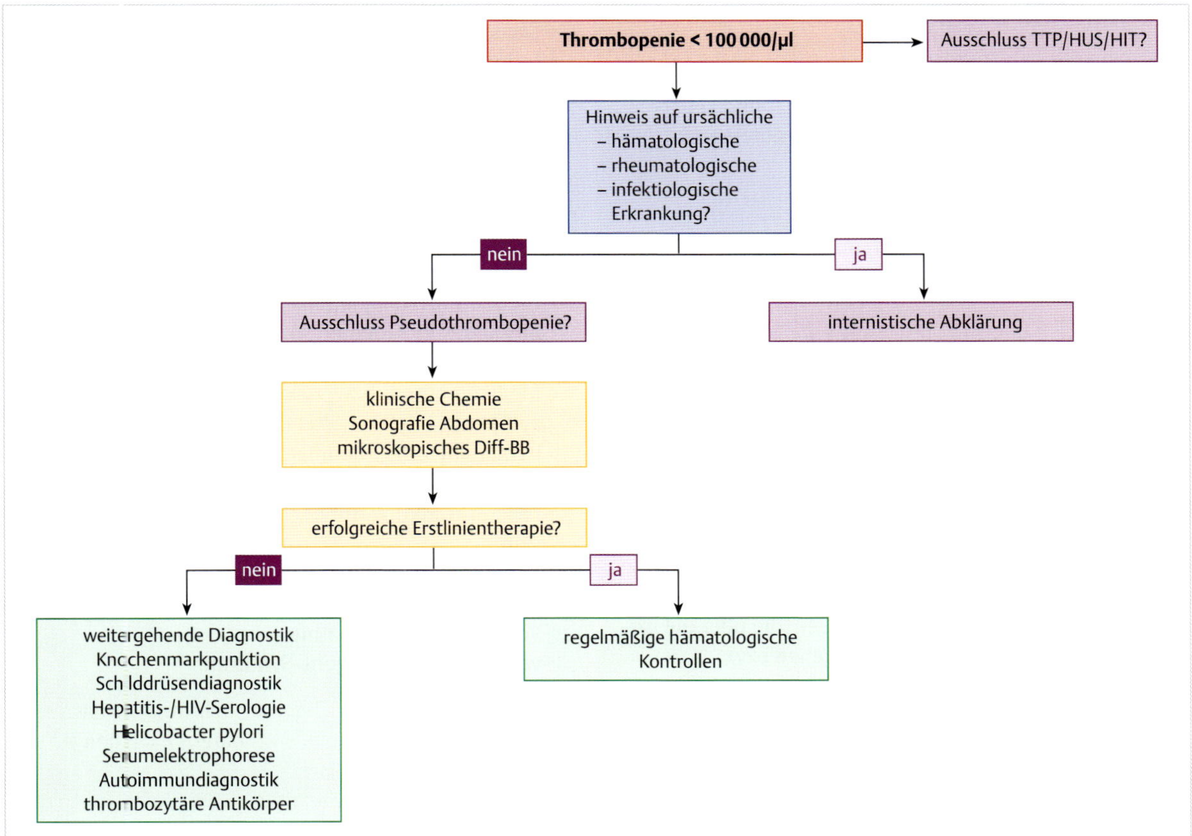

Abb. 5.29 Immunthrombozytopenie. Diagnostisches Vorgehen.

Anamnese

- Gezielte Anamnese hinsichtlich Blutungszeichen.
- Zu erfragen sind zudem:
  - Medikamenteneinnahme,
  - Begleiterkrankungen,
  - evtl. bestehende Schwangerschaft,
  - berufliche Exposition,
  - bestehende oder abgelaufene infektiöse Erkrankungen (z. B. können virale Erkrankungen eine ITP auslösen).

Körperliche Untersuchung

- Blutungszeichen,
- Bestimmung von Leber- und Milzgröße (eine Splenomegalie spricht gegen eine ITP und sollte den Verdacht auf eine zugrunde liegende hämatologische Erkrankung lenken),
- Lymphknotenstatus.

Labor

- Obligat sind Blutbild und Differenzialblutbild, Quick, aPTT, CRP, Kreatinin, AP, g-GT, ASAT, ALAT, LDH, Bilirubin (direkt und indirekt), Haptoglobin.
- Blutbild in 3 Medien (EDTA, Citrat, Heparin zum Ausschluss einer Pseudothrombozytopenie).
- Blutgruppentestung.

Bildgebende Diagnostik

Sonografie

- Sonografie v. a. zur Beurteilung der Milz- und Lebergröße sowie zur Erhebung des Lymphknotenstatus.

Röntgen

- Evtl. bei Verdacht Röntgenaufnahme des Thorax zum Ausschluss eines Mediastinaltumors.

Histologie, Zytologie und klinische Pathologie

Knochenmarkdiagnostik

- Eine Knochenmarkpunktion ist bei Patienten < 60 Jahren bei isolierter Thrombozytopenie zumeist nicht notwendig.
- Knochenmarkpunktion sollte allerdings durchgeführt werden
  - bei weiteren Blutbildveränderungen, die über die isolierte Thrombozytopenie hinausgehen bzw.
  - bei Auffälligkeiten in der körperlichen Untersuchung, um eine hämatologische Systemerkrankung nicht zu übersehen,
  - bei älteren Patienten, da hier die Inzidenz an bislang subklinischen hämatologischen Erkrankungen deutlich ansteigt.

> **Merke**
>
> In bis zu 10 % der Fälle ist die Diagnose einer ITP fälschlich gestellt, daher muss bei weitergehenden Blutbildveränderungen und bei älteren Patienten eine Knochenmarkpunktion durchgeführt werden.

Blutausstrich

- Mikroskopische Begutachtung des peripheren Blutausstrichs obligat
  - zur Erstellung eines mikroskopischen Differenzialblutbildes sowie
  - zur mikroskopischen Bestimmung der Thrombozytenzahl und Bestimmung der Fragmentozytenzahl.

Mikrobiologie und Virologie

Serologie und sonstige Verfahren

- Weiterführende Diagnostik bei ausbleibendem Therapieerfolg auf die initiale Therapie:
  - Schilddrüsendiagnostik,
  - Hepatitis- und HIV-Serologie,
  - Testung auf Helicobacter pylori,
  - Serumelektrophorese,
  - Immunglobuline quantitativ,
  - Autoimmundiagnostik,
  - evtl. thrombozytenspezifische Antikörper (Wertigkeit umstritten).

5.13.9 Differenzialdiagnosen

- Folgende Krankheiten sind auszuschließen:
  - Pseudothrombozytopenie durch Bestimmung des Blutbildes in 3 Medien sowie mikroskopische Begutachtung des peripheren Blutausstrichs,
  - Medikamenten- bzw. zytostatikainduzierte Thrombozytopenie,
  - hämatologische, rheumatologische oder infektiöse Erkrankung,
  - Lebererkrankung mit begleitender portaler Hypertension,
  - hereditäre Thrombozytopenie,
  - heparininduzierte Thrombopenie,
  - Verbrauchskoagulopathie,
  - von-Willebrand-Jürgens-Syndrom.

Cave

Von großer Relevanz ist die differenzialdiagnostische Abgrenzung gegenüber der thrombotisch-thrombozytopenischen Purpura sowie gegenüber dem hämolytisch urämischen Syndrom, da hier eine Notfallsituation vorliegt.

Merke

Sowohl bei der Beurteilung des Schweregrades der Erkrankung als auch bei der Indikationsstellung zur Behandlung steht die Blutungsneigung im Vordergrund und weniger die absolute Thrombozytenzahl.

5.13.10 Therapie

Therapeutisches Vorgehen

- Therapeutischer Algorithmus ▶ Abb. 5.30
- Bei der Therapieindikation steht mehr die Blutungsneigung und weniger die absolute Thrombozytenzahl im Vordergrund:
  - mittelschwere und schwere Blutungen: Therapieindikation unabhängig von der Thrombozytenzahl.
  - Minimale Blutungszeichen:
    - Bei erwachsenen Patienten allgemeiner Konsensus, dass bei Thrombozytenzahlen von < 20.000/µl eine Behandlung angeboten werden kann,
    - insbesondere bei Kindern wird hier die Indikation aber deutlich zurückhaltender gestellt.

Pharmakotherapie

Erstlinientherapie

- Bei fehlenden Kontraindikationen gibt es eine klare Empfehlung für eine Behandlung mit Steroiden.
- Derzeit existieren keine Daten für die Überlegenheit von Dexamethason (z. B. 40 mg/Tag) gegenüber einer Therapie mit Prednison (z. B. 100 mg/Tag).
- Initial hohe Dosis → Beginn des Ausschleichens nach 1–2 Wochen.
- Notfallsituation bzw. größere Blutung (WHO Grad III–IV):
  - zusätzliche Behandlung mit intravenösen Immunglobulinen,
  - in diesen Fällen besteht auch die Indikation zur Thrombozytengabe.

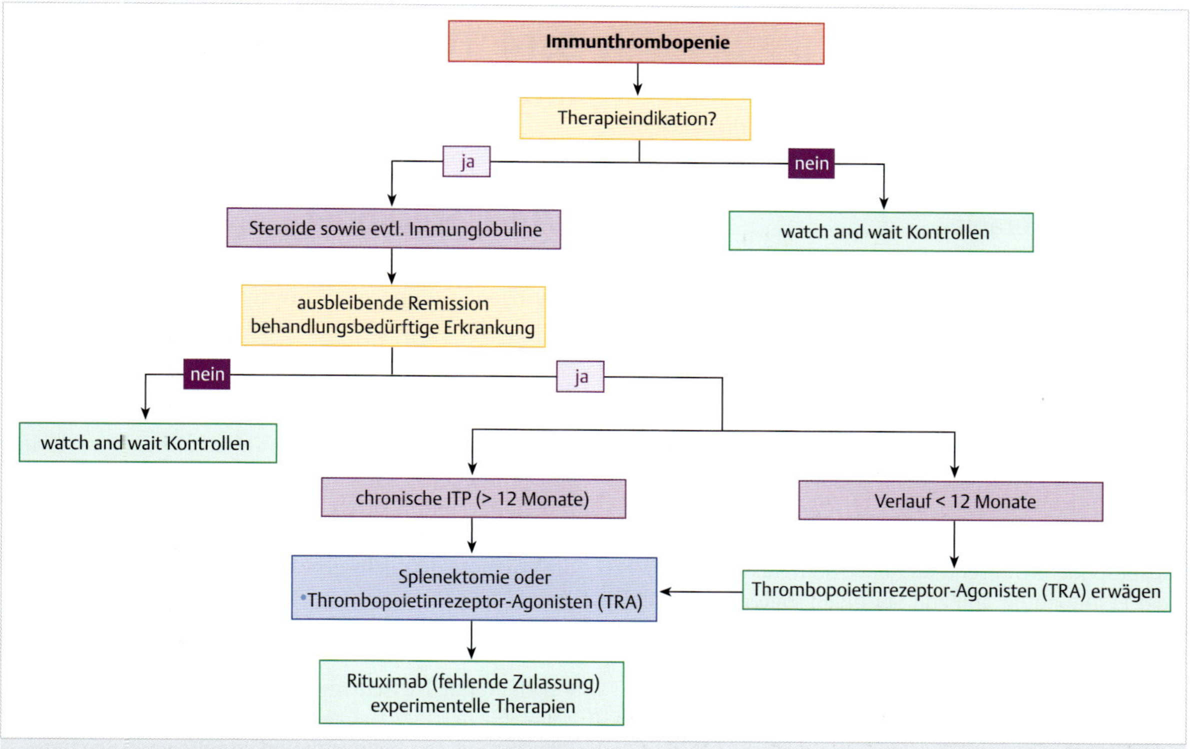

Abb. 5.30 Immunthrombozytopenie. Therapeutisches Vorgehen.

> **Merke**
>
> Die Erstlinientherapie der ITP beinhaltet eine Behandlung mit Steroiden. In einer Notfallsituation sollten additiv intravenöse Immunglobuline gegeben werden.

Zweitlinientherapie

- Indikation für eine Zweitlinientherapie abhängig von der Blutungsneigung des Patienten:
  - bei unzureichendem Ansprechen auf die Erstlinientherapie oder
  - bei erneutem Abfall der Thrombozyten nach Ausschleichen der Steroide.
- Bei nur leichten Blutungszeichen und Thrombozyten < 30.000/µl muss individuell entschieden werden.
- Bei Versagen der Erstlinientherapie sollte eine weitergehende hämatologische Diagnostik mittels Knochenmarkpunktion durchgeführt werden. Dieses gilt insbesondere für ältere Patienten.
- Thrombopoietinrezeptor-Agonisten:
  - Mit TRAs können die Thrombozytenzahlen auf Werte > 50.000/µl bei dauerhafter Therapie angehoben werden.
  - Für den Einsatz von TRAs in der Kinder- und Jugendmedizin existieren derzeit noch keine längerfristigen Daten.
- Splenektomie:
  - Indikation besteht grundsätzlich bei schweren Blutungen (WHO Grad III–IV).
  - Vorher müssen alle Patienten gegen Pneumokokken, Hämophilus und Meningokokken geimpft sein.

Drittlinientherapie

- Eine Behandlung mit dem Anti-CD20-Antikörper Rituximab kann in bis zu 30 % der chronischen ITP Fälle zu einer dauerhaften Remission führen, ist aber in der Therapie nicht zugelassen.

5.13.11 Nachsorge

- Der Ablauf der Nachsorge muss individuell gestaltet werden und richtet sich v. a. nach dem Ansprechen auf die Initialtherapie.
- Insbesondere während und nach dem Ausschleichen der Erstlinientherapie mit Steroiden sollten engmaschige Blutbildkontrollen durchgeführt werden.
- Die Untersuchungsintervalle verlängern sich bei anhaltend stabilem Verlauf der Patienten.

5.13.12 Prognose

- Die Wahrscheinlichkeit einer kompletten Remission nach Ablauf von 5 Jahren bei Vorliegen einer ITP mit Thrombozytenzahlen < 20.000/µl liegt bei etwa 60 %, die einer partiellen Remission bei > 80 %.
- Komplette Remissionen sind am häufigsten innerhalb der ersten 6 Monate zu erwarten.
- Remissionen sind insbesondere bei solchen Patienten zu erwarten, die sich mit akutem Beginn der Erkrankung und Blutungszeichen vorstellen.
- Nach Ablauf von mehr als 12 Monaten sind Remissionen seltener, daher sollte erst ab diesem Zeitpunkt eine Splenektomie in Erwägung gezogen werden.
- Schwere oder gar tödliche Blutungen betreffen am ehesten ältere Patienten, bei Kindern und Jugendlichen sind diese eher selten.

5.13.13 Wichtige Internetquellen

- Onkopedia Leitlinien, Immunthrombozytopenie: www.onkopedia.com/de/onkopedia/guidelines/immunthrombozytopenie-itp/@@view/html/index.html
- Leitlinie „Immunthrombozytopenie (ITP) im Kindes- und Jugendalter“: www.awmf.org/uploads/tx_szleitlinien/086-001l_S2k_Immunthrombozytopenie_Kinder_Jugendliche_2011-08.pdf

5.14 Thrombotische Mikroangiopathien

Paul Knöbl

5.14.1 Steckbrief

Die thrombotischen Mikroangiopathien (TMA) sind eine heterogene Gruppe von schweren, meist lebensbedrohlichen Erkrankungen, die gewisse klinische Eigenschaften gemeinsam haben: eine nichtimmunologische mikroangiopathische hämolytische Anämie mit Erythrozytenfragmentierung, eine Thrombozytopenie und Zeichen von Organfunktionsstörungen durch Mikrozirkulationsstörungen (▶ Tab. 5.23). Unbehandelt haben die TMA eine hohe Morbidität und Mortalität. Die rasche exakte Diagnose und die rasche Einleitung einer adäquaten Therapie kann die Prognose deutlich verbessern.

5.14.2 Aktuelles

- Bedeutende Fortschritte im Verständnis der Pathophysiologie der TMA haben in den letzten Jahren eine Verbesserung der Diagnostik und gezielte neue Behandlungsmöglichkeiten ermöglicht, ▶ Tab. 5.24).

Tab. 5.23 Erkrankungen aus der Gruppe der thrombotischen Mikroangiopathien.

Erkrankungsform aus der Gruppe der TMA	Erkrankungen/betroffene Organe/Pathogenese
TMA mit schwerer ADAMTS 13-Defizienz = TTP	
Genetische Ursachen der ADAMTS 13-Defizienz	Upshaw-Schulman-Syndrom
Autoantikörper-bedingte ADAMTS 13-Defizienz = Morbus Moschkowitz	Spontane Autoimmun-TTP Sekundäre Autoimmun-TTP (Infektionen, Schwangerschaft, Medikamente, Malignome, etc.)
TMA mit Komplementdysregulation (HUS)	
Genetische Ursachen der Komplementüberexpression	Kongenitales/familiäres HUS
Autoantikörperbedingte Komplementdysregulation = Autoimmun-HUS	Spontanes Autoimmun-HUS Sekundäres Autoimmun-HUS (Infektionen, Schwangerschaft, Medikamente, Malignome, etc.)
Andere Ursachen einer Komplementdysregulation	Atypisches HUS (Medikamente, Toxine, Infektionen, Reaktionen auf Organtransplantationen, andere Ursachen)
Andere Formen der TMA	
Idiopathisch/spontan	Keine Ursache identifizierbar
Organtransplantation	Nieren, hämatopoetische Stammzellen, Lunge, Herz, Leber, etc.
Infektionen	EBV, CMV, HIV, E. coli, Pneumokokken, Malaria, Dengue, Ebola, etc.
Medikamente	Clopidogrel, Ticlopidin, Cyclosporin, Chinin, Mitomycin C, etc.
Malignome	Disseminierte Malignome, Knochenmarkinfiltration
Schwangerschaft	HELLP-Syndrom, Gestosen, Präeklampsie
Toxine	Diarrhoe-assoziiertes HUS: E. coli, Shigella, etc. Andere Toxine
Maligne Hypertension	

5.14.3 Synonyme

- Thrombotische Mikroangiopathie: TMA
- Thrombotisch thrombopenische Purpura: Thrombotisch thrombozytopenische Purpura, TTP, Morbus Moschkowitz
- Autoimmunologische TTP: erworbene TTP, spontane TTP
- Kongenitale TTP: Upshaw-Schulman-Syndrom (USS), angeborene TTP, familiäre TTP
- Hämolytisch-urämisches Syndrom: HUS, Morbus Gasser

5.14.4 Definition

- Heterogene Gruppe von Erkrankungen mit ähnlichen klinischen Merkmalen:
  - mikroangiopathische hämolytische Anämie mit Erythrozytenfragmentierung,
  - Thrombozytopenie und
  - Zeichen von Organfunktionsstörungen.

5.14.5 Epidemiologie

- TTP: ca. 2–5 Fälle/1 Mio./Jahr, davon ca. 5 % Upshaw-Schulman-Syndrom,
- Autoimmunologisch verursachte Formen deutlich häufiger als kongenitale,
- Inzidenz des atypisches HUS: ca. 2/1 Mio.
- Sekundäre Formen der TMA: keine verlässlichen Daten verfügbar.
- Diarrhoe-assoziiertes HUS:
  - In Mitteleuropa geschätzt bei 1–1,5 pro 100.000 Kinder und Jugendliche < 16 Jahre.
  - In Deutschland ist das HUS die häufigste Ursache eines akuten Nierenversagens im Kindesalter.

5.14.6 Ätiologie und Pathogenese

Allgemeines

- Unterschiedlich je nach Entität:
  - Genetische Defekte (Mutationen oder Polymorphismen) führen zu Mangel oder Funktionsstörungen wichtiger Proteine.
  - Spontane oder durch Infektionen (v. a. EBV, HIV, CMV) oder andere Auslöser verursachte Autoimmunprozesse führen zur Bildung von Autoantikörpern, die Funktion oder Clearance wichtiger Proteine beeinflussen.
  - Unklare Ätiologie.
- Zwei klar definierte Krankheitsgruppen (► Tab. 5.23):
  - TMAs mit ADAMTS 13-Mangel (= TTP),
  - TMAs mit Störungen im Komplementsystem (= HUS).

- Hinzu kommen verschiedene TMA-Formen, bei denen ein Zusammenhang mit bestimmten Auslösern bekannt ist, deren Pathophysiologie aber noch großenteils unbekannt ist.
- Pathophysiologie ist, wenn bekannt, häufig therapeutisch relevant.

TMA mit ADAMTS 13 Mangel = TTP

- Genetisch oder autoimmunologisch bedingter schwerer ADAMTS 13-Mangel mit der Folge einer verminderten von-Willebrand-Faktor-Spaltung (▶ Abb. 5.31):
  - Upshaw-Shulman-Syndrom: Schwerer durch Mutationen und Polymorphismen im *ADAMTS 13*-Gen verursachter ADAMTS 13-Mangel (< 5 % der Norm),
  - Erworbene TTP bei Antikörpern gegen ADAMTS 13 mit Blockade der Funktion oder Erhöhung der Clearance.
- Dadurch Persistenz ultragroßer VWF-Multimere in der Zirkulation, die durch erhöhte Blutscherkräfte oder andere Faktoren (z. B. bei stenosierten Gefäßen, Schwangerschaft, Operationen, Infektionen, sonstiger „Stress"), oft aber auch spontan, gestreckt werden und dadurch die Thrombozytenaggregation fördern.
- Entstehung von Thrombozyten- und VWF-reichen Mikrothromben, die zu Mikrozirkulationsstörungen im gesamten Organismus mit teils lebensbedrohlichen Folgen führen.

TMA mit Komplementdefekten

- **Kongenitales bzw. familiäres HUS:** Fehlregulation des Komplementsystems durch Mutationen und Polymorphismen in den Genen verschiedener Komplementbestandteile mit der Folge von Störungen der Komplementregulation oder Erhöhung der Funktion mutierter Proteine („gain-of-function"-Mutationen).
- **Erworbenes HUS:** Blockade von Komplementbestandteilen durch Antikörper mit resultierender Fehlregulation.
- **Atypisches HUS:** Nicht näher charakterisierbare Störungen im Komplementsystem, z. B. ausgelöst durch Medikamente, Toxine, Infektionen, Reaktionen auf Organtransplantationen oder andere Trigger.

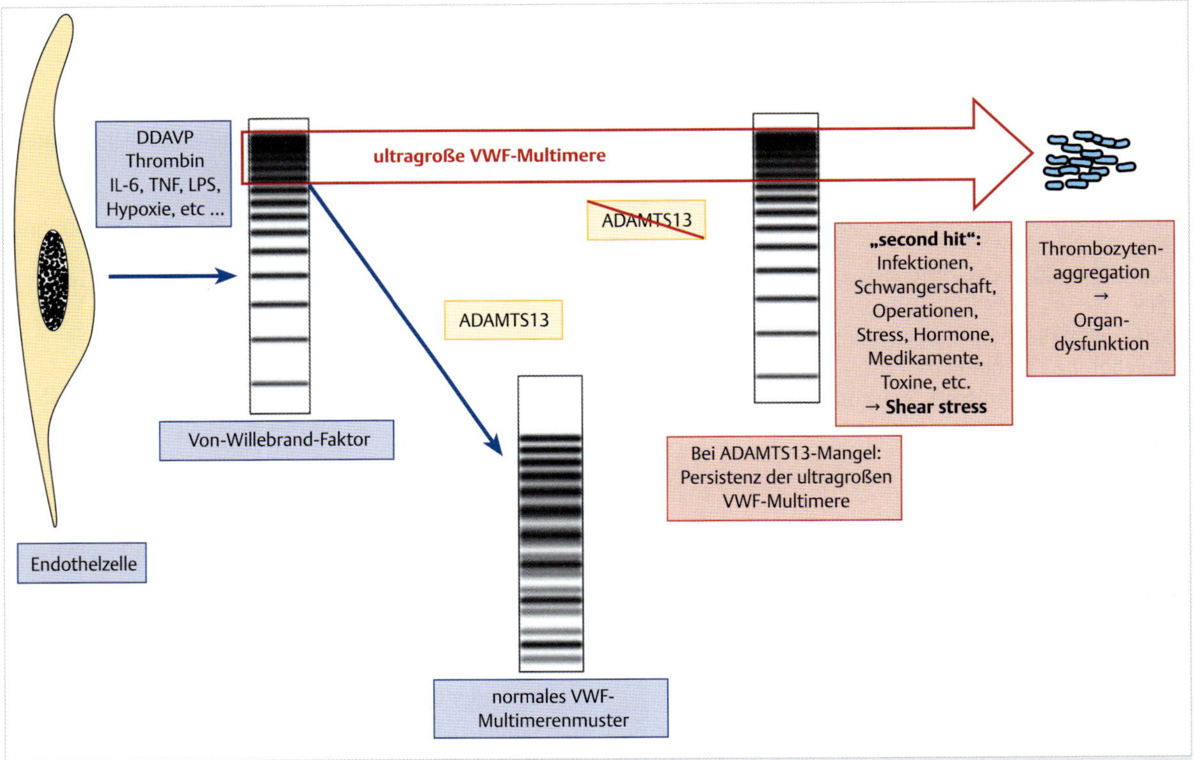

Abb. 5.31 Pathophysiologie der TTP. Hochmolekularer VWF wird nach Stimulation aus Endothelzellen freigesetzt und im Plasma durch ADAMTS 13 proteolytisch gespalten, sodass das normale VWF-Multimerenmuster entsteht. Bei ADAMTS 13-Mangel (genetisch oder durch inhibitorische Antikörper) persistieren die ultragroßen Multimere, die in Situationen mit erhöhten Blutfluss-Scherkräften gestreckt werden, sodass Thrombozyten daran aggregieren und zu Mikrozirkulationsstörungen führen. (IL-6 = Interleukin 6; LPS = Lipopolysaccharid = Endotoxin; TNF = Tumor-Nekrosefaktor α; VWF = von Willebrand-Faktor).

Infektions- und toxinassoziierte Formen

- Verschiedene Infektionskrankheiten können eine TMA auslösen.
- **Diarrhoe-assoziiertes HUS:**
  - Ausgelöst durch bakterielle Toxine (z. B. Shiga-Toxin, Verotoxin, etc.), die von bestimmten pathogenen Darmkeimen produziert werden (am häufigsten enterohämorrhagische E. coli [EHEC], oft Serotyp O157: H7, aber auch andere Serotypen, Shigellen, etc.).
  - Häufig auftretend in Ausbrüchen, bei denen mehrere Patienten nahezu gleichzeitig an der TMA erkranken. Im Jahr 2011 fand in Norddeutschland ein solcher Ausbruch statt (E. coli, Serotyp O104:H4), der durch bakteriell verunreinigte Nahrungsmittel ausgelöst wurde und bei dem 855 Personen schwer erkrankten, von denen 53 verstarben.
- **Sonstige infektionsassoziierte TMA-Formen:**
  - HUS auch bei anderen Infektionen (z. B. mit Pneumokokken) ohne Diarrhoen möglich.
  - TMA-ähnliches Bild auch bei akuten Virusinfektionen (z. B. HIV, CMV, Dengue, Ebola, etc.) oder bei systemischer Antwort auf Infektionen im Rahmen einer schweren Sepsis möglich.
  - Ursachen: Systemische Reaktion bzw. massive Zelldestruktion im Stadium der akuten Virämie oder im Zuge der Immunantwort generierte Autoantikörper gegen ADAMTS 13 oder Komplementfaktoren.

Transplantationsassoziierte TMA

- Eine TMA kann mehrere Wochen, Monate oder sogar Jahre nach einer Organtransplantation auftreten, v. a. nach Nieren-, Lungen-, oder Stammzelltransplantation.
- Es ist noch nicht bekannt, welche Faktoren für diese Form der TMA verantwortlich sind, ADAMTS 13-Aktivität und VWF-Zusammensetzung sind immer normal.
- Mögliche pathogenetische Mechanismen sind:
  - Endothelzellschädigung,
  - verwendete Immunsuppressiva,
  - Abstoßungsreaktionen,
  - Infektionen (Zytomegalie-Virus, etc.),
  - immunologische Phänomene.

Medikamentenassoziierte TMA

- Verschiedene Medikamente, wie Cyclosporin, Tacrolimus, Mitomycin C, Ticlopidin, Clopidogrel usw., sind bekannt dafür, eine TMA auszulösen.
- Der genaue pathophysiologische Mechanismus ist unbekannt.
- In einigen Fällen wurden durch Medikamente Autoantikörper gegen ADAMTS 13 oder Komplementfaktoren induziert.

Schwangerschaftsassoziierte TMA

- In der Schwangerschaft können unterschiedliche, TMA-ähnliche Phänomene auftreten:
  - klassische TTP und HUS,
  - HELLP-Syndrom (Hypertonie, erhöhte Leberenzyme, niedrige Thrombozyten),
  - EPH-Gestose,
  - schweres Antiphospholipid-Syndrom, etc.
- Der therapeutische Ansatz dieser Entitäten ist völlig unterschiedlich.
- Eine frühzeitige Beendigung der Schwangerschaft durch Sectio ist oft die einzige Möglichkeit, das Leben von Mutter und Kind zu retten.

Sonstige TMA-Formen

- Maligne Hypertonie, das katastrophale Antiphospholipid-Syndrom, schwere Formen von systemischem Lupus erythematodes, Vaskulitis oder Infiltration des Knochenmarks mit malignen Zellen (Knochenmarkkarzinose).
- Bei vielen Formen Aktivierung von neutrophilen Granulozyten, die dann Wolken von RNA- und DNA-Fragmenten, Histonen, Myeloperoxidase und Neutrophilenelastase ausstoßen („neutrophil extracellular traps, NETs).
  - NETs sind physiologisch ein wichtiger Bestandteil der unspezifischen Abwehr, können aber bei TMAs zu einer weiteren Beeinträchtigung der Mikrozirkulation und zu Zellzerstörung (Hämolyse) führen.
  - NETs können einen möglichen second hit bei der Auslösung eines TMA-Schubs darstellen.

5.14.7 Klassifikation und Risikostratifizierung

- ► Tab. 5.23 zeigt die pathophysiologisch sinnvolle Klassifikation der TMA, eine einheitliche Nomenklatur gibt es immer noch nicht.
- Zwei klar definierte Krankheitsgruppen:
  - TMA mit ADAMTS 13-Mangel (= TTP) und
  - TMA mit Störungen im Komplementsystem (= HUS).
- Daneben gibt es verschiedene TMA-Formen, bei denen ein Zusammenhang mit bestimmten Auslösern bekannt ist, deren Pathophysiologie aber noch weitgehend unbekannt ist.

5.14.8 Symptomatik

- Konstante Symptomatik mit Thrombopenie (aber kaum Blutungsneigung) und hämolytischer Anämie (Ikterus, braungefärbter Harn, Müdigkeit, blasse Haut und Skleren, Tachykardie, Hypotonie).
- Heterogene Symptomatik mit Zeichen der Organdysfunktion:

5

III

 - Unspezifische Neurologie: von Kopfschmerzen bis Koma.
 - Nierenfunktionseinschränkung: Kreatininanstieg (v. a. bei HUS sehr hohe Kreatininwerte), Oligurie oder Anurie, Elektrolytentgleisungen, Hypervolämie.
 - Kardiale Dysfunktion: myokardiale Ischämien bis hin zum akuten Myokardinfarkt, Rhythmusstörungen, Herzinsuffizienz.
 - Intestinale Symptomatik: akute Pankreatitis, Darmischämie, Diarrhoen, Koliken, akute Leberinsuffizienz.
 - Lungendysfunktion: Dyspnoe, Gasaustauschstörungen und diffuse pulmonale Verschattungen.

5.14.9 Diagnostik

Diagnostisches Vorgehen

- Strukturiertes Vorgehen (rasche Krankheitsprogredienz möglich),
- Erkennen der Problematik (Hämolyse, Thrombopenie, Organdysfunktion),
- diagnostische Untersuchungen (vor Plasmaaustausch):
  - bei Hämolyse:
    - Hämoglobin, Erythrozytenzahl, Erythrozytenindizes,
    - Retikulozyten- und Fragmentozytenzahl,
    - Laktatedehydrogenase, Haptoglobin, freies Hämoglobin, Bilirubin, Coombs-Test.
  - Thrombozytopenie:
    - Thrombozytenzahl, Immature Platelet Fraction.
- Gezielte weitere Diagnostik (▸ Abb. 5.32).

Anamnese

- Einen wesentlichen Platz in der Diagnostik der TMA nimmt eine sorgfältig erhobene Anamnese ein.
- Neben der medizinischen Standardanamnese (Entwicklung der Symptome) sind auch spezifische Fragen zu stellen:
  - Begleiterkrankungen, frühere Erkrankungen (mit ähnlicher Symptomatik),
  - mögliche Trigger (Malignome, Infektionen, Systemerkrankungen, Transplantation, Schwangerschaft, Operationen, etc.),
  - Medikamente, Drogen,
  - Ernährung,
  - Kontaktpersonen,
  - Familienanamnese.

Körperliche Untersuchung

- Kompletter klinischer Status.
- Trotz Thrombopenie oft keine Blutungsneigung, daher auch keine „Purpura“.
- Evtl. Ikterus, Blässe (Anämie), Tachykardie, Hypotonie.
- Weitere Auffälligkeiten richten sich nach der Art der Organfunktionsstörungen, sind aber meist unspezifisch, aber in jeder Form und Ausprägung möglich:
  - neurologische Ausfälle,
  - psychiatrische Auffälligkeiten,
  - Nierenfunktionseinschränkung (Oligo-/Anurie, dunkel gefärbter Harn (Hämolyseharn),
  - Zeichen einer Herzinsuffizienz, Rhythmusstörungen, Dyspnoe.

Labor

- ▸ Abb. 5.32 zeigt die Labordiagnostik bei TMA zur Sicherung von Diagnose und Ursache sowie zum Ausschluss von Differenzialdiagnosen.
- Zur Beurteilung der jeweiligen Organfunktion:
  - Gehirn: S 100β, (Neuronenspezifische Enolase), (neurokognitive Testung),
  - Nieren: Serumkreatinin, glomeruläre Filtrationsrate, Harnmenge,
  - Herz: Troponin, NT-proBNP,
  - Lunge: Sauerstoffsättigung, Gasaustauschpararmeter,
  - Blutgerinnung: plasmatische Gerinnungstests, Antiphospholipid-Antikörper,
  - Pankreas: Blutglukose, Serumlipase.

> **Merke**
>
> M!
>
> Spezialuntersuchungen zur Unterscheidung der verschiedenen Entitäten müssen vor Beginn einer Behandlung, v. a. vor Beginn einer Plasmaaustauschtherapie, durchgeführt werden, um eine Verfälschung durch die Plasmatherapie auszuschließen.

- ADAMTS 13:
  - Zum Beweis einer TTP muss die ADAMTS 13-Aktivität stark erniedrigt sein (< 5 %).
  - Der Nachweis von Anti-ADAMTS 13-Antikörpern beweist eine Autoimmun-TTP.
  - Anti-ADAMTS 13-Antikörper-Nachweis mit:
    - funktionellen Tests (Verdünnungsreihe analog dem Bethesda Test bei der Hämophilie) oder
    - mit immunologischen Tests (ELISA), die ADAMTS 13-bindende Antikörper detektieren.
    - Da gerade in der Initialphase einer TTP der Inhibitortest negativ ausfallen kann (bei Bindung aller Antikörper an ADAMTS 13) und dieser Test auch recht komplex und aufwendig ist, hat der ELISA-Test hier gewisse Vorteile.
    - Ein negativer Antikörpertest legt die Diagnose eines USS nahe, das dann durch genetische Untersuchungen von Patient und Familienmitgliedern weiter abgeklärt werden muss.

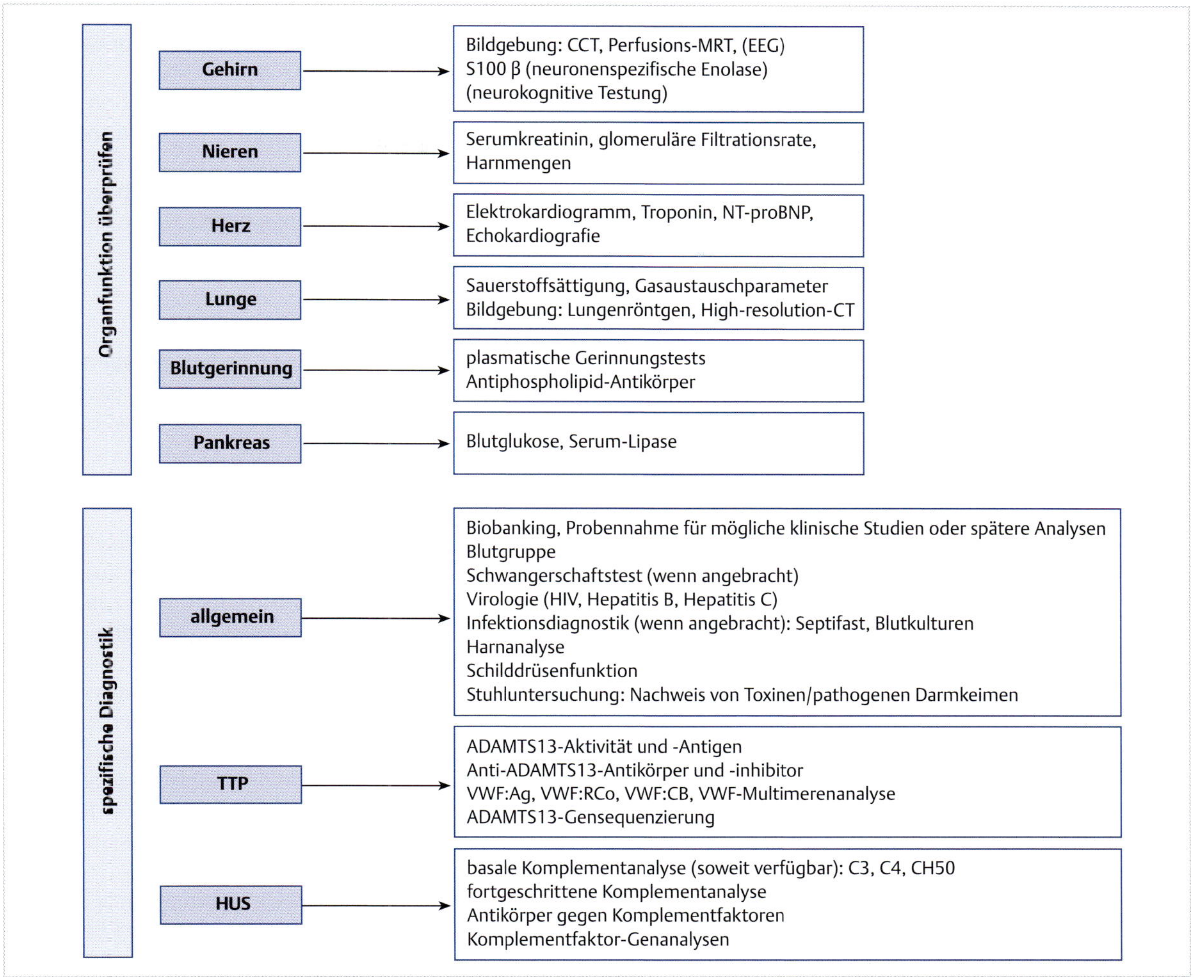

Abb. 5.32 Thrombotische Mikroangiopathien. Diagnostisches Vorgehen.

- Nachweis einer Komplementstörung:
  - Dieser Nachweis ist oft schwierig und kann nur von spezialisierten Labors erbracht werden.
  - Ein Verbrauch an Komplementfaktoren C 3 und C 4 ist ein Hinweis auf eine durch das Komplementsystem mediierte Erkrankung, ebenso wie eine Erhöhung der terminalen Komplementaktivität, die oft noch mit dem (nicht sehr sensitiven) CH50-Test durchgeführt wird.
  - Spezifischere Testsysteme (C 5a, C 5b, C 5–9 ELISA, etc.) sind nicht allgemein verfügbar, genauso wenig wie Tests auf Antikörper gegen Komplementbestandteile oder genetische Untersuchungen auf Mutationen oder Polymorphismen in den Genen von Komplementbestandteilen.
- Ergänzende Untersuchungen (zur Vervollständigung der Differenzialdiagnose und zum Ausschluss von Begleiterkrankungen), je nach Situation:
  - Schwangerschaftstest,
  - Virusdiagnostik,
  - immunologische Untersuchungen,
  - Tumormarker,
  - Blutgerinnung,
  - Schilddrüsenfunktion,
  - Hormonanalytik, etc.
- Verlaufskontrolle und Beurteilung des Therapieansprechens durch Bestimmung von:
  - Thrombozytenzahl,
  - Hämolyse-Aktivität,
  - Organfunktionsparametern.
  - Auch spezifische Parameter (z. B. ADAMTS 13-Aktivität) sollten regelmäßig bestimmt werden, um die Behandlung zu steuern.

Bildgebende Diagnostik

Echokardiografie

- Zur Beurteilung der kardialen Funktion.

Röntgen

- Röntgenaufnahme der Lunge.

CT

- Zur Beurteilung zerebraler Auffälligkeiten,
- High-resolution CT zur Beurteilung der Lungen (optional).

MRT

- Perfusions-MRT Beurteilung zerebraler Auffälligkeiten.

Instrumentelle Diagnostik

EKG

- Zur Beurteilung der kardialen Funktion.

EEG

- Zur Beurteilung zerebraler Auffälligkeiten.

Histologie, Zytologie und klinische Pathologie

Knochenmarkdiagnostik

- Zum Ausschluss einer Knochenmarkkarzinose, disseminierter Malignome.

Molekulargenetische Diagnostik

- Bei Nachweis eines schweren ADAMTS 13-Mangel ohne detektierbare Anti-ADAMTS 13-Antikörper kann eine genetische Untersuchung auf Mutationen und Polymorphismen im *ADAMTS 13*-Gen von Patient und Familienmitgliedern durchgeführt werden, um ein USS nachzuweisen.

Mikrobiologie und Virologie

Kulturen

- Bei mit Diarrhoe assoziierter TMA ist ein Keimnachweis der verursachenden Erreger obligat, nicht zuletzt auch um den Ausbruchsort und den Verbreitungsweg zu identifizieren und weitere Infektionen zu verhindern.

Serologie

- Vor allem bei transplantationsassoziierter TMA sollte eine Virusinfektion ausgeschlossen werden.
- Vor allem CMV, EBV und HIV, aber auch exotische Viren (HHV-6, Hantaa-, Ebola-, Dengue-Virus) können ein TMA-ähnliches Bild verursachen.
- Manche Viren (EBV, HIV) können eine Immunreaktion mit der Bildung von Anti-ADAMTS 13-Antikörpern hervorrufen.
- Auch die nähere Charakterisierung von pathogenen Darmkeimen kann mit serologischen Methoden erfolgen.

Toxinnachweis

- Der Toxinnachweis sollte bei Diarrhoe assoziierter TMA angestrebt werden (Shiga-Toxin, Verotoxin, etc.) und ist oft spezifischer als der direkte Erregernachweis.

5.14.10 Differenzialdiagnosen

- Schwangerschaftskomplikationen: Durch eine Schwangerschaft können verschiedene Phänomene ausgelöst werden, die einer TMA ähneln. Daher muss zunächst eine echte TTP (ADAMTS 13-Mangel) von den übrigen Entitäten unterschieden werden.
  - Autoimmun-TTP: Im Rahmen der Schwangerschaft kann ein Autoimmunprozess auftreten, der zur Bildung von Anti-ADAMTS 13-Autoantikörpern führt und dadurch eine echte Autoimmun-TTP auslöst.
  - TTP-Schub bei USS: Bei kongenitalem ADAMTS 13-Mangel kann durch eine Schwangerschaft ein Schub einer TTP ausgelöst werden.
  - HELLP-Syndrom: Das HELLP-Syndrom ähnelt sehr einer TMA, ist aber durch eine ausgeprägte Erhöhung der Transaminasen und die typischen hepatischen Zeichen (Hepatomegalie, Leber-Kapselschmerz) meist gut zu erkennen.
  - Gestosen, Präeklampsie: Diese können durch die bestehende Proteinurie, die Ödembildung und die schwere Hypertonie von der TMA unterschieden werden.
- Antiphospholipid-Antikörper-Syndrom: Das katastrophale Antiphospholipid-Antikörper-Syndrom lässt sich von anderen TMA-Formen abgrenzen durch den Nachweis von
  - Anti-Cardiolipin- und Anti-beta-2-Glykoprotein-I-Antikörpern sowie
  - Lupus-Antikoagulanzien (verlängerte APTT, positiver Plasma-Tauschversuch) sowie
  - durch das Auftreten von arterieller und venöser Thromboembolie.
- Maligne Hypertension: Eine exzessive arterielle Hypertension sowie Zeichen der chronischen Hypertension (Fundus hypertonicus, linksventrikuläre Hypertrophie, arterielle Gefäßschäden) erkennen.

- Knochenmarkkarzinose, disseminierte Malignome:
  - Eine Knochenmarkkarzinose ist oft mit Veränderungen im Differenzialblutbild (Vorkommen von Blasten der roten und weißen Reihe) und Störungen der plasmatischen Gerinnung (DIC, Hypofibrinogenämie, Hyperfibrinolyse, sehr hohe D-Dimer Werte) assoziiert und dadurch leicht von der TMA zu unterscheiden.
  - Eine Knochenmarkuntersuchung ist zur Diagnosesicherung notwendig.
- Systemerkrankungen (schwerer SLE, Vaskulitis):
  - Um Systemerkrankungen von TMA zu unterscheiden, ist der Nachweis von spezifischen Autoantikörpern (ANA, ds-DNA, Subsets, ANCA, etc.) hilfreich.

> **Cave**
>
> Bei der Differenzialdiagnostik ist zu beachten, dass oft Überlappungen und mehrere Diagnosen gleichzeitig bestehen können.

5.14.11 Therapie

Therapeutisches Vorgehen

> **Cave**
>
> Solange die Diagnose der TMA nicht eindeutig gesichert ist, muss von der gefährlichsten Form, der TTP, ausgegangen werden und unmittelbar mit einem entsprechenden strukturierten Management begonnen werden, bis die endgültige Diagnose gesichert ist. Eine TTP kann rasch progressiv sein und trotz voller Therapie zum Tode des Patienten führen.

- Bei der Behandlung einer TMA sind gewisse Richtlinien zu beachten (▸ Abb. 5.33):
  - Sicherstellung einer adäquaten Versorgung:
    - In den meisten Fällen muss eine TMA auf einer Intensivstation behandelt werden, da jederzeit eine akute Verschlechterung eintreten kann.
    - Sicherstellung eines adäquaten Venenzugangs für eine evtl. Plasmaaustauschbehandlung und Nierenersatztherapie (möglichst über periphere Venen, sonst dicklumiger zentraler Venenkatheter).
  - Keine Thrombozytenkonzentrate vor der Venenpunktion!
  - Durchführung der notwendigen Diagnostik (▸ Abb. 5.32) und Asservierung von Blutproben vor Durchführung einer Plasmatherapie (um eine Verfälschung durch das zugeführte Plasma zu vermeiden).
  - Ziel der Therapie einer akuten TMA-Episode ist die rasche Wiederherstellung der Mikrozirkulation durch Verhinderung der Thrombozytenaggregation und/oder der Komplementaktivierung. Kausale Therapie bei Autoimmunprozessen ist die Immunsuppression.
  - Adäquates Monitoring ist notwendig zur Steuerung der Therapieeffizienz und zum Erkennen von Komplikationen.

Allgemeinmaßnahmen

- Erythrozytentransfusion bei symptomatischer Anämie (Transfusionsziel meist Hb > 7,0 g/dl).

> **Cave**
>
> Keine Thrombozytenkonzentrate in der akuten Episode!
>
> Zumindest bei TTP wird durch Thrombozytentransfusionen die Organdysfunktion verstärkt.

- Bei Nicht-TTP-Formen der TMA, v. a. in Situationen mit beeinträchtigter Thrombopoese (nach Blutstammzelltransplantation oder bei akuten Virusinfekten) kann nach Beginn der spezifischen Therapie auch die Substitution von Thrombozyten überlegt werden.
- Intensivmedizinische Behandlung (Nierenersatztherapie, mechanische Beatmung, Sedierung, hämodynamischer Support, Koronarinterventionen, etc.) kann notwendig werden. Parallel dazu muss jedoch die spezifische Behandlung ohne Unterbrechung weitergeführt werden.
- Thromboseprophylaxe mit niedermolekularem Heparin sollte trotz niedriger Thrombozytenzahlen durchgeführt werden, die Dosis muss jedoch dem Grad der Nierenfunktionsstörung und der Klinik angepasst werden.
- Monitoring und Verhinderung von Infektionen:
  - Patienten mit TMA haben ein erhöhtes Infektionsrisiko (zentralvenöse Zugänge, Beatmung, Immunsuppression) und müssen entsprechend überwacht und ggf. antibiotisch abgeschirmt werden.

> **Cave**
>
> Die oft verabreichten Kortikosteroide supprimieren Akut-Phase-Reaktionen, sodass eine Infektion oft erst spät erkannt wird.
>
> Eine Infektion kann jedoch eine akute Exazerbation einer TMA auslösen und den Patienten vital gefährden, sodass ein sorgfältiges Monitoring notwendig ist.

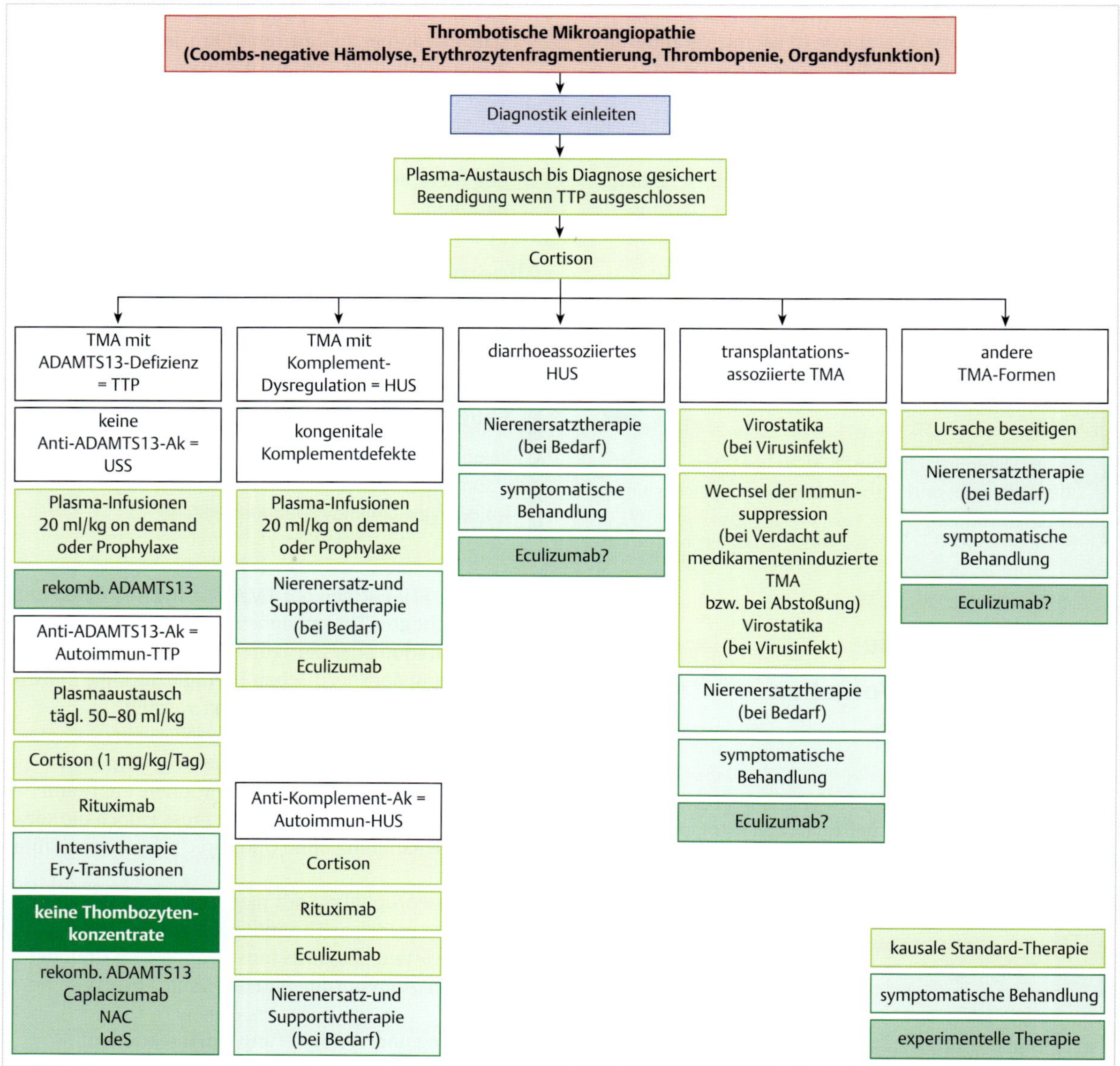

Abb. 5.33 Thrombotische Mikroangiopathien. Therapeutisches Vorgehen.

Pharmakotherapie

Kausale Pharmakotherapie

- Initiale Therapieziele sind die Verbesserung der Mikrozirkulation und der Organfunktionen sowie die Elimination evtl. Autoantikörper.
- Dafür wird initial (bis die endgültige Diagnose gesichert ist) bei allen Formen der TMA eine **Plasmaaustauschtherapie** begonnen (s. unten) (▶ Tab. 5.24).
- **Plasmainfusionen:**
  - Bei bekannten kongenitalen TMA-Formen (USS oder kongenitale Komplementdefekte), um das fehlende Protein zu ersetzen.
  - Dosis von 20–40 ml/kg Körpergewicht.
  - Bei häufigen Rezidiven oder schwelender Krankheit auch prophylaktische Plasmainfusionen (alle 2–3 Wochen).
- **Kortikosteroide:**
  - Meist 1–2 mg/kg/Tag Prednisolon,
  - Immunsuppression,
  - Verbesserung der Tolerabilität einer Plasmatherapie,
  - Einfluss auf eventuelle TMA-Trigger (Akutphase-Reaktion, Shear stress).
- **Rituximab:**
  - Zur Verhinderung der Autoantikörper-Produktion,
  - Off-label-Einsatz,
  - hoher potenzieller Nutzen (> 95 % Antikörper-Eradikation).

Tab. 5.24 Therapieoptionen für die TMA.

Therapieoption	Indikation	Wirkmechanismus
Etablierte Therapien		
Plasmaaustausch	Initiale Therapie jeder TMA Behandlung der 1. Wahl bei Autoimmun-TTP	Elimination von Autoantikörpern, Immunekomplexen, UL-VWF MM, Sludge, Thrombozytenaggregaten Zufuhr von ADAMTS 13, normalem VWF
Plasmainfusion	Kongenitale ADAMTS 13-Defizienz (Upshaw-Schulman-Syndrom) Manche Formen des kongenitalen HUS	Ersatz des fehlenden Faktors (ADAMTS 13 oder Komplement)
Kortikosteroide	Autoimmun TTP + HUS	Immunsuppression
Rituximab	Autoimmun TTP + HUS	Immunsuppression
Eculizumab	Komplement-mediierte TMA	Komplementblockade
Neue und experimentelle Therapie		
Rekombinantes ADAMTS 13	Kongenitale ADAMTS 13-Defizienz (Upshaw-Schulman-Syndrom)	Ersatz des fehlenden Faktors
Rekombinantes ADAMTS 13	Autoimmun-TTP?	Ersatz des fehlenden Faktors, um die Autoantikörper zu überkommen
Caplacizumab	Akute TTP	Blockade der VWF-A1-Domänen, Verhinderung der Thrombozyten-GPIb/IX-Bindung
N-Acetylcystein	Akute TTP	Spaltung von VWF
OMS 721	Komplementmediierte TMA	Komplementblockade
ADAMTS 13-Varianten	TTP mit Anti-ADAMTS 13-Antikörpern	Umgehung der Antikörperbindung
Rekombinante DNAse	TMA	Aufspaltung von NETs
IdeS	Autoimmun-TMA	Spaltung von IgG
Sonstige Therapiemöglichkeiten		
Immunomodulatoren (Vincristin, MMF, Cyclosporin, Bortezomib)	Autoimmun-TTP + HUS	Immunsuppression
Thrombozytenaggregationshemmer (ASS, Clopidogrel, Prasugrel, Ticagrelor)	TMA mit schwerer Organdysfunktion	Aggregationshemmung
ARC 1779 (withdrawn)	Akute TTP	Blockade der VWF-A1-Domänen, Verhinderung der Thrombozyten-GPIb/IX-Bindung
ARC 15 105 (withdrawn)	Akute und chronische TTP?	Blockade der VWF-A1-Domänen, Verhinderung der Thrombozyten-GPIb/IX-Bindung
Splenektomie	Refraktäre TTP	Unbekannt Elimination von Memory-Zellen?
Supportivtherapie		Transfusionen, Nierenersatztherapie, Intensivmedizin
Monitoring	Organfunktionen, Laborparameter	

- **Andere Immunsuppressiva:**
  - In Einzelfällen: Vincristin, Mycophenolatmofetil (MMF), Cyclophosphamid oder Bendamustin.
- **Eculizumab:**
  - Eculizumab ist ein Antikörper, der über Blockade von C 5 eine Komplementüberregulation verhindern kann.
  - Zur Behandlung der paroxysmalen nächtlichen Hämoglobinurie und des durch Komplement mediierten HUS (aHUS) zugelassen.
  - Reduziert Krankheitsaktivität, Hämolyse, neurologische Symptome, Thromboembolierate und verbessert das Überleben.
  - Vor Therapiebeginn Vakzinierung gegen Meningokokken.

Pharmakologische Supportivtherapie

- Thrombozyten-Aggregationshemmer:
  - Bei TMA kontrovers diskutiert, die verfügbaren Substanzen (z. B. ASS, Ticlopidin, Clopidogrel, Prasugrel, Ticagrelor) wirken nicht auf die VWF-mediierte Thrombozytenaggregation.

Interventionelle Therapie

Hämodialyse/Hämofiltration

- Bei hochgradig eingeschränkter Nierenfunktion ist, v. a. bei HUS und aHUS frühzeitige Nierenersatztherapie.

Plasmaseparation

- Die Plasmaaustauschbehandlung ist die Therapie der Wahl bei akuten Schüben einer TMA, deren Genese noch nicht abgeklärt wurde.
- In jedem Fall indiziert bei der Autoimmun-TTP.
- Täglich Austausch des 1- bis 1,5-fachen Plasmavolumens (50–80 ml/kg) durch Spenderplasma (heute meist kommerzielles virusinaktiviertes gepooltes Plasma).
- Dadurch Entfernung von Autoantikörpern, Immunkomplexen, hochmolekularen VWF-Multimeren, Thrombozytenaggregaten, Zellfragmenten und anderer Sludge und Zufuhr von ADAMTS 13 sowie normalem VWF.
- Bei TTP tägliche Therapie, bis Thrombozytenzahl und die Hämolysezeichen normalisiert und die Organfunktion verbessert sind.
- Ansprechen:
  - Patienten mit USS sprechen in der Regel innerhalb von 1–2 Tagen an, bei Autoimmun-TTP kann es notwendig sein, mehrere Wochen zu behandeln. Oft kommt es nach einem raschen initialen Ansprechen wieder zum Absinken der Thrombozytenwerte und zur Verschlechterung der Organfunktionen, sodass konsequent weiter behandelt werden muss.
  - Andere TMA-Formen sprechen auf die Plasmaaustauschbehandlung meist schlecht an, sodass sie beendet werden kann, sobald eine TTP ausgeschlossen wurde.

Monitoring während der Behandlung

- Während der Behandlung eines TMA-Schubs ist eine sorgfältige Überwachung der Organfunktionen und des Therapieansprechens notwendig (Thrombozytenzahl, Hämolyseparameter, ADAMTS 13-Aktivität).
- Auch nach Normalisierung von Thrombozyten, LDH und Organfunktion können Anti-ADAMST 13-Antikörper nachweisbar sein und die ADAMTS 13-Aktivität für mehrere Wochen niedrig bleiben. In dieser Phase besteht ein hohes Rezidivrisiko.
- Sorgfältige Beobachtung von Zeichen für Infektionen:
  - Patienten mit TMA sind oft immunsupprimiert und damit besonders infektionsanfällig.
  - Zudem wird durch die gleichzeitige Kortisontherapie eine Akutphase-Reaktion, die eine Infektion anzeigen würde, unterdrückt.
  - So kann es zu unerwarteten, schweren Infektionen kommen, die dann auch eine Exazerbation der TMA auslösen können.

5.14.12 Prävention

- Bei kongenitalen TMA-Formen prophylaktische Behandlung mit Plasmainfusionen zur Reduktion der Relapse-Rate.
- Nach Autoimmun-TMA sorgfältige Überwachung der Antikörpertiter und Einleitung einer Immunsuppression bei Wiederauftreten des Autoimmunprozesses.
- Vermeidung von potenziellen Triggern (Schwangerschaften, Infektionen, Operationen, Trauma, Medikamente, etc.).

5.14.13 Nachsorge

- Nach erfolgreicher Behandlung einer TMA-Episode engmaschige Nachkontrollen und Schulung von Patienten und Angehörigen, um Anzeichen der Erkrankung zu erkennen.
- 1. Jahr nach der Erkrankung monatliche Nachsorgeuntersuchungen, danach 2- bis 4-mal pro Jahr.

5.14.14 Verlauf und Prognose

- Die Prognose der verschiedenen TMA-Formen ist unterschiedlich. Die kongenitalen Formen sprechen meist prompt auf Plasmainfusionen an, sind jedoch chronisch und unheilbar. Ohne prophylaktische Plasmainfusionen treten immer wieder Krankheitsschübe auf, die zu chronischen Organschäden führen.
- Die Autoimmun-TTP hat immer noch eine Akutmortalität von 10–15 %. Sollte jedoch die akute Phase überlebt werden, dann kann durch Immunsuppression eine Dauerheilung erreicht werden, und die Organschäden bilden sich meist komplett zurück. Das gilt auch für die meisten Formen der sekundären TMAs, bei denen nach Elimination des Triggers der Krankheitsaktivität sistiert.

- TMA-Formen mit ausgeprägter Niereninsuffizienz (HUS mit Komplementdefekten) führen oft zur terminalen Niereninsuffizienz. Hier scheint der frühzeitige Beginn einer Eculizumab-Therapie dieses Endstadium verhindern zu können.

5.14.15 Wichtige Internetquellen

- www.answeringttp.org
- www.ttpnetwork.org.uk
- www.orpha.net

5.14.16 Literatur

[1] Brodsky RA. Complement in hemolytic anemia. Blood 2015; 126(22): 2459–65
[2] George JN, Nester CM. Syndromes of thrombotic microangiopathy. N Engl J Med 2014; 371(7): 654–66
[3] Knöbl PN. Treatment of thrombotic microangiopathy with a focus on new treatment options. Hamostaseologie 2013; 33(2): 149–59
[4] Knöbl P. Inherited and acquired thrombotic thrombocytopenic purpura (TTP) in adults. Semin Thromb Hemost 2014; 40(4): 493–502
[5] Scully M, Hunt BJ, Benjamin S et al. British Committee for Standards in Haematology: Guidelines on the diagnosis and management of thrombotic thrombocytopenic purpura and other thrombotic microangiopathies. Br J Haematol 2012; 158(3): 323–3

5.15 Heparininduzierte Thrombozytopenie

Frauke Bergmann

5.15.1 Steckbrief

Die heparininduzierte Thrombozytopenie (HIT) ist die häufigste medikamentös induzierte Immunthrombozytopenie, die paradoxerweise mit einer schweren arteriellen oder venösen Thromboseneigung, nicht aber mit einer Blutungsneigung assoziiert ist. Es handelt sich um eine meldepflichtige, unerwünschte, dosisunabhängige Nebenwirkung von Heparin. Der Thrombozytenabfall um 50 % des Ausgangswerts tritt im Allgemeinen zwischen dem 5. und 14. Expositionstag auf. Bei Verdacht wird ein sofortiges Umstellen auf eine alternative Antikoagulation gefordert, ohne Abwarten der Testergebnisse, um lebensbedrohliche Komplikationen oder Amputationen infolge des stark thrombogenen Zustands zu vermeiden.

5.15.2 Aktuelles

- Anti-Protamin/Heparin-Antikörper induzierte Thrombozytopenie:
  - Ein zweiter Pathomechanismus bedingt durch Anti-Protamin/Heparin-Antikörper (PIT) führt zu einem HIT-ähnlichen Bild [2].
  - Diese Antikörper, sofern vor Operationen mit kardiopulmonalen Bypass vorhanden, sind assoziiert mit einer frühen postoperativen Thrombozytopenie und mit einem erhöhten Risiko für arterielle Thrombosen.
- Direkte orale Antikoagulanzien:
  - Für die Behandlung (Alternativantikoagulation) bei HIT sind bisher nur direkte Thrombininhibitoren (DTI) zugelassen, die i. v. zu geben sind und ein Monitoring benötigen.
  - DTI stehen nicht jedem Arzt zur Verfügung, daher wird im klinischen Alltag auch Fondaparinux eingesetzt (off-label).
  - Erste Studien zum Einsatz der direkten oralen Antikoagulanzien laufen.

5.15.3 Synonyme

- White-clot-Syndrom
- HIT Typ II (Anmerkung: Die Unterscheidung in HIT Typ I oder II ist nicht mehr gebräuchlich, da nur der Typ II klinisch relevant ist)

5.15.4 Definition

- Thrombozytenabfall und/oder Gefäßverschluss bei Heparingabe bedingt durch thrombozytenaktivierende Anti-Plättchenfaktor 4/Heparin-Antikörper,
- hoch thrombogene, lebensbedrohliche Nebenwirkung einer Heparintherapie.

5.15.5 Epidemiologie

- Häufigste medikamentös induzierte Immunthrombozytopenie.
- Inzidenz 0,5–3 % der gegenüber Heparin exponierten Patienten.
- Auftreten ca. 10-mal häufiger unter Einsatz von unfraktioniertem Heparin (UFH) als unter niedermolekularem Heparin (NMH) (dosisunabhängig!).
- Unterschiedlich hohes Risiko für verschiedene Patientenkollektive (große Wundfläche ist ein Trigger):
  - (Unfall-)chirurgische/orthopädische Patienten hohes Risiko,
  - Frauen > Männer,
  - Ältere Patienten > jüngere > Schwangere und Kinder (Rarität!).

Praxistipp

Die unterschiedliche Wahrscheinlichkeit für diverse Patientenkollektive hat auch Einfluss auf die Empfehlung zur Notwendigkeit der Thrombozytenzählung gefunden und ist bei einer Wahrscheinlichkeit < 1 % nicht mehr notwendig [3]. Eine Ausgangszahl ist jedoch immer zu dokumentieren.

5.15.6 Ätiologie und Pathogenese

- Noch ist unklar, warum manche Patienten eine HIT entwickeln und andere nicht.
- Eine mögliche Ursache ist eine Sensibilisierung bei Patienten, die bestimmte, weit verbreitete Infektionen hatten: So ist eine Assoziation mit natürlich vorkommenden Anti-PF4/H-AK bei Patienten mit periodontalen Entzündungen beschrieben.
- PF4/H-Komplex:
  - Dieser Komplex stellt ein Neoantigen dar.
  - Anti-PF4/H-AK binden über die F(ab)-Domäne an PF4.

- Durch die Bindung der AK an PF4/H-Komplexe oder andere sulfatierte Polysaccharide (z. B. Heparansulfat der Endothelzelle) entstehen multimolekulare Immunkomplexe.
- Die Molekülgröße hat Einfluss auf die Immunisierung (UFH > NMH > Fondaparinux).

- Eine genetische Prädisposition ist ebenfalls möglich (z. B. Fcγ-Rezeptor-IIA-H131R-Polymorphismus):
  - Nur Antikörper der Klasse IgG können an den Fcγ-Rezeptor-IIa-Rezeptor der Thrombozytenmembran binden und führen zur konsekutiven Aktivierung der Thrombozyten mit Freisetzung weiterer, die Gerinnung aktivierender Substanzen.
  - Antikörper der Gruppen IgA und IgM haben keinen Fc-Anteil, daher können diese nicht an Thrombozyten binden und diese aktivieren.

5.15.7 Symptomatik

- Klinische Zeichen, die für eine HIT sprechen könnten: ▶ Tab. 5.25.

Cave

Es muss keine Thrombozytopenie (definiert als Thrombozytenwert < 150/nl) vorliegen!

Thrombozytenabfall um 50 % bedeutet nicht zwangsläufig Thrombozytopenie: Bei normalen Thrombozytenzahlen sind antikörperinduzierte Thrombosen möglich und der Thrombozytenabfall kann bei ca. 30 % der Patienten erst nach der Thrombose auffallen.

5.15.8 Diagnostik

Diagnostisches Vorgehen

- Eine rasche Diagnosestellung senkt Morbidität und Mortalität (▶ Abb. 5.34).
- Ausschluss einer Pseudothrombozytopenie.
- Anschließend soll die klinische Wahrscheinlichkeit einer HIT ermittelt werden, um die niedrige Spezifität der zu veranlassenden sehr sensitiven ELISA-Tests zu verbessern.
- Nach Beurteilung der klinischen Wahrscheinlichkeit (pretest probability) über ein Score-System (sog. 4T-Score, ▶ Tab. 5.26) ist die labordiagnostische Sicherung zwingend notwendig.
- Es stehen Testsysteme mit unterschiedlicher Sensitivität und Spezifität zur Verfügung, daher ist ein positives Testergebnis immer auch klinisch zu bewerten!
- Die direkte Kommunikation zwischen Arzt und Labor ist Voraussetzung.

Cave

Eine Überdiagnose einer HIT und der unnötige Einsatz teurer Alternativantikoagulanzien geht mit einem erhöhten Blutungsrisiko bei bereits thrombozytopenischen Patienten einher. Etwa 50 % der intensivmedizinischen Patienten haben zeitweilig eine Thrombozytopenie, aber nur ca. 1 % hat eine HIT!

- **4T-Score** (▶ Tab. 5.26):
  - Nachteil: Die Interobserver-Variabilität des 4T-Scores im klinischen Alltag ist deutlich höher als in Studien. Der positive Vorhersagewert (PPV) eines hohen Scores (≥ 4) liegt bei 64 % (95 % CI, 40–82 %)

Tab. 5.25 Mögliche klinische Zeichen für eine HIT.

Klinisches Symptom	Kommentar
Thrombozytenabfall ≥ 50 %	Thrombozytenfall von 30–50 % in 10 % der HIT-Fälle
Thrombozytenabfall beginnt 5–14 Tage nach der Heparingabe	Bei Reexposition innerhalb von 30 Tagen Abfall auch früher, bzw. bei vorimmunisierten Patienten binnen 24 h möglich (rapid oder early onset HIT)
Thrombozytenzahl-Nadir ≥ 20/nl	Bei zusätzlicher DIC kann die TZ niedriger sein
Thrombose	Venös oder arteriell, dosisunabhängig und bis zu 4 Wochen nach Beginn der Heparingabe, untere Extremitätenarterien sind besonders gefährdet bei vorbestehender Verletzung infolge gefäßchirurgischem Eingriffs.
Unübliche Manifestation	Hautnekrose, Quaddeln, starkes Brennen an der Heparin-Injektionsstelle, anaphylaktoide Reaktion nach Heparinbolus
Keine Petechien oder signifikante Blutung	
Fehlende andere Ursachen für eine Thrombozytopenie	Wie bei Infektionen, andere Medikamente als Heparin, kardiopulmonaler Bypass

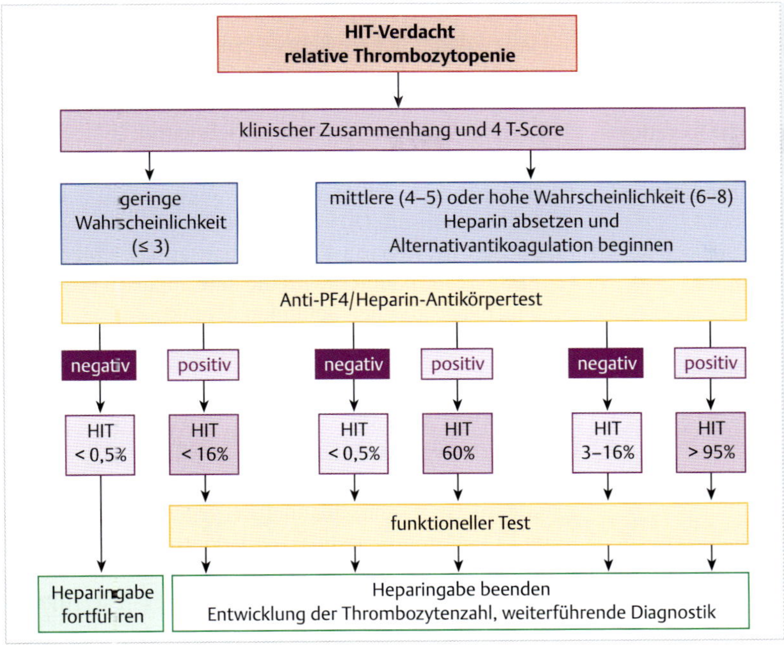

Abb. 5.34 Heparininduzierte Thrombozytopenie. Diagnostisches Vorgehen.

Tab. 5.26 4T-Score (nach Greinacher).

Kriterien für HIT-Verdacht	Score	Wahrscheinlichkeitskriterien 2	1	0
Thrombozytopenie		Abfall um > 50 % auf einen Nadir ≥ 20/nl	Abfall um 30–50 % auf einen Nadir 10–19/nl	Abfall um < 30 % auf einen Nadir ≤ 10/nl
Zeit bis Abfall der Thrombozyten		5–10 Tage oder ≤ 1 Tag bei früherer Heparintherapie (innerhalb der letzten 30 Tage)	> 10 Tage oder < 1 Tage bei Heparintherapie innerhalb der letzten 31–90 Tage	< 4 Tage (keine frühere Heparintherapie)
Thrombose oder andere Komplikationen		Neue Thrombose; Hautnekrose; akute systemische Reaktion nach Heparinbolus	Progressive oder wiederholte Thrombose; erythematöse Hautläsionen; Thromboseverdacht aber nicht bestätigt	Keine Thrombose/Komplikationen
Andere Ursachen für die Thrombozytopenie		Keine andere Ursache für einen Thrombozytenabfall	mögliche andere Ursache nachweisbar	Andere Ursache nachgewiesen
Wahrscheinlichkeits-score	Σ			

  - Vorteil: Hoher negativer Vorhersagewert (NPV) bei 99,8 % (95 % CI, 97–100 %) bei einem niedrigen Score ≤ 3 Punkte.
  - Sensitivität 81,3 % (95 % CI 67,7–94,8 %), Spezifität 63,8 % (95 % CI; 59,5–68 %).
- **Weitere Scores**
  - HIT-Expert-Probability-Score (HEP-Score)
  - CBP-Score: Für das spezielle Kollektiv der Patienten nach Herz-Thorax-Chirurgie mit kardiopulmonalem Bypass
  - https://depts.washington.edu/anticoag/home/content/pre-test-probability-scoring-hit

Anamnese

- Der Patient ist gegenüber Heparin exponiert, da er mit einem Gefäßverschluss stationär aufgenommen wurde oder ambulant weiterbehandelt wird (z. B. Arthroskopie).
- Hinweise auf eine frische Thrombose (Score nach Wells) [1].
- Bei Dialysepatienten können sich plötzlich Dialysemembran-Verschlüsse als Hinweis auf eine HIT zeigen.

- Die Pflegekräfte dokumentieren livide, schmerzhafte Hautveränderungen an Heparininjektionsstellen.
- Die Symptome sind zwischen Tag 5 und Tag 14 der Heparinexposition aufgetreten.
- Eine besondere Entität stellen Patienten nach Operation mit kardiopulmonalem Bypass dar, hier fällt unter Umständen der fehlende Wiederanstieg der Thrombozytenzahl auf.

Körperliche Untersuchung

- Klinische Symptome einer Beinvenenthrombose:
  - Schmerz/Verhärtung entlang der tiefen Venen,
  - Unterschenkelschwellung > 3 cm gegenüber dem anderen Bein,
  - Auftreten von Kollateralvenen,
  - eindrückbares Ödem am symptomatischen Bein.
- Thrombuswachstum unter Heparingabe.
- Klinische Symptome der akuten Lungenembolie (LE):
  - Brustschmerz,
  - Dyspnoe mit plötzlichem Beginn,
  - ggf. Synkope,
  - Hämoptyse,
  - Lunge auskultatorisch unauffällig.
- Zur Basisdiagnostik zählen auch:
  - Vitalparameter, Röntgen-Thoraxübersicht in 2 Ebenen, EKG und Blutgasanalyse.

Labor

> **Merke** M!
>
> Kein Antikörper-Nachweissystem hat eine 100 %ige Sensitivität und Spezifität!

- Es sind 2 Gruppen von Testsystemen zu unterscheiden mit erheblichen Unterschieden für Sensitivität und Spezifität.

Immunologische Tests

- Hierzu zählen auch die sog. Schnelltests,
- polyspezifische Anti-PF4/H-Antikörper ELISA (IgG, M und A),
- IgG-spezifischen Anti-PF4/H-Antikörper ELISA,
- Gelkarte,
- Partikel-Immunfiltrationstests,
- Chemilumineszenzimmuntest.
- Die Sensitivität der Schnelltests liegt > 90 % und die Spezifität zwischen 70 % und 95 %.
- **Vorteile**:
  - größere Verbreitung und daher bessere Verfügbarkeit im Vergleich zu funktionellen Tests.
- **Nachteile**:
  - hoher NPV,
  - niedriger PPV,
  - je nach Testsystem werden auch IgM und IgA-Ak erfasst – daher höhere Rate an positiven Befunden, deren klinische Relevanz fraglich ist.
- Problem des Cut-off-Werts für die optische Dichte (OD) in den ELISA-Tests (z. B. OD < 0,4 = negativ):
  - Die Prävalenz dieser Anti-PF4/H-AK bei gesunden Blutspendern wurde mit ca. 3 % angegeben (bei einem höheren cut-off [OD > 1,0]) bei 0,3 %.
  - Fortschritt: Heparin-Konfirmationsansatz einiger ELISA-Tests, dadurch wird die Rate an falsch positiven, unspezifischen Befunden gesenkt.
  - Ein höherer cut-off erhöht die Spezifität.

Funktionelle Tests

- Diese erfassen ausschließlich AK der Klasse IgG).
- Serotonin Release Assay (SRA): Der SRA galt als Goldstandard, ist in Deutschland aber wegen des Einsatzes von ^{14}C-Serotonin-, radioaktivmarkierter Spenderthrombozyten nicht routinetauglich.
- Heparininduzierter-Plättchenaktivierungs-Test (HIPA-Test) (nach Greinacher),
- Modifizierte Lichttransmissionsaggregometrie (nach BORN),
- Durchflusszytometrie (z. B. über P-Selektin-Bestimmung),
- Vollblut-Impedanzaggregometrie (z. B. Multiplate),
- Modifizierter Thrombingenerationsassay.
- **Vorteile**:
  - Diese Testsysteme setzen gewaschene Spenderthrombozyten ein und sind daher sensitiver, für SRA oder HIPA 80–99 %.
- **Nachteile**:
  - zeitintensiv,
  - nicht überall verfügbar,
  - benötigt Spenderthrombozyten,
  - nur bei ausreichender Routine ist gute Standardisierung möglich.

> **Merke** M!
>
> Die Ärzte müssen sich, um ein Überdiagnostizieren zu vermeiden, auf eine optimale Laboranalytik verlassen können. Die klinische Einschätzung bleibt zentraler Teil der Diagnosestellung (Posttest probability).
>
> So können bei fast 50 % der Patienten nach kardiopulmonalem Bypass Anti-PF4/H-Komplex-AK am 5. Tag postoperativ nachgewiesen werden, aber nur 2–3 % weisen thrombozytenaktivierende AK auf und entwickeln eine klinisch relevante HIT!

5.15.9 Differenzialdiagnosen

- Diese Krankheitsbilder können ein ähnliches klinisches Bild zeigen:
  - Schweres Antiphospholipid-Antikörpersyndrom (catastrophic APS) oder ein SLE-Schub,
  - thrombotisch thrombozytopenische Purpura (TTP, Morbus Moskowitz),
  - disseminierte intravasale Gerinnung (DIC),
  - posttransfusionelle Purpura.
  - Weitere medikamentös induzierte Ursachen der Thrombozytopenie sind ebenfalls zu berücksichtigen; diese wären im Allgemeinen mit einer Blutungsneigung assoziiert und der Nadir der Thromboyztenzahl liegt bei der HIT höher (um 60/nl) und selten niedriger.

5.15.10 Therapie

Therapeutisches Vorgehen

Cave

Bei einer gesicherten HIT reicht es nicht aus, Heparin nur abzusetzen!

- Bedingt durch die Thrombozytenaktivierung besteht ein hohes Risiko für (weitere) Gefäßverschlüsse.
- Es ist daher zwingend, bis zur Normalisierung der Thrombozytenzahl auf ein alternatives Antikoagulans umzustellen (▶ Abb. 5.35).
- Das Risiko für einen neuen Gefäßverschluss bei HIT (ohne Alternativantikoagulans) liegt initial bei 5–10 % pro Tag in den ersten 2 Tagen und bei 38 % bzw. 53 % nach 1 Monat, wenn nur das Heparin gestoppt würde.

Pharmakotherapie

- Zugelassen in Deutschland sind folgende Präparate mit 1B- oder 1C-Empfehlung entsprechend der ACCP-Leitlinie von 2012 (Dosierung und Anwendungseinschränkungen s. jeweils ärztliche Fachinformation:
  - Argatroban: Antikoagulans der Wahl bei Patienten mit eingeschränkter Nierenfunktion (Grad 2C),
  - Lepirudin (Produktionseinstellung April 2012, wird in der AWMF-Leitlinie aus 2015 weiter erwähnt),
  - Danaparoid-Na.
  - Fondaparinux ist zwar nicht für die Behandlung zugelassen (Grad 2C), wird aber in der Leitlinie für die Behandlung bei HIT aufgeführt und findet auch Einsatz bei Patienten mit Zustand nach HIT – und ist zumeist in vielen Kliniken sofort verfügbar. Mit einer Zulassungsstudie für diese Indikation ist nicht zu rechnen.
  - Bivalirudin (für bestimmte Indikationen in der Herz-Thorax-Chirurgie).

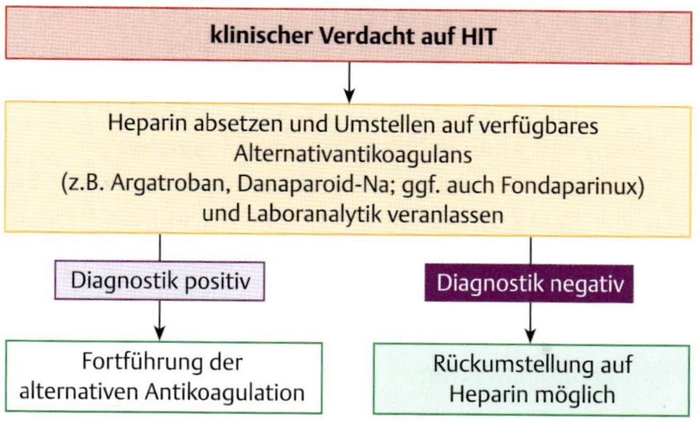

Abb. 5.35 Heparininduzierte Thrombozytopenie. Therapeutisches Vorgehen.

Merke

Der Behandler entscheidet je nach Verfügbarkeit und persönlicher Erfahrung, welches Präparat eingesetzt wird. Entscheidend für die Reduktion von Morbidität und Mortalität ist das rasche Umstellen der Medikation!

- Der gesicherte Gefäßverschluss hat Einfluss auf die Dosierung des Alternativantikoagulans und Dauer der Antikoagulation (mindestens 3 Monate).
- Die aufgeführten Antikoagulanzien sind seit vielen Jahren im Gebrauch, Nachteile sind:
  - Verfügbarkeit ist nicht immer gegeben,
  - hohe Kosten,
  - Dosismonitoring notwendig und erhöhtes Blutungsrisiko, insbesondere bei eingeschränkter Nierenfunktion (z. T. auch fehlendes Antidot).
  - Der mögliche Einsatz eines direkten oralen Antikoagulans wäre von Vorteil, die entsprechenden Studien laufen.

Interventionelle Therapie

Thrombektomie

- Bei foudroyanten Gefäßverschlüssen mit der Gefahr des Organverlusts oder Amputation ist eine Thrombektomie zu erwägen.
- Hier ist zu berücksichtigen, dass für den Eingriff kein Heparin für die Spülung eingesetzt werden darf, ansonsten ist ein akuter Reverschluss des Gefäßes wahrscheinlich (Einsatz von Bivaluridin als Option).
- Bei einigen Patienten wurde die Verdachtsdiagnose HIT erst über wiederholte rasche Reverschlüsse nach primär erfolgreichem gefäßchirugischem Eingriff gestellt (typischer Heparin-Flush als Trigger).

5.15.11 Prävention

- Durch den vermehrten Einsatz von NMH anstelle von UFH konnte bereits eine deutliche Reduktion der HIT-Inzidenz mit allen Folgekosten erzielt werden [4].
- Ein weiterer Rückgang ist durch den zunehmenden Einsatz der DOAK zur Behandlung von Thromboembolien zu erwarten. Diese Medikamente können keine HIT induzieren, da sie keine biochemische Strukturähnlichkeit mit Heparin haben und daher diese Antikörper nicht gebildet werden.

5.15.12 Nachsorge

- Patienten mit der Diagnose HIT erhalten keinen Notfallausweis mehr, da der alte Merkspruch „einmal HIT – immer HIT" nicht mehr gilt.
- Reoperation/Reexposition:
  - Die AK gegen PF4/H-Komplex verschwinden je nach Testsystem im Mittel nach 100 Tagen, im Median nach 50–85 Tagen, somit ist eine Reexposition bei negativem AK-Test möglich.
  - Dies ist insbesondere in der Herz-Thorax- oder Gefäßchirurgie von Relevanz, wenn Reoperationen notwendig werden [5].

5.15.13 Verlauf und Prognose

- Durch das rechtzeitige Denken an eine HIT und rasches Umstellen auf das verfügbare Alternativantikoagulans lassen sich (weitere) thromboembolische Komplikationen oder der Tod des Patienten vermeiden.
- Bis vor 1–2 Dekaden lag die Mortalität der HIT bei 20 %, in einem etwa gleichen Prozentsatz trugen Patienten bleibende Schäden davon, z. B. Amputationen oder Residualdefekte nach Schlaganfällen.
- Vor allem durch die frühzeitige Diagnose und neue Therapieoptionen wurde die Komplikationsrate der HIT deutlich gesenkt (Mortalität 6–7 %, Amputationen 5–6 %).

5.15.14 Wichtige Internetquellen

- www.akdae.de/Arzneimittelsicherheit/UAW-Meldung/index.html

5.15.15 Literatur

[1] AWMF-S2 Leitlinie Diagnostik und Therapie der Venenthrombose und der Lungenembolie. Registernummer. 065/002 (S2K) 2015

[2] Bakchoul T et al. Blood 2013 Apr 11;121(15):2821–7

[3] Linkins LA, Dans AL, Moores LK et al. Treatment and prevention of heparin-induced thrombocytopenia: Antithrombotic Therapy and Prevention of Thrombosis, 9th ed: American College of Chest Physicians Evidence-Based Clinical Practice Guidelines. Chest 2012; 141(2): e495S-530S. doi: 10.1378/chest.11-2303.

[4] McGowan, Makari J, Diamantourus A et al. Reducing the hospital burden of heparin-induced thrombocytopenia: impact of an avoid-heparin program. Blood 2016; 127(16): 1954–1959

[5] Warkentin TE, Anderson AM. How I treat patients with a history of heparin-induced thrombocytopenia. Blood 2016; 128(3): 348–359

5.16 Monoklonale Gammopathie unklarer Signifikanz

Ralph Naumann

5.16.1 Steckbrief

Die monoklonale Gammopathie unklarer Signifikanz (MGUS) beruht auf einer klonalen Expansion von Plasmazellen ohne Zeichen der Malignität. Sie ist gekennzeichnet durch den Nachweis monoklonaler Immunglobuline (Paraproteine) im Serum und/oder Urin. Die MGUS wird meist als Zufallsbefund diagnostiziert und ist klinisch asymptomatisch. Sie hat per se keinen Krankheitswert, sondern stellt eine Ausschlussdiagnose nach sorgfältiger Abklärung dar und bedarf keiner Therapie. Allerdings gilt die MGUS als Präkanzerose für eine Plasmazellneoplasie (v. a. Multiples Myelom) und kann als Vorstufe anderer maligner lymphoproliferativer Erkrankungen betrachtet werden. Deshalb ist es das Ziel risikoadaptierter Verlaufskontrollen, frühzeitig eine Progression in ein therapiepflichtiges Multiples Myelom (Rate ca. 1 %/Jahr), eine andere Plasmazellneoplasie oder ein anderes B-Zell-Lymphom zu erkennen. Die Vorgehensweise bei Nachweis mehrerer monoklonaler Immunglobuline (bi-, triklonale Gammopathie) ist identisch.

5.16.2 Synonyme

- Benigne Gammopathie (nicht mehr gebräuchlich).

5.16.3 Definition

- Die Diagnosekriterien der International Myeloma Working Group (IMWG) lauten:
  - Nachweis eines monoklonalen Serumproteins (M-Proteins) < 30 g/l und
  - monoklonales Protein im Urin < 500 mg/h (nur bei Leichtketten-Typ)
  - monoklonale Plasmazellen im Knochenmark < 10 % und
  - kein Nachweis von Endorganschäden nach CRAB-Kriterien (Hyperkalzämie, Niereninsuffizienz, Anämie, Osteolysen), einer B-Zell-Neoplasie oder einer Amyloidose; außer wenn diese Symptome durch eine andere Ursache erklärt werden können.

5.16.4 Epidemiologie

- Prävalenz beträgt
  - ca. 3 % bei Menschen > 50 Jahre,
  - ca. 5 % bei Menschen > 70 Jahre und ca.
  - 7,5 % bei Menschen > 85 Jahre.
- Männer sind etwas häufiger betroffen als Frauen.
- Das Risiko für eine MGUS ist bei Menschen erhöht, bei deren Verwandten 1. Grades bereits eine MGUS diagnostiziert wurde.

5.16.5 Klassifikation und Risikostratifikation

- Klassifikation nach dem monoklonalen Immunglobulin:
  - Schwerketten-MGUS: MGUS mit Nachweis von Schwerketten-Immunglobulinen (Immunglobulin-Isotypen vom Typ IgG, IgA, IgM, selten: IgD und IgE) und M-Gradient in der Serumelektrophorese;
  - Leichtketten-MGUS: MGUS mit Nachweis von Leichtketten-Immunglobulinen (Kappa, Lambda) ohne M-Gradient in der Serumelektrophorese.
- Risiko der Progression:
  - Das Risiko für den Übergang in ein Multiples Myelom oder ein anderes B-Zell-Lymphom beträgt:
    - für Patienten mit Schwerketten-MGUS ca. 1–1,5 % jährlich und
    - für Patienten mit Leichtketten-MGUS ca. 0,3 % jährlich.
  - Hauptrisikofaktor ist die Höhe des M-Proteins:
    - Bei einem M-Protein ≥ 15 g/l im Serum beträgt das Progressionsrisiko nach 10 Jahren ca. 16 %.
  - Hochrisiko-MGUS wird definiert als Vorliegen aller drei der folgenden Risikofaktoren:
    - monoklonales Serumprotein (M-Protein) > 15 g/l,
    - pathologischer Quotient der freien Kappa- und Lambda-Leichtketten im Serum,
    - nicht IgG-MGUS (z. B. IgA, IgM, IgD).

> **Merke** M!
>
> Bei einer Hochrisiko-MGUS liegt das Risiko der Progression in eine Neoplasie bei > 50 % nach 20 Jahren; fehlen alle drei o. g. Risikofaktoren, liegt dieses Risiko bei ca. 5 %.

5.16.6 Ätiologie und Pathogenese

- Als Ursache für vermehrtes Auftreten einer monoklonalen Gammopathie werden diskutiert:
  - Verschiedene Chemikalien,
  - Strahlenbelastung und
  - teilweise familiäres Auftreten sowie
  - Infektionen mit dem Herpes-Virus-8.
- Welche Faktoren die Menge der Produktion des monoklonalen Proteins beeinflussen, ist unklar.

5.16.7 Symptomatik

- Menschen mit MGUS haben definitionsgemäß keine Beschwerden.

5.16.8 Diagnostik

Diagnostisches Vorgehen

- Die MGUS stellt mit über 50 % die häufigste Diagnose bei Patienten mit einer monoklonalen Gammopathie dar.
- Die MGUS ist eine Ausschlussdiagnose; deshalb müssen die wichtigsten Differenzialdiagnosen sorgfältig abgeklärt werden (s. unten: Differenzialdiagnosen).
- Diagnostischer Algorithmus ▶ Abb. 5.36.

Anamnese

- Gezielte Anamnese:
  - Knochenschmerzen, v. a. Rückenschmerzen,
  - Anämiesymptome,
  - Fatigue,
  - Gewichtsabnahme,
  - Infektanfälligkeit,
  - Symptome einer Nieren- oder Herzinsuffizienz (Amyloidose!).

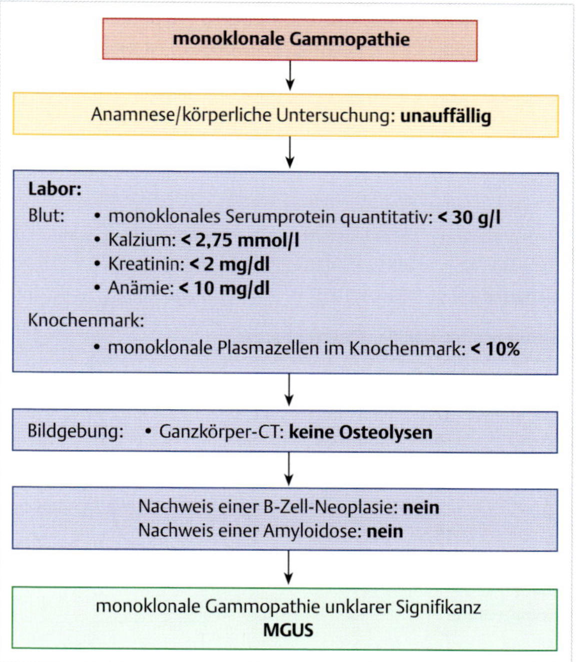

Abb. 5.36 MGUS. Diagnostisches Vorgehen bei Vorliegen einer monoklonalen Gammopathie.

5

Körperliche Untersuchung

- Hinweise auf schmerzhafte Knochen
- Palpable Raumforderungen

Labor

- Blut:
  - Blutbild und Differenzialblutbild,
  - CRP,
  - Elektrolyte inkl. Kalzium,
  - Nierenretentionsparameter inkl. GFR,
  - Gesamteiweiß, Serumelektrophorese (▶ Abb. 5.37), Immunelektrophorese (Immunfixation), Immunglobuline quantitativ (IgG, IgA, IgM, evtl. IgD, IgE), freie Kappa- und Lambda-Leichtketten mit Berechnung des Quotienten.
- Urin: Albumin und Leichtketten im 24-Stunden-Urin.

Bildgebende Diagnostik

Röntgen

- Röntgenuntersuchung des gesamten Skelettsystems, heute meist in Form der Ganzkörper-CT (Osteolysen?)

Echokardiografie

- Echokardiografie bei Hinweisen für Herzinsuffizienz (kardiale Amyloidose?).

> **Merke** (M!)
>
> Bei Nachweis eines CRAB-Kriteriums (Hyperkalzämie, Niereninsuffizienz, Anämie, Osteolysen) ist eine MGUS ausgeschlossen.

Histologie, Zytologie und klinische Pathologie

Knochenmarkdiagnostik

- Knochenmark: Aspirationszytologie und Knochenmarkhistologie.

Biopsie

- Biopsie bei Verdacht auf Weichteilraumforderung, Rektumbiopsie bei Verdacht auf Amyloidose.

Differenzialdiagnosen

- Schwelendes („Smoldering") Myelom (asymptomatisch):
  - Nachweis eines monoklonalen Serumproteins ≥ 30 g/l,
  - monoklonales Protein im Urin ≥ 500 mg/h (nur bei Leichtketten-Typ) und/oder
  - monoklonale Plasmazellen im Knochenmark ≥ 10 % und
  - keine Endorganschäden (CRAB-Kriterien).
- Multiples Myelom (symptomatisch):
  - monoklonale Plasmazellen im Knochenmark ≥ 10 %,
  - Nachweis von Endorganschäden (CRAB-Kriterien).
- Solitäres Plasmozytom:
  - Monoklonale Plasmazellen im Knochenmark < 10 %,
  - singuläre Osteolyse (evtl. mit Weichteiltumor) und bioptisch gesicherte klonale Plasmazellen,
  - kein obligater Nachweis eines monoklonalen Proteins im Serum oder Urin,
  - keine Endorganschäden (CRAB-Kriterien).
- Plasmazell-Leukämie:
  - Nachweis von ≥ 20 % Plasmazellen im Differenzialblutbild und/oder
  - $\geq 2 \times 10^9$/l klonale Plasmazellen im Blut.

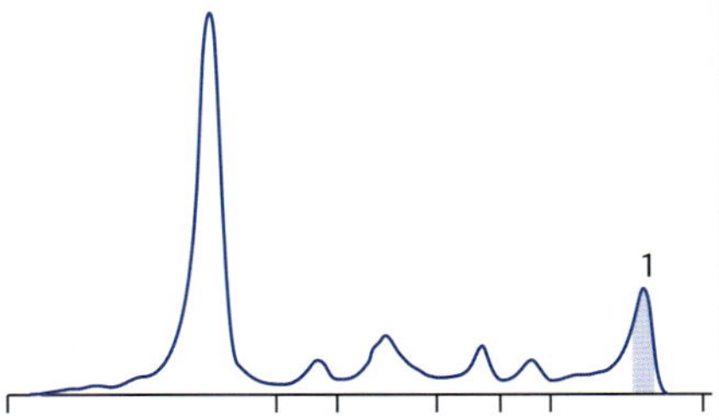

Patientenname: Max Mustermann
Patienten Nr.: 0857234410
Geburtsdatum: 01/01/1955
Untersuchung vom: 02/05/2016
Probe Nr.: 20
Station: otk

Serumprotein Kapillar-Elektrophorese

Fraktion	%	Norm-%	g/l
Albumin	**57,1**	55,8–66,1	**41,9**
α 1	**4,8**	2,9–4,9	**3,5**
α 2	**12,2**	7,1–11,8	**8,9**
β 1	**6,1**	4,7–7,2	**4,5**
β 2	**4,3**	3,2–6,5	**3,2**
γ	**15,5**	11,1–18,8	**11,4**

A/G: 1,33 Gesamteiweiß: 73,3
Kommentare:

Bande	%	g/l
1	7,6	5,6

Abb. 5.37 MGUS. Beispiel für eine Elektrophorese mit Nachweis einer Monoklonalen Gammopathie.

- B-Zell-Neoplasie (chronische lymphatische Leukämie, Morbus Waldenström, Non-Hodgkin-Lymphom).
- Leichtketten-Amyloidose: ergänzende Rektumbiopsie.

5.16.9 Therapie

Therapeutisches Vorgehen

- Eine Therapie bei Menschen mit MGUS ist nicht indiziert.

5.16.10 Nachsorge

- Regelmäßige und risikoadaptierte Verlaufskontrollen haben das Ziel, frühzeitig einen Übergang in ein Multiples Myelom oder ein anderes B-Zell-Lymphom zu erkennen.
- 3 und 6 Monate nach Erstdiagnose Kontrolle folgender Surrogatparameter:
  - monoklonales Protein,
  - das erhöhte Immunglobulin quantitativ sowie
  - die freien Leichtketten im Serum mit deren Quotienten.
- Bei Progression der Surrogatparameter werden die Kontrollen fortgeführt.
- Hochrisiko-MGUS: anschließend regelmäßig je nach individuellem Risiko halbjährliche bis jährliche Kontrollen.
- Nicht-Hochrisiko-MGUS: anschließend Kontrollen lediglich bei klinischen Beschwerden.

5.16.11 Verlauf und Prognose

- Bei einem kleinen Anteil der Betroffenen (ca. 3 %) kann die MGUS verschwinden, dabei handelt es sich v. a. um Menschen mit nur wenig erhöhten monoklonalen Immunglobulinen.

5.16.12 Wichtige Internetquellen

- Onkopedia: www.onkopedia.com

5.16.13 Literatur

[1] Kyle RA. Monoclonal gammopathy of undetermined significance. The American Journal of Medicine 1978; 64: 814–826

[2] Kyle RA, Therneau TM, Pfeifer RM, et al. Prevalence of monoclonal gammopathy of undetermined significance. New England Journal of Medicine 2006; 354: 1362–1369

[3] Landgren O, Kyle RA, Pfeifer RM, et al. Monoclonal gammopathy undetermined significance (MGUS) consistently precedes multiple myeloma: a prospective study. Blood 2009; 113: 5 412–5 417

5.17 Monoklonale B-Zell-Lymphozytose

Paula Cramer

5.17.1 Steckbrief

Die Monoklonale B-Zell-Lymphozytose (MBL) stellt einen v. a. im fortgeschrittenen Lebensalter recht häufigen Laborbefund dar, der selbst keinen Krankheitswert hat. Allerdings kann sie Hinweis auf ein indolentes B-NHL (Non-Hodgkin-Lymphom) sein oder in ein solches übergehen. Der Großteil der MBLs weist den Phänotyp der chronischen lymphatischen Leukämie (CLL) auf. Pro Jahr gehen etwa 1 % der MBL in eine behandlungsbedürftige CLL über und nahezu alle CLL-Fälle gehen von einer MBL aus; somit kann die MBL als CLL-Vorstufe angesehen werden.

5

5.17.2 Synonyme

- Keine Synonyme gebräuchlich.

5.17.3 Definition

- Nachweis einer monoklonalen B-Zell-Population < 5 000/µl im peripheren Blut, die für mindestens 3 Monate persistiert.
- Keine gleichzeitig vorliegenden Hinweise auf eine lymphoproliferative Erkrankung, z. B. Lymphknotenvergrößerungen.

5.17.4 Epidemiologie

- 0,5–5 % der Allgemeinbevölkerung weisen eine MBL auf.
- Die Inzidenz dieses häufigen Befundes nimmt mit dem Alter deutlich zu und ist bei Verwandten von Patienten mit lymphoproliferativen Erkrankungen deutlich erhöht.

5.17.5 Ätiologie und Pathogenese

- Die Ätiologie ist unbekannt.
- Die MBL stellt eine Vorstufe der CLL oder anderer indolenter Non-Hodgkin-Lymphome dar, daher könnte auch hier ein Zusammenhang mit organischen Lösungsmitteln (z. B. Benzol) und ionisierender Strahlung bestehen.
- Auch eine genetische Disposition könnte eine Rolle spielen, da die Inzidenz bei Verwandten von Patienten mit lymphoproliferativen Erkrankungen deutlich erhöht ist.

5.17.6 Symptomatik

- Bei der MBL handelt es sich um einen Laborbefund und nicht um eine Erkrankung, daher ist sie per definitionem asymptomatisch.

5.17.7 Diagnostik

Diagnostisches Vorgehen

- Eine MBL wird meist als Zufallsbefund bei der weiteren Abklärung einer Lymphozytose festgestellt.
- Die MBL stellt eine Ausschlussdiagnose dar; es dürfen keine Lymphadenopathie, Hepato-/Splenomegalie, B-Symptome oder Lymphozyten ≥ 5 000/µl vorliegen, da diese für ein anderes NHL wie CLL oder SLL sprechen (▶ Tab. 5.27).

Diagnosekriterien

- Nachweis einer monoklonalen B-Zell-Population < 5 000/µl im peripheren Blut, die für mindestens 3 Monate persistiert mit mindestens einem der folgenden Charakteristika:
  - Leichtkettenrestriktion (Verhältnis kappa:lambda von ≥ 3:1 oder < 0,3:1)
  - monoklonales Immunglobulin-Schwerkettengen-Rearrangement
  - 25 % B-Zellen mit niedriger oder fehlender Expression von Oberflächen-Immunglobulinen
  - B-Zellpopulation mit einem aberranten Immunphänotyp: in 80 % CLL-Phänotyp („CLL-like MBL"), seltener atypischer CLL-Phänotyp oder Non-CLL-Phänotyp. (Details der Immunphänotypisierung s. unten)
- Lymphknotenvergrößerungen, Hepato-/Splenomegalie, Autoimmunphänomene wie AIHA (Autoimmunhämolytische Anämie, Kap. 5.8) oder ITP (Immunthrombozytopenie, Kap. 5.13) oder andere Hinweise auf eine lymphoproliferative Erkrankung schließen das Vorliegen einer MBL aus.

Anamnese

- Bei der Patientenbefragung sollten folgende Symptome gezielt erfragt werden, da diese **gegen** das Vorliegen einer MBL sprechen:
  - B-Symptome,
  - Fatigue,
  - rezidivierende Infekte.

Körperliche Untersuchung

- Untersuchung der zervikalen, axillären und inguinalen Region auf vergrößerte Lymphknoten.
- Milz- und Lebergröße unterhalb des Rippenbogens (Hepato-/Splenomegalie).

> **Merke**
>
> Die MBL ist per definitionem asymptomatisch. Vergrößerte Lymphknoten, eine Hepato-/Splenomegalie oder B-Symptome sprechen für das Vorliegen einer lymphoproliferativen Neoplasie.

Labor

- Blutbild mit Leukozytenzahl und -differenzierung,
- klinische Chemie zwecks Feststellung einer Autoimmunhämolyse oder eines Antikörpermangels,
- Blutausstrich (Mikroskopie),
- Zytogenetik: Ausschluss einer Translokation t(11;14) zwecks Abgrenzung zum Mantelzell-Lymphom.
- Die Diagnosestellung erfolgt aus dem peripheren Blut mittels Immunphänotypisierung, die meist das Expressionsmuster einer CLL zeigt:
  - MBL mit CLL-Phänotyp/„CLL-like MBL" (80 % der Fälle): Leichtkettenrestriktion, $CD5^+$, $CD19^+$, CD20-/dim, $CD23^+$, Ig-/dim,
  - MBL mit atypischem CLL-Phänotyp: Leichtkettenrestriktion, $CD5^+$, $CD19^+$, $CD20^+$, $CD23^+$, Ig^+ oder $CD5^+$, $CD19^+$, CD20-/dim, $CD23^-$, Ig^+,
  - MBL mit Non-CLL-Phänotyp: Leichtkettenrestriktion, $CD5^-$, $CD19^+$, $CD20^+$, Ig^+.

Bildgebende Diagnostik

Sonografie

- Die Sonografie sollte ggf. zur Unterstützung der körperlichen Untersuchung bei der Suche nach vergrößerten Lymphknoten in allen Stationen und Ausschluss einer Hepato-/Splenomegalie erfolgen.

Tab. 5.27 Abgrenzung von CLL, SLL, MBL und anderen NHLs.

Parameter	MBL	CLL	SLL	andere NHLs
Monoklonale B-Lymphozyten im peripheren Blut ≥ 5 000/µl	–	+	–	+/–
CLL-Phänotyp	+	+	+	–
Lymphadenopathie, Hepato-/Splenomegalie, Knochenmarksinfiltration	–	+/–	+	+/–
B-Symptomatik	–	+/–	+/–	+/–

+ = obligat vorhanden, – = nicht vorhanden, +/– = möglich
CLL: chronisch lymphatische Leukämie, SLL: small lymphocytic lymphoma, MBL: Monoklonale B-Zell-Lymphozytose, NHL: Non-Hodgkin-Lymphom

5.17.8 Differenzialdiagnosen

- Chronische lymphatische Leukämie (CLL): Im Gegensatz zur MBL liegt hier definitionsgemäß eine Lymphozytose ≥ 5 000/µl vor, darüber hinaus kann eine CLL auch vergrößerte Lymphknoten, eine Hepato-/Splenomegalie und/oder B-Symptome aufweisen.
- Kleinzelliges lymphozytisches Lymphom (small lymphocytic lymphoma, SLL): Das SLL weist wie die MBL eine Lymphozytose < 5 000/µl auf, allerdings liegen Lymphome, eine Hepato-/Splenomegalie und/oder B-Symptome vor.
- S. auch Kap. 6.16 CLL/SLL.
- andere NHLs (Non-Hodgkin-Lymphome)

5.17.9 Therapie

Therapeutisches Vorgehen

- Da es sich zunächst nur um einen Laborbefund und nicht um eine Erkrankung handelt, ist keine Behandlung indiziert.

5.17.10 Prävention

- Gesicherte Risikofaktoren sind nicht bekannt (Kap. 5.17.5); somit ist eine primäre Prävention nicht möglich.
- Aufgrund der insgesamt geringen Rate an Übergängen in ein behandlungsbedürftiges B-NHL und der fehlenden Konsequenz einer frühzeitigen Diagnosestellung ist ein Screening zwecks Früherkennung nicht indiziert.

5.17.11 Nachsorge

- Verlaufskontrollen dienen der frühzeitigen Feststellung eines Übergangs in eine behandlungsbedürftige CLL oder ein anderes B-NHL.
- Stabile Lymphozytose von < 1900/µl:
  - Es kommt nur selten zu einem Progress, sodass hier eine einmalige Verlaufskontrolle mittels Immunphänotypisierung 6–12 Monate nach Erstdiagnose als ausreichend angesehen wird.
- Lymphozytose ≥ 1900/µl:
  - Da das Risiko für einen Übergang in eine behandlungsbedürftige lymphoproliferative Erkrankung ab diesem Grenzwert höher ist, werden hier regelmäßige Verlaufskontrollen alle 6–12 Monate empfohlen.

5.17.12 Verlauf und Prognose

- Etwa 1 % der MBL gehen pro Jahr in eine behandlungsbedürftige CLL über.
- Bei einer stabilen Lymphozytose von < 1900/µl kommt es nur bei etwa 10 % der Betroffenen zu einem Progress binnen 5 Jahren.
- Das Risiko für einen Übergang in eine behandlungsbedürftiges CLL oder ein anderes B-NHL scheint ab einem Grenzwert der monoklonalen B-Zell-Lymphozytose ≥ 1900/µl deutlich höher.
- Die bei der CLL angewendeten Prognosefaktoren haben bei der MBL keinen Stellenwert, allerdings nimmt die Prävalenz ungünstiger zytogenetischer und molekulargenetischer Veränderungen mit steigenden Lymphozytenwerten zu.

5.17.13 Wichtige Internetquellen

[1] Onkopedia-Leitlinie MBL: https://www.onkopedia.com/de/onkopedia/guidelines/monoklonale-b-lymphozytose/@@view/html/index.html

5.17.14 Literatur

[1] Rawstron AC, Bennett FL, O'Connor SJM et al. Monoclonal B-Cell Lymphocytosis and Chronic Lymphocytic Leukemia. N Engl J Med 2008; 359: 575-583

5.18 Leichtketten-Amyloidose

Stefan Schönland

5.18.1 Steckbrief

Amyloidosen sind seltene Störungen der Proteinfaltung und Proteinablagerung. Beim Menschen sind mehr als 30 Proteine bekannt, die zu lokalen oder systemischen Amyloidablagerungen führen können. Für den Hämatologen ist v. a. die systemische Leichtketten (AL-)Amyloidose relevant, der eine klonale Plasmazell- oder (in seltenen Fällen) eine B-Zell-Erkrankung zugrunde liegt. Wichtig ist die Differenzialdiagnose zu anderen Amyloidosetypen, da bei der Erstvorstellung des Patienten meist nur eine Amyloid-positive Biopsie vorliegt. Bei fortgeschrittenem Stadium, d. h. spät diagnostiziertem Befall des Herzens ist die Prognose sehr ungünstig (Überleben < 1 Jahr).

> **Merke** M!
>
> Hämatologen bietet sich die Möglichkeit zur Frühdiagnose der Amyloidose bei Patienten mit monoklonalen Gammopathien mit einfachen Screeninguntersuchungen (Messung NT-BNP und Albuminurie jährlich).

5.18.2 Aktuelles

- Diagnostik: Die Aspiration von abdominellen Bauchfett kann bei vielen Patienten eine Organbiopsie ersetzen, um die Diagnose einer systemischen Amyloidose zu stellen.

- Therapie: Neue Studien untersuchen die Wirksamkeit von Antikörpern, die zum Abbau von Amyloid beitragen sollen.

5.18.3 Synonyme

- Primäre Amyloidose (nicht mehr gebräuchlich für AL-Amyloidose).

5.18.4 Definition

- Systemische AL-Amyloidose: Proteinfehlfaltungs und Proteinablagerungserkrankung, der eine erworbene klonale Plasmazellerkrankung mit Bildung amyloidogener Leichtketten zugrunde liegt.

5.18.5 Epidemiologie

- Sehr seltene Erkrankung mit einer Inzidenz von 3–14 Neudiagnosen/Jahr/Mio Einwohner.
- Medianes Alter bei Erstdiagnose 65 Jahre; Männer erkranken etwas häufiger als Frauen.

5.18.6 Ätiologie und Pathogenese

- AL-Amyloidose: wird durch klonale Plasmazell- oder B-Zell-Erkrankung des Knochenmarks verursacht, bei der amyloidogene Leichtketten in die Zirkulation gelangen.
- Durch Fehlfaltung der Leichtketten kommt es zur Destabilisierung und extrazellulären Ablagerung in verschiedenen Organen, das ZNS bleibt verschont.
- Die Ablagerungen und z. T. auch die zirkulierenden Leichtketten führen zu einer Funktionseinschränkung der Organe bis zum Organversagen.

5.18.7 Klassifikation und Risikostratifizierung

- Die Klassifizierung der Amyloidosen erfolgt entsprechend dem verursachenden Protein [3].
- Es gibt zwei aktuelle Risikostratifizierungen bei der AL-Amyloidose für die Überlebensprognose (▶ Tab. 5.28) und die Dialysepflichtigkeit (▶ Tab. 5.29).

5.18.8 Symptomatik

- Die Symptomatik ist in der Frühphase der Erkrankung vielgestaltig und unspezifisch; im Verlauf dann abhängig vom betroffenen Organ (▶ Tab. 5.30)

Tab. 5.28 Risikostratifizierung der kardialen AL-Amyloidose, „Mayo-Score". Adaptiert nach [1].

Stadium und Überlebenswahrscheinlichkeit	Kriterien
I (> 90 % nach 1 Jahr)	dFLC < 180 mg/l, NT-BNP < 1800 ng/l, cTNT < 0,025 pg/ml
II (ca. 80 % nach 1 Jahr)	1 Wert über dem Sollwert
III (ca. 70 % nach 1 Jahr)	2 Werte über dem Sollwert
IV (ca. 40 % nach 1 Jahr)	Alle 3 Werte über dem Sollwert

Tab. 5.29 Risikostratifizierung der renalen AL-Amyloidose, „Renal Score". Adaptiert nach [2].

Stadium und Risiko der Dialysepflichtigkeit	Kriterien
1 (0 % nach 2 Jahren)	Proteinurie < 5 g/Tag; GFR > 50 ml/min
2 (> 10 % nach 2 Jahren)	Entweder Proteinurie > 5 g/Tag oder GFR < 50 ml/min
3 (> 60 % nach 2 Jahren)	Proteinurie > 5 g/Tag; GFR < 50 ml/min

5.18.9 Diagnostik

Diagnostisches Vorgehen

- Das diagnostische Vorgehen ist davon abhängig, ob nur der klinische Verdacht auf eine Amyloidose besteht oder ob bereits eine Biopsie vorliegt, in der Amyloid (ohne weitere Typisierung) nachgewiesen wurde (▶ Abb. 5.38, ▶ Abb. 5.39).

Anamnese

- Gezielte Anamnese:
  - Dauer der Symptome und bisheriger Ablauf der Diagnostik bei bisherigen Fachärzten,
  - Symptome der einzelnen Organe abfragen (▶ Tab. 5.30):
    - Periorbitale Blutungen,
    - Beißen auf die Zunge,
    - Heiserkeit,
    - Schwindel und Hypotonie bei Lagewechsel,
    - Nykturie,
    - Gehstrecke in der Ebene und Anzahl der Treppenstufen oder Etagen, die gestiegen werden können,
    - Taubheitsgefühl, Schmerzen, Kribbelparästhesien der Füße und Hände,
    - Hypotonie,
    - Hämatomneigung ohne Traumen.

Tab. 5.30 Spektrum charakteristischer Symptome bei AL-Amyloidose und empfohlene Untersuchungen.

Organ	Symptom	Untersuchung
Herz	Dyspnoe, Ödeme, Pleuraergüsse, Rhythmusstörungen	Echokardiografie, Ruhe-EKG, 24h-EKG, Röntgen-Thorax, NT-BNP, Troponin T (TNT)
Niere	Symptome eines nephrotischen Syndroms	Nierensonografie, Kreatinin im Serum, GFR, Proteinurie, Albuminurie
Gastrointestinaltrakt	Inappetenz, Gastrointestinalblutungen, Gewichtsverlust, Motilitätsstörungen, Durchfall	Anamnese; regelmäßige Gewichtsmessung; ggf. MRT-Sellink
Leber	Druck im Oberbauch durch Lebervergrößerung; ggf. Ascites und Ikterus	Sonografie Leber, AP, Gamma-GT, Bilirubin; Vitamin-B12-Spiegel, ggf. FibroScan
Lunge	Dyspnoe	CT-Thorax, Lungenfunktion
Peripheres Nervensystem	Sensibilitätsstörungen, schmerzhafte Missempfindungen, gestörte Temperaturempfindung, Gangstörung	Neurologische Untersuchung, ENG, ggf. EMG
Autonomes Nervensystem	Synkopen oder Orthostase, hoher Ruhepuls, Obstipation oder Durchfall, Blasenentleerungsstörung	Schellong-Test 24h-EKG (eingeschränkte Herzfrequenzvariabilität), Restharnmessung
Weichteile	Gelenkschwellungen, Hautveränderungen, Nagelwachstumsstörungen, Blutungsneigung, Makroglossie, Karpaltunnelsyndrom, Heiserkeit	Klinische Untersuchung, Faktor X, neurologische Untersuchung

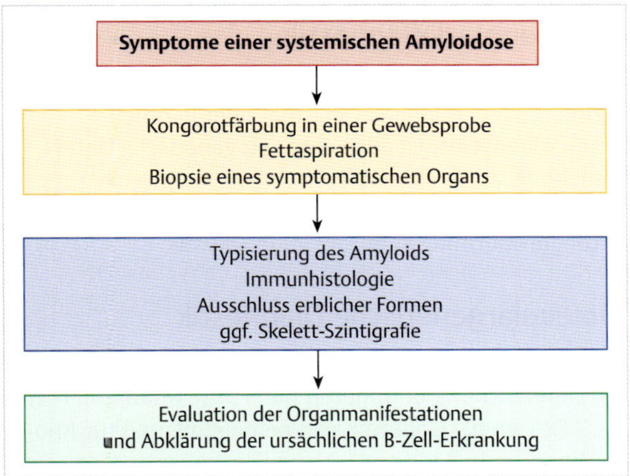

Abb. 5.38 AL-Amyloidose. Diagnostisches Vorgehen. Bei Verdacht auf eine systemische AL-Amyloidose sollte zunächst eine Screening-Biopsie (z. B. abdominelles Bauchfett, ▶ Abb. 5.39) und an bereits vorhandenen Biopsaten die Kongorotfärbung nachträglich durchgeführt werden. Falls hier kein Amyloid nachgewiesen wird, sollte das symptomatische Organ biopsiert werden. Der nächste Schritt ist die Typisierung des Amyloids. Die Organmanifestationen werden anhand von Labor- und nichtinvasiven technischen Untersuchungen festgelegt.

Körperliche Untersuchung

- Zeichen der Herzinsuffizienz und des nephrotischen Syndroms prüfen,
- Inspektion der Augenlider und der Zunge,
- Lebergröße und -konsistenz,
- Aszites,
- Blutdruck- und Pulsmessung,
- kursorische neurologische Untersuchung, Zeichen der peripheren Polyneuropathie.

Labor

- Abklärung einer klonalen Plasmazellerkrankung: Immunfixation in Serum und Urin, Freie Leichtketten im Serum, Menge der Leichtkettenausscheidung im 24h-Sammelurin. Serumelektrophorese.
- Abklärung der Organbefälle (▶ Tab. 5.30):
  - NT-BNT, Troponin-T,
  - Kreatinin im Serum, GFR, Proteinurie, Albuminurie,
  - AP, γ-GT, Bilirubin, Vitamin-B12-Spiegel, Faktor X.

Bildgebende Diagnostik

Sonografie

- Abdominelle Sonografie: Leber- und Milzgröße, Aszites, Restharnmessung, Niere.

Echokardiografie

- Herzwanddicke, Ejektionsfraktion und longitudinale Pumpfunktion,
- Strain,
- Perikarderguss,
- Grad der diastolischen Dysfunktion.

Röntgen

- Röntgenaufnahme des Thorax bei Verdacht auf Pleuraerguss, Herzgröße.

CT

- Ganzkörper-CT: Ausschluss von myelomtypischen Osteolysen.

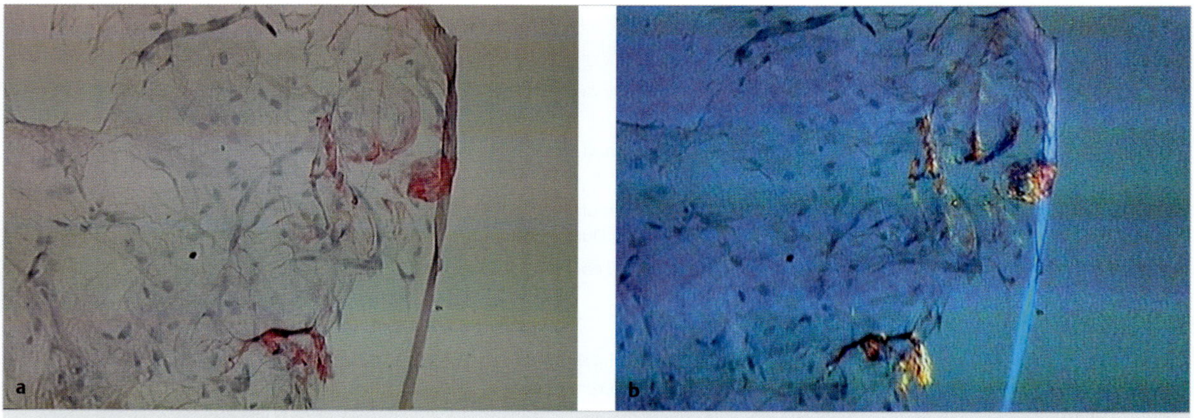

Abb. 5.39 Nachweis einer Amyloidose.
a Fettaspiration: Kongorotfärbung. (Quelle: Amyloidose-Zentrum Heidelberg)
b Fettaspiration: Polarisationsmikroskopie („apfelgrüne Doppelbrechung"). (Quelle: Amyloidose-Zentrum Heidelberg)

MRT

- Ganzkörper-MRT: In Einzelfällen bei Verdacht auf Gelenkbefall, ansonsten gemäß slim-CRAB-Kriterien Anzahl der fokalen Läsionen, falls ein „smoldering myeloma" vorliegt.
- Kardio-MRT: Zur Abklärung einer Herzwandverdickung bei Patienten mit monoklonaler Gammopathie und erhöhtem NT-BNP-Wert.

Szintigrafie

- Skelett-Szintigrafie: Differenzialdiagnostik der kardialen Amyloidose bei typischer Echokardiografie, um eine Myokardbiopsie zu vermeiden (AL- versus TTR-Amyloidose).

Instrumentelle Diagnostik

EKG

- Ruhe-EKG zur Bestimmung des Rhythmus und Frequenz,
- 24h-EKG (eingeschränkte Herzfrequenzvariabilität),
- Periphere Niedervoltage und R-Verlust sind typische Befunde bei Herzbeteiligung.

Spirometrie

- Bei Verdacht auf Lungenbeteiligung (Nachweis einer Diffusionsstörung und Restriktion).

Neurologische Untersuchung + Elektroneurografie (ENG)

- Ausschluss einer peripheren Neuropathie (PNP) und Abklärung eines Karpaltunnel-Syndroms.

Histologie, Zytologie und klinische Pathologie

Knochenmarkdiagnostik

- Zytologie zur Bestimmung des Plasmazellanteils; FACS zum Nachweis klonaler Plasma- oder B-Zellen,
- wünschenswert ist auch eine zytogenetische Untersuchung, am besten iFISH nach CD138-Anreicherung,
- Histologie: Anteil klonaler Plasma- oder B-Zellen und Kongorotfärbung zum Amyloidnachweis.

Molekulargenetische Diagnostik

- Zur Differenzialdiagnose der hereditären Amyloidosen:
  - Untersuchung peripheren Bluts bzgl. Mutationen im TTR-Gen bei isolierter Herzbeteiligung und für Apolipoprotein A1 (ApoA1-) und Fibrinogen-α-Gen (Fib-α-Gen) bei isolierter Nierenbeteiligung, positiver Familienanamnese oder histologisch nicht gelungener Typisierung des Amyloids.

5.18.10 Differenzialdiagnosen

- Die häufigste Form ist die AL-Amyloidose, gefolgt von der nichthereditären (wild-Typ) TTR-Amyloidose:
  - wt-TTR-Amyloidose tritt insbesondere bei männlichen Patienten > 70 Jahre auf.
  - Typische Symptome der wt-TTR-Amyloidose: Herzbeteiligung, Karpaltunnelsyndrom.
  - Untersuchung: Skelett-Szintigrafie + Immunhistologie des Amyloids.

> **Merke**
>
> Die Differenzialdiagnose der wt-TTR-Amyloidose ist klinisch sehr relevant, da Menschen > 70 Jahre auch häufiger eine monoklonale Gammopathie aufweisen.

- Bei Kombination Herz und PNP (und ggf. autonome Neuropathie): hereditäre TTR-Amyloidose, auch bei fehlender positiver Familienanamnese.
- Bei isolierter Nierenbeteiligung und fehlender MG: hereditäre Nierenamyloidose (in Deutschland Fib-α und ApoA1-Amyloidose): Immunhistologie und Untersuchung des Bluts bzgl. der entsprechenden Mutationen in Speziallabors.
- Morbus Fabry; hereditäre lysosomale Speichererkrankung, die zur Myokardhypertrophie führt.
- MGRS: Monoklonale Gammopathie renaler Signifikanz bei nephrotischem Syndom (eine monoklonale Gammopathie kann verschiedene Nierenerkrankungen verursachen, die bioptisch weiter differenziert werden).
- Lokale AL-Amyloidose: Typische Lokalisationen (Lungenrundherde, Harnblase, Larynx, Bronchien, Haut) ohne Nachweis einer monoklonalen Gammopathie. Gute Prognose, keine medikamentöse Therapie erforderlich. Lokale Therapieverfahren, falls nötig.
- TTR-Amyloidosen: hereditäre und Wild-Typ-Form. Punktmutationen im *TTR*-Gen (über 100 bekannt), die zur Strukturinstabilität und TTR-Ablagerung führen.

> **Merke**
>
> Die nichthereditäre TTR-Amyloidose muss bei älteren Menschen mit MG und Herz-Amyloidose ausgeschlossen werden, bevor eine Chemotherapie eingeleitet wird.

5.18.11 Therapie

Therapeutisches Vorgehen

- Die bisher einzig evaluierte und wirksame Therapie ist die Chemotherapie der zugrunde liegenden Knochenmarkerkrankung (▶ Abb. 5.40).
- Bei der Therapie der AL-Amyloidose ist zu berücksichtigen, dass häufig bereits schwerste Funktionseinschränkungen z. B. von Herz und Niere vorliegen. Dies führt dazu, dass die Therapie individuell ausgewählt wird und die Dosierungen niedriger als bei der Therapie des multiplem Myeloms oder von Lymphomen gewählt werden muss.
- Das Therapieansprechen (Absenkung der amyloidogenen Leichtketten) wird sehr früh im Behandlungsverlauf überprüft (z. B. nach 4–8 Wochen), um bei Therapieversagen zügig auf eine andere Therapie umzustellen.

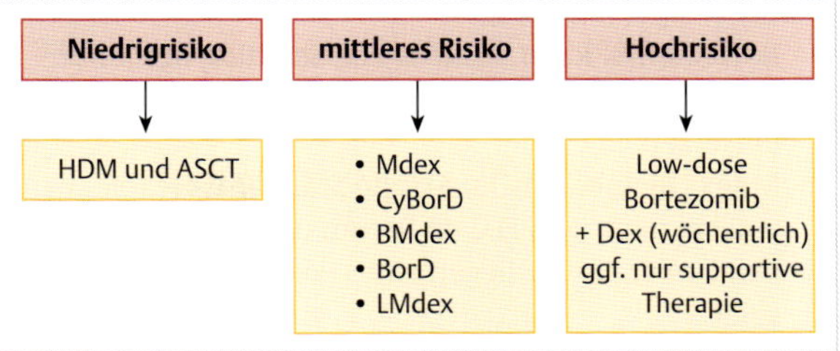

Abb. 5.40 AL-Amyloidose. Therapeutisches Vorgehen. Therapie wird entsprechend dem Risikoprofil ausgewählt (s. Text). (HDM: Hochdosis-Melphalan; ASCT: Autologe Stammzell-Transplantation; Mdex: Melphalan-Dexa; CyBorD: Cyclophosphamid-Bortezomib-Dexa; BMdex: Bortezomib-Melphalan-Dexa; BorD: Bortezomib-Dexa; LMdex: Lenalidomid-Melphalan-Dexa).

- Die supportive Therapie (je nach Organbeteiligung) spielt ebenfalls eine essenzielle Rolle und sollte mit den entsprechenden Fachkollegen interdisziplinär abgesprochen werden (s. unten).

Allgemeinmaßnahmen

- Therapie der Herzinsuffizienz und von Herzrhythmusstörungen (ggf. Schrittmacher); Reduktion des intravasalen Volumens vermeiden,
- Therapie des nephrotischen Syndroms; ggf. auch Thromboseprophylaxe mit Nephrologen diskutieren,
- Schmerztherapie der PNP,
- unterstützende Therapie bei autonomer Neuropathie (Midodrin, Fludrocortison),
- Ernährungstherapie/-beratung,
- Salzrestriktion, Stützstrümpfe.

Pharmakotherapie

Kausale Pharmakotherapie

- Indikation: Jeder symptomatische Organbefall (außer isoliertes Karpaltunnelsyndrom).
- < 20 % der Patienten werden mit einer Hochdosistherapie behandelt (da der Amyloidosebefall zu weit fortgeschritten ist oder wegen des Alters [Grenze ca. 65 Jahre]).
- Chemotherapie der Plasmazell- oder Lymphomerkrankung; auszuwählen je nach Alter und Organbefall sowie Funktionseinschränkung der betroffenen Organe; Auswahl je nach Risikoprofil:
  - Hochrisiko: N-terminal pro-hormone brain natriuretic peptide (NT-BNP) > 8 500 ng/l, NYHA-Stadium > III,
  - Mittleres Risiko: nicht geeignet für Hochdosistherapie, NT-BNP < 8 500 ng/l,
  - Niedrigrisiko: NT-BNP < 500 ng/l, TNT < 0,06 ng/ml, Alter < 65 Jahre, Karnofsky-Index > 70 %, eGFR > 50 ml/min (oder dialysepflichtig), NYHA-Stadium < III, EF > 45 %, systolischer RR > 90 mmHg im Stehen, CO-Diffusionskapazität > 50 %.

- **Ersttherapie** – Wirkstoffe:
  - Bortezomib: kann schnelle FLC Senkung herbeiführen; nicht bei bereits vorliegender Polyneuropathie einsetzen.
  - Mdex (Melphalan-Dexa): alte Standardtherapie, wird v. a. bei niedrigen FLC im Serum und fehlendem Herzbefall oder bei Vorliegen einer Polyneuropathie eingesetzt.
  - CyBorD (Cyclophosphamid-Bortezomib-Dexa): stammzellschonend; ggf. als Induktion vor geplanter Hochdosistherapie.
  - BMdex (Bortezomib-Melphalan-Dexa): neuer Standard bei nicht Hochdosis-fähigen Patienten.
  - LMdex (Lenalidomid-Melphalan-Dexa).
  - BorD (Bortezomib-dexa): z. B. wöchentlich bei Hochrisiko-Patienten.
- **Rezidiv**:
  - Ersttherapie wiederholen bei langem Abstand und guter Effektivität,
  - sonst bevorzugt Medikamente, die in der Ersttherapie noch nicht verwendet wurden,
  - gegenüber PNP + Bortezomib refraktär: Lenalidomid, Pomalidomid, Bendamustin, Daratumumab.
- Neue Optionen:
  - Neue Medikamente in der Myelomtherapie: Elotuzumab, Panobinostat (noch keine Daten zur Verträglichkeit bei Amyloidosepatienten vorhanden).

Pharmakologische Supportivtherapie

- Diuretika (Torasemid).

> **Praxistipp**
>
> Die klassische Herzinsuffizienztherapie sollte **nicht** durchgeführt werden wegen des hohen Risikos für Hypotonie/Synkopen; dies gilt ebenso für eine hochdosierte ACE-Hemmer-Therapie bei nephrotischem Syndrom; d. h. generell Vorsicht mit Beta-Blockern und ACE-Hemmern.

- Gabapentin oder Pregabalin für neuropathische Schmerzen,
- Loperamid, ggf. Opium-Tropfen bei schweren Diarrhoen,
- parenterale Ernährung bei fehlender Resorption (Gastrointestinalbefall) oder Kachexie.

Interventionelle Therapie

Hämodialyse/Hämofiltration

- Hämodialyse/-filtration bei Patienten mit terminaler Niereninsuffizienz bei Nierenamyloidose,
- auch eine Peritonealdialyse ist bei vielen Patienten gut durchführbar.

Herzschrittmacher

- Herzschrittmacher: übliche Indikationen.

Zellbasierte Verfahren

Stammzelltransplantation

- Hochdosis-Melphalan mit autologer Stammzelltransplantation:
  - Für dieses Therapieverfahren kommen bei Erstdiagnose ca. nur 15–20 % der Patienten infrage, da die Erkrankung häufig erst diagnostiziert wird, wenn schon irreversible Organschäden vorliegen.
  - Im Vergleich mit multiplem Myelom ist mit einer höheren Mortalität und Morbidität (Eintritt der Dialysepflichtigkeit) durch das Verfahren zu rechnen (bis zu 5–10 %, je nach Patientenauswahl); gute Langzeitergebnisse.
  - Keine Indikation für Tandem- oder Rezidiv-Transplantation.
- Allogene Stammzelltransplantation:
  - Experimentelle Therapie bei jungen Patienten mit Rezidiv nach vorheriger autologer Transplantation und Versagen von mindestens einem neuen Medikament.
  - Voraussetzungen: Erhaltene Organfunktion; sehr guter Allgemeinzustand und Vorhandensein eines identen Familien- oder Fremdspenders.

Operative Therapie

- Organtransplantationen (Herz, Niere) sind im Einzelfall möglich.

5.18.12 Nachsorge

- Die Chemotherapie ist kein kuratives Therapieverfahren; häufig bleiben auch bei erfolgreicher Therapie signifikante Organschäden zurück.
- Patienten mit AL-Amyloidose müssen sich nach Abschluss der Therapie je nach erreichter Remission regelmäßig (alle 3–6 Monate Messung der Gammopathieparameter und Überprüfung der Organfunktionen) beim Hämatologen vorstellen.
- Zweitmalignome wurden bisher selten nach Langzeit-Melphalan-Therapie berichtet.

5.18.13 Verlauf und Prognose

- Die Überlebensprognose ist vom Organbefall abhängig.
- Bei Patienten > 80 Jahre sollte ggf. auf eine Chemotherapie verzichtet werden, da das Organansprechen erst nach Monaten oder Jahren eintritt und mit schweren Behandlungskomplikationen zu rechnen ist.
- Patienten mit Herzamyloidose haben je nach Mayo-Stadium eine stark reduziertes Überleben und Patienten mit Nierenamyloidose haben je nach Nierenstadium ein erhöhtes Risiko der Dialysepflichtigkeit (▸ Tab. 5.28, ▸ Tab. 5.29)

5.18.14 Wichtige Internetquellen

- Onkopedia-Leitlinie Amyloidose; www.onkopedia.com/de/onkopedia/guidelines/amyloidose-leichtketten-al-amyloidose/@@view/html/index.html.
- Amyloidose-Zentrum Heidelberg. www.klinikum.uni-heidelberg.de/Startseite-Amyloidose-Zentrum.117 180.0.html
- Deutsche Gesellschaft für Amyloidose-Krankheiten DGAK: www.amyloid.de

5.18.15 Literatur

[1] Kumar S, Dispenzieri A, Lacy MQ et al. Revised prognostic staging system for light chain amyloidosis incorporating cardiac biomarkers and serum free light chain measurements. J Clin Oncol 2012; 30: 989–995

[2] Palladini G, Merlini G. What is new in diagnosis and management of light chain amyloidosis? Blood 2016; 128: 159–168

[3] Sipe JD, Benson MD, Buxbaum JN et al. Nomenclature 2014: Amyloid fibril proteins and clinical classification of the amyloidosis. Amyloid 2014; 21: 221–224

5.19 Lysosomale Speicherkrankheiten

Claus Niederau

5.19.1 Steckbrief

Lysosomale Speicherkrankheiten sind eine Gruppe von > 45 monogenetischen Stoffwechselerkrankungen, die durch Veränderungen im Lysosom (Enzymaktivitätsverminderung oder Störung von Membrantransportern) ausgelöst werden. Die Prävalenz aller lysosomalen Speicherkrankheiten liegt bei etwa 1:8 000. Betroffen sind v. a. Leber, Milz, Nervensystem und Knochen. Therapeutisch stehen je nach Erkrankungen verschiedene Optionen zur Verfügung. Dabei sind insbesondere die Enzymersatztherapie, die Substratreduktionstherapie und die Chaperon-Therapie zu erwähnen. Die Gentherapie war in Tierversuchen erfolgreich, befindet sich aber beim Menschen noch in Studien. Die Gesetze mit Zulassungserleichterungen zu „Orphan Drugs" haben die Entwicklung der neuen Behandlungen beschleunigt.

M!

Merke

Gerade aufgrund vieler neuer Therapieoptionen sollte die Diagnostik verbessert werden, da viele Patienten eine lange Odyssee überstehen müssen, bevor die richtige Diagnose gestellt wird. Bei fast allen lysosomalen Speichererkrankungen kann man die Diagnose durch Messung des verminderten Enyzms in peripheren Leukozyten oder im Trockenblut einfach und sicher stellen.

5.19.2 Synonyme

- Keine gängigen Synonyme bekannt.

5.19.3 Definition

- Gruppe von monogenetischen Stoffwechselerkrankungen, die durch Veränderungen im Lysosom verursacht werden.

5.19.4 Epidemiologie

- Alle lysosomalen Speichererkrankungen kumuliert haben eine Prävalenz von ca. 1:8 000.
- **Morbus Gaucher:** Häufigste lysosomale Speicherkrankheit mit Prävalenz von 1:50.000 und > 7 000 im Register der International Collaborative Gaucher Group (ICGG) erfassten Patienten
- Prävalenz der verschiedenen lysosomalen Speicherkrankheiten ▶ Tab. 5.31.

5.19.5 Ätiologie und Pathogenese

- Genetisch bedingte Veränderung der Aktivität/Funktionalität von Enzymen oder Membrantransportern.
- Akkumulation von Stoffwechselprodukten in der Zelle, die je nach zugrunde liegender Erkrankung durch reduzierte Enzymaktivität oder veränderte Membrantransporter verursacht wird.
- Morbus Gaucher: Typ I (häufigste Form)
  - autosomal-rezessiv vererbt, > 300 Mutationen bekannt,
  - Korrelation zwischen Geno- und Phänotyp schwach,
  - Enzymmangel führt zur verminderten Spaltung von Glukozerebrosid in Glukose und Zerebrosid mit der Folge der Anreicherung in Makrophagen-Lysosomen (→ Schaumzellen).
- Morbus Fabry:
  - X-chromosomal vererbt (Auftreten auch bei Frauen),
  - Mangel an α-Galactosidase führt zu Anreicherung von Globotriasylceramid.
- Morbus Pompe:
  - autosomal-rezessiv vererbt, Glykogenspeicherung.
- Morbus Niemann-Pick:
  - Typ A/B: autosomal-rezessiv vererbter Mangel an Sphingomyelinase → Speicherung von Sphingomyelin in Milz, Leber und Lunge.
  - Typ C: autosomal-rezessiv vererbt, Akkumulation von LDL-Cholesterin und Bildung von Schaumzellen in Leber, Milz und Lymphknoten.
- MPS:
  - Alle Formen autosomal-rezessiv vererbt außer Typ II (X-chromosomal-rezessiv),
  - pathophysiologisch liegt je nach Form eine Anhäufung von Heparan- und/oder Dermatansulfat zugrunde.

Tab. 5.31 Prävalenz der verschiedenen lysosomalen Speicherkrankheiten.

Gruppe der lysosomalen Speicherkrankheiten	Einzelne Erkrankung	Prävalenz
Mukopolysaccharidosen (MPS)	Hurler-Syndrom (MPS I-H)	1:100.000
	Scheie-Krankheit (MPS I-S)	1:500.000
	Hunter-Syndrom (MPS II)	< 1:100.000
	Sanfilippo-Syndrom Typ A (MPS IIIA)	1:114.000
	Sanfilippo-Syndrom Typ B (MPS IIIB)	< 1:200.000
	Sanfilippo-Syndrom Typ C (MPS IIIC)	1:1.400.000
	Sanfilippo-Syndrom Typ D (MPS IIID)	< 1:1000.000
	Morquio-Syndrom Typ A (MPS IVA)	1:100.000
	Morquio-Syndrom Typ B (MPS IVB)	< 1:200.000
	Maroteaux-Lamy-Syndrom (MPS VI)	1: < 200.000
	Sly-Syndrom (MPS VII)	1:2000.000
Mukolipidosen (ML)	Sialidose Typ II (ML Typ I)	< 1:4 000.000
	I-Zellkrankheit (ML Typ IIα/β)	1:330.000 (inkl. ML III)
	Pseudo-Hurler-Polydystrophie (ML IIIα/β)	1:330.000 (inkl. ML II)
	Sialolipidose (ML Typ IV)	< 1:500.000
Sphingolipidosen	GM1-Gangliosidose Typ I–III	1:380.000
	Tay-Sachs-Syndrom	1:200.000
	Sandhoff-Krankheit	1:130.000
	Tay-Sachs AB (GM2-Aktivator-Mangel)	< 1:1000.000
	Morbus Fabry	1:100.000
	Morbus Gaucher Typ I	1:50.000
	Morbus Gaucher Typ II	< 1:5 000.000
	Morbus Gaucher Typ III	1:1000.000
	Metachromatische Leukodystrophie	1:100.000
	Saposin-B-Mangel	< 1:100.000
	Morbus Krabbe	1:200.000
	Morbus Krabbe atypisch, SAPOSIN-A-Mangel	< 1:1000.000
	Niemann-Pick-Krankheit Typ A/B	< 1:200.000
	Niemann-Pick-Krankheit Typ C	< 1:200.000
	Morbus Gaucher Saposin-C-Mangel	< 1:1000.000
	Farber-Syndrom	< 1:1000.000
	Multipler Sulfatase-Mangel	< 1:400.000
Oligosaccharidosen	α-Mannosidose	< 1:1000.000
	β-Mannosidose	< 1:5 000.000
	Fukosidose	1:2000.000
	Aspartylglukosaminurie	< 1:2000.000
	Morbus Schindler Typ I	< 1:500.000
	Sialinsäure-Speicherkrankheit (ISSD)	1:500.000
Andere	Pyknodysostose	1:146.000
	Morbus Pompe	< 1:190.000
	Cystinose, nephropathische bzw. adulte, nicht nephropathische Form	< 1:500.000
	LAL-Mangel Wolman-Krankheit/CESD (cholesteryl ester storage disease)	1:700.000
Neuronale Ceroid-Lipofuszinosen CNL 1–19		1:50.000 (alle)

- LAL-Mangel:
  - Der autosomal-rezessiv vererbte Mangel an saurer lysosomaler Lipase (LAL = lysosomal acid lipase) führt zur Speicherung von Cholersterinestern und Triglyzeriden in den Lysosomen verschiedener Gewebe.
- Genetische Veränderungen und die dadurch betroffenen Enzyme/Transporter der verschiedenen Speichererkrankungen ▶ Tab. 5.32.

Tab. 5.32 Genveränderung sowie betroffene Enzyme/Transporter bei den verschiedenen Speicherkrankheiten.

Gruppe der lysosomalen Speicherkrankheiten	Einzelne Erkrankung	Enzym/Transporter	Chromosom/Genlokus
Mukopolysaccharidosen (MPS)	Hurler-Syndrom (MPS I-H)	α-L-Iduronidase	4q16.3
	Scheie-Krankheit (MPS I-S)	α-L-Iduronidase	4q16.3
	Hunter-Syndrom (MPS II)	Iduronat-2-Sulfatase	Xq27.3–28
	Sanfilippo-Syndrom Typ A (MPS IIIA)	Heparansulfatsulfamidase (SGSH)	17q25.3
	Sanfilippo-Syndrom Typ B (MPS IIIB)	α-N-Acetylglukoseamidase (NA-GLU)	17q21
	Sanfilippo-Syndrom Typ C (MPS IIIC)	Acetyl-CoA α-Glukosaminid-N-Acetyltransferase (HGSNAT)	8p11.1
	Sanfilippo-Syndrom Typ D (MPS IIID)	N-Acetyl-Glukosamin-6-Sulfatsulfatase	12q14
	Morquio-Syndrom Typ A (MPS IVA)	N-Acetyl-Glukosamin-6-Sulfatsulfatase	16q24.3
	Morquio-Syndrom Typ B (MPS IVB)	β-Galactosidase	3p21.3
	Maroteaux-Lamy-Syndrom (MPS VI)	Arylsulfatase B	5q11–13 (ARSB)
	Sly-Syndrom (MPS VII)	β-Glucuronidase	7q21.1–11
Mukolipidosen (ML)	Sialidose Typ II (ML Typ I)	Neuraminidase	6p21.3
	I-Zellkrankheit (ML Typ IIα/β)	Phosphotransferase	12q23.3 (GNPTAB)
	Pseudo-Hurler Polydystrophie (ML IIIα/β)	Phosphotransferase	12q23.3 (GNPTAB)
	Sialolipidose (ML Typ IV)	Mucolipin-1	19p13.3–p13.2 (MCOLN1)
Sphingolipidosen	GM1-Gangliosidose Typ I-III	β-Galactosidase	3p21.3 (GLB1)
	Tay-Sachs-Syndrom	β-Hexosaminidase A	15q23–24 (HEXA)
	Sandhoff-Krankheit	β-Hexosaminidase A und B	5q13 (HEXB)
	Tay-Sachs AB (GM2-Aktivator-Mangel)	GM2-Aktivator	5q31.3-q33.1
	Morbus Fabry	α-Galactosidase	Xq22 (GLA)
	Morbus Gaucher Typ I	Glucocerebrosidase	1q22 (GBA)
	Morbus Gaucher Typ II	Glucocerebrosidase	1q22 (GBA)
	Morbus Gaucher Typ III	Glucocerebrosidase	1q22 (GBA)
	Metachromatische Leukodystrophie	Arylsulfatase A	22q13.3 (ARSA)
	Saposin-B-Mangel	Saposin B	10q22.1 (PSAP)
	Morbus Krabbe	Galactosylceramidase	14q31 (GALC)
	Morbus Krabbe atypisch, Saposin-A-Mangel	Saposin A	10q22.1 (PSAP)
	Niemann-Pick-Krankheit Typ A/B	Sphingomyelinase	11p15.4–p15.1 (SMPD1)
	Niemann-Pick-Krankheit Typ C	NPC 1-Protein	18q11–q12 (NPC 1)
	Morbus Gaucher Saposin-C-Mangel	Saposin C	10q22.1 (PSAP)
	Farber-Syndrom	Saure Ceramidase	8p22–p21.3 (ASAH)
	Multipler Sulfatase-Mangel	Fgly-Generating Enzyme	3p26 (SUMF1)

Tab. 5.32 Fortsetzung

Gruppe der lysosomalen Speicherkrankheiten	Einzelne Erkrankung	Enzym/Transporter	Chromosom/Genlokus
Oligosaccharidosen	α-Mannosidose	α-Mannosidase	19cen–q12 (MAN2B1)
	β-Mannosidose	β-Mannosidase	4q22–q25 (MANBA)
	Fukosidose	α-Fucosidase	1p34 (FUCA1)
	Aspartylglukosaminurie	Aspartylglukosaminidase	4q32–33 (AGA)
	Morbus Schindler Typ I	α-Galactosaminidase	22q11 (NAGA)
	Sialinsäure-Speicherkrankheit (ISSD)	Sialinsäure-Transporter (Sialin)	6q14–15 (SLC 17A5)
	Galaktosialidose (Goldberg-Syndrom)	Protektives Protein	20q13.1 (GLB2)
Andere	Pyknodysostose	Cathepsin K	1q21 (CTSK)
	Morbus Pompe	Lysosomale α-Glucosidase	17q25.2–3 (GAA)
	Cystinose, nephropathische bzw. adulte, nicht nephropathische Form	Cystin-Transporter	17p13 (CTNS)
	LAL-Mangel Wolman-Krankheit/CESD	Lysosomale saure Lipase (LAL)	10q23.2–23.3 (LIPA)
Neuronale Ceroid-Lipofuszinosen CNL 1–19		Palmitoyl-Thio-Esterase, Tripeptidyl-Peptidase 1, lysosomale Protease Cathepsin D, teilweise unbekannt	1p32 (1) 11p15.5 (2) 16p12.1 (3) 13q21.1–q32 (5) 15q21–q23 (6) 4q28.1–2 (7) 8p23 (8) 11p15.5 (10)

5.19.6 Klassifikation und Risikostratifizierung

- Einteilung der lysosomalen Speicherkrankheiten ▸ Tab. 5.33.

Tab. 5.33 Überblick über die lysosomalen Speicherkrankheiten.

Mukopolysaccharidosen	Mukolipidosen	Sphingolipidosen	Oligosaccharidosen	Sonstige
Hurler-Syndrom (MPS I-H) Scheie-Krankheit (MPS I-S) Hunter-Syndrom (MPS II) Sanfilippo-Syndrom Typ A (MPS IIIA) Sanfilippo-Syndrom Typ B (MPS IIIB) Sanfilippo-Syndrom Typ C (MPS IIIC) Sanfilippo-Syndrom Typ D (MPS IIID) Morquio-Syndrom Typ A (MPS IVA) Morquio-Syndrom Typ B (MPS IVB) Maroteaux-Lamy-Syndrom (MPS VI) Sly-Syndrom (MPS VII)	Sialidose Typ II (ML Typ I) I-Zellkrankheit (ML Typ IIα/β) Pseudo-Hurler Polydystrophie (ML IIIα/β) Sialolipidose (ML Typ IV)	GM1-Gangliosidose Typ I-III Tay-Sachs-Syndrom Sandhoff-Krankheit Tay-Sachs AB (GM2-Aktivator-Mangel) Morbus Fabry Morbus Gaucher Typ I Morbus Gaucher Typ II Morbus Gaucher Typ III Metachromatische Leukodystrophie Saposin-B-Mangel Morbus Krabbe Morbus Krabbe atypisch, SAPOSIN-A-Mangel Niemann-Pick-Krankheit Typ A/B Niemann-Pick-Krankheit Typ C Morbus Gaucher Saposin-C-Mangel Farber-Syndrom Multipler Sulfatase-Mangel	α-Mannosidose β-Mannosidose Fukosidose Aspartylglukosaminurie Morbus Schindler Typ I Sialinsäure-Speicherkrankheit (ISSD) Galaktosialidose (Goldberg-Syndrom)	Pyknodysostose Morbus Pompe Cystinose, nephropathische bzw. adulte, nicht nephropathische Form LAL-Mangel Wolman-Krankheit/CESD Neuronale Ceroid-Lipofuszinosen CNL 1–19

5.19.7 Symptomatik

- Abhängig von der zugrunde liegenden Erkrankung und Ausprägung sehr vielseitig. Möglich sind:
  - Hämatologische Symptome: Thromboembolien, Thrombozytopenie, Anämie, Splenomegalie,
  - Kardiovaskuläre Symptome: Kardiomyopathien, Schlaganfälle,
  - Neurologische Symptome, z. B. okulomotorische Apraxie,
  - Gastroenterologische Symptome: Durchfall, Obstipation,
  - Sonstige Symptome: Wachstumsstörungen, Knochenschmerzen, Hornhauttrübungen, Hautveränderungen, Niereninsuffizienz, Hyperlipidämie.
- **Morbus Gaucher:**
  - Nicht neuronopathischer Typ 1 (häufigste Form mit ca. 95 %):
    - Auftreten von Symptomen in jedem Alter möglich;
    - fast immer tritt eine Splenomegalie auf (im Mittel 15-fache Milzvergrößerung),
    - in zwei Drittel der Fälle eine Hepatomegalie, häufig auch eine Thrombozytopenie,
    - weitere Symptome: Anämie, Fatigue, Knochenbeteiligung (Knochenmarkinfiltration mit Gaucher-Zellen, Knochendichteminderung, Knochenschmerzen, Spontanfrakturen, avaskuläre Nekrosen), bei Kindern Wachstumsstörungen.
  - Akut neuronopathischer Typ 2 (< 1 % der Gaucher-Patienten): Beginn im Säuglingsalter; schwere Beeinträchtigung des Nervensystems; Tod in ersten 2 Lebensjahren.
  - Chronisch-neuronopathischer Typ 3 (5 % der Gaucher-Patienten): Beginn in erster Lebensdekade; häufig okulomotorische Apraxie.
- **Morbus Fabry:**
  - Typisch: in der Kindheit auftretende Schmerzen in Extremitäten und Bauch sowie Durchfälle im Wechsel mit Obstipation,
  - zudem Angiokeratome mit kleinfleckig erhabenen, dunkelrot-bläulichen Hautveränderungen meist im Umbilikal-/Inguinalbereich,
  - bei Erwachsenen zudem Niereninsuffizenz, Kardiomyopathie und Schlaganfälle möglich.
- **Morbus Pompe:**
  - Kardiomyopathie und Muskel-/Trinkschwäche häufig schon im 1. Lebensjahr
  - Bei höherer Restaktivität des Enzyms milderer Verlauf mit Muskel-/Atemschwäche im Jugend-/Erwachsenenalter.
- **Morbus Niemann-Pick:**
  - Typ A (infantile Form): Ikterus prolongatus, Gedeihstörung, Hepatosplenomegalie und Lungenprobleme sowie neurologische Symptome.
  - Typ B (nicht-neuronopathische Form): Hepatosplenomegalie und Lungenbeteiligung im Vordergrund.
  - Typ C: Hepatosplenomegalie und progrediente Neurodegeneration vor dem 15. Lebensjahr, bei infantilem Typ C Hepatosplenomegalie im Vordergrund; bei neurologischer Beteiligung Ataxie, Tremor, Krampfanfälle, Psychosen, Spastik, Dysphagie und vertikale Blickparesen.
- **Mukopolysaccharidosen:**
  - Typ I:
    - Bei Morbus Hurler Inguinal-/Umbilikalhernien, Hornhauttrübungen, Hepatosplenomegalie, vergröberte Gesichtszüge, flache Nasenwurzeln, Makroglossie, Dysostosis multiplex und Gelenkkontrakturen, zudem Lungeninfekte, Otitiden, Hörprobleme und obstruktive Schlafapnoe. Wachstumsstörungen (Endgröße ca. 120 cm) und Retardierung der Kinder.
    - Bei Morbus Scheie oft eine durchschnittliche Körpergröße und normale Intelligenz. Auch hier vergröberte Gesichtszüge, Hornhauttrübungen und Gelenkkontrakturen.
  - Typ II:
    - Schwere Formen mit geistiger Retardierung (Typ A) und milde Ausprägungen (Typ B) mit Hautverdickungen (peau d'orange), flachen Nasenwurzeln, breiten Lippen und Makroglossie.
    - Zudem können Kardiomyopathe, Schwerhörigkeit, Optikusatrophie, Gelenkkontrakturen, Dysostosis multiplex, Hepatosplenomegalie, Lungenprobleme, Nabelhernien und Wachstumsverzögerung auftreten.
    - Schwer Betroffene können Störungen der Grobmotorik, Tetraspastik, Schluck- und Atemstörungen entwickeln.
  - Typ III:
    - Unterschiedlicher Beginn und Verlauf, Entwicklung kann bis ins Schulalter unauffällig sein.
    - Teils aber auch früh Verhaltens- und Sprachstörungen, bisweilen Durchfälle, Ohrentzündungen, Schwerhörigkeit, Hepatosplenomegalie und Leisten-/Nabelbrüche.
    - Später Gelenkkontrakturen, Krampfanfälle, Spastik und respiratorische Infekte möglich.
  - Typ IV:
    - Knochenkomplikationen (betonte Unterkiefer, Gibbus, Thoraxdeformierung, Genua valga) im Vordergrund, Wachstumsretardierung ab 2.–3. Lebensjahr (Endgröße 100–120 cm),
    - Rückenmarksschädigung durch Instabilität des atlanto-axialen Übergangs möglich,
    - Hornhauttrübung und Schwerhörigkeit,
    - geistige Entwicklung normal.
  - Typ VI:
    - Je nach Schweregrad Schlafapnoe und Verengung der Luftröhre,
    - Intelligenz normal.

- **LAL-Mangel:**
  - Der LAL-Mangel kann in zwei Phänotypen auftreten.
  - Wolman-Krankheit:
    - tritt im Säuglingsalter ein, hier fehlt die LAL fast völlig,
    - Hepatosplenomegalie, Steatorrhoe, Erbrechen, Malabsorption, Unterernährung und Nebennierenverkalkung mit einer Lebenserwartung von < 1 Jahr.
  - CESD (cholesteryl ester storage disease):
    - Symptome treten erst im Kindes-, Jugend- oder Erwachsenenalter auf, da noch eine Restaktivität der LAL besteht.
    - Lebererkrankung und Hyperlipidämie (hohes LDL- und niedriges HDL-Cholesterin sowie erhöhte Triglyzeride) im Vordergrund.
    - Möglich sind Leberzirrhose und Arteriosklerose mit Herzinfarkt und Apoplex.

5.19.8 Diagnostik

Diagnostisches Vorgehen

> **Merke**
>
> Für den Hämatologen ist es besonders wichtig, bei sonst unerklärter Splenomegalie und Thrombopenie auch an lysosomale Speichererkrankungen zu denken. Dies betrifft insbesondere den Morbus Gaucher, aber auch einen Teil der Niemann-Pick-Erkrankungen und den LAL-Mangel.

- Bei vielen Speichererkrankungen sind mehrere Organe betroffen, sodass der klinische Aspekt einer „Multisystemerkrankung" schon an die Möglichkeit einer Speichererkrankung denken lassen sollte.
- Bei vielen Speichererkrankungen wird die Verdachtsdiagnose bis heute eher zufällig bei einer Punktion von Leber oder Knochenmark oder bei einer Splenektomie gestellt, da der Pathologe auffällige „Speicherzellen" beschreibt und damit die weitere Diagnostik in die Wege leitet.
- Bei fast allen Speichererkrankungen kann man die Diagnose heute aber auch ohne Organpunktion mit einem Enzymtest sichern bzw. ausschließen, sofern man an eine solche Speichererkrankung als Differenzialdiagnose denkt.
- Häufige Fehldiagnosen sind hämatologische und maligne Erkrankungen, Leberzirrhose oder Rheuma.

> **Praxistipp**
>
> Bei jungen Patienten mit unklarer Nieren- und Herzinsuffizienz an Morbus Fabry denken!

Anamnese

- Insbesondere Familienanamnese, zudem je nach Verdacht Frage nach typischen Symptomen und Befunden.
- Bei vielen Speichererkrankungen sind mehrere Organe betroffen, sodass der klinische Aspekt einer „Multisystemerkrankung" schon an die Möglichkeit einer Speichererkrankung denken lassen sollte.

Körperliche Untersuchung

- **Morbus Fabry:** Untersuchung auf Angiokeratome; typische Hornhauttrübung = Cornea verticillata (Diagnose wird deshalb teils vom Augenarzt gestellt)
- Ansonsten je nach Verdacht Untersuchung auf typische Befunde hin, z. B. Hepato-/Splenomegalie, Blutungszeichen, Knochenveränderungen, neurologische Befunde, Wachstumsstörungen, etc.

Labor

- **Morbus Gaucher:**
  - Diagnosestellung durch Messung der Glukozerebrosidase im EDTA- oder Trockenblut,
  - Knochenmark- oder Leberpunktion zum Nachweis von Speicherzellen sind nicht nötig,
  - Gendiagnostik nicht zwingend nötig, aber empfohlen (wegen Seltenheit und Therapiekosten),
  - Messung der Chitotriosidase als Verlaufsparameter (ist fast immer stark erhöht).
- **Morbus Fabry:**
  - Enzymmessung in Leukozyten zur Diagnosesicherung.
- **Morbus Pompe:**
  - Erhöhung von CK und Transaminasen (GOT > GPT) auffällig,
  - Diagnosestellung durch Messung der sauren α-1,4-Glukosidase in Leukozyten.
- **Morbus Niemann-Pick:**
  - Diagnosestellung bei Typ A und B durch Messung der Sphingomyelinase in Leukozyten,
  - daneben fallen erhöhte Werte für Chitotriosidase, Triglyzeride, Cholesterin und Leberenzyme sowie eine Panzytopenie auf,
  - bei Typ C ist die Chitotriosidase-Aktivität erhöht.
- **Mukopolysaccharidosen:**
  - Typ I: Diagnose durch Enzymtest.
  - Typ II: Screening durch Messung der MPS-Ausscheidung im Urin, Diagnosestellung durch Enzymmessung in Leukozyten.
  - Typ III: Bei Verdacht Messung von Glykosaminoglykanen bzw. Heparansulfat im Urin, Diagnosesicherung durch Enzymmessung in Leukozyten oder Fibroblasten.
  - Typ IV: Diagnosestellung durch Enzymanalyse in Leukozyten.

- Typ VI: MPS-Ausscheidung im Urin mit Berry-Tests als Screening, Diagnosesicherung durch Enzymanalyse in Leukozyten, Genanalyse empfohlen.
- **LAL-Mangel:**
  - Die Diagnose erfolgt durch die Enzymmessung in Leukozyten oder Trockenblut,
  - eine Genanalyse wird empfohlen.

Histologie, Zytologie und klinische Pathologie

Histologie

- **Morbus Gaucher, LAL-Mangel u. a.:**
  - Bei vielen Speichererkrankungen wird die Verdachtsdiagnose bis heute eher zufällig bei einer Punktion von Leber oder Knochenmark oder bei einer Splenektomie gestellt, da der Pathologe auffällige „Speicherzellen" beschreibt und damit die weitere Diagnostik in die Wege leitet.
  - Bei fast allen Speichererkrankungen kann man die Diagnose heute aber auch ohne Organpunktion mit einem Enzymtest sichern bzw. ausschließen, sofern man an eine solche Speichererkrankung als Differentialdiagnose denkt.
- **Morbus Niemann-Pick Typ C:** Diagnosesicherung durch Filipin-Test (Anfärbung des unveresterten Cholesterols in Fibroblasten)

5.19.9 Differenzialdiagnosen

- Differenzialdiagnostisch sind jeweils die anderen lysosomalen Speichererkrankungen in Erwägung zu ziehen. Dies ist durch entsprechende Enzymmessungen einfach möglich, sofern man überhaupt an eine Speichererkrankung denkt.
- Je nach Symptomatik sind andere hämatologische und nichthämatologische Erkrankungen auszuschließen, die aufgrund der Seltenheit der lysosomalen Speichererkrankungen häufig aber schon zuvor bedacht bzw. ausgeschlossen wurden.
- Häufige Fehldiagnosen sind hämatologische und maligne Erkrankungen, Leberzirrhose oder Rheuma.

5.19.10 Therapie

Therapeutisches Vorgehen

- Therapeutisch stehen je nach Erkrankung verschiedene spezifische Optionen wie die Enzymersatztherapie, die Substratreduktionstherapie und die Chaperon-Therapie zur Verfügung.
- Die Gentherapie war in Tierversuchen erfolgreich, befindet sich aber beim Menschen noch in der Studienphase.
- Die u.g. Internetquellen geben Auskunft über die derzeitigen Therapiemöglichkeiten.

Allgemeinmaßnahmen

- Neben den genannten spezifischen Therapien muss man je nach Krankheitsbild auch eine symptomatische Therapie bzw. eine Therapie der Komplikationen erwägen.
- Zudem sind die oft schwerwiegenden chronischen Speichererkrankungen für viele Patienten eine große körperliche und psychische Belastung mit oft gravierenden sozialen und beruflichen Nachteilen, sodass man auch an unterstützende Maßnahmen – wie psychosomatische und psychosoziale Beratung – denken muss.

Pharmakotherapie

Kausale Pharmakotherapie

- Therapeutische Optionen für die einzelnen Krankheitsbilder ▶ Tab. 5.34.
- **Morbus Gaucher:**
  - Enzymersatztherapie (EET):
    - Gabe einer rekombinanten Variante des Enzyms in 2-wöchentlichen Abständen,
    - Dosis nach Schwere der Erkrankung,
    - seit 25 Jahren Therapiestandard bei Typ 1 und nichtneurologischen Manifestationen des Typ 3,
    - im Vergleich zu anderen lysosomalen Speicherkrankheiten besonders gute Wirksamkeit und Sicherheit, aber kein Einfluss auf neurologische Symptomatik bei Typ 2 und 3, da das Enzym die Blut-Hirn-Schranke nicht passiert,
    - zugelassen sind Imiglucerase und Velaglucerase (in USA auch Taliglucerase).
  - Substratreduktionstherapie (SRT):
    - Prinzip ist die Verhinderung der Glukozerebrosid-Synthese durch Hemmung der Glykosylzeramid-Synthase,
    - Miglustat nur bei Kontraindikation zur EET indiziert wegen schlechterer Wirksamkeit und höherer Nebenwirkungsrate,
    - Eligustat gut verträglich und ähnlich wirksam wie EET, passiert aber ebenfalls nicht die Blut-Hirn-Schranke → keine Wirkung bei neurologischen Manifestationen des Typ 2 und 3.
    - Begonnen haben Studien zur SRT mit Venglustat, das die Blut-Hirn-Schranke passiert.
  - Chaperon- und Gentherapie noch in frühen Studienphasen
- **Morbus Fabry:**
  - EET: zwei zugelassene Substrate, Agalsidase alfa und beta,
  - Chaperon-Therapie: Migalastat als erste zugelassene Chaperaontherapie überhaupt.
- **Morbus Pompe:**
  - EET mit Alglucosidaase alfa seit 2006 zugelassen.

Tab. 5.34 Therapeutische Optionen für verschiedene lysosomale Speicherkrankheiten.

Syndrom	Therapie
Hurler-Syndrom (MPS I-H)	Laronidase
Scheie-Krankheit (MPS I-S)	Laronidase
Hunter-Syndrom (MPS II)	Idursulfase
Morquio-Syndrom Typ A (MPS IVA)	Elosulfase alfa
Maroteaux-Lamy-Syndrom (MPS VI)	Galsulfase
Morbus Fabry	Agalsidase alfa, Agalsidase beta, Migalastat
Morbus Gaucher Typ I	Imiglucerase, Velaglucerase, Taliglucerase, Miglustat, Eliglustat
Morbus Gaucher Typ II	keine wirksame kausale Therapie
Morbus Gaucher Typ III	Imiglucerase nur für nicht neurologische Komplikationen
Niemann-Pick-Krankheit Typ C	Miglustat
Morbus Pompe	Alglucosidase alfa
LAL-Mangel Wolman-Krankheit/CESD	Sebelipase Alfa

- **Morbus Niemann-Pick**:
  - Derzeit keine spezifische Therapie für Typ A und B verfügbar,
  - eine EET befindet sich in Entwicklung,
  - für Typ C ist Miglustat als SRT zugelassen.
- **Mukopolysaccharidose**:
  - Typ I: Alpha-Iduronidase als EET zugelassen,
  - Typ II: Iduronat-2-Sulfatase als ETT zugelassen,
  - Typ III: keine spezifische Therapie verfügbar, EET in Entwicklung,
  - Typ IV: Elosulfase alfa als EET beim Morbus Morquio Typ A zugelassen,
  - Typ VI: Galsulfase als EET seit 2006 zugelassen.
- **LAL-Mangel**:
  - Sebelipase alfa seit 2015 zugelassene EET beim LAL-Mangel.

5.19.11 Nachsorge

- Die Nachsorge hängt vom Verlauf und Schweregrad sowie von der Therapie ab.
- Einige Patienten, z. B. beim Morbus Gaucher, haben ein erhöhtes Risiko für bestimmte Malignome, sodass hier alle empfohlenen Krebs-Vorsorgemaßnahmen besonders konsequent erfolgen sollten.

5.19.12 Verlauf und Prognose

- **Morbus Gaucher**:
  - Unbehandelt chronisch progredienter Verlauf,
  - Bei Typ 1: Erhöhte Tumorinzidenz, insbesondere von multiplen Myelomen und B-Zelllymphomen sowie erhöhte Parkinson-Inzidenz (auch bei Typ 1 und heterozygoten Trägern),
  - Bei Typ 2 Tod in den ersten beiden Lebensjahren,
  - Bei Typ 3 Erreichen des Erwachsenenalters möglich.
- **Morbus Fabry:** Ohne Therapie erreichen männliche Patienten im Mittel ein Alter von 50 Jahren, Patientinnen eines von 70 Jahren.
- **Morbus Pompe:** in schweren Fällen unbehandelt Tod im 1. Lebensjahr.
- **Morbus Niemann-Pick**:
  - Typ-B- und C-Patienten können bis ins Erwachsenenalter überleben,
  - Typ-A-Patienten versterben in den ersten 3 Lebensjahren.
- **Mukopolysaccharidosen:**
  - Bei fast allen Mukopolysaccharidose-Formen gibt es rasch progrediente Verläufe mit stark eingeschränkter Prognose und milde Verläufe bis in das Erwachsenenalter.
  - Nur bei Typ I unterscheidet man diese Verläufe explizit:
    - Morbus Hurler führt unbehandelt in wenigen Jahren zum Tod,
    - Morbus Scheie verläuft mild und hat quoad vitam eine fast normale Prognose.
- **LAL-Mangel** kann in 2 Phänotypen auftreten:
  - Wolman-Krankheit tritt im Säuglingsalter auf, Lebenserwartung ohne Therapie < 1 Jahr.
  - CESD: Symptome treten erst im Kindes-, Jugend- oder Erwachsenenalter auf,
  - Patienten können ein Alter von über > 50 Jahren erreichen.

5.19.13 Wichtige Internetquellen

- www.ACHSE-online.de: Die Allianz Chronischer Seltener Erkrankungen ist ein Netzwerk aus Betroffenen, Freunden, Förderern, Ärzten und Beratern.
- www.EURORDIS.org: EURORDIS ist eine nichtstaatliche Allianz von 716 Patienten-Organisationen aus 63 Ländern.

- www.NAMSE.de: Das Nationale Aktionsbündnis für Menschen mit seltenen Erkrankungen (NAMSE) ist ein Koordinierungs- und Kommunikationsgremium mit dem Ziel einer besseren Versorgungsqualität.
- www.orpha.net/consor/cgi-bin/OC_Exp.php: Orphanet ist ein Portal für Informationen über seltene Krankheiten und Orphan Drugs.
- **Wichtige Patientenorganisationen**:
  - Bundesverein Leukodystrophie e. V.: www.elaev.de
  - Gaucher Gesellschaft Deutschland e. V.: www.ggd-ev.de
  - Gesellschaft für Mukopolysaccharidosen e. V.: www.mps-ev.de
  - MLD-Selbsthilfegruppe „Weisse Wolke“ - Metachromatische Leukodystrophie: www.mld-weissewolke.de
  - Morbus Fabry Selbsthilfegruppe e. V.: www.fabry-selbsthilfegruppe.de
  - NCL-Gruppe Deutschland e. V. (Neuronale Ceroid Lipofuszinosen): www.ncl-deutschland.de/nclwas.html
  - Niemann-Pick Selbsthilfegruppe Deutschland e. V.: www.niemann-pick.de
  - Selbsthilfegruppe Glykogenose Deutschland e. V.: www.glykogenose.de

5.20 Hämophagozytische Lymphohistiozytose

Kai Lehmberg

5.20.1 Steckbrief

Bei der hämophagozytischen Lymphohistiozytose (HLH) handelt es sich nicht um ein eigenständiges Krankheitsbild, sondern um ein hyperinflammatorisches Syndrom, das in verschiedenen klinischen Konstellationen auftreten kann. Es ist charakterisiert durch Fieber, Organomegalie und Zytopenie. Die HLH kann in hereditärer Form (primäre HLH) oder in erworbener Form (sekundäre HLH) bei Infektionen sowie rheumatologischen, malignen und metabolischen Erkrankungen auftreten. Infektiöse (Ko-)Trigger, insbesondere Viren wie Epstein-Barr Virus (EBV) und Zytomegalievirus (CMV) sind bei allen Formen häufig. Die Therapie besteht aus Immunsuppression und -modulation und, wenn verfügbar, einer Therapie der Grundkrankheit. Bei hereditärer HLH ist anschließend meist eine Stammzelltransplantation (SZT) erforderlich.

Praxistipp

Aufgrund der Komplexität und Seltenheit der Erkrankung empfiehlt sich für Diagnostik und Therapie der Kontakt mit einem Referenzzentrum.

5.20.2 Aktuelles

- Ein kombinierter Ansatz aus Durchflusszytometrie und gezielter Sequenzierung ermöglicht die schnelle Identifikation hereditärer Formen.
- Bei der hereditären HLH ist eine Konditionierung mit reduzierter Toxizität für die SZT als Standard anzusehen.

5.20.3 Synonyme

- Hämophagozytisches Syndrom,
- Makrophagenaktivierungs-Syndrom (MAS = HLH bei rheumatologischer Grundkrankheit),
- Morbus Farquhar (für die familiäre HLH).

5.20.4 Definition

- Hyperinflammatorisches Syndrom mit Aktivierung von T- und NK-Zellen sowie von Histiozyten (Monozyten/Makrophagen).
- Definition und Diagnosestellung durch Kriterienkatalog (mindestens 5 von 8 HLH-2004-Kriterien erfüllt); dieser beinhaltet charakteristische Auffälligkeiten von Klinik, Blutbild und Labor (▸ Tab. 5.36).

5.20.5 Epidemiologie

- Prävalenz hereditärer Defekte (Zentraleuropa): 1,4–1,8/100.000 Lebendgeburten.
- Bis zum Jugendalter liegt die kumulative Inzidenz eines HLH-Vollbildes (ein Drittel hereditär und zwei Drittel erworben) bei mindestens 3,5/100.000.
- Erwachsene: Häufigkeit unklar, vermutlich unterdiagnostiziert.

5.20.6 Ätiologie und Pathogenese

- Genetische Defekte der Zytotoxizität (NK-Zellen, zytotoxische T-Zellen) bei hereditärer HLH, häufig durch Infektionen getriggert.
- Triggerung durch Infektionen, Neoplasmen, Autoimmunität, Autoinflammation und Stoffwechseldefekte bei erworbener HLH; Häufigkeit der Auslöser:
  - 50 % Infektionen (teilweise als Kotrigger mit anderer Ätiologie),
  - 48 % Malignome,
  - 13 % autoimmunologische oder autoinflammatorische Erkrankungen,
  - 12 % unklar.
- Aktivierung von zytotoxischen T-Zellen und Histiozyten mit Zytokinausschüttung und wechselseitiger Stimulation; lymphozytäre Organinfiltration.

5.20.7 Klassifikation und Risikostratifizierung

- Klassifikation ▶ Tab. 5.35, ▶ Tab. 5.36.

5.20.8 Symptomatik

- Fieber, nicht ansprechend auf antibiotische Therapie,
- Spleno- und Hepatomegalie,
- Symptome der Zytopenie (Blässe, Blutungszeichen),
- ggf. Symptome einer Grundkrankheit (z. B. Arthritis, Lymphknotenschwellung, virale Exantheme),
- Pleura- und Perikardergüsse, Aszites.

5.20.9 Diagnostik

Diagnostisches Vorgehen

Praxistipp

Generell sind drei Hauptfragen zu beantworten
- Liegt eine HLH vor?
- Gibt es einen infektiösen Trigger?
- Handelt es sich um eine hereditäre oder erworbene HLH? Welcher Subtyp?

- Diagnostische Kriterien:
  - Die HLH wird über einen Kriterienkatalog definiert und diagnostiziert (▶ Tab. 5.37).

Tab. 5.35 Erworbene (sekundäre) HLH.

Auslöser	Untergruppe	Typische Vertreter
Infektion	Viren	Herpesviren, insbesondere EBV, CMV
	Pilze	Mykosen unter Chemotherapie
	Parasiten	Viszerale Leishmaniose
Malignome	Malignomgetriggert	Diffus-großzellige B-Zell-, reife T-Zell-, Hodgkin-Lymphome (ggf. mit EBV)
	Unter Chemotherapie	Intensive Therapien (z. B. akute Leukämien), meist mit Infektion
Rheumatologie	Autoimmunität	Systemischer Lupus erythematodes
	Autoinflammation	sJIA/Morbus Still
Stoffwechsel	Angeborene Defekte	Morbus Wolman

sJIA: systemische juvenile idiopathische Arthritis

Tab. 5.36 Gendefekte bei hereditärer (primärer) HLH.

Subtyp	Protein, *Gen*	Besonderheiten	Durchflusszytometrie
FHL 2	Perforin *PRF1*	Meist frühe Manifestation	Perforinexpression niedrig oder fehlend
FHL 3	MUNC 13–4 *Unc13D*	Meist frühe Manifestation	Defiziente NK-Zell-Degranulation
FHL 4	Syntaxin11 *STX11*	Selten Patienten aus Türkei, arabischen Ländern	
FHL 5	MUNC 18–2 *STXBP2*	Variable Manifestation Enteropathie möglich.	
Griscelli-Syndrom 2	RAB27A	Meist späte Manifestation Partieller Albinismus.	
Chediak-Higashi-Syndrom	LYST	Meist späte Manifestation Partieller Albinismus Riesengranula in Blutzellen	
XLP1	SAP *SH2D 1A*	X-chromosomal Schwere EBV-HLH Lymphomrisiko	SAP-Expression niedrig oder fehlend.
XLP2	XIAP *BIRC4*	X-chromosomal Häufig mild EBV-Assoziation Kolitis möglich.	XIAP Expression niedrig oder fehlend.

CMV: Zytomegalievirus, EBV: Epstein-Barr Virus, FHL: familiäre HLH, XLP: x-gebundene lymphoproliferatives Syndrom

Tab. 5.37 Diagnosekriterien der HLH.

	Parameter	Grenzwert
HLH-2004-Kriterien	Fieber	
	Splenomegalie	
	Zytopenie: Hämoglobin Thrombozyten Neutrophile	≥ 2 Zelllinien < 90 g/l $< 100 \times 10^9$/l $< 1 \times 10^9$/l
	Hyperferritinämie	> 500 µg/L
	Hypofibrinogenämie oder Hypertriglyzeridämie	< 1,5 g/l > 3 mmol/l
	Erhöhter löslicher IL 2-Rezeptor (sIL 2 R/sCD25)	> 2400 U/ml
	Hämophagozytose	Knochenmark, Lymphknoten
	NK-Zytotoxizität*	Vermindert
Andere	Erhöhte Transaminasen, Bilirubin, LDH, D-Dimere	
	Liquoreiweiß und -zellzahl erhöht	Bei ZNS-Beteiligung

Für die Diagnosestellung nach den HLH-2004 Kriterien müssen mindestens 5 Kriterien erfüllt sein.
*Die NK-Zell-Zytotoxizität ist formal noch Teil dieser Kriterien. Die Zusatzinformation durch diese Untersuchung ist jedoch gering, sodass sie nicht zwingend durchgeführt werden muss.
Die Kriterien weisen Unzulänglichkeiten insbesondere bei HLH im Rahmen von malignen Erkrankungen, unter Chemotherapie oder nach SZT auf. Bislang haben sich andere Kriterien aber noch nicht durchgesetzt

  - Es sind alternative Kriterien für verschiedene HLH-Subtypen vorgeschlagen worden, die sich bislang nicht haben durchsetzen können.
- Nach einem infektiösen Trigger muss intensiv gesucht werden, selbst wenn eine andere Grundkrankheit (z. B. hereditäre HLH, Malignom oder rheumatologische Erkrankung) vorliegt, da Infektionen häufig einen Kotrigger darstellen.
- Diagnostischer Algorithmus für die Detektion eines genetischen Defekts ermöglicht eine rationelle Diagnostik (▶ Abb. 5.41).
- Alter des Patienten:
  - Die Wahrscheinlichkeit einer hereditären Form ist im Säuglingsalter am höchsten, ist jedoch auch bis hin zum Erwachsenenalter nicht ausgeschlossen.
  - Eine HLH kann die Erstmanifestation einer systemischen juvenilen idiopathischen Arthritis (sJIA)/Morbus Still sein.

Merke

M!

Mit zunehmendem Lebensalter wird ein zugrunde liegendes Malignom (oft Lymphom) wahrscheinlicher.

Anamnese

- Gezielt zu erfragen sind:
  - Unklare Todesfälle in der Familie,
  - Konsanguinität der Eltern,
  - Reiseanamnese (Endemiegebiet für Leishmaniose, negative Reiseanamnese schließt Leishmaniose nicht aus).

Körperliche Untersuchung

- Besonders zu achten ist auf:
  - Temperatur,
  - Organomegalie,
  - Lymphknotenschwellungen,
  - Exanthem,
  - kutanes Lymphom,
  - Gelenke,
  - Hypopigmentierung der Haare, graue Haare.

Labor

- ▶ Tab. 5.37

Bildgebende Diagnostik

Sonografie

- Lymphomsuche,
- Leber- und Milzgröße,
- Pleuraerguss, Aszites, Gelenkergüsse.

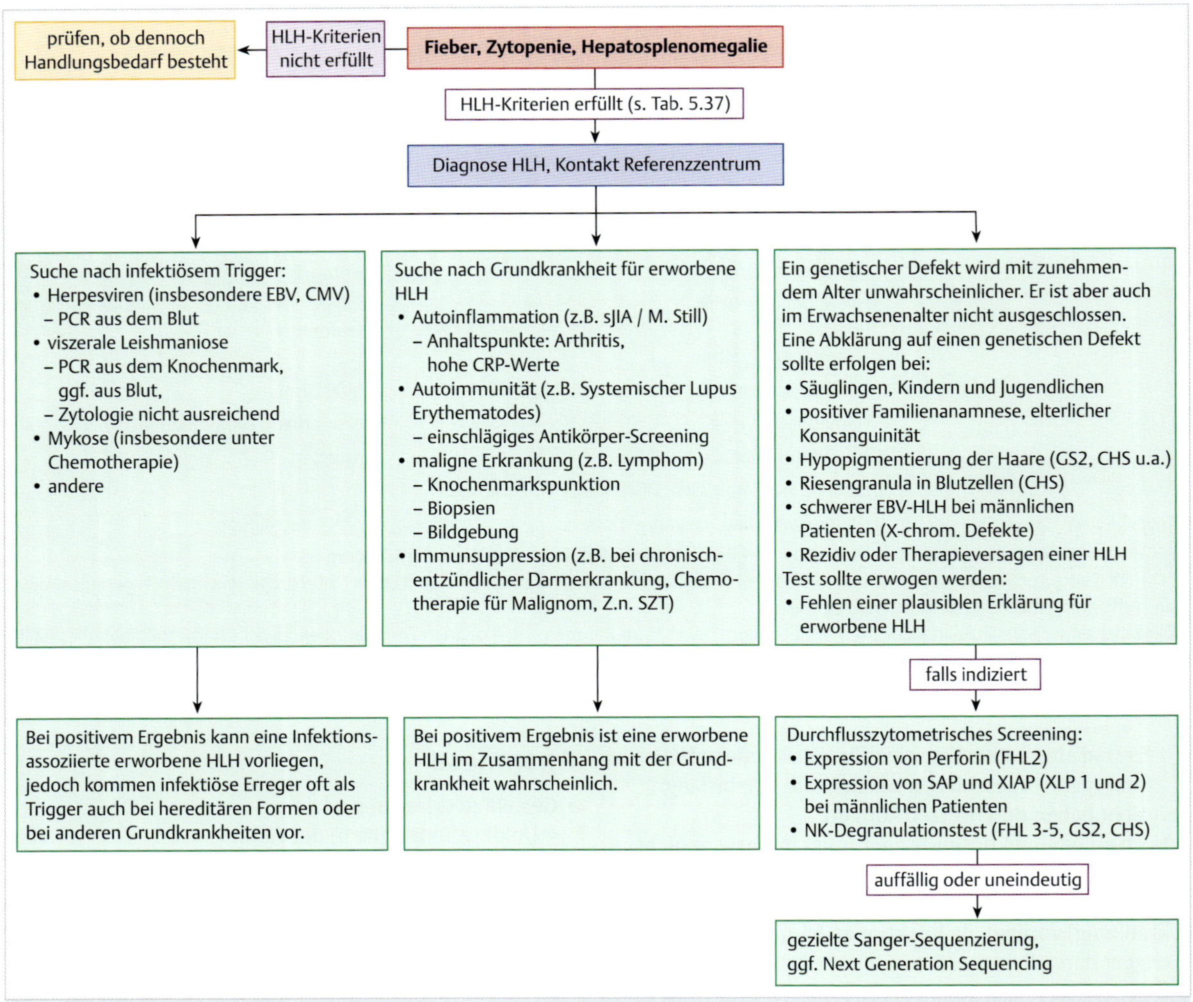

Abb. 5.41 Hämophagozytische Lymphohistiozytose. Diagnostischer Algorithmus.

Echokardiografie

- Funktion, Perikarderguss

Röntgen

- Thorax: mediastinale Lymphome, Ergüsse, Infiltrate

CT

- Ggf. Thorax-CT zum Ausschluss von pulmonaler Mykose (besonders bei Patienten unter Chemotherapie)

MRT

- Kraniales MRT zum Ausschluss zentralnervöser Beteiligung, insbesondere bei hereditärer HLH,
- ggf. weitere Regionen zum Ausschluss eines okkulten Lymphoms.

PET/PET-CT

- Ggf. PET-CT zum Ausschluss okkultes Lymphom

Histologie, Zytologie und klinische Pathologie

Knochenmarkdiagnostik

- Hämophagozytose,
- prädominante, linksverschobene Granulopoese typischerweise bei autoinflammatorischen Erkrankungen (sJIA/Morbus Still) oder Sepsis,
- Ausschluss Malignität,
- Speicherzellen (Morbus Gaucher, u. a.),
- Leishmanien (niedrige Sensitivität).

Lymphknotendiagnostik

- Biopsie verdächtiger Lymphknoten zum Ausschluss Lymphom

Liquordiagnostik

- Lumbalpunktion zum Ausschluss ZNS-Beteiligung nur durchführen, wenn Thrombozytenzahl und Gerinnungsparameter ausreichend: Pleozytose und Eiweißerhöhung
- Zytospin: aktivierte Lymphozyten und Makrophagen, Hämophagozytose.

Ergussdiagnostik

- Anhalt für maligne Grundkrankheit

Molekulargenetische Diagnostik

- Mit dem in ▶ Abb. 5.41 dargestellten diagnostischen Algorithmus können durch ein durchflusszytometrisches Screening hereditäre Defekte mit hoher Validität vorhergesagt werden.
- Relevante Gene sind in ▶ Tab. 5.36 aufgeführt, diverse weitere Gendefekte sind mit gesteigerter EBV-Suszeptibilität assoziiert.

Zytologie des peripheren Bluts

- Anhalt für EBV-Infektion („Pfeiffer-Zellen"),
- Ausschluss Riesengranula wie bei Chediak-Higashi-Syndrom (CHS).

Haaranalyse

- Mikroskopische Haaranalyse bei Hypopigmentierung der Haare (charakteristische Veränderungen bei Griscelli-Syndrom Typ 2, CHS)

Mikrobiologie und Virologie

Kulturen

- Kulturen von Blut, Liquor, Ergüssen zum Ausschluss eines bakteriell-septischen Geschehens

Serologie

- EBV, CMV, HSV (Unterscheidung Erstinfektion gegenüber Reaktivierung, adäquate Serokonversion erfolgt?)
- Leishmaniose (Goldstandard ist PCR aus dem Knochenmark)

Molekularbiologie

- Viren:
  - Viren stets per PCR, da Serokonversion inadäquat sein kann.
  - EBV, CMV, HSV, VZV, HHV6, HHV8, Adenovirus, Parvovirus B19.
  - Weitere Viren bei klinischem Verdacht aus geeignetem Material (respiratorische und enteropathogene Viren).
- Leishmanien-PCR im Knochenmark (Goldstandard) oder Blut.

5.20.10 Differenzialdiagnosen

- Sepsis,
- Leukämie, Lymphom,
- Rheumatologische Erkrankungen (Morbus Still, SLE, Fiebersyndrome, etc),
- Stoffwechselkrankheiten,
- Autoimmun-lymphoproliferatives Syndrom (ALPS), andere Immundefekte.

> **Merke** M!
>
> Einige Differenzialdiagnosen können selbst Auslöser einer HLH sein, sodass ein Kontinuum zwischen der Grundkrankheit an sich und der HLH bestehen kann.

5.20.11 Therapie

Therapeutisches Vorgehen

- Aufgrund der Komplexität, des unterschiedlichen Schweregrads und des variablen Verlaufs der HLH ist die Therapie schwierig zu vereinheitlichen, sodass hier nur eine Übersicht dargestellt ist (▶ Abb. 5.42).
- Die Therapie sollte eng mit einem Referenzzentrum abgesprochen werden und muss häufig individualisiert je nach Schwere und Verlauf appliziert werden.
- Immunsuppression und -modulation:
  - Dies ist in der Regel das wesentliche Element der Behandlung der HLH (auch wenn dies insbesondere vor dem Hintergrund einer Infektion kontra-intuitiv erscheinen mag).
  - Dabei müssen stets Intensität und Dauer reevaluiert werden, um nicht mehr Schaden als Nutzen anzurichten.
- Bei der erworbenen HLH sollte, falls verfügbar, zusätzlich eine Therapie der Grundkrankheit erfolgen.
- Ein infektiöser Trigger muss stets antimikrobiell behandelt werden.

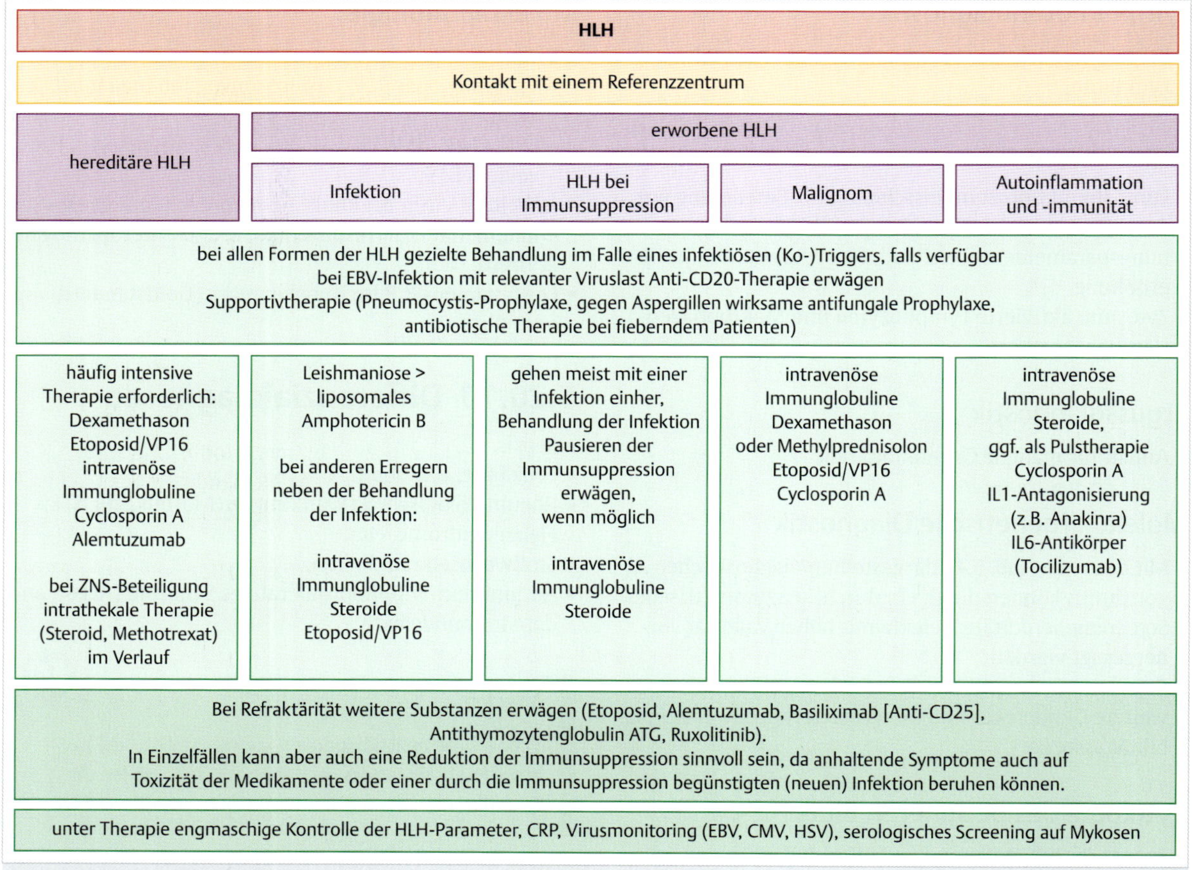

Abb. 5.42 Hämophagozytische Lymphohistiozytose. Therapeutisches Vorgehen.

Pharmakotherapie

Kausale Pharmakotherapie

Hereditäre HLH

- Typische intensive Therapieregime für die hereditäre HLH im Kindesalter basieren auf einer 8-wöchigen Induktion mit Dexamethason (in fallender Dosierung) und Etoposid (HLH94) (► Abb. 5.42). Häufig sind individuelle Anpassungen sinnvoll.
- Ergänzungen und Alternativen sind:
  - intravenöse Immunglobuline (IVIG),
  - Alemtuzumab (Anti-CD52) und
  - Cyclosporin A.
- Weitere Substanzen sind in der klinischen Prüfung.
- ZNS-Beteiligung:
  - Die systemische Therapie kann häufig eine ZNS-Beteiligung mit behandeln.
  - Bei Persistenz ist jedoch eine intrathekale Therapie (Steroid, Methotrexat) angezeigt.
- Stammzelltransplantation:
  - Bei hereditären Formen ist in der Regel im Anschluss an die Primärtherapie eine SZT erforderlich.
  - Es ist unklar, welches die beste Behandlung als Überbrückung zur SZT darstellt.
  - Auch wenn diese idealerweise in Remission erfolgen sollte, ist dieses Ziel nicht immer erreichbar.

Erworbene HLH

Praxistipp

Es ist davon abzuraten, Patienten mit erworbener HLH strikt nach standardisierten Induktionsprotokollen (z. B. HLH94 oder HLH-2004) zu behandeln. Meist ist eine individualisierte Therapie sinnvoll. Nach Erlangung der Remission kann bei erworbenen Formen in der Regel die HLH-gerichtete Therapie beendet werden, ggf. ist eine Therapie der Grundkrankheit anzuschließen.

- Infektionen:
  - Infektionen müssen gezielt behandelt werden (► Abb. 5.42).
  - Bei Leishmaniose ist eine alleinige Therapie mit liposomalem Amphotericin B in der Regel ausreichend.

  - EBV; Anti-CD20-Antikörper (z. B. Rituximab) sollten bei Nachweis von EBV in höherer Kopienzahl (z. B. > 10^4/ml Blut erwogen werden.
- Immunsuppression:
  - Das Ausmaß der Immunsuppression richtet sich nach Schwere und Ansprechen, beginnend mit IVIG, Steroiden bis hin zu Etoposid/VP16.
  - Die HLH unter Immunsuppression (z. B. Chemotherapie, chronisch-entzündliche Darmerkrankungen) beruht meist auf Infektionen. Hier muss besonders gut abgewogen werden, ob ein Benefit von zusätzlicher HLH-gerichteter Immunsuppression zu erwarten ist; dann kommen zunächst IVIG und Steroide zum Einsatz.
- Malignomassoziierte HLH:
  - Hier ist unklar, ob primär eine gegen die Neoplasie gerichtete Therapie oder eine gegen die HLH gerichtete Therapie erfolgen sollte. Dies muss von Fall zu Fall entschieden werden.
  - Wenn das einschlägige Malignom-Protokoll initial auch bei HLH gut wirksame Substanzen enthält (z. B. Steroide, Etoposid), kann dies ein Argument für dessen Einsatz sein.
- Rheumatologische Grundkrankheit:
  - Patienten mit HLH bei sJIA/Morbus Still werden in der Regel mit IVIG, Steroiden oder Cyclosporin A behandelt.
  - Die Erfahrungen mit Interleukin-1-Antagonisierung (z. B. Anakinra) oder Interleukin-6-Antikörpern (Tocilizumab) sind gut, sodass diese auch schon in erster Reihe eingesetzt werden.

Pharmakologische Supportivtherapie

- Pneumocystis-jiroveci-Prophylaxe,
- gegen Aspergillen wirksame antimykotische Prophylaxe,
- antibiotische Therapie bei fieberndem Patienten.

Interventionelle Therapie

Plasmaseparation

- In Ausnahmefällen kann eine Plasmaseparation zur Eliminierung von Zytokinen erwogen werden.

Zellbasierte Verfahren

Stammzelltransplantation

- Patienten mit FHL 2–5, GS 2, CHS, XLP1 bedürfen im Regelfall nach der Primärtherapie einer SZT. Bei XIAP-Defizienz Erwägung einer SZT.
- Konditionierung mit Regimen reduzierter Toxizität.
- Hohes Risiko von gemischtem Chimärismus; sorgfältige Steuerung der Immunsuppression post- SZT, engmaschige Chimärismus-Analysen.
- Für HLH bei maligner Erkrankung hängt die Entscheidung zur SZT wesentlich von der Grundkrankheit ab.

5.20.12 Prävention

- Für Patienten mit hereditärer HLH kann im Einzelfall eine zeitlich begrenzte milde Immunsuppression erwogen werden, z. B. zur Überbrückung bis zur SZT.

5.20.13 Nachsorge

- Individuelles Nachsorgeschema je nach Grundkrankheit.
- Reguläre Nachsorge nach Stammzelltransplantation.
- Chimärismus-Analysen.

5.20.14 Verlauf und Prognose

- HLH-Vollbild unbehandelt meist tödlich.
- ZNS-HLH hinterlässt häufig bleibende Schäden.
- Hereditäre HLH: Überleben bis SZT ca. 80 %. Überleben der SZT aktuell > 75 %.
- Durch ein Malignom getriggerte HLH: Überleben Akutphase ca. 60 %, 3-Jahres-Überleben je nach Grundkrankheit 20–55 %.
- Infektionsassoziierte erworbene HLH: Prognose günstiger, fatale Verläufe möglich.

5.20.15 Wichtige Internetquellen

- www.histiocytesociety.org: Histiocyte Society, internationale Fachgesellschaft
- www.histiozytose.org: Histiozytosehilfe e. V., deutschsprachige Patientenorganisation
- www.uke.de/hlh, www.uniklinik-freiburg.de/cci/studien/hlh.html: HLH Register für Kinder und Referenzdiagnostik für hereditäre HLH
- www.hlh-registry.org: HLH-Register für Erwachsene
- www.onkopedia.com: Leitlinie HLH

5.21 Koagulopathien

Paul Knöbl

5.21.1 Steckbrief

Koagulopathien sind Störungen der plasmatischen Blutgerinnung, die zu vermehrten Blutungen führen. Zu unterscheiden sind angeborene (genetische) Veränderungen und erworbene Störungen.

5.21.2 Synonyme

- Koagulopathie,
- Blutgerinnungsstörung,
- Gerinnungsstörung.

5.21.3 Definition

- Koagulopathien sind Störungen im plasmatischen Blutgerinnungssystem, die sich klinisch oft, aber nicht immer, in einer vermehrten Blutungsneigung äußern.

5.21.4 Epidemiologie

- Die Prävalenz angeborener Gerinnungsstörungen liegt zwischen 0,5/Mio bei seltenen Formen und 1/100 beim von Willebrand-Syndrom Typ 1 (▸ Tab. 5.38, ▸ Tab. 5.39).

Tab. 5.38 Angeborene Gerinnungsstörungen.

Ursache	Epidemiologie Prävalenz	Pathologie: Genetische Defekte (Mutationen)	Labortests	Klinik	Therapie
Faktor-VIII-Mangel Hämophilie A	1/10.000 Nur Männer (Frauen Konduktorinnen)	Mutationen am FVIII-Gen (X-Chromosom)	APTT ↑ PTZ normal Faktor VIII:C ↓	Spontane und induzierte Gelenksblutungen, Hämatome, Muskelblutungen	Faktor-VIII-Konzentrate Bei Inhibitoren Bypass-Präparate
Faktor-IX-Mangel Hämophilie B	1/50.000 Nur Männer (Frauen Konduktorinnen)	Mutationen am FIX-Gen (X-Chromosom)	APTT ↑ PTZ normal Faktor IX:C ↓	Spontane und induzierte Gelenksblutungen, Hämatome, Muskelblutungen	Faktor-IX-Konzentrate Bei Inhibitoren Bypass-Präparate
Von-Willebrand-Syndrom Typ 1	1/100 Beide Geschlechter	Leichte Reduktion von VWF: Ag und VWF: Akt	VWF:Ag VWF:Akt VWF-Multimerenanalyse PFA100	Leichte Blutungsneigung (Hämatome, Epistaxis, Metrorrhagie)	Desmopressin VWF-Konzentrat
Von-Willebrand-Syndrom Typ 2A	Beide Geschlechter	Verlust der großen VWF Multimere	VWF:Ag, VWF:Akt, VWF-Multimerenanalyse PFA100	Leichte Blutungsneigung (Hämatome, Epistaxis, Metrorrhagie)	Desmopressin VWF-Konzentrat
Von-Willebrand-Syndrom Typ 2B	Beide Geschlechter	Verstärkte Interaktion mit Thrombozyten	VWF:Ag VWF:Akt VWF-Multimerenanalyse Thrombozyten ↓ PFA100	Deutliche Blutungsneigung (Hämatome, Epistaxis, Metrorrhagie)	VWF-Konzentrat
Von-Willebrand-Syndrom Typ 2N	Beide Geschlechter	Mutation der Faktor-VIII-Bindungsstelle	VWF:Ag VWF:Akt, VWF-Multimerenanalyse FVIII ↓ PFA100	Spontane und induzierte Gelenksblutungen, Hämatome, Muskelblutungen	VWF-Konzentrat
Von-Willebrand-Syndrom Typ 2M	Beide Geschlechter	Interaktion VWF-Thrombozyten gestört	VWF:Ag VWF:Akt VWF-Multimerenanalyse PFA100	Leichte bis moderate Blutungsneigung	VWF-Konzentrat
Von-Willebrand-Syndrom Typ 3	1–3/1 Mio.		VWF:Ag VWF:Akt kompletter VWF-Mangel Faktor VIII	Spontane und induzierte Gelenksblutungen, Hämatome, Muskelblutungen, gastrointestinale Blutungen	VWF-Konzentrat
Faktor-VII-Mangel	1/500.000 (homozygote Form) beide Geschlechter	Mutationen am FVII-Gen	PTZ ↓ APTT normal FVII:C ↓	Nur bei schwerem Faktor-VII-Mangel gelegentlich Blutungsneigung	Meist nicht notwendig. Bei Blutungsneigung FVII Konzentrat
Faktor-V-Mangel	beide Geschlechter	Mutationen am FV-Gen	PTZ ↓ APTT ↑ Faktor V ↓	Oft ausgeprägte Blutungsneigung, intrauteriner Fruchttod	Plasma-Infusionen

Tab. 5.38 Fortsetzung

Ursache	Epidemiologie Prävalenz	Pathologie: Genetische Defekte (Mutationen)	Labortests	Klinik	Therapie
Faktor-II- oder -X-Mangel	0,5–1/1 Mio. beide Geschlechter	Mutationen an den Genen für Faktor II oder X	PTZ ↓ APTT ↑ Betroffener Gerinnungsfaktor ↓	Oft ausgeprägte Blutungsneigung, intrauteriner Fruchttod	Prothombinkomplex-Konzentrate
Faktor-XI-Mangel	Beide Geschlechter	Mutationen am Faktor-XI-Gen	APTT ↑ PTZ normal Faktor XI:C ↓	Postoperative Nachblutungen Sonst kaum Blutungsneigung	Plasma-Infusionen
Faktor-XII-Mangel	Beide Geschlechter	Mutationen am FXII-Gen	APTT ↑ PTZ normal Faktor XII:C ↓	Keine Blutungsneigung	Nicht notwendig
Faktor-XIII-Mangel	0,5–1/1.000.000 beide Geschlechter	Mutationen am Faktor-XIII-Gen	APTT normal PTZ normal Faktor XIII ↓	Generalisierte Blutungsneigung nur bei schwerem Mangel (< 5 %). Besonderheit: Nabelschnurblutungen	Faktor-XIII-Konzentrat $t_{1/2}$ = 14 Tage
Afibrinogenämie Dysfibrinogenämie	beide Geschlechter	Mutationen an den Fibrinogen-Genen	APTT normal/ PTZ normal/ Fibrinogen ↓ Thrombinzeit ↑ D-Dimer normal	Oft ausgeprägte Blutungsneigung,	Fibrinogenkonzentrate

APTT = aktivierte partielle Thromboplastinzeit (in Sekunden); PFA100 = Plättchenfunktionsanalyse; PTZ = Prothrombinzeit (in % der Norm); VWF = von Willebrand Faktor; Ag = Antigen; Akt = Aktivität

Tab. 5.39 Erworbene Koagulopathien.

Ursache	Pathologie	Labortests	Klinik	Therapie
				Therapie nur bei lebensbedrohlichen Blutungen
Antikoagulanzien	Meist medizinisch notwendige Gerinnungshemmung	► Tab. 5.40	Bei Überdosierung diffuse Blutungsneigung	► Tab. 5.40
Leberfunktionsstörung	Verminderte Bildung aller Faktoren außer FVIII und VWF	PTZ ↓↓ APTT ↑	Nur bei schwerer Form diffuse Blutungen	Prothrombinkomplex-Konzentrate Plasma-Infusionen
Vitamin-K-Mangel	Verminderte Funktion von F VII, IX, X, II	PTZ ↓ (INR ↑) (APTT ↑)	Nur bei schwerer Form diffuse Blutungen	Vitamin K Prothrombinkomplex-Konzentrate
DIC	Kap. 5.23, DIC	Thrombozyten ↓ Fibrinogen ↓ PTZ ↓ D-Dimer ↑↑ Antithrombin ↓	Mikrozirkulationsstörungen Thrombosen Profuse Blutungen	Ursache beseitigen Plasmainfusionen Antithrombinkonzentrate Heparin
Inhibitoren				Immunsuppression Bei Blutungsneigung gezielte Substitution Immunadsorption

Tab. 5.39 Fortsetzung

Ursache		Pathologie	Labortests	Klinik	Therapie
Inhibierende Autoantikörper gegen:	Faktor VIII, Faktor IX	Hemmung des betroffenen Faktors	APTT ↑ ↑ PTZ normal TZ normal Anti Xa normal	Oft schwere generalisierte Blutungsneigung	rhFVIIa FEIBA Humane (oder porcine) FVIII- bzw. FIX-Konzentrate
	Faktor V		APTT ↑ PTZ ↓ TZ normal Anti Xa normal	Oft schwere generalisierte Blutungsneigung	rhFVIIa Plasma Thrombozytenkonzentrate
	Faktor II, Faktor X		APTT ↑ PTZ ↓ TZ normal Anti Xa normal	Oft schwere generalisierte Blutungsneigung	rhFVIIa PCC
	Faktor XI, Faktor XII		APTT ↑ PTZ normal TZ normal Anti Xa normal	Keine Blutungsneigung	Keine
	Faktor XIII		APTT normal PTZ normal FXIII ↓	Manchmal deutliche Blutungsneigung	Hochdosiert Faktor-XIII-Konzentrate
	VWF		(APTT ↑) PTZ normal TZ normal Anti Xa normal VWF:Akt ↓	Oft schwere generalisierte Blutungsneigung	rhFVIIa FEIBA VWF-Konzentrat
Lupus-Antikoagulanzien			APTT ↓ PTZ normal TZ normal Anti Xa normal	Keine Blutungsneigung	Keine
Sonstige Koagulopathien					
Erworbenes von-Willebrand-Syndrom		Unspezifische Bindung an Paraproteine	(APTT ↑) PTZ normal TZ normal Anti Xa normal VWF:Akt ↓	Oft schwere generalisierte Blutungsneigung	rhFVIIa FEIBA VWF-Konzentrat
Erworbener Faktor-X-Mangel		Unspezifische Bindung an Paraproteine	APTT ↑ PTZ ↓ TZ normal Anti Xa normal	Oft schwere generalisierte Blutungsneigung	rhFVIIa PCC
Hyperfibrinolyse		Verstärkte Fibrinolyse, oft bei disseminierten Malignomen	APTT ↑ PTZ ↓ TZ ↑ ↑ ↑ Fibrinogen ↓ ↓ ↓ D-Dimer ↑ ↑ ↑	Oft schwere generalisierte Blutungsneigung	Tranexamsäure Fibrinogenkonzentrate

APTT = aktivierte partielle Thromboplastinzeit (in Sekunden); DIC = disseminierte intravasale Koagulopathie; FEIBA = Factor Eight Inhibitor Bypassing Activity; INR = Internationale Normalisierte Ratio; PCC = Prothrombinkomplex-Konzentrate; PTZ = Prothrombinzeit (in % der Norm); rhFVIIa = rekombinanter humaner aktivierter Faktor VII; TZ = Thrombinzeit; VWF = von-Willebrand-Faktor, Ag = Antigen; Akt = Aktivität

- Hämophilie A und B treten aufgrund der X-chromosomalen Lokalisation der Gene für die Faktoren VIII und IX nur bei Männern auf (Frauen sind Konduktorinnen).
- Andere Faktorenmängel kommen bei beiden Geschlechtern vor.
- Erworbene Koagulopathien sind deutlich häufiger.

5.21.5 Ätiologie und Pathogenese

Physiologie

- Die Hämostase ist in einem ständigen, gut reguliertem Fließgleichgewicht und passt sich den jeweiligen Erfordernissen rasch an. Bei Störungen kommt es entweder zu Blutungen oder zu Thrombosen bzw. Mikrozirkulationsstörungen.
- Die Physiologie der Hämostase ist komplex, die Details dazu sind entsprechenden Lehrbüchern zu entnehmen. Einen kurzen Überblick bietet ▶ Abb. 5.43.
- Verletzung der Blutgefäßintegrität → Freisetzung von VWF, tissue-factor und Kollagen.
- Am VWF Adhäsion und Aktivierung von Thrombozyten,
- Thrombozyten setzen dann weitere Gerinnungsfaktoren und -inhibitoren, vasoaktive Substanzen, Zytokine, etc. frei sowie Phospholipide als Trägerstruktur für Gerinnungsfaktoren.
- tissue-factor → startet die plasmatische Gerinnung als Enzymkaskade (gegenseitige Aktivierung, Selbstverstärkung, gegenseitige Regulation).
- Bildung der Gerinnungsfaktoren in der Leber, z. T. unter Einfluss von Vitamin K.
- Thrombin als Endprodukt der Gerinnungskaskade
  - → löst die Bildung eines Fibringerinnsels durch Polymerisierung von Fibrinogen aus
  - → verstärkt und reguliert die Hämostase.
  - → Durch Thrombin werden auch Zellen (Endothelzellen, Thrombozyten, Monozyten, etc.) aktiviert.
- Alle diese Vorgänge laufen streng lokalisiert am Ort des Gefäßdefekts ab, sodass dort dann ein Fibringerinnsel den Defekt verschließen kann.

Mögliche Störungen der Hämostase

- Angeborene Gerinnungsstörungen: Durch einen Gendefekt fehlt ein einzelner Faktor, sodass die Gerinnungskaskade nicht mehr ordnungsgemäß ablaufen kann.
- Antikoagulanzientherapie blockiert die Funktion eines oder mehrerer Faktoren medikamentös.
- Leberfunktionsstörung:
  - Bildung von Gerinnungsfaktoren ist herabgesetzt.
  - Dies betrifft alle Einzelfaktoren außer Faktor VIII und VWF, die auch in Endothelzellen gebildet werden und deren Spiegel normal oder oft sogar erhöht sind.
  - Der Grad der Erniedrigung der Faktorenspiegel ist abhängig von deren Halbwertszeit und von der noch vorhandenen Syntheseleistung der Leber.
  - Bei Leberfunktionsstörungen ist auch die Synthese von Gerinnungsinhibitoren (Antithrombin, Protein C, Protein S, tissue factor pathway inhibitor (TFPI)) herabgesetzt. Dadurch ist die physiologische Regulation der Hämostase gestört.
  - Gemeinsam mit der Kumulation von Stoffwechselendprodukten durch die Störung des RES kommt es zu einer latenten Gerinnungsaktivierung im Sinne einer (sub)klinischen disseminierten intravaskulären Koagulation (DIC) mit
    - niedrigem Fibrinogen,
    - Thrombozytopenie,
    - Anstieg von Aktivierungsmarkern (D-Dimer).
- Immunkoagulopathien:
  - Autoantikörper binden an Blutgerinnungsfaktoren oder andere, mit der Blutgerinnung assoziierte Proteine und blockieren dadurch die Funktion des Zielproteins oder erhöhen dessen Clearance.
  - Meist treten solche Autoimmunprozesse spontan auf, ohne dass sich eine auslösende Ursache identifizieren lässt.
  - Manchmal liegt eine andere Erkrankung oder Situation zugrunde (maligne Erkrankung, Infektionen, andere Autoimmunerkrankungen, Schwangerschaft, Kontakt mit körperfremden Proteinen, Transfusionen, Antibiotika, etc.).

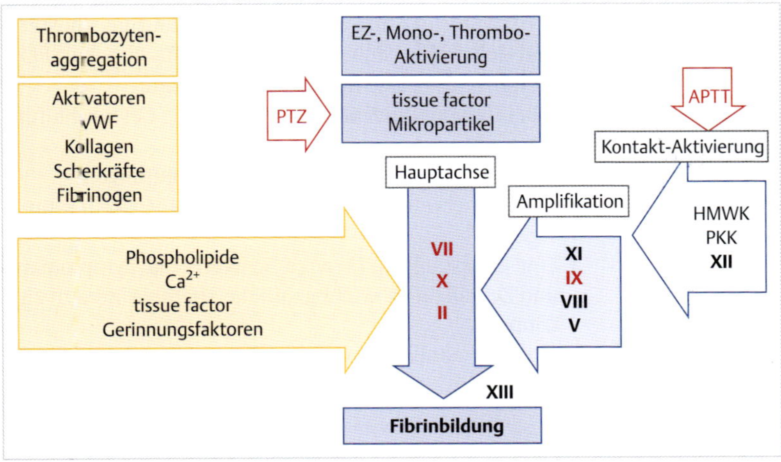

Abb. 5.43 Hämostase. Schematische Darstellung des Gerinnungssystems.

- Die gebildeten Autoantikörper sind meist oligo- oder polyklonal und können an verschiedene Epitope des Zielproteins binden.

5.21.6 Klassifikation und Risikostratifizierung

Angeborene Gerinnungsstörungen

- Angeborene Gerinnungsstörungen werden durch Gendefekte verursacht, die meist vererbt werden, manchmal auch spontan auftreten können.
- Verschiedene Ausprägung je nach Mutation:
  - Schwerer Mangel: Der betroffene Gerinnungsfaktor wird gar nicht mehr gebildet;
  - Leichter Mangel: Der betroffene Gerinnungsfaktor ist defekt und Teile seiner Funktion sind gestört.
  - Je nach Restaktivität des betroffenen Faktors besteht eine mehr oder weniger starke, oft aber auch gar keine Blutungsneigung (▶ Tab. 5.38).
- Hämophilie A:
  - Mangel an Faktor VIII, genetischer Defekt am Faktor-VIII-Gen am X-Chromosom.
  - Daher spezielles Vererbungsmuster (Männer erkranken, Frauen sind Konduktorinnen).
  - Einteilung nach Schweregrad:
    - schwere Hämophilie: Faktor VIII < 1 %;
    - mittelschwere Hämophilie: Faktor VIII 1–5 %,
    - leichte Hämophilie: Faktor VIII 5–40 %
  - Die Patienten haben typisches Blutungsmuster (meist Gelenksblutungen).
- Hämophilie B:
  - Mangel an Faktor IX, genetischer Defekt am Faktor-IX-Gen am X-Chromosom.
  - Daher spezielles Vererbungsmuster (Männer erkranken, Frauen sind Konduktorinnen).
  - Patienten haben typisches Blutungsmuster (meist Gelenksblutungen).
- Von-Willebrand-Syndrom:
  - Mangel bzw. Funktionsstörung des von-Willebrand-Faktors (VWF).
  - Die Subtypen unterscheiden sich in der zugrunde liegenden Pathologie.
    - Typ 1: Leichte Erniedrigung der VWF-Konzentration bei erhaltener Funktion und normalem Multimerenmuster.
    - Typ 2A: Die großen Multimere fehlen, was eine Verminderung der Thrombozytenaggregation bedingt.
    - Typ 2B: Vermehrung der großen Multimere, was eine verstärkte Thrombozytenaggregation mit Ausbildung einer Verbrauchsthrombopenie verursacht.
    - Typ 2N: Mutation der Faktor-VIII-Bindungsstelle, dadurch sind VWF-Konzentration und Aktivität normal, aber der Faktor VIII wird rascher degradiert und es entsteht ein Faktor-VIII-Mangel mit einem der leichten Hämophilie A entsprechenden Blutungsmuster.
    - Typ 2M: Störung der VWF-Thrombozyteninteraktion.
    - Typ 3: Kompletter VWF-Mangel mit schwerem Blutungsphänotyp.
- Weitere angeborene Arten eines Gerinnungsfaktormangels:
  - Diese unterscheiden sich v. a. in ihrem Blutungsmuster, wobei v. a. die schweren und mittelschweren Mängel (Faktor-Aktivitäten < 5 %) bluten.
  - Patienten mit schwerem Faktor-I-,-II-, -V-, oder -X-Mangel bluten stark bzw. sind gar nicht lebensfähig (intrauteriner hämorrhagischer Fruchttod).
  - Patienten mit Faktor-XI- oder -XIII-Mangel neigen zu postoperativen Nachblutungen, haben aber sonst nur leichte Blutungen.
  - Patienten mit Faktor-VII-Mangel bluten kaum, solche mit Faktor-XII-Mangel gar nicht.
  - Je nach Faktormangel und Restaktivität sowie klinischem Blutungsmuster muss ein entsprechendes therapeutisches Management geplant werden.

Erworbene Blutgerinnungsstörungen

- Erworbene Blutgerinnungsstörungen können eine Vielzahl von Ursachen haben:
  - Einflüsse von Medikamenten (v. a. Antikoagulanzien),
  - Vitamin-K-Mangel,
  - Störungen der Lebersyntheseleistung,
  - Inhibition von Gerinnungsfaktoren durch Autoantikörper oder Paraproteine,
  - Verbrauch bei gestörter Regulation (disseminierte intravasale Koagulopathie).
- ▶ Tab. 5.39 fasst die wichtigsten erworbenen Koagulopathien zusammen.
- ▶ Tab. 5.40 sind die zurzeit verfügbaren Antikoagulanzien, die entsprechende Diagnostik und Antagonisierungsmöglichkeiten aufgeführt.

5.21.7 Symptomatik

- Blutungen können spontan oder nach Verletzungen der Körperintegrität auftreten (nach Traumen, Operationen, etc.).
- Je nach Störung sind unterschiedliche Blutungsmuster und -lokalisationen möglich, oft kann daraus aber die definitive Diagnose nur vermutet werden:
  - Bei Hämophilie A oder B treten häufig Gelenksblutungen auf,
  - bei Faktor-XIII-Mangel Nabelschnurblutungen,
  - bei der erworbenen Hämophilie tiefe Muskelblutungen.
- Eine Erfassung von Ursache, Schweregrad, Symptomatik und Zeitablauf ist wichtig, um die Therapie steuern zu können.
- Blutungsmanifestationen in ▶ Tab. 5.38 und ▶ Tab. 5.39.

Tab. 5.40 Antikoagulanzien.

Antikoagulans	Halbwertszeit (h)	Sensitivster Labortest	Antidot	Verabreichung	Kommentare
Vitamin-K-Antagonisten	11–160	PTZ, INR	Prothrombinkomplex-Konzentrate (Vitamin K)	oral	Labortests notwendig Interaktion mit vielen Medikamenten
Heparine					
UFH	1,5	Thrombinzeit, APTT	Protaminchlorid	iv, sc. Dauerinfusion	Labortests notwendig
LMWH	4–7	Anti-Xa-Test	Protaminchlorid	sc., iv.	Kumulation bei Niereninsuff.
Fondaparinux (Arixtra)	17	Anti-Xa-Test	keines	sc.	Kumulation bei Niereninsuff.
Danaparoid (Orgaran)	25	Anti-Xa-Test	Protaminchlorid	sc. (iv.)	Kumulation bei Niereninsuff.
Direkte FXa-Hemmer					
Rivaroxaban (Xarelto)	5–13	Anti-Xa-Test	Noch keines	oral	
Apixaban (Eliquis)	12	Anti-Xa-Test	Noch keines	oral	
Edoxaban (Lixiana)	12	Anti-Xa-Test	Noch keines	oral	
Direkte Thrombininhibitoren					
Agratroban (Argatra)	1	Thrombinzeit, APTT	Keines	Dauerinfusion	Kumulation bei Niereninsuff.
Bivalirudin (Angiox)	0,5	Thrombinzeit, APTT	Keines	Dauerinfusion	Kumulation bei Niereninsuff.
Dabigatan (Pradaxa)	13–27	Thrombinzeit	Idracizumab (Praxbind)	oral	Kumulation bei Niereninsuff.

APTT = aktivierte partielle Thromboplastinzeit; LMWH = niedermolekulares Heparin; PTZ = Prothrombinzeit; UFH = unfraktioniertes Heparin = Standardheparin

5.21.8 Diagnostik

Diagnostisches Vorgehen

- Präanalytische Eingrenzung und gezielte Diagnostik sind nötig, weil hämostaseologische Spezialtests oft teuer und aufwendig sind und die Interpretation der Resultate hohe Expertise erfordert.
- Bei Patienten mit Blutungsneigung ist eine strukturierte Aufarbeitung sinnvoll, um die Ursache identifizieren zu können:
  - Die strukturierte Erfassung von Blutungsmuster, Ursache, Intensität und Symptomatik kann mit strukturierten Tools (ISTH BAT-Score, Vicenza-Score, etc.) erfolgen
  - Oft gibt diese Anamnese schon Hinweise auf die Art der Gerinnungsstörung, aber nur Labortests können diese dann beweisen (▸ Abb. 5.44).
- Wichtigste Labortests zur Erkennung von Koagulopathien in ▸ Tab. 5.38, ▸ Tab. 5.39, diagnostischer Algorithmus in ▸ Abb. 5.44.

Anamnese

- Eine ausführliche Anamnese soll Folgendes erfassen:
  - potenzielle Ursachen der Gerinnungsstörung,
  - den zeitlichen Verlauf,
  - bisher erfolgte Behandlungen.

Körperliche Untersuchung

- Erfassung des Blutungsmusters.
- Zu achten ist auch auf neurologische Ausfälle, wie sie z. B. beim Psoas-Hämatom auftreten.

Labor

- Mit Laboruntersuchungen kann die Funktionsfähigkeit der Hämostase gut abgeschätzt werden.
- Prothrombinzeit (PTZ) erfasst die Hauptachse der Hämostase mit den Faktoren VII, X, V, II und die Fibrinbildung.
- APTT erfasst die Kontaktaktivierung und die wichtigsten Verstärkermechanismen (Faktoren XII–VIII).
- Durch strukturierte Interpretation dieser Labortests können die meisten Gerinnungsstörungen schon eingegrenzt werden.

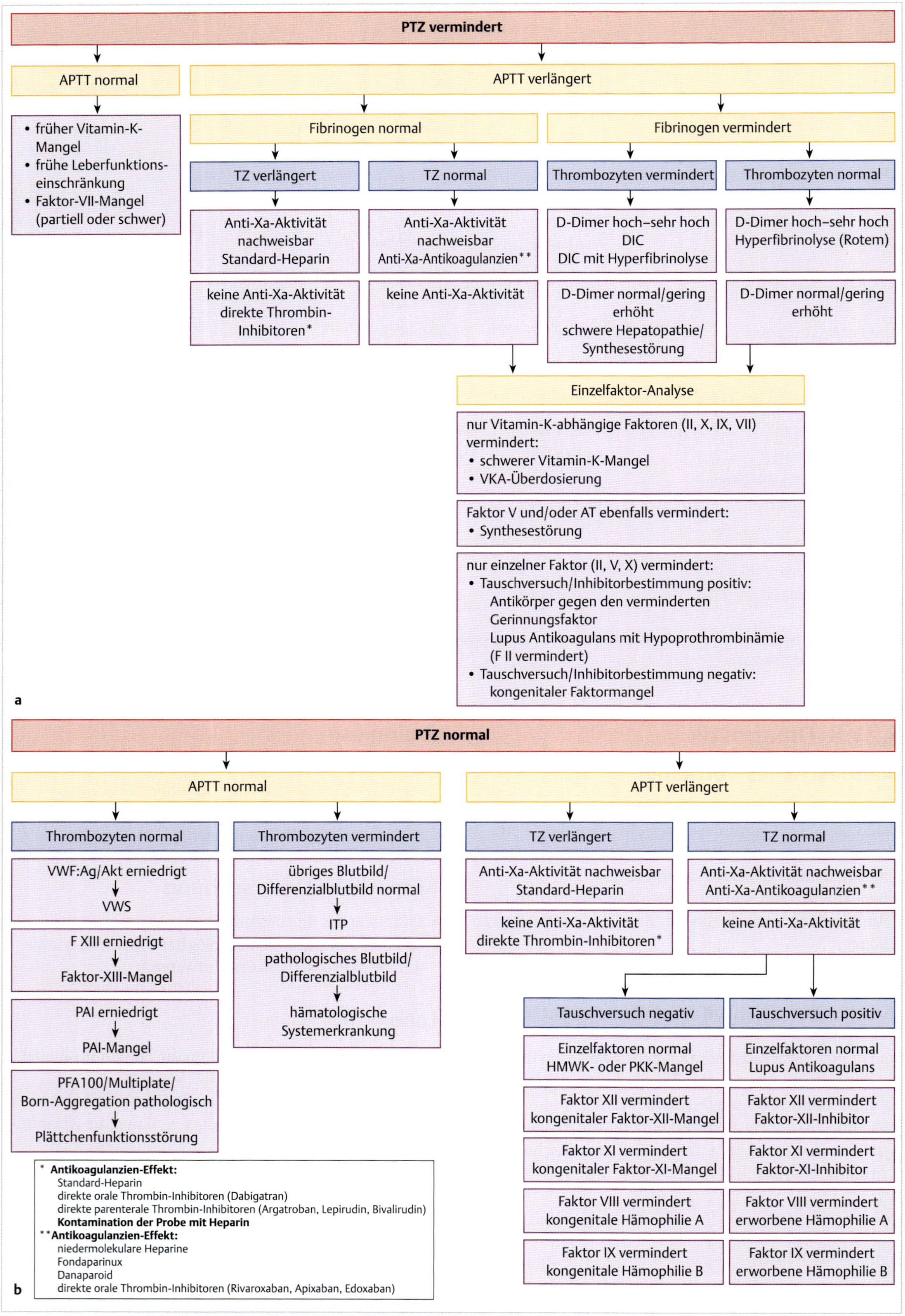
PTZ vermindert
APTT normal
• früher Vitamin-K-Mangel
• frühe Leberfunktionseinschränkung
• Faktor-VII-Mangel (partiell oder schwer)
APTT verlängert
Fibrinogen normal
Fibrinogen vermindert
TZ verlängert
TZ normal
Thrombozyten vermindert
Thrombozyten normal
Anti-Xa-Aktivität nachweisbar Standard-Heparin
Anti-Xa-Aktivität nachweisbar Anti-Xa-Antikoagulanzien**
D-Dimer hoch–sehr hoch DIC DIC mit Hyperfibrinolyse
D-Dimer hoch–sehr hoch Hyperfibrinolyse (Rotem)
keine Anti-Xa-Aktivität direkte Thrombin-Inhibitoren*
keine Anti-Xa-Aktivität
D-Dimer normal/gering erhöht schwere Hepatopathie/Synthesestörung
D-Dimer normal/gering erhöht
Einzelfaktor-Analyse
nur Vitamin-K-abhängige Faktoren (II, X, IX, VII) vermindert:
• schwerer Vitamin-K-Mangel
• VKA-Überdosierung
Faktor V und/oder AT ebenfalls vermindert:
• Synthesestörung
nur einzelner Faktor (II, V, X) vermindert:
• Tauschversuch/Inhibitorbestimmung positiv: Antikörper gegen den verminderten Gerinnungsfaktor Lupus Antikoagulans mit Hypoprothrombinämie (F II vermindert)
• Tauschversuch/Inhibitorbestimmung negativ: kongenitaler Faktormangel
a
PTZ normal
APTT normal
APTT verlängert
Thrombozyten normal
Thrombozyten vermindert
TZ verlängert
TZ normal
VWF:Ag/Akt erniedrigt → VWS
übriges Blutbild/Differenzialblutbild normal → ITP
Anti-Xa-Aktivität nachweisbar Standard-Heparin
Anti-Xa-Aktivität nachweisbar Anti-Xa-Antikoagulanzien**
F XIII erniedrigt → Faktor-XIII-Mangel
keine Anti-Xa-Aktivität direkte Thrombin-Inhibitoren*
keine Anti-Xa-Aktivität
pathologisches Blutbild/Differenzialblutbild → hämatologische Systemerkrankung
PAI erniedrigt → PAI-Mangel
Tauschversuch negativ
Tauschversuch positiv
Einzelfaktoren normal HMWK- oder PKK-Mangel
Einzelfaktoren normal Lupus Antikoagulans
PFA100/Multiplate/Born-Aggregation pathologisch → Plättchenfunktionsstörung
Faktor XII vermindert kongenitaler Faktor-XII-Mangel
Faktor XII vermindert Faktor-XII-Inhibitor
Faktor XI vermindert kongenitaler Faktor-XI-Mangel
Faktor XI vermindert Faktor-XI-Inhibitor
Faktor VIII vermindert kongenitale Hämophilie A
Faktor VIII vermindert erworbene Hämophilie A
Faktor IX vermindert kongenitale Hämophilie B
Faktor IX vermindert erworbene Hämophilie B
* Antikoagulanzien-Effekt:
Standard-Heparin
direkte orale Thrombin-Inhibitoren (Dabigatran)
direkte parenterale Thrombin-Inhibitoren (Argatroban, Lepirudin, Bivalirudin)
Kontamination der Probe mit Heparin
** Antikoagulanzien-Effekt:
niedermolekulare Heparine
Fondaparinux
Danaparoid
direkte orale Thrombin-Inhibitoren (Rivaroxaban, Apixaban, Edoxaban)
b

◄ **Abb. 5.44 Koagulopathie.** Diagnostisches Vorgehen bei Gerinnungsstörungen. Typ: Abbildung
a Diagnostisches Vorgehen bei Gerinnungsstörungen: PTZ vermindert (PTZ: Prothrombinzeit; APTT: aktivierte partielle Thromboplastinzeit (in Sekunden); TZ: Thrombinzeit; VKA: Vitamin-K-Antagonisten; DIC: disseminierte intravasale Koagulopathie; AT: Antithrombin).
b Diagnostisches Vorgehen bei Gerinnungsstörungen: PTZ normal (PTZ: Prothrombinzeit; APTT: aktivierte partielle Thromboplastinzeit (in Sekunden); TZ: Thrombinzeit; VWF: Von-Willebrand-Faktor; VWS: Von-Willebrand-Syndrom; ITP: Immunthrombozytopenie; PAI: Plasminogen-Aktivator-Inhibitor; PFA: Plättchenfunktionsanalyse; HMWK: Hochmolekulares Kininogen; PKK: Präkallikrein).

- ► Abb. 5.44 zeigt den diagnostischen Algorithmus.
- Detaillierte hämostatische Untersuchungen erlauben u. a. die Bestimmung der Aktivitäten jedes einzelnen Gerinnungsfaktors.

5.21.9 Differenzialdiagnosen

- Mögliche Differenzialdiagnosen von Patienten mit Blutungsneigung und/oder pathologischen Gerinnungstests in ► Tab. 5.38 und ► Tab. 5.39.
- Differenzialdiagnostisch müssen auch noch Störungen der Thrombozytenzahl oder -funktion in Betracht gezogen werden.

5.21.10 Therapie

Therapeutisches Vorgehen

- Die Therapie von Gerinnungsstörungen richtet sich nach der zugrunde liegenden Ursache und der spezifischen Situation des Patienten.
- ► Tab. 5.41 zeigt die für eine normale Hämostase notwendigen Mindestkonzentrationen der Gerinnungsfaktoren. Bei manifesten Blutungen müssen aber deutlich höhere Werte angestrebt werden.
- Die Halbwertszeiten der verschiedenen Gerinnungsfaktoren sind höchst unterschiedlich und müssen bei der Therapieplanung berücksichtigt werden.
- Generell gilt, dass bei manifesten koagulopathischen Blutungen zunächst die zugrunde liegende Ursache behandelt werden muss, erst danach ist eine Gerinnungsintervention sinnvoll.
- ► Abb. 5.45 zeigt einen Algorithmus zur zielgerichteten Therapie von Gerinnungsstörungen nach Festlegung der Art der Koagulopathie mithilfe des diagnostischen Algorithmus.

Pharmakotherapie

Kausale Pharmakotherapie

- Bei angeborenen Gerinnungsstörungen besteht die Therapie der Wahl in der gezielten Substitution des fehlenden Faktors (► Tab. 5.42).
- Durch Antikoagulanzien induzierte Blutungen:
  - Hier kann bei klinischer Notwendigkeit eine spezifische Behandlung zur Antagonisierung durchgeführt werden (► Tab. 5.40).
  - Dabei ist jedoch darauf zu achten, dass nicht durch das Antidot oder die akut besser werdende Gerinnung eine thromboembolische Komplikation auftritt. Die meisten Patienten haben ja eine klare Indikation zur Antikoagulation zur Verhinderung von Thromboembolien.
  - Bei Antikoagulanzien mit kurzer Halbwertszeit ist es meist ausreichend abzuwarten, bis die Wirkung abgeklungen ist.

Tab. 5.41 Übersicht Mindestaktivität spezifischer Gerinnungsfaktoren.

Faktor	Hämostatisch wirksame Mindestaktivität	Biologische Halbwertszeit	Substitution
I (Fibrinogen)	0,7–1,0 g/l	3–5 Tage	Fibrinogen-Konzentrat
II (Prothrombin)	20–40 %	3 Tage	PCC
V	15–25 %	12–36 h	Plasma
VII	5–10 %	4–6 h	Faktor-VII-Konzentrat, PCC
VIII	25–30 %	11–14 h	Desmopressin, Faktor-VIII- Konzentrate
IX	15–25 %	24–32 h	Faktor-IX-Konzentrate
X	10–20 %	1–4 Tage	Faktor-X-Konzentrat, PCC
XI	10 %	2–3 Tage	Plasma
XII	0 %	40–50 h	nicht notwendig
XIII	2–3 %	6–10 Tage	Faktor XIII Konzentrat
VWF			Desmopressin, VWF-Konzentrat

PCC = Prothrombinkomplex-Konzentrat; VWF = von-Willebrand-Faktor

kongenitale Faktormangelzustände

↓

gezielte Substitution des fehlenden Gerinnungsfaktors:
- abhängig von der Art der Gerinnungsstörung und der Halbwertszeit des Gerinnungsfaktorprodukts
- on demand = nur beim Auftreten von Blutungen oder vor, während und nach invasiven Eingriffen
- Prophylaxe = regelmäßige Substitution mehrmals pro Woche zur Verhinderung von Blutungsepisoden

kongenitale Faktormangelzustände mit Inhibitoren (Alloantikörper gegen den zugeführten Gerinnungsfaktor)

↓

- Bypassing-Präparate
- Immuntoleranztherapie
- Emicizumab (bei Hämophilie A)

Antikoagulanzien-induzierte Blutungen

↓

- Unterbrechung der Antikoagulanzienbehandlung
- bei vital bedrohlicher Blutung:
  Antagonisierung des Antikoagulans
- bei leichten Blutungen:
  physiologische Elimination abwarten
- bei hohem Thromboembolierisiko (mechanische Mitralklappen, rezente venöse Thromboembolie, Antiphospholipid-Antikörper-Syndrom):
  Bridging mit niedermolekularen Heparinen sobald klinisch möglich

erworbene Faktormangelzustände (z.B. Leberfunktionsstörung)

↓

- Ursache beseitigen
- gezielte Substitution oder breite Substitution mit Plasma-Infusionen

Autoimmun-Koagulopathien

↓

- Immunsuppression (Steroide, Zytostatika, Rituximab, je nach klin. Situation)
- Immunadsorption (wenn möglich; zur rascheren Elimination der Antikörper)
- hämostatische Therapie (meist mit Bypass-Präparaten)

Hyperfibrinolyse

↓

- Ursache beseitigen
- Tranexamsäure
- Fibrinogen-Konzentrate

Abb. 5.45 Koagulopathie. Therapeutischer Algorithmus bei Gerinnungsstörungen.

Tab. 5.42 Verfügbare Gerinnungsfaktorkonzentrate (Daten aus: Medikamenteninformationssystem medis KH, PR-data GmbH).

Präparat	Plasmatisch	Rekombinant	Indikation
Faktor VII	Faktor VII „Baxter“		Faktor-VII-Mangel
Faktor VIIa		NovoSeven (aktivierter Faktor VII)	Hemmkörper-Hämophilie (angeboren oder erworben) Thrombasthenie Glanzmann
Faktor VIII (human)	Beriate, Haemate, Haemoctin, Immunate, Octanate, Voncento	Advate, Elocta, Helixate NexGen, Iblias, Kogenate, Kovaltry, NovoEight, Nuwiq, ReFacto	Hämophilie A
Faktor VIII (porcin)		Obizur	Hemmkörper-Hämophilie (erworben)
Faktor VIII/VWF	Haemate, Immunate, Voncento, Wilate	-	von-Willebrand-Syndrom
VWF	Willfact	-	von-Willebrand-Syndrom
Faktor IX	Haemonine, Immunine, Mononine, Octanine	Alprolix, BeneFIX, Idelvion, Rixubis	Hämophilie B
Faktor X	Coagadex	-	Faktor-X-Mangel
Faktor XIII	Fibrogammin	NovoThirteen	Faktor-XIII-Mangel
Prothrombinkomplex	Beriplex, Cofact (enthält kein Heparin), Octaplex, Prothromplex total, Prothromplex partiell (enthält keinen Faktor VII)	-	Faktor-II-Mangel, Faktor-VII-Mangel, Faktor-X-Mangel
Aktivierter Prothrombinkomplex	FEIBA	-	Hemmkörper-Hämophilie (angeboren oder erworben)
Fibrinogen (Faktor I)	Hämocomplettan Fibrinogen	-	Fibrinogen-Mangel, Dysfibrinogenämie
Inhibitor-Konzentrate:			
Antithrombin	Antithrombin III Baxter, Atenativ, Kybernin	-	Antithrombin-Mangel (angeboren oder erworben)
Protein C	Ceprotin	-	Protein-C-Mangel (angeboren)

- Autoimmunkoagulopathien:
  - Die Nachbildung der Autoantikörper wird mittels Immunsuppression verhindert.
  - Meist werden dafür Steroide und Cyclophosphamid eingesetzt. Diese führen z. B. bei der erworbenen Hämophilie innerhalb von 4–6 Wochen zur Elimination der Antikörper, sind aber mit signifikanten Nebenwirkungen (Leukopenie, Sepsis, Diabetes, Psychosen, etc.) assoziiert.
  - Aus diesem Grund werden zunehmend weniger toxische Immunsuppressiva (Rituximab, MMF, Bortezomib, Cyclosporin, etc.) eingesetzt.

Interventionelle Therapie

Plasmaseparation

- Die Plasmaseparation hat aufgrund ihrer geringen Effektivität nur einen geringen Stellenwert in der Behandlung von Koagulopathien.
- Bei manchen Autoimmunkoagulopathien kann jedoch eine Immunadsorption an Protein A- oder Anti-Immunglobulin-Säulen eine raschere Elimination der blockierenden Autoantikörper und eine bessere Substituierbarkeit bewirken.

5.21.11 Prävention

- Bei genetisch bedingten Faktormängeln kann eine prophylaktische Substitution erfolgen, um die Blutungsfrequenz zu reduzieren und Spätschäden (z. B. hämophilie Arthropathie oder Pseudotumoren) zu verhindern.
- Bei der Hämophilie ist eine prophylaktische Substitution mittlerweile Standard.
- Die Prävention von erworbenen Gerinnungsstörungen besteht, je nach Art, in
  - einer adäquaten Dosierung einer Antikoagulanzientherapie,
  - der Behandlung potenzieller Ursachen und
  - einer Schulung der betroffenen Patienten.

5.21.12 Nachsorge

- Bei angeborenen Gerinnungsstörungen ist eine regelmäßige medizinische Kontrolle nötig, um Folgendes zu erfassen bzw. zu planen:
  - Blutungsfrequenz,
  - Therapieintensität,
  - Entwicklung von Inhibitoren,
  - Auftreten von therapieassoziierten Infektionen,

- ggf. Beratung und Planung von Operationen oder Schwangerschaften.
- Bei erworbenen Gerinnungsstörungen zielt die Nachsorge auf die rechtzeitige Erfassung von Rezidiven.

5.21.13 Verlauf und Prognose

- Angeborene Gerinnungsstörungen:
  - Diese sind unheilbar, solange die Gentherapie noch nicht verfügbar ist.
  - Die betroffenen Patienten benötigen lebenslange Therapie, haben damit aber meist eine normale Lebenserwartung und sind in ihrer Lebensführung nur gering eingeschränkt.
- Erworbene Gerinnungsstörungen:
  - Sie sind durch Beseitigung der Ursache potenziell reversibel und können meist dauerhaft geheilt werden.

5.22 Angeborene Thrombozytopathien

Werner Streif

5.22.1 Steckbrief

Angeborene Störungen der Thrombozytenfunktion sind eine heterogene Gruppe von Erkrankungen. Typisches Symptom ist eine unterschiedlich ausgeprägte Neigung zu mukokutanen Blutungen wie Epistaxis, Petechien, Purpura und Menorrhagien. Das Blutungsrisiko bei invasiven Eingriffen und nach Traumata ist sehr variabel und kann nicht sicher vorhergesagt werden. Thrombozytendefekte können als isolierte hämorrhagische Diathese, kombiniert als Teil einer Grunderkrankung, eines Symptomenkomplexes („Syndrom") oder als Prädisposition für weitere Erkrankungen wie Leukämie auftreten. Die übliche klinische Routine beschränkt sich auf die Bestimmung der Thrombozytenzahl, die nur bei einem Teil der Erkrankungen erniedrigt ist. Aufgrund des hohen Aufwands der weiterführenden Untersuchungen sind Klassifizierung und Diagnostik oft schwierig und langwierig. Aber auch nach Durchführung spezifischer Untersuchungen gelingt bei mindestens einem Drittel der Betroffenen keine definitive Diagnose. Der schwierigen Klassifizierung und Diagnose steht eine begrenzte Anzahl von prophylaktischen und therapeutischen Maßnahmen gegenüber.

5.22.2 Synonyme

- Thrombozytenfunktionsstörungen,
- Thrombopathien,
- hereditäre Thrombozytopathien.

5.22.3 Definition

- Angeborene Thrombozytopathien sind eine heterogene Gruppe von Erkrankungen, die mit einer durch eine Störung der Thrombozytenfunktion und/oder -zahl verursachten Blutungsneigung einhergehen.

5.22.4 Epidemiologie

- Die verschiedenen Entitäten der angeborenen Thrombozytopathien sind jeweils nur bei einer kleinen Anzahl von Patienten beschrieben.
- Genaue Angaben zur Inzidenz dieser Erkrankungen liegen nicht vor.
- Die am häufigsten diagnostizierten Thrombozytopathien sind
  - Thrombasthenie Glanzmann (defekter Fibrinogenrezeptor)
  - Bernard Soulier-Syndrom (defekter von Willebrand-Faktor-Rezeptor).
  - Storage-Pool-Erkrankungen

5.22.5 Ätiologie und Pathogenese

- Thrombozyten sind kernlose diskoide Fragmente, die sich aus Megakaryozyten-Zytoplasma formen. Zur Bildung von Thrombozyten im Knochenmark und deren Freisetzung in die Blutbahn durchlaufen Megakaryozyten einen Reifungsprozess, der zur Bildung langer Fortsätze, Pseudopodien, führt, aus denen jeweils 1000 bis 2000 Thrombozyten hervorgehen. Während der Reifung der Thrombozyten werden diese mit Organellen und Granula beladen.
- Angeborene Thrombozytopathien sind eine klinisch und genetisch heterogene Gruppe von Erkrankungen, die durch Defekte der Megakaryopoese und Thrombozyten-Biogenese charakterisiert sind. Solche sind bei der Transkription, der Apoptose-Regulation, dem Thrombopoetin-Signalling, der Zytoskelettorganisation, der Granulabeladung und den Rezeptoren beschrieben.
- Angeborene Thrombozytopathien können Teil einer Multisystemerkrankung („Syndrom" und „Prädisposition") sein, mit klinischen Symptomen, die sich nicht auf das Blut respektive die Blutungsneigung beschränken müssen (▶ Tab. 5.44).
- Thrombozytenpathien mit normaler oder verminderter Plättchenzahl führen zu einer Störung der primären Hämostase mit einer variablen mukokutanen Blutungsneigung. Entscheidende Hinweise ergeben sich aus der Familien- und Individualanamnese.

5.22.6 Klassifikation und Risikostratifizierung

- Klassifizierungen orientieren sich am zugrunde liegenden thrombozytären Defekt:
  - Rezeptordefekte,
  - Granulastörungen,
  - Zytoskelettdefekte,
  - u. a.
- Schwere Verlaufsformen mit starker Blutungsneigung manifestieren sich typischerweise im frühen Kindesalter. Postpubertär nimmt die Blutungsneigung mit zunehmenden Alter ab.
- Viele Thrombozytopathien fallen erst nach Einnahme von die Blutungsneigung beeinflussenden Medikamenten auf, wie Kumarinen, ASS und NSAR oder bei großen operativen Eingriffen.
- Viele Nahrungsmittel, Nahrungsergänzungsstoffe und Genussmittel beeinflussen in unterschiedlichem Maß die Thrombozytenfunktion.
- Thrombozytopathien mit komplexen Symptomen („Syndrom“) werden durch begleitende typische klinische Befunde, wie Albinismus (Hermansky-Pudlak-Syndrom) oder Skelettanomalien (TAR-Syndrom) identifiziert.
- Thrombozytopathien können auch für weitere Erkrankungen, wie Leukämien, prädisponieren und sollten daher frühzeitig klassifiziert werden.

Merke

M!

Diagnosefindung für den Kliniker durch Unterscheidung nach
- Familien und Eigenanamnese,
- offensichtlichen klinischen Symptomen,
- Thrombozytenzahl und -größe und
- anderen Blutbildauffälligkeiten.

5.22.7 Symptomatik

- Mukokutane Blutungen sind typisches Symptom. Dazu gehören insbesondere Schleimhautblutungen, Menorrhagien, Epistaxis, kutane Hämatome und Petechien. Die Blutungsneigung ist sehr variabel, zumeist mild bis moderat.

5.22.8 Diagnostik

Diagnostisches Vorgehen

- Durch die konsequente Anwendung eines Diagnosealgorithmus kann zumindest die Verdachtsdiagnose Thrombozytenfunktionsstörung erhärtet oder ausgeschlossen werden (▶ Abb. 5.46).

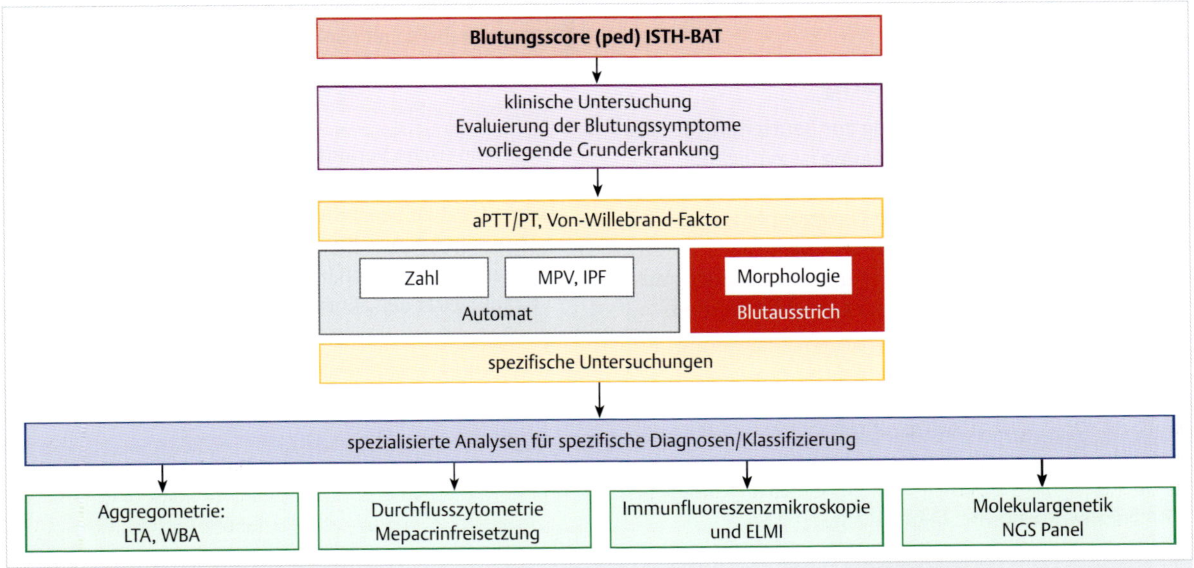

Abb. 5.46 Thrombozytopathie. Diagnostisches Vorgehen (BAT: Bleeding assessment tool; MPV: Mittleres Plättchenvolumen; IPF: Immature Plättchenfraktion; LTA: Lichttransmissionsaggregometrie; WBA: Impedanzaggregometrie [„whole blood aggregometry“]; ELMI: Elektronenmikroskopie; NGS: Next generation sequencing).

Merke

Bei den häufig diagnostizierten Thrombasthenie Glanzmann (defekter Fibrinogenrezeptor) und Bernard Soulier-Syndrom (defekter von Willebrand-Faktor-Rezeptor) führen eine sich zumeist schon kurz nach der Geburt manifestierende Blutungsneigung und typische Befunde rasch zur Diagnose, insbesondere die charakterisierende Lichttransmissionsaggregometrie und Durchflusszytometrie.

Anamnese

- Charakteristisch ist eine leichte bis moderate Blutungsneigung. Die tatsächliche Ausprägung ist sehr variabel und kaum vorhersehbar.
- Die Thrombozytopathie kann – als oft klinisch nur bedingt relevante Blutungsneigung – bei schwerwiegenden Grunderkrankungen („Syndrom") oder bei diversen genetischen Defekten, die für die Entwicklung insbesondere von hämatologischen Erkrankungen wie Leukämien prädisponieren („Prädisposition"), auftreten.
- Als Vorinformation sollen Angaben zur Familien-, Individual- und Medikamentenanamnese vorliegen.
- Um eine Beurteilung der Blutungsneigung sicherzustellen, sind strukturierte und evaluierte Fragebögen, wie der ISTH-BAT und pedISTH-BAT, geeignet und dringend zu empfehlen [2], [10].

Körperliche Untersuchung

- Eine körperliche Untersuchung zur Beurteilung der Blutungslokalisation und -ausprägung ist zwingend.
- Mukokutane Blutungen weisen immer auf Störungen der primären Hämostase, wie Thrombopenie und Thrombozytenfunktionsstörungen hin.
- Immer soll auch auf das Vorliegen einer Grunderkrankung und Symptomenkomplexes geachtet werden.

Merke

Die konsequente kombinierte Untersuchung auf klinische Befunde und Laborauffälligkeiten führt am besten zur Diagnose (▸ Tab. 5.43, ▸ Tab. 5.44).

Labor

Thrombozytenzahl und -morphologie

- Routineblutbild mit Bestimmung von:
  - Thrombozytenzahl,
  - Thrombozytengrößenverteilungskurve,
  - das mittlere Thrombozytenvolumen (MPV),
  - die immature Plättchenfraktion (IPF):
    - Die Beurteilung der IPF erleichtert insbesondere die Abgrenzung zur regenerativen Thrombopenie und Immunthrombopenie.
- Bei einer Thrombozytenzahl < 50 × 10^9/l muss eine Evaluierung mittels Kammerzählung oder Durchflusszytometer erfolgen (siehe Kap. 1.6). Dies gilt besonders bei großen Thrombozyten.

Cave

Weder normale noch niedrige Thrombozytenzahlen schließen eine angeborene Thrombozytenfunktionsstörung aus. Das gemessene MPV hängt stark vom verwendeten Analysegerät, Antikoagulans und Probenalter ab und kann daher nur im Vergleich zu einer gesicherten Normalprobe bewertet werden.

- Morphologische Veränderungen sind lichtmikroskopisch in Blutausstrichen, gefärbt nach May-Grünwald-Giemsa, gut zu beurteilen; dazu gehören
  - Thrombozytengröße,
  - Zusammenklumpen (Aggregatbildung) und
  - Granularität der Thrombozyten.

Tab. 5.43 Thrombozytopathien.

Krankheit (OMIM)	Vererbung	Thrombozytenzahl	Thrombozytengröße
Thrombasthenie Glanzmann (27 3800)	a.r.	n	n
Bernard-Soulier-Syndrom (23 1200)	a.r.	↓	↑
P2Y12ADP-Rezeptor-Defekte (6 00515)	a.r.	n	n
Kollagenrezeptor-Defekte (6 05546)	a.r.	n	n
Thromboxan-A2-Rezeptor-Defekte (18 8070)	a.r.	n	n
Thrombozyten-Typ oder pseudo von Willebrand-Syndrom (17 7820)	a.d.	↓	↑

a.r. = autosomal rezessiv, a.d. = autosomal dominant, Thrombozytenzahl (normal (n), erniedrigt (↓)); Thrombozytengröße im Lichtmikroskop (normal (n), vergrößert (↑), verkleinert (↓));

Tab. 5.44 Thrombozytopathien mit Begleitsymptomen.

Krankheit (Abkürzung, OMIM)	Vererbung	Zahl	Größe	Assoziation
Gray-Platelet-Syndrom (GPS), (13 9090)	a.r.	↓	↑	Myelofibrose
Chediak-Higashi-Syndrom (CHS)1, (214 500)	a.r.	n	n	Immundefekt
Hermansky-Pudlak-Syndrom (203 300, 6 10472–6 10477 u. a.)	a.r.	n	n	Okulokutaner Albinismus, Lungenfibrose
Paris-Trousseau-/Jacobsen's Syndrom (18 8025); (14 7791)	a.d.	↓	↑	Kardiale und faciale Anomalien, mentale Retardierung
RUNX1 (15 1385)	a.d.	↓	n	Prädisposition für Leukämie
ANKRD26 (6 10855)	a.d.	↓	n	Prädisposition für Leukämie
GATA-Bindungsprotein1-Defekt; (3 05371)	XL	↓	↑	Dyserythropoetische Anämie, Thalassämie
MYH9-Familie: May-Hegglin-Anomalie (15 5100) Sebastian-Syndrom (6 05249) Fechtner-Syndrom (15 3640) Epstein-Syndrom (15 3650)	a.d.	↓	↑ ↑	Einschlusskörper in Leukozyten (Döhle), Nephritis, Hypakusis, Katarakt
X-chromosomale Thrombozytopenie (XLT) (3 13900)	XL	↓	↓ ↓	Immundefekt (mild)
Wiskott-Aldrich-Syndrom (WAS) (3 00392, 3 13900)	XL	↓	↓ ↓	Immundefekt (T-Zell), Allergien, Hautausschläge
TAR-Syndrom (27 4000)	Mikrodeletion 1q21.1	↓	n	Skelettanomalie: Bilateral verkürzte Radii.

a.r. = autosomal rezessiv, a.d. = autosomal dominant, XL = X-chromosomal vererbt, Thrombozytenzahl (normal (n), erniedrigt (↓)); Thrombozytengröße im Lichtmikroskop (normal (n), vergößert (↑), verkleinert (↓));

   - Erythrozyten und Leukozyten sollten mitbeurteilt werden, denn eine begleitende nicht blutungs- und blutverlustbedingte Anämie und Leukozyteneinschlusskörper (Döhle Einschlusskörper) können diagnostisch verwertbare Befunde aufweisen.

Methoden zur Bestimmung der Thrombozytenfunktion

- **PFA 100/200 Verschlusszeit** („in vitro Blutungszeit"):
  - Diese Methode ist nur eingeschränkt für die Beurteilung der Thrombozytenfunktion geeignet.
  - Grundvoraussetzung für die Testdurchführung ist eine Thrombozytenzahl > 100.000/µl und ein Hämatokrit > 30 %.
  - Sie eignet sich zum Nachweis eines von-Willebrand-Syndroms, einer Thrombasthenie Glanzmann und eines Bernard-Soulier-Syndroms.
  - Ein verdächtiger oder pathologischer Befund bedarf einer weiteren Abklärung.
  - Ein unauffälliger Befund schließt eine Thrombozytopathie nicht aus.

Praxistipp

Bei Kindern mit rezidivierenden Infekten ist mit einer großen Variabilität der Verschlusszeiten zu rechnen.

- **Aggregometrie:**
  - Diese Methode kann entweder in plättchenreichem Plasma (Lichttransmissionsaggregometrie, LTA) oder in 1:1 verdünntem Vollblut als Impedanzaggregometrie durchgeführt werden.
  - Es steht eine große Palette von Induktoren zur Verfügung, mit denen die verschiedenen Aktivierungen und Funktionen von Thrombozyten untersucht werden können.
  - Multiplate: Dieses semiautomatisierte impedanzaggregometrische Verfahren hat als Point-of-care-Methode zunehmend Bedeutung erlangt, ist aber für den Nachweis einer Thrombozytopathie nur eingeschränkt verwendbar.
  - Nicht nur die Durchführung der Untersuchung, sondern auch die Interpretation der Befunde und die Zuordnung zu einem definierten Krankheitsbild stellen meistens eine große Herausforderung dar.
- **Durchflusszytometrie:**
  - Dieses Verfahren (siehe Kap. 1.6) ist ein fixer Bestandteil der Zelldiagnostik.
  - Sie eignet sich aber auch sehr gut zur Diagnose der Thrombasthenie Glanzmann, des Bernard-Soulier-Syndroms und der Storage-Pool-Erkrankung (α-/δ-Granuladefekte; Mepacrin-Freisetzungstest).
  - Die besonderen Vorteile liegen in den benötigten geringen Blutmengen und in der einstufigen und spezifischen Diagnostik, die auch die Möglichkeit der Identifizierung heterozygoter Träger/Familienmitglieder miteinschließt.

- **Immunfluoreszenzmikroskopie:**
  - Es werden luftgetrocknete Blutausstriche mit verschiedenen Antikörpern gegen spezifische Proteine inkubiert, die bei diversen Thrombozytopathien eine Rolle spielen.
  - Dies erlaubt eine Diagnose an einfachen Ausstrichen mit minimalen Blutmengen.
  - Besonders bewährt hat sich diese Methode zur der Diagnose der Familie MYH9-Makrothrombozytopathien [4].
- **Elektronenmikroskopie (ELMI) und histochemische Färbung von Blutzellen:**
  - Diese kommen bei Verdacht auf einige seltene angeborene Thrombozytenfunktionsstörungen zum Einsatz, insbesondere solche mit Veränderungen des Zellinhalts und Einschlusskörpern.

Histologie, Zytologie und klinische Pathologie

Knochenmarkdiagnostik

- Zur Diagnosestellung und Beurteilung der Prognose ist auch in einigen Fällen die Untersuchung des Knochenmarks notwendig, wie bei Verdacht auf Wiskott-Aldrich-Syndrom.

Molekulargenetische Diagnostik

- Die zunehmende Zahl an in Registern verzeichneten genetischen Varianten hat die Bedeutung der molekulargenetischen Untersuchungen auch zur Diagnose von Thrombozytopathien gefördert.
- Die Assoziation von „neuen“ Varianten mit klinisch definierten Erkrankungen (Genotyp-Phänotyp-Korrelation) fehlt allerdings häufig.
- Panels:
  - Die auf auch schon kommerziell erhältlichen sog. Panels basierende Sequenzierung meint eine eingeschränkte Untersuchung, die sich auf mehr oder weniger gut charakterisierte Varianten konzentriert.
  - Mit dem steigenden Wissen um pathologische Varianten werden in der Zukunft Panels eine bedeutendere Rolle zur Diagnose von Thrombozytopathien spielen.
- Next-Generation-Sequencing (NGS):
  - Die Analyse erfolgt zumeist im Rahmen einer Gruppierung von Kandidatengenen.
  - Die Bewertung der gefundenen Varianten sowie deren Mitteilung soll immer unter Berücksichtigung der aktuellen Empfehlungen des American College of Medical Genetics and Genomics und der Europäischen Leitlinie für diagnostische Hochdurchsatzsequenzierung erfolgen.
- Zurzeit können molekulargenetische Untersuchungen insbesondere dazu dienen, eine vermutete Diagnose zu bestätigen.
- In Familienuntersuchungen können heterozygote Träger identifiziert werden.
- Einige für Thrombozytopathien kausale Mutationen, wie *ANKRD26* oder *RUNX1* sind prädisponierend für die Entwicklung einer Leukämie.
- Vorsorgeuntersuchungen Betroffener und genetische Beratung der Familien können durch die gesicherte Diagnose optimiert werden.
- Ausführliche Hinweise und Anleitungen zur Auswahl, Durchführung und Interpretation von Thrombozytenfunktionstesten sind den Leitlinien der Fachgesellschaften zu entnehmen [1], [3], [5], [6], [8].

5.22.9 Differenzialdiagnosen

- Autoimmunerkrankungen wie die Immunthrombozytopenie (ITP), die Thrombotisch-Thrombozytopenische Purpura (TTP), das Hämolytisch-Urämische Syndrom (HUS) und auch das Myelodysplastische Syndrom (MDS) müssen ausgeschlossen werden. Dazu können, wenn möglich, auch wiederholte Untersuchungen im Abstand von mehreren Wochen zur Differenzierung beitragen.
- Das von-Willebrand-Syndrom ist ebenfalls durch mukokutane Blutungen charakterisiert und kann nur durch Bestimmung des von-Willebrand-Faktors und Nachweis der normalen Funktion eventuell auch einschließlich Beurteilung der von-Willebrand-Multimeren diagnostiziert werden.
- Hämophilie A/B und bei auffälligen globalen Gerinnungstests (APTT und PT/Quick) auch andere seltene plasmatische Gerinnungsstörungen müssen ebenfalls ausgeschlossen werden.

5.22.10 Therapie

Therapeutisches Vorgehen

- Die Behandlung einer Blutungsneigung und Blutungen bei Thrombozytopathien folgt im Wesentlichen nach Ergebnissen aus Registerstudien, Fallberichten und Expertenmeinung (▸ Abb. 5.47).

Allgemeinmaßnahmen

- Der Blutungsprävention kommt besondere Bedeutung zu:
  - Vermeiden von Traumata,
  - Vermeiden von blutungsfördernden Medikamenten und
  - gute Zahn- und Nasenschleimhautpflege.
- Die lokale Blutstillung mittels Kompression und lokalen Hämostyptika steht immer an erster Stelle.
- Für eine optimale Hämostase sollen auch Hämoglobinwerte < 8 g/l vermieden werden.

> **Merke**
>
> Ausführliche Hinweise und Anleitungen zur Auswahl und Durchführung therapeutischen Maßnahmen sind den Leitlinien der Fachgesellschaften zu entnehmen [11], [12].

Pharmakotherapie

Antifibrinolytika

- Tranexamsäure ist die Basismedikation zur Prophylaxe und Behandlung von Blutungen [9].
- Ein allgemein anerkannter Labortest zur Beurteilung der Wirksamkeit von Tranexamsäure existiert nicht.
- Tranexamsäure ist besonders effektiv bei Schleimhautblutungen, Epistaxis und Menorrhagien.
- **Tranexamsäure** hemmt die Aktivierung von Plasminogen zu Plasmin und damit die Fibrinolyse.
- Anwendung/Dosierung:
  - ○ Tranexamsäure kann sowohl lokal, peroral als auch intravenös eingesetzt werden.
  - ○ Bei **invasiven Eingriffen** hat sich die präoperative perorale und intravenöse Gabe zur Blutungsprophylaxe und -behandlung bewährt.
    - – Die erste Einnahme sollte bevorzugt oral am Abend vor dem OP-Tag (OP-Tag: 1,5- bis 2-fache Dosis, falls keine Gabe am Vorabend) oder alternativ intravenös am OP-Tag erfolgen.
    - – Die empfohlene Erhaltungsdosis bei oraler Gabe ist 20–25 mg/kg (Erwachsene 1,0–1,5 g) 3- bis 4-mal tgl; bei intravenöser Gabe 10–15 mg/kg (Erwachsene 0,5–1,0 g) 3-mal tgl.
  - ○ Zur Prophylaxe und Behandlung von **Blutungen im Mundschleimhautbereich** sind Mundspülungen mit Tranexamsäure sinnvoll.
    - – Tranexamsäure kann in trinkbaren Flüssigkeiten verdünnt werden.
    - – Bei anschließendem Verschlucken ist die Menge in die Gesamtdosis mit einzurechnen.
  - ○ Bei **Nierenblutungen und Blutung der ableitenden Harnwege** (Hämaturie):
    - – Hier sollte Tranexamsäure aufgrund der Gefahr der Bildung von abflussbehindernden Blutgerinnseln nicht oder nur unter konsequenter Beobachtung eingesetzt werden.
    - – Nierenblutungen können effektiv durch eine forcierte Diurese kontrolliert werden.
    - – Bei renaler Retention ist eine Dosisreduktion nach den Herstellerangaben notwendig.
    - – Die Therapiedauer sollte in Abhängigkeit vom Eingriff festgelegt werden.
    - – Bei Behandlungen über Monate sind in der Literatur überwiegend Nebenwirkungen, wie Nausea, Diarrhoe und passagere Sehstörungen beschrieben.

Desmopressin (DDAVP)

- Desmopressin (Desamino-1-Cystein-8-D-Argininvasopressin, DDAVP) ist ein synthetischer Abkömmling des Vasopressins. Als selektiver Agonist am Argininvasopressinrezeptor-2 zeigt es einen antidiuretischen, aber keinen vasokonstriktorischen Effekt.
- Desmopressin kommt als prophylaktische und therapeutische Maßnahme infrage. Desmopressin wirkt v. a. über einen Anstieg des von-Willebrand-Faktors und des Gerinnungsfaktors VIII. Der hämostatische Effekt kann bei angeborenen Thrombozytopathien stark variieren. Bei einer nichtklassifizierten Thrombozytopathie mit Verlängerung der Verschlusszeit am PFA 100/200 kann eine Austestung mit diesem Gerät sinnvoll sein.
- **Anwendung/Dosierung** (▶ Tab. 5.45):
  - ○ Desmopressin kann als Kurzinfusion (parenteral) oder intranasal (Nasenspray) angewendet werden.

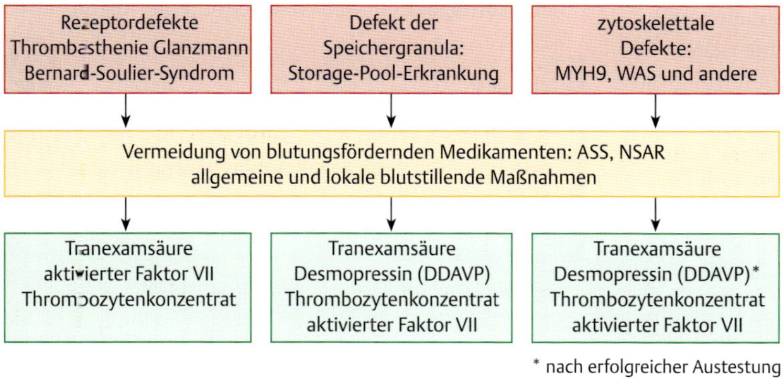

Abb. 5.47 Thrombozytopathie. Behandlungsempfehlungen nach zugrunde liegendem Thrombozytendefekt.

Tab. 5.45 Dosisempfehlungen für Desmopressin (DDAVP) bei Kindern und Erwachsenen.

Patienten	Therapie		Präoperative Prophylaxe
	Intranasal	Intravenös	Intravenös 60 min vor dem Eingriff
≤ 12 Jahre	150 µg (1 Sprühstoß)	0,3–0,4 µg/kg über 30 min	0,3–0,4 µg/kg über 30 min
> 12 Jahre	300 µg (2 Sprühstöße)		
≤ 50 kg	150 µg (1 Sprühstoß)		
> 50 kg	300 µg (2 Sprühstöße)		

  - Bei operativen Eingriffen sollte die i. v.-Gabe präferiert werden.
  - Bei wiederholten Gaben ist mit einer raschen Tachyphylaxie der hämostatischen Wirkung zu rechnen.
  - Die Kontrolle der Flüssigkeitszufuhr und der Serumelektrolytwerte (cave: Hyponatriämie) sind insbesondere bei wiederholten Gaben wichtig.
  - Eine Kombination von Desmopressin mit Tranexamsäure ist sinnvoll.
- **Kontraindikationen**:
  - Bei Rezeptordefekten, wie der Thrombasthenie Glanzmann und dem Bernard-Soulier-Syndrom ist Desmopressin in der Regel nicht wirksam.
  - Beim Plättchentyp-von-Willebrand-Syndrom (Pseudo-von-Willebrand-Syndrom) kann Desmopressin zu einer spontanen Plättchenaggregation und Thrombozytopenie führen und soll deshalb ebenfalls nicht eingesetzt werden.
  - Aufgrund der antidiuretischen Wirkung von Desmopressin besteht das Risiko von Wasserretention, Hyponatriämie, Hirnödem und Krampfanfällen. Daher wird bei Kindern < 2 Jahren, Patienten mit Anfallsleiden, Nierenfunktionsstörungen, Schwangeren und Patienten mit koronarer Herzkrankheit die Gabe von Desmopressin grundsätzlich nicht empfohlen.
- Häufige Nebenwirkungen sind das Auftreten von Flush und Kopfschmerzen.

Aktivierter Faktor VII (rFVIIa)

- Faktor VIIa ist für die Behandlung von Blutungen und zur Blutungsprophylaxe bei Thrombasthenie Glanzmann mit Thrombozytenalloantikörpern und früherem oder aktuellem Refraktärzustand auf die Transfusion von Thrombozytenkonzentraten zugelassen.
- In der klinischen Praxis wird rFVIIa aber auch für Patienten mit diversen Thrombozytopathien mit/ohne Antikörper erfolgreich eingesetzt [11], [12].
- Oftmals wird rFVIIa auch dazu verwendet, um den Transfusionsbedarf zu reduzieren.
- Wenn durch allgemeine und lokale blutstillende Maßnahmen keine Blutstillung zu erwarten ist oder erreicht werden kann, soll rFVIIa frühzeitig eingesetzt werden.
- Die empfohlenen Dosen für die wiederholte Bolusapplikation schwanken zwischen 80–120 µg/kg KG rFVIIa alle 2–4 h.
- In Einzelfällen wurden thromboembolische Komplikationen beschrieben.
- Eine Kombination mit Tranexamsäure ist zu empfehlen.

Thrombozytenkonzentrate

- Thrombozytentransfusionen (TK) werden zur Prophylaxe und Therapie von thrombozytär bedingten Blutungen eingesetzt.
- Die Indikationsstellung zur Thrombozytentransfusion ist abhängig von Thrombozytenzahl und -funktion, der Blutungssymptomatik und dem Blutungsrisiko sowie der Grunderkrankung.
- Der Therapieeffekt von „Apherese-“ und „Poolkonzentraten“ ist vergleichbar.
- Patienten mit einer Thrombasthenie Glanzmann Typ I mit vollständigem Fehlen des Fibrinogenrezeptor (Integrin αIIbβ3 Glykoprotein IIb/IIIa CD41a) haben das höchste Risiko für die Entwicklung eines Thrombozyten-Antikörpers, der weitere Transfusionen wirkungslos macht.

Hormone

- Verstärkte Menstruationsblutungen sind ein typisches Symptom einer Thrombozytopathie.
- Eine hormonelle Behandlung der akuten Blutung kann nach vorliegenden Konsensusleitlinien erfolgen [7].

> **Cave**
>
> Beachtet werden muss, dass in Deutschland und Österreich nur Ethinylestradiolkombinationspräparate und Medroxyprogesteron als Handelspräparate angeboten werden.

Thrombopoetin-Analoga

- Für die Bewertung des Einsatzes bei angeborenen thrombozytopenischen Thrombozytopathien fehlen Informationen.

Zellbasierte Verfahren

- Allogene Stammzelltransplantation (und in Zukunft Gentherapie) ist eine Behandlungsoption bei wenigen ausgewählten Patienten mit nicht beherrschbarer Blutungsneigung oder schweren assoziierten Erkrankungen. Dazu gehören
  - die Thrombasthenie-Glanzmann mit Antikörpern gegen das Integrin αIIbβ3 (GlykoproteinIIb/IIIa) und schwerer therapierefraktärer Blutungsneigung sowie
  - andere schwere Erkrankungen, wie das Wiskott-Aldrich-Syndrom, bei dem aber in der Regel der Immundefekt im Vordergrund steht.

Operative Therapie

- Eine Splenektomie bei angeborener Thrombozytopathie/-penie ist sehr selten sinnvoll.

5.22.11 Prävention

- Der Blutungsprävention kommt besondere Bedeutung zu:
  - Vermeiden von Traumata,
  - Vermeiden von blutungsfördernden Medikamenten und
  - gute Zahn- und Nasenschleimhautpflege.

5.22.12 Nachsorge

- Patienten mit angeborenen Thrombozytopathien sollen gegen Hepatitis A/B immunisiert werden, wobei Impfungen subkutan (soweit zugelassen) oder mit ausreichender konsekutiver lokaler Kompression zu verabreichen sind.
- Außerdem sind den Patienten ein Notfallausweis mit Angaben zu Erkrankung, Behandlung, Empfehlungen zum Verzicht auf bestimmte Medikamente (ASS und NSAR) sowie die Kontaktdaten des betreuenden Zentrums zur Verfügung zu stellen.
- Bei planbaren Eingriffen soll ein Behandlungsplan erstellt werden.
- Zur Erhaltung oder Wiederherstellung der Hämostase ist ein konsequenter Ersatz von Blutverlusten und Korrektur einer Hämodilution mit dem Ziel der Stabilisierung des Hämoglobins auf 8–10 g/dl erforderlich.
- Auf die orale Zufuhr von Eisen zur Verhütung einer Eisenmangelanämie ist ggf. zu achten.
- Bei Patienten mit Thrombozytopathien mit zu erwartendem Transfusionsbedarf, wie häufig bei Thrombasthenie Glanzmann und Bernard-Soulier-Syndrom, sollte eine HLA-Typisierung erfolgen, damit bei Bedarf HLA-passende Thrombozytenkonzentrate zur Verminderung des Risikos einer Alloimmunisierung transfundiert werden können.
- Das Risiko der Entwicklung von Thrombozytenantikörpern kann nur durch die Vermeidung häufiger Thrombozytentransfusionen reduziert werden.

5.22.13 Verlauf und Prognose

- Verlauf und Prognose sind variabel und hängen oft von Begleiterkrankungen/Symptomenkomplexen („Syndrom und Prädisposition“) ab.
- Grundsätzlich ist postpubertär mit einer Abnahme der Blutungsneigung mit zunehmendem Alter zu rechnen.
- Die Entwicklung von Thrombozyten-Antikörpern ist eine besonders gefürchtete Komplikation nach therapeutischen Thrombozytentransfusionen und stellt eine therapeutische Herausforderung dar.

5.22.14 Wichtige Internetquellen

- Informationen zu Blut- und Gerinnungserkrankungen: www.isth.org
- Informationen zu Hämophilie und anderen seltenen Blutungsleiden: www.wfh.org
- Informationen zu Blut- und Gerinnungserkrankungen bei Kindern: www.kinderblutkrankheiten.de
- Informationen zur Diagnose von angeborenen Thrombozytopathien und Thrombozytentransfusion: www.b-s-h.org.uk

5.22.15 Literatur

[1] Balduini CL, Cattaneo M, Fabris F et al. Inherited thrombocytopenias: a proposed diagnostic algorithm from the Italian Gruppo di Studio delle Piastrine. Haematologica 2003; 88(5): 582–592

[2] Bidlingmaier C, Grote V, Budde U, Olivieri M, Kurnik K. Prospective evaluation of a pediatric bleeding questionnaire and the ISTH bleeding assessment tool in children and parents in routine clinical practice. J Thromb Haemost 2012; 10(7): 1335–1341

[3] Gothwal M, Sandrock-Lang K, Zieger B. Genetics of inherited platelet disorders. Hamostaseologie 2014; 34(2): 133–141

[4] Greinacher A, Pecci A, Kunishima S et al. Diagnosis of inherited platelet disorders on a blood smear: a tool to facilitate worldwide diagnosis of platelet disorders. J Thromb Haemost 2017

[5] Gresele P. Diagnosis of inherited platelet function disorders: guidance from the SSC of the ISTH. J Thromb Haemost 2015; 13(2): 314–322

[6] Harrison P, Mackie I, Mumford A et al. Guidelines for the laboratory investigation of heritable disorders of platelet function. Br J Haematol 2011; 155(1): 30–44

[7] James AH, Kouides PA, Abdul-Kadir R et al. Evaluation and management of acute menorrhagia in women with and without underlying bleeding disorders: consensus from an international expert panel. Eur J Obstet Gynecol Reprod Biol 2011; 158(2): 124–134

[8] Knofler R, Eberl W, Schulze H et al. [Diagnosis of inherited diseases of platelet function. Interdisciplinary S2K guideline of the Permanent Paediatric Committee of the Society of Thrombosis and Haemostasis Research (GTH e.V.)]. Hamostaseologie 2014; 34(3): 201–212
[9] Pabinger I, Fries D, Schochl H, Streif W, Toller W. Tranexamic acid for treatment and prophylaxis of bleeding and hyperfibrinolysis. Wien Klin Wochenschr 2017; 129(9–10): 303–316
[10] Rodeghiero F, Tosetto A, Abshire T et al. ISTH/SSC bleeding assessment tool: a standardized questionnaire and a proposal for a new bleeding score for inherited bleeding disorders. J Thromb Haemost 2010; 8(9): 2063–2065
[11] Streif W, Knofler R, Eberl W et al. [Therapy of inherited diseases of platelet function. Interdisciplinary S2K guideline of the Permanent Paediatric Committee of the Society of Thrombosis and Haemostasis Research (GTH e.V.)]. Hamostaseologie 2014; 34(4): 269–275
[12] Tosetto A, Balduini CL, Cattaneo M et al. Management of bleeding and of invasive procedures in patients with platelet disorders and/or thrombocytopenia: Guidelines of the Italian Society for Haemostasis and Thrombosis (SISET). Thromb Res 2009; 124(5): e13-e18

5.23 Disseminierte intravasale Koagulopathie

Paul Knöbl

5.23.1 Steckbrief

Die disseminierte intravaskuläre Koagulopathie (DIC) ist eine seltene, aber oft schwere und lebensbedrohliche Störung der Blutgerinnung. Die DIC ist charakterisiert durch eine systemische Gerinnungsaktivierung und den Ausfall der regulierenden inhibierenden Mechanismen im Rahmen von verschiedenen Erkrankungen. Dadurch kommt es zur Generation von Thrombin und Fibrin und zur disseminierten Ablagerung von Fibrinthromben in der Mikro- und Makrozirkulation, was Störungen der Organfunktionen bis hin zum Multiorganversagen zur Folge hat. Bei Fortschreiten des Prozesses werden Gerinnungs- und Fibrinolysefaktoren sowie Inhibitoren und auch Thrombozyten verbraucht (Verbrauchskoagulopathie), was zu ausgeprägter diffuser Blutungsneigung führt.

5.23.2 Synonyme

- Verbrauchskoagulopathie
- Disseminierte intravasale Gerinnung (DIG)
- Disseminierte intravaskuläre Koagulopathie (DIC)

5.23.3 Definition

- Sekundäre Gerinnungsaktivierung mit gestörter Regulation, unkontrollierter Propagation, diffuser Fibrindeposition und Organdysfunktion

5.23.4 Epidemiologie

- Eine generalisierte Gerinnungsaktivierung entsteht bei allen Patienten mit Sepsis, bei 30–50 % entwickelt sich eine DIC (je nach Definition).
- Eine DIC tritt bei geschätzt 1 % aller hospitalisierten Patienten auf.
- Unabhängig von Alter, Geschlecht oder Ethnie

5.23.5 Ätiologie und Pathogenese

- Verlauf einer DIC:
  - Bei DIC laufen Gerinnungsvorgänge nicht lokalisiert, sondern disseminiert in der gesamten Zirkulation ab.
  - Dadurch ist die physiologische Kontrolle und Modulation der Hämostase nicht mehr gewährleistet und es kommt zu überschießender Fibrinbildung und -ablagerung in der Mikrozirkulation und zu Störungen der Organfunktion.
  - In späteren Stadien kann der Verbrauch von Gerinnungsfaktoren nicht mehr kompensiert werden und es entsteht eine schwere klinische Blutungsneigung (Verbrauchskoagulopathie).
- **Pathophysiologische Prozesse:**
  - Bestimmte externe und interne Stimuli führen z. B. durch Bindung von Toxinen (z. B. bakterielle Toxine wie Endotoxin) an Toll-like-Rezeptoren auf Monozyten zu über NFκB laufenden intrazellulären Vorgängen mit Freisetzung von proinflammatorischen Zytokinen.
  - Dadurch tritt eine Akutphase-Reaktion mit Erhöhung verschiedener Plasmaproteine auf (z. B. VWF, Fibrinogen, Faktor VIII, C-reaktives Protein, Procalcitonin etc.).
  - Durch Expression von tissue factor und Tissue-factor-haltigen Mikropartikeln an aktivierten Zellen wird die Gerinnung eingeleitet → Thrombingenerierung und Fibrinbildung.
  - Diese physiologischen Vorgänge sind Teil einer Abwehrreaktion, die dazu dient, den Organismus auf eine Gefahrensituation vorzubereiten und bei Notwendigkeit rasch eine ausreichende Hämostase sicherzustellen.
  - Verbrauch von Gerinnungsinhibitoren (Antithrombin, Protein C und S):
    - Die Inhibitoren werden im Rahmen dieser Vorgänge verbraucht, um die Gerinnung unter Kontrolle zu halten.
    - Bei eingeschränkter Leberfunktion im Rahmen der Grunderkrankung ist die Synthese der Gerinnungsfaktoren und -inhibitoren gestört.
    - Inhibitoren können auch durch proteolytische Enzyme (z. B. Neutrophilenelastase) degradiert werden.

- Bei insuffizienter Regulation/Kontrolle
  - überwiegen die prokoagulatorischen Vorgänge,
  - die Thrombingenerierung nimmt zu und
  - dies stimuliert die weiteren hämostastischen Systeme (inkl. Thrombozyten, Monozyten, Gerinnungsfaktoren) sowie die Fibrinbildung.
  - Gleichzeitig hemmen erhöhte Spiegel des Plasminogen-Aktivator-Inhibitor 1 (PAI-1) sowie die Wirkung des Thrombin-activatable fibrinolysis inhibitors (TAFI) die fibrinolytischen Systeme → entstehende Fibringerinnsel werden nicht mehr ausreichend abgebaut.
  - Die dadurch entstehende generalisierte Fibrindeposition in der Mikrozirkulation führt zu Störungen der Organfunktionen und zur Verstärkung der Gerinnungsstörung.
- Einleitung, Intensität und der Ablauf dieses circulus vitiosus sind von verschiedenen Faktoren abhängig, und zwar je nach
  - Art des Pathogens (Art des Erregers, produzierte Toxine, Virulenz und Wachstumsrate, Escape-Mechanismen),
  - Status und Prädispostiton des Patienten (genetischs Repertoire, individueller systemischer Reaktion, Alter und Begleiterkrankungen, Immunstatus),
  - Umgebungsvariablen (Zeit bis zur adäquaten Behandlung, verfügbare Ressourcen, Konditionen der Behandlung, etc.).

5.23.6 Klassifikation und Risikostratifizierung

- Systemische Gerinnungsaktivierung:
  - Als physiologische Reaktion auf Infektionen oder andere Stimuli kommt es immer zu einer Mitreaktion der Hämostase im Rahmen der Akutphase-Reaktion mit Anstieg von Fibrinogen, VWF, Faktor VIII und D-Dimer.
  - In dieser Phase besteht ein erhöhtes Thromboembolie-Risiko.
  - Die prokoagulatorischen Vorgänge werden durch die physiologischen Inhibitoren üblicherweise gut kontrolliert.
- Latente und manifeste Koagulopathie:
  - In bestimmten Situationen besteht ein Missverhältnis zwischen der Intensität der Gerinnungsaktivierung und der Möglichkeit des Organismus, diese ausreichend zu kompensieren bzw. die verbrauchten Faktoren nachzubilden.
  - Dabei spielen auch individuelle, genetisch festgelegte oder erworbene Unterschiede eine große Rolle.
  - Die dabei entstehende Koagulopathie kann transient sein und allein durch Behandlung der Grunderkrankung wieder sistieren, kann aber auch progressiv verlaufen.
- Progredienz der DIC:
  - Frühphase einer DIC:
    - Oft starke Fibrinbildung.
    - Klinische Zeichen sind Thrombosen, Embolien, minderperfundierte Areale, v. a. an der Haut, auch in anderen Organen, bis hin zu Nekrosen.
    - Bei fehlendem Ansprechen auf eine Therapie kommt es zur Progression mit zunehmendem Verbrauch von Gerinnungsfaktoren, Thrombozyten und Inhibitoren, sowie zu insuffizienter Neusynthese bei oft gleichzeitig bestehender Leberfunktionsstörung.
    - Oft kann parallel zur DIC auch eine Hyperfibrinolyse entstehen (v. a. bei paraneoplastischer Koagulopathie).
  - Propagationsphase:
    - Missverhältnis zwischen Aktivierung und Verbrauch von Gerinnungsfaktoren und -inhibitoren und deren Neusynthese.
    - Dadurch sinken sie Plasmaspiegel rasch ab, es entsteht ein Faktorenmangel mit konsekutiver ausgeprägter Blutungsneigung.
  - Der Extremfall einer DIC ist die Purpura fulminans.

> **Merke**
>
> Purpura fulminans ist eine sehr rasche progrediente Erkrankung mit typischen Hautläsionen, die in Abhängigkeit von der individuellen Konstitution bei bestimmten Infektionen (Meningokokken, Pneumokokken, Gram-negative Sepsis, Post-Splenektomie-Infektionen) akut auftreten kann. Dabei besteht immer auch eine schwere Koagulopathie, die v. a. durch ein (lokales oder systemisches) Versagen des Protein-C-Systems charakterisiert ist.

5.23.7 Symptomatik

- Klinisch initial v. a. Thromboseneigung und Mikrozirkulationsstörungen im Vordergrund.
- Bei Verbrauch der Gerinnungsfaktoren und Thrombozyten kommt es dann zu ausgeprägten, unstillbaren Blutungen.
- Purpura fulminans als Maximalform der DIC kann z. B. bei Meningokokkeninfektionen vorkommen:
  - typische, landkartenähnliche Hautläsionen, zentral nekrotisch mit einem hellroten, inflammatorischen Randsaum.
- Daneben bestehen die klinischen Zeichen
  - der zugrunde liegenden Erkrankung (z. B. Sepsis, Schock, Pankreatitis, etc.) sowie
  - der durch die Koagulopathie verursachten Organdysfunktionen (neurologische Veränderungen, Nieren- und Leberfunktionseinschränkung, kardiale Beteiligung, etc.).

5.23.8 Diagnostik

Diagnostisches Vorgehen

- Bei **prädisponierender Ausgangssituation** ist daran zu denken, dass sich eine DIC entwickeln kann. Daher ist eine entsprechende Diagnostik in angemessen kurzen Intervallen durchzuführen (▸ Abb. 5.48).
- Dafür hilfreich sind Scoring-Systeme:
  - International Society of Thrombosis and Hemostasis (ISTH) ist einer der am besten evaluierten Scores (▸ Tab. 5.46).
  - Non-overt ISTH DIC-Score (▸ Tab. 5.47), DIC-Score des Japanese Ministry of Health and Welfare: Diese Scores umfassen nicht nur eine einmalige Bestimmung, sondern erfassen auch die (rasche) Dynamik der Erkrankung. Daher ist solchen Scores der Vorzug zu geben.
- Probleme bei der Interpretation der DIC-Scores:
  - Thrombopenie tritt auch bei Knochenmarksdysfunktion bei Chemotherapie, Bluterkrankungen, toxischen Schäden, Stammzelltransplantation extrakorporaler Therapie, immunologischen Erkrankungen, Hämodilution, Lebererkrankungen, Hypersplenismus auf.
  - PTZ/INR ist beeinflusst durch Leberfunktionsstörungen, Vitamin-K-Mangel, Hämodilution, Immunphänomene oder Medikamente.
  - Fibrinogen und D-Dimer-Spiegel:
    - Diese sind erhöht bei Akutphase-Situationen (Infektionen, Tumorerkrankungen, Diabetes, chronische Erkrankungen, Operationen oder Trauma).
    - Scheinbar noch normale Fibrinogenspiegel können unter solchen Umständen schon Zeichen einer Koagulopathie darstellen, obwohl sie in den Scores nicht punkten.
    - Fibrinogenwerte sind immer in Kontext zu anderen Akutphase-Parametern (CRP, Procalcitonin, IL-6, Haptoglobin) zu interpretieren.
    - Behandlung mit Steroiden kann zur Downregulation von Fibrinogen führen; niedrige Spiegel müssen in diesem Zusammenhang nicht Zeichen einer Koagulopathie sein.

Anamnese

- Potenzielle prädisponierende Faktoren sowie deren Ursachen.
- Art und Dynamik der klinischen Symptomatik.
- Patienten mit Infektionen (v. a. bei hochinfektiösen oder meldepflichtigen Erkrankungen):
  - Identifizierung der möglichen Infektionsquelle,
  - notwendige Maßnahmen zum Schutz von Kontaktpersonen.

Körperliche Untersuchung

- Eine umfassende körperliche Untersuchung des gesamten entkleideten Patienten ist obligat, um Hautläsionen erkennen zu können, die die Entwicklung einer Purpura fulminans anzeigen.
- Die Erfassung von (auch kleinsten) Nekrosen, Minderperfusionen, Thrombosen, aber auch Zeichen von Blutungen ergänzen die körperliche Untersuchung.
- Regelmäßige Wiederholungen (bei Bedarf auch mehrmals täglich) der strukturierten Erfassung all dieser Zeichen (am besten anhand eines Dokumentationsblatts) helfen, die Dynamik der Erkrankung und das Ansprechen auf die Behandlung zu beurteilen.

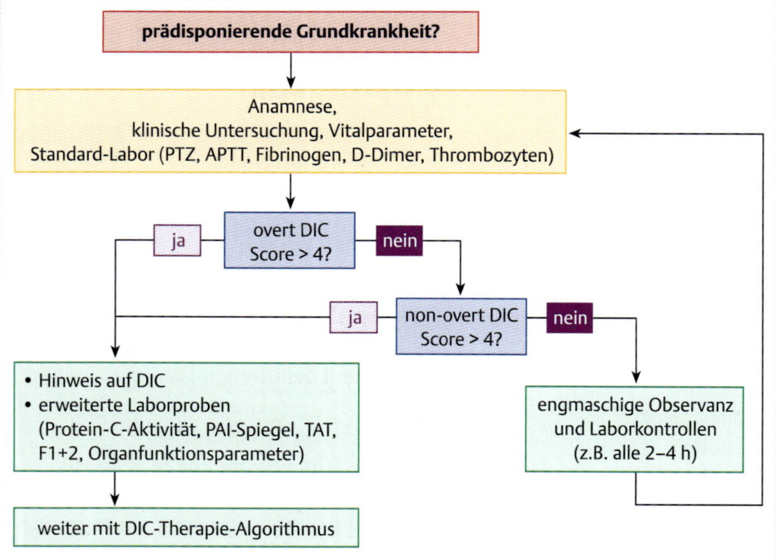

Abb. 5.48 DIC. Diagnostisches Vorgehen.

Tab. 5.46 ISTH-Score für manifeste DIC [1].

Parameter	0	1	2	3	SUMME
Thrombozytenzahl (G/l)	> 100	50–100	< 50		
D-Dimer (mg/l)	< 0,4		0,4–4,0	> 4,0	
Prothrombinzeit (%)	> 60	40–60	< 40		
oder INR	< 1,4	1,4–1,8	> 1,8		
Fibrinogen (g/l)	> 1,0	< 1,0			
SUMME					
ERGEBNIS	Wenn Score > 4 Punkte: kompatibel mit manifester DIC. Score täglich wiederholen. Wenn Score < 5 Punkte: DIC nicht bewiesen, ISTH-Score für latente DIC anwenden. Score täglich wiederholen.				
Der Score ist nur anzuwenden wenn der Patient eine prädisponierende Grunderkrankung hat (z. B. Sepsis, schwere Infektion, Trauma, Organversagen, schwere Pankreatitis, Malignome, Schwangerschaftskomplikationen, Gefäßanomalien, Leberversagen, schwere toxische oder immunologische Reaktionen [Schlangengifte, Drogen, Medikamente, Transfusionsreaktionen, Transplantatabstoßung]).					

Tab. 5.47 ISTH Score latente DIC [1].

Punkte		-1	0	1	2	SUMME
Prädisponierende Grunderkrankung			Nein		Ja	
Thrombozytenzahl (G/l)			> 100	< 100		
	Dynamik	steigend	stabil	fallend		
D-Dimer (mg/l)			< 0.4	> 0.4		
	Dynamik	fallend	stabil	steigend		
Prothrombinzeit (%)			> 60	< 60		
	Dynamik	steigend	stabil	fallend		
oder INR			< 1,4	> 1,4		
	Dynamik	fallend	stabil	steigend		
Antithrombin		normal		abnormal		
Protein C		normal		abnormal		
TAT Komplexe		normal		abnormal		
SUMME						
Ergebnisse	Wenn Score > 4 Punkte: kompatibel mit latenter DIC. Score täglich wiederholen. Wenn Score < 5 Punkte: DIC unwahrscheinlich. Score täglich wiederholen, wenn klinisch indiziert.					
Prädisponierende Grunderkrankungen sind: Sepsis, schwere Infektion, Trauma, Organversagen, schwere Pankreatitis, Malignome, Schwangerschaftskomplikationen, Gefäßanomalien, Leberversagen, schwere toxische oder immunologische Reaktionen (Schlangengifte, Drogen, Medikamente, Transfusionsreaktionen, Transplantatabstoßung).						

Labor

- Konventionelle Labortests sind meist ausreichend, um eine DIC zu erkennen und den Verlauf zu beurteilen.
- Weiterführende Gerinnungsdiagnostik ist nur in Einzelfällen notwendig (z. B. bei Purpura fulminans oder bei Hyperfibrinolyse).
- Entscheidender diagnostischer Hinweis auf das Vorliegen einer DIC stellt folgende Kombination dar:
  - progrediente Thrombozytopenie mit
  - Fibrinogen-Abfall und
  - D-Dimere-Anstieg.
- Im Routinelabor finden sich darüber hinaus:
  - pathologische Prothrombinzeit (PTZ),
  - verlängerte aPTT,
  - vermehrt Fibrinabbauprodukte,
  - verminderte Gerinnungsinhibitoren (z. B. Protein C und S, Antithrombin).
- Durch die Messung von sensitiven molekularen Gerinnungsaktivierungsmarkern (D-Dimer, Prothrombinfragment 1 + 2, Thrombin-Antithrombin Komplexe) kann die Gerinnungsaktivierung ebenfalls gut nachgewiesen werden.

- Fibrinogen wird bei einer DIC ebenfalls verbraucht, kann aber als Akutphase-Protein auch noch scheinbar normal sein. Daher ist der Fibrinogenspiegel immer in Relation zu anderen Akutphase-Proteinen (z. B. CRP, IL-6, Procalcitonin) zu beurteilen.
- Oft kann parallel zur DIC auch eine Hyperfibrinolyse entstehen (v. a. bei paraneoplastischer Koagulopathie); hier zeigen sich
  - sehr niedrige Fibrinogenspiegel und
  - extrem erhöhte D-Dimer-Werte.
- Die Verminderung von Inhibitoren (Antithrombin, Protein C) ist ein prognostisch schlechtes Zeichen.

> **Merke** M!
>
> Die Beurteilung des Verlaufs (Messungen mehrmals täglich) hat entscheidende Bedeutung für die Beurteilung der Dynamik der Gerinnungsstörung und des Ansprechens auf die Behandlung.

5.23.9 Differenzialdiagnosen

- Koagulopathie bei disseminierten Malignomen, Hitzeschock oder Leberversagen
- Hyperfibrinolye

5.23.10 Therapie

Therapeutisches Vorgehen

- ▶ Abb. 5.49

Allgemeinmaßnahmen

- Patienten mit DIC sind meist kritisch krank und sollten auf einer Intensivstation mit Möglichkeiten zur invasiven Überwachung, Vasopressorentherapie und maschineller Beatmung behandelt werden.
- Entsprechende Expertise ist notwendig.

Pharmakotherapie

Therapie der Grunderkrankung

- Grundlage der Therapie einer DIC ist die kausale Therapie der Grunderkrankung.
- Da die Koagulopathie immer ein Sekundärphänomen ist, kann jede gerinnungsaktive Behandlung die kausale Therapie nur ergänzen.
- Außerdem muss abgeschätzt werden, ob die hämorrhagische oder die thrombogene Komponente überwiegt und die Gerinnungstherapie entsprechend angepasst werden.

Antikoagulation

- Angesichts der Pathophysiologie steht die Regulation der überschießenden Gerinnungsaktivierung im Vordergrund.
- Heparin:
  - Alle akut erkrankten Patienten benötigen eine Thromboseprophylaxe, zumeist wird niedermolekulares Heparin in hoher Prophylaxedosis verwendet.
  - Bei manifesten Thrombosierungen ist eine therapeutische Heparinisierung notwendig durch niedermolekulares Heparin oder ggf. auch unfraktioniertes Heparin als APTT-gesteuerte Dauerinfusion.
  - Auch in der Verbrauchsphase kann durch geringe Heparindosen eine Stabilisierung der Koagulopathie erreicht werden.
- Antithrombin:
  - Antithrombinkonzentrate zeigten in verschiedenen Studien positive Effekte bei DIC (raschere Rückbildung der Koagulopathie, besseres Überleben).
  - Jedoch keine Bedeutung mehr bei der Behandlung der Sepsis.
  - Vor allem bei manifester DIC und sehr niedrigen Antithrombinspiegeln kann die Gabe in Erwägung gezogen werden.
  - Dosis: ca. 50 E/kg, Antithrombin-Talspiegel von > 50 % sollten angestrebt werden.
- Protein-C-Zymogen:
  - Das Präparat (Ceprotin) ist nur zur Behandlung des angeborenen, nicht aber des erworbenen Protein-C-Mangels zugelassen.
  - Trotzdem ist bei dieser fulminant verlaufenden, lebensbedrohlichen Erkrankung die Protein-C-Substitution Bestandteil des therapeutischen Repertoires.
- Plasma:
  - Gabe von Plasma war lange Zeit fester Bestandteil der DIC-Therapie, da es alle Gerinnungsfaktoren und -inhibitoren enthält und so eine balancierte Substitution ermöglicht.
  - Um hämostatisch wirksame Effekte zu erzielen, sind jedoch ausreichende Plasmamengen (20–40 ml/kg) notwendig, mit möglichen Folgen:
    - Eiweiß- und Volumenüberladung,
    - transfusionsinduziertes Lungenversagen oder
    - Citrat-Nebenwirkungen.
  - Außerdem ist die Bereitstellung durch den notwendigen Auftauprozess langwierig.
  - Heute hat die Plasmatherapie bei DIC nur mehr geringen Stellenwert.

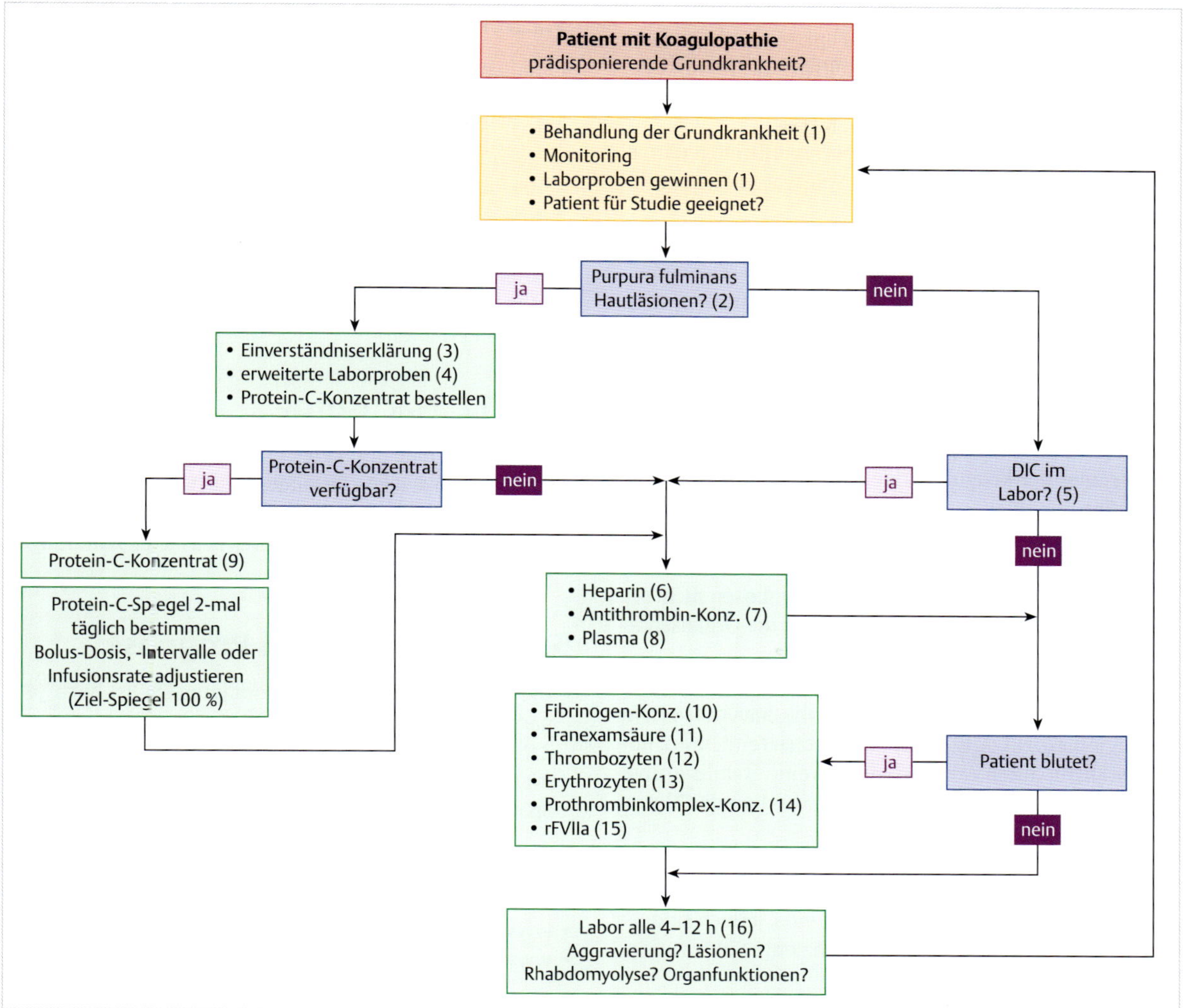

Abb. 5.49 DIC. Therapeutisches Vorgehen. (1) Behandlung der Grundkrankheit: z. B. standardisierte Sepsistherapie nach Guidelines. Labor: Blutbild, Gerinnung (PTZ, APTT, TZ, Fibrinogen, D-Dimer, Antithrombin), Chemie, Mikrobiologie. (2) PF-typische Hautläsionen: unregelmäßiger, inflammierter Randsaum, zentrale Nekrosen; gesamten Patienten beurteilen - Scoresheet. (3) Einverständniserklärung: für evtl. Studie bzw. für off-label Therapie mit Ceprotin. (4) Erweiterte Laborproben: Protein-C-Aktivität, PAI-Spiegel, Muskelenzyme, Forschung. (5) DIC: ISTH-Score für overt und non-overt DIC verwenden. Kann bei Sepsis/Hämodilution/Leberversagen falsch sein. Verlauf beobachten! (6) Heparin: Standard-Heparin (200–1000 E/h Dauerinfusion, Ziel APTT (60–80 s) oder TZ (40–60 s) oder niedermolekulares Heparin (z. B. äquivalent zu 1–2 mg/kg Enoxaparin /Tag s. c.), Anti-Xa-Talspiegel < 0,4 U/ml. (7) Antithrombin-Konzentrat: 50 U/kg (wenn Antithrombinspiegel deutlich niedriger als PTZ). (8) Plasmainfusion: optional; 20 ml/kg (Vorsicht bei Hypervolämie oder Hyperproteinämie). (9) Protein-C-Konzentrat: Ceprotin, 100 E/kg Bolus, dann 10 E/kg/h Dauerinfusion, Ziel-Protein C-Aktivität 100 %. (10) Fibrinogen-Konzentrat: 2–4 g i. v. Ziel: Fibrinogen > 0,8 g/l (bei Blutungen auch höher). (11) Tranexamsäure (Cyclokapron): 3-mal tägl. 1 g i. v. (nicht bei DIC). (12) Thrombozytenkonzentrat: Ziel: Thrombozyten > 30 G/l (bei Blutungen > 50 G/l). (13) Erythrozytenkonzentrate: Ziel: Hb > 7,0 g/dl. (14) Prothrombinkomplex-Konzentrate: 40 E/kg; Ziel: PTZ > 30 % (bei Blutungen auch höher). (15) rhFaktor VIIa (Novoseven): 90 µg/kg bei lebensbedrohlichen Blutungen; eventuell wiederholen. (16) Laborkontrollen: Blutbild, Gerinnung (PTZ, APTT, TZ, Fibrinogen, D-Dimer, Antithrombin), Chemie, Muskelenzyme, Laktat. Verlauf beachten!

Therapie von Blutungen

- Bei manifester Blutungsneigung müssen zusätzlich zur Gerinnungsinhibition die verbrauchten prokoagulatorischen Faktoren ersetzt werden.
- Fibrinogenkonzentrate sollen bei Hypofibrinogenämie gegeben werden, sie stellen das Substrat für eine suffiziente Gerinnselbildung dar.
- Thrombozytenkonzentrate werden bei Thrombopenie gegeben, jedoch nur wenn dadurch ein ausreichender Anstieg (auf über 30 G/l) erzielt werden kann.
- Prothrombinkomplex-Konzentrate (PCC) können einige der verbrauchten Gerinnungsfaktoren schnell und standardisiert substituieren. Da die meisten der verfügbaren Konzentrate auch Inhibitoren und Heparin enthalten, besteht die früher so gefürchtete Gefahr eines Anheizens der Koagulopathie heute nicht mehr.
- Antifibrinolytika:
  - Antifibrinolytika wie Tranexamsäure (Cyclokapron) sollten nicht verabreicht werden, da durch die Hemmung der Fibrinolyse die Mikrothrombosen nicht mehr aufgelöst werden und dadurch die Organschädigung verstärkt wird.
  - Nur in manchen Situationen mit ausgeprägter Hyperfibrinolyse (Promyelozytenleukämie, kavernöse Hämangiomen, Hitzschlag oder metastasierende Karzinome) kann durch Antifibrinolytika eine Stabilisierung der Fibrinogenspiegel und eine Reduktion der Blutungen erreicht werden.
- Plasma (FFP, Octaplas): enthält prokoagulatorische Faktoren, die in Faktorkonzentraten fehlen (z. B. Faktor XI, VIII, V, XIII, von Willebrand Faktor, etc.), jedoch sind ausreichende Mengen für eine suffiziente Substitution notwendig (s. oben).
- Rekombinanter Faktor VIIa:
  - stellt eine effiziente Therapie bei lebensbedrohlichen Blutungen dar,
  - kann auch in der DIC eingesetzt werden.
  - Faktor VIIa kann schon sehr früh im Behandlungsverlauf eingesetzt werden, wenn klinisch eine komplexe Blutungssituation wahrscheinlich ist, z. B. postpartale Hämorrhagie, Polytrauma, Ösophagusvarizenblutungen etc. Dadurch werden möglichst ein starker Blutverlust und die dadurch notwendigen Massivtransfusionen (die die Koagulopathie verstärken können) verhindert.

Interventionelle Therapie

Lokale Thrombolyse

- Thrombolyse wegen der Blutungsgefahr nur in Einzelfällen zu überlegen (selbst bei ausgeprägter Thrombosierung im Rahmen einer DIC).
- Nach Gabe von Thrombolytika (auch bei geringen Dosen) treten durch die ausgeprägte hämostatische Dysbalance beträchtliche Blutungen auf; letale intrazerebrale Blutungen wurden beschrieben.

5.23.11 Prävention

- Prädisponierte Personen (Immunsuppression, stattgehabte Splenektomie oder funktioneller Asplenismus, etc.):
  - rechtzeitige Durchführung einer Vakzinierung gegen besonders pathogene Keime (Meningokokken, Pneumokokken, Haemophilus, etc.) bzw. einer Antibiotika-Prophylaxe in Risikosituationen.
- Patienten mit DIC-Risikofaktoren sollten eine prophylaktische oder therapeutische Antikoagulation mit Heparin erhalten.

5.23.12 Nachsorge

- Eine DIC ist eine einmalige Erkrankung, die, wenn sie überlebt wird, keine besondere Nachsorge benötigt.
- Oft bestehen jedoch Residualzustände (Narbenbildungen, Amputationen), die spezifische Nachbehandlungen notwendig machen.

5.23.13 Verlauf und Prognose

- Die Mortalität einer voll ausgeprägten DIC ist hoch, je nach Grunderkrankung und Gesamtsituation werden Zahlen zwischen 20 und 90 % berichtet.
- Wenn eine DIC jedoch überlebt wird, heilt sie oft mit Spätschäden aus und rezidiviert nicht mehr.

5.23.14 Wichtige Internetquellen

- www.sapfire-registry.org
- www.isth.org

5.23.15 Literatur

[1] Taylor FB Jr, Toh CH, Hoots WK, Wada H, Levi M. Towards definition, clinical and laboratory criteria, and a scoring system for disseminated intravascular coagulation. J Thromb Haemost 2001; 86: 1327–1330

[2] Levi M, Scully M. How I treat disseminated intravascular coagulation. Blood 2018; 131: 845–854

5.24 Antiphospholipid-Antikörper (APLA)

Werner Streif

5.24.1 Steckbrief

Antiphospholipid-Antikörper (APLA) sind eine heterogene Gruppe von Antikörpern, die mit Phospholipiden interagieren. Für die klinische Praxis sind der Nachweis eines Lupusantikoagulans (LA), Antikardiolipin (aCL) und Anti-β2-Glykoprotein-1 (aβ2GP1) von besonderer Bedeutung. Persistierende APLA sind mit Thrombosen, Schwangerschaftskomplikationen und einer Vielzahl weiterer Er-

Tab. 5.48 Spektrum der mit APLA assoziierte Erkrankungen/Pathologien [2], [6].

Häufigkeit	Erkrankung
Häufig	Venöse Thromboembolien Thrombozytopenie Livedo reticularis Schwangerschaftskomplikationen
Weniger häufig	Zerebrale Ischämien, Transitorische ischämische Attacken, Migräne Thrombophlebitis (oberflächlich) Schädigung der Herzklappen Hämolytische Anämie
Selten und sehr selten	Myokardinfarkt Periphere arterielle Thrombosen Mesenteriale Ischämie Nephropathie Budd-Chiari-Syndrom Nebennierenschädigung Amaurosis fugax Optikusneuropathie und andere seltene neurologische Manifestationen Arthralgien u. a.

krankungen und Pathologien assoziiert (▶ Tab. 5.48). Das klinische Spektrum reicht vom symptomlosen Auftreten von APLA bis zum akut fulminant verlaufenden katastrophalen Antiphospholipid-Syndrom (APS) [10]. Das APS kann als primäre Erkrankung oder im Rahmen einer Autoimmunerkrankung, insbesondere systemischen Lupus erythematodes (SLE) auftreten. Die evtl. notwendige Behandlung orientiert sich v. a. am klinischen Problem.

5.24.2 Synonyme

- Antiphospholipid-Syndrom (APS)

5.24.3 Definition

Antiphospholipid-Antikörper

- APLA sind eine heterogene Gruppe von Antikörpern, die mit Phospholipiden interagieren.
- Zur Erstellung eines APS-Profils ist zumindest notwendig:
  - Lupusantikoagulans (LA),
  - IgG (+IgM) Antikardiolipin (aCL) und
  - IgG (+IgM) Anti-β2-Glykoprotein-1 (aβ2GP1).
- Zahlreiche weitere gegen Phospholipide gerichtete Antikörper-Isotypen und andere APLAs außer den angeführten sind bekannt; der diagnostische und prädiktive Wert ist allerdings nicht gesichert.

Antiphospholipid-Syndrom (APS)

- Das APS ist eine systemische Autoimmunerkrankung, gekennzeichnet durch
  - venöse oder arterielle Thrombosen und/oder Schwangerschaftskomplikationen und
  - persistierende Phospholipid-Antikörper und/oder LA (▶ Tab. 5.49).
- APS kann isoliert oder im Rahmen von Autoimmunerkrankungen, insbesondere systemischen Lupus erythematodes (SLE) auftreten.
- Häufigste Gefäßmanifestationen sind:
  - Tiefe Beinvenenthrombose (50–75 %),
  - Pulmonalembolien (15–20 %) und
  - zerebrovaskuläre Ischämien.
- Präpubertär tritt das APS nur sehr selten auf: Betroffene Kinder haben wesentlich häufiger zerebrovaskuläre Manifestationen als Erwachsene.

Tab. 5.49 Klassifikationskriterien des APS [5], [7]: Revidierte Sapporo-/Sydney-Kriterien.

Kriteriengruppe		Kriterium
Klinische Kriterien	Thrombosen/Thromboembolien	≥ 1 venöse/arterielle Thrombose
	Schwangerschaftskomplikationen	≥ 1 unklarer fetaler Tod > 10 SSW ≥ 1 unklare Frühgeburt < 34 SSW ≥ 3 unklare konsekutive Aborte
Laborkriterien	jeweils mindestens 2 Messungen in 12 Wochen Abstand	LA pos (mit Bestätigung) IgG und/oder IgM aCL (mittelhohe > 40 IE oder > 99. Perzentile des Labortests) IgG und/oder IgM aβ2GP1 (> 99. Perzentile des Labortests)

- Das sehr seltene **katastrophale APS** ist durch ein thrombotisch bedingtes Multiorganversagen charakterisiert.

Lupusantikoagulans-Hypoprothrombinämie-Syndrom (LAHS)

- Sehr seltenes gleichzeitiges Auftreten eines LA mit Anti-Prothrombin (aPT) mit konsekutivem Faktor-II-Mangel.
- Mehr als die Hälfte der Betroffenen sind Kinder, die durch eine Blutungsneigung auffallen.
- Während bei Erwachsenen das LAHS am häufigsten im Rahmen von Autoimmunerkrankungen auftritt, ist das LAHS bei der Hälfte der betroffenen Kinder infektassoziiert.
- Infektassoziiertes LAHS benötigt selten therapeutische Maßnahmen; Spontanremissionen sind die Regel.

5.24.4 Epidemiologie

- APLA sind bei 2–9 % der Bevölkerung nachweisbar.
- Bei Infektionen und nach Gewebszerstörung kommt es zu unspezifischen Vorkommen.
- APLA finden sich gehäuft bei Autoimmunerkrankungen und Malignomen.
- Transiente APLA kommen auch nach Einnahme verschiedener Medikamente vor; der Mechanismus ist unklar.
- Zufällig entdeckte APLA bei Normalpersonen sind mit einem Thromboserisiko von < 1 %/Jahr assoziiert.
- Die Diagnose- und Klassifikationskriterien für APLA und APS wurden v. a. dazu entwickelt, das Risiko für thromboembolische und Schwangerschaftskomplikationen einschätzen zu können (▸ Tab. 5.50).

Praxistipp

APLA: Wen untersuchen? [8]

- Idiopathische Thrombose, insbesondere bei Rezidiv < 50. Lebensjahr
- Kryptogener Schlaganfall, insbesondere bei Rezidiv < 50. Lebensjahr
- Thrombose und Schlaganfall bei Autoimmunerkrankungen (insbesondere mit begleitender Thrombopenie) – obligat bei Systemischem Lupus erythematodes (SLE)
- Schwangerschaftskomplikationen, insbesondere rezidivierende Aborte, fetaler Tod und Frühgeburt

Tab. 5.50 Hoch- und Niedrigrisiko APLA-Profile [9].

Risikograd	Parameter
Hochrisiko	LA + Dreifach positives Profil: LA +, aCL +, aβ2GP1 +
Niedrigrisiko	Isolierte, intermittierende aCL + Isolierte, intermittierende niedrig/mitteltitrige aβ2GP1 +

5.24.5 Ätiologie und Pathogenese

- APLA entwickeln prokoagulatorische Effekte durch Veränderung der Funktion des Endothels, der Thrombozyten und auch der plasmatischen Gerinnung.
- Der genaue Mechanismus ist nicht aufgeklärt: es bedarf offenbar weiterer Faktoren („second hit“), wie inflammatorischer Prozesse, Immobilisation oder Schwangerschaft zur Auslösung klinischer Manifestationen.
- Gefäßverschlüsse beim APS sind primär thromboembolischer Genese (Ergebnis histopathologischer Untersuchungen).
- Beim katastrophalen APS kommt es zu einer sekundär inflammatorisch bedingten Gerinnungsaktivierung.

5.24.6 Klassifikation und Risikostratifizierung

- Diagnostisch verwertet und in klinische Behandlungsentscheidungen miteinbezogen werden sollen nur reproduzierbare und in der Testwiederholung bestätigte positive APLA-Befunde, die streng nach den von der ISTH erstellten Qualitätskriterien verfasst wurden [3], [7].
- Risiko einer klinischen Manifestation wird bestimmt durch:
  - Antikörperprofil, Antikörpertiter und Antikörperpersistenz (▸ Tab. 5.50).
  - Dieses Risiko wird modifiziert durch zahlreiche Faktoren, wie zusätzliche angeborene und erworbene Thromboserisikofaktoren und evtl. vorhandene Autoimmunerkrankungen; diese beeinflussen das Auftreten klinischer Manifestationen.
  - Etwa ein Drittel der Patienten mit 3-fach und wiederholt positivem APLA-Nachweis entwickeln innerhalb von 6 Jahren ein Thromboserezidiv.
  - Auch niedrige, aber anhaltende APLA-Titer können zu rezidivierenden Aborten (Frühabortrate 20 %) führen.

5.24.7 Symptomatik

- APLA sind mit einem weiten Spektrum von Erkrankungen/Pathologien assoziiert.
- Die wichtigsten Symptome sind:
  - Spontane venöse und arterielle Thrombosen und/oder
  - Schwangerschaftskomplikationen (▸ Tab. 5.49).

5.24.8 Diagnostik

Diagnostisches Vorgehen

- Zur Erstellung eines Laborprofils zur Diagnose des APS ist die Bestimmung des LA, IgG (+ IgM) aCL und IgG (+ IgM) aβ2GP1 notwendig (▸ Tab. 5.50, ▸ Abb. 5.50).
- Die Konzentrationen von aCL und aβ2GP1 können direkt im Serum gemessen werden.
- Zum Ausschluss transienter und klinisch irrelevanter Antikörper ist mindestens eine Testwiederholung in einem Abstand von 12 Wochen notwendig [3], [5].
- Grundsätzlich gilt: Hohe Antikörpertiter und der Nachweis von IgG-Antikörpern sind aussagekräftiger.

Anamnese

- Gezielte Befragung nach nicht provozierten thromboembolischen Ereignissen, Autoimmunerkrankungen und Schwangerschaftskomplikationen erlauben eine Entscheidung, ob vernünftigerweise weitere Untersuchungen sinnvoll sind.

Körperliche Untersuchung

- Diagnostisch verwertbare klinische Kriterien, die eine „Blickdiagnose" erlauben würden, fehlen bei APLA und APS.
- Das klinische Spektrum reicht vom klinisch symptomlosen Auftreten von APLA bis zum akut fulminant verlaufenden Organversagen beim katastrophalen APS [10].

Labor

Gerinnungstests (LA)

- Suchtest:
  - Als Suchtest eignen sich Phospholipid-abhängige Gerinnungstests wie die aPTT, die durch die Anwesenheit von APLA verlängert wird [8], [11].
  - Idealerweise haben verwendete Reagenzien eine niedrige Phospholipid-Konzentration und sind möglichst LA-sensitiv.
  - Am empfindlichsten ist die sog. diluted russel viper venom time (dRVVT).
- Bestätigung:
  - Durch Plasmamischversuche kann die Präsenz von Inhibitoren bestätigt werden:
    - Im Prinzip wird dabei inkubiertes Patientenplasma mit Normalplasma in steigendem Verhältnis gemischt und gemessen.
    - Während bei einem Faktorenmangel eine dem Mischverhältnis entsprechende Korrektur der Gerinnungszeit erfolgt, bleibt diese bei Vorliegen von APLA aus.
  - In einem dritten Schritt ist die Phospholipid-Abhängigkeit der Testergebnisse zu bestätigen (Drei-Schritt-Strategie nach Empfehlungen der ISTH [1]).
- Integrierte Ansätze führen prinzipiell Such- und Bestätigungstest mit einem phospholipidarmen und einem phospholipidreichen Ansatz parallel durch; durch Beurteilung der Ratio erfolgt die Diagnose.

Merke

M!

Heparin oder direkte orale Antikoagulanzien (DOAC) verfälschen die Ergebnisse. Der LA-Test (Gerinnungsphänomen!) ist in der akuten Phase einer Thrombose nicht verwertbar.

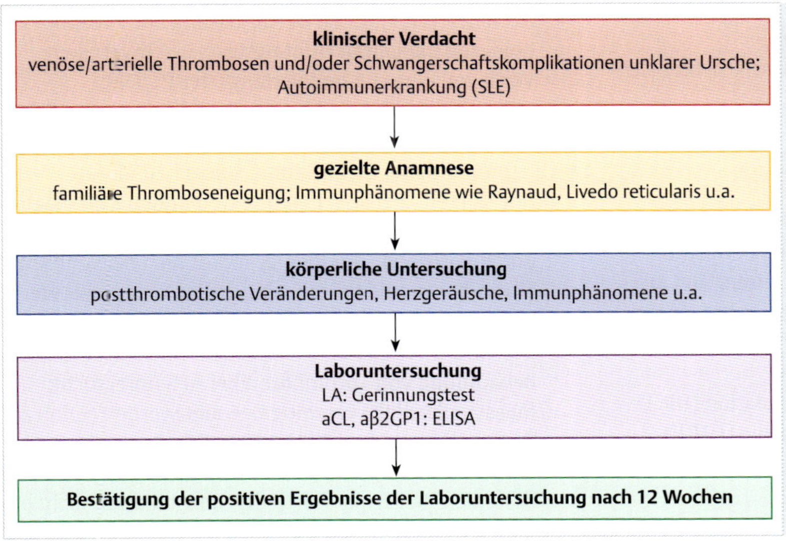

Abb. 5.50 Antiphospholipid Syndrom (APS). Diagnostisches Vorgehen.

Immunologische Untersuchungen (aCL und aβ2GP1)

- APLA sind gegen Phospholipid-Proteinkomplexe gerichtet. β2GP1 bindet anionische Phospholipide und ist Kofaktor des Cardiolipins [3]. Die Bestimmung erfolgt mittels ELISA. Aufgrund der Störanfälligkeit der Testsysteme wurden detaillierte Testrichtlinien und Beurteilungskriterien durch Fachgesellschaften erstellt, die unbedingt zu beachten sind [3], [4].
- Zahlreiche weitere gegen Phospholipide gerichtete Antikörper-Isotypen und andere APLA außer den o. a. sind eng mit einem APS assoziiert:
  - Ig A aβ2GP1, AnxA5 R, IgG-Anti-Domänen I und Anti-Vimentin/Kardiolipin-Komplex sind die zurzeit vielversprechendsten [6].
  - Prothrombin-AK (aPT) können bei einem LAHS diagnostisch verwertet werden.
- Die klinische Bedeutung der zurzeit nicht diagnostisch verwertbaren APLA ist in kontinuierlicher Diskussion. Keiner hat sich bisher als guter Prädiktor für Thrombosen und Schwangerschaftskomplikationen in der klinischen Praxis etablieren können.

Antiphospholipid-Syndrom

- Die Diagnose beruht auf der klinischen Symptomatik in Kombination mit typischen Laborbefunden:
  - aCL weist eine hohe diagnostische Sensitivität auf, ist jedoch wenig spezifisch.
  - Antikörper gegen β2GP1 korrelieren beim APS gut mit aCL und zeigen kein infektiös bedingtes falsch-positives Ergebnis, was die diagnostische Sensitivität steigert.
  - LA in hoher Aktivität weist auf ein hohes Thromboserisiko hin.
  - Patienten mit einem komplett positiven Profil („triple-positive") haben ein besonders hohes Thromboserisiko.

Bildgebende Diagnostik

- Die weiterführende bildgebende Diagnostik richtet sich nach der klinischen Manifestation.

5.24.9 Differenzialdiagnosen

- Die Beurteilung der APLA-Testergebnisse muss immer unter gleichzeitiger Beurteilung der Klinik erfolgen.
- Differenzialdiagnostisch muss das APS immer von anderen Ursachen, die mit einer Thrombosierung einhergehen, abgegrenzt werden. Dazu gehören
  - schwere Infektionen,
  - die disseminierte intravaskuläre Koagulation (DIC),
  - die heparininduzierte Thrombozytopenie (HIT II),
  - Systemerkrankungen wie die Thrombotisch-Thrombozytopenische Purpura (TTP) und das Hämolytisch-Urämische Syndrom (HUS).
- Kinder:
  - Bei Kindern wird ein isoliertes LA am häufigsten bei routinemäßigen Gerinnungsuntersuchungen (verlängerte aPTT) vor HNO-ärztlichen Eingriffen diagnostiziert.
  - Ursächlich sind meist klinisch stumme falsch-positive, durch eine Infektion oder Antibiotika induzierte APLA.
  - Ein klinisch relevantes Thromboembolierisiko bei betroffenen Kindern besteht nicht.

5.24.10 Therapie

Therapeutisches Vorgehen

- APLA entwickeln prokoagulatorische Effekte durch Veränderung der Funktion des Endothels, der Thrombozyten und der plasmatischen Gerinnung.
- Gefäßverschlüsse beim APS sind primär thromboembolischer Genese (▶ Abb. 5.51).
- Ausnahme: Katastrophales APS (< 1 % aller Betroffenen).
  - Zur Therapie werden Antithrombotika **und** Kortikosteroide, Immunglobuline und Plasmaaustausch angewendet. Eculizumab, ein Komplementinhibitor, ist eine vielversprechende therapeutische Ergänzung.
- Niedrig dosierte Acetylsalicylsäure (ASS) wird bei persistierenden APLA und entsprechendem Antikörperprofil mit hohem Risiko für Thrombosen zunehmend zur primären Prophylaxe empfohlen (▶ Abb. 5.51). ASS wurde auch für Kinder zur Primärprophylaxe erfolgreich eingesetzt [5].
- Die Akutbehandlung von Thrombose bei APLA:
  - Diese unterscheidet sich nicht von der anderer Thrombosepatienten und zielt auf eine Prävention weiterer Thrombosen.
  - Die Einstellung auf orale Vitamin-K-Antagonisten (Kumarine) nach PT/INR kann bei einem Teil der Betroffenen (LA +) durch Beeinflussung der Phospholipid-abhängigen Gerinnungstests erschwert sein.
  - Vorliegen eines LA und verlängerter PT/INR:
    - Eine Alternative ist hier die Zuhilfenahme des Faktor-X-Spiegels bestimmt mittels chromogenen Tests (empfohlener Ziel Faktor X-Spiegel 20–40 %).
  - Alle derzeit zugelassenen direkten oralen Antikoagulanzien (DOAC) wie Apixaban, Dabigatran, Edoxaban und Rivaroxaban, können grundsätzlich bei venösen Thrombosen und Pulmonalembolien eingesetzt werden.
  - Die TRAPS-Studie, die Rivaroxaban mit Warfarin zur Behandlung von Thrombosen bei APS untersucht, musste allerdings vorzeitig beendet werden (ClinicalTrials.gov identifier: 0215 7272). DOACs scheinen Thrombosen zumindest bei Hochrisiko-APS, insbesondere bei Triple-Positivity-Konstellation nicht ef-

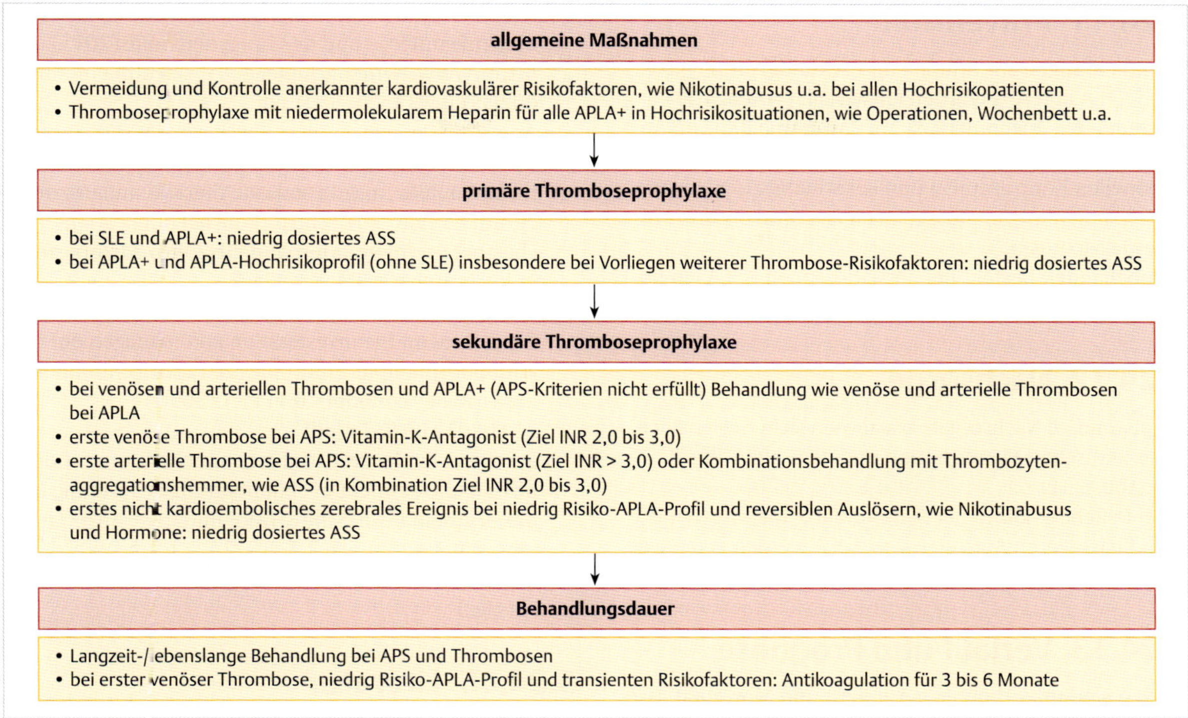

Abb. 5.51 Antiphospholipid-Antikörper. Therapeutisches Vorgehen: Evidenzbasierte Empfehlungen für die Behandlung von Patienten mit APLA [5], [9].

fektiv zu verhindern. Für ausgewählte Patienten mit APS und venösen Thrombosen ohne sekundäre Symptome des APS oder anderen Autoimmunerkrankungen kann die Verwendung von DOACs überlegt werden.

- Prävention von Schwangerschaftskomplikationen in Anwesenheit von APLA:
  - Bewährt haben sich niedermolekulare Heparine oder niedrig dosiertes ASS.
  - Eine Kombination ist Müttern mit zusätzlich einer Thrombose in der Vorgeschichte vorbehalten.
  - Im Gegensatz zu niedermolekularen Heparin, ist ASS plazentagängig und führt zu einer Blutungsneigung beim Kind.
  - Kumarine sind aufgrund des Embryopathie-Risikos zwischen der 6. und 12. Schwangerschaftswoche grundsätzlich ungeeignet.
- Bei Langzeit- oder lebenslanger antithrombotischer Behandlung muss das Thromboserisikoprofil einem individuellen Blutungsrisikoprofil gegenüber gestellt werden:
  - Das Blutungsrisiko steigt mit höherem INR; > 4,0–5,0 besteht ein hohes Risiko für schwere Blutungen.
  - Eine Kombination mit ASS führt zu einer Verdopplung des Risikos.
  - Niedrig dosiertes ASS bis 100 mg/Tag und bei Kindern < 2,0 bis 4,0 mg/kg KG sind sicherer als höhere Dosen.
- Bei APS und Thrombosen wird eine lebenslange antithrombotische Behandlung empfohlen; ansonsten für 3–6 Monate.
- Aufgrund der Unterschiede zwischen den Betroffenen sind immer auch individuelle, maßgeschneiderte Modifikationen der Therapieansätze notwendig und empfohlen.

Praxistipp

Kinder von Müttern mit APS haben wahrscheinlich kein relevantes venöses Thromboserisiko; Schlaganfälle wurden berichtet. Aufgrund der möglichen Beeinträchtigung der neurologischen Entwicklung ist eine frühzeitige entwicklungsneurologische Untersuchung empfohlen um ggf. Fördermaßnahmen einzuleiten.

5.24.11 Prävention

- Empfehlungen zur Primär- und Sekundärprophylaxe bei APLA und APS wurden entwickelt (▶ Abb. 5.51).
- Besonderes Augenmerk ist auf das Vermeiden von Auslösefaktoren, wie die Einnahme von kombinierten hormonellen Kontrazeptiva und Nikotinabusus zu legen.
- Die Empfehlungen müssen auch das Antikörperprofil berücksichtigen.
- Unbehandelt besteht bei persistierenden APLA ein hohes Risiko für ein Thromboserezidiv.

5.24.12 Nachsorge

- Notwendige Nachsorgemaßnahmen richten sich nach der klinischen Manifestation und dem APLA-Profil (▶ Abb. 5.51).
- Bei fehlender klinischer Symptomatik/Manifestation und passageren Auftreten von APLA werden keine weiteren Kontrollen empfohlen.

5.24.13 Verlauf und Prognose

- APLA sind mit erhöhter Morbidität und Mortalität assoziiert (s. oben).

5.24.14 Wichtige Internetquellen

- Diagnostische Leitlinien
  - Scientific and Standardization Committee (SSC) of the International Society on Thrombosis and Haemostasis (ISTH): Recommendations and guidelines – Testing for antiphospholipid antibodies with solid phase assays.(2014) http://onlinelibrary.wiley.com/doi/10.1111/jth.12537/epdf
  - Update of the guidelines for lupus anticoagulant detection. Subcommittee on Lupus Anticoagulant/Antiphospholipid Antibody of the Scientific and Standardisation Committee of the International Society on Thrombosis and Haemostasis.(2009) http://onlinelibrary.wiley.com/doi/10.1111/j.1538-7836.2009.03555.x/epdf
  - Clinical and Laboratory Standards Institute (CLS): H60-A | Laboratory Testing for the Lupus Anticoagulant, 1st Edition (2014) http://shop.clsi.org/hematology-documents/H60.html
- Therapeutische Leitlinien
  - American College of Obstetricians and Gynecologists (ACOG): Practice bulletin on antiphospholipid syndrome (2015) https://www.acog.org/Resources-And-Publications/Practice-Bulletins-List
  - AWMF S3-Leitlinie Prophylaxe der venösen Thromboembolie (2015) http://www.awmf.org/uploads/tx_szleitlinien/003-001l_S3_VTE-Prophylaxe_2015-12.pdf
  - AWMF S2K-Leitlinie: Diagnostik und Therapie der Venenthrombose und der Lungenembolie (2015) http://www.awmf.org/uploads/tx_szleitlinien/065-002l_S2k_VTE_2016-01.pdf
  - American College of Chest Physicians (ACCP): Evidence-based clinical practice guidelines – VTE, thrombophilia, antithrombotic therapy, and pregnancy, 9th edition (2012) http://journal.publications.chestnet.org/mwg-internal/de5fs23hu73ds/progress?id=tGbuHekkOMW-yMOI5aeZ-MoM3FLtFoK_v9IVQgkBobyU,&dl
  - Guidelines on the investigation and management of antiphospholipid syndrome (2012) http://onlinelibrary.wiley.com/doi/10.1111/j.1365-2141.2012.09037.x/pdf
  - European evidence-based recommendations for diagnosis and treatment of childhood-onset systemic lupus erythematosus: the SHARE initiative. http://ard.bmj.com/mwg-internal/de5fs23hu73ds/progress?id=kPnBwZa1hXDKKTxNrcoSfjPjni512crBvzT6yeiX-N9s,&dl

5.24.15 Literatur

[1] Brandt JT, Triplett DA, Alving B, Scharrer I. Criteria for the diagnosis of lupus anticoagulants: an update. On behalf of the Subcommittee on Lupus Anticoagulant/Antiphospholipid Antibody of the Scientific and Standardisation Committee of the ISTH. Thromb Haemost 1995; 74 (4): 1185–1190

[2] Cervera R, Piette JC, Font J et al. Antiphospholipid syndrome: clinical and immunologic manifestations and patterns of disease expression in a cohort of 1,000 patients. Arthritis Rheum 2002; 46(4): 1019–1027

[3] Devreese KM, Pierangeli SS, de Laat B, Tripodi A, Atsumi T, Ortel TL. Testing for antiphospholipid antibodies with solid phase assays: guidance from the SSC of the ISTH. J Thromb Haemost 2014; 12(5): 792–795

[4] Eto K, Kunishima S. Linkage between the mechanisms of thrombocytopenia and thrombopoiesis. Blood 2016; 127(10): 1234–1241

[5] Groot N, de Graeff N, Avcin T et al. European evidence-based recommendations for diagnosis and treatment of paediatric antiphospholipid syndrome: the SHARE initiative. Ann Rheum Dis 2017; 76(10): 1637–1641

[6] Meroni PL, Chighizola CB, Rovelli F, Gerosa M. Antiphospholipid syndrome in 2014: more clinical manifestations, novel pathogenic players and emerging biomarkers. Arthritis Res Ther 2014; 16(2): 209

[7] Miyakis S, Lockshin MD, Atsumi T et al. International consensus statement on an update of the classification criteria for definite antiphospholipid syndrome (APS). J Thromb Haemost 2006; 4(2): 295–306

[8] Pengo V, Tripodi A, Reber G et al. Update of the guidelines for lupus anticoagulant detection. Subcommittee on Lupus Anticoagulant/Antiphospholipid Antibody of the Scientific and Standardisation Committee of the International Society on Thrombosis and Haemostasis. J Thromb Haemost 2009; 7(10): 1737–1740

[9] Ruiz-Irastorza G, Cuadrado MJ, Ruiz-Arruza I et al. Evidence-based recommendations for the prevention and long-term management of thrombosis in antiphospholipid antibody-positive patients: report of a task force at the 13th International Congress on antiphospholipid antibodies. Lupus 2011; 20(2): 206–218

[10] Specker C. [Antiphospholipid syndrome]. Z Rheumatol 2016; 75(6): 570–574

[11] Tripodi A, Chantarangkul V, Cini M et al. Variability of cut-off values for the detection of lupus anticoagulants: results of an international multicenter multiplatform study. J Thromb Haemost 2017; 15(6): 1180–1190

5.25 Thrombophilie

Jörg Braun

5.25.1 Steckbrief

Eine erhöhte Thromboseneigung (Thrombophilie) ist nicht selten verantwortlich für überraschende Todesfälle im Rahmen von Lungenembolien bei jüngeren Patienten. Meistens liegen angeborene Ursachen vor (z. B. eine angeborene APC-Resistenz). Die Diagnostik ist komplex und erfordert häufig spezielle Laboruntersuchungen. Sie ist während der Akutphase einer Thrombose selten sinnvoll (Ausnahme z. B. bei Verdacht auf ein HIT-Syndrom oder einen Lupus erythematodes). Zudem ist die therapeutische Konsequenz der Diagnostik zu bedenken: Liegt ohnehin eine dauerhafte Antikoagulationsindikation vor, so ist eine weiterführende Gerinnungsdiagnostik häufig nicht notwendig. Wird eine Thrombophiliediagnostik durchgeführt, umfasst diese in der Regel neben Screeningtests die Bestimmung einer funktionellen APC-Resistenz, einem molekulargenetischen Nachweis einer Faktor-V-Leiden-Mutation, die Bestimmung von Antithrombin, Protein C und S, die Bestimmung einer Prothrombinmutation G20210A sowie von Antiphospholipid-Antikörpern. Die Therapieoptionen umfassen eine lebenslange orale Antikoagulation, eine Substitution fehlender Faktoren, aber auch ein wachsames Zuwarten („watchful waiting").

5.25.2 Synonyme

- Thromboseneigung (Thrombophilie)

5.25.3 Definition

- Eine Thrombophilie ist eine im Vergleich zu Werten der Normalbevölkerung erhöhte Thromboseneigung in Venen oder Arterien.
- Sie ist genetisch bedingt oder erworben.

5.25.4 Epidemiologie

- Inzidenz venöser Thromboembolien liegt bei etwa 1–1,6/1000 mit einer linearen Zunahme im Alter.
- Prävalenz der Thrombophilie ist dabei schwierig zu quantifizieren, da viele Patienten mit Thrombosen mehrere Risikofaktoren aufweisen.
- Etwa 60 % aller venösen Thromboembolien treten in Assoziation mit im Labor nachweisbaren Parametern einer Hyperkoagulabilität auf, ohne dass im Einzelfall ein kausaler Zusammenhang hierzu hergestellt werden kann.
- Wichtige Ursache für Thromboembolien ist Faktor-V-Leiden:
  - Eine heterozygote Faktor-V-Leiden-Mutation ist bei ca. 5 % (Kaukasier) nachweisbar mit den höchsten Raten in Schweden, Griechenland und Libanon, das Risiko ist bei anderen Ethnien niedriger.
  - Bei unselektierten Patienten mit venöser Thromboembolie ist in ca. 10–20 % eine heterozygote Mutation nachweisbar.
- Mangel an Protein C, Protein S oder Antithrombin als Ursache für Thromboembolie sind selten; Anteile in der Bevölkerung betragen
  - für einen Protein-C-Mangel ca. 0,4 %,
  - für einen Protein-S-Mangel ca. 0,7–2,3 % und
  - für einen Antithrombinmangel ca. 0,16 %.

5.25.5 Ätiologie und Pathogenese

- Eine Thrombophilie ist Ausdruck eines Ungleichgewichts zwischen gerinnungshemmenden Faktoren einerseits (z. B. Antithrombin, Protein C und S) und prokoagulatorischen Faktoren andererseits.
- Am häufigsten ist hier die angeborene APC-Resistenz (s. u.).
- Mögliche Ursachen für Hemmung der Fibrinolyse:
  - Mangel an Gerinnungsinhibitoren,
  - Plasminogenmangel oder
  - Dysfibrinogenämie.
- Häufiger ist eine stärkere Thrombozytenfunktion, z. B.
  - bei Thrombozythaemia vera oder
  - auch Gefäßveränderungen z. B. im Rahmen einer Vaskulitis.
- Selten löst ein Hyperviskositätssyndrom eine Thrombose aus.

APC-Resistenz

- Häufigste Ursache einer APC-Resistenz (APC: aktiviertes Protein C) ist ein Faktor-V-Leiden (s. u.); seltener sind andere Formen der Faktor-V-Mutation, z. B. der Faktor V Bonn.
- **Faktor-V-Leiden**:
  - Punktmutation des Faktor V, der als ein prokoagulatorischer Gerinnungsfaktor die Produktion von Thrombin erhöht.
  - Thrombin selbst induziert eine Konversion von Protein C zu aktiviertem Protein C (APC) (negativer Feedback-Kreislauf).
  - APC ist eine Proteinase, welche Faktor Va abbaut, hierfür dient Protein S als Kofaktor.

  - Beim Faktor-V-Leiden ist Arginin durch Glutamin in Position 506 ersetzt. Hierdurch ist der Abbau des mutierten Faktors Va und Faktors V durch APC reduziert.
  - Dies führt u. a. dazu, dass weniger Faktor Va abgebaut wird mit dem Ergebnis einer APC-Resistenz v. a. bei homozygoten Formen, welche aber nur 1 % der Patienten betrifft; 99 % weisen eine heterozygote Mutation auf.
  - Homozygote Faktor-V-Leiden-Mutation: Thromboserisiko ist bis zu 80-fach erhöht
  - Heterozygote Faktor-V-Leiden-Mutation:
    - Nur ca. 5 % dieser Patienten erleiden eine venöse Thromboembolie in ihrem Leben,
    - 5- bis 10-fach erhöhtes Thromboserisiko.
    - Eine Reihe dieser Patienten wird zudem zusätzliche angeborene oder erworbene Ursachen für die Thrombophilie aufweisen.

Merke

Die heterozygote Faktor-V-Leiden-Mutation stellt die häufigste Ursache einer Thrombophilie dar, auch wenn das Risiko für eine venöse Thromboembolie für den betroffenen Patienten niedriger ist als bei einem Mangel an Protein C, S oder Antithrombin (s. u.).

- Andere Ursachen einer APC-Resistenz:
  - Protein-S-Mangel,
  - Faktor-VIII-Erhöhung (z. B. im Rahmen einer Schwangerschaft oder bei chronischen inflammatorischen Erkrankungen),
  - erhöhte Östrogenwirkung,
  - Antiphospholipid-Antikörper,
  - Karzinome.

Cave

Auch ein nephrotisches Syndrom, starkes Übergewicht und Rauchen können die APC-Wirkung beeinflussen.

- Angeborener Mangel an Antithrombin (früher AT III), Protein C oder Protein S:
  - Die Vererbung folgt einem autosomal-dominanten Erbgang.
  - Das Risiko für eine Thrombose wird ca. um den Faktor 10, bei Antithrombinmangel sogar bis zum Faktor 50 erhöht.

Erworbene Risikofaktoren

- **Thromboembolie in der Vorgeschichte**: Das Risiko für ein Rezidiv einer Thromboembolie beträgt ca. 20–30 %.
- **Große operative Eingriffe**: z. B. Hüft-TEP, Traumachirurgie, gefäßchirurgische bzw. neurochirurgische Eingriffe und bei onkologischen Operationen.
- **Heparininduzierte Thrombopenie** (HIT-Syndrom):
  - HIT I:
    - Wahrscheinlich vermehrte Thrombozytensequestration durch heparininduzierte Hemmung der Adenylatcyclase mit gesteigerter Plättchenaggregation.
    - Inzidenz 1–5 % bei Gabe von unfraktioniertem Heparin, unter niedermolekularen Heparinen wesentlich seltener.
    - Akut oder 2–4 Tage nach Heparingabe milde, komplikationslose Thrombozytopenie (100–150/nl).
    - Eine Therapie ist nicht notwendig, oftmals spontane Rückbildung selbst unter (kritisch zu überdenkender) Fortführung der Heparingabe nach 1–5 Tagen.
    - Engmaschige Bestimmung der Thrombozyten zum Ausschluss einer beginnenden heparininduzierten Thrombozytopenie Typ II nötig.
  - HIT-II-Syndrom:
    - Zumeist passagere Immunreaktion,
    - Antikörper binden zumeist an den Heparin-PF4-Komplex und an das Gefäßendothel und führen über den thrombozytären Rcγ-IIA-Rezeptor zur Plättchenaktivierung, Endothelaktivierung und erhöhter Thrombozyten-Clearance durch das RES.
    - Die Antikörper verschwinden meist nach 40–100 Tagen und treten bei Reexposition erneut auf.
    - In 20–77 % venöse oder arterielle Gefäßverschlüsse (white clot syndrome), Blutungen < 5 %.
- **Malignom**:
  - Bei ca. 5 % der Krebspatienten wird der Verlauf durch venöse Thromboembolien kompliziert.
  - Höchstes Risiko bei Pankreas-, Bronchial-, Kolon-, Nierenzell- und Prostatakarzinom.
  - Auch Patienten mit Chemotherapie weisen ein erhöhtes Risiko auf. Dieses Risiko kann z. B. durch ZVK bzw. Port weiter erhöht werden.

Praxistipp

Bei ca. 20 % der Patienten mit venöser Thromboembolie ist ein Malignom nachweisbar, weshalb zur Thrombophiliediagnostik auch immer ein Tumorscreening gehören sollte.

- **Kontrazeptiva:**
  - Grundsätzlich stellt eine orale oder transdermale Kontrazeption die wichtigste Thromboseursache bei jungen Frauen dar.
  - Erhöhtes Risiko besteht in den ersten 6 Monaten nach Beginn der Einnahme auf und bleibt während der gesamten Therapie nachweisbar.
  - 1–3 Monate nach Absetzen reduziert sich das Risiko auf das Ausgangsniveau.
  - Auch eine postmenopausale Hormonersatztherapie geht mit einem erhöhten Risiko einher. Dies gilt auch für eine Testosteronsubstitution beim Mann.

- Weitere Medikamente mit erhöhtem Thromboserisiko: Glukokortikoide, Tamoxifen, Antirheumatika wie z. B. Bevacizumab.
- **Immobilisation**:
  - Bettlägerigkeit,
  - langes Sitzen, z. B. Flug, längere Autoreisen, langes Sitzen am Schreibtisch oder vor dem Computer („e-Thrombose").
- **Antiphospolipid-Antikörper** z. B. im Rahmen einer rheumatischen Erkrankung (typischerweise systemischer Lupus erythematodes).
- **Nierenerkankungen**, z. B.
  - dialysepflichtige Niereninsuffizienz,
  - nephrotisches Syndrom (bei 10–40 % ist eine arterielle oder venöse Thrombose nachweisbar),
  - Nierentransplantation (Thromboserate 5–8 %).
- **Andere Begleiterkrankungen**, z. B.
  - Leberinsuffizienz, Herzinsuffizienz, KHK, pAVK u. a.
- **Adipositas**:
  - Bei massivem Übergewicht (BMI > 40) ist das Thromboserisiko ca. verdoppelt.
  - Insbesondere bei gleichzeitiger Einnahme von oralen Kontrazeptiva und Rauchen erhöht sich das Risiko weiter (multifaktorielle Genese thromboembolischer Erkrankungen).
- **Rauchen**:
  - Risiko für eine venöse Thromboembolie ist bei Rauchern um den Faktor 1,3–3,3 erhöht.
- Andere Ursachen: Alter, Feinstaubbelastung, Mikroalbuminurie

5.25.6 Symptomatik

- Wichtigste klinische Manifestation einer Thrombophilie ist das Auftreten einer venösen Thromboembolie.
- Seltener sind arterielle Thromboembolien oder auch rezidivierende Aborte.
- Auf eine Thrombophilie weisen hin:
  - Rezidivierende Thromboembolien bei jüngeren Patienten ohne Risikofaktoren.
  - Thrombosen in ungewöhnlicher Lokalisation (z. B. Sinusvenenthrombose, Thrombose der Mesenterial- oder Portalvenen)

5.25.7 Diagnostik

Diagnostisches Vorgehen

> **Merke**
>
> Schwierig ist zu klären, welche Patienten überhaupt einer Diagnostik nach Thrombose unterzogen werden sollten, da die Untersuchung teuer ist und diese gerade bei Nachweis einer genetischen Ursache zu einer erheblichen Belastung der Familie führen kann.

- Eine weiterführende Diagnostik ist immer dann indiziert, wenn
  - bei jüngeren Patienten (< 45 Jahre) eine tiefe Beinvenenthrombose, eine Lungenembolie oder eine arterielle Thrombose auftritt, ohne das Risikofaktoren nachweisbar waren (▶ Abb. 5.52).
- Eine Abklärung ist häufig sinnvoll bei
  - rezidivierenden Thrombosen,
  - Thrombosen während oder nach der Schwangerschaft,
  - Thrombosen in atypischer Lokalisation und
  - bei positiver Familienanamnese.
- Eine Diagnostik ist dagegen **nicht sinnvoll**,
  - wenn keine therapeutische Konsequenz gezogen werden kann, da
    - entweder ohnehin eine Antikoagulation durchgeführt werden muss (z. B. bei mehreren Thrombosen in der Vorgeschichte oder bei Vorhofflimmern mit Risikofaktoren) oder
    - eine Antikoagulation kontraindiziert ist oder vom Patienten abgelehnt wird.
  - Eine weiterführende Gerinnungsdiagnostik bei unselektierten Patienten mit venösen Thromboembolien wird nicht empfohlen!

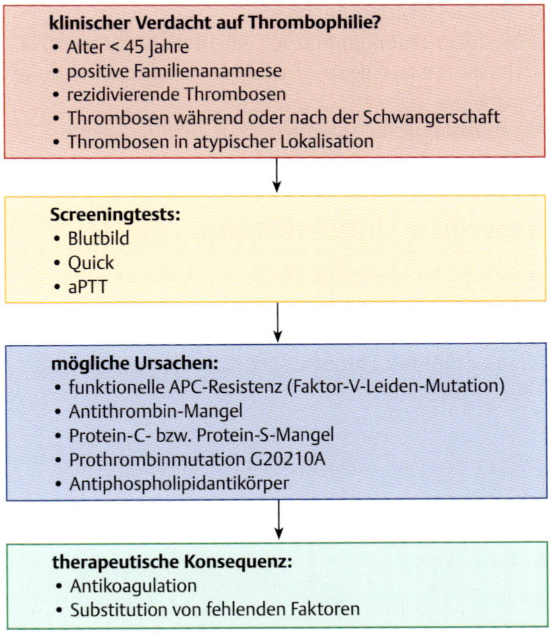

Abb. 5.52 **Thrombophilie.** Diagnostisches Vorgehen.

Praxistipp

Eine unnötige Gerinnungsdiagnostik kann zu unangemessener Sorge bei Patienten und Angehörigen und ggf. auch zu einer nicht indizierten Antikoagulation führen. Daher sollten die möglichen Konsequenzen einer Diagnostik vor ihrer Durchführung mit dem Patienten besprochen werden.

Anamnese

- Gründliche Anamneseerhebung vor Durchführung diagnostischer Tests (insbesondere von genetischen Untersuchungen) ist zwingend. Diese umfasst die Fragen nach
  - Thromboembolien in der Vorgeschichte inklusive einer Familienanamnese: stattgehabte Thrombosen stellen den stärksten Prädiktor für erneute Thrombosen dar, eine Thrombose bei Verwandten 1. Grades macht eine familiäre (Mit-)Ursache wahrscheinlich.
  - Operationen und Krankenhausaufenthalte,
  - Begleiterkrankungen wie rheumatische Erkrankungen (z. B. systemischer Lupus), hämatologische (z. B. Myeloproliferatives Syndrom), renale Erkrankungen (z. B. nephrotisches Syndrom), chronisch entzündliche Darmerkrankungen,
  - Medikamentenanamnese (z. B. orale Kontrazeptiva, Hormonersatztherapie, Glukokortikoide, Chemotherapie),
  - gynäkologische Anamnese: z. B. rezidivierende Aborte.

Körperliche Untersuchung

- Hinweise auf Malignome (z. B. eine Lymphknotenvergrößerung, Tastbefund der Brust, Splenomegalie,
- Hinweise auf weitere Begleiterkrankungen, die mit einem erhöhten Thromboserisiko einhergehen (z. B. Herzinsuffizienz).

Labor

- Diagnostik wird durchgeführt, um zukünftige Thrombosen zu vermeiden und die Indikation für eine längerdauernde oder intermittierende Antikoagulation zu stellen (▶ Tab. 5.51).
- Keine weiterführende Labordiagnostik, wenn keine therapeutische Konsequenz folgt.
- Zeitpunkt der Diagnostik:
  - Der optimale Zeitpunkt für die Durchführung einer umfassenden Gerinnungsdiagnostik ist ca. 1 Monat nach Absetzen einer oralen Antikoagulation.
  - Quantifizierung von Faktor VIII ist nicht sinnvoll bei frischer Thrombose, Schwangerschaft oder Einnahme von Kontrazeptiva.
  - Unter einer oralen Antikoagulation insbesondere mit Marcumar ist die Quantifizierung von Protein C und S nicht sinnvoll.
- Häufigkeit der Untersuchung:
  - Untersuchungen bezüglich einer Faktor-V-Leiden-Mutation oder einer Prothrombinmutation sollten nur einmal im Leben durchgeführt werden.
  - Bei Protein C, Protein S und Antithrombin kann eine einmalige Wiederholung der Untersuchung sinnvoll sein. Bei der Gerinnungsanalytik sollte in jedem Fall die aktuelle Medikation angegeben werden.
- Differenzialblutbild kann Hinweise auf eine Polyglobulie bzw. Polyzythämie, eine Thrombozytose (z. B. Thrombozythämia vera) oder auch eine Thrombozytopenie (z. B. bei einer PNH) geben:
  - Thrombozytopenie unter Heparintherapie → HIT-Syndrom?
  - Fragmentozyten im Blutbild: Hinweis auf disseminierte intravasale Gerinnung (DIC) oder auf thrombotische Mikroangiopathien.
  - Nachweis von aus dem Knochenmark ausgeschwemmten Vorläuferzellen kann auf ein Malignom hinweisen.
- Screeningtests:
  - Verlängerte aPTT kann auf ein Antiphospholipid-Syndrom weisen, viel häufiger sind allerdings Fehler in der Präanalytik (z. B. unzureichende Füllung des Zitratröhrchens).

Tab. 5.51 Indikation für eine Thrombophiliediagnostik.

Situation/Befund	Bemerkung
Positive Familienanamnese	**Bei Thrombose < 45 Lebensjahren bei erstgradigen Verwandten, z. B. vor einer Verordnung von oralen Kontrazeptiva oder operativen Eingriffen mit hohem Thromboserisiko**
Rezidivierende Thrombosen	Grundsätzlich kann bei einer 2. Thrombose eine lebenslange Antikoagulation erwogen werden, insbesondere wenn diese idiopathisch sind. Dann ist die Durchführung einer weiterführenden Diagnostik häufig nicht sinnvoll
Thrombosen in ungewöhnlicher Lokalisation	z. B. zerebrale Venen, Portalvenen, Lebervenen (Budd-Chiari Syndrom)
Patienten mit einer Vorgeschichte einer Marcumarnekrose	Häufig Protein-C-Defizienz
Arterielle Thrombosen	Häufiger Antiphospholipid-Syndrom

- Faktor-V-Leiden: Eine phänotypische APC-Resistenz wird durch eine modifizierte aPTT-Bestimmung durchgeführt, der Nachweis einer Mutation erfolgt mittels PCR (Genanalyse).
- Antithrombin, Protein C, Protein S: häufiger als ein angeborener Mangel ist hier eine transienter Mangel. Die Diagnostik erfolgt mit funktionellen und immunologischen Testverfahren.
- Prothrombinmutation G20210A: nur genetische Analyse z. B. mittels PCR sinnvoll.
- aPTT kann verlängert sein bei:
  - Antiphospholipid-Antikörpern: z. B. Lupusantikoagulans, Antikardiolipin-Antikörper, β2-Glykoprotein-I-Antikörpern. (Empfohlen wird, zunächst 2 Screeningtests und danach 2 Bestätigungstests durchzuführen).
- Seltene Indikationen:
  - Genetische Analyse einer *JAK-2*-Mutation sinnvoll bei Nachweis einer Thrombose in Lebervenen (Budd-Chiari-Syndrom), Portal- oder Mesenterialvenen.
  - Homocystein: Zwar werden bei Thrombosepatienten erhöhte Homocystein-Spiegel gefunden, die Rolle einer Hyperhomocysteinämie ist aber unklar, eine Therapie scheint keinen therapeutischen Benefit zu bringen; daher wird die Bestimmung nicht empfohlen.
  - In seltenen Fällen kann eine Diagnostik einer Paroxysmalen Nächtlichen Hämoglobinurie (PNH) sinnvoll sein.

Bildgebende Diagnostik

- Für die allermeisten Patienten ist eine Bildgebung außer zum Nachweis einer Thrombose bzw. Thromboembolie nicht notwendig.
- Häufiger führen zufällige erhobene Befunde in der Bildgebung z. B. von Thrombosen in ungewöhnlicher Lokalisation zu einer weiterführenden Thrombophiliediagnostik.

5.25.8 Differenzialdiagnosen

- keine Differenzialdiagnosen

5.25.9 Therapie

Therapeutisches Vorgehen

- Unabhängig von der Frage, ob eine Thrombophilie vorliegt, wird eine venöse Thromboembolie zunächst nach Standard behandelt (Kap. 5.26, Thromboembolie).
- Indikation für eine verlängerte Antikoagulation ergibt sich in Abhängigkeit von der auslösenden Ursache.
- Therapeutische Entscheidungen sind insbesondere bei unklaren oder multiplen Ursachen mitunter komplex und erfordern eine spezielle Expertise; Beispiel hierfür sind Frauen mit Kinderwunsch und rezidivierenden Aborten.

Pharmakotherapie

- Asymptomatische Patienten mit einem heterozygoten Nachweis einer Faktor-V-Leiden-Mutation:
  - Nicht indiziert ist spezifische Therapie z. B. mit oralen Antikoagulanzien oder Thrombozytenaggregationshemmern,
  - die Patienten sollten über die typischen Hinweise auf eine Thrombose hingewiesen werden (mit der Nebenwirkung einer möglichen Verunsicherung) und in diesem Fall prompt ärztliche Hilfe suchen.
  - Es kann sinnvoll sein, bei diesen Patienten auf orale Kontrazeptiva zu verzichten.
  - Diese Patientengruppe sollte aber im Rahmen von Operationen als Hochrisikokollektiv betrachtet werden.
  - Bei Schwangerschaft gibt es bisher keine Hinweise darauf, dass eine Antikoagulation das Risiko von Komplikationen senkt.
- Patienten mit einer homozygoten Mutation des Faktor V oder solche mit einer heterozygoten Form und zusätzlichen Thrombophilierisiken:
  - Diese Patienten haben ein signifikant erhöhtes Thromboserisiko.
  - Bei asymptomatischen Patienten wird eine prophylaktische Antikoagulation jedoch nur in Einzelfällen empfohlen.
- Patienten mit angeborenem Antithrombinmangel und bei homozygotem Protein-C Mangel:
  - Prophylaktische Substitution kommt infrage.
  - Nach dem ersten thromboembolischen Ereignis ist eine lebenslange orale Antikoagulation zu diskutieren.

5.25.10 Nachsorge

- Eine spezielle Nachsorge ist nicht verpflichtend.
- Allerdings wird gerade bei lebenslanger Antikoagulation häufiger Beratungsbedarf in speziellen Lebenssituationen (Operation, Krebsdiagnose, Kinderwunsch) bestehen.

5.25.11 Verlauf und Prognose

- Heute können die meisten Ursache einer Thrombophilie entweder kausal (Substitution von fehlenden Faktoren) oder symptomatisch behandelt werden.
- Lebenserwartung nach Diagnosestellung ist in der Regel nicht beeinträchtigt ist (außer bei Malignomen).

5.25.12 Wichtige Internetquellen

- www.antikoagulation-aktuell.de

5.26 Thromboembolie

Jörg Braun

5.26.1 Steckbrief

Die Thromboembolie umfasst die klinischen Manifestationen tiefe Beinvenenthrombose und Lungenembolie. Dabei sind ca. 90 % der Lungenembolien auf tiefe Beinvenenthrombosen zurückzuführen, mit entsprechend sensitiven Verfahren lassen sich bei etwa 60 % der tiefen Beinvenenthrombosen Lungenembolien nachweisen, von denen der größte Teil klinisch stumm verläuft. Beide sind die dritthäufigste kardiovaskuläre Erkrankung. Ursache von Thromboembolien sind zum einen angeboren (Kap. 5.24, Thrombophilie), häufiger jedoch erworben (z. B. Operationen v. a. Hüft-TEP, Traumaoperation und neurochirurgische Eingriffe, Malignome, Immobilisation und Schwangerschaft). Sowohl Beinvenenthrombose als auch Lungenembolie sind schwierig zu diagnostizieren, da die klinischen Zeichen unspezifisch sind und der Verlauf häufig rasch ist. Die Diagnose einer tiefen Beinvenenthrombose setzt einen klinischen Verdacht voraus. Bei fehlenden Risikofaktoren kann ein negativer D-Dimertest eine Thrombose unwahrscheinlich machen, dieser Parameter ist jedoch bei klinischem Verdacht und Risikofaktoren nicht nützlich. Die Diagnosesicherung erfolgt heute mittels Kompressionsultraschall der Beinvenen. Auch die Diagnose einer Lungenembolie setzt in der Regel einen klinischen Verdacht voraus. Der Nachweis bzw. der Ausschluss einer Lungenembolie erfolgt heute in der Regel über ein Spiral-CT mit Kontrastmittelgabe. Die Prävention erfolgt über physikalische (Frühmobilisation, Kompressionsbehandlung) und medikamentöse Maßnahmen (heute in der Regel niedermolekulare Heparine). Bei Thrombose/Lungenembolie erfolgt eine Antikoagulation über einen variablen Zeitraum. Bei lebensbedrohlicher Lungenembolie ist eine Thrombolyse-Therapie möglich. Nach Lungenembolie sollte eine Nachsorge erfolgen, da sich eine pulmonale Hypertonie entwickeln kann, für die es medikamentöse und operative Therapieansätze gibt.

5.26.2 Synonyme

- Tiefe Beinvenenthrombose (TVT); deep vein thrombosis (DVT)
- Lungenembolie (LE)

5.26.3 Definition

- Eine Thromboembolie ist die Verschleppung eines Thrombus bzw. Embolus innerhalb der Blutbahn mit Verlegung eines oder mehrerer Gefäße.
- Ein Thrombus ist eine intravasal lokalisierte Gerinnung von Blut.
- Tiefe Beinvenenthrombose: Thrombose der nichtoberflächlichen Venen des Beins.
- Lungenembolie: embolischer Verschluss einer Lungenarterie.

5.26.4 Epidemiologie

- Tiefe Beinvenenthrombosen und Lungenembolien sind mit einer jährlichen Inzidenz von 1–1,6 Fällen pro 1000 Einwohner die dritthäufigste kardiovaskuläre Erkrankung.
- Das Risiko steigt mit dem Lebensalter deutlich an:
  - bei Kindern: geschätztes Risiko 1:100.000,
  - hohes Alter: Inzidenz von 1:100.
- Geschlechterverteilung:
  - Junges Alter: Junge Frauen sind häufiger von Thrombosen und Lungenembolien betroffen als junge Männer.
  - Höheres Alter: Ältere Männer sind 3-mal häufiger als ältere Frauen betroffen (Verhältnis ist also im Alter umgekehrt)
- Pro Jahr sind ca. 50.000 Todesfälle auf Lungenembolien zurückzuführen.
- Autopsiestudien:
  - Bein- oder Beckenvenenthrombosen: bei fast 40 % aller Autopsien zu finden.
  - Tiefe Armvenenthrombosen (Paget-von-Schroetter-Syndrom): nur in 0,6 % der Fälle; auch in der Klinik wesentlich seltener als TVT.

5.26.5 Ätiologie und Pathogenese

- Die **Virchow-Trias** gilt weiterhin: die wichtigsten Risikofaktoren für eine Thrombose sind
  - eine venöse Stase,
  - eine Hyperkoagulabilität (Kap. 5.24) und
  - eine Endothelläsion.
- **Venöse Stase** wird verursacht z. B. durch
  - Immobilisation,
  - eine Herzinsuffizienz oder
  - ein postthrombotisches Syndrom der Beinvenen.
- **Hyperkoagulabilität** ist verursacht
  - durch eine Thrombophilie (häufig)
  - durch erhöhte Blutviskosität oder
  - einer Hormontherapie.
- **Endothelschäden** können ausgelöst werden durch
  - Operationen,
  - größere Traumata oder
  - auch durch eine schwere körperliche Belastung (Thrombose par effort)
- Thromboembolie in der Vorgeschichte:
  - Das Risiko für ein Rezidiv einer Thromboembolie beträgt ca. 20–30 %!
  - Dieses Risiko ist höher bei den Patienten,

   - bei denen kein transienter Risikofaktor für das Auftreten einer Thrombose wahrscheinlich gemacht werden konnte oder
   - bei denen der Risikofaktor weiter besteht (z. B. Krebserkrankung).
 - Dagegen ist das Rezidivrisiko geringer bei einem eindeutigen Auslöser, welcher zudem zeitlich begrenzt aufgetreten ist (also z. B. ein operativer Eingriff oder eine Schwangerschaft).
- Große operative Eingriffe: z. B.
  - Hüft-TEP,
  - Traumachirurgie,
  - gefäßchirurgische bzw. neurochirurgische Eingriffen und
  - onkologische Operationen.

Risikofaktoren

- **Traumata**:
  - Insbesondere bei Femur- und Tibiafraktur ist das Thromboserisiko erhöht:
  - Muskeltrauma erhöht das Risiko um den Faktor 5,
  - Gipsbehandlung erhöht das Risiko um den Faktor 37.
- **Malignom**:
  - Karzinompatienten haben ein 4- bis 6-fach erhöhtes Thromboserisiko.
  - Bei ca. 5 % der Krebspatienten wird der Verlauf durch venöse Thromboembolien kompliziert.
  - Das höchste Risiko haben hierbei Patienten mit Pankreas-, Bronchial-, Magen- und Kolonkarzinom, Nierenzell-, Prostata- und Ovarialkarzinom.
  - Auch Patienten mit Chemotherapie weisen ein erhöhtes Risiko auf.
- **Immobilisation**:
  - Bettlägerigkeit,
  - langes Sitzen (z. B. Flug, längere Autoreisen, langes Sitzen am Schreibtisch).
- **Fieber und Diarrhoe** können das Thromboserisiko erhöhen.
- **Schwangerschaft und Wochenbett**: beides erhöht das Thromboserisiko um das 2- bis 8-Fache
- **Thrombophilie**:
  - Bei einer Thrombophilie treten Thrombosen früh (vor dem 45. Lebensjahr), leicht (ohne Auslöser) oder an ungewöhnlicher Stelle auf.
  - Die häufigste Ursache ist eine Mutation des Faktor V, der sog. Faktor-V-Leiden, welcher eine APC-Resistenz bewirkt (vgl. Kap. 5.25, Thrombophilie)

5.26.6 Klassifikation und Risikostratifizierung

- Nach der 2004 veröffentlichten ACCP-Leitlinie kann eine **Risikostratifizierung** in 3 Gruppen erfolgen:
  - Niedriges Risiko = Thromboserisiko ohne Thromboseprophylaxe < 1 % bei:
    - Alter < 40 Lebensjahre,
    - ohne Risikofaktoren,
    - Narkose < 30 min und
    - kleinere Eingriffe.
  - Mittleres Risiko = Thromboserisiko ohne Prophylaxe 2–10 %, Lungenembolierisiko < 1 % bei:
    - Patienten > 40 Lebensjahre,
    - Narkose > 30 min und
    - mit einem oder mehr Risikofaktoren.
  - Hohes Risiko = Thromboserisiko 10–20 %, Lungenembolierisiko bis 5 % bei:
    - Patienten > 40 Lebensjahre mit
    - Hochrisikoeingriffen oder
    - mit bekannter Thrombophilie.
- Der Schweregrad einer nachgewiesenen Lungenembolie kann heute mittels des PESI-Scores eingeschätzt werden [1]:
  - Dieser erlaubt eine Einschätzung der 30-Tage-Mortalität.
  - Je nach klinischem Parameter werden Punkte vergeben (▶ Tab. 5.52).
- Auch die Goldhaber-Klassifikation wird noch verwendet.

5.26.7 Symptomatik

Tiefe Beinvenenthrombose

- Klinische Symptome sind unspezifisch und können komplett fehlen.
- Mögliche Leitsymptome:
  - Spannungs- oder Schweregefühl v. a. in den Oberschenkeln, Kniekehle und Wade, die durch Hochlagerung abnehmen.
- Objektivierbar können eine Umfangsvermehrung sowie eine vermehrte Venenzeichnung im Vergleich zu kontralateralen Seite sein.
- Die Einschätzung der klinischen Wahrscheinlichkeit (also die Vortestwahrscheinlichkeit vor Durchführung einer apparativen Diagnostik) einer TVT erfolgt mittels Wells-Score (▶ Tab. 5.53).

Lungenembolie

- Auch die Lungenembolie kann klinisch stumm sein oder mit unspezifischen Symptomen einhergehen.
- Leitbefunde sind
  - eine akut auftretende Dyspnoe mit Tachypnoe,
  - Husten ggf. mit Hämoptysen,

5

Tab. 5.52 Schweregrad einer nachgewiesenen Lungenembolie gemäß PESI-Score. Adaptiert nach [1].

Vergabe der Punkte	Kriterien
Alter in Jahren + 10 Punkte bei	Männliches Geschlecht Chronische Herzinsuffizienz* Chronische Lungenerkrankung*
Alter in Jahren + 20 Punkte bei	Pulsfrequenz ≥ 110 Schläge pro Minute* Atemfrequenz > 30 Atemzüge pro Minute Temperatur < 36 °C Arterielle Hämoglobinsättigung < 90 %*
Alter in Jahren + 30 Punkte bei	Tumorerkrankung* Systolischer Blutdruck < 100 mmHg*
Alter in Jahren + 60 Punkte bei	Bewusstseinsstörung
Nach dem sPESI-Score (simplified PESI-Score) werden bei denen mit * gekennzeichneten Parametern ab einem Lebensalter von 81 Jahren je 1 Punkt vergeben.	

Tab. 5.53 Tiefe Beinvenenthrombose (TVT) Score nach Wells et al. Adaptiert nach [2].

Klinisches Merkmal	Punkte
Aktive Krebserkrankung	1
Immobilisation	1
Bettruhe > 3 Tage, große Operation < 12 Wochen	1
Schmerz entlang der tiefen Venen	1
Schwellung des Beins	1
Umfangsvermehrung des Unterschenkels > 3 cm im Vergleich zur Gegenseite	1
Eindrückbares Ödem am symptomatischen Bein	1
Kollateralvenen	1
TVT in der Vorgeschichte	1
Alternative Diagnose ebenso wahrscheinlich wie TVT	–2
Wahrscheinlichkeit einer TVT	
Hoch	≥ 2
Gering	< 2

Tab. 5.54 Klinische Wahrscheinlichkeit einer Lungenembolie mit dem modifizierten Wells-Score. Adaptiert nach [3].

Klinisches Merkmal	Punkte
Klinische Zeichen einer tiefen Beinvenenthrombose	3
Lungenembolie wahrscheinlicher als andere Diagnosen	3
Herzfrequenz > 100/min.	1,5
Immobilisation oder Operation < 4 Wochen	1,5
TVT oder Lungenembolie in der Vorgeschichte	1,5
Hämoptysen	1
Aktive Krebserkrankung	1
Wahrscheinlichkeit für Lungenembolie	
Gering	< 2
Mittel	2–6
Hoch	> 6

  - häufig ein atemabhängiger Thoraxschmerz, welcher beidseits auftreten und typischerweise mit einem Beklemmungsgefühl und Angst einhergehen kann.
- Bei massiver Lungenembolie können hinzukommen:
  - Kollaps,
  - Tachykardie,
  - Hypotonie bis Schock und
  - akute Halsvenenstauung.
- Auch Fieber kann mitunter ein Hinweis auf eine Lungenembolie sein.
- Die klinische Wahrscheinlichkeit einer Lungenembolie kann mit dem modifizierten Wells-Score quantifiziert werden (▶ Tab. 5.54).

Merke

Bei klinischem Verdacht auf eine Lungenembolie muss immer auch auf die Zeichen einer tiefen Beinvenenthrombose geachtet werden.

Praxistipp

„An eine Lungenembolie denken, heißt, sie auszuschließen."

5.26.8 Diagnostik

Diagnostisches Vorgehen

- Diagnostischer Algorithmus ▶ Abb. 5.53.

Anamnese

- Bei einer positiven Eigen- oder Familienanamnese für thromboembolische Erkrankungen steigt das Risiko deutlich an.

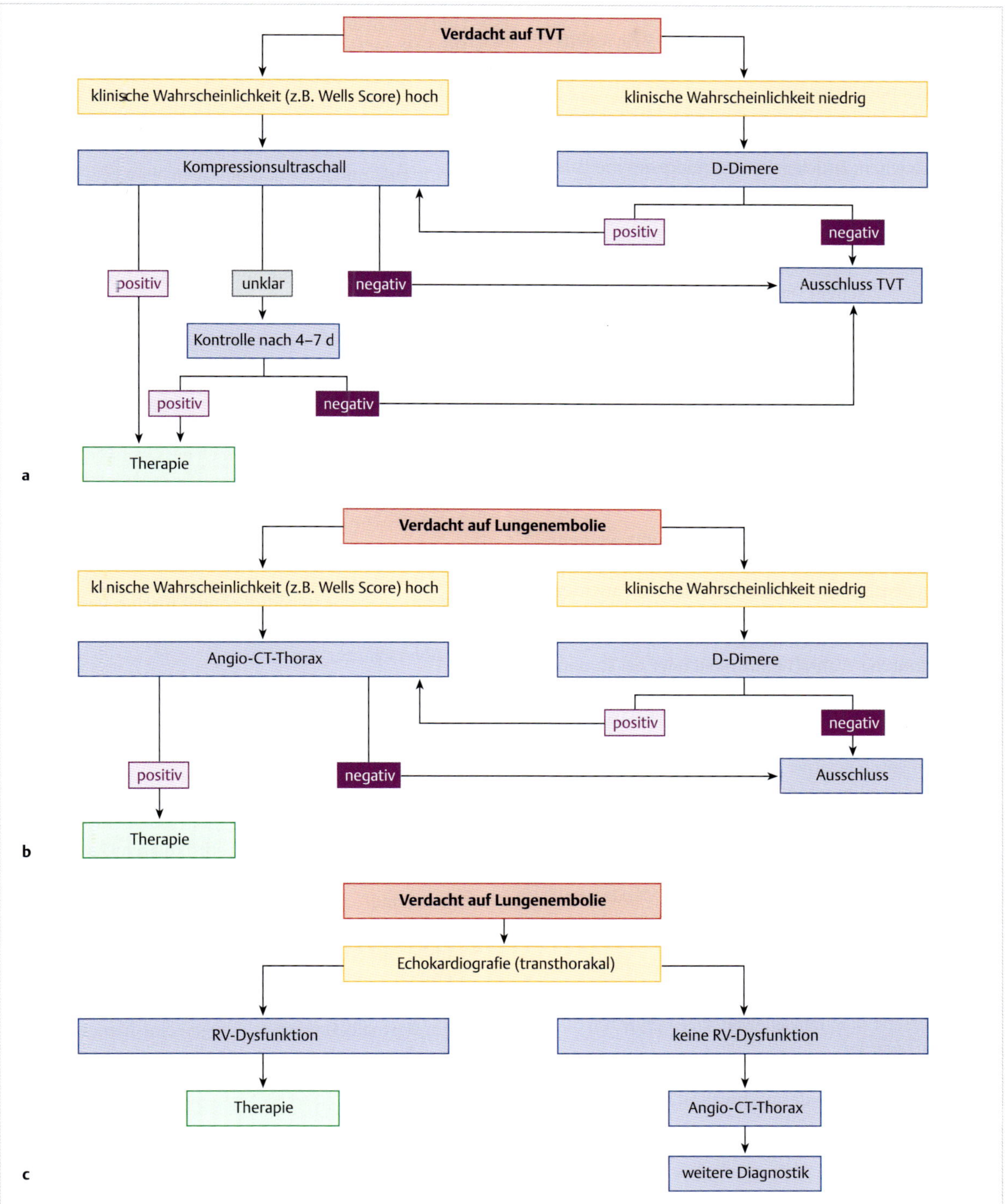

Abb. 5.53 Thromboembolie. Diagnostisches Vorgehen bei Verdacht auf tiefe Beinvenenthrombose oder Lungenembolie.
a Diagnostik einer tiefen Beinvenenthrombose.
b Diagnostik der hämodynamisch stabilen Lungenembolie.
c Diagnostik der hämodynamisch instabilen Lungenembolie.

- Eine Vorgeschichte mit rezidivierenden Aborten kann auf das Vorliegen einer Thrombophilie weisen.
- Nach den Angaben zur Symptomatik und den Untersuchungsbefunden lässt sich die klinische Wahrscheinlichkeit berechnen (▶ Tab. 5.53, ▶ Tab. 5.54).

Körperliche Untersuchung

- Hinweise auf das Vorliegen einer tiefen Beinvenenthrombose (diese klinischen Zeichen sind leider weder spezifisch noch sensitiv):
  - Homann Zeichen; Beugen des Fußes löst Schmerzen in der Wade aus.
  - Payr-Zeichen: Drücken insbesondere der medialen Fußsohle ist schmerzhaft.
  - Pratt-Warnvenen: Erweiterte prätibiale Venen
  - Mayr-Zeichen: Wadenkompressionsschmerz
  - Denecke Zeichen: Spontanschmerz der Fußsohle
  - Rielander-Zeichen: Druckschmerz im Adduktorenkanal
- Hinweise auf ein erhöhtes Thromboserisiko: Tumornachweis bei rektaler Untersuchung, Mammatastbefund, Hodenassymmetrie

Labor

- Geringe/mittlere klinische Wahrscheinlichkeit (Wells-Score < 2 Punkte):
  - D-Dimerbestimmung kann durchgeführt werden.
  - Ist diese negativ, ist eine akute symptomatische tiefe Beinvenenthrombose beim ambulanten Patienten so unwahrscheinlich, dass keine weitere Diagnostik durchgeführt werden muss.
- Hohe klinische Wahrscheinlichkeit oder bei stationären Patienten:
  - Hier ist die Bestimmung der D-Dimere dagegen aufgrund der geringen Spezifität nicht sinnvoll: häufig führen falsch positive D-Dimerwerte bei diesen Patienten zu einer unnötigen Diagnostik.

> **Merke** M!
>
> D-Dimere sind für den Nachweis einer TVT oder Lungenembolie ungeeignet.

- Verdacht auf Lungenembolie:
  - Eine arterielle Blutgasanalyse (BGA) sollte durchgeführt werden.
  - Sie dient der Risikostratifizierung, kann aber eine Lungenembolie weder nachweisen noch ausschließen!

Bildgebende Diagnostik

Sonografie

- Die B-Bild-Kompressionssonografie ist die diagnostische Methode der Wahl zum Ausschluss oder Nachweis einer **tiefen Beinvenenthrombose**.
- Verwendet wird dafür typischerweise der 7,5-Mhz-Linearschallkopf.
- Hinweis auf Vorliegen einer Thrombose:
  - Fehlende Kompressibilität der betroffenen Vene zusammen mit
  - einer Flusseinschränkung (die mittels der farbkodierten Duplexsonografie bestimmt wird).
- Sensitivität und Spezifität betragen beim geübten Untersucher und beim symptomatischen Patienten je ca. 97 %.
- Bei fehlendem Nachweis und fortbestehendem Verdacht kann die Untersuchung nach 4–7 Tagen wiederholt werden.

> **Praxistipp**
>
> Die Diagnosesicherung einer TVT erfolgt heute mittels Kompressionsultraschall der Beinvenen, welcher insbesondere in den größeren Venen des Oberschenkels patientenschonend und sensitiv ist. Dieses Verfahren hat die Phlebografie praktisch vollständig ersetzt.

- Thoraxsonografie:
  - Relativ neu angewandtes sonografisches Verfahren,
  - nachweisbar sind periphere infarzierte Areale mit Gefäßverschluss,
  - hohe Sensitivität besteht für den Nachweis von Pleuraergüssen.

Echokardiografie

- Bei **Lungenembolie** dient die Echokardiografie der Risikostratifizierung:
  - Bei Nachweis einer rechtsventrikulären Dysfunktion ist das Mortalitätsrisiko deutlich erhöht.
  - Im Verlauf kann der Druck im kleinen Kreislauf abgeschätzt werden.
  - Insbesondere bei chronisch rezidivierenden Lungenembolien besteht das Risiko der Entwicklung einer pulmonalen Hypertonie.
  - Ein Normalbefund spricht gegen eine hämodynamisch relevante Lungenembolie.

Röntgen

- Nativröntgenuntersuchung des Thorax ist weder zum Nachweis einer Lungenembolie noch zum Ausschluss geeignet (trotz bisweilen typischer Befunde, z. B. Westermark Zeichen).

- Nativröntgenuntersuchung wird zum Nachweis von Differenzialdiagnosen durchgeführt (z. B. Pneumonie, Pneumothorax, Bronchialkarzinom, Pleuramesotheliom).

CT

- Mittels Spiral-CT mit Kontrastmittel können zentrale und periphere Lungenembolien nachgewiesen werden.
- Aussagen zum Alter der Embolie und zu einer begleitenden Rechtsherzbelastung sind möglich.
- Nachweis einer Reihe von Differenzialdiagnosen.
- Weitestgehender Ausschluss einer klinisch relevanten Lungenembolie bei negativem CT (an einem guten Gerät mit optimaler Technik).

MRT

- Aufgrund von Veratmungsartefakten noch keine Routinemethode.
- Prinzipiell können aber schon heute zentrale Thromben nachgewiesen werden.

Szintigrafie

- Alternativ zum CT kann bei Verdacht auf Lungenembolie auch eine Perfusions-Ventilations-Szintigrafie durchgeführt werden.
- Ein Normalbefund (der allerdings bei Patienten mit Begleiterkrankungen nicht so häufig ist) macht eine relevante Lungenembolie unwahrscheinlich.
- Perfusions-Ventilationsinhomogenitäten können allerdings auch bei COPD, Pneumonie oder Atelektase auftreten, sodass die Szintigrafie heute nur noch selten durchgeführt wird.

Praxistipp

Die Perfusions-Ventilations-Szintigrafie und die MR-Tomografie sind alternative Verfahren und werden heute nur noch selten verwendet. Der frühere Goldstandard Pulmonalisangiografie ist heute besonderen Fragestellungen vorbehalten.

Instrumentelle Diagnostik

EKG

- Bei Lungenembolie ist das EKG in 50 % der Fälle unauffällig.
- Evtl. finden sich Zeichen der akuten Rechtsherzbelastung (neu aufgetretene Rechtsdrehung oder Rechtsschenkelblock).
- Der SIQIII-Typ ist ebenso wie der SISIISIII-Typ selten.
- Negative T-Wellen in V2–4 können insbesondere dann ein Hinweis auf eine Lungenembolie sein, wenn sie im Vor-EKG nicht nachweisbar waren.

5.26.9 Differenzialdiagnosen

- Differenzialdiagnose der **tiefen Beinvenenthrombose:**
  - Thrombophlebitis: Risikofaktor für eine Thromboseentstehung,
  - Lymhödem, Erysipel,
  - Postthrombotisches Syndrom (Anamnese!): schwierige DD zur Rezidivthrombose,
  - Baker-Zyste (einfacher sonografischer Nachweis),
  - posttraumatische oder postoperative Schwellung bei Hämatom.
- Differenzialdiagnose der **Lungenembolie**:
  - Akutes Koronarsyndrom:
    - Hier helfen das Vorliegen der typischen, eine Arteriosklerose auslösenden Risikofaktoren: Rauchen, Hypertonus, Diabetes mellitus, positive Familienanamnese und Hypercholesterinämie.
    - Nicht selten wird allerdings die Diagnose Lungenembolie erst nach einer Koronarangiografie gestellt.
  - Akute Rechtsherzdekompensation:
    - Häufigste Ursache hierfür ist die Linksherzdekompensation, insbesondere bei Vorliegen einer Mitralinsuffizienz.
  - Pneumonie:
    - Eine infektiöse Ursache einer Pneumonie ist kaum von einer Infarktpneumonie zu unterscheiden.
    - Hilfreich ist dann der Nachweis einer tiefen Beinvenenthrombose, der die Wahrscheinlichkeit einer Lungenembolie wesentlich erhöht.
    - Auch eine Erhöhung der LDH kann ein Hinweis auf eine Infarktpneumonie sein.
  - Pleuritis:
    - Auch hier ist eine klinische Unterscheidung kaum möglich.
    - Im Zweifel muss eine Lungenembolie ausgeschlossen werden.
  - Andere: Rippenprellung, Neuralgie, Myalgie, Herpes Zoster.

5.26.10 Therapie

Therapeutisches Vorgehen

- Wichtigste Maßnahme bei der Thromboembolie ist die rasche und suffiziente Antikoagulation (▶ Abb. 5.54).
- Bei tiefer Beinvenenthrombose ist die akute Kompressionstherapie indiziert.
- Immobilisation:
  - Bettruhe wird nur noch bei bereits stattgehabter Lungenembolie empfohlen.
  - Bei Beckenvenenthrombose inklusive der V. cava inferior konnte eine Immobilisation weder die Frequenz noch den Schweregrad von Lungenembolien reduzieren.
  - Allerdings kann eine Hochlagerung des betroffenen Beins Spannungsschmerzen reduzieren.

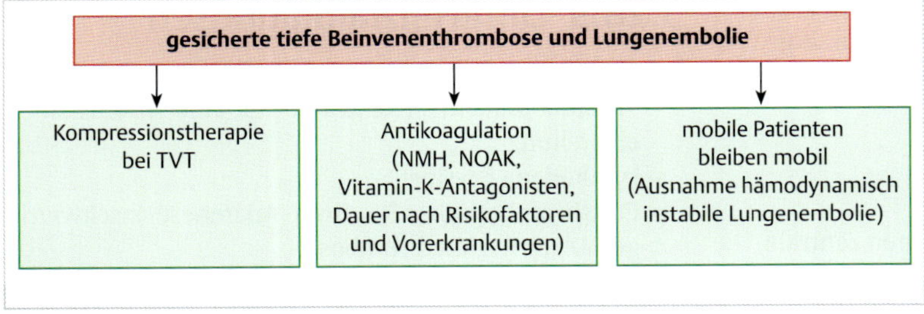

Abb. 5.54 Thromboembolie. Therapeutisches Vorgehen bei tiefer Beinvenenthrombose und Lungenembolie. Die medikamentöse Akuttherapie unterscheidet sich nicht zwischen Patienten mit tiefer Beinvenenthrombose und solchen mit hämodynamisch stabiler Lungenembolie, die Folgetherapie unterscheidet sich nur in der Anwendungsdauer.

Allgemeinmaßnahmen

- Verdacht auf schwere Lungenembolie: Bettruhe, Analgesie und ggf. auch eine Sedierung empfohlen.
- Eine Kompressionstherapie nach Abschluss der Akutphase
  - erfordert eine hohe Patienten-Compliance und ist bezüglich ihrer Effektivität umstritten,
  - wird allerdings insbesondere bei Oberschenkelvenenthrombosen weiterhin empfohlen.
  - Eine Thromboseprophylaxe mittels Kompressionstherapie scheint wenig effektiv zu sein.

Pharmakotherapie

- Entscheidend ist die **rasche und hochdosierte Antikoagulation**:
  - Hierzu kann eine Vollheparinisierung z. B. mit einem Bolus von 5–10.000 IE gefolgt von ca. 1000 IE/h gegeben werden.
  - Gewichtsadaptierte subkutane Gabe eines niedermolekularen Heparins ist mindestens gleichwertige Alternative zur Vollheparinisierung.
    - Dabei ist die evtl. notwendige Dosisreduktion bei Niereninsuffizienz zu beachten.
    - Diese Medikamente sind bei Schwangeren, stillenden Müttern und Kindern zwar nicht zugelassen, nach Expertenmeinung jedoch auch hier Mittel der Wahl.
    - Diese Off-label-Medikation erfordert jedoch eine explizite Patientenaufklärung.
  - Direkte orale Antikoagulanzien (DOAK bzw. NOAK: neue orale Antikoagulanzien) sind ebenfalls sowohl für die Therapie der tiefen Beinvenenthrombose als auch der Lungenembolie zugelassen und können z. T. (Rivaroxaban, Apixaban) unmittelbar nach Diagnosestellung gegeben werden, was die ambulante Therapie erleichtert.
- Im Anschluss an die Akuttherapie erfolgt eine **langfristige Antikoagulation**:
  - In der Regel oral, geeignet ist Phenprocoumon:
    - Aufgrund der hohen interindividuellen Variabilität ist hierbei eine zumindest initial engmaschige Kontrolle des Quick-Werts mit Dosisanpassung notwendig, der Ziel-INR-Wert ist mit 2–3 höher als bei Vorhofflimmern.
    - Immer muss die Phenprocoumongabe unter Heparinschutz begonnen werden, da eine initiale Hyperkoagulabilität ausgelöst werden kann, welche im schlimmsten Fall zu einer sog. Marcumarnekrose führen kann.
    - Trotz der nötigen Laborkontrollen können viele Patienten mit Phenprocoumon langfristig kostengünstig therapiert werden.
  - Alternativ können auch alle Neuen oralen Antikoagulanzien gegeben werden:
    - Eine Laborkontrolle ist hierbei nicht nötig.
    - Einige Substanzen konnten entweder eine geringere Nebenwirkungsrate (v. a. Blutungen) oder eine bessere Wirksamkeit nachweisen.
- **Therapiedauer**:
  - Nach erster Thrombose und passagerem Risikofaktor 3 Monate.
  - Bei Rezidiv ist eine prolongierte Antikoagulation notwendig.
  - Liegen nicht passagere Risikofaktoren und insbesondere eine nachweisbare Thrombophilie vor, so wird eine prolongierte Antikoagulation bis hin zur lebenslangen Blutverdünnung empfohlen.
  - Nach Lungenembolie erfolgt die orale Antikoagulation in der Regel über 6–12 Monate.
- **Lysetherapie**:
  - Indiziert in Stadium IV nach Grosser (Schock).
  - Da es sich hierbei um eine lebensrettende Maßnahme handelt, sind Kontraindikationen in der Regel relativ (mit Ausnahme der Hirnblutung).

Interventionelle Therapie

- Als Alternative zur Thrombolyse kann eine Notfallembolektomie nach Trendelenburg durchgeführt werden.

5.26.11 Prävention

- Gerade bei Patienten in stationärer Behandlung, die ein deutlich erhöhtes Thromboembolierisiko aufweisen, ist heute eine medikamentöse Thromboseprophylaxe Standard und ein wichtiger Aspekt der Patientensicherheit.
- Zur Prophylaxe gehören **Basismaßnahmen** mit:
  - Frühmobilisation,
  - Bewegungsübungen und
  - Anleitung zu Eigenübungen.

- **Medikamentöse Prophylaxe**
  - erfolgt in der Regel mit einem niedermolekularen Heparin bzw. mit Fondaparinux.
  - Auch eine intermittierende pneumatische Kompression bei Kontraindikationen für eine Antikoagulation ist wirksam.
- Sogenannte „Antithrombosestrümpfe“:
  - Einsatz ist umstritten.

5.26.12 Nachsorge

- Insbesondere nach rezidivierenden Lungenembolien sollte z. B. in jährlichen Abständen eine Echokardiografie durchgeführt werden, um eine pulmonale Hypertonie frühzeitig zu erfassen.
- Auch bei Patienten mit einer prolongierten Antikoagulation sollte eine regelmäßige Re-Evaluation stattfinden.

5.26.13 Verlauf und Prognose

- Von geschätzt 500.000 Patienten mit Thromboembolien jährlich in Deutschland versterben bis zu 10 %.

5.26.14 Wichtige Internetquellen

- www.antikoagulation-aktuell.de
- Aktuelle Leitline der AWMF (zuletzt aktualisiert 2017): www.awmf.org/leitlinien/detail/ll/065-002.html
- Aktuelle Leitlinie der Europäischen Gesellschaft für Kardiologie (ESC) von 2014 (zuletzt 2016 aktualisiert): https://leitlinien.dgk.org/2015/pocket-leitlinie-lungenembolie

5.26.15 Literatur

[1] Konstantinides SV, Torbicki A, Agnelli G et al. 2014 ESC guidelines on the diagnosis and management of acute pulmonary embolism. Eur Heart J 2014; 35; 3 033–3 069k

[2] Wells PS, Hirsh J, Anderson DR et al. Accuracy of clinical assessment of deep-vein thrombosis. Lancet 1995; 345: 1326–1330

[3] Wells PS, Ginsberg JS, Anderson DR et al. Use of a clinical model for safe management of patients with suspected pulmonary embolism. Ann Intern Med 1998; 129: 997–1005

Kapitel 6

Neoplastische Erkrankungen

6 Neoplastische Erkrankungen

6.1 Chronische myeloische Leukämie

Andreas Hochhaus

6.1.1 Steckbrief

Die chronische myeloische Leukämie (CML) ist eine klonale myeloproliferative Erkrankung und stellt biologisch, diagnostisch und therapeutisch ein Modell für zielgerichtete Therapien dar. Das Produkt der zytogenetischen Translokation t(9;22)(q34;q11) ist das Fusionsprotein BCR-ABL mit gesteigerter Tyrosinkinase-Aktivität mit der Folge einer unkontrollierten Zellproliferation und Reduktion der Apoptose. In Mausmodellen wurde die pathogenetische Bedeutung von BCR-ABL für die Leukämieentstehung bewiesen. Daraus ergab sich der Therapieansatz, durch Hemmung der gesteigerten Enzymaktivität die Krankheitsprogredienz zu verringern. In präklinischen Untersuchungen wurde Imatinib als erster potenter und selektiver Hemmer der BCR-ABL-Tyrosinkinase-Aktivität ausgewählt und ein Durchbruch in der Therapie der CML erzielt. Zurzeit sind 5 Tyrosinkinase-Inhibitoren (TKI) für die Therapie der CML zugelassen und werden nach Therapieziel, Resistenzspektrum und Begleiterkrankungen eingesetzt.

6.1.2 Aktuelles

- Seit Einsatz der TKI in der Therapie der CML hat sich die Prognose erheblich verbessert.
- TKI-Inhibitoren der 1. Generation (Imatinib) versus der 2. Generation (Nilotinib, Dasatinib):
  - Die 5-Jahres-Überlebensraten nach Erstlinientherapie mit Imatinib, Nilotinib und Dasatinib unterscheiden sich nicht.
  - Mit den Zweitgenerationsinhibitoren ließ sich aber eine deutliche Reduktion des Risikos früher Blastenkrisen beobachten.
  - Außerdem sind unter den Inhibitoren der 2. Generation die Geschwindigkeit der molekularen Remission und der Anteil der Patienten mit einer guten oder tiefen molekularen Remission besser als unter Imatinib.
  - Unter Nilotinib und Dasatinib kommt es seltener zu frühem Therapieversagen als unter Imatinib.
- Die anhaltende tiefe molekulare Remission ist die wichtigste Voraussetzung für das Absetzen der TKI.
- Interferon-α kann die molekulare Remission stabilisieren. Das Absetzen wird nur unter sehr gut definierten Kriterien und stringenter molekularer Verlaufskontrolle empfohlen.

6.1.3 Synonyme

- Chronische myeloische Leukämie; CML; ICD C 92.1
- chronic myeloid leukemia
- chronic myelogenous leukemia

6.1.4 Definition

- Die CML ist eine klonale myeloproliferative Erkrankung einer pluripotenten hämatopoetischen Stammzelle.
- Sie ist charakterisiert durch eine Proliferation der Myelopoese mit kontinuierlicher Linksverschiebung, Splenomegalie und somatischer BCR-ABL-Translokation.

6.1.5 Epidemiologie

- Die Inzidenz der CML beträgt etwa 1,5/100.000 Einwohner und Jahr.
- In Deutschland erkranken jährlich etwa 1200 Patienten.
- Männer sind etwas häufiger betroffen als Frauen.
- Die CML kommt in allen Altersgruppen vor, der Erkrankungsgipfel liegt bei 55–60 Jahren.
- Zurzeit beträgt die jährliche Mortalität von CML-Patienten ca. 1,7 %. Somit steigt die Prävalenz der CML-Patienten bei konstanter Inzidenz v. a. infolge der verbesserten Prognose an.

6.1.6 Ätiologie und Pathogenese

- Bei > 95 % der CML-Patienten liegt eine spezifische Chromosomenaberration vor, die Translokation t(9;22)(q34;q11) mit dem charakteristischen Philadelphia-Chromosom, 22q-.
- Durch die Translokation wird das Gen der Abelson (ABL)-Tyrosinkinase mit dem Breakpoint-Cluster-Region-Gen (*BCR*-Gen) verbunden.
- Es entsteht ein Fusionsprotein, BCR-ABL, mit konstitutioneller Tyrosinkinase-Aktivität.
- Das BCR-ABL-Fusionsprotein ist für die onkogene Transformation der betroffenen hämatopoetischen Stammzelle verantwortlich.

6.1.7 Klassifikation und Risikostratifizierung

Klassifikation

- Voraussetzung für die Diagnose der typischen CML nach WHO ist die *BCR-ABL*-Translokation.
- Bei 95 % der Patienten ist auf zytogenetischer Ebene das Ph-Chromosom, 22q-, nachweisbar.
- Ca. 5 % der CML-Patienten sind Ph-negativ/*BCR-ABL*-positiv.

- Patienten mit einem klinischen Bild ähnlich der CML ohne Nachweis der BCR-ABL-Translokation können die WHO-Kriterien der chronischen Neutrophilenleukämie oder der atypischen CML erfüllen.
- Einteilung der CML in verschiedene Phasen
  - Die Diagnose erfolgt bei der Mehrheit der Patienten in der **chronischen Phase** der Erkrankung.
  - Der Sinn der Definition einer **Akzelerationsphase** zum Diagnosezeitpunkt wird zurzeit diskutiert. ELN-Kriterien der akzelerierten Phase im Verlauf sind
    - 15–29 % Blasten in Blut oder Knochenmark **oder**
    - Blasten plus Promyelozyten im Blut oder Knochenmark > 30 % (mit < 30 % Blasten) **oder**
    - ≥ 20 % Basophile in Blut oder Knochenmark **oder**
    - therapieunabhängige Thrombozytopenie < 100.000/µl **oder**
    - neu entstandene klonale Evolution **oder**
    - progrediente Fibrose des Knochenmarks **oder**
    - progrediente Splenomegalie und ansteigende Leukozyten, die auf Therapie nicht ansprechen.
  - Die Definition der **Blastenkrise** wird ebenfalls diskutiert:
    - In fast allen CML-Studien und in den Empfehlungen des European LeukemiaNet (ELN) werden ≥ 30 % Blasten im peripheren Blut oder im Knochenmark, oder der Nachweis extramedullärer Infiltrate als Grenzwert benutzt.
    - Die aktuelle WHO-Klassifikation hat jetzt einen Grenzwert von 20 % Blasten festgelegt in Analogie zur Definition der AML.
    - Für diesen Grenzwert gibt es keine biologische Grundlage.
    - Patienten mit 20–29 % Blasten haben eine signifikant bessere Prognose als Patienten mit ≥ 30 % Blasten. Deshalb wird in den meisten Standard-setzenden Studien der bisher verwendete Grenzwert verwendet.

Risikostratifizierung

- Die bisher gebräuchlichen Prognoseparameter Sokal- und Hasford (Euro)-Scores wurden vor der TKI-Ära mit dem Endpunkt **Überleben** entwickelt.
- Für die Anwendung bei TKI-Behandlung mit dem Endpunkt **Therapieansprechen** wurde in einem Register der „European Treatment and Outcome Study“ (EUTOS) von 2060 Patienten unter Erstlinientherapie mit Imatinib ein neuer Score etabliert und validiert:
  - Der **EUTOS-Score** nutzt den Anteil der Basophilen im peripheren Blut und die Milzgröße zum Diagnosezeitpunkt zur Vorhersage der Chance auf das Erreichen einer kompletten zytogenetischen Remission (CCyR).
  - Die 5-Jahres-Überlebensraten unterschieden sich zwischen Niedrig- und Hochrisikopatienten mit 90 % versus 82 % deutlich.

> **Merke** (M!)
>
> EUTOS-Score = % Basophile im peripheren Blut × 7 + Milzgröße (unter dem Rippenbogen) in cm × 4.
> Die Wahrscheinlichkeit, eine komplette zytogenetische Remission zu erreichen, ist besser bei einem EUTOS-Score ≤ 87.

- Der **„European Long Term Survival (ELTS) Score”**
  - berücksichtigt als Endpunkt ausschließlich CML-abhängige Todesfälle,
  - wird aus den Parametern Blastenzahl im peripheren Blut, Milzgröße, Thrombozytenzahl und Alter berechnet.
- Weitere Parameter für eine ungünstige Prognose sind:
  - Zytogenetische Zusatzaberrationen zum Diagnosezeitpunkt, wenn es sich um sog. „Major route“-Aberrationen (+ 8, iso(17q), + 19, + 22q-) oder um Monosomie 7 oder Chromosom-3q26-Aberrationen handelt.
  - Eine Knochenmarkfibrose zum Diagnosezeitpunkt.
- Wesentlicher Prognosefaktor ist auch die Geschwindigkeit des initialen Ansprechens innerhalb der ersten 3 Monate (BCR-ABL nach International Scale ≤ 10 % nach 3 Monaten).

6.1.8 Symptomatik

- Nicht selten wird die Erkrankung als Zufallsbefund bei einer Blutbildbestimmung diagnostiziert.
- Bei Patienten mit symptomatischer Erkrankung werden beobachtet:
  - Abgeschlagenheit, Schwäche,
  - Appetitlosigkeit, Gewichtsverlust,
  - Knochenschmerzen oder Oberbauchbeschwerden infolge der Milzvergrößerung,
  - selten kommt es, insbesondere bei deutlich erhöhten Leukozytenzahlen, zu Symptomen der Leukostase, wie Sehstörungen, Dyspnoe, Angina pectoris oder Priapismus.
- Vor Einsatz der TKI war bei den meisten Patienten ein dreistufiger Krankheitsverlauf zu beobachten:
  - Die Erkrankung wird für gewöhnlich in der chronischen Phase diagnostiziert.
    - Die chronische Phase ist gekennzeichnet durch eine Leukozytose mit pathologischer Linksverschiebung und unterschiedlich ausgeprägter Splenomegalie.
    - Häufig liegt eine Anämie vor.
    - Die Thrombozytenzahl ist häufig erhöht, kann jedoch auch normal oder erniedrigt sein.
  - Die CML geht dann über in die akzelerierte Phase und
  - endet schließlich in der Blastenkrise, einer unbehandelt in wenigen Wochen tödlich verlaufenden akuten Leukämie.

6

6.1.9 Diagnostik

Diagnostisches Vorgehen

- Das Leitsymptom Leukozytose mit Linksverschiebung sollte beim Ausschluss reaktiver Ursachen Anlass zur weiteren Diagnostik der CML sein (▶ Abb. 6.1).

Anamnese

- Die Erkrankung wird häufig zufällig diagnostiziert.
- Nach Symptomen wie Leistungsminderung, Gewichtsverlust, Nachtschweiß, Knochenschmerz, linksseitigem Oberbauchschmerz, Sehstörungen sollte gefragt werden.

Körperliche Untersuchung

- Komplette klinische Untersuchung einschließlich Herz, Lunge, Lymphknoten, Leber- und Milzgröße, Gefäßstatus.

Labor

- Blutbild mit Differenzialblutbild (Leukozyten mit mikroskopischem Differenzialblutbild, Thrombozyten, Hämoglobin),
- Kreatinin, Elektrolyte, ALAT, ASAT, Bilirubin, Lipase, Gerinnungsstatus.

Bildgebende Diagnostik

Sonografie

- Abdominelle Sonografie zur Bestimmung der Leber- und Milzgröße,
- Lymphknotenstatus.

Histologie, Zytologie und klinische Pathologie

Knochenmarkdiagnostik

- Knochenmarkbiopsie mit Histologie und Zytologie:
  - Frage nach Fibrose, Anzahl und Verteilung der Blasten.
- Knochenmarkaspirat:
  - Zytologie: Anteil von Blasten und Promyelozyten sowie Verteilung, Eosinophile, Basophile,
  - Zytogenetik: Metaphasen-Analyse; Zytogenetik sollte aus Knochenmark, in Ausnahmefällen aus peripherem Blut erfolgen.

Molekulargenetische Untersuchung

- Multiplex-PCR auf BCR-ABL-Transkripte.

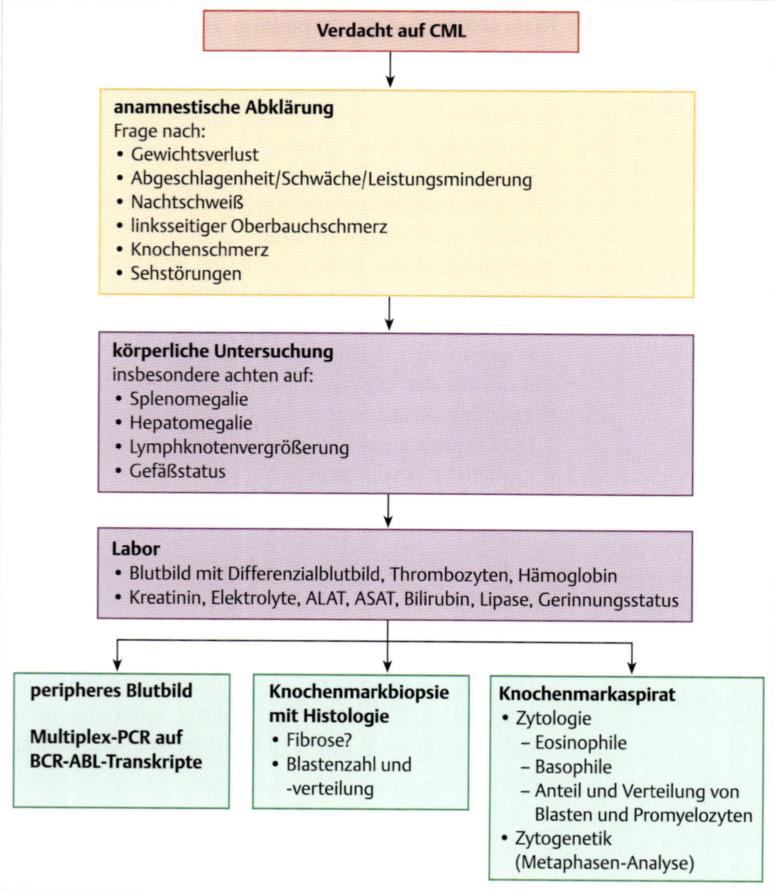

Abb. 6.1 Chronische myeloische Leukämie. Diagnostisches Vorgehen.

6.1.10 Differenzialdiagnosen

- Reaktive Leukozytose,
- andere chronische myeloproliferative Erkrankungen,
- akute Leukämien.

6.1.11 Therapie

Therapeutisches Vorgehen

- Um allen CML-Patienten in Deutschland ein optimales Management ihrer Erkrankung zu ermöglichen, wurde die Deutsche CML-Allianz gegründet (Kap. 6.1.14).
- Ziel der Initiative der CML-Studiengruppe und des Arbeitskreises Klinische Studien ist es, durch eine verbesserte Kommunikation und koordinierte Zusammenarbeit der mit der CML-Behandlung betrauten Institutionen aus Universitätskliniken, Krankenhäusern, onkologischen Schwerpunktpraxen, Labors sowie mit Patientenvertretern eine Versorgung der Patienten nach modernen Standards zu gewährleisten.
- Die Teilnahme an klinischen Studien ermöglicht angesichts der raschen Entwicklung der medikamentösen Optionen eine Therapieoptimierung und Qualitätssicherung.

Allgemeinmaßnahmen

- Nach Sicherung der Diagnose wird die Behandlung eingeleitet, wenn möglich unter Einschluss der Patienten in klinische Studien.

Pharmakotherapie

- Bei deutlich erhöhten Leukozytenzahlen (> 100.000/µl) ist zur Vermeidung einer Leukostase bereits vor Erhalt des BCR-ABL-Status die Therapieeinleitung mit Hydroxyurea (40 mg/kg Körpergewicht) zu empfehlen.
- Die Harnsäureclearance wird parallel mit der Einstellung des Urin-pH auf 6,4–6,8 mit Natriumbikarbonat und reichlich oraler oder intravenöser Flüssigkeitszufuhr optimiert.
- Allopurinol ist wegen der Hemmung der Xanthinoxidase mit konsekutiver Xanthin-Akkumulation mit deutlich reduzierter Löslichkeit kontraindiziert.
- TKI-Therapie:
  - Unmittelbar nach Bestätigung der Philadelphia- oder BCR-ABL-Positivität kann mit der TKI-Therapie begonnen werden.
  - Ein Grenzwert der maximalen Leukozytenzahl zu Beginn der TKI-Therapie muss nicht abgewartet werden.
  - Die Hydroxyurea-Therapie sollte nicht sofort abgesetzt, sondern über ca. 1 Woche ausgeschlichen werden.

Chronische Phase

Imatinib

- Bis zur Publikation der Daten zur Therapieoptimierung war Imatinib 400 mg/Tag der Standard für die Erstlinientherapie aller CML-Patienten in chronischer Phase.
- Die Überlegenheit von Imatinib über IFN wurde in der „International Randomized Study of Interferon and STI571" (IRIS) Studie belegt:
  - Von 553 mit Imatinib behandelten Patienten erreichten nach 18 Monaten 87 % eine gute zytogenetische Remission (MCyR), verglichen mit 35 % unter IFN.
  - Komplette zytogenetische (CCyR) und gute molekulare Remissionen (MMR) waren unter Imatinib ebenfalls häufiger und blieben über 10 Jahre überwiegend stabil.
  - Das 10-Jahres-Überleben unter Imatinib-Therapie betrug 83 %.
- Nebenwirkungen/Komplikationen:
  - Vorübergehende Zytopenien als Zeichen der Reduktion des leukämischen Klons mit verzögerter Regeneration der normalen Hämatopoese traten häufig in den ersten beiden Jahren unter der Imatinib-Therapie auf.
  - Eine Transaminasenerhöhung wurde ebenfalls gehäuft nach Beginn der Therapie beobachtet.
  - Leichte, aber anhaltende Nebenwirkungen wie Muskelkrämpfe oder Flüssigkeitsretention mit periorbitalen Ödemen sollten konsequent symptomatisch behandelt werden, um die Langzeitcompliance zu erhalten.

Tyrosinkinase-Inhibitoren der 2. Generation

- Nach dem Erfolg von Imatinib wurden weitere TKI mit verbesserter Wirksamkeit entwickelt:
  - Nilotinib wirkt BCR-ABL-spezifischer, inhibiert wie Imatinib auch die Tyrosinkinasen PDGFR und KIT und zeigt eine bessere zelluläre Bioverfügbarkeit.
  - Dasatinib ist ein Multikinase-Inhibitor mit Wirkung auf ABL, SRC, PDGFR und KIT.
  - Bosutinib ist ebenfalls ein SRC/ABL-Inhibitor ohne signifikante Wirksamkeit auf die PDGF-Rezeptoren und KIT.
- Mit Einsatz der Zweitgenerationsinhibitoren wurde die Geschwindigkeit und Tiefe der molekularen Remission deutlich verbessert. Ein Überlebensvorteil gegenüber Imatinib konnte bisher nicht belegt werden.
- **Studienergebnisse für Nilotinib**:
  - In der ENESTnd-Studie war Nilotinib in zwei getesteten Dosierungen (2-mal 300 mg/Tag und 2-mal 400 mg/Tag) bezüglich des zytogenetischen und molekularen Ansprechens und der Verträglichkeit überlegen gegenüber Imatinib 400 mg/Tag.
  - Nach 6-jähriger Verlaufsbeobachtung zeigten sich eine signifikante Reduktion der Progressionsraten zur akzelerierten Phase und Blastenkrise sowie eine Re-

6

duktion der Inzidenz und ein eingeschränktes Spektrum auftretender *BCR-ABL*-Mutationen.
  - Tiefe molekulare Remissionen ($MR^{4,5}$ BCR-ABL < 0,0032 %) wurden unter Nilotinib 2-mal 300 mg/Tag signifikant häufiger beobachtet als unter Imatinib (nach 6 Jahren: 56 % versus 33 %).
  - Die für Imatinib typischen Nebenwirkungen Flüssigkeitsretention und Muskelkrämpfe wurden unter Nilotinib deutlich seltener beobachtet.
  - Eine hyperglykämische Stoffwechsellage oder eine Fettstoffwechselstörung können durch Nilotinib verschlechtert werden.
  - Unter Nilotinib, insbesondere der höheren Dosis, wurden bei 10–15,9 % zerebrale, kardiale oder periphere arterielle Verschlusskrankheiten beobachtet, deren pathophysiologische Ursachen noch nicht komplett aufgeklärt werden konnten. Empfehlung: Aktive Minimierung präexistenter Risikofaktoren (Nikotinabusus, Hypertonie, Hypercholesterolämie, diabetische Stoffwechsellage).
- **Studienergebnisse für Dasatinib**:
  - Dasatinib 100 mg/Tag wurden in der DASISION-Studie mit Imatinib 400 mg/Tag verglichen.
  - Auch in dieser Studie konnte eine deutliche Reduktion der für Imatinib typischen Nebenwirkungen unter Dasatinib beobachtet werden.
  - Thrombozytopenien traten häufiger auf.
  - Besonders zu beachten ist das Risiko von Pleuraergüssen und pulmonalen Hypertonien unter Dasatinib.
  - Es gibt Hinweise auf eine Verringerung der Rate der Nebenwirkungen durch eine Wochenendpause von Dasatinib (5-mal 100 mg/Woche), die durch die kurze Halbwertszeit des Medikaments möglich ist.
  - Zytogenetische und molekulare Remissionen, insbesondere tiefe molekulare Remissionen ($MR^{4.5}$), wurden unter Dasatinib nach 5-jähriger Beobachtungszeit rascher und häufiger beobachtet (42 %) als unter Imatinib (33 %).
  - Die Progressionsrate zur akzelerierten Phase und Blastenkrise sowie das Spektrum neu auftretender *BCR-ABL*-Mutationen waren unter Dasatinib geringer als unter Imatinib.
- **Studienergebnisse für Bosutinib:**
  - In der BELA-Studie wurde Bosutinib 500 mg/Tag mit Imatinib 400 mg/Tag im Einsatz bei neu diagnostizierten CML-Patienten verglichen.
  - Bezüglich des Hauptziels der Studie, dem Erreichen einer CCyR nach 12 Monaten, wurde kein signifikanter Vorteil von Bosutinib gegenüber Imatinib beobachtet.
  - Ein Vorteil für Bosutinib gegenüber Imatinib in der Erstlinientherapie wurde in der BFORE-Studie gesichert.

> **Merke**
>
> Die höhere Rate zytogenetischer und molekularer Remissionen im Vergleich zu Imatinib führte für Nilotinib, Dasatinib und Bosutinib zur Erstlinienzulassung für die Therapie der CML. Wichtigste Ergebnisse der Studien sind der Schutz vor Progression sowie raschere und tiefere molekulare Remissionen über alle Risikostrata. Tiefere molekulare Remissionen bieten außerdem die Aussicht, den Anteil der Patienten zu erhöhen, die ihre Therapie in der Zukunft erfolgreich und sicher abbrechen können.

Tyrosinkinase-Inhibitor der 3. Generation

- Ponatinib ist ein TKI der 3. Generation, welcher neben ABL verschiedene Tyrosinkinasen hemmt, u. a. solche aus den SRC-, VEGFR- und FGFR-Familien.
- Ponatinib ist der erste TKI mit Wirksamkeit auf die $BCR\text{-}ABL^{T315I}$-Mutation.
- Bei CML-Patienten in chronischer Phase mit einer solchen „Gatekeeper-Mutation“ wurden 70 % komplette zytogenetische Remissionen erzielt.
- Auch unter Ponatinib treten Resistenzen auf, insbesondere bei Vorliegen von zwei Mutationen im gleichen Allel („compound mutations“).
- Nebenwirkungen:
  - Unter Ponatinib 45 mg/Tag wurden nach Versagen anderer TKI bei 20 % der Patienten vaskuläre Nebenwirkungen beobachtet. Aus diesem Grunde wurde die randomisierte Studie zur Erstlinientherapie vorzeitig abgebrochen.
  - Zur Vermeidung vaskulärer Nebenwirkungen wird die Verabreichung einer niedrigeren Dosis (30 mg/Tag, später bei gutem Ansprechen 15 mg/Tag) empfohlen.
  - Die Dosis von 45 mg/Tag wird nur für Patienten mit fortgeschrittener Erkrankung und bei problematischen *BCR-ABL*-Mutationen empfohlen.

Optimierung der TKI-Dosis

- Die ursprünglichen Dosierungsempfehlungen der TKI stammen aus Phase I/II-Studien mit kurzen Beobachtungszeiten, die die Effektivität und Tolerabilität nur kurzfristig beurteilen konnten.
- Deshalb wurde nach längerer Verlaufsbeobachtung eine Dosisoptimierung für Imatinib nach oben (600–800 mg/Tag), sowie für Nilotinib, Dasatinib, Bosutinib und Ponatinib nach unten empfohlen.
- **Imatinib**:
  - Eine erhöhte Imatinib-Dosis konnte die Remissionsrate von Patienten mit suboptimalem Ansprechen verbessern.

 - Die CML-IV-Studie der Deutschen CML-Studiengruppe untersuchte in einem 4-armigen randomisierten Vergleich die Effektivität von
   - Imatinib in der Standarddosis von 400 mg/Tag gegen
   - Hochdosis-Imatinib in einer Dosierung von 800 mg/Tag, welches nach Verträglichkeit adaptiert angepasst wurde, sowie
   - Imatinib + IFN und
   - Imatinib + Ara-C.
 - Unter der verträglichkeitsadaptierten Hochdosistherapie (mediane Dosis 628 mg/Tag) betrug die MMR-Rate nach 12 Monaten 59 % gegenüber 44 % unter der Standarddosis.
- **Nilotinib:**
  - Die Dosierung von Nilotinib nach Imatinib-Resistenz beträgt 2-mal 400 mg/Tag.
  - Für die Situation nach Imatinib-Intoleranz sowie die Erstlinientherapie wird heute wegen verbesserter Verträglichkeit 2-mal 300 mg Nilotinib empfohlen.
- **Dasatinib:**
  - Für Dasatinib war in der chronischen Phase die einmal tägliche Gabe von 100 mg einer 2-mal täglichen Dosierung (2-mal 50–70 mg) überlegen.
- **Bosutinib:**
  - Bosutinib 400 mg war in konsekutiven Studien besser verträglich als 500 mg.
- **Ponatinib:**
  - Wegen der hohen vaskulären Komplikationsrate von 45 mg Ponatinib/Tag wird eine Dosisanpassung auf 15–30 mg nach initialem Ansprechen empfohlen.

Kombination mit Interferon-α

- Die Kombination aus Imatinib und pegyliertem IFN bietet höhere Remissionsraten bei guter Verträglichkeit und Induktion eines langzeitig wirksamen T-Zell-aktivierenden Effekts des IFN.
- In der französischen SPIRIT-Studie wurde unter der Kombination aus Imatinib und pegyliertem IFN-α2a vermehrt tiefes molekulares Ansprechen mit BCR-ABL-Werten ≤ 0,01 % im Vergleich zu Imatinib-Monotherapie beobachtet.
- In einer skandinavischen Studie erhielten Patienten in kompletter hämatologischer Remission unter Imatinib eine Kombination aus Imatinib und pegyliertem IFN-α2b:
  - Im Vergleich zur Imatinib-Standardtherapie konnte mit der Kombinationstherapie die MMR-Rate deutlich verbessert werden (82 % versus 54 %).
  - Nach einer Kombination von Imatinib mit pegyliertem IFN-α2a wurden auch nach Absetzen des TKI Langzeitremissionen beobachtet.
- Eine Erhaltungstherapie mit IFN nach TKI erscheint nach vorläufigen Daten sinnvoll.

Therapie nach TKI-Versagen

- Die häufigste Ursache der TKI-Resistenz sind *BCR-ABL*-Punktmutationen mit verminderter bis aufgehobener Wirksamkeit von Imatinib.
- Inzwischen sind > 100 Mutationen bekannt.
- Empfohlen wird eine Mutationsanalyse bei einem mehr als 5-fachen Anstieg der BCR-ABL-Last unter gleichzeitigem Verlust der guten molekularen Remission (BCR-ABL > 0,1 %).
- Beim Auftreten von Mutationen mit komplettem Wirkverlust, z. B. *Y253F/H, E255K/V*, oder *T315I* in einem dominanten Klon ist zur Verhinderung der weiteren Selektion resistenter Zellen das rasche Absetzen von Imatinib wichtig.
- Wahl der Zweitlinientherapie:
  - Diese erfolgt nach klinischen Kriterien und evtl. vorliegenden *BCR-ABL*-Mutationen.
  - Die Verfügbarkeit von drei zugelassenen und zwei in Entwicklung befindlichen TKI ermöglicht die individualisierte Therapie nach zytogenetischem und molekularbiologischem Ansprechen, nach klinischen Kriterien in Bezug auf das Nebenwirkungsspektrum und nach Mutationsstatus bei Resistenz auf die Primärtherapie.
- Nilotinib, Dasatinib und Bosutinib wurden in Phase-II-Studien nach Imatinib-Resistenz und -Intoleranz in allen Phasen der CML erfolgreich eingesetzt.
- **Nilotinib:**
  - Zulassung für die chronische und akzelerierte Phase nach Imatinib-Versagen in einer empfohlenen Dosierung von 2-mal 400 mg/Tag.
  - Zu bevorzugen bei vorbestehenden Lungenerkrankungen und pulmonaler Hypertonie.
  - Das Ansprechen auf Nilotinib war besonders günstig bei Patienten ohne BCR-ABL-Mutation oder mit Mutationen mit einer in-vitro-Sensitivität < 150 nM.
  - Patienten mit Mutationen mit einer reduzierten oder aufgehobenen Empfindlichkeit gegenüber Nilotinib in vitro sprachen auch in vivo schlecht an (*Y253H, E255V/K, F359V/C* und *T315I*).
- **Dasatinib:**
  - Zulassung für die chronische und akzelerierte Phase nach Imatinib-Versagen in einer Dosierung von 100 mg/Tag, in der Blastenkrise in einer Dosierung von 140 mg/Tag.
  - Zu bevorzugen bei Nilotinib-assoziierten Nebenwirkungen, wie Hyperglykämie, Fettstoffwechselstörungen und dem Verdacht auf Häufung einer peripheren arteriellen Verschlusskrankheit bei entsprechend gefährdeten Patienten.
  - Unter Dasatinib zeigten Patienten mit Mutationen mit geringerer Sensitivität (IC_{50}3nM; *Q252H, E255K/V, V299L, F317L*) geringere Ansprechraten als Patienten mit Mutationen mit höherer In-vitro-Sensitivität.

6

Cave

Bei vorbestehender Pankreatitis, Herzrhythmusstörungen und Blockbildern im EKG sind alle TKI mit Vorsicht einzusetzen.

- **Bosutinib:**
  - Zulassung als dritter Zweitgenerationsinhibitor in Europa für die Behandlung von CML-Patienten, die mindestens schon einen TKI bekommen haben und bei denen Imatinib, Nilotinib und Dasatinib durch den behandelnden Arzt als nicht sinnvoll erachtet werden.
  - Die häufigsten Bosutinib-Nebenwirkungen unter der Dosis von 500 mg/Tag waren vorübergehende Diarrhoe und Lebertoxizität.
  - Die Lebertoxizität führte häufig zu Therapieunterbrechungen und zum frühen Absetzen der Therapie.
  - Auch mit Bosutinib wird das molekulare Ansprechen schneller als mit Imatinib erzielt und die Rate der Krankheitsprogression signifikant reduziert.
- **Ponatinib/Stammzelltransplantation:**
  - Bei Vorliegen einer Mutation *T315I* wird eine Therapie mit Ponatinib oder eine allogene Stammzelltransplantation empfohlen.

Merke

Neue Therapieoptionen der CML befinden sich in früher klinischer Entwicklung, z. B. ein allosterischer BCR-ABL-Inhibitor mit innovativem Wirkprofil (Asciminib, ABL 001).

Therapiefreie Remission

- STop-IMatinib (STIM)-Studie
  - Prüfung einer anhaltenden therapiefreien Remission nach mehr als 2-jähriger PCR-Negativität.
  - Das langjährige rezidivfreie Überleben (39 %) war assoziiert mit einer Niedrigrisiko-Situation nach Sokal und einer langen TKI-Vortherapie (> 5 Jahre).
- Die Daten der STIM-Studie waren Anlass für ein europäisches Register (EURO-SKI) mit stringenteren Definitionskriterien der tiefen molekularen Remission und Aufnahme von Patienten nach mindestens 3-jähriger Behandlung mit TKI und mindestens einjähriger tiefer molekularer Remission (BCR-ABL ≤ 0,01 %):
  - Dauer der TKI-Therapie korrelierte mit der Stabilität der Remission.
  - > 50 % der Patienten waren 2 Jahre nach Absetzen des TKI rezidivfrei.
  - Bemerkenswert ist das häufig beobachtete „TKI-Absetzsyndrom“ mit vorübergehendem Auftreten von Muskelkrämpfen, Sehnenschmerzen oder Akne nach TKI-Entzug.
- Absetzen der Medikation:
  - Wegen der höheren Chance, eine tiefe molekulare Remission zu erreichen, sind nach Einsatz von Zweitgenerationsinhibitoren mehr Patienten in der Lage, die Therapie abzusetzen.
  - Die notwendige Therapiedauer mit TKI, die Dauer und Tiefe der molekularen Remission müssen in zukünftigen Studien multivariat untersucht werden.
  - Rezidive belegen das Vorhandensein von residuellen leukämischen Stammzellen mit der Fähigkeit der Repopulation des Knochenmarks.
  - Eine Erhaltungstherapie mit (pegyliertem) IFN ist in der Lage, molekulare Remissionen zu erhalten bzw. zu verbessern.
  - Wegen der Notwendigkeit einer stringenten und standardisierten Messung der tiefen molekularen Remission und der zahlreichen offenen Fragen wird ein Absetzen im Moment nur im Rahmen von Studien empfohlen.

Zellbasierte Verfahren

Stammzelltransplantation

- Die Indikation zur primären allogenen Stammzelltransplantation wird nur selten gestellt.
- Patienten mit prognostisch ungünstigen zytogenetischen Aberrationen und Patienten nach Versagen von 2 TKI sind bei biologischer Eignung Transplantationskandidaten.
- Einzelne Patienten mit unzureichender Kapazität der normalen Hämatopoese (rezidivierende Zytopenien, keine zytogenetische Remission unter der Imatinib-Therapie) haben eine deutlich geringere Chance, eine Remission unter Zweit- oder Drittlinientherapie zu erreichen. Auch in diesen Fällen sollte die Option einer allogenen Stammzelltransplantation geprüft werden.

Therapie in besonderen Situationen

Fortgeschrittene Phasen der CML

- Der Mechanismus der CML-Progression ist heterogen.
- Es handelt sich meist um einen Mehrschrittprozess unter Beteiligung chromosomaler und molekularer Ereignisse.
- Für die Wahl der Therapie bei fortgeschrittener Phase der CML muss berücksichtigt werden, ob die Progression eine TKI-Resistenz darstellt.
- Der Therapiewechsel sollte nach vorliegendem Mutations- und Zulassungsstatus erfolgen.
- Option der allogenen Stammzelltransplantation bei geeigneten Patienten ist in jedem Fall ist bei fortgeschrittener Phase der CML zu erwägen.

- In der Blastenkrise ist vor Transplantation eine konventionelle Chemotherapie abgestimmt auf die Linienzugehörigkeit der Blasten mit oder ohne TKI sinnvoll, um die CML möglichst in eine zweite chronische Phase zu überführen und den Patienten dann rasch zu transplantieren.

Schwangerschaft

- Von einer Schwangerschaft ist unter der TKI-Therapie wegen des teratogenen Risikos streng abzuraten.
- Deshalb sind für Patientinnen mit Kinderwunsch individuelle Maßnahmen erforderlich, um die erreichte Remission während der Schwangerschaft ohne Verwendung von TKI zu erhalten.
- Eine Therapieunterbrechung ist nur bei einer stabilen molekularen Remission mit einem BCR-ABL-Spiegel ≤ 0,01 % zu empfehlen.
- In Fällen mit einem BCR-ABL-Spiegel von 0,01–0,1 % sollte die Therapie zunächst intensiviert werden, um diesen Grenzwert zu unterschreiten, alternativ kann IFN in einer Dosis von 3-mal 3 Mio IE/Woche eingesetzt werden.
- Bei einer stabilen Situation über 3–6 Monate ist die Remissionserhaltung über die Dauer der Schwangerschaft wahrscheinlich.
- Pegyliertes IFN darf wegen der Akkumulation von Polyethylenglykol in der Schwangerschaft nicht eingesetzt werden.

6.1.12 Monitoring

- Optimale Therapieergebnisse können nur bei systematischer Beobachtung des therapeutischen Ansprechens erreicht werden.
- Vom ELN wird nach Therapiebeginn eine 3- bis 6-monatliche zytogenetische Untersuchung des Knochenmarks bis zur CCyR empfohlen.
- Nach CCyR ist eine Knochenmarkuntersuchung nur zur Evaluation einer persistierenden Zytopenie sowie vor jedem Therapiewechsel erforderlich.
- Eine 3-monatliche quantitative PCR-Untersuchung unter Angabe der BCR-ABL-Last sollte nach dem Internationalen Standard (IS) erfolgen (▶ Tab. 6.1, ▶ Tab. 6.2).
- Bei allen Patienten mit steigenden Transkript-Zahlen sollte die Compliance überprüft bzw. die neue Einnahme von Medikamenten erfragt werden, die den TKI-Abbau induzieren können.

6.1.13 Verlauf und Prognose

- Die Prognose von CML-Patienten ist bei guter Compliance und stringenter Verlaufskontrolle exzellent.
- Ein früher Nachweis eines unzureichenden Ansprechens mit Therapiewechsel verbessert die Prognose (▶ Tab. 6.3).

6.1.14 Wichtige Internetquellen

- Deutsche Leukämie- und Lymphomhilfe e. V., DLH: www.leukaemie-hilfe.de/startseite.html
- LeukaNet e. V.: www.leukaemie-online.de
- Deutsche CML-Allianz: www.cml-allianz.de
- Deutsche CML-Studiengruppe: cml@med.uni-jena.de

6.1.15 Literatur

[1] Baccarani M, Deininger MW, Rosti G, et al. European LeukemiaNet recommendations for the management of chronic myeloid leukemia: 2013. Blood 2013; 122(6): 872–84

[2] Cortes JE, Saglio G, Kantarjian HM, et al. Final 5-Year Study Results of DASISION: The Dasatinib Versus Imatinib Study in Treatment-Naïve Chronic Myeloid Leukemia Patients Trial. J Clin Oncol. 2016; 34(20): 2333–40

[3] Hochhaus A, Saglio G, Hughes TP, et al. Long-term benefits and risks of frontline nilotinib vs imatinib for chronic myeloid leukemia in chronic phase: 5-year update of the randomized ENESTnd trial. Leukemia 2016; 30(5): 1044–54

Tab. 6.1 Monitoring des Ansprechens auf TKI.

Art der Untersuchung	Untersuchung bei ED	Untersuchung innerhalb der ersten 3 Monate	Untersuchung nach 3 Monaten	Untersuchung nach 6 Monaten	Spätere Untersuchung
Hämatologisch	X	Alle 2 Wochen bis zur CHR	X	X	Alle 3 Monate Wenn klinisch erforderlich
Zytogenetisch	X		X	X	Nach 3 Monaten, dann alle 6 Monate bis zur CCyR Bei V. a. TKI-Resistenz Bei unklarer Zytopenie Vor Therapiewechsel
Molekular (Q-RT-PCR)	X		X	X	Alle 3 Monate bis zur MMR, dann alle 36 Monate Nach Absetzen (Studie) Alle 4–6 Wochen im ersten Jahr, danach alle 3 Monate

Tab. 6.2 Definition des hämatologischen, zytogenetischen und molekularen Ansprechens.

Methode	Remission	Abkürzung	Parameter
Hämatologisch	Komplett	CHR	Leukozyten < 10 × 10^9/l Basophile < 5 % Keine Myelozyten, Promyelozyten oder Myeloblasten im Differenzialblutbild Thrombozyten < 450 × 10^9/l Milz nicht tastbar
Zytogenetisch	Komplett	CCyR*	Keine Ph + Metaphasen
	Partiell	PCyR*	1–35 % Ph + Metaphasen
	Minor	mCyR	36–65 % Ph + Metaphasen
	Minimal	minCyR	66–95 % Ph + Metaphasen
	Keine	keine CyR	> 95 % Ph + Metaphasen
Molekular	Major	MMR	BCR-ABL-Transkripte (IS)** ≤ 0,1 %***
	Tief	MR^4	BCR-ABL-Transkripte ≤ 0,01 %
	Tief	$MR^{4,5}$	BCR-ABL-Transkripte ≤ 0,0032 %

*PCyR und CCyR bilden gemeinsam das majore zytogenetische Ansprechen ((major cytogenetic response) MCyR)
**Für eine standardisierte Messung des molekularen Ansprechens wird die Bestimmung eines Konversionsfaktors für jedes Labor empfohlen, um die Ergebnisse nach dem internationalen Standard (IS) auszudrücken und somit national und international vergleichen zu können.
***Quotient von BCR-ABL zum Kontrollgen ≤ 0,1 % nach dem internationalen Standard

Tab. 6.3 Definition des unzureichenden Ansprechens und der Resistenz auf Tyrosinkinase-Inhibitoren.

Zeit nach Beginn der TKI-Therapie, Monate	Ansprechen gemäß hämatologischer und zytogenetischer Kriterien	Ansprechen gemäß PCR-Kriterien
3	Keine CHR, keine CyR	
6	> 35 % Ph +, keine PCyR	> 10 % BCR-ABL (IS)
12	> 0 % Ph +, keine CCyR	> 1 % BCR-ABL (IS)
18		> 0,1 % BCR-ABL (IS)
Jeder Zeitpunkt	Verlust der CHR Verlust der CCyR Mutationen mit komplettem Verlust der TKI-Wirkung Klonale Evolution	Verlust der MMR bei mindestens 5fachem BCR-ABL-Anstieg Andere Mutationen mit reduzierter TKI-Bindung

CCyR: Komplette zytogenetische Remission; CHR: Komplette hämatologische Remission; IS: Internationaler Standard; MMR: majore (gute) molekulare Remission (major molecular remission); PCyR: partielle zytogenetische Remission; TKI: Tyrosinkinase-Inhibitoren

[4] Hochhaus A, Larson RA, Guilhot F, et al. Long-Term Outcomes of Imatinib Treatment for Chronic Myeloid Leukemia, N Engl J Med 2017; 376: 917–27

[5] Saußele S, Richter J, Hochhaus A, Mahon FX. The concept of treatment-free remission in chronic myeloid leukemia. Leukemia 2016; 30(8): 1638–47

6.2 Polycythaemia vera

Eva Lengfelder

6.2.1 Steckbrief

Die Polycythaemia vera beruht auf einem irreversiblen Defekt der hämatopoetischen Stammzelle. Das klinische Bild wird durch die Erythrozytose und eine im Verlauf zunehmende Splenomegalie bestimmt. Etwa 98 % der Patienten haben eine Mutation im Gen der JAK2-Tyrosinkinase. Häufigste Komplikationen (bei bis zu 40 %) sind arterielle und venöse Thromboembolien. Gesicherte Risikofaktoren für Gefäßkomplikationen sind höheres Lebensalter und eine bereits stattgehabte Thrombose. Spätkomplikationen stellen die Transformation in eine post-polyzythaemische Myelofibrose (ca. 50 % nach 20 Jahren) bzw. in eine akute Leukämie (ca. 20 % bei Post-PV Myelofibrose, ca. 4 % direkte leukämische Transformation) dar. Bei guter Einstellung der peripheren Blutwerte beträgt die mediane Überlebenszeit bis zu 19 Jahre.

6.2.2 Aktuelles

- **Diagnostik:** Die Aktualisierung der WHO-Diagnosekriterien der Polycythaemia vera (WHO 2016) sieht eine Reduktion der geforderten Höhe von Hämatokrit bzw. Hämoglobin vor und erlaubt damit den Einschluss von Patienten mit sogenannter maskierter Polycythaemia vera. Außerdem wird die diagnostische Bedeutung der Knochenmarkhistologie durch die Eingruppierung als Hauptkriterium aufgewertet.

- **Therapie:** Aderlass, Azetylsalizylsäure (ASS) und zytoreduktive Therapie sind Eckpfeiler der Therapie. Der Tyrosinkinaseinhibitor Ruxolitinib erweitert die Therapiemöglichkeiten von Patienten, die resistent oder intolerant gegenüber Hydroxyurea sind.

6.2.3 Synonyme

- Polycythaemia rubra vera (nicht mehr gebräuchlich)
- Morbus Vaquez-Osler (nicht mehr gebräuchlich)

6.2.4 Definition

- Klonale Erkrankung der hämatopoetischen Stammzelle.
- Eine der klassischen Entitäten der Philadelphia-Chromosom- bzw. BCR-ABL-negativen chronischen myeloproliferativen Neoplasien (neben essenzieller Thrombozythämie und primärer Myelofibrose).
- In ca. 98 % der Fälle klonaler Marker nachweisbar (in ca. 95 % der Fälle *JAK2 V617F*-Mutation, in ca. 3 % Mutation im Exon 12 des *JAK2*-Gens).

6.2.5 Epidemiologie

- Seltene Erkrankung mit Inzidenz in Europa zwischen 0,4 % und 2,8 % pro 100 000 Einwohner pro Jahr.
- Medianes Alter bei Diagnosestellung etwa 60 Jahre; ausgeglichenes Geschlechterverhältnis.

6.2.6 Ätiologie und Pathogenese

- Irreversible Erkrankung der hämatopoetischen Stammzelle,
- Ätiologie trotz Fortschritten im Verständnis der molekularen Pathogenese der myeloproliferativen Neoplasien im Detail noch ungeklärt.
- Mutationen im *JAK2*-Gen:
  - Bei etwa 98 % der Patienten mit dem klinischen Bild einer PV nachweisbar.
  - Gelten als Auslöser (‚driver mutation') der unkontrollierten Myeloproliferation; Mechanismus: die *JAK2 V617F*-Mutation (Punktmutation im Januskinase 2-Gen) und andere Mutationen der JAK2-Tyrosinkinase führen zu autonomer Aktivierung der Kinase (physiologisch wird diese durch spezifische Zytokine, z. B. EPO, TPO, G-CSF, GM-CSF aktiviert) und dadurch zu einer vom normalen Regulationsprozess losgelösten und unkontrollierten Proliferation hämatopoetischer Zellen über den JAK/STAT-Signalweg (▶ Abb. 6.2).
  - Sind nicht spezifisch für die PV und werden auch bei > 50 % der Patienten mit essenzieller Thrombozythämie oder primärer Myelofibrose nachgewiesen.
- Kein Nachweis von Mutationen im Calreticulin (CALR)-Gen, welche die pathogenetisch relevante Mutation bei einem Teil der Patienten mit essenzieller Thrombozythämie und einem Teil mit primärer Myelofibrose darstellt.

> **Merke**
>
> Mutationen im *JAK2*-Gen sind bei etwa 98 % der Patienten mit dem klinischen Bild einer Polycythaemia vera nachweisbar.

6.2.7 Klassifikation und Risikostratifizierung

Klassifikation

- Diagnosestellung nach **WHO-Klassifikation.**
- Aktualisierung der Klassifikation (WHO-Klassifikation 2016):
  - **Reduktion der Schwelle der Hämoglobin- bzw. Hämatokriterhöhung,** um Fälle von maskierter Polycythaemia vera mit abzudecken (maskierte Polycythaemia vera: Knochenmarkhistologie entsprechend Polycythaemia vera, Hämoglobin- bzw. Hämatokritwerte erreichen aber nicht das in der Vergangenheit (WHO-Klassifikation 2008) für die Diagnose Polycythaemia vera geforderte untere Limit).
  - Zudem Aufwertung der diagnostischen Bedeutung der Knochenmarkhistologie durch Übernahme in die Liste der Hauptkriterien.

> **Praxistipp**
>
> **WHO-Kriterien der Polycythaemia vera 2016:**
>
> - Hauptkriterien:
>   - Hämoglobin > 16,5 g% (Männer), > 16,0 g% (Frauen) oder
>   - Hämatokrit > 49 % (Männer), > 48 % (Frauen) oder
>   - gesteigerte Erythrozytenmasse.
>   - Hyperzellulärität des Knochenmarks mit gesteigerter Erytropoese, Granulopoese und Megakaryopoese mit pleomorphen Megakaryozyten.
>   - Nachweis einer Mutation im *JAK2*-Gen.
> - Nebenkriterium:
>   - Erythropoetin erniedrigt
>
> Die Diagnose Polycythaemia vera erfordert entweder alle drei Hauptkriterien oder die beiden ersten Hauptkriterien und das Nebenkriterium.

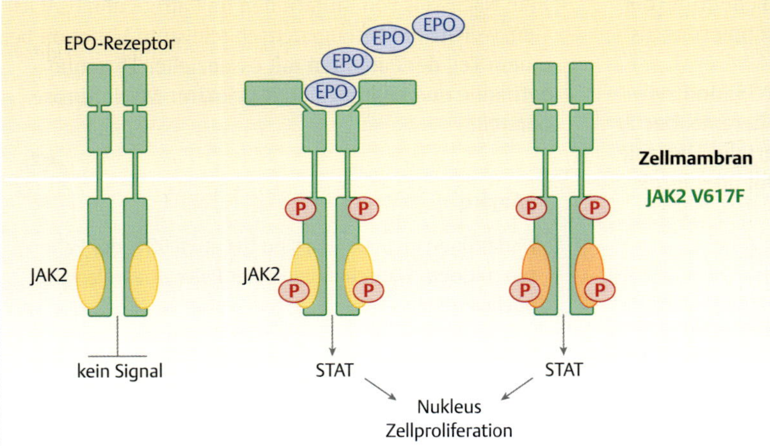

Abb. 6.2 *JAK2 V617F*-**Mutation** Normale JAK2-Signalübermittlung und pathologischer Mechanismus im Falle der *JAK2 V617F*-Mutation. Die linke Abbildung zeigt ein Schema des inaktiven dimerisierten Erythropoetin-Rezeptors. Durch Bindung von Erythropoetin (EPO) an den extrazellulären Anteil des Rezeptors werden strukturelle Veränderungen am Rezeptor induziert, welche zu einer Phosphorylierung (P) von intrazellulären Anteilen des Rezeptors führen (Mitte). Dadurch werden Transkriptionsfaktoren (sog. STAT-Moleküle) aktiviert, welche die Proliferation hämatopoetischer Zellen induzieren. Bei Vorliegen der *JAK2 V617F*-Mutation (rechts) ist der Signalweg auch in Abwesenheit von EPO konstitutiv aktiviert, was zur unkontrollierten Zellproliferation führt.

Tab. 6.4 Risikostratifizierung der Polycythaemia vera

Risiko	Kriterien
Niedrig	Alter < 60 Jahre, keine Thromboembolie
Hoch	Alter ≥ 60 Jahre und/oder vorausgegangene Thromboembolie

- Bei Fällen mit persistierender Erythrozytose (Männer: Hämogobin > 18,5 g/% oder Hämatokrit > 55,5 %, Frauen: Hämogobin > 16,5 g% oder Hämatokrit > 49,5 %) Verzicht auf Knochenmarkbiopsie möglich, wenn eine *JAK*-Mutation (Hauptkriterium 3) nachgewiesen wurde und der Erythropoietinspiegel (Nebenkriterium) erniedrigt ist.

Risikostratifizierung

- Risikostratifizierung erfolgt nach Thromboserisiko (▸ Tab. 6.4).
- Gesicherte Risikofaktoren für Thromboembolien: Höheres Alter (≥ 60 Jahre), bereits stattgehabte arterielle oder venöse Thrombose.

Merke M!

Höheres Alter und bereits stattgehabte Thromboembolie sind gesicherte Risikofaktoren für Thromboembolien

6.2.8 Symptomatik

- Im frühen Stadium Plethora-/Polyglobulie-bedingte klinische Symptome (insbesondere gerötetes Gesicht, blau-rote Schleimhäute, Kopfdruck, Hypertonie, Kopfschmerzen).
- Neben arteriellen und venösen Thromboembolien im Bereich der großen Gefäße ist auf Mikrozirkulationsstörungen sowie auf konstitutionelle und allgemeine Symptome zu achten.
- Das Spektrum von Symptomen ist vielfältig (▸ Tab. 6.5).
- In besonderen Situationen, wie den seltenen abdominellen Thrombosen, kann die Erythrozytose durch sekundäre Veränderungen überlagert sein.
- Die Symptome können die Lebensqualität erheblich einschränken.

Tab. 6.5 Spektrum charakteristischer Symptome bei Polycythemia vera.

Arterielle und venöse Thromboembolien im Bereich der großen Gefäße	Mikrozirkulationsstörungen	Konstitutionelle und allgemeine Symptome
Myokardinfarkt	Parästhesien	Müdigkeit (Fatigue)
Akutes Koronarsyndrom	Kopfschmerzen	Pruritus (zumeist aquagen)
Apoplex, transitorisch-ischämische Attacke	Sehstörungen	Nachtschweiß
Periphere arterielle Verschlusskrankheit	Schwindel	Knochenschmerzen
Lungenarterienembolie	Erythromelagie	Fieber
Abdominelle Venenthrombose (Budd-Chiari-Syndrom, Pfortaderthrombose u. a.)		Splenomegalie
Zerebralsinusthrombose		Gewichtsverlust

Merke

Patienten mit Polycythaemia vera haben ein breites Spektrum an klinischen Symptomen, welche die Lebensqualität z. T. deutlich einschränken können.

6.2.9 Diagnostik

Diagnostisches Vorgehen

- Zur primären Weichenstellung der Diagnostik ist aufgrund des klinischen Befundes und der Laborwerte abzuschätzen, ob eine sekundäre Erythrozytose oder eine Polycythaemia vera vorliegt (▶ Abb. 6.3).
- Hierbei sind allgemein internistische Anamnese und Verlaufswerte des Blutbildes über möglichst lange Zeiträume zumeist wegweisend.

Anamnese

- **Gezielte Anamnese:**
  - Kopfdruck
  - Mikrozirkulationsstörungen (insbesondere Schwindel, Augenflimmern, Kribbelparästhesien an Fingern oder Zehen, Erythromelalgie),
  - arterielle und venöse Gefäßverschlüsse,
  - Pruritus (zumeist aquagen),
  - Risikofaktoren für Gefäßkomplikationen (Hypertonie, Diabetes mellitus, Hypercholesterinämie, Nikotinkonsum),
  - Blutungen,
  - Hinweise auf Herz- oder Lungenerkrankungen oder auf maligne Tumoren,
  - auch an unkontrollierte Testosteroneinnahme oder Doping bei Sportlern denken.

Körperliche Untersuchung

- Hinweise auf kardiopulmonale Erkrankungen,
- Milz- und Lebergröße,
- Hinweise auf Thrombosen und Mikrozirkulationsstörungen (Erythromelaglie: schmerzhafte Hautrötungen im Bereich der Extremitäten).

Labor

- **Obligat:** Blutbild und Differenzialblutbild, Retikulozyten, Laktatdehydrogenase, Harnsäure, Ferritin, Erythropoietin (Hinweis auf PV: erhöhter Hämoglobin-, bzw. Hämatokritwert, ggf. Leukozytose und/oder Thrombozytose, Erythropoietin erniedrigt).
- **Empfohlen:** Leberwerte (alkalische Phosphatase, gamma-GT, ASAT, ALAT), Quick, PTT, CRP, BKS, ggf. arterielle Blutgasanalyse, um pulmonale Erkrankungen (COPD) auszuschließen.

Bildgebende Diagnostik

Sonografie

- **Abdominelle Sonografie obligat:** insbesondere Beurteilung der Milz-und Lebergröße, orientierende Untersuchung bei Verdacht auf abdominelle Gefäßverschlüsse.

6

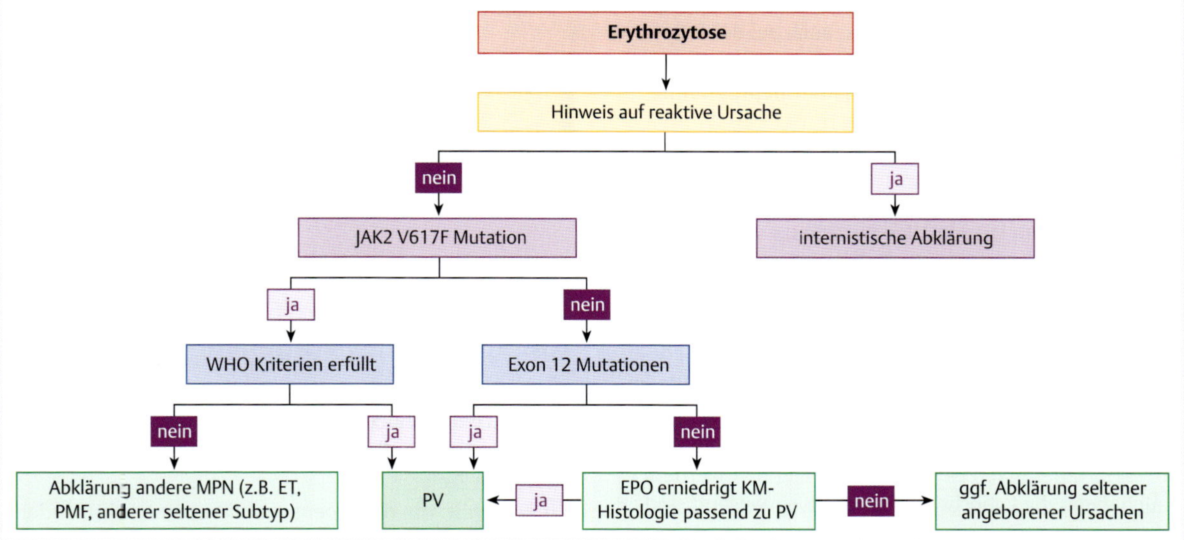

Abb. 6.3 Polycythaemia vera Diagnostisches Vorgehen zur Abklärung von Erythrozytose. (EPO: Erythropoietin, ET: essenzielle Thrombozythämie, KM-Histologie: Knochenmarkhistologie, MPN: myeloproliferative Neoplasie, PV: Polycythaemia vera, PMF: primäre Myelofibrose, WHO: World Health Organization)

III

CT

- Nur bei besonderen Fragestellungen, z. B. zum definitiven Nachweis oder Ausschluss abdomineller Gefäßverschlüsse, Milzinfarkt und Blutung empfohlen.

MRT

- Nur bei besonderen Fragestellungen, z. B. zum definitiven Nachweis oder Ausschluss abdomineller Gefäßverschlüsse, Milzinfarkt und Blutung empfohlen.

Histologie, Zytologie und klinische Pathologie

Knochenmarkdiagnostik

- **Obligat:** Aspirationszytologie und Knochenmarkhistologie mit Eisen- und Faserfärbung (entsprechend der neuen WHO-Klassifikation in Ausnahmefällen mit sehr ausgeprägter Erythrozytose verzichtbar, wenn *JAK2*-Mutation nachgewiesen).

Molekulargenetische Diagnostik

- **Bestimmung molekularer Marker (Driver-Mutationen):**
  - *JAK2 V617F*-Mutation.
  - Wenn negativ, Screening auf *JAK2-Exon-12*-Mutationen.
  - *CALR*- und *MPL*- (Thrombopoietin-Rezeptor-Gen) Mutationen nur, wenn keine Mutation im *JAK2*-Gen vorliegt.
  - *BCR-ABL*-Fusionsgen nur, wenn alle genannten Marker negativ sind.
- **Weitere Mutationen** (z. B. *TET2, ASXL1, EZH2, DNMT3A* u. a.) finden wegen ihrer prognostischen Bedeutung bei anderen myeloischen Neoplasien auch bei der Polycythaemia vera zunehmend Beachtung, gehören aber bisher nicht zum diagnostischen Routineprogramm.

Sonstiges

- **In besonderen Situationen** (nach Ausschöpfen der bereits genannten Diagnostik): Ausschluss seltener hereditärer Formen (evtl. Hämoglobinanalyse, Erythrozytenenzyme, Mutationen im Erythropoetin-Rezeptor).
- Bei seltenen **venösen Thrombosen** im Abdomen (Budd-Chiari-Syndrom, Pfortaderthrombose, Nierenvenenthrombose) oder bei Zerebralsinusthrombose sollte immer das molekulare Screening auf Vorliegen einer Polycythaemia vera (*JAK2*-Mutation) oder einer anderen myeloproliferativen Neoplasie durchgeführt werden, auch wenn die Laborbefunde nicht wegweisend sind.

6.2.10 Differenzialdiagnosen

- Die Abgrenzung der Polycythaemia vera hat gegenüber anderen **myeloproliferativen Neoplasien** mit gesteigerter Erythrozytenzahl und gegenüber **sekundären Erythrozytosen** zu erfolgen.
- **Myeloproliferative Neoplasien:**
  - Bei stringenter Anwendung der WHO-Kriterien unter Einbeziehung der molekularen Marker und der Knochenmarkhistologie ist eine Abgrenzung der verschiedenen Entitäten in der Regel möglich.
  - In manchen Fällen kann eine exakte Zuordnung erst durch längere Verlaufsbeobachtung erfolgen. Übergänge zwischen den Entitäten sind selten.
    - Essenzielle Thrombozythämie: insbesondere bei *JAK2-V617F*-positiven Formen können erhöhte Hämoglobin- und Hämatokritwerte vorliegen.
    - Primäre Myelofibrose: im hyperproliferativen Frühstadium kann eine Proliferation aller 3 Zellreihen einschließlich einer Erythrozytose vorliegen. Auch bei der Polycythaemia vera ist eine mäßig ausgeprägte Markfibrose möglich, wodurch die sichere Abgrenzung von Frühstadien der primären Myelofibrose erschwert werden kann.
- **Möglichkeiten sekundärer Erythrozytose:**
  - Chronischer Nikotinkonsum (erhöhter Anteil an Kohlenmonoxid-Hämoglobin),
  - Folge der arteriellen Hypoxie bei chronischen Herz- und Lungenerkrankungen,
  - Stresserythrozytose oder schwere Exsikkose mit Verminderung des Plasmavolumens (Pseudopolyglobulie).
  - Seltener: Schlaf-Apnoe-Syndrom, Tumorerkrankungen mit paraneoplastischer Erythropoetin-Produktion, medikamentös induzierte Polygobulie, kongentiale Erythrozytosen.

M!

Merke

Das Screening auf *JAK2*-Mutationen ist bei klinischem Verdacht auf Polycythaemia vera obligat.

6.2.11 Therapie

Therapeutisches Vorgehen

- Therapiealgorithmus ▸ Abb. 6.4.
- **Haupttherapieziel**:
  - Reduktion des Risikos für Thromboembolien.
- **Weitere Ziele**:
  - Kontrolle von die Lebensqualität beeinträchtigenden Symptomen.
  - Aufschub bzw. Verhinderung der späten Komplikationen (Myelofibrose und akute Leukämie/MDS).

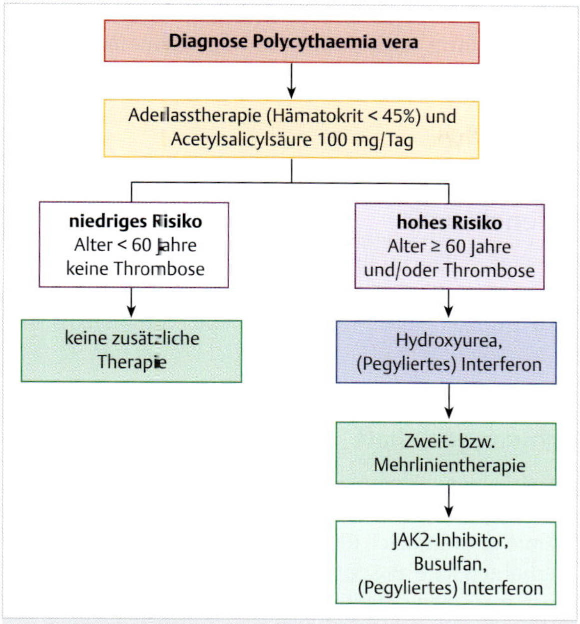

Abb. 6.4 Polycythaemia vera Therapeutisches Vorgehen. Zytoreduktive Standardtherapie ist Hydroxyurea. Interferon wird vorzugsweise bei jüngeren Patienten empfohlen, Busulfan ggf. bei älteren Patienten (um 75 Jahre), wenn alternative Therapiemöglichkeiten nicht zur Verfügung stehen [1], [3], [6], [8].

Allgemeinmaßnahmen

- **Senkung des Thromboembolierisikos:** Regelmäßige Bewegung, Gewichtsnormalisierung, Vermeidung von Exsikkose und langem Sitzen, effektive Behandlung und Prophylaxe von kardiovaskulären Erkrankungen
- **Aderlass:**
  - Der Hämatokrit sollte zügig unter einen Zielwert von 45 % (geschlechtsunabhängig) abgesenkt und auf diesem Niveau gehalten werden [7].
  - Empfohlen werden isovolämische Aderlässe von 500 ml pro Entnahme (zu Beginn ggf. 2-mal pro Woche).
  - Frequenz und Volumen sind individuell anzupassen.
  - Der immer eintretende Eisenmangel ist erwünscht und wird nicht substituiert.
- Hinsichtlich der **Leukozytenzahl** möglichst Wert von < 11.000/µl anstreben, da prognostisch relevant bzgl. Reduktion des Thromboembolierisikos [2].

Merke

Die Senkung des Thromboembolierisikos ist ein wesentliches Ziel der Therapie.

Pharmakotherapie

Thrombozytenaggregationshemmer:

- Gesicherter Stellenwert von niedrig dosierter ASS in der Primärprophylaxe thromboembolischer Komplikationen [5].
- Empfehlung: ASS 100 mg/Tag, sofern keine Kontraindikationen (z. B. Blutungen, Magenulkus) vorliegen.

Zytoreduktive Therapie

- **Indikation:**
  - Hohes Risiko für Thromboembolien oder Blutungen (höheres Alter von > 60 Jahren und/oder bereits stattgehabte Thrombosen, sehr hohe Thrombozytenzahl); Ziel: Absenkung und möglichst gleichmäßige Einstellung der peripheren Blutwerte.
  - Progression der Myeloproliferation mit deutlichem Anstieg der Aderlassfrequenz und zunehmender Leukozytose, Thrombozytose und zunehmender Splenomegalie,
  - Symptomatischer Eisenmangel.
- **Hydroxyurea (HU):**
  - International empfohlene Standardtherapie (empfohlene Anfangsdosis 15–20 mg/kg Körpergewicht/Tag).
  - Anpassung an die individuellen Blutwerte im Verlauf, maximale Dosis 2 g/Tag).
  - Bei Resistenz oder Intoleranz gegenüber Hydroxyurea (siehe ELN-Definition [4]) ist ein Therapiewechsel zu empfehlen.
- **Interferon-α, vorzugsweise in pegylierter Form:**
  - Therapiealternative bei jüngeren Patienten oder bei Versagen der Standardtherapie (Pegasys, durchschnittliche wöchentlich Dosierung 90 µg).
  - Ausgeprägte Absenkung der Last an mutierten *JAK2*-Allelen möglich, zum Teil guter Effekt bei Pruritus (Interferon-α nicht offiziell für Polycythaemia vera zugelassen).
- **Ruxolitinib (JAK2-Inhibitor):**
  - Bisher einziger bei Hydroxyurea-Resistenz oder -Intoleranz zugelassener JAK2-Inhibitor mit besonders guter Wirksamkeit auf Aderlassfrequenz, Splenomegalie, Pruritus und konstitutionelle Symptome [9].
- **Busulfan:**
  - Wegen des erhöhten Leukämierisikos nur bei Patienten in höherem Lebensalter (um 75 Jahre) bei Versagen anderer Therapieformen.

Praxistipp

ELN-Definition der Resistenz oder Intoleranz gegenüber Hydroxyurea bei Polycythaemia vera [4]

- Aderlassbedürftigkeit nach 3-monatiger Therapie mit mindestens 2 g HU/Tag, um den Hämatokrit unter 45 % zu halten **oder**
- unkontrollierte Myeloproliferation (d. h. Thrombozyten > 400 000/µl oder Leukozyten > 10 000/µl) nach 3 Monaten Therapie mit mindestens 2 g HU/Tag **oder**
- Milzgrößenreduktion unter 50 % bei massiver Splenomegalie (Beurteilung durch Palpation: Milz > 10 cm unter dem Rippenbogen) oder unvollständiges Verschwinden von durch die Splenomegalie bedingten Symptomen nach 3-monatiger Therapie mit mindestens 2 g HU/Tag **oder**
- absolute Neutrophilenzahl < 1000/µl oder Thrombozytenzahl < 100.000/µl oder Hämoglobin < 10 g/dl mit der niedrigsten Dosis von HU, die erforderlich ist, um ein komplettes (Hämatokrit < 45 % ohne Aderlasstherapie, Thrombozyten 400.000/µl, Leukozyten 10.000/µl und keine krankheitsbedingten Symptome) oder partielles (Hämatokrit < 45 % ohne Aderlasstherapie oder Ansprechen von > 3 anderen Kriterien) klinisch-hämatologisches Ansprechen zu erzielen **oder**
- Ulzera an den Beinen oder andere unakzeptable HU-bedingte nichthämatologische Toxizitäten, wie andere Manifestationen an Haut oder Schleimhäuten, gastrointestinale Symptome, Pneumonitis oder Fieber unabhängig von der Dosierung von HU.

Merke

Die Kombination von Aderlässen und ASS wird zur Therapie von Patienten mit niedrigem Thromboembolierisiko empfohlen. Eine zytoreduktive Therpie ist bei Patienten mit hohem Thromboembolierisiko indiziert.

Strahlentherapie

Milzbestrahlung

- In Einzelfällen im späten Stadium (Post-polycythaemische Myelofibrose) bei symptomatischer Splenomegalie zu erwägen (hohes Morbiditäts- und Mortalitätsrisiko).

Zellbasierte Verfahren

Stammzelltransplantation

- Allogene Stammzelltransplantation (einziger kurativer Therapieansatz): In der Regel nicht indiziert (mögliche Ausnahmen: Post-polycythaemische Myelofibrose oder jüngere Patienten mit außergewöhnlich aggressiver Verlaufsform, nach strenger Abwägung der Indikation).
- Autologe Stammzelltransplantation hat keinen Stellenwert.

Operative Therapie

Splenektomie

- In Einzelfällen im späten Stadium (Post-polycythaemische Myelofibrose) bei symptomatischer Splenomegalie zu erwägen (hohes Morbiditäts- und Mortalitätsrisiko).

Therapie in besonderen Situationen

Schwangerschaft

- Spärliche publizierte Erfahrungen bei MPN.
- Bei Polycythaemia vera und essenzieller Thrombozythämie grundsätzlich Risikoschwangerschaften mit einer erhöhten Rate an Spontanaborten und der Möglichkeit von maternen Gefäßverschlüssen.
- Bei Fehlen von Kontraindikationen während des gesamten Verlaufs prophylaktisch niedrig dosiertes ASS, peripartal Umstellung auf niedrigdosiertes Heparin.
- Bei Hochrisikoschwangerschaft zytoreduktive Therapie mit Interferon-α.
- Interdisziplinäre Betreuung erforderlich.

Operative Eingriffe

- Individuelle perioperative Therapie mit dem Ziel der Reduktion der erhöhten Thrombose- und Blutungsgefahr.
- Bei geplanten Eingriffen möglichst gute präoperative Einstellung der peripheren Blutwerte, außerdem Absetzen von ASS etwa 1 Woche vor dem Eingriff und perioperativ Heparin-Prophylaxe (in Abstimmung auf das individuelle Risiko).

6.2.12 Verlaufskontrolle und Nachsorge

- Lebenslängliche Überwachung notwendig.
- Bei Einleitung oder Umstellung einer zytoreduktiven Therapie kurzfristige, ggf. wöchentliche Blutbildkontrollen. Diese können im Verlauf zumeist auf 4- bis 6-wöchige Intervalle dilatiert werden.
- In Phasen ohne Bedarf an zytoreduktiver Therapie oder Aderlässen Kontrollen ggf. in 3-monatlichem Abstand möglich.
- **Untersuchungen des Knochenmarks:** Keine routinemäßigen Verlaufskontrollen, indiziert bei Verdacht auf Übergang in Myelofibrose oder akute Leukämie (Knochenmarkzytologie, -histologie, Zytogenetik und Molekularbiologie).

6.2.13 Prognose

- Mediane Überlebenszeit komplett ohne Behandlung etwa 1,5 Jahre.
- Über 60 % der unbehandelten Patienten verstarben an Thromboembolien.
- Bei Anwendung der aktuellen Therapieempfehlungen mediane Überlebenszeit bis > 19 Jahre.
- Höheres Alter hohe Leukozytenzahl und stattgehabte Thrombose sind ungünstige Prognoseparameter.

> **Merke**
>
> Bei Anwendung der aktuellen Therapieempfehlungen ist die Überlebensprognose der PV günstig.

6.2.14 Wichtige Internetquellen

- Onkopedia Leitlinien, Polycythaemia vera: https://www.onkopedia.com/de/onkopedia/guidelines/polycythaemia-vera-pv/@@view/html/index.html
- Studiengruppe GSG-MPN (German Study Group - Myeloproliferative Neoplasms https://www.cto-im3.de/gsgmpn bzw. http://www.kompetenznetz-leukaemie.de/content/studien/studiengruppen/gsg_mpn/kontakt/

6.2.15 Literatur

[1] Barbui T, Barosi G, Birgegard G et al. Philadelphia-negative classical myeloproliferative neoplasms: critical concepts and management recommendations from European LeukemiaNet. J Clin Oncol 2011; 29: 761–770

[2] Barbui T, Masciulli A, Marfisi et al. White blood cell counts and thrombosis in polycythemia vera: a subanalysis of the CYTO-PV study. Blood 2015; 126: 560–561

[3] Barbui T, Tefferi A, Vannucchi AM et al. Philadelphia chromosome-negative classical myeloproliferative neoplasms: revised management recommendations from European LeukemiaNet. Leukemia 2018 Feb. 27. DOI: 10.1038/s41375-018-0077-1 (epub ahead of print)

[4] Barosi G, Birgegard G, Finazzi G et al. A unified definition of clinical resistance and intolerance to hydroxycarbamide in polycythaemia vera and primary myelofibrosis: results of a European LeukemiaNet (ELN) consensus process. Br J Haematol 2010; 148: 961–963

[5] Landolfi R, Marchioli R, Kutti J et al. Efficacy and safety of low-dose aspirin in polycythemia vera. N Engl J Med 2004; 350: 114–124

[6] Lengfelder E, Petrides PE, Grießhammer M. Polycythaemia vera. Empfehlungen der Fachgesellschaft zur Diagnostik und Therapie hämatologischer und onkologischer Erkrankungen 2014. www.dgho-onkopedia.de

[7] Marchioli R, Finazzi G, Specchia G et al.: CYTO-PV Collaborative Group. Cardiovascular events and intensity of treatment in polycythemia vera. N Engl J Med 2013; 368: 22–23

[8] Vannucchi AM, Barbui T, Cervantes F et al. Philadelphia chromosome-negative chronic myeloproliferative neoplasms: ESMO Clinical Practice Guidelines for diagnosis, treatment and follow-up. Ann Oncol 2015; 26 (Suppl 5): v85–99

[9] Vannucchi AM, Kiladjian JJ, Griesshammer M et al. Ruxolitinib versus standard therapy for the treatment of polycythemia vera. N Engl J Med 2015; 372: 426–435

6.3 Essenzielle Thrombozythämie

Martin Grießhammer

6.3.1 Steckbrief

Die essenzielle Thrombozythämie (ET) ist eine klonale Erkrankung der hämatopoetischen Stammzelle. Klinisch imponieren Mikrozirkulationsstörungen, thromboembolische Komplikationen und Blutungen. Die Diagnosestellung erfolgt in Abgrenzung zu den wesentlich häufigeren sekundären Thrombozytosen. Hierfür sind sowohl eine Knochenmarkhistologie als auch molekulare Untersuchungen auf Mutationen in den Genen *JAK2*, *CALR* und *MPL* erforderlich. Diese Mutationen liegen bei > 80 % aller ET-Patienten vor. Die Therapie erfolgt risikoadaptiert in drei Gruppen. ET-Patienten ohne Symptome und mit niedrigem Risiko werden nicht behandelt. Niedrig dosierte Acetylsalicylsäure ist bei den häufigen Mikrozirkulationsstörungen effektiv. ET-Patienten mit hohem Risiko müssen, solche mit intermediärem Risiko können eine zytoreduktive Therapie erhalten. Die Lebenserwartung der ET unterscheidet sich im Regelfall nicht von der Normalbevölkerung.

6.3.2 Aktuelles

- Diagnostik:
  - In der Aktualisierung der WHO-Diagnosekriterien der ET (WHO 2016 [1]) hat die Knochenmarkbiopsie bei der Differenzierung der myeloproliferativen Neoplasien (MPN) mit Thrombozythämie weiterhin eine besondere diagnostische Wertigkeit. Knochenmarkzytologie genügt zur Diagnosestellung einer ET nicht.
  - Im Vergleich zu den alten WHO-Diagnosekriterien von 2008 wurde ein Nebenkriterium (klonaler Marker, z. B. abnormaler Karyotyp) eingeführt.
  - Die 2014 entdeckte *CALR*-Mutation (Calreticulin-Gen) ist zusätzliches neues Diagnosekriterium.
- Therapie: „watch and wait“, Acetylsalicylsäure (ASS) und zytoreduktive Therapie sind die Eckpfeiler der Therapie.

6.3.3 Synonyme

- PT: Primäre Thrombozythämie

6.3.4 Definition

- Eine der klassischen Entitäten der Philadelphia-Chromosom- bzw. BCR-ABL-negativen chronischen myeloproliferativen Neoplasien (MPN) (neben primärer Myelofibrose und Polycythaemia vera)
- Konstante Thrombozythämie mit Werten > 450×10^9/l, die auf eine ausgeprägte klonale Proliferation großer Megakaryozyten zurückzuführen ist.

- Da spezifische Marker fehlen, verlangt die Diagnose zunächst den Ausschluss der häufigeren Ursachen einer reaktiven Thrombozytose, in zweiter Linie den Ausschluss anderer MPN.

6.3.5 Epidemiologie

- Inzidenz liegt bei 2,5 pro 100.000 Einwohner, Prävalenz ist aufgrund der relativ normalen Lebenserwartung wesentlich höher.
- Mittleres Alter bei Diagnosestellung ist 65 Jahre, die ET kann aber in jedem Alter auftreten.
- Geschlechterverhältnis zugunsten der Frauen etwa 2:1.

6.3.6 Ätiologie und Pathogenese

- Irreversible und chronische Erkrankung der hämatopoetischen Stammzelle, wobei die genaue Ätiologie letztendlich noch unbekannt ist.
- Mutation im *JAK2*-Gen bei ca. 50–60 % aller Patienten mit ET.
- Liegt die *JAK2*-Mutation nicht vor, dann
  - Nachweis der *MPLW515*-Mutation bei 3–5 % bzw.
  - Nachweis der *CALR*-Mutation in 20–25 % aller ET-Fälle.
- Mutationen in *JAK2*, *MPLW515* oder *CALR* werden „Driver"-Mutationen genannt:
  - Etwa 15 % der Fälle weisen keine dieser „Driver"-Mutationen auf und werden als „triple negativ" bezeichnet. Die Prognose dieser „Triple negativen" ET-Fälle ist eher günstig.
  - Die „Driver"-Mutationen sind nicht spezifisch für eine essenzielle Thrombozythämie, sondern werden auch bei der primären Myelofibrose (PMF) und der Polycythaemia vera (hier nur *JAK2*-Mutation) nachgewiesen.

> **Merke** M!
>
> Mutationen im *JAK2*-Gen in ca. 50–60 %, *CALR*-Mutationen in 20–25 % und *MPLW515*-Mutationen in 3–5 % der Fälle mit essenzieller Thrombozythämie. Ca. 15 % triple negativ, Prognose dieser Fälle eher günstig.

6.3.7 Klassifikation und Risikostratifizierung

Klassifikation

- Diagnosestellung nach WHO-Klassifikation 2016.
- Aktualisierung der Klassifikation (WHO 2016):
  - *CALR*-Mutation als Hauptkriterium aufgenommen.
  - Klonaler Marker (z. B. abnormaler Karyotyp) als Nebenkriterium aufgenommen.
- WHO-Kriterien zur Diagnosestellung: Die Diagnose ET wird gestellt, wenn **alle** Hauptkriterien oder die Hauptkriterien 1–3 und das Nebenkriterium vorliegen:
  - Hauptkriterien
    1. Thrombozyten dauerhaft ≥ 450 × 10^9/l.
    2. ET-typische Knochenmarkhistologie.
    3. WHO-Kriterien für *BCR-ABL 1*-positive chronische myeloische Leukämie (*BCR-ABL 1*⁺ CML), Polycythaemia vera (PV), PMF, Myelodysplasie (MDS) oder andere MPN nicht erfüllt.
    4. *JAK2*-, *MPL 515*- oder *CALR*-Mutation vorhanden.
  - Nebenkriterium
    - Klonaler Marker (z. B. abnormaler Karyotyp) oder kein Hinweis auf reaktive Thrombozytose.

Risikostratifizierung

- Risikostratifizierung erfolgt nach Thrombose- bzw. Blutungsrisiko (▶ Tab. 6.6).
- Gesicherte Risikofaktoren:
  - bereits stattgehabte thromboembolische Komplikationen oder schwere Blutungen,
  - Alter > 60 Jahre oder
  - Thrombozytenzahlen > 1500 × 10^9/l (Risikofaktor nur für Blutungskomplikationen).
- Weitere, allerdings weniger gesicherte Risikofaktoren sind:
  - kardiovaskuläre Risikofaktoren (arterielle Hypertonie, Diabetes mellitus, Hypercholesterinämie oder Nikotinabusus),
  - Vorliegen einer *JAK2*-Mutation oder
  - Leukozytose > 11 × 10^9/l.

Tab. 6.6 Risikostratifizierung der essenziellen Thrombozythämie.

Risiko	Kriterien
Hoch	Stattgehabte thromboembolische Komplikationen oder schwere Blutungen, **oder** Alter > 60 Jahre **oder** Thrombozytenzahlen über 1500 × 10^9/l
Intermediär	Alter < 60 Jahre **und** Thrombozytenenzahl < 1500 × 10^9/l **und** asymptomatisch, oder allenfalls leicht ausgeprägte Mikrozirkulationsstörungen, aber Vorliegen kardiovaskulärer **und/oder** thrombophiler Risikofaktoren.
Niedrig	Alter ≤ 60 Jahre **und** Thrombozytenzahl < 1500 × 10^9/l und bisher keine schweren durch ET bedingten Komplikationen.

6.3.8 Symptomatik

- Sehr häufig Mikrozirkulationsstörungen, wie
  - akrale Parästhesien,
  - Erythromelalgie,
  - zerebrale vasomotorische Symptome wie Kopfschmerzen, migräneartige Beschwerden, transitorisch ischämische Attacken (TIA), Benommenheit, Schwindel, Seh- oder Hörstörungen.
- Allgemeinsymptome wie Fatigue und Leistungsschwäche, gelegentlich auch Pruritus.
- Abdominelle venöse Thrombosen, wie
  - Pfortader-, Milzvenen- oder Mesenterialvenenthrombosen oder ein Budd-Chiari-Syndrom.
  - Andere „ungewöhnliche“ Thrombosen wie Zerebralsinusvenen- oder Nierenvenenthrombosen, bzw. ein Paget-von-Schroetter-Syndrom.
  - Auch tiefe Beinvenenthrombosen mit oder ohne Lungenembolie können auftreten.
- Arterielle Thrombosen wie Verschlüsse von Koronararterien oder peripheren Arterien.
- Blutungen, oft durch ein erworbenes von-Willebrand-Syndrom bei Thrombozytenzahlen > 1000×10^9/l.
- Eine deutliche Splenomegalie (> 5 cm unter Rippenbogen tastbar) spricht **gegen** die Diagnose eine ET.

6.3.9 Diagnostik

Diagnostisches Vorgehen

- Die Diagnose der essenziellen Thrombozythämie (ET) wird standardisiert nach den WHO-Kriterien aus dem Jahr 2016 gestellt (s. oben) (▶ Abb. 6.5).
- Im Zentrum stehen die Durchführung einer Knochenmarkhistologie und die molekulargenetische Untersuchung auf die drei Mutationen *JAK2*, *CALR* und *MPLW515*-Mutation.

Anamnese

- Gezielte Anamnese; Fragen nach:
  - Mikrozirkulationsstörungen, wie
    - akrale Parästhesien,
    - Erythromelalgie oder
    - zerebrale vasomotorische Symptome (wie Kopfschmerzen, migräneartige Beschwerden, Schwindel, Seh- und Hörstörungen),
  - thromboembolischen Komplikationen, arteriellen Gefäßkomplikationen und Blutungsereignissen.
  - Pruritus, Risikofaktoren für Gefäßkomplikationen (Nikotin, Hypercholesterinämie, Diabetes mellitus, arterielle Hypertonie).

Körperliche Untersuchung

- Hinweise auf Mikrozirkulationsstörungen (z. B. Erythromelalgie, Durchblutungsstörungen), Blutungen oder Thrombosen.
- Milz- und Lebergröße

Labor

- Obligat: Blutbild einschl. Differenzialblutbild, Retikulozyten, LDH, Harnsäure, Ferritin, BSG oder CRP.
- Empfohlen: Quick, PTT, AST, ALT, γGT, alkalische Phosphatase, Bilirubin, Kreatinin, Coombs-Test, Haptoglobin.

Bildgebende Diagnostik

Sonografie

- Abdominelle Sonografie obligat, insbesondere Beurteilung der Milz- und Lebergröße.

CT

- Nur bei besonderen Fragestellungen empfohlen, z. B. zum definitiven Nachweis oder Ausschluss abdomineller Gefäßverschlüsse, Milzinfarkte und Blutung.

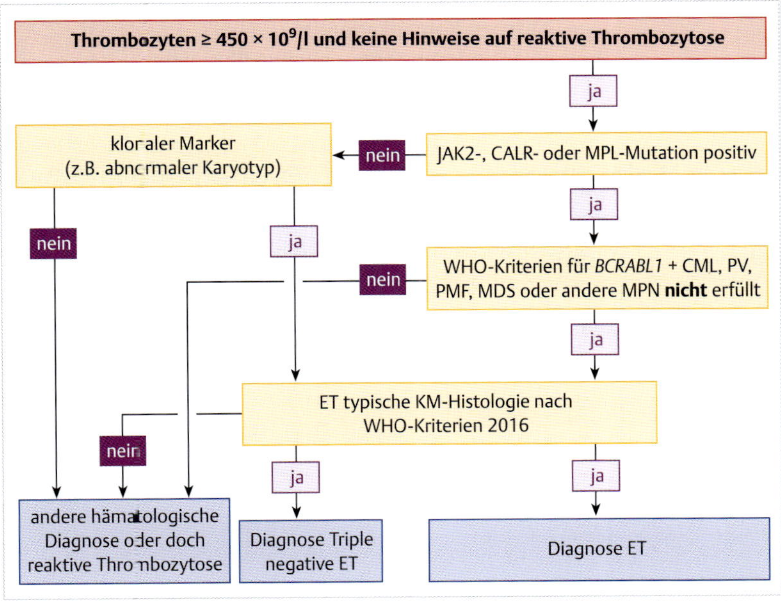

Abb. 6.5 Essenzielle Thrombozythämie. Diagnostisches Vorgehen bei Verdacht auf ET [1].

III

MRT

- Nur bei besonderen Fragestellungen empfohlen, z. B. zum definitiven Nachweis oder Ausschluss abdomineller Gefäßverschlüsse, Milzinfarkte und Blutung.

Histologie, Zytologie und klinische Pathologie

Knochenmarkdiagnostik

- Obligat: Aspirationszytologie und Knochenmarkhistologie mit Eisen- und Faserfärbung.

Molekulargenetische Diagnostik

- Bestimmung molekularer Marker (Driver-Mutationen):
  - In der Regel wird bei klinischem Verdacht auf eine ET zunächst ein Screening auf eine *JAK2*-Mutation durchgeführt.
  - Bei negativem Ergebnis für *JAK2* wird in einem zweiten Schritt auf eine Mutation im Calreticulin-Gen (*CALR*) getestet.
  - Nur falls auch dies negativ ist, erfolgt ein Screening auf eine mögliche *MPLW515*-Mutation.
  - Untersuchung bzgl. *BCR-ABL*-Fusionsgen nur, wenn alle genannten Marker negativ sind und/oder bei Verdacht auf eine chronische myeloische Leukämie (CML) (Kap. 6.1).
- Weitere Mutationen (z. B. *TET2*, *ASXL1*, *SRSF2* u. a.) finden wegen ihrer prognostischen Bedeutung auch bei der ET zunehmend Beachtung, gehören aber bisher nicht zum diagnostischen Routineprogramm.

6.3.10 Differenzialdiagnosen

- Die Abgrenzung zunächst gegenüber den anderen chronischen myeloproliferativen Neoplasien (v. a. der präfibrotischen Myelofibrose (prePM), primären Myelofibrose (PMF), Polycythaemia vera (PV), chronischen myeloischen Leukämie (CML), unklassifizierbaren myeloproliferativen Neoplasien).
- MDS, z. B. RARS-T (refraktäre Anämie mit Ringsideroblasten und Thrombozythämie).
- Akute kurzfristige Thrombozytose bei akuter Blutung, nach Trauma, großen operativen Eingriffen, akuten bakteriellen Infekten und akuter schwerer körperlicher Anstrengung.
- Länger bestehende Thrombozytosen bei chronischen infektiösen und nichtinfektiösen entzündlichen Krankheiten:
  - Thrombozytose bei Eisenmangel,
  - Thrombozytose bei Milzverlust oder funktioneller Asplenie bei der Sichelzellerkrankung,
  - Rebound-Thrombozytosen nach Chemotherapie oder zyklischen Thrombozytopenien.
- Sekundäre Thrombozytosen
  - zeigen nur selten Thrombozytenzahlen von $> 1000 \times 10^9/l$ und sind in der Regel nicht mit einem erhöhten Thromboembolie- oder Blutungsrisiko verbunden.
  - Ausnahmen sind langzeitig persistierende Thrombozytosen nach Splenektomie mit Fortbestand einer schweren Hämolyse oder das Vorliegen zusätzlicher thrombophiler Risikofaktoren.

> **Merke** M!
>
> Für die Diagnosestellung einer ET ist sowohl die kompetente Begutachtung einer qualitativ guten Knochenmarkhistologie als auch die molekulare Diagnostik entscheidend. Sekundäre Thrombozytosen sind meist einfach zu identifizieren durch eine gründliche Anamnese, den körperlichen Untersuchungsbefund und wenige Laboruntersuchungen.

6.3.11 Therapie

Therapeutisches Vorgehen

- Therapiealgorithmus ▶ Abb. 6.6
- Haupttherapieziele:
  - Verbesserung der Mikrozirkulationsstörungen,
  - Prophylaxe und/oder Therapie von thromboembolischen Komplikationen,
  - Verhinderung von schweren Blutungen.

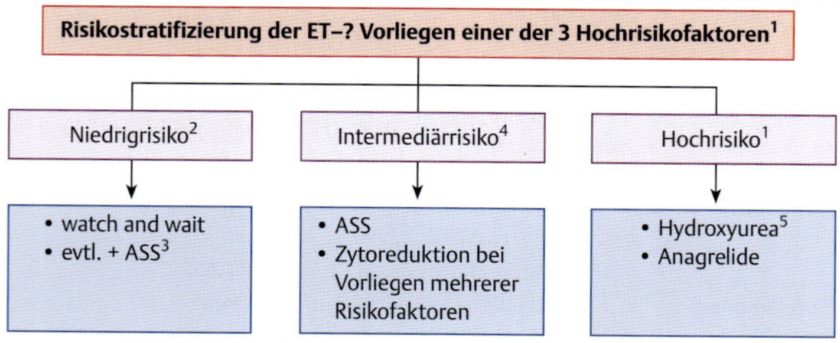

1 Alter ≥ 60 Jahre oder ET-bedingte Thrombosen/schwere Blutungen oder Thrombozyten $> 1500 \times 10^9/l$
2 keiner der Hochrisikofaktoren liegt vor
3 ASS nur bei JAK2-Mutation oder bei Mikrozirkulationsstörungen
4 Vorliegen kardiovaskulärer Risikofaktoren
5 Hydroxyurea + ASS bei Patienten ≥ 60 Jahre und/oder Vorliegen kardiovaskulärer Risikofaktoren

Abb. 6.6 Essenzielle Thrombozythämie. Therapeutisches Vorgehen [4].

- Weitere Ziele:
  - Verhinderung von Spätkomplikationen (sekundäre Fibrose, akute Leukämie, MDS).

> **Merke**
>
> Die Prophylaxe und Therapie von thromboembolischen Komplikationen ist ein wesentliches Therapieziel.

Allgemeinmaßnahmen

- Sinnvolle Maßnahmen:
  - Nikotinabusus beenden (Rauchen wirkt sich ungünstig auf die Krankheitssituation und Entwicklung aus),
  - regelmäßige Bewegung,
  - Gewichtsnormalisierung,
  - effektive Behandlung und Prophylaxe von kardiovaskulären Erkrankungen oder Stoffwechselerkrankungen (Diabetes, Hypercholesterinämie).
- Patienten mit einem Niedrig-Risikoprofil sollten aufgrund der relativ guten Prognose einer „Watch and wait"-Strategie zugeführt oder in ein entsprechendes Studienkonzept aufgenommen werden.

Pharmakotherapie

Thrombozytenaggregationshemmer

- Im Gegensatz zur Polycythaemia vera kein gesicherter Stellenwert von niedrig dosiertem ASS in der Primärprophylaxe thromboembolischer Komplikationen.
- Indikation zu ASS bei Mikrozirkulationsstörungen klar gegeben, Dosierung: ASS 100 mg/Tag.
- Vorsicht bei hohen Thrombozytenzahlen (> 1000 G/l), Blutungen, Neigung zu Gastritis oder bei Magen- bzw. Duodenalulzera.

Zytoreduktive Therapie

- Nach Konsensusempfehlungen werden heute bei der ET die drei Risikogruppen Hoch-, Intermediär- und Niedrigrisiko unterschieden.
- Hoch-Risiko-ET-Patienten müssen, Intermediär-Risiko-ET-Patienten können eine zytoreduktive Therapie mit nachfolgenden Medikamenten erhalten.
- **Hydroxyurea (HU)**:
  - Erstlinientherapie für ältere Patienten,
  - Anfangsdosis von 10–15 mg/kg, Maximaldosis von 2 g/Tag.
  - Limitierend können Hauttoxizität, eine therapieinduzierte Anämie und/oder eine Leukozytopenie sein.
- **Anagrelid**:
  - Eher bei jüngeren Patienten.
  - Anfangsdosis 0,5 mg 1–0–1 pro Tag, nach 1 Woche kann die Dosis auf individueller Basis titriert werden, um die geringste wirksame Dosis zu erreichen; Dosiserhöhung darf in keiner Woche 0,5 mg/Tag überschreiten, empfohlene maximale Einzeldosis 2,5 mg.
  - Nebenwirkungen (Kopfschmerzen, Palpitationen, Diarrhoen); Cave: erhöhte Blutungsneigung unter ASS + Anagrelid.
- **Interferon-α**:
  - vorzugsweise in pegylierter Form,
  - Therapiealternative bei jüngeren Patienten oder bei Versagen der Standardtherapie (empfohlene Anfangsdosis: Pegasys mit durchschnittlicher Dosierung 90 µg/Woche).
  - Interferon-α ist allerdings nicht offiziell für die ET zugelassen.
- **Busulfan**:
  - Wegen des leicht erhöhten Leukämierisikos (v. a. bei vorheriger HU-Therapie) nur in höherem Lebensalter nach Versagen anderer Therapieformen.
  - Anfangsdosis 2 mg/kg.

Strahlentherapie

- Milzbestrahlung: In Einzelfällen im späten Stadium der post-ET-Myelofibrose.

Zellbasierte Verfahren

Stammzelltransplantation

- Die allogene Stammzelltransplantation (AlloSZT) und/oder die autologe Stammzelltransplantation hat bei der ET aufgrund der guten Prognose keinen Stellenwert, evtl. Ausnahme: AlloSZT bei post-ET-Myelofibrose.

Operative Therapie

- Splenektomie: Keinen Stellenwert, höchstens in Einzelfällen bei post-ET-Myelofibrose.

Therapie in besonderen Situationen

- Schwangerschaft:
  - Ca. 800 ET Schwangerschaften publiziert.
  - Grundsätzlich Risikoschwangerschaft mit einer erhöhter Rate an Spontanaborten und der Möglichkeit von maternalen Blutungen und/oder Thromboembolien.
  - Bei Fehlen von Kontraindikationen während des gesamten Verlaufs prophylaktisch niedrig dosiertes ASS empfohlen, peripartal Umstellung auf niedrigdosiertes Heparin bis zur 6. Woche postpartal.
  - Bei Hochrisikoschwangerschaft zytoreduktive Therapie mit Interferon-α.
  - Interdisziplinäre Betreuung erforderlich.
- Operative Eingriffe :
  - Individuelle perioperative Therapie mit dem Ziel der Reduktion der erhöhten Thrombose- und Blutungsgefahr – zytoreduktive Therapie auch bei vorher nicht behandelten Patienten zur Normalisierung der Thrombozytenwerte erwägen.

- ○ Bei geplanten Eingriffen möglichst gute präoperative Einstellung der Thrombozytenwerte, evtl. Absetzen von ASS etwa 1 Woche vor dem Eingriff und perioperativ Heparin-Prophylaxe.

Cave

Grundsätzlich sollte ASS ca. 1 Woche vor Operation abgesetzt werden, aber: ASS nicht unkritisch absetzen bei Vorliegen von arteriellen Komplikationen und schweren Mikrozirkulationsstörungen.

6.3.12 Nachsorge

- Klinische Untersuchung (Milzgröße!), Blutbild einschließlich Differenzialblutbild und klinische Chemie:
  - ○ Abstände der Nachsorge sind abhängig von der Therapieform und der Therapiephase sowie dem individuellen Verlauf der Erkrankung:
    - In der Initialphase der Therapie kurzfristig,
    - nach Erreichen einer stabilen Phase in der Regel Kontrollabstände bis zu einem Vierteljahr oder länger möglich.
- Verlaufsuntersuchungen des Knochenmarks zur Erfassung der seltenen Übergänge in eine akute Leukämie, Akzeleration der ET in eine Myelofibrose in Abhängigkeit vom individuellen Verlauf:
  - ○ Bei Hinweisen auf Progression (zunehmende Anämie oder Thrombozytopenie, Blasten im peripheren Blut etc.) sollte eine Verlaufsuntersuchung des Knochenmarks erwogen werden.
- *JAK2*-Mutation: Ein quantitatives Verlaufsmonitoring von mutierten *JAK2*-Allelen wird derzeit noch nicht routinemäßig empfohlen, kann aber im Einzelfall bei Therapieentscheidungen hilfreich sein.
- Oberbauchsonografie 1-mal jährlich sinnvoll.

6.3.13 Verlauf und Prognose

- Die Lebenserwartung der sog. „wahren" ET unterscheidet sich nicht von der Normalbevölkerung.

6.3.14 Wichtige Internetquellen

- Onkopedia Leitlinien, Essenzielle (oder primäre) Thrombozythämie (ET): www.onkopedia.com/de/onkopedia/guidelines/essentielle-oder-primaere-thrombozythaemie
- Studiengruppe GSG-MPN (German Study Group for Myeloproliferative Neoplasms): www.cto-im3.de/gsgmpn oder www.kompetenznetzleukaemie.de/content/studien/studiengruppen/gsg_mpn/kontakt/

6.3.15 Literatur

[1] Arber DA, Orazi A, Hasserjian R et al. The 2016 revision to the World Health Organization classification of myeloid neoplasms and acute leukemia Blood. 2016; 127(20): 2391–2405

[2] Barbui T, Barosi G, Birgegard G, et al. Philadelphia-negative classical myeloproliferative neoplasms: critical concepts and management recommendations from European LeukemiaNet. J Clin Oncol 2011, 29: 761–770

[3] Griesshammer M, Döhner K. [Chronic myeloproliferative neoplasms]. Dtsch Med Wochenschr. 2014; 139(6): 243–6

[4] Griesshammer M, Petrides PE, Lengfelder E. Myeloproliferative Neoplasien (MPN). Empfehlungen der Fachgesellschaft zur Diagnostik und Therapie hämatologischer und onkologischer Erkrankungen 2014. www.dgho-onkopedia.de

[5] Griesshammer M, Struve S, Barbui T. Management of Philadelphia negative chronic myeloproliferative disorders in pregnancy. Blood Review 2008; 22: 235–245

[6] Petrides PE, Griesshammer M, Lengfelder E. Essenzielle (oder primäre) Thrombozythämie (ET). Empfehlungen der Fachgesellschaft zur Diagnostik und Therapie hämatologischer und onkologischer Erkrankungen 2014. www.dgho-onkopedia.de

[7] Vannucchi AM, Barbui T, Cervantes F et al. Philadelphia chromosome-negative chronic myeloproliferative neoplasms: ESMO Clinical Practice Guidelines for diagnosis, treatment and follow-up. Ann Oncol 2015; 26 (5): v85–99

6.4 Primäre Myelofibrose

Martin Grießhammer

6.4.1 Steckbrief

Die primäre Myelofibrose (PMF) ist eine chronische und irreversible klonale Erkrankung der hämatopoetischen Stammzelle. Klinisch imponiert im Vollbild die Trias Anämie, Splenomegalie und konstitutionelle Symptome. Die Diagnosestellung erfolgt nach WHO 2016 sowohl durch eine Knochenmarkhistologie als auch durch molekulare Untersuchungen auf Mutationen in den Genen *JAK2*, *CALR* und *MPL*. Diese Mutationen liegen bei über 85 % aller PMF-Patienten vor. In der neuen WHO Definition von 2016 wurde auch eine neue Entität, die sog. präfibrotische Myelofibrose (preMF), beschrieben. Die preMF ist v. a. gegenüber der essenzielle Thrombozythämie (ET) abzugrenzen. Zur Risikoeinteilung bezüglich der Überlebenszeit hat sich die Einteilung nach dem IPSS- bzw. DIPSS-Score in vier Risikogruppen (niedrig, intermediär 1 und 2, hoch) bewährt. Für die Risikogruppe intermediär 2 und Patienten mit hohem Risiko kommt eine allogene periphere Stammzelltransplantation infrage. Für PMF-Patienten mit konstitutionellen Beschwerden und einer klinisch relevanten Splenomegalie hat der Jak1/2-Hemmer Ruxolitinib neue Perspektiven in der medikamentösen Therapie der PMF eröffnet.

6.4.2 Aktuelles

- **Diagnostik:**
  - Die Aktualisierung der WHO-Diagnosekriterien der primären Myelofibrose (PMF) (WHO 2016) hat den Terminus preMF für initale, präfibrotische Stadien der PMF eingeführt.
  - Die 2008 aufgestellten Nebenkriterien für die Diagnose der PMF werden oftmals in den frühen Stadien der PMF nicht erfüllt, daher wird zusätzlich eine Leukozytose > 11 × 10^9/l als Nebenkriterium aufgenommen.
- **Therapie:**
  - Die Eckpfeiler der modernen PMF-Therapie sind die kurative allogene periphere Stammzelltransplantation (alloSCT) und der Jak1/2-Hemmer Ruxolitinib.
  - Für die präfibrotische Myelofibrose (preMF) wird der Nutzen einer frühen Therapie mit Interferon-α diskutiert.

6.4.3 Synonyme

- MMM (myelofibrosis with myeloid metaplasia) oder agnogenic myeloid metaplasia
- Osteomyelofibrose (OMF) und Osteomyelosklerose (OMS)
- Chronische idiopathische Myelofibrose (CIMF) oder idiopathische Myelofibrose (IMF).

6.4.4 Definition

- Chronische Stammzellerkrankung, charakterisiert durch:
  - zunehmende Fibrose des Knochenmarks,
  - extramedulläre Hämatopoese,
  - Anämie,
  - Splenomegalie und
  - leukoerythroblastisches Blutbild.
- Eine der klassischen Entitäten der Philadelphia-Chromosom- bzw. BCR-ABL-negativen chronischen myeloproliferativen Neoplasien (neben essenzieller Thrombozythämie und Polycythaemia vera).
- Die Myelofibrose kann entweder de novo als primäre Myelofibrose (PMF) oder sekundär aus einer PV oder ET als sog. post-PV- bzw. post-ET-Myelofibrose entstehen, die auch als sekundäre Myelofibrosen bezeichnet werden.

6.4.5 Epidemiologie

- Die primäre Myelofibrose (PMF) ist eine eher seltene Erkrankung mit einer jährlichen Inzidenz von 0,5–1,5 pro 100.000 Einwohner.
- Mittleres Alter bei Diagnosestellung liegt bei 65 Jahren, ausgeglichenes Geschlechterverhältnis.

6.4.6 Ätiologie und Pathogenese

- Irreversible Erkrankung der hämatopoetischen Stammzelle, wobei die genaue Ätiologie letztendlich noch unbekannt ist.
- Mutationen:
  - Mutation im *JAK2*-Gen bei ca. 60 % aller Patienten mit Myelofibrosen.
  - Liegt die *JAK2*–Mutation **nicht** vor, kann in
    - 6 % die *MPLW515*-Mutation bzw. in
    - 25 % aller PMF eine *CALR*-Mutation nachgewiesen werden.
  - Ca. 10 % der Fälle weisen keine dieser „Driver-Mutationen" auf; diese werden als „Triple negativ" bezeichnet und haben eine schlechte Prognose.

> **Merke** M!
>
> Die „Driver-Mutationen" sind nicht spezifisch für eine primäre Myelofibrose (PMF), sondern werden auch bei der essenziellen Thrombozythämie und der Polycythaemia vera (hier nur *JAK2*-Mutation) nachgewiesen.

6.4.7 Klassifikation und Risikostratifizierung

Klassifikation

- Diagnosestellung nach WHO-Klassifikation 2016
- Aktualisierung der Klassifikation (WHO 2016):
  - Begriff preMF für initale, präfibrotische Stadien der PMF eingeführt.
  - Leukozytose > 11 × 10^9/l als Nebenkriterium aufgenommen.
- Laut WHO-Kriterien wird die **Diagnose PMF** gestellt, wenn **alle** Hauptkriterien und mindestens ein Nebenkriterium vorliegen [1]:
  - Hauptkriterien:
    - PMF-typische Knochenmarkhistologie (mit Retikulin und/oder Kollagenfibrose Grad 2 oder 3),
    - WHO-Kriterien für BCR-ABL 1$^+$CML, PV, MDS oder andere MPN nicht erfüllt,
    - *JAK2*-, *MPL 515*- oder *CALR*-Mutation vorhanden oder anderer klonaler Marker.
  - Nebenkriterien:
    - Anämie,
    - palpable Splenomegalie,
    - Leukozyten > 11 × 10^9/l,
    - erhöhte LDH,
    - leukoerythroblastisches Blutbild.

6

- Laut WHO-Kriterien wird die **Diagnose preMF** gestellt, wenn **alle** Hauptkriterien und mindestens ein Nebenkriterium vorliegen.
  - Hauptkriterien:
    - preMF-typische Knochenmarkhistologie (maximal Retikulinfibrose Grad 1),
    - WHO-Kriterien für BCR-ABL 1⁺CML, PV, PMF, MDS oder andere MPN nicht erfüllt,
    - *JAK2*-, *MPL 515*- oder *CALR*-Mutation vorhanden oder anderer klonaler Marker.
  - Nebenkriterien:
    - Anämie,
    - palpable Splenomegalie,
    - Leukozyten > 11 × 10^9/l,
    - erhöhte LDH.

Risikostratifizierung

- Anhand von Risiko-Scores lässt sich die Prognose des individuellen Patienten zum Diagnosezeitpunkt, aber auch im Verlauf besser einschätzen.
- Der aktuelle Risiko-Score der International Working Group for Myelofibrosis Research and Treatment (IWG-MRT) betrachtet hierzu 5 Variablen (▶ Tab. 6.7).
- Im Verlauf der Erkrankung kann man anhand des dynamischen Risiko-Scores (DIPSS), der die gleichen Variablen benutzt, das Risiko im Verlauf der PMF evaluieren.

> **Merke**
>
> Wichtig ist die Tatsache, dass im DIPSS bei einem Hb-Abfall < 10 g/dl im Verlauf der Erkrankung bereits 2 Punkte gezählt werden und somit mindestens ein Intermediär-1-Risiko vorliegt.

6.4.8 Symptomatik

- Das klassische Bild ist die Trias aus
  - Splenomegalie,
  - ineffektiver Hämatopoese und
  - Vorliegen sog. konstitutioneller Symptome (Fatigue, Fieber, Knochenschmerzen, Nachtschweiß oder Gewichtsverlust).
- Im initialen Stadium ist die primäre Myelofibrose (PMF) häufig asymptomatisch, insbesondere wenn es sich um eine frühe fibrotische oder afibrotische Form (preMF) handelt. Im Blutbild ist dann oft eine ausgeprägte Thrombozythämie festzustellen.
- Relativ häufig kommt es insbesondere bei den frühen Myelofibrosen (preMF) zu
  - Mikrozirkulationsstörungen, wie akralen Parästhesien, einer Erythromelalgie oder
  - zerebralen vasomotorischen Symptomen wie Kopfschmerzen, migräneartigen Beschwerden, Benommenheit, Schwindel, Seh- oder Hörstörungen.
- Im Verlauf der PMF oder in fortgeschrittenen Stadien entwickeln sich
  - Symptome der ineffektiven Hämatopoese (progrediente Anämie, Thrombozytopenie, Leukozytopenie),
  - eine extramedulläre Hämatopoese,
  - lebensbedrohliche Infektionen,
  - Blutungen, insbesondere bei portaler Hypertension oder
  - ein terminaler Blastenschub.

6.4.9 Diagnostik

Diagnostisches Vorgehen

- Die Diagnose der primären Myelofibrose (PMF) wird standardisiert nach den WHO-Kriterien aus dem Jahr 2016 gestellt (s. oben, Kap. 6.4.7) (▶ Abb. 6.7).
- Im Zentrum stehen die Durchführung einer Knochenmarkhistologie und die molekulargenetische Untersuchung auf die 3 Mutationen *JAK2*, *CALR* und *MPLW515*.

Anamnese

- **Gezielte Anamnese:** insbesondere
  - durch Splenomegalie bedingte Beschwerden,
  - Anämie-Symptome,
  - konstitutionelle Symptome (Fatigue, Fieber, Knochenschmerzen, Nachtschweiß und Gewichtsverlust),
  - erhöhte Schweißneigung,
  - thromboembolische Komplikationen und Blutungsereignisse,

Tab. 6.7 Der Risiko-Score der International Working Group for Myelofibrosis Research and Treatment (IWG-MRT), der die PMF Patienten zum Diagnosezeitpunkt in vier Risikogruppen einteilt [3].

Anzahl negative prognostischer Faktoren*	Risiko-Gruppe	Medianes Überleben (Monate)
0	Niedrig	135
1	Intermediär 1	95
2	Intermediär 2	48
≥ 3	Hoch	27

*Negative prognostische Faktoren sind Alter > 65 Jahre, konstitutionelle Symptome (Fieber, Nachtschweiß und Gewichtsverlust), Hb < 10 g/dl, Leukozyten > 25 × 10^9/l und periphere Blastenzahl ≥ 1 %

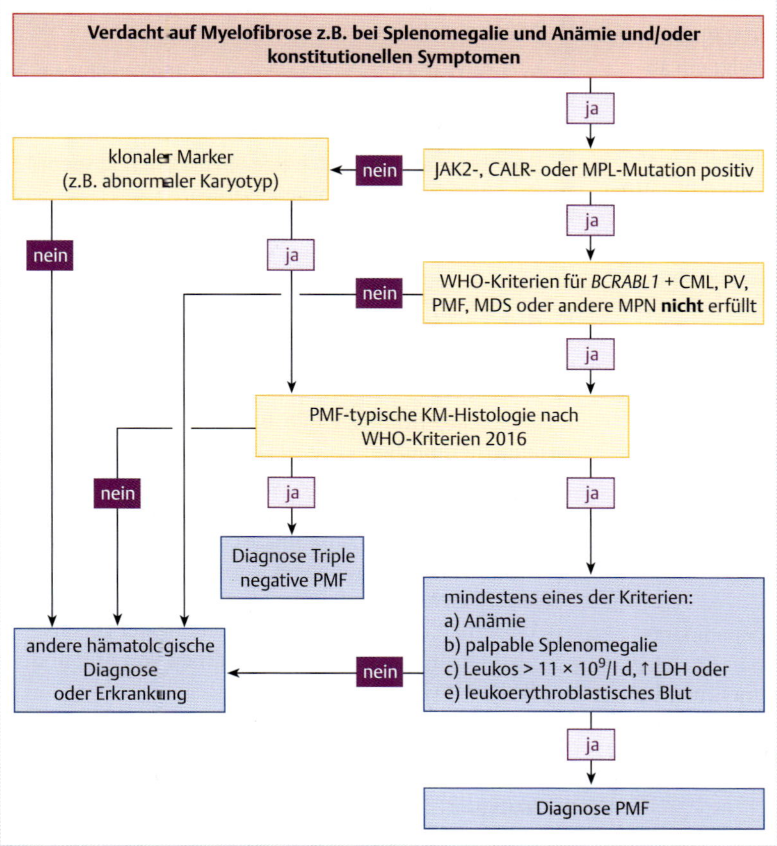

Abb. 6.7 Primäre Myelofibrose. Diagnostisches Vorgehen nach WHO 2016 [1].

  - Mikrozirkulationsstörungen, wie akrale Parästhesien oder eine Erythromelalgie oder
  - zerebrale vasomotorische Symptome wie Kopfschmerzen, migräneartige Beschwerden, Schwindel, Seh- und Hörstörungen.

Körperliche Untersuchung

- Anämiezeichen wie blasse Haut und Schleimhäute,
- Hinweise auf Mikrozirkulationsstörungen (z. B. Erythromelalgie, Durchblutungsstörungen),
- Milz- und Lebergröße.

Labor

- **Obligat:** Blutbild einschließlich Differenzialblutbild, Retikulozyten, LDH, Harnsäure
- **Empfohlen:** Quick, PTT, AST, ALT, γGT, alkalische Phosphatase, Bilirubin, Coombs-Test, Haptoglobin, Ferritin, Serumtryptase bei Verdacht auf sytemische Mastozytose, Erythropoietin bei Anämie

Bildgebende Diagnostik

Sonografie

- **Abdominelle Sonografie obligat:** insbesondere Beurteilung der Milz- und Lebergröße.

CT

- Nur bei besonderen Fragestellungen, z. B. zum definitiven Nachweis oder Ausschluss abdomineller Gefäßverschlüsse, Milzinfarkt und Blutung empfohlen.

MRT

- Nur bei besonderen Fragestellungen, z. B. zum definitiven Nachweis oder Ausschluss abdomineller Gefäßverschlüsse, Milzinfarkt und Blutung empfohlen.

Histologie, Zytologie und klinische Pathologie

Knochenmarkdiagnostik

- **Obligat:** Aspirationszytologie und Knochenmarkhistologie mit Eisen- und Faserfärbung

Molekularbiologie

- **Bestimmung molekularer Marker** („Driver-Mutationen"):
  - In der Regel wird bei klinischem Verdacht auf eine PMF zunächst ein Screening auf eine *JAK2*-Mutation durchgeführt.

- Bei negativem Ergebnis wird in einem zweiten Schritt auf eine Mutation im Calreticulin-Gen (*CALR*) getestet, und nur wenn diese auch negativ ist, erfolgt ein abschließendes Screening auf eine mögliche *MPLW515*-Mutation.
- BCR-ABL-Fusionsgen nur, wenn alle genannten Marker negativ sind und/ oder bei Verdacht auf eine chronische myeloische Leukämie (CML).

- **Weitere Mutationen** (z. B.*TET2*, *ASXL 1*, *SRSF2* u. a.) finden wegen ihrer prognostischen Bedeutung bei der Myelofibrose zunehmend Beachtung, gehören aber bisher nicht zum diagnostischen Routineprogramm.

6.4.10 Differenzialdiagnosen

- Abgrenzung gegenüber den anderen **chronischen myeloproliferativen Neoplasien** (essenzielle Thrombozythämie (ET), Polycythaemia vera (PV), chronische myeloische Leukämie (CML), unklassifizierbare myeloproliferative Neoplasie).
- Deutliche Knochenmarkfibrose:
  - Hier kann auch eine Infiltration des Knochenmarks durch einen maligen Tumor (z. B. Prostata-, Bronchialkarzinom etc.) mit sekundärer Faservermehrung vorliegen.
  - Fibrose des Knochenmarks liegt aber auch bei anderen hämatologischen Erkrankungen vor:
    - Haarzell-Leukämie,
    - Myelodysplasien mit Fibrose,
    - systemische Mastozytose.
  - Die Unterscheidung zwischen PMF und einer Myelodysplasie mit Myelofibrose kann sehr schwierig sein.
  - Fibrose des Knochenmarks kann auch als Folge einer interstitiellen Myelitis und lokal nach Strahlenbehandlung und bei anderen internistischen Erkrankungen wie Kollagenosen oder Tuberkulosen des Knochenmarks auftreten.

> **Merke**
>
> M!
>
> In jedem Fall ist das Vorliegen einer gut beurteilbaren Knochenmarkhistologie unabdingbar. Im Zweifelsfall sollte eine zweite Probe entnommen und auch eine Zweitbegutachtung durch einen in diesem Feld spezialisierten Pathologen veranlasst werden.

6.4.11 Therapie

Therapeutisches Vorgehen

- Therapiealgorithmus ▸ Abb. 6.8
- **Haupttherapieziel**:
  - Verlängerung der Überlebenszeit v. a. bei Intermediär-2- oder Hochrisiko-Patienten.
  - Behandlung von symptomatischer Splenomegalie und/oder konstitutioneller Symptome.
- **Weitere Ziele**:
  - Der Erhalt bzw. die Wiederherstellung der Lebensqualität steht in der Zusammenarbeit von Arzt und Patient im Vordergrund.
  - Prophylaxe und/oder Therapie von thromboembolischen Komplikationen
  - Verhinderung von Spätkomplikationen (akute Leukämie, MDS).
- Einziger kurativer Ansatz ist die allogene periphere Blutstammzelltransplantation (alloSCT), die jedoch nur für Intermediär-2- oder Hochrisiko-Patienten und biologischem Alter < 70 Jahre infrage kommt, die über einen passenden Spender verfügen.
- Ein Nikotinabusus wirkt sich ungünstig auf die Krankheitssituation und Entwicklung aus und ist daher abzustellen.
- Regelmäßige Bewegung, Gewichtsnormalisierung und die effektive Behandlung und Prophylaxe von kardiovaskulären Erkrankungen sind weitere sinnvolle Gesundheitsmaßnahmen.

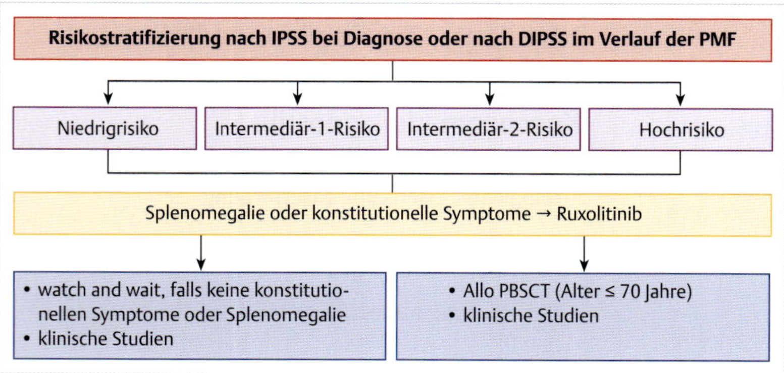

Abb. 6.8 Primäre Myelofibrose. Therapeutisches Vorgehen [4].

Pharmakotherapie

Thrombozytenaggregationshemmer

- Im Gegensatz zur Polycythaemia vera kein gesicherter Stellenwert von niedrig dosiertem ASS in der Primärprophylaxe thromboembolischer Komplikationen.
- Indikation zu ASS bei Mikrozirkulationsstörungen klar gegeben, Dosierung hier ASS 100 mg/Tag.

> **Cave**
>
> Vorsicht bei hohen Thrombozytenzahlen (> 1000 G/l), Blutungen, Neigung zu Gastritis oder bei Magen- bzw. Duodenalulzera.

Palliative/symptomatische Therapie

- **Ruxolitinib:**
  - Mit dem oralen JAK1/2-Inhibitor Ruxolitinib steht nun die erste zugelassene, effektive und gut verträgliche medikamentöse Therapie für die Behandlung der primären Myelofibrose (PMF) bzw. der post-PV-/post-ET-Myelofibrose zur Verfügung.
  - Durch Ruxolitinib werden insbesondere die krankheitsassoziierten Symptome und die Splenomegalie positiv adressiert.
  - Darüber hinaus ist in beiden Phase-III-Zulassungsstudien in einer Post-hoc-Analyse auch ein signifikanter lebensverlängernder Effekt für Ruxolitinib und in Knochenmarkuntersuchungen sogar ein Rückgang der Fibrose festgestellt worden.
  - Ruxolitinib ist nach der Zulassung von 2012 zur Behandlung von krankheitsbedingter Splenomegalie oder Symptomen bei Erwachsenen mit primärer Myelofibrose (PMF), Post-Polycythaemia-vera-Myelofibrose und Post-Essenzieller-Thrombozythämie-Myelofibrose indiziert.
  - Die **Dosis** von Ruxolitinib zu Beginn orientiert sich in erster Linie an der Thrombozytenzahl:
    - $> 200 \times 10^9$/l Thrombozyten: 2-mal 20 mg/Tag,
    - bei 100–200 $\times 10^9$/l Thrombozyten: 2-mal 15 mg/Tag,
    - bei 50–100 $\times 10^9$/l Thrombozyten: 2-mal 5 mg/Tag und evtl. in 5 mg-Schritten langsam auf 2-mal 10 mg/Tag steigern,
    - bei $< 50 \times 10^9$/l Thrombozyten sollte Ruxolitinib abgesetzt bzw. nur mit Vorsicht gegeben werden.
- **Interferon-α**, vorzugsweise in pegylierter Form:
  - Interferone sprechen bei der Myelofibrose am besten an, wenn
    - die Splenomegalie nicht zu groß ist (< 6 cm unter Rippenbogen),
    - die Thrombozytopenie und Transfusionsbedürftigkeit mit Erythrozyten nicht zu ausgeprägt ist und
    - insbesondere eine frühe Form der Fibrose vorliegt (preMF).
  - Empfohlene Anfangsdosis:
    - Pegasys mit durchschnittlicher Dosierung 90 µg/Woche.

> **Merke**
>
> Interferon-α ist allerdings nicht offiziell für die Therapie der Myelofibrose zugelassen.

- **„Watch and wait"-Strategie:**
  - Patienten mit einem Niedrig-Risiko- oder Intermediär-Risiko-1-Profil ohne klinische Probleme (keine durch Splenomegalie bedingten Beschwerden, keine konstitutionellen MF-bedingten Beschwerden) sollten aufgrund der relativ guten Prognose einer „Watch and Wait"-Strategie zugeführt oder in ein entsprechendes Studienkonzept aufgenommen werden.
- **Problemorientierte Strategien** für Patienten mit PMF:
  - Zur Kontrolle einer **Hyperproliferation (Thrombozytose, Leukozytose)** mit oder ohne Splenomegalie kommt in erster Linie Hydroxyurea zum Einsatz.
  - Es gibt nun auch zunehmende Erfahrungen mit der Kombination von Hydroxyurea und Ruxolotinib. Insbesondere in Fällen mit ausgeprägter Leukozytose bei noch hinreichender oder erhöhter Thrombozytenzahl kann mit dieser Kombination die Leukozytenzahl gut kontrolliert werden.
  - Patienten mit PMF und im Vordergrund stehender **Anämie und/oder Thrombozytopenie**.
    - Zur Behandlung einer therapiebedürftigen Anämie werden insbesondere bei zusätzlicher Autoimmunhämolyse (niedriges Haptoglobin und evtl. positiver Coombs-Test) häufig mit Erfolg **Kortikosteroide** eingesetzt. Dosierung initial 0,5 mg pro kg Körpergewicht über 3 Wochen, dann Reduktion, nur bei Erfolg Dauertherapie mit kleinen Dosen unterhalb der Cushing-Schwelle. Ca. ein Drittel der Patienten sprechen auf diese Therapie an, die meisten allerdings nur vorübergehend.
    - In einigen publizierten Arbeiten wird die Wertigkeit der **Erythropoetin-Behandlung** in Hinblick auf die PMF-bedingte Anämie beschrieben. Bei einer initialen Gabe von 3-mal 10.000 I.E. pro Woche kann mit einem Ansprechen bei ca. der Hälfte der Patienten gerechnet werden. Es kann bis zu 3 Monaten dauern, bis ein Ansprechen auftritt. Komplette Remissionen (keine Transfusionsabhängigkeit mehr und normaler Hb-Wert) treten in ca. 20–25 % der Fälle auf. Ein Serumerythropoetin-Spiegel < 125 U/l ist Voraussetzung für ein günstiges Ansprechen auf Erythropoetin. Mit pegylierten Langzeitpräparaten werden mindestens die gleichen Ansprechraten erzielt. Unter Erythropoietin ist allerdings Vorsicht geboten, da die Splenomegalie hierunter deutlich zunehmen kann.

- ○ Patienten mit PMF und im Vordergrund stehender **Splenomegalie:**
  - – Heute wird aufgrund der Effektivität von Ruxolitinib dieser JAK1/2-Hemmer zuerst zur Therapie der Splenomegalie eingesetzt.
  - – Nur wenn hier mangels Ansprechen oder Nebenwirkungen Probleme entstehen, kommen die Milzbestrahlung oder Splenektomie in Diskussion (s. unten).

Strahlentherapie

Milzbestrahlung

- Eine zwar passagere, aber wirkungsvolle Maßnahme zur Behandlung einer Splenomegalie stellt die Milzbestrahlung dar.
- Eine positive Beeinflussung der Erkrankung besteht auch bei ausgeprägten Allgemeinsymptomen.
- Die durchschnittliche Ansprechdauer nach Bestrahlung beträgt allerdings maximal 6 Monate.
- Wiederholte Bestrahlungen sind im Verlauf möglich, v. a. wenn vorher nur kleinere Dosen eingesetzt wurden.
- Problematisch, insbesondere bei Anwendung höherer Strahlendosen, sind oftmals ausgeprägte, prolongierte Zytopenien im Anschluss an eine Milzbestrahlung.
- Die optimale Strahlendosis ist individuell zu bestimmen, da kein linearer Zusammenhang zwischen applizierter Strahlendosis und Entwicklung einer Zytopenie besteht.
- Die Indikationen für eine Splenektomie sind vor Beginn einer Strahlentherapie zu prüfen, da die Komplikationsraten für die Splenektomie nach Strahlentherapie deutlich ansteigen.

Zellbasierte Verfahren

- Die einzige kurative Therapie ist die **allogene Stammzelltransplantation (AlloSZT)**, die allerdings mit einer nicht unerheblichen Morbidität und einer transplantationsassoziierten Mortalität von 16 % bis zu 30 % belastet ist.
- Der AlloSZT sollten aufgrund der schlechten Prognose insbesondere Patienten mit Intermediär-Risiko-2 und Hochrisiko im IPSS- oder DIPSS-Score zugeführt werden, wenn diese in einem transplantationsfähigen Zustand sind und ein biologisches bis zu Alter 70 Jahren haben (▶ Abb. 6.8).
- Die AlloSZT wird entweder mit einem Familienspender oder einem Fremdspender durchgeführt.
- Üblicherweise wird heute eine sog. dosisreduzierte Konditionierung angewendet, mit der die besten Ergebnisse erzielt werden können.
- Die Ergebnisse der Transplantation in einer Akzelerations- oder Blastenphase sind allerdings schlecht, sodass unbedingt vor Erreichen dieser Phasen eine AlloSZT durchgeführt werden sollte.
- Autologe Stammzelltransplantation hat keinen Stellenwert.

Operative Therapie

Splenektomie

- Dies ist das Verfahren mit der höchsten Morbidität und Mortalität zur Behandlung einer Splenomegalie.
- Die meisten Erfahrungen hierzu werden von der Mayo-Klinik berichtet:
  - ○ Die perioperative Mortalitätsrate liegt bei 7 % (perioperative Blutungen, Infektionen und Thrombosen) und
  - ○ die perioperative Morbidität bei 30 %.
- Es gibt einen signifikanten Zusammenhang zwischen dem Auftreten einer perioperativen Thrombose und einer postoperativen Thrombozytose. Dennoch konnte nach einem Jahr für 76 % der Patienten ein palliativer Nutzen der Splenektomie belegt werden, d. h. Besserung des Allgemeinbefindens und fehlende Beschwerden durch die große Milz.
- Eine KM-Histologie zur Beurteilung der Resthämatopoese sowie eine zytoreduktive Therapie bei Thrombozytose sind obligat vor dem operativen Eingriff.
- Wenn die Hämatopoese nur noch in der Milz sattfindet, ist eine Splenektomie kontraindiziert.

6.4.12 Nachsorge

- Klinische Untersuchung (Milzgröße!), Blutbild einschließlich Differenzialblutbild und klinische Chemie:
  - ○ Abstände abhängig von der Therapieform und der Therapiephase sowie dem individuellen Verlauf der Erkrankung.
  - ○ In der Initialphase der Therapie kurzfristig, nach Erreichen einer stabilen Phase in der Regel Kontrollabstände bis zu einem Vierteljahr oder länger möglich.
- Verlaufsuntersuchungen des Knochenmarks:
  - ○ Diese werden zur Erfassung der seltenen Übergänge in eine akute Leukämie, Akzeleration der PMF oder Zunahme der Myelofibrose in Abhängigkeit vom individuellen Verlauf durchgeführt.
  - ○ Bei Hinweisen auf Progression der PMF (zunehmende Anämie oder Thrombozytopenie, Blasten im peripheren Blut etc.) sollte eine Verlaufsuntersuchung des Knochenmarks erwogen werden.
- Ein quantitatives Verlaufsmonitoring von mutierten *JAK2*-Allelen wird derzeit noch nicht routinemäßig empfohlen, kann aber im Einzelfall bei Therapieentscheidungen hilfreich sein.
- Oberbauchsonografie 1-mal jährlich sinnvoll.

6.4.13 Prognose

- In nicht selektionierten Patientenkollektiven ohne Altersunterscheidung beträgt die mittlere Lebenserwartung 3,5–5,5 Jahre.
- Der klinische Verlauf von Patienten mit PMF ist allerdings heterogen und Aussagen bezüglich einer mittleren Überlebensdauer sind nur unter Vorbehalt möglich.

- Es ist daher zur Prognoseabschätzung sinnvoll, einen Risiko-Score zur Abschätzung der individuellen Prognose zu berechnen:
  - Dieser dient dann auch als Hilfe für eine individuelle Therapieentscheidung.
  - Der aktuelle Risiko-Score von der International Working Group for Myelofibrosis Research and Treatment (IWG-MRT) unterscheidet bei Diagnosestellung 4 Risikogruppen (Kap. 6.4.7).

6.4.14 Wichtige Internetquellen

- Onkopedia Leitlinien, Primäre Myelofibrose: www.onkopedia.com/de/onkopedia/guidelines/primaere-myelofibrose-pmf/@@view/html/index.html
- Studiengruppe GSG-MPN (German Study Group for Myeloproliferative Neoplasms): www.cto-im3.de/gsgmpn oder www.kompetenznetzleukaemie.de/content/studien/studiengruppen/gsg_mpn/kontakt/

6.4.15 Literatur

[1] Arber DA, Orazi A, Hasserjian R et al. The 2016 revision to the World Health Organization classification of myeloid neoplasms and acute leukemia. Blood 2016; 127: 2391–2405

[2] Barbui T, Barosi G, Birgegard G, et al. Philadelphia-negative classical myeloproliferative neoplasms: critical concepts and management recommendations from European LeukemiaNet. J Clin Oncol 2011; 29:761–770

[3] Cervantes F, Dupriez B, Pereira A et al. New prognostic scoring system for primary myelofibrosis based on a study of the International Working Group for Myelofibrosis Research and Treatment. Blood 2009; 113: 2895–2901

[4] Griesshammer M, Lengfelder E, Petrides PE. Primäre Myelofibrose. Empfehlungen der Fachgesellschaft zur Diagnostik und Therapie hämatologischer und onkologischer Erkrankungen 2014. www.dgho-onkopedia.de

[5] Griesshammer M, Döhner K. [Chronic myeloproliferative neoplasms]. Dtsch Med Wochenschr 2014; 139(6): 243–6

[6] Kröger NM, Deeg JH, Olavarria E et al. Indication and management of allogeneic stem cell transplantation in primary myelofibrosis: a consensus process by an ebmt/eln international working group. Leukemia. 2015; 29(11): 2126–33

[7] Vannucchi AM, Barbui T, Cervantes F et al. Philadelphia chromosome-negative chronic myeloproliferative neoplasms: ESMO Clinical Practice Guidelines for diagnosis, treatment and follow-up. Ann Oncol 2015; 26 (5): v85–99

6.5 Mastozytose

Brigitte Schneider

6.5.1 Steckbrief

Die Mastozytose umfasst eine heterogene Gruppe unterschiedlicher Krankheitsbilder, die auf einer klonalen Proliferation und Expansion atypischer Mastzellen in der Haut und/oder extrakutanen Organen beruht. Systemische Effekte mastzellständiger Mediatoren und Organfunktionseinschränkungen infolge einer exzessiven Organinfiltration prägen das klinische Bild. Die Lokalisation und das Ausmaß der Mastzellinfiltration bestimmen zudem die Krankheitsprognose, die von indolenten Entitäten bis hin zu aggressiven Verlaufsformen mit limitierter Prognose reicht. Die Mastozytose ist eine Erkrankung der hämatopoetischen Stammzelle und kann in seltenen Fällen in Assoziation mit einer anderweitigen, nicht-Mastzelllinien-spezifischen hämatologischen Neoplasie auftreten. Somatische Mutationen im *KIT*-Gen wurden als molekularer Treiber der klonalen Mastzellproliferation identifiziert und bilden das therapeutische Target der gegenwärtigen Behandlung.

6.5.2 Aktuelles

- Seit Revision der WHO-Klassifikation im Jahr 2016 wird der Mastozytose erstmals eine eigenständige Krankheitskategorie eingeräumt.
- Neue prognostisch relevante Subentitäten der Klassifikation sind
  - Smoldering Systemic Mastocytosis (SSM) und
  - (provisorisch) die isolierte Mastozytose des Knochenmarks (BMM).
- Das extrakutane Mastozytom wurde aufgrund seiner Rarität entfernt.
- Die Neueinteilung der aggressiven systemischen Mastozytose (ASM) berücksichtigt den progressiven Krankheitsverlauf fortgeschrittener Mastozytose-Formen und grenzt folgende Subgruppen voneinander ab:
  - Subgruppe der nichttransformierten Variante und
  - Subgruppe der in Transformation befindlichen ASM (ASM-t).
- Mastzellleukämie (MCL): Die neue WHO-Klassifikation weist hier auf zwei klinisch unterschiedliche Verlaufsformen hin:
  - Manifestation als aggressivere, akute Variante (Auftreten von Endorganschädigungen, Vorhandensein sog. C-findings) oder
  - Manifestation als chronische Variante (meist Fehlen von C-findings).
- Mit Erstzulassung des Multi-Rezeptor-Tyrosinkinase-Inhibitors Midostaurin steht seit dem Jahr 2017 erstmals eine zielgerichtete Behandlungsoption für folgende Entitäten zur Verfügung:
  - Die aggressive systemische Mastozytose (ASM).
  - Die systemische Mastozytose mit assoziierter hämatologischer Neoplasie (SM-AHN) und
  - die Mastzellleukämie (MCL).

6.5.3 Synonyme

- Zu dem Überbegriff der Mastozytose existieren keine gleichwertigen Synonyma.

6.5.4 Definition

- Erkrankung der hämatopoetischen Stammzelle mit klonaler Proliferation atypischer Mastzellen.
- Somatische Mutationen im *KIT*-Gen liegen der unkontrollierten Mastzellexpansion zugrunde.
- Manifestation in der Haut und/oder in einem bzw. mehreren extrakutanen Organen mit z. T. exzessiver Organinfiltration und - destruktion.
- Typisches histologisches Zeichen der neoplastischen Mastzellinfiltration ist die Ausbildung multifokaler oder diffuser Mastzellaggregate in dem betroffenen Organ.
- Mediatorassoziierte Symptome und Organfunktionseinschränkungen treten in unterschiedlichen Konstellationen auf und bestimmen die klinische Diversität der Mastozytose.

6.5.5 Epidemiologie

- Die Mastozytose ist eine seltene Erkrankung (Inzidenz und Prävalenz sind nicht bekannt).
- Auftreten in der Kindheit und im Erwachsenenalter.
- Die Kutane Mastozytose (CM) betrifft überwiegend Patienten im Kleinkindalter und remittiert in der Regel bis zur Adoleszenz.
- Systemische Formen der Mastozytose (SM) treten insbesondere bei erwachsenen Patienten auf.
- Männer und Frauen sind etwa gleich häufig betroffen.
- Hereditäre Formen der Mastozytose stellen eine Rarität dar.

6.5.6 Ätiologie und Pathogenese

- Die Mastozytose beruht auf einer somatischen Mutation im *KIT*-Gen, welches für die membranständige Rezeptor-Tyrosinkinase KIT (CD117) kodiert:
    - KIT ist für die Differenzierung und Ausreifung der Mastzelle aus hämatopoetischen Progenitoren bedeutsam.
    - Mutationen im *KIT*-Gen führen zu einer kit-ligand-unabhängigen klonalen Mastzellproliferation.
    - Die häufigste Mutation im *KIT*-Gen betrifft das Codon 816 im Exon 17 (sog. D 816V *KIT*-Mutation, aktivierende Mutation): Vorkommen bei > 80 % der Patienten mit einer systemischen Mastozytose und bei 20–40 % der Patienten mit kutaner Mastozytose.
    - Die konstitutive Aktivierung von KIT geht mit einer (atypischen) Expression von CD25 und seltener von CD2 einher.
- Eine exzessive Mastzellinfiltration kann mit einer Organomegalie, Organfunktionseinschränkungen bis hin zur Organdestruktion verbunden sein.
- Die chronische oder intermittierende Freisetzung von granulaständigen Mastzellmediatoren (z. B. Histamin, Heparin, Leukotriene, Prostaglandine, Chemokine, Zytokine etc.) führt zu typischen mit Mastzellmediatoren assoziierten systemischen Symptomen.
- Als weitere pathogenetische Mechanismen werden u. a. diskutiert:
    - Vermehrte Expression von SCF (syn. kit-ligand).
    - Autokrine Sekretion von SCF durch Mastzellen.
    - Zusätzliche, *KIT*-unabhängige molekulare Pathomechanismen werden als Treiber für aggressiver verlaufende Formen der fortgeschrittenen Mastozytose vermutet.

6.5.7 Klassifikation

- Die Einteilung der Mastozytose ist in der WHO-2016-Klassifikation festgelegt.
- Diese reflektiert die variable Prognose unterschiedlicher krankheitsspezifischer Subgruppen (▸ Tab. 6.8).

Tab. 6.8 Einteilung der Mastoyztose.

Subgruppe	Charakteristika	Einteilung
Kutane Mastozytose (KM)	Begrenzung der Mastozytose auf die Haut ohne systemische Beteiligung	1) Makulopapulöse kutane Mastozytose (MPCM, syn. Urtikaria pigmentosa, UP) a. monomorphe Variante b. polymorphe Variante 2) Diffuse kutane Mastozytose (DCM) 3) Mastozytom der Haut (syn. kutanes Mastozytom)
Systemische Mastozytose (SM)	Beteiligung von einem oder mehreren extrakutanen Organ/en mit oder ohne Hautbeteiligung	1) Indolente Systemische Mastozytose (ISM) – Subtyp der ISM: isolierte Mastozytose des Knochenmarks (provisorische Entität) 2) Smoldering Systemische Mastozytose (SSM) 3) Systemische Mastozytose mit assoziierter hämatologischer Neoplasie – (SM-AHN, in der WHO-2008-Klassifikation Bezeichnung als SM-AHNMD) 4) Aggressive Systemische Mastozytose (ASM) 5) Mastzellleukämie (MCL) a. Klassische Variante der MCL b. Aleukämische Variante der MCL
Mastzellsarkome	Tumorartiges lokalisiertes Wachstum unreifer Mastzellen	

6.5.8 Symptomatik

- Das klinische Bild der Mastozytose ist vielfältig und wird von der Lokalisation und dem Ausmaß der Mastzellinfiltration sowie durch systemische Effekte unterschiedlicher Mastzellmediatoren geprägt (sog. mediatorassoziierte Symptome).
- Eine Hautbeteiligung (Mastocytosis in the skin, MIS) findet sich bei > 80 % der Mastozytose-Patienten und hier insbesondere bei der ISM.
- Das Knochenmark ist bei systemischer Mastozytose nahezu immer involviert.
- Die Mastozytose kann mit einem oder mehreren der nachfolgenden Symptome bzw. klinischen Befunde einhergehen:
  - Konstitutionelle Symptome: Fieber, Gewichtsverlust, Fatigue, Nachtschweiß, Inappetenz u. a.
  - Hautläsionen im Rahmen der CM oder einer kutanen Beteiligung bei SM (MIS):
    - makulopapulöse Hautveränderungen,
    - Juckreiz,
    - Urtikaria,
    - Flush,
    - Dermographismus.
  - Abdominelle Beschwerden:
    - abdominelle Schmerzen/Unwohlsein,
    - Übelkeit/Erbrechen,
    - Meteorismus,
    - Diarrhoen
    - peptische Ulzera,
    - Malabsorption.
  - Kardiovaskuläre und respiratorische Symptome:
    - Synkopen, Hypotension,
    - Palpitationen, Tachykardie,
    - respiratorische Beschwerden.
  - Muskuloskelettale Symptome:
    - ossäre Schmerzen, Myalgien, Arthralgien,
    - Osteopenie/Osteoporose, Osteolysen, Frakturen.
  - Zentral wirksame Effekte:
    - Depressionen, Reizbarkeit,
    - Aufmerksamkeitsdefizite, kognitive Defizite,
    - Cephalgien.
  - Organomegalie, Organfunktionseinschränkungen:
    - Splenomegalie,
    - Hepatomegalie,
    - Lymphadenopathie.
  - Blutbildveränderungen:
    - Neutropenie,
    - Anämie,
    - Thrombozytopenie,
    - Leukozytose,
    - Eosinophilie.
  - Allergische Diathese, Anaphylaxie (z. B. nach Bienen- oder Wespenstich).
  - Hämorrhagische Diathese.
- Bei einem Teil der Patienten treten die Symptome auch anfallsartig bei Einwirkung bestimmter Noxen auf, z. B. Kälte, körperliche Anstrengung, Medikamente (Opioide, NSAR, Östrogene etc.), Alkohol, Kontrastmittel.

6.5.9 Diagnostik

Diagnostisches Vorgehen

- Das klinische Bild der Mastozytose weist Überschneidungen zu zahlreichen Krankheitsbildern mit ähnlichen klinischen bzw. labormedizinischen Befunden auf → Der Diagnosegang ist komplex und erfordert die Gesamtbetrachtung unterschiedlicher diagnostischer Modalitäten (▸ Abb. 6.9).
- Grundlage der Diagnose einschließlich ihrer Einordnung in prognostisch relevante Subgruppen sind die in der WHO-2016-Klassifikation definierten Diagnosekriterien (▸ Tab. 6.9).
- Bei Nachweis von mediatorassoziierten Symptomen kann die Anwendung des REMA-Scores für die differenzialdiagnostische Abgrenzung der extrakutanen Mastozytose gegenüber nichtklonalen Mastzellerkrankungen hilfreich sein [1], [2].

Anamnese

- Die Anamnese des Patienten soll die unter Kap. 6.5.8 angeführten mediatorassoziierten Symptome beinhalten.
- Dabei ist zu klären, ob
  - die Beschwerden permanent oder intermittierend auftreten und ob
  - ein zeitlicher Zusammenhang zu bestimmten Stimuli hergestellt werden kann.
- Wichtig ist die Frage nach allergischen Diathesen und nach anaphylaktischen Ereignissen in der Vorgeschichte.

Körperliche Untersuchung

- Die umfassende körperliche Untersuchung kann erste Hinweise für die von der Mastozytose betroffenen Organsysteme liefern.
- Insbesondere ist auf morphologische Hautveränderungen und Organomegalien zu achten.
- Fakultativ positives **Dariér-Zeichen** bei Mastozytoseformen mit kutaner Beteiligung (Mastocytosis in the skin, MIS): Das Reiben an betroffenen Hautläsionen führt zu einer lokalen Histaminfreisetzung aus den atypischen Mastzellen mit nachfolgender Ausbildung von Hautquaddeln.

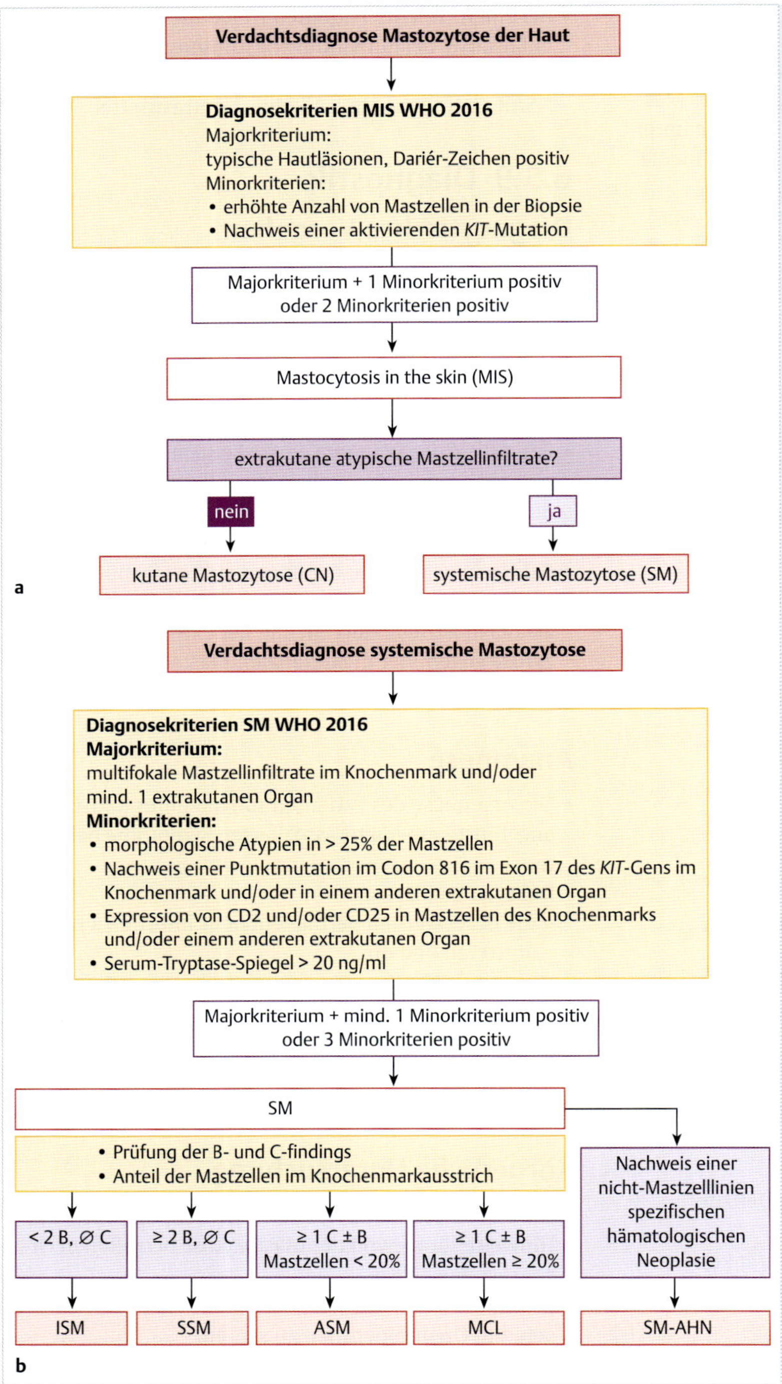

Abb. 6.9 Mastozytose. Diagnostisches Vorgehen.

a Vorgehen bei Verdachtsdiagnose Mastozytose der Haut.

b Vorgehen bei Verdachtsdiagnose systemische Mastozytose. (ISM: indolente systemische Mastozytose, SSM: Smoldering systemic mastocytosis, ASM: Aggressive systemische Mastozytose, MCL: Mastzellleukämie, SM-AHN: Systemische Mastozytose mit assoziierter hämatologischer Neoplasie)

Tab. 6.9 Diagnosekriterien SM; WHO 2016.

Art der Kriterien	Einzelne Kriterien
MIS (Mastocytosis in the Skin)	
Majorkriterium	Typische Hautläsionen, Dariér-Zeichen positiv
Minorkriterien	Erhöhte Anzahl von Mastzellen in der Biopsie Nachweis einer aktivierenden *KIT*-Mutation
SM (systemische Mastozytose)	
Majorkriterium	Multifokale Mastzellinfiltrate im Knochenmark und/oder mindestens einem extrakutanen Organ
Minorkriterien	Morphologische Atypien in > 25 % der Mastzellen Nachweis einer Punktmutation im Codon 816 im Exon 17 des *KIT*-Gens im Knochenmark und/oder in einem anderen extrakutanen Organ Expression von CD2 und/oder CD25 in Mastzellen des Knochenmarks und/oder einem anderen extrakutanen Organ Serumtryptase-Spiegel > 20 ng/ml
B-findings (borderline benign) → Fehlen einer Organfunktions-einschränkung	Mastzellinfiltration in der Knochenmarkhistologie > 30 % **und** Serumtryptase-Spiegel > 20 ng/ml Hyperzelluläres Knochenmark mit Verlust medullärer Fettzellen, diskreten dysplastischen Veränderungen hämatopoetischer Zelllinien ohne Vorliegen relevanter Zytopenien bzw. Erfüllung der WHO-Kriterien für die Diagnosen MDS oder MPN Organomegalie ohne begleitende Organfunktionseinschränkung: – palpable Hepatomegalie oder – palpable Splenomegalie oder – palpable oder bildgebend nachgewiesene Lymphadenopathie (CT, Sonografie: Durchmesser > 2 cm)
C-findings (Zytoreduktion erwägen) → Nachweis einer Organfunktions-einschränkung	Zytopenien: – ANC < 1000/µl oder – Hb < 10 g/dl oder – Thr < 100 G/µl Hepatomegalie mit Aszites und Einschränkung der Leberfunktion Palpable Splenomegalie mit Hypersplenismus Malabsorption mit Hypalbuminämie und Gewichtsverlust Skelettläsionen: große Osteolysen mit pathologischen Frakturen Lebensbedrohliche Organschädigungen in anderen Organsystemen

Labor

- Die **Serumtryptase** entspricht einem serologisch nachweisbaren Mastzellmediator, der als Surrogatparameter für eine atypische Mastzellproliferation herangezogen werden kann (Normwert der Serumtryptase < 11 ng/ml):
  - CM: Der Serumtryptase-Spiegel liegt meist im Normbereich oder ist nur leicht erhöht.
  - SM: Es zeigen sich häufig persistierend erhöhte Serumtryptase-Spiegel > 20 ng/ml.
  - Im Zusammenhang mit einer Mastozytose kann der Serumtryptase-Spiegel mit der Krankheitsaktivität bzw. mit dem Schweregrad der Erkrankung korrelieren und wird als Verlaufsparameter im Rahmen einer Behandlung herangezogen.
  - Bei Patienten mit unklarer Diagnose oder monoklonalem Mastzellaktivierungs-Syndrom kann die Erstmanifestation einer SM mittels regelmäßiger Bestimmung der Serumtryptase-Spiegel rechtzeitig erkannt werden.

M!

Merke

Serumtryptase-Spiegel > 20 ng/ml gelten als suspekt für das Vorliegen einer systemischen Mastozytose. Aber: Erhöhte Serumtryptase-Spiegel sind nicht spezifisch für eine Mastozytose. Nichtklonale Mastzellerkrankungen und nicht-Mastzelllinien-spezifische hämatologische Neoplasien können ebenfalls mit erhöhten Serumtryptase-Spiegeln einhergehen.

- Bei unklarem Krankheitsbild können weitere Surrogatmarker in die Diagnostik mit einbezogen werden (z. B. Prostaglandin D 2; Histamin-Serumspiegel; Histamin-Metabolite im 24h-Sammelurin wie Methylhistamin, Methylimidazolessigsäure).
- Für den Nachweis sekundärer Endorganschädigungen im Rahmen einer fortgeschrittenen Mastozytose ist die Analyse der Leber- und Nierenfunktionswerte sowie der peripheren Blutbildparameter erforderlich.

Bildgebende Diagnostik

Sonografie, CT, MRT

- Bildgebende Verfahren werden zur Objektivierung einer Organomegalie (z. B. Hepatomegalie, Splenomegalie, Lymphadenopathie) eingesetzt. Hierfür eignet sich u. a. die Sonografie.

Röntgen

- Für die Detektion sekundärer Endorganschädigungen (z. B. Frakturen, Osteoporose) sind ggf. radiologische Zusatzuntersuchungen erforderlich (z. B. konventionelle Radiologie, Osteodensitometrie).

Histologie, Zytologie und klinische Pathologie

Knochenmarkdiagnostik

- Das Knochenmark ist bei der SM in den meisten Fällen beteiligt, daher stellt die Beckenkammpunktion ein wesentliches Element im Diagnosegang der Mastozytose dar.
- Folgende Konstellationen sollten Anlass zu einer Knochenmarkpunktion geben:
  - Mastozytose der Haut (MIS) in der Adoleszenz (cave: bei fortgeschrittener Mastozytose fehlt häufig eine MIS),
  - Persistenz der kindlichen CM bis in die Adoleszenz,
  - Serumtryptase-Spiegel > 25–30 ng/ml.
  - Bei leicht erhöhten Tryptase-Spiegeln (15–25 ng/ml), sofern
    - im peripheren Blut eine *KIT*D 816V-Mutation nachgewiesen wurde und/oder
    - klinische Hinweise für eine SM vorliegen.
  - Anstieg der Serumtryptase-Spiegel bei primär indolentem Verlauf,
  - Nachweis der *KIT*D 816V-Mutation im peripheren Blut,
  - klinische Anzeichen einer SM,
  - REMA-Score ≥ 2.
- **Knochenmarkhistologie:**
  - Diffus oder multifokal gelagerte kompakte Mastzellinfiltrate mit ≥ 15 Mastzellen pro Aggregat stellen das typische histologische Merkmal der Mastozytose dar.
  - Die neoplastischen Mastzellen weisen dabei häufig morphologische Atypien auf (z. B. Hypogranularität und Spindelform). Der immunhistochemische Nachweis eines aberranten Immunphänotyps auf CD117-positiven Mastzellen (CD25, seltener CD2, CD30) detektiert mit hoher Spezifität und Sensitivität atypische Mastzellen.
- **Blut- und Knochenmarkzytologie:**
  - Entsprechend den diagnostischen Kriterien der WHO-2016-Klassifikation soll die zytologische Begutachtung von peripherem Blut und Knochenmark folgende Punkte berücksichtigen:
    - quantitativer Anteil der Mastzellen im Ausstrich von Knochenmark und peripherem Blut,
    - morphologische Atypien der Mastzellen (z. B. Spindelform, Hypogranulation etc.),
    - Hinweise für eine assoziierte nicht-Mastzelllinienspezifische hämatologische Neoplasie (SM-AHN).
- **Durchflusszytometrie** des Knochenmarkaspirats:
  - Der Nachweis immunphänotypisch aberranter Mastzellen kann wie in der Immunhistochemie auch in der durchflusszytometrischen Analyse des Knochenmarkaspirats geführt werden.

Molekulargenetische Diagnostik

- Mehr als 80 % der Patienten mit einer systemischen Mastozytose tragen eine *KIT*D 816V-Mutation.
- Bei Verwendung einer hochsensitiven, allelspezifischen PCR-Methode kann der Nachweis dieser Mutation auch im peripheren Blut gelingen (ASO-qPCR).
- Die Quantifizierung der Allel-Last erlaubt spätere Verlaufskontrollen der Krankheitsaktivität.
- Bei diagnostisch nicht eindeutigem Krankheitsbild oder bei Diagnose einer Mastzellleukämie ohne Nachweis der *KIT*D 816V-Mutation sollte auch die Analyse von seltenen *KIT*-Mutationen in Erwägung gezogen werden (z. B. D 816Y, D 816F, D 816 H, D 820G, V560G, F522C, E829K, V530I, K509I).
- Die Detektion zusätzlicher Treibermutationen bzw. kooperierender Mutationen (z. B. *ASXL1*, *TET2*, *SRSF2*, *RUNX1*, *CBL*, *NRAS*, *KRAS*) zählt bis dato nicht zu den standardmäßig durchgeführten molekulargenetischen Untersuchungen.
- Zytogenetische Untersuchung des Knochenmarkaspirats:
  - Diese ist für die Diagnose einer Mastozytose nicht erforderlich.
  - Sie kann aber im Einzelfall sinnvoll sein bei
    - zytologischem Verdacht einer assoziierten hämatologischen Neoplasie (SM-AHN) und
    - zur differenzialdiagnostischen Abgrenzung der Mastozytose zu anderweitigen klonalen Erkrankungen der hämatopoetischen Stammzelle.

Histologische Untersuchung anderer Organe

- Neben der zyto- und histopathologischen Untersuchung von Knochenmark und morphologisch auffälligen Hautläsionen müssen ggf. auch weitere klinisch auffällige Organsysteme in die histologische Diagnostik miteinbezogen werden (z. B. Gastrointestinaltrakt).

6.5.10 Differenzialdiagnosen

- Bei der Differenzialdiagnose sind u. a. klonale und nichtklonale Mastzellerkrankungen und nicht-Mastzelllinien-spezifische hämatologische Neoplasien mit erhöhtem Serumtryptase-Spiegel zu berücksichtigen:
  - MMUS (monoclonal mast cells with undetermined significance),
  - MMAS (monoclonal mast cell activation syndrome),
  - Myelomastozytäre Leukämie (MML),
  - reaktive Mastzellhyperplasie,
  - Mastzellaktivitätssyndrome (MCAS),
  - Krankheitsbilder mit ähnlicher klinischer Präsentation wie bei kutaner oder systemischer Mastozytose (z. B. bullöse Hauterkrankungen, chronische Urtikaria, Angioödeme etc.),
  - Histaminintoleranz,
  - allergische Diathesen,
  - hämatopoetische Neoplasien mit erhöhter Tryptase-Aktivität (z. B. AML, MDS, CEL, PDGFR-rearrangierte MLN-Eo etc.).

6.5.11 Therapie

Therapeutisches Vorgehen

- Die Therapie der Mastozytose umfasst sowohl kausale, antiproliferativ wirksame Therapieoptionen (▶ Abb. 6.10) sowie Allgemeinmaßnahmen, die der Hemmung der Mediatorfreisetzung und der Antagonisierung ihrer systemischen Effekte dienen.

Pharmakotherapie

Kausale Pharmakotherapie

- Therapie der ISM, SSM:
  - Die indolente systemische Mastozytose bedarf in der Regel keiner kausalen Therapie.
  - Ausnahme bildet die SSM, wenn sie mit einer lebensbedrohlichen Anaphylaxie einhergeht. In diesem Fall kann eine zytoreduktive Behandlung mit Cladribin (off-label-use) erforderlich sein (Senkung der Mastzell-Last).
- Therapie der fortgeschrittenen Mastozytose (ASM, SM-AHN, MCL):
  - Für die Behandlung der fortgeschrittenen Mastozytose steht der KIT-Tyrosinkinase-Inhibitor Midostaurin zur Verfügung.
  - Neben einer Hemmung von Wild-KIT und mutierten Rezeptorvarianten einschl. *KIT*D816V interagiert Midostaurin auch mit der IgE-abhängigen Mediator-Freisetzung.
  - Cladribin und Interferon-α stellen weitere zytoreduktive Behandlungsoptionen für die fortgeschrittene Mastozytose dar (beide off-label-use).
  - Chemotherapie-Regime finden ihren Einsatz bei rapid progressiv verlaufenden Formen der fortgeschrittenen Mastozytose sowie in der therapierefraktären Situation.
- Therapie der SM-AHN (ISM-AHN, SSM-AHN, ASM-AHN, MCL-AHN):
  - Die Konstellation einer SM-AHN erfordert die Behandlung beider Krankheitsentitäten.

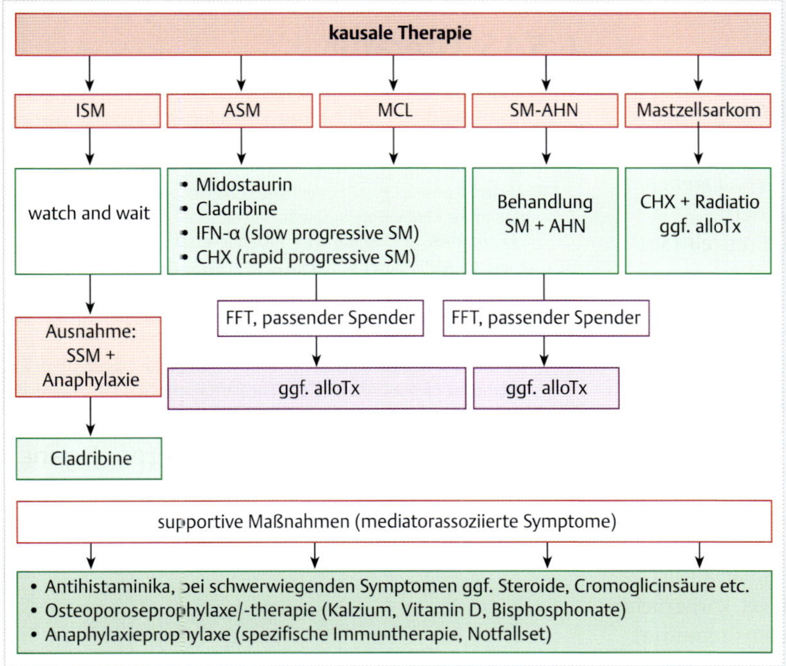

Abb. 6.10 Mastozytose. Therapeutisches Vorgehen. (MIS: Mastozytosis in the skin, CHX: Chemotherapie, FFT: Fit for transplant, CM: kutane Mastozytose, SM: systemische Mastozytose, ISM: indolente systemische Mastozytose, SSM: Smoldering systemic mastocytosis, ASM: Aggressive systemische Mastozytose, MCL: Mastzellleukämie, SM-AHN: Systemische Mastozytose mit assoziierter hämatologischer Neoplasie, alloTx: allogene Stammzelltransplantation)

III

- ○ Unter Berücksichtigung der Prognose der zugrunde liegenden SM und der Prognose der AHN muss darüber hinaus eine konsolidierende allogene Stammzelltransplantation in Betracht gezogen werden.
- Therapie des Mastzellsarkoms:
  - ○ Die Therapie des Mastzellsarkoms beinhaltet die konventionelle Chemotherapie in Kombination mit einer Strahlentherapie.
  - ○ Ggf. ist auch hier eine konsolidierende allogene Stammzelltransplantation in Betracht zu ziehen.

Pharmakologische Supportivtherapie

- Therapie Mastzellmediator-assoziierter Symptome:
  - ○ Für die Behandlung der Mediator-assoziierten Symptome werden H1- und H2-Antihistaminika eingesetzt.
  - ○ Im Falle schwerwiegender Symptome ist u. U. auch die Gabe von Glukokortikoiden, Cromoglicinsäure u. a. erforderlich.
- Prophylaxe der Anaphylaxie:
  - ○ Patienten mit anaphylaktischen Komplikationen nach Exposition für Bienen- oder Wespengift müssen einer spezifischen Immuntherapie (SIT) bzw. Hyposensibilisierung zugeführt werden.
  - ○ Kausale Trigger für anaphylaktische Reaktionen sind streng zu meiden.
  - ○ Die Patienten müssen zudem mit einem Notfallausweis und mit einem Notfallset ausgestattet werden (Adrenalin-Autoinjektor).
- Osteopenie, Osteoporose:
  - ○ Bei Erhebung von T-Score-Werten < –2 (Osteodensitometrie) sollte nach Ausschluss von Kontraindikationen eine Behandlung mit Bisphosphonaten eingeleitet werden.

Zellbasierte Verfahren

Allogene Stammzelltransplantation

- Junge Patienten mit fortgeschrittener Mastozytose und passendem Stammzellspender sollen einer allogenen Stammzelltransplantation zugeführt werden.
- Weitere Indikationen für die allogene Stammzelltransplantation sind:
  - ○ die therapierefraktäre Mastozytose und
  - ○ die konsolidierende Behandlung der systemischen Mastozytose mit assoziierter hämatologischer Neoplasie dar (SM-AHN).

6.5.12 Nachsorge

- Die Intervalle der Nachsorgeuntersuchungen sind von Stadium und Therapie der Mastozytose abhängig.
- Patienten mit ISM sollten mindestens einmal jährlich untersucht werden (Serumtryptase-Spiegel, körperliche Untersuchung, Labor, Sonografie, Osteodensitometrie).
- Bei der fortgeschrittenen Mastozytose sind die Nachsorgeuntersuchungen bzw. die Verlaufskontrollen im Rahmen einer Therapie engmaschiger durchzuführen (Serumtryptase-Spiegel, KITD816V-Allel-Last, ggf. auch Knochenmarkpunktion).
- Ein Anstieg der Serumtryptase kann die Progression einer SM in eine aggressivere Verlaufsform oder die Entwicklung einer SM-AHN ankündigen.
- Bei MMUS kann sie auf die Erstmanifestation einer SM hinweisen.

6.5.13 Verlauf und Prognose

- Die Prognose der kindlichen kutanen Mastozytose ist sehr gut (vollständige Remission bis zur Adoleszenz bei ca. 50 % der Kinder).
- Die SM des Erwachsenen ist eine chronische Erkrankung (keine Spontanremission, keine Kuration unter Midostaurin).
- Die Prognose der ISM ist sehr gut (normale/nahezu normale Lebenserwartung).
- Die Prognose der ASM ist ungünstig.
- Das Gesamtüberleben der MCL und des Mastzellsarkoms sind sehr ungünstig (< 1 Jahr).
- Bei der SM-AHN wird die Gesamtprognose von der jeweiligen Prognose der AHN bzw. der SM-Subentität bestimmt.

6.5.14 Wichtige Internetquellen

- http://ecnm.net/homepage/index.php
- www.mastozytose.net
- www.worldallergy.org

6.5.15 Literatur

[1] Álvarez-Twose I et al. Clinical, biological, and molecular characteristics of clonal mast cell disorders presenting with systemic mast cell activation symptoms. J Allergy Clin Immunol 2010; 125(6):1269–1278

[2] Álvarez-Twose I, Gonzalez de Olano D, Sanchez-Munoz L et al. Validation of the REMA score for predicting mast cell clonality and systemic mastocytosis in patients with systemic mast cell activation symptoms. Int Arch Allergy Immunol 2012; 157(3): 275–280

[3] Arock M, Sotlar K, Akin C et al. KIT mutation analysis in mast cell neoplasms: recommendations of the European Competence Network on Mastocytosis. Leukemia 2015 Jun; 29(6): 1223–1232

[4] Valent P, Akin C, Hartmann K et al. Advances in the Classification and Treatment of Mastocytosis: Current Status and Outlook toward the Future. Cancer Res 2017 March 15; 77(6): 1261–1270

[5] Valent P, Akin C, Metcalfe DD. Mastocytosis: 2016 updated WHO classification and novel emerging treatment concepts. Blood 2017 Mar 16; 129(11): 1420–1427

[6] Valent P, Escribano L, Broesby-Olsen S et al. Proposed diagnostic algorithm for patients with suspected mastocytosis: a proposal of the European Competence Network on Mastocytosis. Allergy 2014 Oct; 69 (10): 1267–1274

6.6 Chronische Eosinophilen-Leukämie

Steffen Koschmieder

6.6.1 Steckbrief

Die Chronische Eosinophilen-Leukämie (CEL) gehört zu den klonalen Eosinophilien. Sie hat eine schlechtere Prognose als die klonalen Eosinophilien mit PDGFRA/B-, FGFR1-, oder PCM1-JAK2-Nachweis und als das Hypereosinophile Syndrom. Die CEL ist definiert durch den Nachweis eines klonalen zytogenetischen Markers und durch die Vermehrung von Blasten im peripheren Blut (PB) oder Knochenmark (KM) zwischen 2 % und 19 %. Patienten mit ETV6-ABL 1-Translokation werden mit Imatinib behandelt, bei den übrigen Patienten ist eine allogene Stammzelltransplantation die einzige potenziell kurative Therapieform. Symptomatisch sind Kortikosteroide wirksam.

6.6.2 Aktuelles

- Die aktuelle WHO-Klassifikation der Myeloischen Neoplasien (2016), wie auch die vorige WHO-Klassifikation (2008) [1], definiert eine Gruppe klonaler Eosinophilien in der Kategorie der Myeloproliferativen Neoplasien (MPN) als Chronische Eosinophilien-Leukämie nicht andernorts spezifiziert (CEL-NOS).
- Getrennt wird die CEL damit sowohl von den Myeloischen/Lymphatischen Neoplasien mit Eosinophilie und Rearrangement von PDGFRA, PDGFRB, oder FGFR1 oder mit PCM1-JAK2 als auch von den Hypereosinophilen Syndromen (HES).

6.6.3 Synonyme

- Chronische Eosinophilen-Leukämie, nicht andernorts spezifiziert (CEL-NOS).

6.6.4 Definition

- Die CEL-NOS ist definiert durch
  - eine Hypereosinophilie ($\geq 1{,}5 \times 10^9$/l),
  - den Nachweis eines zytogenetischen Markers oder einer Vermehrung von Blasten (> 2 % im PB oder > 5 % im KM, aber < 20 % in PB und KM) und
  - die Abwesenheit einer PDFGRA-, PDGFRB-, FGFR1-Aberration und einer PCM1-JAK2-Translokation.
- Die CEL-NOS ist im weitesten Sinne eine Unterform der Hypereosinophilen Syndrome (= HES, Hypereosinophilie über mindestens 6 Monate mit Organbeteiligung), die wiederum einen Teil der Hypereosinophilien ($\geq 1{,}5 \times 10^9$/l) darstellen.
- Der Terminus CEL(-NOS) wird zuweilen fälschlicherweise synonym mit HES verwendet.

6.6.5 Epidemiologie

- Eosinophilie: Inzidenz zwischen 0,1 % und 10 % der Patienten, bei denen Differenzialblutbilder angefertigt wurden (Häufigkeit abhängig von der Vorselektion der Kohorten).
- Hypereosinophiles Syndrom: Inzidenz ca. 0,035 von 100.000 Einwohnern, Prävalenz ca. 1 pro 100.000 Einwohner.
- Chronische Eosinophilen-Leukämie-NOS: Sehr seltene Entität, < 10 % der HES-Fälle.
- Das mittlere Erkrankungsalter der Patienten mit CEL liegt bei 65 Jahren. Es überwiegt das männliche Geschlecht.

6.6.6 Ätiologie und Pathogenese

- Zur Ätiologie und Pathogenese ist wenig bekannt.
- Es handelt sich im Wesentlichen um Einzelfallbeschreibungen, mit Nachweis chromosomaler Aberrationen (+ 8, del16, t7;11, t5;6, etc).
- Insbesondere scheint das *ETV6*-Gen als rekurrenter Partner in Translokationen eine wichtige Rolle zu spielen.
- Kürzlich konnten mittels moderner „Next-Generation Sequencing"-Methodik in 3 von 6 CEL-Fällen Mutationen in den Genen für TP53, GATA2 bzw. ASXL 1/CSF3 R/SETBP1/U2AF1/EZH2/ETV6 detektiert werden.

6.6.7 Symptomatik

- Häufig asymptomatisch.
- Wenn Symptome vorhanden sind, ist die Symptomatik außerordentlich vielfältig.
- Die häufigsten Symptome bei Erstkontakt sind:
  - Fatigue (ca. ein Viertel der Patienten),
  - Husten (ca. ein Viertel der Patienten),
  - Dyspnoe,
  - Angioödem,
  - Myalgien,
  - Fieber,
  - Exanthem,
  - Rhinitis.
- Im Verlauf treten Symptome durch Organbeteiligung in den Vordergrund (Infiltration durch Eosinophile):
  - Hautmanifestation (ca. 70 %),
  - Lungenbeteiligung (ca. 40 %) mit Dyspnoe und Husten,
  - Beteiligung des Gastrointestinaltrakts (ca. 40 %), Symptome wie Bauchschmerzen, Übelkeit, Erbrechen, Diarrhoe,
  - Herzbeteiligung (ca. 20 %), Zeichen der Herzinsuffizienz.

III

6.6.8 Diagnostik

Diagnostisches Vorgehen

- Das diagnostische Vorgehen zeigt ▶ Abb. 6.11

Anamnese

- Symptomatik erfragen (s. oben), insbesondere Fatigue, Dyspnoe, Husten, Juckreiz, Hautrötung, Myalgien, Fieber,
- letzte Blutbilder eruieren,
- Reiseanamnese, Auslandsaufenthalte (Parasitose?),
- Familienanamnese (Juckreiz bei Partnern, Kindern?),
- gezielte Anamnese einer Knochenmarkdepression (Dyspnoe, Kopfschmerzen, Blutungen, Infekt).

Körperliche Untersuchung

- Gründliche körperliche Untersuchung mit besonderem Augenmerk auf die oben beschriebenen Symptome und Organdysfunktionen (v. a. Hautinspektion, Herz- und Lungenauskultation!).
- Splenomegalie, Hepatomegalie, Lymphadenopathie?

Labor

- Blutbild und Differenzialblutbild (insbesondere Eosinophilenanteil und -anzahl),
- Leber- und Nierenparameter,
- CRP,
- Laktatdehydrogenase,
- Troponin, CK, CK-MB, proBNP,
- Serumtryptase,
- Vitamin B12 (oft erhöht),
- Interleukin-5-Spiegel (Speziallabor!).

Cave

Zur Abgrenzung reaktiver Eosinophilien sollten Parasitosen ausgeschlossen werden (z. B. Ausschluss von Wurmeiern im Stuhl).

Bildgebende Diagnostik

Sonografie

- Milzgröße und Leberveränderungen bestimmen,
- ggf. Lymphknotenuntersuchung.

Echokardiografie

- Zum Ausschluss einer Herzbeteiligung gehört neben der klinischen Untersuchung eine Echokardiografie zur Diagnostik dazu. Typische Befunde sind u. a.
  - Endokardverdickung,
  - dilatative Kardiomyopathie,
  - Ventrikelthromben,
  - Herzklappenveränderungen oder
  - Perikarderguss.

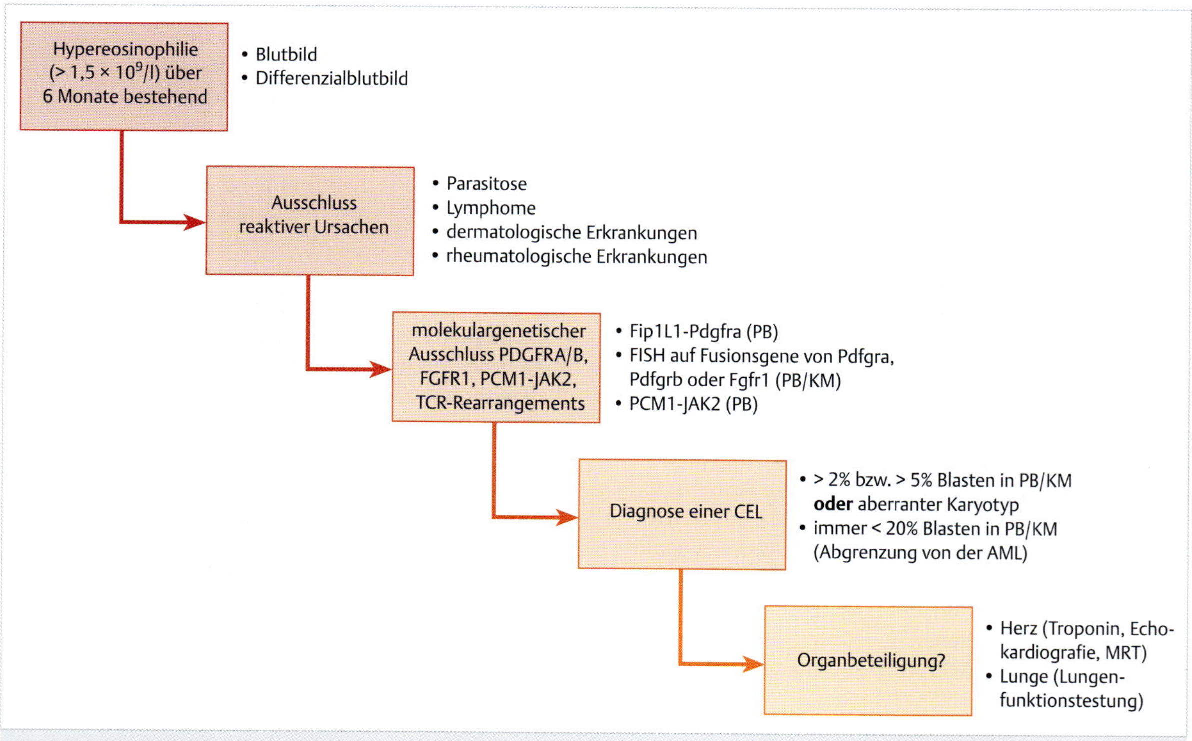

Abb. 6.11 **Chronische Eosinophilen-Leukämie.** Diagnostisches Vorgehen.

Röntgen

- Zum Ausschluss einer pulmonalen Beteiligung sollte zunächst ein Röntgenbild des Thorax durchgeführt werden (Pleuraergüsse? periphere Infiltrate?).

CT

- Bei hochgradigem Verdacht auf eine Lungenbeteiligung kann die Durchführung einer CT-Thorax-Untersuchung indiziert sein (periphere Knötchen?).

MRT

- Bei hochgradigem Verdacht auf eine Herzbeteiligung kann die Durchführung einer Cardio-MRT-Untersuchung indiziert sein.

Sonstiges

- Ggf. Endoskopie (Ösophagogastroduodenoskopie [ÖGD], Koloskopie).

Instrumentelle Diagnostik

EKG

- Ein EKG gehört zur Routineuntersuchung bei diesen Patienten.

Spirometrie

- Eine Lungenfunktionsprüfung gehört zur Routineuntersuchung bei diesen Patienten.

Histologie, Zytologie und klinische Pathologie

Knochenmarkdiagnostik

- Die Knochenmarkdiagnostik ist die zentrale Methodik zur Sicherung der Diagnose einer CEL.
- Zytologie, Histologie, Zytogenetik und Molekulargenetik sind gleichermaßen wichtig und die Integration der Befunde ist entscheidend.
- Zytologie zeigt typischerweise:
  - deutliche Eosinophilie und
  - eine Blastenvermehrung im Knochenmark von > 5 %, jedoch < 20 %.
- Histologie
  - zeigt ähnliche Befunde und
  - ist insbesondere wichtig zum Ausschluss einer Lymphominfiltration des Knochenmarks, einer Mastozytose und weiterer wichtiger Differenzialdiagnosen.

Lymphknotendiagnostik

- Im Falle einer Lymphadenopathie ist eine Lymphknotenbiopsie notwendig zum Ausschluss eines Lymphoms oder anderer Differenzialdiagnosen.

Molekulargenetische Diagnostik

- Aufgrund ihrer hohen Sensitivität gegenüber Tyrosinkinase-Inhibitoren (TKI) müssen die PDGFRA/B-assoziierten Eosinophilen Neoplasien ausgeschlossen werden. Dazu sind nötig:
  - Untersuchung des *Fip1L 1-Pdgfra*-Fusionsgens mittels RT-PCR im peripheren Blut
  - Untersuchung der anderen Fusionsgene mittels FISH-Untersuchung des peripheren Bluts oder Knochenmarks auf Pdgfra, Pdgfrb oder Fgfr1 (Chromosomen 4q12, 5q33 bzw. 8p11.2).
  - Ausschluss der PCM1-JAK2-Fusion durch eine RT-PCR-Untersuchung des peripheren Bluts oder eine konventionelle Zytogenetik des Knochenmarks.
- Bei Fehlen obiger Marker sollte eine BCR-ABL- bzw. JAK2V617F-Analyse aus dem peripheren Blut durchgeführt werden, um eine chronische myeloische Leukämie bzw. eine primäre Myelofibrose nicht zu übersehen. Des Weiteren ist der Ausschluss einer KIT-Mutation im Knochenmark von Bedeutung.
- Schließlich sollte bei Negativität für alle obigen Marker eine T-Zell-Neoplasie mittels T-Zell-Rezeptor-Rearrangement-Analyse aus dem peripheren Blut ausgeschlossen werden.

Zytogenetik

- Die Zytogenetik der Knochenmarkzellen stellt eine der zentralen diagnostischen Säulen der CEL dar, da die Diagnosestellung einer CEL den Nachweis einer Klonalität erfordert.
- Der Fokus liegt auf der konventionellen Zytogenetik, da ungerichtet alle sichtbaren Chromosomenaberrationen nachgewiesen werden (Translokationen, Deletionen, Insertionen etc.).
- Daneben ist der Nachweis oder Ausschluss von PDGFRA/B-, FGFR1-Aberrationen durch ergänzende FISH-Untersuchung wichtig, um die speziellen Eosinophilen MPN mit diesen Aberrationen nicht zu übersehen.

6.6.9 Differenzialdiagnosen

- Eosinophile MPN mit Nachweis von PDGFRA/B-, FGFR1 oder PCM1-JAK2,
- Hypereosinophiles Syndrom (HES),
- andere Myeloproliferative Neoplasien, wie Systemische Mastozytose, Chronische Myeloische Leukämie, unklassifizierbare MPN,
- akute Leukämien (AML, ALL),

- reaktive Eosinophilien (insbesondere Parasitosen, Lymphome, rheumatische Erkrankungen, dermatologische Erkrankungen, etc.).

6.6.10 Therapie

Therapeutisches Vorgehen

- Das therapeutische Vorgehen zeigt ▶ Abb. 6.12.

Pharmakotherapie

Kausale Pharmakotherapie

- Eine kausale Pharmakotherapie ist in der Regel nicht möglich.
- Eine Ausnahme bildet die CEL mit Nachweis eines *ETV6-ABL 1*-Fusionsgens als Folge einer t(9;12)(q34; p12) Translokation. Diese CEL-Form ist sensibel auf die Therapie mit Imatinib.

Pharmakologische Supportivtherapie

- Differenzialtherapie ist abhängig von der Grunderkrankung (▶ Abb. 6.12).
- Die Therapie der CEL basiert aufgrund ihrer Seltenheit auf Fallberichten und Fallserien.
- Eine Therapie mit Kortikosteroiden vermag in vielen Fällen die Symptomatik der Erkrankung und das Ausmaß der Eosinophilie zu verbessern.
- Auch mit Hydroxyurea konnte ein Ansprechen verzeichnet werden.
- Mit Interferon-α sind hämatologische und zytogenetische Remissionen erreicht worden, es kann als kortisonsparende Substanz alleine oder in Kombination mit Steroiden eingesetzt werden.
- Zudem sind Einzelfälle von Patienten mit CEL beschrieben worden, die auf Imatinib ansprachen.
- Das Ansprechen ist jedoch fast ausnahmslos passager und nicht kurativ.

Zellbasierte Verfahren

Stammzelltransplantation

- Einzige potenziell kurative Option bei gesicherter CEL bleibt die allogene Stammzelltransplantation (allo-SZT). Daher muss früh geprüft werden, ob ein Patient für diese Therapieform infrage kommt.
- Allerdings sind die Erfahrungen auch mit allo-SZT bei diesen Patienten rar, und das erkrankungsfreie Überleben liegt zwischen 8 Monaten und 5 Jahren.

6.6.11 Nachsorge

- Die Nachsorge richtet sich nach dem erreichten Erfolg der Therapie und beinhaltet
  - regelmäßige Blutbild- und Symptomkontrollen,
  - Funktionskontrollen der beteiligten Organe sowie
  - im Falle einer stattgehabten allo-SZT die übliche Transplantationsnachsorge (s. Kap. 7.6).

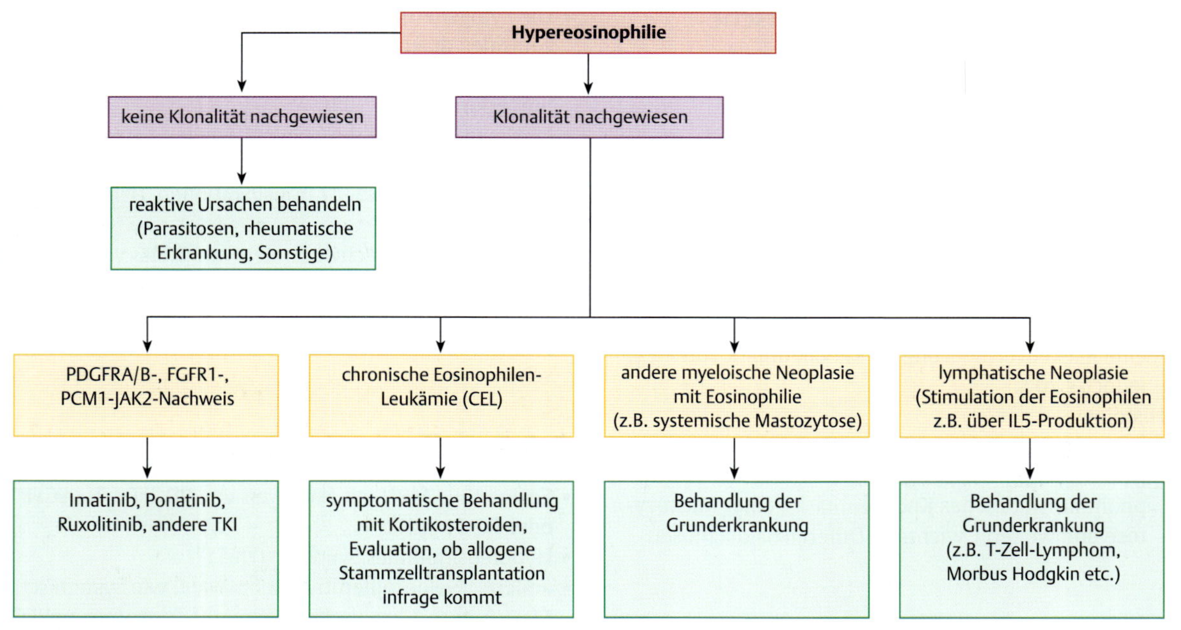

Abb. 6.12 Chronische Eosinophilen-Leukämie. Therapeutisches Vorgehen.

6.6.12 Verlauf und Prognose

- Die Prognose der CEL ist ungünstig.
- Die anhand von sehr kleinen Fallserien geschätzte mittlere Überlebensrate liegt bei etwa 20–25 Monaten.

6.6.13 Wichtige Internetquellen

- Onkopedia-Leitlinien der Deutschen Gesellschaft für Hämatologie und Internistische Onkologie (DGHO) www.onkopedia.com/de/onkopedia/guidelines/eosinophilie-assoziierte-myeloproliferative-erkrankungen-mpn-eo/@@view/html/index.html
- Deutsche Studiengruppe für Myeloproliferative Neoplasien (GSG-MPN) www.cto-im3.de/gsgmpn/
- Zusammenfassung der relevanten Änderungen der WHO-Klassifikation für Myeloische Neoplasien (2016) www.bloodjournal.org/content/127/20/2375
- American Society of Hematology (ASH)-Webseite www.hematology.org/

6.6.14 Literatur

[1] Vardiman JW et al. The 2008 revision of the World Health Organization (WHO) classification of myeloid neoplasms and acute leukemia: rationale and important changes. Blood 2009; 114.5: 937–951

6.7 Eosinophile Neoplasien mit Veränderungen von PDGFRA/B, FGFR1 oder PCM1-JAK2

Steffen Koschmieder

6.7.1 Steckbrief

Eosinophile Neoplasien (MPNeo) mit Veränderungen von PDGFRA/B, FGFR1 oder PCM1-JAK2 sind seltene maligne hämatologische Erkrankungen. Sie bleiben oft lange asymptomatisch. Ihre Erkennung ist jedoch außerordentlich wichtig, da sie im Falle einer fehlenden Behandlung durch die Infiltration eosinophiler Granulozyten lebensgefährliche Organdysfunktionen, u. a. am Herzen oder in der Lunge, hervorrufen können. Die Diagnostik beruht auf dem Nachweis von Fip1L1-Pdfgra- oder PCM1-JAK2-Transkripten mittels RT-PCR aus dem peripheren Blut oder dem Nachweis von PDGFRA-, PDGFRB- oder FGFR1-Fusionen mittels FISH aus dem Blut oder dem Knochenmark. Fip1L1-PDGFRA-, PDGFRA- und PDGFRB-assoziierte eosinophile Neoplasien sprechen sehr gut auf eine Therapie mit dem Tyrosinkinase-Inhibitor Imatinib an und erfordern eine lebenslange Imatinibtherapie.

6.7.2 Aktuelles

- Mit der aktuellen Klassifikation der Myeloproliferativen Neoplasien (2016) wurden die MPN mit Eosinophilie und Nachweis einer t(8;9(p22;p24.1);PCM1-JAK2-Translokation in die Subgruppe Eosinophilie-assoziierten MPN mit spezifischen genetischen Aberrationen hinzugenommen, da sie spezifische klinische und zytologische Besonderheiten aufweist und auf JAK-Inhibition anspricht [1], [2].
- Andere genetisch definierte eosinophile MPN wurden bisher nicht als separate Entitäten aufgeführt.

6.7.3 Synonyme

- MPNeo mit PDGFRA-, PDGFRB-, FGFR1- oder PCM1-JAK2-Aberration
- Myeloische/Lymphatische Neoplasien mit Eosinophilie und Rearrangement von PDGFRA, PDGFRB, oder FGFR1, oder mit PCM1-JAK2

6.7.4 Definition

- Myeloische und/oder lymphatische Neoplasien mit Eosinophilie und
  - Rearrangement des Platelet-derived growth factor-Rezeptor alpha (PDGFRA) oder beta (PDGFRB) oder
  - Rearrangement des Fibroblast growth factor-Rezeptor 1 (FGFR1) mit anderen Genloci oder
  - mit Nachweis einer PCM1-JAK2-Translokation.
- Die Eosinophilie ist definiert durch > $1{,}5 \times 10^9$/l Eosinophile und kann in Einzelfällen fehlen.

6.7.5 Epidemiologie

- Es handelt sich um sehr seltene Erkrankungen, die jedoch aufgrund ihrer hohen therapeutischen Relevanz nicht übersehen werden dürfen.
- Schätzungen gehen von einer Inzidenz der Hypereosinophilie-Syndrome von maximal 0,036/100 000 Einwohner aus.
- Davon machen die PDGFRA/B-, FGFR1- oder PCM1-JAK2-assoziierten MPNeo nur 10 % (bis maximal 20 %) aus.
- Patienten mit FIP1L1-PDFGRA-Aberration sind fast ausschließlich männlichen Geschlechts.

6.7.6 Ätiologie und Pathogenese

- Maligne Erkrankung der hämatopoetischen Stammzellen mit führender Eosinophilie.
- Ätiologisch spielen Rearrangements der Gene *PDGFRA*, *PDGFRB*, *FGFR1* mit zahlreichen Partnergenen bzw. die PCM1-JAK2-Translokation eine Rolle.
- Am besten verstanden ist die Pathogenese der mit PDGFRA-FIP1L1 assoziierten Eosinophilien:

  - Hier kommt es durch eine 800 kb große genomische Deletion zu einer Fusion des *FIP1L1*-Gens mit dem *PDGFRA*-Gen.
  - Hierbei geht ein Allel des *CHIC2*-Gens verloren, was diagnostisch nutzbar ist.
  - Das entstehende FIP1L1-PDGFRA-Fusionsprotein besitzt konstitutive PDGFRA-Tyrosinkinase-Aktivität, welche für die wesentlichen Effekte in den betroffenen Zellen verantwortlich gemacht wird.
  - FIP1L1-PDFGRA induziert eine abnorme Differenzierung und Proliferation der Eosinophilen. Hierfür ist der FIP1L1-Anteil des Fusionsproteins nicht erforderlich, sondern vielmehr die forcierte Homodimerisierung und die Trunkierung und somit Aufhebung des autoinhibitorischen Effekts der JM-Domäne von PDGFRA.
  - Interleukin-5 (IL-5), ein kritischer Wachstumsfaktor für normale eosinophile Granulozyten, ist für die Zelltransformation durch FIP1L1-PDFGRA wichtig, und die Kooperation wird möglicherweise über den IL-5-Rezeptor und die Lyn-Kinase vermittelt.
  - Die genetisch derart veränderten Zellen zeigen eine hohe „Oncogene Addiction“ (Abhängigkeit von der Präsenz des Onkogens), und dies wird als wesentlicher Faktor in der Effektivität des Tyrosinkinase-Inhibitors Imatinib bei der Erkrankung angesehen.

Merke

M!

Die FIP1L1-PDFGRA-Fusion wurde aufgrund der hohen Ansprechraten von Patienten mit Hypereosinophilie unter experimenteller Imatinib-Therapie identifiziert.

- Ähnliche konstitutive Kinase-Aktivitäten werden für die anderen PDGFRA- und PDGFRB- sowie die FGFR1- und JAK2-involvierenden genetischen Rearrangements postuliert.

6.7.7 Klassifikation und Risikostratifizierung

- Nach der aktuell gültigen WHO-Klassifikation (2016) werden die „Myeloischen und/oder Lymphatischen Neoplasien mit Eosinophilie und Rearrangements des Platelet-derived growth factor-Rezeptor alpha (PDGFRA) oder beta (PDGFRB) oder des Fibroblast growth factor-Rezeptor 1 (FGFR1) mit anderen Genloci oder mit Nachweis einer PCM1-JAK2 Translokation“ als eigene Entität unter den Myeloischen Neoplasien geführt.
- Bis auf die spezifischen genetischen Aberrationen existieren zahlreiche Überlappungen mit den Myeloproliferativen Neoplasien (MPN), hier insbesondere der Chronischen Eosinophilen-Leukämie (CEL).
- Die Risikostratifizierung erfolgt auf Basis der genetischen Aberration.

Praxistipp

Bei Patienten mit TKI-resistenter Erkrankung oder Erkrankung im Stadium der Blastenkrise muss an die Möglichkeit einer allogenen Stammzelltransplantation gedacht werden.

6.7.8 Symptomatik

- Es existieren nur wenige Studien zur Symptomatik dieser Entitäten.
- Ähnliche Symptomatik wie bei Hypereosinophilem Syndrom/CEL möglich:
  - Meist asymptomatische Hypereosinophilie (Median $4{,}8 \times 10^9/l$), medianer Anteil der Eosinophilen 43 % (20–85 %) der Leukozyten.
  - Uncharakteristische weitere Symptome möglich (z. B. Anämie, Thrombozytopenie, Infektion, Herzbeteiligung)
- Allerdings sind folgende **Besonderheiten** zu berücksichtigen:
  - Die mit FIP1L1-PDGFRA assoziierte Erkrankung kommt fast ausschließlich bei Männern vor.
  - Splenomegalie in ca. 20 % (häufiger als bei CEL).
  - Lungenbeteiligung in ca. 20 % (seltener als bei CEL).
  - Selten Beteiligung von Herz, Leber, Weichteilen, Darm oder Haut (seltener als bei CEL).
- FIP1L1-PDGFRA kann bei Patienten mit Systemischer Mastoztyose mit Eosinophilie, Patienten mit akuter myeloischer Leukämie (AML) und bei Patienten mit akuter T-lymphatischer Leukämie (T-ALL) vorkommen, und daher kann die Symptomatik derjenigen dieser Erkrankungen ähneln (z. B. Juckreiz, Mastzell-Degranulations-Symptome).

6.7.9 Diagnostik

Diagnostisches Vorgehen

- Zum diagnostischen Vorgehen ▶ Abb. 6.13.

Anamnese

- Die Anamnese dient sowohl der Erfassung der Symptomatik als auch der Abgrenzung von differenzialdiagnostisch relevanten Entitäten.
- Hierzu gehört das gezielte Erfragen von
  - Juckreiz,
  - B-Symptomatik,
  - Unverträglichkeiten,
  - Appetitlosigkeit,
  - allen eingenommenen Medikamenten.
- Zeitpunkt des erstmaligen Auftretens einer Eosinophilie ist stets zu ergründen; frühere Blutbilder sind genau zu prüfen, um den Beginn der Erkrankung möglichst eng einzugrenzen.

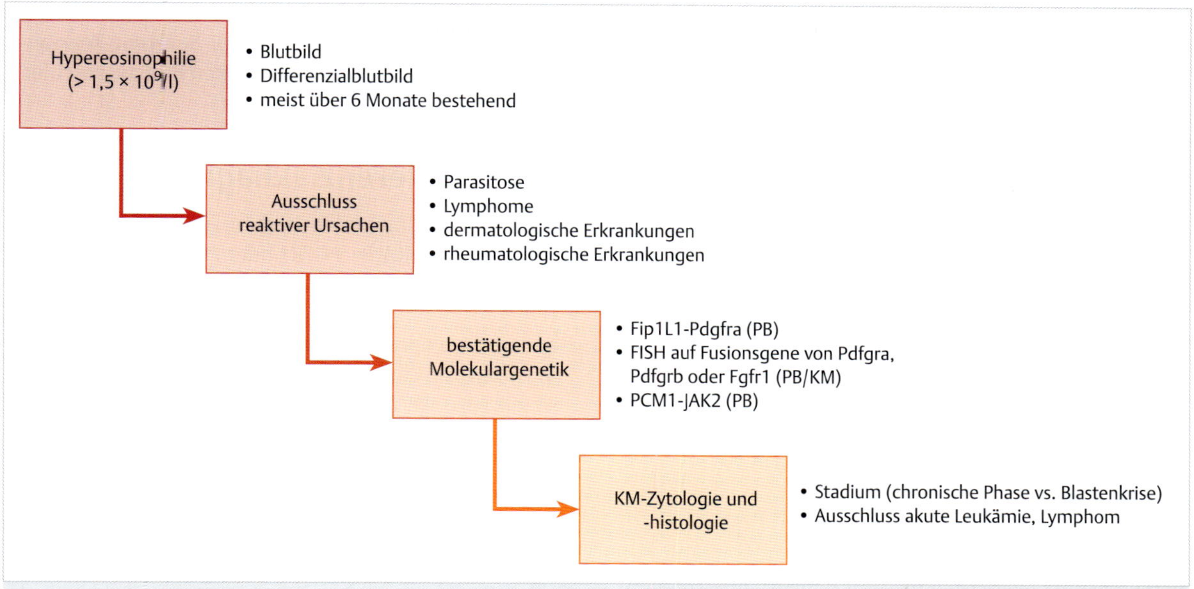

Abb. 6.13 Myeloische/lymphatische Neoplasie. Diagnostisches Vorgehen. Die Bestätigung der Diagnose „Myeloische/Lymphatische Neoplasien mit Eosinophilie und Rearrangement von PDGFRA, PDGFRB, oder FGFR1, oder mit PCM1-JAK2" erfolgt mittels molekulargenetischen Methoden; für die endgültige klinische Einordnung sind jedoch weitere Untersuchungen notwendig.

Körperliche Untersuchung

- Hier sollte insbesondere geachtet werden auf
  - Splenomegalie,
  - Hepatomegalie,
  - Lymphadenopathie.
- Daneben ist eine gründliche körperliche Untersuchung notwendig, um eine mögliche Organbeteiligung zu erfassen (Herzinsuffizienz, Hautbeteiligung, Darmbeteiligung, Neuropathien, etc).

Labor

- Blutbild und Differenzialblutbild (insbesondere Eosinophilenanteil und -anzahl),
- Leber- und Nierenparameter,
- CRP,
- Laktatdehydrogenase,
- Troponin, CK, CK-MB, proBNP,
- Serumtryptase,
- Vitamin B12 (oft erhöht),
- Interleukin-5 Spiegel (Speziallabor!).

Praxistipp

Zur Abgrenzung reaktiver Eosinophilien sollten Parasitosen ausgeschlossen werden (z. B. Ausschluss von Wurmeiern im Stuhl).

Bildgebende Diagnostik

Sonografie

- Milzgröße und Leberveränderungen bestimmen,
- ggf. Lymphknotenuntersuchung.

Echokardiografie

- Zum Ausschluss einer Herzbeteiligung gehört neben der klinischen Untersuchung eine Echokardiografie zur Diagnostik dazu.
- Typische Befunde sind u. a. eine Endokardverdickung, eine dilatative Kardiomyopathie, Ventrikelthromben, Herzklappenveränderungen oder ein Perikarderguss.

Röntgen

- Zum Ausschluss einer pulmonalen Beteiligung sollte zunächst eine Röntgenaufnahme des Thorax durchgeführt werden (Pleuraergüsse? periphere Infiltrate?).

CT

- Bei hochgradigem Verdacht auf eine Lungenbeteiligung kann die Durchführung einer CT-Thorax-Untersuchung indiziert sein (periphere Knötchen?).

MRT

- Bei hochgradigem Verdacht auf eine Herzbeteiligung kann die Durchführung einer Cardio-MRT-Untersuchung indiziert sein.

Instrumentelle Diagnostik

EKG

- Ein EKG gehört zur Routineuntersuchung bei diesen Patienten.

Spirometrie

- Eine Lungenfunktionsprüfung gehört zur Routineuntersuchung bei diesen Patienten.

Endoskopie

- Ggf. Ösophagogastroduodenoskopie, Koloskopie.

Histologie, Zytologie und klinische Pathologie

Knochenmarkdiagnostik

- Obwohl die genetischen Veränderungen (insbesondere *Fip1L 1-PDFGRA* und *PCM1-JAK2*) im peripheren Blut diagnostiziert werden, gehören Knochenmarkzytologie und -histologie weiterhin obligat dazu.
- Hierbei werden insbesondere das Stadium der Erkrankung (chronische Phase versus Blastenkrise), der Fibrosegrad und der Anteil an eosinophilen Granulozyten festgelegt.
- Außerdem dient die KM-Histologie zum Ausschluss einer lymphatischen Erkrankung als Ursache für die Eosinophilie.
- Eosinophile Erkrankungen mit PCM1-JAK2-Nachweis sind charakterisiert durch Eosinophilie, linksverschobene dominante Erythropoese, lymphatische Aggregate und häufig Markfibrose im Knochenmark. Seltener können sie sich als T- oder B-Linien-ALL manifestieren.

Molekulargenetische Diagnostik

- Da die Einteilung dieser Entitäten nach genetischen Befunden erfolgt, gehört die molekulargenetische Untersuchung zur obligatorischen Diagnostik.
- **RT-PCR**:
  - Bei hinreichenden Hinweisen auf eine klonale chronische Eosinophilen-Erkrankung kann primär das Fip1L 1-PDGFRA-Fusionsgen mittels RT-PCR im peripheren Blut untersucht werden.
  - Zum Ausschluss der PCM1-JAK2-Fusion dient eine RT-PCR-Untersuchung des peripheren Bluts oder eine konventionelle Zytogenetik des Knochenmarks.
- **FISH:** Die anderen Fusionsgene müssen mittels FISH-Untersuchung des peripheren Bluts oder Knochenmarks auf PDGFRA, PDGFRB oder FGFR1 (Chromosomen 4q12, 5q33 bzw. 8p11.2) ausgeschlossen werden.
- Bei Fehlen obiger Marker sollte eine BCR-ABL- bzw. JAK2V617F-Analyse aus dem peripheren Blut durchgeführt werden.
- Schließlich sollte bei Negativität für alle obigen Marker eine T-Zell-Neoplasie mittels T-Zell-Rezeptor-Rearrangement-Analyse aus dem peripheren Blut ausgeschlossen werden.

6.7.10 Differenzialdiagnosen

- Chronische Eosinophilen-Leukämie (CEL), ohne Nachweis von PDGFRA/B-, FGFR1 oder PCM1-JAK2-Nachweis,
- Hypereosinophiles Syndrom (HES),
- andere Myeloproliferative Neoplasien, wie Systemische Mastozytose, Chronische Myeloische Leukämie, unklassifizierbare MPN,
- akute Leukämien (AML, ALL),
- reaktive Eosinophilien (insbesondere Parasitosen, Lymphome, rheumatische Erkrankungen, dermatologische Erkrankungen etc.).

6.7.11 Therapie

Therapeutisches Vorgehen

- Zum therapeutischen Vorgehen ► Abb. 6.14.

Pharmakotherapie

Kausale Pharmakotherapie

- Aufgrund der Seltenheit der PDGFRA-, PDGFRB-, FGFR1- und PCM1-JAK2-assoziierten eosinophilen Neoplasien und der darin begründeten unzureichenden Evidenz der Therapieempfehlungen sollten Patienten stets in einem erfahrenen hämatologischen Zentrum vorgestellt werden.
- Diagnostik und Therapie sollte in Absprache mit dem Zentrum durchgeführt werden.

FIP1L 1-PDGFRA-, PDGFRA- und PDGFRB-assoziierte Erkrankungen

- **FIP1L 1-PDGFRA-assoziierte Neoplasien**:
  - Goldstandard ist die niedrigdosierte Imatinib-Therapie (Imatinib 100 mg tgl.).
  - Ziel ist das Erreichen einer langanhaltenden kompletten molekularen Remission (Negativität in der FISH- und PCR-Analyse).
  - Eine Ausheilung scheint zwar in einigen Fällen möglich (anhaltende molekulare Remission trotz Absetzen von Imatinib), aber in der Regel kommt es nach Absetzen des TKI zu einem Rezidiv. Daher wird derzeit eine lebenslange TKI-Therapie empfohlen.
  - Bei dieser Entität sollte nach erfolgtem Nachweis von Fip1L 1-PDGFRA schon in Abwesenheit von Organbeteiligung und/oder Hypereosinophilie mit der Imatinib-Therapie begonnen werden. Grund hierfür ist die unausweichliche Entwicklung von Komplikationen bei unbehandelten Patienten sowie die gute Aussicht

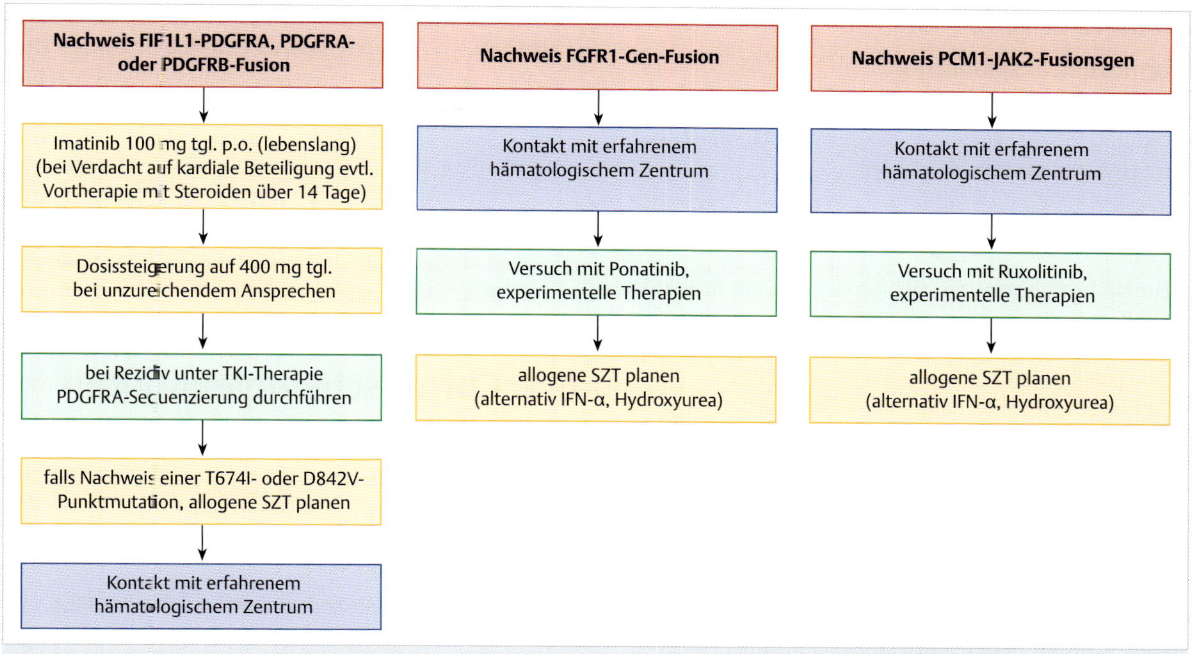

Abb. 6.14 Myeloische/lymphatische Neoplasie Therapeutischer Algorithmus bei Myeloischen/Lymphatischen Neoplasien mit Eosinophilie und Rearrangement von PDGFRA, PDGFRB, oder FGFR1, oder mit PCM1-JAK2. Zielgerichtete Therapie je nach molekulargenetischem Befund.

auf Verhinderung solcher Komplikationen bei Ansprechen auf die TKI-Therapie.
  - Bei Verdacht auf kardiale Beteiligung kann eine Vortherapie mit Kortikosteroiden über 14 Tage erwogen werden.
- **Andere PDGFRA- oder PDGFRB-Aberrationen**:
  - Therapie ebenfalls beginnend mit 100 mg Imatinib pro Tag, zuweilen muss eine Dosissteigerung auf 400 mg täglich je nach Ansprechen erfolgen.
  - Die Ansprechraten sind denen von Patienten mit FIP1L1-PDGFRA vergleichbar.
- **Blastenkrise**: Selbst Patienten in der Blastenkrise können bei Vorliegen der FIP1L1-PDGFRA-, PDGFRA- oder PDGFRB-Aberration auf die Imatinib-Therapie ansprechen, es wurden auch hier komplette molekulare Remissionen beobachtet.
- **Rezidiv einer PDGFRA- oder PDGFRB-assoziierten Erkrankung unter TKI-Therapie**:
  - Es sollte eine Sequenzierung des jeweiligen Gens erfolgen (insbesondere die Kinase-Domäne sollte sequenziert werden).
  - Typische *PDGFRA*-Mutationen sind die *T674I*- und die *D842V*-Mutation (analog zur *T315I-ABL*-Mutation bzw. zur *D816V-KIT*-Mutation).
  - Der Nachweis einer dieser Mutationen bedeutet, dass weitere TKI-Therapien keine oder nur kurzfristige Effektivität haben werden, und es sollte dringend eine allogene Stammzelltransplantation als derzeit einzige kurative Möglichkeit in diesen Fällen erwogen werden.

FGFR1-assoziierte Erkrankungen

- Aufgrund seiner Aktivität gegen FGFR1 wurde Ponatinib in Einzelfällen klinisch eingesetzt.
- Ponatinib konnte sowohl vor als auch nach allogener Stammzelltransplantation bei einem Patienten mit FGFR1-assoziierter akuter Leukämie die Tumorlast (Lymphadenopathie, molekulare Tumorlast nach Transplantation) senken.

PCM1-JAK2-assoziierte Erkrankungen

- Bei Patienten mit PCM1-JAK2-assoziierten Erkrankungen kann mit dem JAK1/2-Kinase-Inhibitor Ruxolitinib eine Remission induziert werden (komplette hämatologische und zytogenetisch Remissionen sind vereinzelt beschrieben).
- Allerdings sind diese Remissionen in der Regel von kurzer Dauer, und die Zeit der Remission sollte für die Planung einer allogenen Blutstammzelltransplantation genutzt werden.

Pharmakologische Supportivtherapie

- Ergänzend zur kausalen Therapie sollte die symptomatische Therapie evtl. Organbeteiligungen erfolgen, z. B. Herzinsuffizienz-Therapie, Therapie neuropathischer Beschwerden, von Juckreiz.
- Zudem ist bei höhergradiger Anämie und/oder Thrombozytopenie die supportive Therapie mit Blutprodukten angezeigt.

Zellbasierte Verfahren

Stammzelltransplantation

- Im Stadium der Blastenkrise muss stets die Notwendigkeit und Möglichkeit einer allogenen Blutstammzelltransplantation geprüft werden.

6.7.12 Nachsorge

- Zur Nachsorge gehören nach Erreichen einer molekularen Remission die regelmäßige Kontrolle des klinischen Verlaufes, des Blutbildes und Differenzialblutbildes und des molekularen Markers (RT-PCR bzw. FISH).
- Da bisher keine internationalen Standards für eine Quantifizierung der molekularen Marker existieren, ist eine anhaltende komplette molekulare Remission anzustreben.

6.7.13 Verlauf und Prognose

- Die Prognose der unbehandelten Erkrankungen ist ungünstig, insbesondere durch die Beteiligung des Herzens oder anderer Organe und/oder durch die Progression in eine akute Leukämie.
- Bei lebenslanger Therapie mit Imatinib ist die Prognose der FIP1L 1-PDGFRA-, PDGFRA-, und PDGFRB-assoziierten Eosinophilien mittlerweile sehr gut:
  - FIP1L 1-PDGFRA-assoziierte Neoplasien: Das Ansprechen auf Imatinib erfolgt sehr rasch und mit hohen Erfolgsaussichten, mit einer Rate kompletter hämatologischer Remissionen von 98–100 % (innerhalb eines Monats) und einer Rate kompletter molekularer Remissionen von bis zu 100 % (innerhalb von 3 Monaten). Die Zeichen einer Organbeteiligung verschwinden in ca. 87 % der Fälle.
  - PDGFRA- oder PDGFRB-Aberrationen: Die Ansprechraten sind denen von Patienten mit FIP1L 1-PDGFRA vergleichbar.
- Bei den FGFR1- und den PCM1-Jak2-assoziierten Erkrankungen kann mittels TKI-Therapie eine vorübergehende Remission erzielt werden, hier ist die Durchführung einer allogenen Stammzelltransplantation jedoch entscheidend für die weitere Prognose der Patienten.

6.7.14 Wichtige Internetquellen

- Onkopedia-Leitlinien der Deutschen Gesellschaft für Hämatologie und Internistische Onkologie (DGHO): www.onkopedia.com/de/onkopedia/guidelines/eosinophilie-assoziierte-myeloproliferative-erkrankungen-mpn-eo/@@view/html/index.html
- Deutsche Studiengruppe für Myeloproliferative Neoplasien (GSG-MPN): www.cto-im3.de/gsgmpn/
- Zusammenfassung der relevanten Änderungen der WHO-Klassifikation für Myeloische Neoplasien (2016): www.bloodjournal.org/content/127/20/2375
- American Society of Hematology (ASH): www.hematology.org/

6.7.15 Literatur

[1] Arber DA et al. The 2016 revision to the World Health Organization classification of myeloid neoplasms and acute leukemia. Blood 2016; 127(20): 2391–405

[2] Vardiman JW et al. The 2008 revision of the World Health Organization (WHO) classification of myeloid neoplasms and acute leukemia: rationale and important changes. Blood 2009; 114.5: 937–951

6.8 Chronische myelomonozytäre Leukämie

Arnold Ganser

6.8.1 Steckbrief

Die Chronische myelomonozytäre Leukämie (CMML) ist eine Neoplasie der hämatopoetischen Stammzelle mit distinkten klinischen und genetischen Charakteristika. Sie gehört zu den aggressivsten chronischen Leukämien und geht häufig in eine akute Leukämie über. Bei jeder persistierenden Monozytose in höherem Lebensalter muss sie in die Differenzialdiagnose eingeschlossen werden. In > 90 % finden sich genetische Veränderungen. Die einzig kurative Therapie ist die allogene Stammzelltransplantation. Weitere Therapiemaßnahmen sind demethylierende Substanzen (Azazytidin) und Hydroxyurea. Die mediane Lebenserwartung ohne Therapie beträgt 30 Monate.

6.8.2 Aktuelles

- Diagnostik: Durch die WHO-Klassifikation von 2016 wird die CMML entsprechend dem Blastenanteil im Blut und im Knochenmark in 3 Subgruppen eingeteilt.
- Von Bedeutung sind
  - die Zahl der Monozyten pro µl (≥ 1000/µl) **und** der prozentuale Anteil (≥ 10 %) im Blut.
  - Definitionsgemäß < 20 % Blasten im Blut und Knochenmark in Abgrenzung zur AML.
- Therapie:
  - Die allogene Stammzelltransplantation ist die einzige kurative Therapie, die bis zum Alter > 70 Jahren durchgeführt wird.
  - Bei den meisten Patienten Therapie mit Azazytidin bei < 13 000 Leukozyten/µl (myelodysplastische Variante).
  - Ansonsten zunächst Zytoreduktion mit Hydroxyurea (HU), falls die allogene Stammzelltransplantation nicht infrage kommt.
  - Intensive Chemotherapie nur bei geplanter allogener Stammzelltransplantation.

6.8.3 Synonyme

- Keine Synonyme gebräuchlich.

6.8.4 Definition

- Klonale Erkrankung der hämatopoetischen Stammzelle.
- Entität der myelodysplastisch/myeloproliferativen Neoplasien (MDS/MPN).
- Dementsprechend sowohl myelodysplastische als auch myeloproliferative Eigenschaften.
- Genetik:
  - In > 90 % Mutationen in *SRSF2*, *TET 2* und/oder *ASXL 1*, seltener
  - Mutationen in *SETBP1*, *NRAS/KRAS*, *RUNX1*, *CBL* und *EZH2*.
  - Häufig normaler Karyotyp, keine spezifischen chromosomalen Aberrationen.
  - Mutationen von *ASXL 1*, *NRAS*, *RUNX1* und *SETBP1* sind ungünstige Prognosefakoren.
  - Bei normalem Karyotyp sind die Genmutationen nicht beweisend für die CMML, da sie auch bei klonaler Hämatopoese (CHIP) vorkommen.

6.8.5 Epidemiologie

- Seltene Erkrankung mit einer Inzidenz von ca. 1/100000 Einwohner pro Jahr.
- Medianes Alter bei Diagnosestellung etwa 65–75 Jahre;
- Männer sind doppelt so häufig betroffen wie Frauen.

6.8.6 Ätiologie und Pathogenese

- Irreversible Erkrankung der hämatopoetischen Stammzelle, charakterisiert durch Erwerb somatischer Mutationen (s. oben) und Hypersensitivität gegenüber GM-CSF.
- Häufigste chromosomale Aberrationen sind Rearrangements und Deletionen am Chromosom 7 sowie Trisomie 8.
- Ätiologie ungeklärt; Umwelteinflüsse wie bei den MDS werden vermutet. Etwa 10 % sekundäre CMML.
- „Myeloproliferative" CMML bedingt durch Aktivierung des RAS/MAPK-Signalwegs.

6.8.7 Klassifikation und Risikostratifizierung

Klassifikation

- WHO-Klassifikation von 2016 fordert für die Diagnose einer CMML im peripheren Blut:
  - Monozytose (≥ 1000/µl) **und** ≥ 10 % Monozyten im Differenzialblutbild.
- Blastenanteil prognostisch sehr wichtig, definitionsgemäß < 20 % in Abgrenzung zur AML.
- Promonozyten werden zu den Blasten gezählt (Blastenäquivalente), deshalb exakte morphologische Beurteilung wichtig.
- Gelegentlich Pseudo-Pelger-Anomalie der Granulozyten.
- Wichtige Zusatzuntersuchungen umfassen
  - Immunphänotypisierung,
  - Zytogenetik,
  - Molekulargenetik.
- *BCR-ABL 1*-Rearrangement muss immer ausgeschlossen werden.
- Bei Eosinophilie müssen Rearrangements von *PDGFRA*, *PDGFRB*, *FGFR1* und *PCM1-JAK2*-Fusion ausgeschlossen werden.
- Vorbestehende chronische myeloproliferative Neoplasie (MPN) schließt eine CMML und andere Subtypen eines MDS/MPN aus.

> **Merke** M!
>
> **WHO-Diagnosekriterien für CMML 2016**
> - Im Blut persistierende Monozytose ≥ 1000/µl und ≥ 10 % Monozyten im Differenzialblutbild.
> - WHO-Kriterien für BCR-ABL 1⁺-CML, PMF, PV oder ET nicht erfüllt.
> - Kein Nachweis von Rearrangements von PDGFRA, PDGFRB, FGFR1 und PCM1-JAK2-Fusion bei Eosinophilie.
> - < 20 % Blasten im Blut und Knochenmark (zu den Blasten zählen Myeloblasten, Monoblasten und Promonozyten, nicht aber atypische Monozyten).
> - Dysplasie in ≥ 1 myeloischen Zellreihen. Bei fehlender oder minimaler Dysplasie kann die Diagnose bei Vorliegen der anderen Kriterien gestellt werden, und bei
>   - klonaler zytogenetischer oder molekulargenetischer Aberration oder
>   - Persistenz der Monozytose für ≥ 3 Monate und
>   - Ausschluss aller anderen Ursachen einer Monozytose.

Risikostratifizierung

- Die Risikostratifizierung erfolgt nach dem prozentualen Blastenanteil im Blut und Knochenmark sowie dem Vorhandensein von *Auerstäbchen* in CMML-0, CMML-1 und CMML-2 (▶ Tab. 6.10).
- Molekulargenetische Aberrationen (*ASXL 1*, *NRAS*, *RUNX1*, *SETBP1*) sind ungünstige Prognosefaktoren.
- Einteilung in „myelodysplastischen" Subtyp (Leukozyten < 13.000/µl) bzw. „myeloproliferativen" Subtyp (Leukozyten ≥ 13.000/µl) ist von Bedeutung für die Auswahl der Therapie (demethylierende Substanzen versus Hydroxyurea), hat jedoch geringe prognostische Bedeutung.

Tab. 6.10 WHO-Klassifikation der CMML 2016.

Typ	Blut	Knochenmark
Chronisch myelomonozytäre Leukämie I (CMML 0)	< 2 % Blasten Uni- oder Bizytopenie Monozyten ≥ 1000/µl und Monozyten ≥ 10 % der Leukozyten Keine Auerstäbchen	< 5 % Blasten Dysplasien in > 10 % der Zellen in 1–3 Zellreihen Keine Auerstäbchen
Chronisch myelomonozytäre Leukämie I (CMML 1)	2–4 % Blasten Uni- oder Bizytopenie Monozyten ≥ 1000/µl und Monozyten ≥ 10 % der Leukozyten Keine Auerstäbchen	5–9 % Blasten Dysplasien in > 10 % der Zellen in 1–3 Zellreihen Keine Auerstäbchen
Chronisch myelomonozytäre Leukämie II (CMML 2)	5–19 % Blasten Uni- oder Bizytopenie Monozyten ≥ 1000/µl und Monozyten ≥ 10 % der Leukozyten Auerstäbchen möglich	10–19 % Blasten Dysplasien in > 10 % der Zellen in 1–3 Zellreihen Auerstäbchen möglich

- Derzeit drei verschiedene prognostische Score-Systeme, die ohne Mutationsanalyse auskommen.
- In Europa ist das CMML-spezifische prognostische Scoring-System gebräuchlich, das zytogenetische Daten integriert:
  - Variable sind Zytogenetik, FAB- bzw. WHO-Subtyp und Transfusionsabhängigkeit.
  - Mediane Überlebenszeiten sind:
    - Niedrigrisiko 72 Monate,
    - Intermediär-1-Risiko 31 Monate,
    - Intermediär-2-Risiko 13 Monate,
    - Hochrisiko 5 Monate.
    - Im Internet stehen Kalkulatoren zur Verfügung.
- Neuere Score-Systeme integrieren den Mutationsstatus von *ASXL 1, NRAS, RUNX1 und SETBP1*.

6.8.8 Symptomatik

- Im Frühstadium unspezifisch, Folgeerscheinungen von Anämie, Neutropenie, Thrombozytopenie.
- Gelegentlich erworbener Faktor-X-Mangel.
- Konstitutionelle Symptome (Fieber, Nachtschweiß, Gesichtsverlust) möglich.
- Splenomegalie bei 25 % der Patienten, selten massiv; Hepatomegalie, Lymphadenopathie,
- Leukämische Hautinfiltrate und Ulzera nicht selten, dann häufig Überweisung durch Dermatologen. Selten Gingivahyperplasie.
- Bei hohen Monozytenzahlen im Blut Pleura- und Perikardergüsse sowie Aszites möglich, die auf zytoreduktive Therapie ansprechen; Leukostase möglich.
- ZNS-Befall selten.
- Lebensqualität kann massiv eingeschränkt sein.

6.8.9 Diagnostik

Diagnostisches Vorgehen

- Bei allen älteren Patienten mit einer ungeklärten persistierenden Monozytose sollte an eine CMML gedacht werden.
- Patienten mit CMML zeigen eine persistierende Monozytose ≥ 1000/µl mit einem Monozytenanteil ≥ 10 % im peripheren Blut.
- Wichtig ist die Abgrenzung gegenüber anderen Ursachen einer Erhöhung der Monozytenzahl im Blut, z. B. starker Leukozytose infektiöser Ursache oder CML, bei der der prozentuale Monozytenanteil aber meist deutlich < 10 % liegt.
- Häufig ist bei CMML trotz erhöhter Monozytenwerte die Gesamtleukozytenzahl nicht erhöht („myelodysplastischer" Subtyp).
- Prognose-Score sollte für alle Patienten berechnet werden.
- Bei Fehlen genetischer Aberrationen und Blastenvermehrung sollte die Diagnose einer CMML erst bei über Wochen und Monate persistierender Monozytose gestellt werden.

Anamnese

- Meist uncharakteristisch,
- konstitutionelle Symptome,
- Exposition gegenüber mutagenen Substanzen, z. B. Zytostatika,
- Transfusionsbedarf,
- Infektionen.

Körperliche Untersuchung

- Karnofsky- bzw. ECOG-Status,
- Leber- und Milzgröße,
- Hautinfiltrate, Ulzera,
- Hinweise auf Ergüsse (Pleura, Perikard) und Aszites.

Labor

- Obligat: Blutbild und Differenzialblutbild, Retikulozyten.
- Empfohlen:
  - Leberwerte,
  - PT, PTT,
  - CRP,
  - Kreatinin, Harnsäure,
  - Laktatdehydrogenase,
  - Serum-Erythropoetinspiegel (vor Beginn von Transfusionen),
  - Vitamin B12, Folsäure, Ferritin, Serumeisen, Transferrin, Transferrinsättigung,
  - Serumkupfer,
  - Rheuma- und Virusserologie (zum Ausschluss benigner Ursachen einer Monozytose).
- Bei Transplantationskandidaten: HLA-Typisierung.

Bildgebende Diagnostik

Sonografie

- Sonografie des Abdomens obligat zur Beurteilung von Milz- und Lebergröße.

Histologie, Zytologie und klinische Pathologie

Knochenmarkdiagnostik

- Obligat: Aspirationszytologie und Knochenmarkhistologie mit Eisen- und Faserfärbung.
  - Zellularität des Knochenmarks immer deutlich erhöht.
  - E/G-Verhältnis üblicherweise erniedrigt.
  - Dysplasien in allen Zellreihen möglich, aber üblicherweise weniger prominent als bei MDS.
  - Gleichzeitiges Auftreten von großen (myeloproliferativen) und kleinen (myelodysplastischen) Megakaryozyten.
  - Ringsideroblasten möglich.
  - Definitionsgemäß < 20 % Blasten (Myeloblasten, Monoblasten, Promonozyten) im Knochenmark, wobei die Abgrenzung von Promonozyten zu Monozyten schwierig sein kann.
  - Blastenanteil im Blut und Knochenmark definieren CMML-Subgruppen.
  - Auerstäbchen definieren CMML-2.
  - Fibrose möglich, üblicherweise ungünstiger.

Molekulargenetische Diagnostik

- Zytogenetik:
  - Obligat: Nur bei 30 % zytogenetische Aberrationen, gehäuft Translokationen und Deletionen des Chromosoms 7 und Trisomie 8.
- Molekulargenetik:
  - Obligat:
    - BCR-ABL 1-Rearrangement muss immer ausgeschlossen werden.
    - Bei Eosinophilie müssen Rearrangements von *PDGFRA, PDGFRB, FGFR1 und PCM1-JAK2*-Fusion ausgeschlossen werden.
  - In > 90 % Mutationen in *SRSF2* (50 %), *TET2* und/oder *ASXL 1* (50 %), seltener in *SETBP1, NRAS/KRAS, RUNX1, CBL* und *EZH2*.
  - Mutation in *ASXL 1* ungünstiger Prognosefakor.
  - Somatische Mutationen beweisen Vorliegen einer klonalen Hämatopoese, sind aber nicht beweisend.

6.8.10 Differenzialdiagnosen

- Benigne Erkrankungen, die mit Neutrophilie einhergehen und von Monozytose begleitet werden:
  - Infektionen (Bruzellose, bakterielle Endokarditis, Tuberkulose, Varizella-Zoster-Infekt, Lues, Typhus, Malaria, Trypanosomiasis),
  - entzündliche Erkrankungen (Sarkoidose, chronisch-entzündliche Darmerkrankung),
  - Autoimmunerkrankungen,
  - Schwangerschaft,
  - Asplenie,
  - chronische Neutropenie,
  - Behandlung mit Steroiden oder koloniestimulierenden Faktoren.
- Myelodysplastische Syndrome.
- Chronisch-myeloische Leukämie: Abgrenzung durch Nachweis von BCR-ABL 1 oder t(9;22).
- Atypische CML: Häufig schwierig in der Abgrenzung zur CMML, jedoch bei CMML ≥ 10 % Monozyten im Blut.
- Systemische Mastozytose mit CMML:
  - Systemische Mastozytose mit assoziierter klonaler hämatologischer Nicht-Mastzellerkrankung (SM-AHNMD) ist eine eigene WHO-Entität.
  - Die häufigste mit Mastozytose assoziierte hämatologische Neoplasie ist die CMML, wobei klinisch Diarrhoe, Pruritus, intermittierende Hypotonie, Übelkeit, Sehstörungen und Anaphylaxie auftreten können.
  - Der Verlauf ist aggressiv, die Behandlung richtet sich gegen die Mastozytose.
- Juvenile myelomonozytäre Leukämie (JMML):
  - Auftreten im Kindesalter,
  - Klinisch Hepatosplenomegalie, Lymphadenopathie, Blässe, Fieber und Exanthem,
  - MDS/MPN-unklassifiziert (MPN: Myeloproliferative Neoplasien).

6.8.11 Therapie

Therapeutisches Vorgehen

- Haupttherapieziel (▶ Abb. 6.15):
  - Derzeit ist die allogene Stammzelltransplantation die einzige kurative Behandlung; daher ist bei allen Patienten die Möglichkeit dieser Therapie abzuklären, unter Berücksichtigung von:
    - Komorbiditäten,
    - Spenderverfügbarkeit,
    - Aggressivität der Erkrankung (Risikogruppe).
  - Bei Niedrigrisiko-CMML kann die Entscheidung zur allogenen Stammzelltransplantation aufgeschoben werden.
- Weitere Ziele:
  - Bei nicht transplantablen Patienten symptomorientierte Therapie durch Zytoreduktion mittels
    - Hydroxyurea bei myeloproliferativer Verlaufsform bzw.
    - hypomethylierenden Substanzen (Azazytidin) bei der myelodysplastischen Subgruppe.
  - Bei myeloproliferativer CMML Beginn mit Hydroxyurea und Kombination mit bzw. Wechsel zu demethylierenden Substanzen.
  - Therapiestudien.
- Allgemeinsymptome und Ulzera reagieren auf Zytoreduktion und Therapie mit Steroiden (Prednisolon 20 mg/Tag p. o.).

Allgemeinmaßnahmen

- Therapien außer der allogenen Stammzelltransplantation sind nicht kurativ.
- Deshalb übrige Maßnahmen nur zur Symptomkontrolle bei
  - beeinträchtigenden Allgemeinsymptomen (Fieber, Nachtschweiß, Gewichtsverlust),
  - symptomatischer Organomegalie,
  - Hautinfiltraten/-ulzera,
  - Niereninsuffizienz,
  - Ergüssen,
  - symptomatischen Blutbildveränderungen (Hyperleukozytose, Leukostase, zunehmende Zytopenien, Blastenanstieg).
- Transfusionen wie bei MDS.
- Erythropoese-stimulierende Agenzien (ESA) wie bei MDS.
- Impfungen: Pneumokokkenimpfung, jährliche Influenza-Schutzimpfung.

Pharmakotherapie

- Möglichst Behandlung in Therapiestudien.
- Hydroxyurea (HU):
  - Standardtherapie bei „myeloproliferativer" CMML (empfohlene Anfangsdosierung 15 mg/kg/Tag p. o.) mit Dosisanpassung, um die Granulozytenwerte bei 500–1000/µl zu halten und ausgeprägte Thrombozytopenien zu vermeiden.
- Hypomethylierende Substanzen (Azazytidin):
  - Standardtherapie bei „myelodysplastischer" CMML und nach Leukozytenreduktion mittels HU bei „myeloproliferativer" CMML. Dosierung und Applikation wie bei MDS.
- Intensive Chemotherapie:
  - Diese kann bei starker Myeloproliferation bzw. Übergang in AML und geplanter allogener Stammzelltransplantation indiziert sein.
  - Bei fehlender Transplantationsoption weniger sinnvoll, da üblicherweise keine CR.
- Bei refraktärer/rezidivierter CMML zur Symptomkontrolle:
  - Decitabin i. v. (derzeit nicht zugelassen),
  - Niedrigdosiertes Cytosin-Arabinosid s. c.,
  - Etoposid p. o.,
  - 6-Thioguanin p. o.,
  - Melphalan p. o.

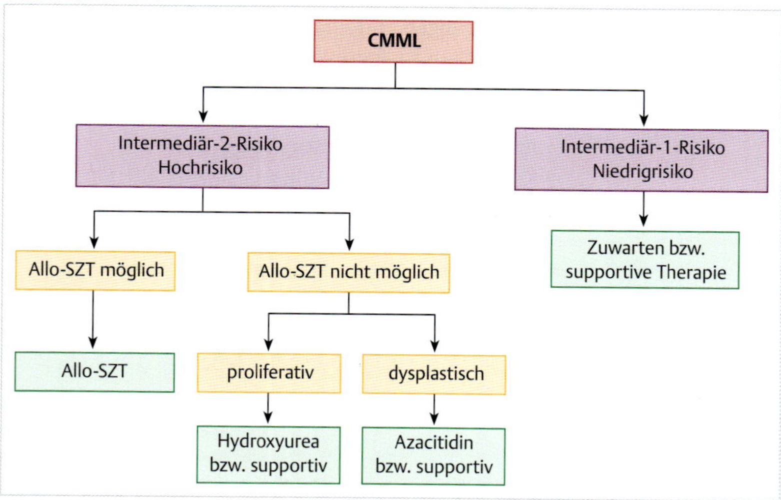

Abb. 6.15 Chronische myelomonozytäre Leukämie. Therapeutisches Vorgehen.

Zellbasierte Verfahren

- Allogene Stammzelltransplantation (einzige kurative Therapie):
  - Alle Patienten ohne offensichtliche Kontraindikationen sollten in einem Transplantationszentrum vorgestellt werden.
  - Berücksichtigung der Komorbiditäten mittels etablierten Score-Systemen (HCT-CI, EBMT).
  - Derzeitig 3-Jahres-Überlebensrate von etwa 30 %.
  - Bei Niedrigrisiko-CMML deshalb zeitliches Aufschieben der Transplantation möglich.
- Autologe Stammzelltransplantation ohne Stellenwert.

6.8.12 Verlaufskontrolle und Nachsorge

- Lebenslängliche Überwachung notwendig.
- Bei Einleitung einer zytoreduktiven Therapie kurzfristige (wöchentliche) Blutbildkontrollen.
- Untersuchungen des Knochenmarks:
  - Keine routinemäßigen Verlaufskontrollen, indiziert bei Verschlechterung des Blutbildes zur Erkennung einer Krankheitsprogression (kombiniert mit Zytogenetik und Molekulargenetik).
  - Bei demethylierender Therapie nach jeweils 2–4 Zyklen Knochenmarkzytologie.
- Beurteilung des Ansprechens: Neben den Ansprechkriterien wie bei MDS ist auch die Bewertung des Ansprechens der Organmanifestationen wichtig.

6.8.13 Prognose

- Mediane Überlebenszeit ohne Therapie 30 Monate.
- Je nach Prognosefaktoren und Score-System werden 4 Risikogruppen mit medianen Überlebenszeiten zwischen 5 und 72 Monaten unterschieden (s. Kap. 6.8.7))
- 3-Jahresüberleben etwa 30 % nach allogener Stammzelltransplantation bei Hochrisiko-CMML.
- 2-Jahres-Überleben etwa 50 % mit demethylierender Therapie bei Hochrisiko-CMML.

6.8.14 Wichtige Internetquellen

- Onkopedia Leitlinien, Myelodysplastische Syndrome: www.onkopedia.com/de/onkopedia/guidelines/myelodysplastische-syndrome-mds/@@view/html/index.
- CMML-spezifischer prognostischer Risiko-Score: www.kompetenznetz-leukaemie.de/content/aerzte/mds/scores/cpss/

6.8.15 Literatur

[1] Arber DA, Orazi A, Hasserjian R, et al. The 2016 revision to the World Health Organization classification of myeloid neoplasms and acute leukemia. Blood 2016; 127: 2391–405

[2] Elena C, Galli A, Such E, et al. Integrating clinical features and genetic lesions in the risk assessment of patients with chronic myelomonocytic leukemia. Blood 2016; 128:1408–17

[3] Itzykson R, Kosmider O, Renneville A, et al. Prognostic score including gene mutations in chronic myelomonocytic leukemia. J Clin Oncol 2013; 31: 2428–36

[4] Mughal TI, Cross NC, Padron E, et al. An international MDS/MPN's working group perspective and recommendations on molecular pathogenesis, diagnosis and clinical characterization of myelodysplastic/myeloproliferative neoplasms. Haematologica 2015; 100: 1117–30

[5] Savona MR, Malcovati L, Komrokji R, et al. An international consortium proposal of uniform response criteria for myelodysplastic/myeloproliferative neoplasms (MDS/MPN) in adults. Blood 2015; 125: 1857–65

[6] Such E, Germing U, Malcovati L, et al. Development and validation of a prognostic scoring system for patients with chronic myelomonocytic leukemia. Blood 2013; 121: 3 005–15

6.9 Sonstige MDS/MPN: aCML, JMML, MDS/MPN-RS-T, MDS/MPN-U

Arnold Ganser

6.9.1 Steckbrief

Bei den MDS/MPN, die nicht einer CMML entsprechen, handelt es sich um die atypische CML *BCR-ABL*-negativ (aCML), die juvenile myelomonozytäre Leukämie (JMML), das MDS/MPN mit Ringsideroblasten und Thrombozytose (MDS/MPN-T) sowie das unklassifizierbare MDS/MPN (MDS/MPN-U). Zugrunde liegt eine irreversible klonale Erkrankung der hämatopoetischen Stammzelle, die je nach Subtyp charakterisiert ist durch Erwerb verschiedener somatischer Mutationen. Mit Ausnahme der JMML (Monosomie 7) ist in einem Teil der Fälle eine Trisomie 8 assoziiert. Grundsätzlich sind diese Erkrankungen sehr selten; das diagnostische Vorgehen entspricht grundsätzlich dem bei CMML, hinzu kommen spezielle molekularpathologische Merkmale.

6.9.2 Aktuelles

- Die WHO-Klassifikation von 2016 enthält in der Gruppe der MDS/MPN neben der CMML
  - die atypische CML *BCR-ABL*-negativ (aCML),
  - die juvenile myelomonozytäre Leukämie (JMML),
  - das MDS/MPN mit Ringsideroblasten und Thrombozytose (MDS/MPN-T) sowie
  - das unklassifizierbare MDS/MPN (MDS/MPN-U).
- Klinische Präsentation, diagnostische Kriterien und Therapie sind sehr verschieden.
- Die JMML ist auf das Kindesalter beschränkt.

6.9.3 Synonyme

- Keine Synonyme gebräuchlich.

6.9.4 Definition

- Die WHO-Klassifikation von 2016 enthält in der Gruppe der MDS/MPN neben der CMML
  - die atypische CML *BCR-ABL*-negativ (aCML),
  - die juvenile myelomonozytäre Leukämie (JMML),
  - das MDS/MPN mit Ringsideroblasten und Thrombozytose (MDS/MPN-T) sowie
  - das unklassifizierbare MDS/MPN (MDS/MPN-U).
- Den Erkrankungen liegt eine irreversible klonale Veränderung der hämatopoetischen Stammzelle zugrunde.

6.9.5 Epidemiologie

- **Atypische chronisch-myeloische Leukämie, *BCR-ABL* negativ (aCML):**
  - Selten,
  - medianes Alter bei Diagnose 72 Jahre,
  - Männer doppelt so häufig wie Frauen betroffen (Männer:Frauen 2:1).
- **Juvenile myelomonozytäre Leukämie (JMML):**
  - Selten mit Inzidenz von 1,2/Mio. Kinder pro Jahr,
  - medianes Alter bei Diagnose 2 Jahre, nicht über 12 Jahre,
  - Verhältnis von Jungen zu Mädchen = 2–3:1.
- **MDS/MPN mit Ringsideroblasten und Thrombozytose (MDS/MPN-RS-T):**
  - Selten,
  - medianes Alter bei Diagnose 71–75 Jahre,
  - Frauen etwas häufiger betroffen (Männer zu Frauen = 1:1,4).
- **MDS/MPN-unklassifiziert (MDS/MPN-U):**
  - Selten,
  - medianes Alter bei Diagnose 71 Jahre,
  - Männer doppelt so häufig wie Frauen betroffen (Männer zu Frauen = 2:1).

6.9.6 Ätiologie und Pathogenese

- **Atypische chronisch-myeloische Leukämie, BCR-ABL negativ (aCML):**
  - Irreversible klonale Erkrankung der hämatopoetischen Stammzelle, charakterisiert durch Erwerb somatischer Mutationen.
  - Häufig normaler Karyotyp, keine charakteristischen Chromosomenaberrationen; in 18 % Trisomie 8.
  - In 35 % Mutationen in *NRAS/KRAS*, selten in *JAK2, FLT3, CEBPA*.
- **Juvenile myelomonozytäre Leukämie (JMML):**
  - Irreversible klonale Erkrankung der hämatopoetischen Stammzelle, charakterisiert durch Erwerb somatischer Mutationen (s. unten) und Hypersensitivität gegenüber GM-CSF.
  - In der Mehrzahl normaler Karyotyp, bei 25 % Monosomie 7 (dann meist Leukozyten < 10 000/µl)
  - Aktivierung des RAS-RAF-MAPK-Signalwegs durch entsprechende Mutationen von *NF1, N-RAS, K-RAS, PTPN11* (35 %) und *CBL* bei 90 % der Patienten.
  - Bei 35 % Hyperphosphorylierung von STAT-5.
  - Bei Krankheitsprogression zusätzliche Mutationen in *JAK3 und SETBP1* mit sehr schlechter Prognose.
  - Klinische Neurofibromatose 1 (NF-1) bei 11 %.
- **MDS/MPN mit Ringsideroblasten und Thrombozytose (MDS/MPN-RS-T):**
  - Irreversible klonale Erkrankung der hämatopoetischen Stammzelle, charakterisiert durch Erwerb somatischer Mutationen.
  - Häufig (80 %) normaler Karyotyp, keine charakteristischen Chromosomenaberrationen; in 18 % Trisomie 8.
  - In 90 % Mutationen in *SF3B1*, 57 % in *JAK2V617F*, in 50 % beide Mutationen.
  - Die Diagnose eines MDS/MPN-RS-T ist hochwahrscheinlich bei Mutation von *SF3B1* in Kombination mit einer Mutation von *JAK2 V617F, CALR* oder *MPL*.
  - Bei *SF3B1*-Wildtyp meist *JAK2*- und *ASXL 1*-Mutationen.
  - Außerdem Mutationen in anderen Spliceosom-Genen, in epigenetischen Regulatorgenen (*ASXL-1* 15 %, *TET2* 25 %, *DNMT3A* 15 %, u. a.)
  - Nur selten Mutationen in *CALR* und *MPL*.
  - *BCR-ABL* ist ein Ausschlusskriterium.
- **MDS/MPN-unklassifiziert (MDS/MPN-U):**
  - Irreversible klonale Erkrankung der hämatopoetischen Stammzelle, charakterisiert durch Erwerb somatischer Mutationen.
  - Häufig normaler Karyotyp, keine charakteristischen Chromosomenaberrationen; in 18 % Trisomie 8.
  - In 14 % Mutationen in *NRAS/KRAS*, selten in *JAK2, FLT3, CEBPA*

6.9.7 Klassifikation und Risikostratifizierung

Klassifikation

- **Atypische chronisch-myeloische Leukämie, BCR-ABL negativ (aCML)** (WHO-Diagnosekriterien):
  - Im Blut Leukozytose infolge einer erhöhten Zahl von neutrophilen Granulozyten und ihrer Vorstufen (Promyelozyten, Myelozyten, Metamyelozyten) ≥ 10 % der Leukozyten,
  - Dysgranulopoese einschließlich Pseudo-Pelger-Anomalie,
  - keine oder minimale absolute Basophilie; Basophile fast immer < 2 % der Leukozyten,
  - keine oder minimale absolute Monozytose; Monozyten < 10 % der Leukozyten,
  - hyperzelluläres Knochenmark mit Proliferation der Granulopoese sowie Dysgranulopoese mit oder ohne Dysplasie der erythrozytären und megakaryozytären Zelllinien,
  - < 20 % Blasten im Blut und im Knochenmark,
  - kein Rearrangement von PDGFRA, PDGFRB oder FGFR1, oder PCM1-JAK2,
  - kein Nachweis eines Philadelphia-Chromosoms bzw. BCR-ABL 1-Fusionsgens,
  - keine PMF, PV oder ET.

- **Juvenile myelomonozytäre Leukämie (JMML)** (WHO-Diagnosekriterien):
  - Klinische und hämatologische Charakteristika (alle 4 erforderlich):
    - Im Blut persistierende Monozytose ≥ 1000/µl,
    - Blasten (einschließlich Promonozyten) < 20 % der Leukozyten im Blut und der kernhaltigen Zellen im Knochenmark,
    - Splenomegalie,
    - kein Nachweis eines Philadelphia-Chromosoms bzw. BCR-ABL 1-Fusionsgens.
  - Genetische Charakteristika (1 Parameter ausreichend):
    - Somatische Mutation in *PTPN11* oder *KRAS* oder *NRAS* (Keimbahnmutation muss ausgeschlossen sein).
    - klinische Diagnose von NF1 oder *NF1*-Mutation.
    - Keimbahnmutation von CBL 1 oder LOH für CBL.
  - Für Patienten ohne genetische Veränderungen müssen neben den oben genannten klinischen und hämatologischen Charakteristika die folgenden Kriterien erfüllt sein: Monosomie 7 oder eine andere chromosomale Aberration und ≥ 2 der folgenden Kriterien:
    - Für das Alter erhöhtes Hämoglobin F,
    - unreife erythrozytäre oder granulozytäre Vorstufen im Blut,
    - GM-CSF-Hypersensitivität der myeloischen Progenitorzellen in vitro,
    - Hyperphosphorylierung von STAT 5.
- **MDS/MPN mit Ringsideroblasten und Thrombozytose (MDS/MPN-RS-T)** (WHO-Diagnosekriterien):
  - Anämie mit erythroider Dysplasie mit oder ohne multilineärer Dysplasie, ≥ 15 % Ringsideroblasten (auch bei Nachweis einer *SF3B1*-Mutation), < 1 % Blasten im Blut und < 5 % Blasten im Knochenmark,
  - persistierende Thrombozytose ≥ 4 50000/µl,
  - Nachweis einer *SF3B1*-Mutation oder bei deren Fehlen keine vorangegangene zytotoxische Therapie bzw. Gabe von hämopoetischen Wachstumsfaktoren, die die myelodysplastischen/myeloproliferativen Veränderungen erklären könnte.
  - Kein Nachweis eines Philadelphia-Chromosoms bzw. BCR-ABL 1-Fusionsgens. Kein Rearrangement von PDGFRA, PDGFRB oder FGFR1, oder PCM1-JAK2; kein t(3;3)(q21;q26), inv(3)(q21q26) oder del(5q),
  - anamnestisch kein MPN oder MDS (außer MDS-RS) oder anderes MDS/MPN.
- **MDS/MPN-unklassifiziert (MDS/MPN-U)** (WHO-Diagnosekriterien):
  - MDS/MPN-U ist eine Ausschlussdiagnostik und umfasst alle Fälle, die nicht als MDS, MPN und innerhalb der MDS/MPN als aCML, JMML oder MDS/MPN-RS-T diagnostiziert werden können.

Tab. 6.11 Risikostratifizierung des MDS/MPN-RS-T.

Risiko	Kriterien
Niedrig	Alter < 60 Jahre, keine Thromboembolien
Hoch	Alter ≥ 60 Jahre und/oder vorangegangene Thromboembolie

Risikostratifizierung

- **MDS/MPN mit Ringsideroblasten und Thrombozytose (MDS/MPN-RS-T):**
  - Erfolgt entsprechend der Risikostratifizierung bei ET: Erhöhtes Risiko für arterielle Thrombosen bei
    - Alter > 60 Jahre (▶ Tab. 6.11),
    - Thrombosen in der Anamnese,
    - kardiovaskuläre Risikofaktoren (Rauchen, Diabetes mellitus, Hypertonie),
    - Leukozyten > 11000/µl,
    - *JAK2V617F*-Mutation.

6.9.8 Symptomatik

- **Atypische chronisch-myeloische Leukämie, BCR-ABL negativ (aCML):**
  - Vorherrschend sind Symptome von Anämie und Thrombozytopenie,
  - Organomegalie (Leber, Milz) in 34 %.
- **Juvenile myelomonozytäre Leukämie (JMML):**
  - Charakteristisch ist die Vermehrung von monozytären und granulozytären Zellen mit Infiltration von Milz, Leber (Organomegalie), Lunge, Gastrointestinaltrakt (Diarrhoe) sowie monozytär/monoblastäre Hautinfiltrate.
- **MDS/MPN mit Ringsideroblasten und Thrombozytose (MDS/MPN-RS-T):**
  - Vorherrschend sind anämiebedingte Symptome in Kombination mit möglichen Komplikationen der Thrombozytose (Thromboembolien, Mikrozirkulationsstörungen mit Kopfschmerzen, Palpitationen, stenokardische Beschwerden, Erythromelalgie).
  - Bei extremer Thrombozytose (> 1 Mio/µl) u. U. erworbenes von Willebrand-Syndrom mit mukokutanen Spontanblutungen.
- **MDS/MPN-unklassifiziert (MDS/MPN-U):**
  - Im Frühstadium unspezifisch und Folge der Zytopenien bzw. der Zytosen,
  - konstitutionelle Symptome (Fieber, Nachtschweiß, Gesichtsverlust) möglich,
  - Splenomegalie und Hepatomegalie bei 23 % der Patienten, selten massiv; Lymphadenopathie.

6.9.9 Diagnostik

Diagnostisches Vorgehen

- **Atypische chronisch-myeloische Leukämie, BCR-ABL negativ (aCML):**
  - Wie bei CMML (Kap. 6.8).
- **Juvenile myelomonozytäre Leukämie (JMML):**
  - Wie bei CMML, zusätzlich bei Fehlen genetischer Veränderungen:
    - Hb-Elektrophorese (Hämoglobin F im Blut),
    - Klonaler Stammzelltest (CFU-Assay) mit Bestimmung der GM-CSF-Sensitivität,
    - STAT 5-Phosphorylierung.
- **MDS/MPN mit Ringsideroblasten und Thrombozytose (MDS/MPN-RS-T):**
  - Das diagnostische Vorgehen entsprechend demjenigen bei MDS und MPN bzw. CMML,
  - speziell: Ristocetin-Kofaktor-Aktivität, vWF-Aktivität, Multimeranalyse.
- **MDS/MPN-unklassifiziert (MDS/MPN-U):**
  - Wie bei CMML
  - Blutbild: Paralleles Auftreten von Zytose (Leukozytose in 90 %, Thrombozytose in 32 %) und Zytopenie (Anämie in 90 %, Thrombozytopenie in 35 %, selten Neutropenie) bei allen Patienten
  - Zum diagnostischen Vorgehen s. auch Kap. 6.1

Histologie, Zytologie und klinische Pathologie

- **Atypische chronisch-myeloische Leukämie, BCR-ABL negativ (aCML):**
  - Im Blut:
    - Paralleles Auftreten von Zytose (Leukozytose in 90 %, Thrombozytose in 5 %) und Zytopenie (Anämie in 90 %, Thrombozytopenie in 60 %, selten Neutropenie) bei allen Patienten.
    - Leukozytose infolge einer erhöhten Zahl von neutrophilen Granulozyten und ihrer Vorstufen (Promyelozyten, Myelozyten, Metamyelozyten ≥ 10 % der Leukozyten). Pseudo-Pelger-Anomalie.
    - Keine oder nur minimale Basophilie und Monozytose,
    - Blasten < 20 %.
  - Knochenmark:
    - Hyperzelluläres Knochenmark mit Proliferation der Granulopoese sowie Dysgranulopoese mit oder ohne Dysplasie der erythrozytären und megakaryozytären Zelllinien.
    - Blasten < 20 %,
    - signifikante Knochenmarkfibrose in 29 %.
  - Molekulargenetik:
    - In 35 % Mutationen in *NRAS/KRAS*, selten in *JAK2, FLT 3, CEBPA*.
    - Kein Rearrangement von *PDGFRA, PDGFRB* oder *FGFR1*, oder *PCM1-JAK2*, kein *BCR-ABL 1*-Fusionsgen.
- **Juvenile myelomonozytäre Leukämie (JMML):**
  - Blutausstrich:
    - Nachweis der Monozytose und Blastengehalt,
    - Blasten immer < 20 %.
  - Knochenmark:
    - Hyperzellulär mit überwiegend granulozytären Zellen aller Reifungsstufen, gelegentlich auch gesteigerte Erythropoese,
    - Blastenanteil leicht erhöht, aber immer < 20 %.
  - Zytogenetik:
    - Häufig Nachweis einer Monosomie 7 in den Knochenmarkzellen.
  - Molekulargenetik:
    - Untersuchung der krankheitsdefinierenden somatischen und Keimbahnmutationen.
    - Ausschluss des *BCR-ABL 1*-Fusionsgens.
- **MDS/MPN mit Ringsideroblasten und Thrombozytose (MDS/MPN-RS-T):**
  - Blut- und Knochenmarkdiagnostik inkl. Histologie mit Eisen- und Faserfärbung.
  - Im Blutbild Nachweis einer persistierende Thrombozytose ≥ 450.000/µl.
  - Im Blutausstrich Untersuchung auf Dysplasien der Granulopoese (Pseudo-Pelger-Anomalie) und Blasten.
  - Im Knochenmark Nachweis von ≥ 15 % Ringsideroblasten und u. U. weiteren Dysplasien
  - Molekularbiologie:
    - Mutationsanalyse von *SF3B1* und *JAK2*,
    - Ausschluss eines *BCR-ABL 1*-Fusionsgens,
    - Ausschluss der Rearrangements von PDGFRA, PDGFRB oder FGFR1, oder PCM1-JAK2 (insbesondere bei Eosinophilie und Basophilie);
  - Zytogenetik:
    - Kein Philadelphia-Chromosom,
    - kein t(3;3)(q21;q26), inv(3)(q21q26) oder del(5q).

6.9.10 Differenzialdiagnose

- **Atypische chronisch-myeloische Leukämie, BCR-ABL negativ (aCML):**
  - CML, CNL, CMML, MDS, MPN (insbesondere ET und PMF), MDS/MPN-RS-T, MDS/MPN-U. Reaktive Leukozytosen.
  - Fälle von MPN, insbesondere in der akzelerierten oder post-PV/ET-Phase können bei Neutrophilie eine aCML imitieren.
  - Ein MPN in der Anamnese, MPN-charakteristische Knochenmarkveränderungen und/oder MPN-assoziierte Mutationen (in *JAK2, CALR, MPL*) schließen eine aCML weitgehend aus.
  - Andererseits unterstützen Mutationen in *SETBP1* und/oder *ETNK1* die Diagnose einer aCML.
  - Eine *CSF3R*-Mutation ist untypisch für aCML und spricht für die Diagnose einer CNL oder einer anderen myeloischen Neoplasie.

- **Juvenile myelomonozytäre Leukämie (JMML):**
  - Herpesinfektionen,
  - Leukozyten-Adhäsionsdefekt,
  - infantile maligne Osteopetrose,
  - hämophagozytische Lymphohistiozytose (vgl. Kap. 5.20),
  - Wiskott-Aldrich-Syndrom.
- **MDS/MPN mit Ringsideroblasten und Thrombozytose (MDS/MPN-RS-T):**
  - aCML, CML, CMML, MDS, MPN (insbesondere ET und PMF), MDS/MPN-U,
  - reaktive Thrombozytosen.
- **MDS/MPN-unklassifiziert (MDS/MPN-U):**
  - Die anderen MDS/MPN, CML, MDS,
  - reaktive Thrombozytosen,
  - chronische Infektionen/Entzündungen.

6.9.11 Therapie

- **Atypische chronisch-myeloische Leukämie, BCR-ABL negativ (aCML):**
  - Einzig kurative Therapie ist die allogene Stammzelltransplantation.
  - Abhängig vom Ausmaß der Zytose/Zytopenie Gabe von HU bzw. demethylierenden Substanzen (Azazytidin) wie bei CMML.
  - Intensive Induktionschemotherapie nur bei geplanter allogener Stammzelltransplantation und erhöhtem Blastenanteil im Knochenmark.
- **Juvenile myelomonozytäre Leukämie (JMML):**
  - Vorstellung in einem pädiatrischen Zentrum,
  - allogene Stammzelltransplantation ist die einzige kurative Behandlung.
  - Bei Keimbahnmutation von CBL häufig Spontanregression.
- **MDS/MPN mit Ringsideroblasten und Thrombozytose (MDS/MPN-RS-T):**
  - Prinzip: Die Behandlung richtet sich sowohl an der Therapie für MDS-RS wie auch für ET aus und ist individualisiert.
  - Bei Anämie Transfusionen, Eisenchelattherapie und Einsatz von ESA entsprechend den Kriterien für das MDS.
  - Behandlung der Thrombozytose risikoadaptiert wie bei ET, üblicherweise Thromboseprophylaxe mit ASS 100 mg/Tag.
  - Allerdings ist die zytoreduktive Therapie mit HU wegen der Anämie meist nicht möglich.
  - Bei extremer Thrombozytose (> 1 Mio/µl) und mukokutanen Blutungen mit Nachweis eines von-Willebrand-Syndroms sollte zytoreduktive Therapie wie bei ET erwogen werden, anschließend ASS 100 mg/Tag.
  - Bei ASS-Resistenz/-Hypersenitivität oder Notwendigkeit einer dualen Therapie Einsatz von Clopidogrel, Prasugel oder Ticagrelor.
  - Allogene Stammzelltransplantation als einzig kurative Therapie wegen der assoziierten Risiken nur bei Patienten mit schweren refraktären Zytopenien oder Progression der Erkrankung zur AML.
- **MDS/MPN-unklassifiziert (MDS/MPN-U):**
  - Wie bei CMML.
  - Einzig kurative Therapie ist die allogene Stammzelltransplantation.
  - Abhängig vom Ausmaß der Zytose/Zytopenie Gabe von HU bzw. demethylierenden Substanzen (Azazytidin).
  - Induktionschemotherapie nur bei geplanter allogener Stammzelltransplantation und erhöhtem Blastenanteil im Knochenmark.

6.9.12 Nachsorge

- Die Nachsorge entspricht grundsätzlich der bei anderen MDS/MPN.
- Lebenslängliche Überwachung notwendig.
- Bei Einleitung einer zytoreduktiven Therapie kurzfristige (wöchentliche) Blutbildkontrollen.
- Untersuchungen des Knochenmarks:
  - keine routinemäßigen Verlaufskontrollen,
  - indiziert bei Verschlechterung des Blutbildes zur Erkennung einer Krankheitsprogression (kombiniert mit Zytogenetik und Molekulargenetik).
  - Bei demethylierender Therapie nach jeweils 2–4 Zyklen Knochenmarkzytologie, sowie vor allogener Stammzelltransplantation.
- Beurteilung des Ansprechens:
  - Neben den Ansprechkriterien wie bei MDS bzw. ET ist auch die Bewertung des Ansprechens der Organmanifestationen wichtig.
- Betreuung der JMML in pädiatrischen Zentren.

6.9.13 Verlauf und Prognose

- **Atypische chronisch-myeloische Leukämie, BCR-ABL negativ (aCML):**
  - Mediane Überlebenszeit nach Diagnose 12–13 Monate.
  - Progressionsrate zur AML: 40 %.
  - Ungünstige Prognosefaktoren sind:
    - Leukozytose > 40.000/µl,
    - hoher prozentualer Anteil der unreifen myeloischen Vorläufer im Blut,
    - Dysgranulopoese,
    - Blastenanteil im Knochenmark ≥ 5 %,
    - erhöhte LDH und
    - Thrombozyten < 450.000/µl.
- **Juvenile myelomonozytäre Leukämie (JMML):**
  - Ohne allogene Stammzelltransplantation infaust,
  - mit allogener Stammzelltransplantation Heilung bei 50–60 %,
  - bei Keimbahnmutation von CBL häufig Spontanregression.

III

- **MDS/MPN mit Ringsideroblasten und Thrombozytose (MDS/MPN-RS-T):**
  - Medianes Überleben: 76 Monate,
  - Transformation zur AML: 1,8/100 Patientenjahre,
  - thromboembolische Ereignisse: 3,6/100 Patientenjahre (wie bei ET).
- **MDS/MPN-unklassifiziert (MDS/MPN-U):**
  - Mediane Überlebenszeit nach Diagnose 22 Monate,
  - Progressionsrate zur AML: 25 %.
  - Ungünstige Prognosefaktoren sind.
    - Leukozytose > 40.000/µl,
    - hoher prozentualer Anteil der unreifen myeloischen Vorläufer im Blut,
    - Dysgranulopoese,
    - Blastenanteil im Knochenmark ≥ 5 %,
    - erhöhte LDH und
    - Thrombozyten < 450.000/µl.

6.9.14 Wichtige Internetquellen

- Onkopedia Leitlinien, Myelodysplastische Syndrome: https://www.onkopedia.com/de/onkopedia/guidelines/myelodysplastische-syndrome-mds/@@view/html/index.html
- Onkopedia Leitlinien, Myeloproliferative Neoplasien: www.onkopedia.com/de/onkopedia/guidelines/myeloproliferative-neoplasien-mpn-frueher-chronische-myeloproliferative-erkrankungen-cmpe/@@view/html/index.html

6.9.15 Literatur

[1] Arber DA, Orazi A, Hasserjian R et al. The 2016 revision to the World Health Organization classification of myeloid neoplasms and acute leukemia. Blood 2016; 127: 2391–405

[2] DiNardo CD, Daver N, Jain N et al. Myelodysplastic/myeloproliferative neoplasms, unclassifiable (MDS/MPN, U): natural history and clinical outcome by treatment strategy. Leukemia 2014; 28: 958–61

[3] Locatelli F, Niemeyer CM. How I treat juvenile myelomonocytic leukemia. Blood 2015; 125: 1083–90

[4] Mughal TI, Cross NC, Padron E et al. An international MDS/MPN's working group perspective and recommendations on molecular pathogenesis, diagnosis and clinical characterization of myelodysplastic/myeloproliferative neoplasms. Haematologica 2015; 100: 1117–30

[5] Patnaik MM, Tefferi A. Refractoy anemia with ring sideroblasts and RARS with thrombocytosis. Am J Hematol 2015; 90: 550–9

[6] Wang SA, Hasserjian RP, Fox PS et al. Atypical chronic myeloid leukemia is clinically distinct from unclassifiable/myeodysplastic/myeloproliferative neoplasms. Blood 2014; 123: 2645–51

6.10 Myelodysplastische Syndrome (niedriges Risiko)

Ulrich Germing

6.10.1 Steckbrief

Myelodysplastische Syndrome (MDS) sind klonale Erkrankungen der hämatopoetischen Stammzellen, die durch dysplastische Zellen in Blut und Knochenmark, unterschiedlich ausgeprägte Zytopenien und ein erhöhtes Risiko zum Progress zu einer akuten myeloischen Leukämie (AML) gekennzeichnet sind. Neben häufigen erworbenen genetischen Alterationen sind auch Dysfunktionen des Knochenmarkstromas an der Pathophysiologie beteiligt. Der Krankheitsverlauf ist sehr variabel mit medianen Überlebenswahrscheinlichkeiten von wenigen Monaten bis zu vielen Jahren. Die Prognose wird unter Berücksichtigung des Alters und von Komorbiditäten mithilfe des International Prognostic Scoring-Systems in seiner revidierten Version (IPSS-R) abgeschätzt. Niedrigrisiko-Patienten werden in erster Linie mit supportiven Therapien wie Transfusionen, ggf. Erythropoetin, Eisenchelation und ggf. Lenalidomid therapiert [1].

6.10.2 Aktuelles

- Neue Klassifikation durch die WHO Arbeitsgruppe vorgeschlagen (WHO 2016 [3]).
- Prognostizierung durch den IPSS-R [2].
- Neue Leitlinien der Deutschen MDS-Studiengruppe und des European Leukemia net [4], [5].

6.10.3 Synonyme

- Früher benutze Synonyme „Präleukämie" und „smoldering leukemia" sind nicht mehr gebräuchlich.

6.10.4 Definition

- Klonale Erkrankung der hämatopoetischen Stammzelle,
- unterschiedlich ausgeprägte Dysplasiezeichen der Hämatopoese,
- unterschiedlich ausgeprägte Vermehrung unreifer myeloischen Progenitorzellen (Blasten) bis 19 %,
- Risiko der Entwicklung einer akuten Leukämie ca. 25 %,
- > 90 % chromosomale und/oder molekulare Aberrationen der Stammzellen,
- palliative Therapie mit Ausnahme der allogenen Stammzelltransplantion.

6.10.5 Epidemiologie

- Durchschnittliches Alter bei Erstdiagnose ca. 70–75 Jahre,
- Inzidenz ca. 4/100000/Jahr,
- Inzidenz bei > 80-Jährigen ca. 30–80/100.000/Jahr,
- Prävalenz aller MDS ca. 7,
- Niedrigrisiko-MDS (MDS SLD, MDS MLD, MDS RS SLD, MDS RS MLD) machen etwa 65 % der MDS aus.

6.10.6 Ätiologie und Pathogenese

- In 90 % unklar, in 10 % MDS nach Radiatio und/oder Chemotherapie oder langfristiger Benzolexposition,
- chromosomale und/oder molekulare Aberrationen,
- gesteigerte Apoptose ausreifender Zellen im Knochenmark,
- hämatopoetische Insuffizienz durch mangelnde Ausreifung,
- mangelhafte Unterstützung der Hämatopoese durch alterierte Stromazellen,
- klonale Expansion von myeloischen Vorläuferzellen.

6.10.7 Klassifikation und Risikostratifizierung

Klassifikation

- Klassifikation nach Vorschlägen der WHO (▶ Tab. 6.12).
- Klassifikationskriterien sind:
  - peripherer und medullärer Blastenanteil,
  - Ausmaß der Dysplasien in Blut und Knochenmark (Dysplasien nur einer versus mehrerer myeloischer Zellreihen),
  - Zellzahlen im Blut und Vorhandensein bzw. Art chromosomaler und molekularer Aberrationen.
- Die in früheren WHO Klassifikationen verwendeten Termini sind mit dem Ziel der genaueren Beschreibung der MDS-Typen abgelöst worden (▶ Tab. 6.12):
  - Refraktäre Zytopenie mit unilineärer Dysplasie (RCUD) heißt jetzt MDS SLD (single lineage dysplasia),
  - Refraktäre Zytopenie mit mulitilineären Dysplasies (RCMD) heißt jetzt MDS MLD (multilineage dysplasia).
- Zur Abgrenzung der MDS von AML gilt ein Blastenanteil im Blut und Knochenmark bis 19 % bei MDS, ab 20 % liegt eine AML vor.

Tab. 6.12 WHO-Klassifikation 2016 der myelodysplastischen Syndrome (Niedriges Risiko).

MDS-Subtyp	Blut	Knochenmark
MDS SLD (MDS mit single lineage dysplasia) (früher: Refraktäre Zytopenie mit unilineärer Dysplasie, RCUD)	Keine Blasten Uni- oder Bizytopenie	< 5 % Blasten Dysplasien in ≥ 10 % der Zellen einer Reihe
MDS RS SLD (MDS mit Ringsideroblasten und single lineage dysplasia) (früher: Refraktäre Anämie mit Ringsideroblasten, RARS)	Anämie, Keine Blasten	< 5 % Blasten ≥ 15 % Ringsideroblasten oder > 5 % Ringsideroblasten und *SF3B1*-Mutation
MDS MLD (MDS mit mutilineage dysplasia) (früher: Refraktäre Zytopenie mit multilineären Dysplasien, RCMD)	Keine Blasten Zytopenie(n) < 1000/µl Monozyten	< 5 % Blasten Dysplasiezeichen ≥ 10 % der Zellen von 2–3 Zellreihen < 15 % Ringsideroblasten
MDS RS MLD (MDS mit Ringsideroblasten und multilineage dysplasia)	Keine Blasten Zytopenie(n) < 1000/µl Monozyten	< 5 % Blasten Dysplasiezeichen ≥ 10 % der Zellen von 2–3 Zellreihen ≥ 15 % Ringsideroblasten oder > 5 % Ringsideroblasten und *SF3B1*-Mutation
MDS mit isolierter del(5q)	Keine Blasten, Uni- oder Bizytopenie Thrombozyten oft vermehrt	Meist typische mononukleäre Megakaryozyten < 5 % Blasten isolierte del(5q) Anomalie, oder mit einer Zusatzaberration (nicht von Chromosom 7)
Unklassifizierte MDS (MDS-U) MDS SLD mit Panzytopenie MDS SLD und MDS MLD mit 1 % Blasten im Blut MDS-typische chromosomale Aberration ohne klare Dysplasiezeichen	< 1 % Blasten < 1000/µl Monozyten	< 5 % Blasten

- Die verwandten chronischen myelomonozytären Leukämien (CMML) werden durch die Anzahl der Monozyten im Blut von den MDS abgegrenzt: Werden > 1000 Monozyten/µl Blut nachgewiesen und machen die Monozyten > 10 % der Leukozyten im Blut aus, liegt eine CMML vor.
- Für die Anwendung der WHO-Klassifikation bedarf es v. a. einer möglichst exakten Ermittlung des peripheren und medullären Blastenanteils.

Risikostratifizierung

- Prognose der Patienten ist abhängig von patientenbezogenen Parametern (Alter und Komorbiditäten) und krankheitsbezogenen Parametern.
- International Prognostic Scoring-System:
  - Im klinischen Alltag kommt in erster Linie das International Prognostic Scoring-System (IPSS) (▶ Tab. 6.13, ▶ Tab. 6.14) in seiner ursprünglichen und – mehr und mehr – in seiner revidierten Form (▶ Tab. 6.15, ▶ Tab. 6.16. ▶ Tab. 6.17) zur Anwendung.
  - Diese Scores beinhalten den medullären Blastenanteil, chromosomalen Befund und das Ausmaß der Zytopenien zur Bildung von 4 bzw. 5 Risikogruppen, deren Prognose in Bezug auf Überlebenswahrscheinlichkeit und dem Risiko eines Progress zur AML unterschiedlich ist.

6.10.8 Symptomatik

- Klinische Symptome als Folge hämatopoetischer Insuffizienz.
- Etwa 80 % der Patienten haben bei Erstdiagnose unterschiedlich stark ausgeprägte Anämiesymptome.
- 10–15 % der Patienten mit Niedrigrisiko-MDS haben Zeichen der hämorrhagischen Diathese oder gehäufte Infektionen.

Tab. 6.13 Definition des International Prognostic Scoring System (IPSS) (Auswertung ▶ Tab. 6.14).

Parameter	Score 0	Score 0,5	Score 1	Score 1,5	Score 2,0
Medullärer Blastenanteil (%)	0–4	5–10	–	11–20	21–29
Anzahl Zytopenien[1)]	0–1	2–3	–	–	–
Zytogenetische Risikogruppe[2)]	Niedrig	Intermediär	Hoch	–	–

[1)] Thrombozyten < 100000/µl, Hämoglobin < 10 g/dl, Neutrophile < 1800/µl
[2)] Niedrigrisiko = normaler Karyotyp, 5q-, 20q-, -Y; Hochrisiko = komplex Karyotyp (≥ 3 Anomalien), Chromosom-7-Anomalien; Intermediäres Risiko = alle anderen Aberrationen

Tab. 6.14 Beurteilung des Scores (nach IPSS).

Risikogruppe	Score
Niedrigrisiko	0
Intermediäres Risiko I	0,5–1
Intermediäres Risiko II	1,5–2
Hochrisiko	≥ 2,5

Tab. 6.15 Definition des IPSS-R.

Parameter	Score 0	Score 0,5	Score 1	Score 1,5	Score 2	Score 3	Score 4
Zytogenetik	very good	–	good	–	intermediate	poor	very poor
KM-Blasten	< 2 %	–	> 2 bis < 5 %	–	5–10 %	> 10 %	–
Hämoglobin g/dl	> 10	–	8- < 10	< 8	–	–	–
Thrombozyten g/l	> 100	50 bis < 100	< 50	–	–	–	–
ANC × 1000/µl	> 0,8	< 0,8	–	–	–	–	–

ANC: absolute Neutrophilenzahl; IPSS-R: revidierte Version des IPSS

Tab. 6.16 Zytogenetische Risikogruppen (IPSS-R).

Bewertung	Zytogenetik
Very good	del(11q), -Y
Good	Normal, del(20q), del(5q), einzeln und doppelt, del(12p)
Intermediate	+ 8, del(7q), i(17q), + 19, + 21, jede andere einzelne und doppelte Anomalie, unabhängige Klone
Poor	-7, inv(3)/t(3q)/del(3q), doppelte Anomalie inkl. -7/del(7q), Komplex: 3 Anomalien
Very poor	Komplex > 3 Anomalien

Tab. 6.17 Prognostische Risikogruppen je nach Score: Überlebenszeit und AML 25 % (Zeit, bis 25 % der Patienten eine akute Leukämie entwickelt haben)

Prognostische Risikogruppen	Score	Überlebenszeit	AML 25 %*
Very good	< 1,5	8,8	NR
Good	> 1,5–3	5,3	10,8
Intermediate	> 3–4,5	3,0	3,2
Poor	> 4,5–6	1,6	1,4
Very poor	> 6	0,8	0,73

*Median, Jahre

6.10.9 Diagnostik

Diagnostisches Vorgehen

- Zur Diagnose der verschiedenen Formen eines MDS führen (▶ Abb. 6.16):
  - Differenzialblutbild, Blutbild sowie die Bestimmung von LDH, Ferritin, Erythropoetin, Folsäure und Vitamin B12 im Blut sowie
  - eine zytologische und histologische Knochenmarkuntersuchung und
  - genetische Diagnostik aus Blut oder Knochenmark

Anamnese

- Vorgeschichte des Patienten: Chemotherapie oder/und eine Bestrahlung oder Radiojodtherapie,
- Exposition mit organischen Lösungsmitteln wie Benzol, da bei einigen Patienten eine Anerkennung des MDS als Berufserkrankung vorliegen kann,
- Symptome der hämatopoetischen Insuffizienz.

Körperliche Untersuchung

- Körperliche Untersuchung konzentriert sich auf Zeichen der hämatopoetischen Insuffizienz,
- Lymphknotenstatus.

Labor

- Diagnostische Aufarbeitung bei Verdacht auf MDS mit u.g. Laborparametern, nach Ausschluss von Differenzialdiagnosen (▶ Tab. 6.18).
- Peripheres Blut:
  - Blutbild (Zellzahlen),
  - Differenzialblutbild (Monozyten, Blasten, Dysplasiezeichen),
  - Retikulozyten,
  - LDH,
  - Ferritin,
  - Erythropoetin,
  - Folsäure,
  - Vitamin B12,
  - ggf. HLA-Typisierung,
  - Blutgruppe.
- Aus Blut oder Knochenmark:
  - Ggf. BCR-ABL, PDGFR-α und PDGFR-β (diagnostisch),
  - JAK-2, SF3B1 (günstige Prognose),
  - ASXL 1, RUNX 1, EZH2, TP53, etc. (ungünstige Prognose).
- Blutbild und Differenzialblutbild sind diagnostisch unerlässlich.
- Ein erhöhter LDH-Wert ist mit schlechterer Prognose assoziiert und Werte für EPO und Ferritin haben ggf. Einfluss auf therapeutische Entscheidungen.

Histologie, Zytologie und klinische Pathologie

Knochenmarkdiagnostik

- Knochenmarkpunktion obligat, wenn die wesentlichen Differenzialdiagnosen (▶ Tab. 6.18) mit geeigneten Methoden ausgeschlossen wurden.
- Knochenmarkdiagnostik umfasst die Anfertigung von in guter Qualität präparierten Ausstrichen zur Färbung nach Pappenheim und Eisenfärbung, idealerweise ergänzt durch MPO-Färbung, Esterase-Färbung und ggf. PAS-Färbung.
- Anhand der zytomorphologischen Beurteilung der Ausstriche müssen der medulläre Blastenanteil, die Anzahl des Dysplastischen Zellreihen, der Anteil der RIngsideroblasten und der Anteil der monozytopoetischen Zellen ermittelt werden.
- Zu untersuchende Parameter anhand des Knochenmarks sind:
  - Zytologie mit Eisenfärbung, POX und Esterase (WHO-Klassifikation),
  - Zytogenetik, ggf. mit FISH,
  - Histologie (Zellularität, Fibrose),
  - ggf. Immunphänotypisierung (Dysplasiezeichen, Blasten),
  - ggf. JAK-2, BCR-ABL, PDGFR-α/β,
- Zytogenetische Untersuchung der Knochenmarkzellen aus diagnostischen und prognostischen Gründen obligat.
- Ergänzend histologische Untersuchung einer Knochenstanze (Knochenmarkzellularität, Vorhandensein und ggf. Ausmaß von Knochenmarkfibrose?)

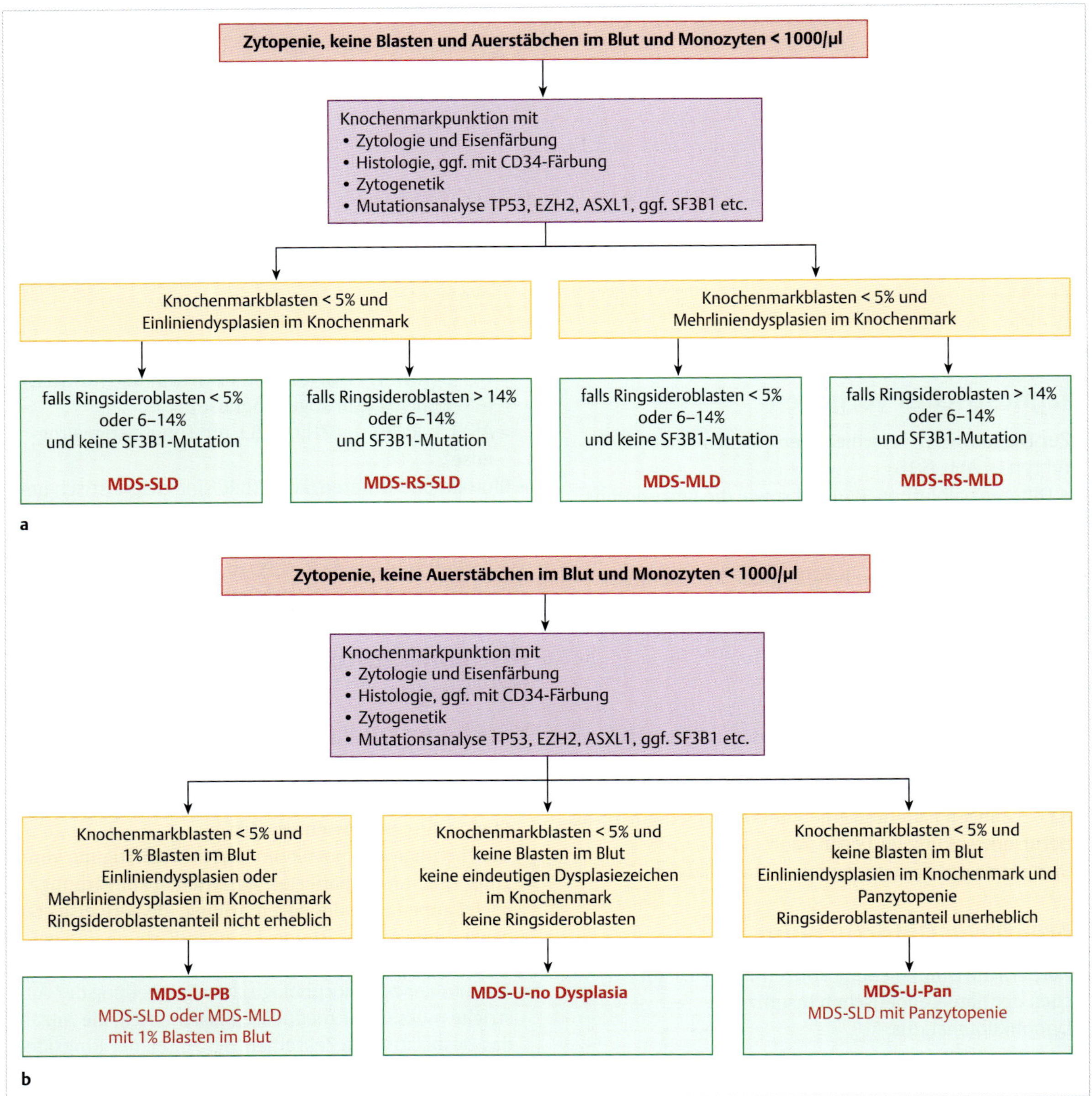

Abb. 6.16 Myelodysplastisches Syndrom. Diagnostisches Vorgehen.

a Diagnostik der MDS SLD und MLD: Falls Blasten im Blut und/oder Knochenmark > 4 % sind oder Auerstäbchen vorliegen, liegt eine MDS EB I oder II vor.

b Falls 1 % Blasten im Blut oder keine Dysplasienzeichen im Knochenmark zu finden sind, liegt ein MDS-U vor; falls sich eine MDS SLD mit Panzytopenie ergibt, liegt ein MDS-U vor.

Tab. 6.18 Differenzialdiagnosen der MDS.

Differenzialdiagnose	Diagnostisches Verfahren
Aplastische Anämie, Pure-Red-Cell-Aplasia (PRCA)	Histologie, Zytologie, Virologie
Toxischer KM-Schaden (Alkohol, Blei, NSAR, etc.)	Anamnese
Reaktive KM-Veränderungen (Sepsis, HIV, chronische Infekte, Tbc, Autoimmunerkrankungen, etc.)	Zytologie, Anamnese, Labor
Monozytose anderer Genese	Anamnese, Labor, Molekulargenetik
Paroxysmale nächtliche Hämoglobinurie (PNH)	Immunphänotypisierung
Immunthrombozytopenie	Anamnese, Verlauf
Megaloblastäre Anämien	Vitamin B12-/Folsäurespiegel
Hyperspleniesyndrom	Anamnese/Klinik (Splenomegalie)
Akute Leukämien (speziell Erythroleukämie, FAB-M6)	Zytologie, Genetik und Molekulargenetik
Myeloproliferative Erkrankungen (speziell aCML, OMF)	Histologie, Zytogenetik, Molekulargenetik
Haarzell-Leukämie, LGL	Zytologie, Immunphänotypisierung
Kongenitale dyserythropoetische Anämien (selten)	Molekulargenetik

Molekulargenetische Diagnostik

- Zahlreiche somatische Mutationen in Knochenmark- und Blutzellen kommen auch bei anderen myeloischen Neoplasien vor.
- In der Regel ist der Nachweis solcher Mutationen nicht diagnostisch relevant, kann aber in Fällen, bei denen es keine klaren Dysplasiezeichen in Blut und Knochenmark gibt, hilfreich zum Nachweis einer klonalen Hämatopoese sein.
- Fast alle Mutationen sind mit einer schlechteren Prognose assoziiert (mit der Ausnahme von Mutationen von *SF3B1* und *TET2*); die Mutationen können daher ggf. zur genaueren Abschätzung der Prognose herangezogen werden, v. a. bei der Frage, ob eine allogene Transplantation angestrebt werden soll.
- Die häufigsten Mutationen treten in den Gene *SF3B1*, *TET2*, *ASXL 1*, *RUNX1*, *TP53* und *EZH2* auf.
- Daneben gibt es eine Vielzahl von selteneren Mutationen, deren genaue Bedeutung noch unklar ist.

6.10.10 Differenzialdiagnosen

- Keines der Dysplasiezeichen, keine der chromosomalen Aberrationen und somatischen Mutationen ist pathognomonisch für ein MDS.
- ▶ Tab. 6.18 zeigt die wichtigsten Differenzialdiagosen, die mit jeweils geeigneten Methoden ausgeschlossen werden müssen, bevor die Diagnose eines MDS gestellt werden kann.
- Am häufigsten muss eine sekundäre Anämie, oftmals eine Eisenverwertungsstörung von den MDS abgegrenzt werden.

6.10.11 Therapie

Therapeutisches Vorgehen

- Grundsätzlich werden Patienten mit MDS SLD (RCUD), MDS SLD RS (RARS), MDS MLD und MDS MLD RS (RCMD) mit der Intention behandelt, die Zytopenien und deren klinische Folgen zu verbessern (▶ Abb. 6.17).
- Im Mittelpunkt stehen Transfusionen von Erythrozytenkonzentraten, die je nach klinischer Symptomatik bei Hämoglobinwerten < 9 g/dl im Abstand von 2–8 Wochen verabreicht werden.

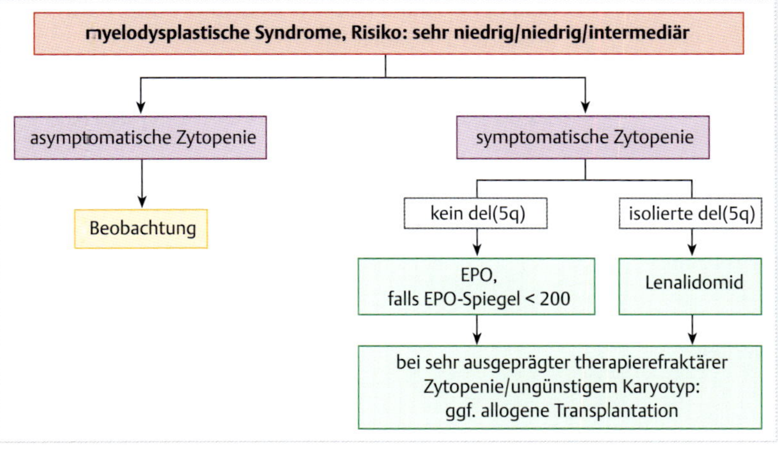

Abb. 6.17 Myelodysplastische Syndrome. Therapeutisches Vorgehen bei Patienten mit sehr niedrigem, niedrigem und intermediärem Risiko. Grün hinterlegt: zugelassene Therapie, gelb: Empfohlen, aber nicht zugelassen.

Merke

Es empfiehlt sich für alle Patienten eine Impfung gegen Pneumokokken und im Fall von schweren Infektionen der frühzeitige Einsatz von Antibiotika.

Pharmakotherapie

Pharmakologische Supportivtherapie

- **Erythropoetin**:
  - Mit dem Ziel der Verbesserung der Anämie können, sofern der endogene Erythropoetinspiegel < 200 ng/ml liegt, Erythropoetine eingesetzt werden.
  - Es bieten sich Erythropoetin-alpha in Dosierungen von 40.000 IE/Woche an.
- **GCSF**:
  - Kein Anstieg der Hämoglobinwerte unter Erythropoetin nach 12 Wochen: Dann kann zusätzlich niedrig dosiertes GCSF für einige Wochen hinzugegeben werden, da es hierunter zu einem Ansprechen der Hämoglobinwerte kommen kann.
  - Sollte es danach auch kein Ansprechen geben, muss die Therapie abgebrochen werden.
  - Bei ca. zwei Drittel der Patienten kommt es zu einem Anstieg der Hämoglobinwerte auf > 10 g/dl, die z. T. unter laufender Therapie Jahre anhalten.
- **Transfusionen/Eisenüberladung**:
  - Kommt es dauerhaft zu Transfusionsbedürftigkeit, tritt nach ca. 25–50 Transfusionen eine sich langsam entwickelnde transfusionsassoziierte Eisenüberladung ein.
  - Die Eisenüberladung kann die Entwicklung einer Kardiomyopathie begünstigen und die auch einen ungünstigen Einfluss auf die Blutbildung haben.
- **Eisenchelation**:
  - Haben die Patienten vonseiten des MDS und etwaiger Begleiterkrankungen eine günstige Prognose und liegt der Ferritinspiegel > 1000/µl, kann der orale Eisenchelator Deferasirox in einer Startdosis von 20 mg/kgKG gegeben werden.
  - Wesentliche Nebenwirkungen können gastrointestinale Beschwerden bis hin zu profusen Durchfällen sein und eine meist vorübergehende Niereninsuffizienz.
- **Infektionen bei Neutropenie**:
  - Patienten mit ausgeprägter Neutropenie, bei denen es zu gehäuften Infektionen kommt, können im Infektionsfall mit GCSF s. c. behandelt werden.
- **Thrombozytopenie**:
  - Patienten mit Thrombozytenzahlen < 20.000/µl und klinischen Zeichen einer hämorrhagischen Diathese können bei gravierenden Blutungen mit Thrombozytenkonzentraten behandelt werden.
  - Eine prophylaktische Transfusionstherapie mit Thrombozyten kann nicht empfohlen werden.

Praxistipp

Leider wird trotz der geschilderten Therapien ein sehr großer Teil der Patienten dauerhaft transfusionsbedürftig. Diesen Patienten sollte möglichst die Teilnahme an einer klinischen Studie ermöglicht werden, mit dem Ziel, die Blutbildung zu verbessern und den Transfusionsbedarf zu reduzieren. Patienten, bei denen keine Standardtherapie wirksam ist, werden idealerweise in klinischen Studien (www.MDS-register.de) behandelt.

Zellbasierte Verfahren

- Allogene Stammzelltransplantion in kurativer Intention bei Niedrigrisiko-MDS nur bei Vorliegen von ungünstigen Parametern, die einen raschen Progress zur Hochrisiko-MDS anzeigen (komplex aberranter Karyotyp, ungünstige molekulare Marker, etc), oder die eine extreme Zytopenie aufweisen.

6.10.12 Prävention

- Präventionsmaßnahmen für MDS gibt es nicht, abgesehen vom Meiden ionisierender Strahlung.

6.10.13 Nachsorge

- Je nach Ausmaß der Zytopenie mehr oder weniger engmaschige Beobachtung,
- in der Regel monatliche Blutbildkontrolle und Differenzialblutbild,
- Wiederholung der Knochenmarkdiagnostik bei Verschlechterung der Zellwerte bzw. Ausweitung der Zytopenie auf weitere myeloische Zellreihen oder wenn Blasten im Blut auftreten.

6.10.14 Verlauf und Prognose

- Die zu erwartenden Überlebenswahrscheinlichkeit hängt ganz wesentlich von krankheitsassoziierten Prognoseparametern und auch von patientenbezogenen Parametern ab, v. a. Alter und Komorbiditäten.
- Etablierte Instrumente zur Abschätzung der Prognose sind der IPSS und IPSS-R (▶ Tab. 6.13, ▶ Tab. 6.14, ▶ Tab. 6.15, ▶ Tab. 6.16).

6.10.15 Wichtige Internetquellen

- www.mdsdiagnosis.com
- www.mds-register.de
- www.oncopedia.de
- www.MDS-net.de (Patientengruppe)

6.10.16 Literatur

[1] Germing U, Kobbe G, Haas R et al. Myelodysplastic syndromes: diagnosis, prognosis, and treatment. Dtsch Arztebl Int. 2013; 110(46): 783–90

[2] Greenberg PL, Tuechler H, Schanz J, Sanz G et al. Revised international prognostic scoring system for myelodysplastic syndromes. Blood. 2012; 120(12): 2454–65

[3] Hasserjian R, Orazi A, Brunning RD et al. Myelodysplastic syndromes. In: Arber D et al., eds. WHO classification of lymphatic and myeloid neoplasia. IARC Press, Lyon, 2016

[4] Hofmann WK, Platzbecker U, Götze K, et al. Leitlinie Myelodysplastische Syndrome. Oncopedia 2016. www.oncopedia.de

[5] Malcovati L, Hellström-Lindberg E, Bowen D, Adès L, et al. European Leukemia Net. Diagnosis and treatment of primary myelodysplastic syndromes in adults: recommendations from the European LeukemiaNet. Blood 2013; 122(17): 2943–64

6.11 Myelodysplastische Syndrome (hohes Risiko)

Ulrich Germing

6.11.1 Steckbrief

Myelodysplastische Syndrome (MDS) sind klonale Erkrankungen der hämatopoietischen Stammzellen, die durch dysplastische Zellen in Blut und Knochenmark, unterschiedlich ausgeprägte Zytopenien und ein erhöhtes Risiko zum Progress zu einer akuten myeloischen Leukämie (AML) gekennzeichnet sind. Neben häufigen erworbenen genetischen Alterationen sind auch Dysfunktionen des Knochenmarkstromas an der Pathophysiologie beteiligt. Der Krankheitsverlauf ist sehr variabel mit medianen Überlebenswahrscheinlichkeiten von wenigen Monaten bis zu vielen Jahren. Die Prognose wird unter Berücksichtigung des Alters und von Komorbiditäten mithilfe des International Prognostic Scoring Systems in seiner revidierten Version (IPSS-R) abgeschätzt. Hochrisiko-Patienten sollten, wenn immer möglich, in kurativer Intention mit einer allogenen Stammzelltransplantation behandelt werden oder palliativ mit 5-Azazytidin oder nur supportiv [1].

6.11.2 Aktuelles

- Neue Klassifikation durch die WHO-Arbeitsgruppe vorgeschlagen (WHO 2016, [3]),
- Prognostizierung durch den IPSS-R [2],
- neue Leitlinien der Deutschen MDS-Studiengruppe und des European Leukemia Net [4], [5].

6.11.3 Synonyme

- Früher benutze Synonyme „Präleukämie“ und „smoldering leukemia“ sind nicht mehr gebräuchlich.

6.11.4 Definition

- Klonale Erkrankung der hämatopoetischen Stammzelle,
- unterschiedlich ausgeprägte Dysplasiezeichen der Hämatopoese,
- unterschiedlich ausgeprägte Vermehrung unreifer myeloischer Progenitorzellen (Blasten) bis 19 %,
- Risiko der Entwicklung einer akuten Leukämie ca. 25 %,
- > 90 % chromosomale und/oder molekulare Aberrationen der Stammzellen,
- palliative Therapie mit Ausnahme der allogenen Stammzelltransplantion.

6.11.5 Epidemiologie

- Durchschnittliches Alter bei Erstdiagnose ca. 70–75 Jahre,
- Inzidenz ca. 4/100.000/Jahr,
- Inzidenz bei > 80-Jährigen ca. 30–80/100.000/Jahr,
- Prävalenz aller MDS ca. 7,
- Hoch-Risiko-MDS (MDS EB1 und MDS EB2) machen etwa 35 % der MDS aus.

6.11.6 Ätiologie und Pathogenese

- Ätiologie in 90 % unklar, in 10 % MDS nach Radiatio und/oder Chemotherapie oder langfristiger Benzolexposition,
- chromosomale und/oder molekulare Aberrationen,
- gesteigerte Apoptose ausreifender Zellen im Knochenmark,
- hämatopoetische Insuffizienz durch mangelnde Ausreifung,
- mangelhafte Unterstützung der Hämatopoese durch alterierte Stromazellen,
- klonale Expansion von myeloischen Vorläuferzellen mit Entwicklung einer AML.

6.11.7 Klassifikation und Risikostratifizierung

- Hochrisiko-MDS werden nach den Vorschlägen der WHO klassifiziert:
  - Wesentliche Klassifikationskriterien sind peripherer und medullärer Blastenanteil (MDS EB I und MDS EB II (▸ Tab. 6.19), früher RAEB I und II).
  - Zur Abgrenzung der MDS von AML gilt ein Blastenanteil im Blut und Knochenmark bis 19 % bei MDS, ab 20 % liegt eine AML vor.
- Für die Anwendung der WHO-Klassifikation bedarf es einer möglichst exakten Ermittlung des peripheren und medullären Blastenanteils.
- Prognose der Patienten ist abhängig von patientenbezogenen Parametern (Alter und Komorbiditäten) und krankheitsbezogenen Parametern.

Tab. 6.19 WHO-Klassifikation 2016 der myelodysplastischen Syndrome (Hochrisiko-MDS).

MDS-Subtyp	Blut	Knochenmark
MDS EB I (Excess blasts), früher RAEB I	Zytopenie(n), < 5 % Blasten, < 1000/µl Monozyten	Uni- oder multilineäre Dysplasien, Blasten 5–9 %, keine Auerstäbchen
MDS EB II (Excess blasts), früher RAEB II	Zytopenie(n), < 20 % Blasten, < 1000/µl Mono	Uni- oder multilineäre Dysplasien, Blasten 10–19 %, Auerstäbchen möglich

Tab. 6.20 Definition des International Prognostic Scoring System (IPSS) (Beurteilung ▸ Tab. 6.21).

Parameter	Score 0	Score 0,5	Score 1	Score 1,5	Score 2
Medullärer Blastenanteil (%)	0–4	5–10	–	11–20	21–29
Anzahl Zytopenien[1)]	0–1	2–3	–	–	–
Zytogenetische Risikogruppe[2)]	Niedrig	Intermediär	Hoch	–	–

1) Thrombozyten < 100000/µl, Hämoglobin < 10 g/dl, Neutrophile < 1800/µl;
2) Niedrigrisiko = normaler Karyotyp, 5q-, 20q-, -Y; Hochrisiko Risiko = komplex Karyotyp (≥ 3 Anomalien), Chromosom-7-Anomalien; Intermediäres Risiko = alle anderen Aberrationen

Tab. 6.21 Beurteilung des Scores (nach IPSS).

Risikogruppe	Score
Niedrigrisiko	0
Intermediäres Risiko I	0,5–1
Intermediäres Risiko II	1,5–2
Hochrisiko	≥ 2,5

Tab. 6.22 Definition des IPSS-R (revidierter IPSS).

Parameter	Score 0	Score 0,5	Score 1	Score 1,5	Score 2	Score 3	Score 4
Zytogenetik	Very good	–	Good	–	Intermediate	Poor	Very poor
KM-Blasten	≥ 2 %	–	> 2 bis < 5 %	–	5–10 %	> 10 %	–
Hämoglobin	≥ 10	–	8 bis < 10	< 8	–	–	–
Thrombozyten	≥ 100	50 bis < 100	< 50	–	–	–	–
ANC	≥ 0,8	< 0,8	–	–	–	–	–

ANC: absolute Neutrophilenzahl

Tab. 6.23 Zytogenetische Risikogruppen (IPSS-R).

Bewertung	Zytogenetik
Very good	del(11q), -Y
Good	Normal, del(20q), del(5q), einzeln und doppelt, del(12p)
Intermediate	+ 8, del(7q), i(17q), + 19, + 21, jede andere einzelne und doppelte Anomalie, unabhängige Klone
Poor	-7, inv(3)/t(3q)/del(3q), doppelte Anomalie inklusive -7/del(7q), Komplex: 3 Anomalien
Very poor	Komplex > 3 Anomalien

Tab. 6.24 Prognostische Risikogruppen je nach Score: Überlebenszeit und AML 25 % (Zeit, bis 25 % der Patienten eine akute Leukämie entwickelt haben).

Prognostische Risikogruppen	Score	Überlebenszeit*	AML 25 %*
Very good	≤ 1,5	8,8	NR
Good	> 1,5–3	5,3	10,8
Intermediate	> 3–4,5	3,0	3,2
Poor	> 4,5–6	1,6	1,4
Very poor	> 6	0,8	0,73

*Median, Jahre

- International Prognostic Scoring System:
  - Im klinischen Alltag kommt in erster Linie der International Prognostic Scoring System (IPSS) (▶ Tab. 6.20, ▶ Tab. 6.21) in seiner ursprünglichen und – mehr und mehr – in seiner revidierten Form (▶ Tab. 6.22, ▶ Tab. 6.23) zur Anwendung.
  - Diese Scores aus medullärem Blastenanteil, chromosomalem Befund und Ausmaß der Zytopenien führen zur Bildung von 4 bzw. 5 Risikogruppen, deren Prognose in Bezug auf Überlebenswahrscheinlichkeit und dem Risiko eines Progresses zur AML unterschiedlich ist (▶ Tab. 6.24).

6.11.8 Symptomatik

- Klinische Symptome als Folge hämatopoetischer Insuffizienz,
- etwa 80 % der Patienten haben bei Erstdiagnose unterschiedlich stark ausgeprägte Anämiesymptome,
- etwa 20 % der Hochrisikopatienten haben Zeichen der hämorrhagischen Diathese und oder gehäufte Infektionen.

6.11.9 Diagnostik

Diagnostisches Vorgehen

- Zur Diagnose der verschiedenen Formen eines MDS führen:
  - Differenzialblutbild, Blutbild sowie die Bestimmung von LDH, Ferritin, Erythropoetin, Folsäure und Vitamin B12 im Blut sowie
  - eine zytologische und histologische Knochenmarkuntersuchung und
  - genetische Diagnostik aus Blut oder Knochenmark.

Anamnese

- Vorgeschichte des Patienten: Chemotherapie oder/und eine Bestrahlung oder Radioiodtherapie,
- Exposition mit organischen Lösungsmitteln wie Benzol, da bei einigen Patienten eine Anerkennung des MDS als Berufserkrankung vorliegen kann,
- Symptome der hämatopoetischen Insuffizienz.

Körperliche Untersuchung

- Körperliche Untersuchung konzentriert sich auf Zeichen der hämatopoetischen Insuffizienz,
- Lymphknotenstatus.

Labor

- Diagnostische Aufarbeitung bei Verdacht auf MDS mit u.g. Laborparametern, nach Ausschluss von Differenzialdiagnosen (▶ Tab. 6.25).
- Peripheres Blut:
  - Blutbild (Zellzahlen),
  - Differenzialblutbild (Monozyten, Blasten, Dysplasiezeichen),
  - Retikulozyten,
  - LDH,
  - Ferritin,
  - Erythropoetin,
  - Folsäure,
  - Vitamin B12,
  - ggf. HLA-Typisierung,
  - Blutgruppe.
- Aus Blut oder Knochenmark:
  - Ggf. BCR-ABL, PDGFR-α, -β (diagnostisch),
  - JAK-2, SF3B1 (günstige Prognose),
  - ASXL 1, RUNX 1, EZH2, TP53, etc. (ungünstige Prognose).
- Blutbild und Differenzialblutbild sind diagnostisch unerlässlich.

Tab. 6.25 Differenzialdiagnosen der MDS.

Differenzialdiagnose	Diagnostisches Verfahren
Aplastische Anämie, Pure-Red-Cell-Aplasia (PRCA)	Histologie, Zytologie, Virologie
Toxischer KM-Schaden (Alkohol, Blei, NSAR etc.)	Anamnese
Reaktive KM-Veränderungen (Sepsis, HIV, chronische Infekte, Tbc, Autoimmunerkrankungen etc.)	Zytologie, Anamnese, Labor
Monozytose anderer Genese	Anamnese, Labor, Molekulargenetik
Paroxysmale nächtliche Hämoglobinurie (PNH)	Immunphänotypisierung
Immunthrombozytopenie	Anamnese, Verlauf
Megaloblastäre Anämien	Vitamin B12-/Folsäurespiegel
Hyperspleniesyndrom	Anamnese/Klinik (Splenomegalie)
Akute Leukämien (speziell Erythroleukämie, FAB-M6)	Zytologie, Genetik und Molekulargenetik
Myeloproliferative Erkrankungen (speziell aCML, OMF)	Histologie, Zytogenetik, Molekulargenetik
Haarzell-Leukämie, LGL	Zytologie, Immunphänotypisierung
Kongenitale dyserythropoetische Anämien (selten)	Molekulargenetik

- Ein erhöhter LDH-Wert ist mit schlechterer Prognose assoziiert.
- Werte für EPO und Ferritin haben ggf. Einfluss auf therapeutische Entscheidungen

Bildgebende Diagnostik

Sonografie

- Bei ca.15 % der Patienten findet sich eine meist leichte Splenomegalie, die sonografisch ausgemessen werden kann.

Histologie, Zytologie und klinische Pathologie

Knochenmarkdiagnostik

- Eine Knochenmarkpunktion ist obligat, wenn die wesentlichen Differenzialdiagnosen (▶ Tab. 6.25) mit geeigneten Methoden ausgeschlossen wurden.
- Die Knochenmarkdiagnostik umfasst die Anfertigung von in guter Qualität präparierten Ausstrichen zur Färbung nach Pappenheim und Eisenfärbung, idealerweise ergänzt durch MPO-Färbung, Esterase-Färbung und ggf. PAS-Färbung.
- Anhand der zytomorphologischen Beurteilung der Ausstriche muss der medulläre Blastenanteil, die Anzahl des dysplastischen Zellreihen, der Anteil der Ringsideroblasten und der Anteil der monozytopoietischen Zellen ermittelt werden.
- Zu untersuchende Parameter anhand des Knochenmarks sind:
  - Zytologie mit Eisenfärbung, POX und Esterase (WHO-Klassifikation),
  - Zytogenetik, ggf. mit FISH,
  - Histologie (Zellularität, Fibrose),
  - ggf. Immunphänotypisierung (Dysplasiezeichen, Blasten),
  - ggf. JAK-2, BCR-ABL, PDGFR-α/β,
- Aus Blut oder Knochenmark:
  - Ggf. BCR-ABL, PDGFR-α, -β (diagnostisch),
  - JAK-2, SF3B1 (günstige Prognose),
  - ASXL 1, RUNX 1, EZH2, TP53, etc. (ungünstige Prognose).
- Zytogenetische Untersuchung der Knochenmarkzellen ist aus diagnostischen und prognostischen Gründen obligat.
- Ergänzend histologische Untersuchung einer Knochenstanze (Knochenmarkzellularität, Vorhandensein und ggf. Ausmaß von Knochenmarkfibrose?)
- Eine Immunphänotypisierung kann ggf. hilfreich sein zur Identifikation von Dysplasiezeichen und der Ermittlung des Blastenanteils.

Molekulargenetische Diagnostik

- Zahlreiche somatische Mutationen in Knochenmark- und Blutzellen kommen auch bei anderen myeloischen Neoplasien vor.
- In der Regel ist der Nachweis solcher Mutationen nicht diagnostisch relevant, kann aber in Fällen, bei denen es keine klaren Dysplasiezeichen in Blut und Knochenmark gibt, hilfreich zum Nachweis einer klonalen Hämatopoese sein.
- Fast alle Mutationen sind mit einer schlechteren Prognose assoziiert (Ausnahme: Mutationen von *SF3B1* und *TET 2*); sie können daher ggf. zur genaueren Abschätzung der Prognose herangezogen werden, v. a. bei der Frage, ob eine allogene Transplantation angestrebt werden soll.
- Die häufigsten Mutationen treten in den Genen *SF3B1, TET 2, ASXL 1, RUNX1, TP53 und EZH2* auf.
- Daneben gibt es eine Vielzahl von selteneren Mutationen, deren genaue Bedeutung noch unklar ist.

6.11.10 Differenzialdiagnosen

- Keines der Dysplasiezeichen, keine chromosomale Aberration und keine somatische Mutation ist pathognomonisch für ein MDS.
- ▶ Tab. 6.25 zeigt die wichtigsten Differenzialdiagosen, die mit jeweils geeigneten Methoden ausgeschlossen werden müssen, bevor die Diagnose eines MDS gestellt werden kann.
- Am häufigsten muss eine sekundäre Anämie, oftmals eine Eisenverwertungsstörung von den MDS abgegrenzt werden.

6.11.11 Therapie

Therapeutisches Vorgehen

- Grundsätzlich muss bei Patienten mit MDS EB1 und MDS EB2 ohne wesentliche Komorbiditäten immer eine allogene Stammzelltransplantation in Erwägung gezogen werden.
- Alternativ bietet sich eine palliative Therapie mit 5-Azazytidin an, die auf eine moderate Lebenszeitverlängerung abzielt, jedoch nur bei ca. 50 % der Patienten wirksam ist.
- Therapiealgorithmus für Patienten mit intermediärem [3], hohem und sehr hohem Risiko (▶ Abb. 6.18, grün hinterlegt: zugelassene Therapie).

Pharmakotherapie

Pharmakologische Supportivtherapie

- Neben supportiven Therapiemaßnahmen (dargestellt im Kapitel über Niedrigrisiko-MDS, Kap. 6.10) steht bei Hochrisiko-MDS grundsätzlich die Frage im Mittelpunkt, ob eine allogene Stammzelltransplantation mög-

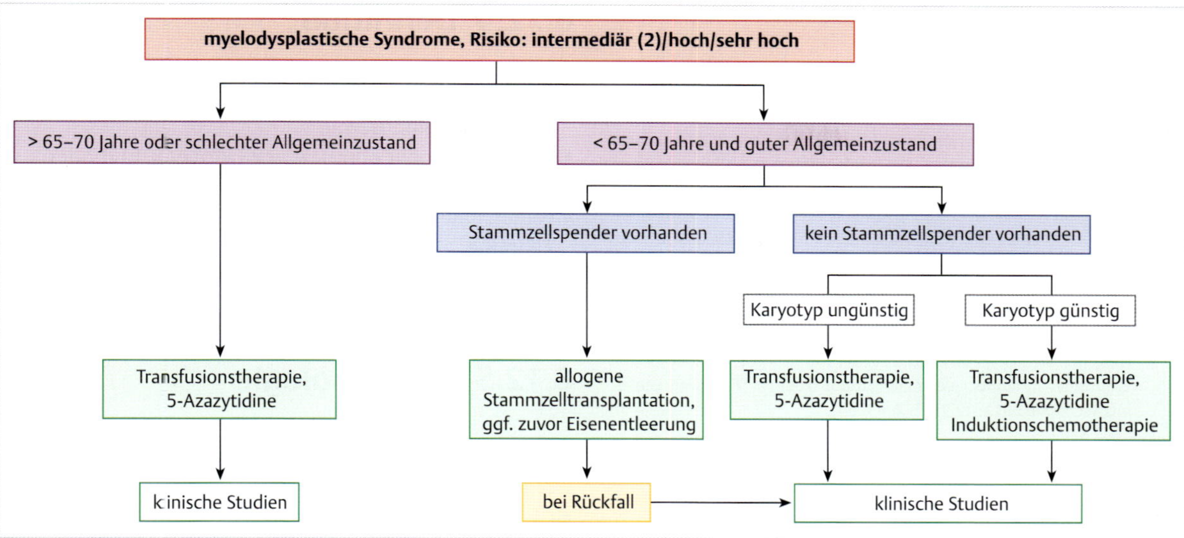

Abb. 6.18 Myelodysplastisches Syndrom. Therapeutisches Vorgehen.

lich ist. Für die meisten Patienten kommt wegen des hohes Lebensalters und/oder Komorbiditäten eine Transplantation nicht infrage.

- 5-Azazytidine:
  - Der Wirkstoff ist für die Behandlung von Patienten mit Hochrisiko-MDS zugelassen.
  - Etwa 50 % der Patienten spricht auf die Therapie an, was unterschiedlich lange anhält; aber es kommt nie zu dauerhaften Remissionen.

Zellbasierte Verfahren

Stammzelltransplantation

- Hochrisiko-Patienten in Alter von < 65–70 Jahren und gutem Allgemeinzustand sollten rasch in einem Transplantationszentrum vorgestellt werden, damit geprüft werden kann, ob eine allogene Blutstammzelltransplantation sinnvoll und möglich ist.
- Dieses Verfahren ist das einzige, das in kurativer Intention durchgeführt wird, es ist aber mit einem relativ hohem Mortalitäts- und Morbiditätsrisiko behaftet.
- Dazu muss zudem ein HLA-identischer Geschwister- oder Fremdspender identifiziert werden, der bei der europäischen Bevölkerung für ca. 85 % der Patienten über Fremdspenderregister gefunden wird.

6.11.12 Prävention

- Präventionsmaßnahmen für MDS gibt es nicht; Ausnahme: Meiden ionisierender Strahlung.

6.11.13 Nachsorge

- Je nach Ausmaß der Zytopenie mehr oder weniger engmaschige Beobachtung,
- in der Regel monatliche Blutbildkontrolle und Differenzialblutbild,
- Wiederholung der Knochenmarkdiagnostik bei Verschlechterung der Zellwerte bzw. Ausweitung der Zytopenie auf weitere myeloische Zellreihen oder wenn Blasten im Blut auftreten.
- Nach Durchführung einer allogenen Transplantation oder einer Therapie mit 5-Azazytidin sollte möglichst ein Follow up eines „minimal residual disease“-Markers erfolgen, um ggf. ein molekulares Rezidiv zu erkennen und ggf. die Therapie zu steuern.

6.11.14 Verlauf und Prognose

- Die zu erwartende Überlebenswahrscheinlichkeit von Hochrisiko-Patienten liegt ohne Therapie bei 1–2 Jahren und hängt ganz wesentlich ab von krankheitsassoziierten Prognoseparametern und auch von patientenbezogenen Parametern ab, v. a. Alter und Komorbiditäten.
- Etablierte Instrumente zur Abschätzung der Prognose sind der IPSS und IPSS-R (▶ Tab. 6.20, ▶ Tab. 6.22).

6.11.15 Wichtige Internetquellen

- www.mdsdiagnosis.com
- www.mds-register.de
- www.oncopedia.de
- www.MDS-net.de (Patientengruppe)

6.11.16 Literatur

[1] Germing U, Kobbe G, Haas R et al. Myelodysplastic syndromes: diagnosis, prognosis, and treatment. Dtsch Arztebl Int. 2013; 110(46): 783–90

[2] Greenberg PL, Tuechler H, Schanz J, Sanz G et al. Revised international prognostic scoring system for myelodysplastic syndromes. Blood 2012; 120(12): 2454–65

[3] Hasserjian R, Orazi A, Brunning RD et al. Myelodysplastic syndromes. In: Arber D et al., eds. WHO classification of lymphatic and myeloid neoplasia. IARC Press, Lyon, 2016

[4] Hofmann WK, Platzbecker U, Götze K et al. Leitlinie Myelodysplastische Syndrome. Oncopedia 2016. www.oncopedia.de

[5] Malcovati L, Hellström-Lindberg E, Bowen D, Adès L et al. European Leukemia Net. Diagnosis and treatment of primary myelodysplastic syndromes in adults: recommendations from the European LeukemiaNet. Blood 2013; 122(17): 2943–64

6.12 Myelodysplasie mit isolierter del(5q)

Judith Strapatsas

6.12.1 Steckbrief

Eine isolierte Deletion des Chromosoms 5q (del(5q)) stellt die häufigste zytogenetische Veränderung bei Patienten mit Myelodysplastischem Syndrom (MDS) dar und findet sich bei ca. 10 %. Bei dem klassischen MDS mit del(5q) zeigt sich eine makrozytäre Anämie mit Hypoplasie der Erythropoese, Dysplasien der Megakaryopoese mit kleinen, mononukleären Megakaryozyten und einem Knochenmarkblastenanteil < 5 %.

Aufgrund der charakteristischen Veränderungen und besonderen therapeutischen und prognostischen Implikationen wurde das MDS del(5q) von der WHO-Gruppe als ein eigener MDS-Subtyp definiert. Charakteristisch für diesen Subtyp sind die geringe Ansprechrate auf eine Therapie mit Erythropoetinanaloga, aber dafür ein sehr gutes Ansprechen auf eine Therapie mit Lenalidomid.

6.12.2 Aktuelles

- Überarbeitung der WHO-Klassifikation 2016 erfolgt.
- MDS del(5q) ist um die Patienten erweitert worden, die neben der del(5q) eine einzige, weitere chromosomale Aberration aufweisen, nur Patienten mit einer Zusatzanomalie an Chromosom 7 werden weiterhin nicht in dieser Gruppe geführt.
- Zulassung von Lenalidomid für die Therapie der MDS del(5q) in Deutschland seit 2013.

6.12.3 Synonyme

- MDS mit del(5q),
- 5q-Minus-Syndrom ist nach der aktuellen WHO-Klassifikation von 2016 nicht mehr gebräuchlich.

6.12.4 Definition

- MDS mit Vorliegen einer isolierten del(5q) oder einer del(5q) mit einer weiteren chromosomalen Veränderung außer Monosomie 7,
- Anämie mit oder ohne weitere Zytopenie und/oder Thrombozytose,
- Fehlen einer signifikanten Dysplasie der granulozytären Zellreihe,
- Medullärer Blastenanteil < 5 %, Blasten im peripheren Blut < 1 % [1].

6.12.5 Epidemiologie

- Inzidenz aller MDS 4/100.000/Jahr,
- gehäuft bei Frauen mit einem medianen Erkrankungsalter von 67 Jahren,
- ca. 25 % der MDS-Patienten weisen Veränderungen am Chromosom 5 auf, wobei das klassische MDS del(5q) eine geringere Inzidenz von ca. 10 % aufweist.

6.12.6 Ätiologie und Pathogenese

- Durch die Deletion am Chromosom 5 kommt es zu einem Verlust von Tumorsuppressorgenen.
- Dem morphologischen Phänotyp liegt eine Haploinsuffizienz des *RPS 14*-Gens zugrunde. Dabei handelt es sich um Gene, die für eine Komponente der 40S-Untereinheit der Ribosomen kodieren [1].
- Durch die Haploinsuffizienz kommt es zu einer Aktivierung des P53-Signalwegs und damit zu der charakteristischen hypoplastischen Anämie.

6.12.7 Klassifikation und Risikostratifizierung

- Die Einteilung Myelodysplastischer Syndrome erfolgt nach der WHO-Klassifikation, die 2016 neu überarbeitet wurde.
- Das MDS mit del(5q) stellt einen eigenen Subtyp dar, der zu den Niedrig-Risiko-MDS gezählt wird.
- Die Risikostratifizierung der MDS erfolgt anhand des IPSS (International Prognostic Scoring System), wobei 2012 eine überarbeitete Version publiziert wurde, der revised IPSS (IPSS-R).
  - Berücksichtigt werden die Anzahl an Zytopenien, zytogenetische Veränderungen und der medulläre Blastenanteil.
  - Die Deletion 5q fällt in die prognostisch gute zytogenetische Risikogruppe, sodass Patienten mit del(5q) in der Regel in die sehr gute oder gute Risikogruppe fallen [2].

6.12.8 Symptomatik

- Klinische Symptome als Folge der hämatopoetischen Insuffizienz,
- führend in der Symptomatik finden sich bei den meisten Patienten Anämiesymptome,
- seltener Zeichen einer hämorrhagischen Diathese und Infektionen.

6.12.9 Diagnostik

Diagnostisches Vorgehen

- Besteht der Verdacht auf ein MDS und eignet sich der Patient aufgrund seines Allgemeinzustandes für eine weitere Therapie, ist grundsätzlich der MDS-Subtyp zu sichern.
- Aus dem Subtyp ergeben sich insbesondere beim Vorliegen eines MDS mit del(5q) besondere therapeutische Implikationen (▶ Abb. 6.19).

Anamnese

- Erfragung klinischer Symptome, die auf Anämie, Thrombopenie oder Infektneigung hindeuten.
- Frage nach Tumorerkrankungen, die mit Chemo- und/ oder Strahlentherapie behandelt wurden zum Ausschluss eines sekundären MDS, das in 5–10 % der Fälle vorliegen kann.

Körperliche Untersuchung

- Anämiezeichen, z. B. Müdigkeit, Blässe, Tachykardie,
- Hinweise auf eine hämorrhagische Diathese einschließlich Ausschluss von Teerstuhl,
- Leber-/Milzgröße, tastbare Lymphknoten.

Labor

- Die empfohlenen diagnostischen Untersuchungen sind in ▶ Tab. 6.26 dargestellt.

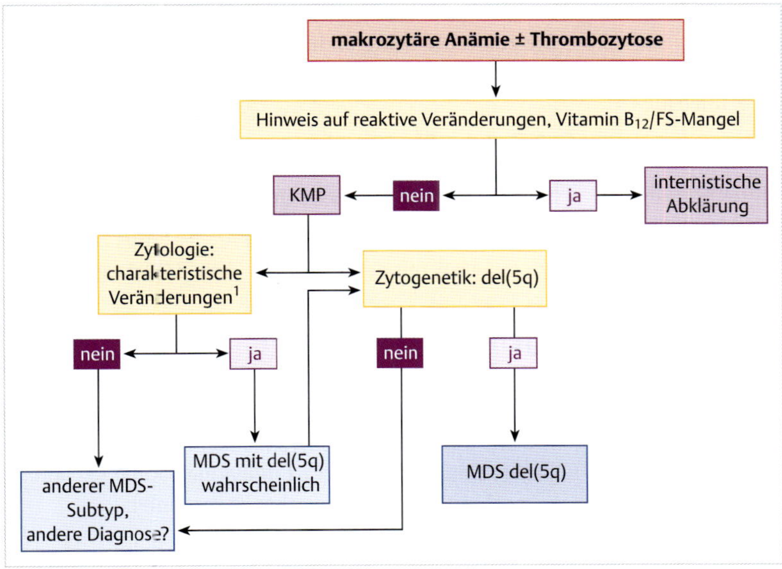

Abb. 6.19 Myelodysplastisches Syndrom mit del(5q). Diagnostisches Vorgehen. (KMP: Knochenmarkpunktion; [1]Hyper- oder normozelluläres Mark mit Hypoplasie der Erythropoese, vermehrten, mononukleären Megakaryozyten, kaum Dysplasien der Granulopoese).

Tab. 6.26 Diagnostische Untersuchungen bei Verdacht auf Myelodysplasie mit isolierter del(5q).

Peripheres Blut	Knochenmark
Blutbild (Zellzahlen) Differenzialblutbild (Monozyten, Blasten, Dysplasiezeichen) Retikulozyten LDH Ferritin Erythropoetin Folsäure/Vitamin B12 Ggf. HLA-Typisierung	Zytologie mit Eisenfärbung, POX und Esterase (WHO Klassifikation) Zytogenetik, ggf. mit FISH Histologie (Zellularität, Fibrose) ggf. Immunphänotypisierung (Dysplasiezeichen, Blasten) ggf. JAK-2, BCR-ABL, PDGFR-alpha/beta Aus Blut oder Knochenmark, SF3B1 (günstige Prognose); ASXL 1, RUNX 1, EZH2, TP53, etc. (ungünstige Prognose)

Bildgebende Diagnostik

Sonografie

- Sonografie des Abdomens, da ein Teil der Patienten eine Splenomegalie aufweist.

Histologie, Zytologie und klinische Pathologie

Knochenmarkdiagnostik

- Zytologisch findet sich meist ein hyper- oder normozelluläres Mark mit Hypoplasie der Erythropoese.
- Die Megakaryozyten sind oft vermehrt und weisen typische Dysplasiezeichen in Form von mononukleären Megakaryozyten oder Megakaryozyten mit hypolobulierten Kernen auf.
- Meist nur geringe Dysplasiezeichen der Erythropoese, eine relevante (> 10 %) dysplastische Granulopoese fehlt.
- Dysplasien der Granulopoese bei MDS mit del(5q) finden sich meist nur, wenn noch zusätzliche chromosomale Anomalien vorliegen, was mit einer schlechteren Prognose assoziiert ist.
- Die Anzahl an Knochenmarkblasten liegt < 5 % und die Blastenanzahl im peripheren Blut liegt < 1 %. Ringsideroblasten können vorliegen.
- Die histologische Untersuchung einer Knochenmarkstanze sollte zur Beurteilung der Knochenmarkzellularität und des Vorhandenseins und ggf. Ausmaß einer Knochenmarkfibrose erfolgen.

Molekulargenetische Diagnostik

- Mutationen des TP53 finden sich bei ca. 12–19 % der Patienten mit MDS mit del(5q).
- Das Vorhandensein dieser Mutation ist mit einer höheren Rate an AML-Übergängen und einer schlechteren Prognose assoziiert. Zudem gibt es Hinweise auf ein schlechteres Ansprechen auf eine Therapie mit Lenalidomid [3].
- Diese Patienten fallen daher von ihrer Prognose her unter die Hochrisiko-Gruppe, sodass eine molekulargenetische Untersuchung auf das Vorliegen dieser Mutation durchgeführt werden sollte.

Zytogenetische Untersuchung

- Um letztendlich die Diagnose eines MDS del(5q) zu sichern, ist eine zytogenetische Untersuchung notwendig.
- Neben der klassischen Bänderungszytogenetik erfolgt in der Regel eine FISH-Untersuchung, um die entsprechende Deletion des Chromosoms 5 nachzuweisen.
- Zusätzlich erfolgt derzeit die Etablierung neuer Verfahren, um neben der Diagnostik auch ein Monitoring im Verlauf aus peripherem Blut durchzuführen, insbesondere ist hier die CD34-FISH-Analyse aus dem peripheren Blut zu nennen.

6.12.10 Differenzialdiagnosen

- Die zu berücksichtigenden Differenzialdiagnosen sind in ▶ Tab. 6.27 dargestellt.

6.12.11 Therapie

Therapeutisches Vorgehen

- Der empfohlene therapeutische Algorithmus bei Patienten mit MDS mit del(5q) ist in ▶ Abb. 6.20 dargestellt.

Allgemeinmaßnahmen

- Bei symptomatischer Anämie und nach Versagen medikamentöser Therapieversuche steht an erster Stelle die Transfusion von Erythrozytenkonzentraten: der angestrebte Hämoglobinwert ist individuell abhängig von Komorbiditäten und klinischen Symptomen.

Tab. 6.27 Differenzialdiagnosen bei Verdacht auf Myelodysplasie mit isolierter del(5q).

Differenzialdiagnose	Diagnostisches Verfahren
Aplastische Anämie, Pure-Red-Cell-Aplasia (PRCA)	Histologie, Zytologie, Virologie
Toxischer Knochenmarkschaden (Alkohol, Blei, NSAR, etc.)	Anamnese
Reaktive KM-Veränderungen (Sepsis, HIV, chronische Infekte, Tuberkulose, Autoimmunerkrankungen, etc.)	Zytologie, Anamnese, Labor
Paroxysmale nächtliche Hämoglobinurie (PNH)	Immunphänotypisierung
Immunthrombozytopenie	Anamnese, Verlauf
Megaloblastäre Anämien	Vitamin B12-/Folsäurespiegel
Hyperspleniesyndrom	Anamnese/Klinik
Akute Leukämien	Zytologie, Genetik und Molekulargenetik
Myeloproliferative Erkrankungen	Histologie, Zytogenetik, Molekulargenetik
Haarzell-Leukämie, LGL-Leukämie (large granular lymphocytes)	Zytologie, Immunphänotypisierung
Kongenitale dyserythropoetische Anämien (selten)	Molekulargenetik

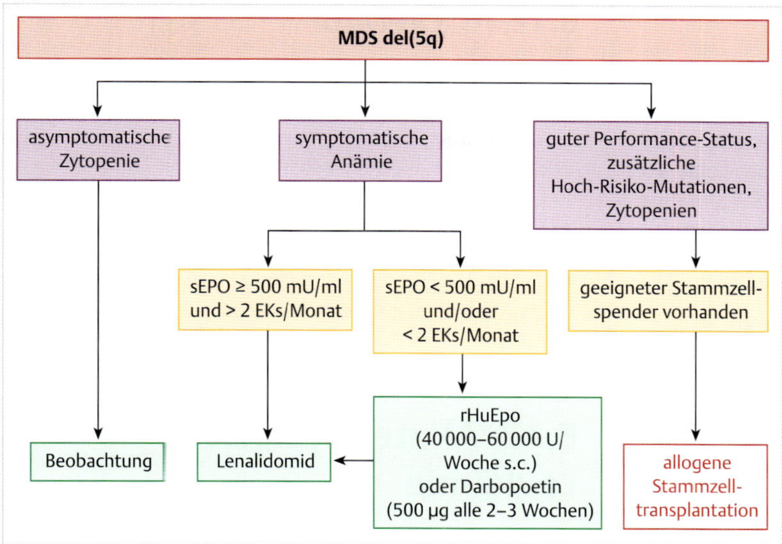

Abb. 6.20 Therapie der Myelodysplasie mit isolierter del(5q). Therapeutisches Vorgehen bei Patienten mit MDS mit del(5q) in Anlehnung an die aktuellen Empfehlungen der Onkopedia-Leitlinie. (sEPO: serum erythropoietin, rHuEpo: recombinant human erythropoietin, EK: Erythrozytenkonzentrat).

- Falls eine Thrombozytopenie auftritt, ist die Transfusion von Thrombozytenkonzentraten nur bei Werten von < 10.000/µl oder bei Auftreten von Blutungen empfohlen.

Pharmakotherapie

Lenalidomid

- Lenalidomid ist seit 2013 für die Therapie von transfusionsabhängigen MDS del(5q) zugelassen.
- Die Weiterentwicklung des Thalidomids führte zu den sog. immunmodulatorischen Substanzen (iMIDs), deren Wirkweise bislang nicht vollständig geklärt werden konnte.
- Im Gegensatz zu Thalidomid weist Lenalidomid ein größeres therapeutisches Fenster mit verbesserter Wirksamkeit und einem günstigeren Nebenwirkungsspektrum auf. Insbesondere die Rate an Polyneuropathien ist geringer.
- Die Dosis beträgt bei MDS-Patienten mit del(5q) 10 mg/Tag an den Tagen 1–21 eines 28-tägigen Zyklus.
- Durch die Therapie kann bei ca. 60 % der Patienten ein Ansprechen im Sinne einer Transfusionsfreiheit erreicht werden. Bei einem Teil der Patienten lässt sich sogar eine zytogenetische Remission erreichen.

Eisenchelation

- Bei transfusionsbedürftigen Niedrigrisiko-MDS-Patienten besteht die Gefahr einer Eisenüberladung und aufgrund dessen einer Kardiomyopathie und Hepatopathie.
- Daher Empfehlung einer Eisenchelation bei MDS-Patienten mit einer Lebenserwartung von mindestens 2 Jahren, die 20 EKs erhalten haben oder einen Serumferritinwert > 1000 µg/l aufweisen.
- Verschiedene klinische Studien konnten eine Verbesserung des Gesamtüberlebens bei konsequent chelierten Patienten zeigen, wobei Ergebnisse von prospektiven, randomisierten Studien nicht vorliegen.
- Derzeit stehen 2 Präparate zur Verfügung:
  - Deferasirox ist oral verfügbar; Startdosierung von 20 mg/kg KG einmal täglich
  - Deferoxamin wird abhängig vom Ferritinwert subkutan als Dauerinfusion in einer Dosis von 20–60 mg/kg KG täglich verabreicht.

Wachstumsfaktoren

- Zur Verbesserung der Anämie kann eine Therapie mit Erythropoese stimulierenden Faktoren (ESA) in Erwägung gezogen werden.
- Indikationsstellung anhand des Nordic Scores, der den endogenen Erythropoetinspiegel und die Transfusionsfrequenz berücksichtigt.
- Erythropoetin s. c. in einer Dosis von 40.000 IE/Woche, verteilt auf 3 Einzelgaben, wobei die Dosis auf bis zu 60.000 IE gesteigert werden kann. Alternativ langwirksames Erythropoetin in einer Dosis von 300 µg wöchentlich oder 500 µg 2-wöchentlich s. c.
- Der zusätzliche Einsatz von niedrig dosierten G-CSF (100 µg 2- bis 3-mal pro Woche s. c.) kann die Wirkung des Erythropoetins verbessern.
- Zur Anhebung der Neutrophilen kann in Einzelfällen eine Therapie mit G-CSF erwogen werden, wobei dies nur für Patienten mit ausgeprägter Neutropenie und rezidivierenden Infekten empfohlen wird.

Zellbasierte Verfahren

Stammzelltransplantation

- Entsprechend des therapeutischen Algorithmus gehört die allogene Stammzelltransplantation nicht zur Standardtherapie des MDS mit del(5q). Dennoch sollte aber bei den Patienten mit nachgewiesener *TP53*-Mutation (somit Hoch-Risiko-Patienten) eine allogene Stammzelltransplantation erwogen werden.
- Auch Patienten mit einem Alter < 65 Jahren sollten frühzeitig in einem Transplantationszentrum vorgestellt werden, da man für den Fall einer Krankheitsprogression eine allogene Stammzelltransplantation erwägen sollte.

6.12.12 Prävention

- Nur ein geringer Anteil der MDS (ca. 10 %) tritt infolge einer Chemo- und/oder Strahlentherapie auf.
- Auch der Anteil der Patienten, bei denen eine Benzolexposition vorgelegen hat, ist sehr gering, sodass es keine expliziten präventiven Maßnahmen gibt.

6.12.13 Nachsorge

- Regelmäßige hämatologische Verlaufskontrolle mit Kontrollen des Blutbildes.
- Keine Empfehlung einer regelmäßigen Knochenmarkuntersuchung, wobei die Nachsorge nach allogener Stammzelltransplantation gesondert betrachtet werden muss.
- Molekulares Monitoring (FISH zum Nachweis der del(5q) aus Knochenmark oder peripherem Blut) zur Therapiesteuerung.

6.12.14 Verlauf und Prognose

- Insgesamt günstige Prognose mit einem medianen Überleben von 66–145 Monaten mit geringer Rate an AML-Übergängen von < 10 %.
- Liegen zusätzlich eine Monosomie 7 oder zwei oder mehr zusätzliche chromosomale Anomalien vor, ist der Blastenanteil erhöht oder finden sich Dysplasiezeichen der Granulopoese, ist die Prognose deutlich schlechter und die Patienten fallen nicht unter die Diagnose des MDS mit del(5q).

6.12.15 Wichtige Internetquellen

- www.onkopedia.com
- www.mdsdiagnosis.com
- www.mds-register.de
- www.MDS-net.de

6.12.16 Literatur

[1] Brunning R, Orazi A, Germing U et al. Myelodysplastic syndromes/neoplasms, overview. In: Swerdlow S, Hrsg. WHO Classification of Tumours of Haematopoietic and Lymphoid Tissues. 4. Aufl. Lyon: IARC Press; 2008: 88–107

[2] Greenberg P, Tuechler H, Schanz J et al. Revised international prognostic scoring system (IPSS-R) for myelodysplastic syndromes. Blood 2012; 120: 2454–2465

[3] Mossner M, Jann J-C, Nowak D et al. Prevalence, clonal dynamics and clinical impact on TP53 mutations in patients with myelodysplastic syndrome with isolated deletion (5q) treated with lenalidomide: results from a prospective multicenter study of the german MDS study group (GMDS). Leukemia 2016; 30(9): 1956–9

6.13 Akute Myeloische Leukämie

Karsten Spiekermann

6.13.1 Steckbrief

Die akute myeloische Leukämie (AML) stellt die häufigste akute Leukämie des Erwachsenenalters dar und verläuft ohne Therapie immer tödlich. Pathogenetisch liegt eine Transformation hämatopoetischer Stammzellen durch AML-spezifische zytogenetische und molekulargenetische Aberrationen zugrunde. Die schnelle Diagnostik und Therapieeinleitung bei klinischem Verdacht ist essenziell. Insbesondere die Akute Promyelozyten-Leukämie (APL) ist ein hämatologischer Notfall und bedarf einer speziellen Therapie. Die Diagnostik erfolgt nach der WHO-Klassifikation von 2016 und die Stratifikation für eine dem Rezidivrisiko adaptierte Postremissionstherapie nach der ELN-2017-Klassifikation. Intensiv behandelbare Patienten werden nach Induktionstherapie bei niedrigem Rezidivrisiko mit einer konventionellen Chemotherapie in kurativer Intention behandelt. Patienten mit hohem Rezidivrisiko sowie refraktäre und rezidivierte AML sollten frühzeitig einer allogenen Transplantation zugeführt werden.

6.13.2 Aktuelles

- Diagnostik und Therapie gemäß der WHO-Klassifikation (2016) und ELN-Klassifikation (2017)

6.13.3 Synonyme

- Keine Synonyme gebräuchlich.

6.13.4 Definition

- Myeloische Neoplasie mit Vermehrung unreifer Vorstufen im Knochenmark/Blut und Suppression der regulären Hämatopoese.

6.13.5 Epidemiologie

- Häufigkeit ca. 4/100.000 Einwohner pro Jahr, mit dem Alter stark ansteigend.
- Altersmedian 72 Jahre.

6.13.6 Ätiologie und Pathogenese

- Transformation hämatopoetischer Stammzellen durch AML-spezifische zytogenetische und molekulargenetische Aberrationen.
- Ätiologie:
  - ca. 80 % de novo AML ohne erkennbare äußere Ursachen,
  - ca. 20 % sekundäre und therapieassoziierte AML.
  - Selten familiäre Formen, z. B. durch Mutationen in *RUNX1*- und *CEBPA*-Gen.
  - Eine klonale Hämatopoese (CHIP) führt zu einer erhöhten Wahrscheinlichkeit, eine myeloische Neoplasie zu entwickeln.

6.13.7 Klassifikation und Risikostratifizierung

Klassifikation (WHO 2016)

- AML mit wiederkehrenden genetischen Veränderungen,
- AML mit myelodysplasie-assoziierten Veränderungen,
- Therapieassoziierte myeloide Neoplasien (t-AML),
- AML, nicht anderweitig klassifiziert,
- Myelosarkom (extramedullär),
- Myeloproliferation bei Down-Syndrom,
- Blastäre Neoplasie plasmazytoider dendritischer Zellen (seltenes myeloides Neoplasma, von dendritischen Zellen),
- Akute Leukämien mit unklarer Linienzugehörigkeit,
- Myeloische Neoplasie mit Keimbahnprädisposition.

ELN Risikostratifizierung

- Das European Leukemia Net (ELN) unterschiedet in seiner aktuellen Klassifikation aus 2017 aufgrund von Zytogenetik und Molekulargenetik drei prognostische Gruppen der AML:
  - favourable (günstig), intermediate (intermediär) und adverse (ungünstig) (► Tab. 6.28).

Tab. 6.28 ELN 2017 European LeukemiaNet: Genetische Risikostratifikation [7].

Risiko-Kategorie[a]	Genetische Veränderung
Günstig	t(8;21)(q22;q22.1); *RUNX1-RUNX1T1* inv(16)(p13.1q22) oder t(16;16)(p13.1;q22); *CBFB-MYH11* *NPM1*-Mutation ohne *FLT3*-ITD oder mit *FLT3*-ITD [low (b)] Biallelische *CEBPA*-Mutation
Intermediär	*NPM1*-Mutation und *FLT3*-ITD [high (b)] Wildtyp *NPM1* ohne *FLT3*-ITD oder mit *FLT3*-ITD [low (b)] (ohne Hochrisiko-Veränderungen) t(9;11)(p21.3;q23.3); *MLLT3-KMT2A* [c] Zytogenetische Veränderungen, die nicht als günstig oder ungünstig klassifiziert sind
Ungünstig	t(6;9)(p23;q34.1); *DEK-NUP214* t(v;11q23.3); *KMT2A*-Rearrangement t(9;22)(q34.1;q11.2); *BCR-ABL1* inv(3)(q21.3q26.2) oder t(3;3)(q21.3;q26.2); *GATA2, MECOM (EVI1)* −5 oder del(5q); −7; −17/abn(17p) Komplexer Karyotyp, [d] monosomaler Karyotyp [e] Wildtyp *NPM1* und *FLT3*-ITD [high (b)] *RUNX1*-Mutation [f] *ASXL*-Mutation [f] *TP53*-Mutation [g]

a Der prognostische Wert eines Markers ist abhängig von der Therapie und kann sich mit Beginn einer neuen Therapie ändern.
b Niedrig: niedrige Allel-Ratio (< 0,5); hoch: hohe Allel-Ratio (≥ 0,5). Die semiquantitative Beurteilung der FLT3-ITD Allel-Ratio (anhand der DNA-Fragment-Analyse) wird bestimmt als Ratio der "area under the curve" (AUC) "FLT3-ITD" geteilt durch AUC "FLT3-wild type". Wie aktuelle Studien zeigen, kann die AML mit NPM1-Mutation und niedriger FLT3-ITD Allel-Ratio auch eine günstigere Prognose aufweisen und die Patienten sollten nicht routinemäßig einer Stammzelltransplantation zugeteilt werden.
c t(9;11)(p21.3;q23.3) liegt häufiger vor als seltene Genmutationen, die mit einem hohen Risiko einhergehen.
d ≥ 3 nicht in Zusammenhang stehenden Chromosomenveränderungen ohne Vorliegen einer von der WHO als rekurrierende Translokation oder Inversion definierte Veränderung, d. h. t(8;21), inv(16) or t(16;16), t(9;11), t(v;11)(v;q23.3), t(6;9), inv(3) or t(3;3); AML mit BCR-ABL1.
e Definiert als Vorliegen einer einzelnen Monosomie (außer Verlust von X oder Y) in Verbindung mit zumindest einer zusätzlichen Monosomie oder strukturellen Chromosomenveränderung (außer core-binding factor AML).
f Diese Marker sollten nicht im Sinne von ungünstigen Prognosemarkern angesehen werden, wenn sie zusammen mit AML-Subtypen mit einem günstigen Risikoprofil auftreten.
g TP53-Mutationen sind signifikant assoziiert mit AML mit einem komplexen und monosomalen Karyotyp.

6.13.8 Symptomatik

- Klinische Symptome sind Folgen der peripheren Zytopenien (Infektionen, Blutungen, Anämiesymptome) oder direkte Organmanifestationen (z. B. Chlorome, Meningeosis leucaemica).
- Aufgrund der häufig hochproliferativen Erkrankung können Symptome wie Leukostase, Tumorlyse und Gerinnungsstörungen (insbesondere APL) auftreten.

6.13.9 Diagnostik

Diagnostisches Vorgehen

- Diagnosekriterien nach WHO 2016:
  - ≥ 20 % Blasten im Blut oder Knochenmark, die der myeloischen Reihe zugeordnet werden können (> 3 % positive Blasten in der POX-Färbung und/oder Auer-Stäbchen und/oder FACS) oder extramedulläre Blasteninfiltrate (Myelosarkom = Chlorom).
  - Die Diagnose einer AML wird auch gestellt bei einem KM-Blastenanteil von < 20 % und Nachweis einer der drei folgenden chromosomalen Aberrationen: t(8;21), inv(16) oder t(15;17)
- Jeder Verdacht auf eine akute Leukämie aufgrund von Laborwerten oder der klinischen Symptomatik muss eine dringliche Diagnostik auslösen, bei Verdacht auf APL ist dies ein medizinischer Notfall.
- Somit zielt die Diagnostik auf eine schnelle Diagnosestellung ab, die in der Regel in einem hämatologischen Zentrum erfolgt.
- Für die Diagnose wegweisend sind die zytomorphologische Beurteilung von Blut und Knochenmark ergänzt um die zytochemischen Analysen (▶ Abb. 6.21).
- Die Immunphänotypisierung ist bei POX/EST-negativen Leukämien essenziell.
- Nach Diagnosestellung werden Zytogenetik/FISH und Molekulargenetik zur Risikostratifikation nach ELN und gemeinsam mit der Immunphänotypisierung zur Definition von Verlaufsmarkern zur MRD-gesteuerten Therapie herangezogen.

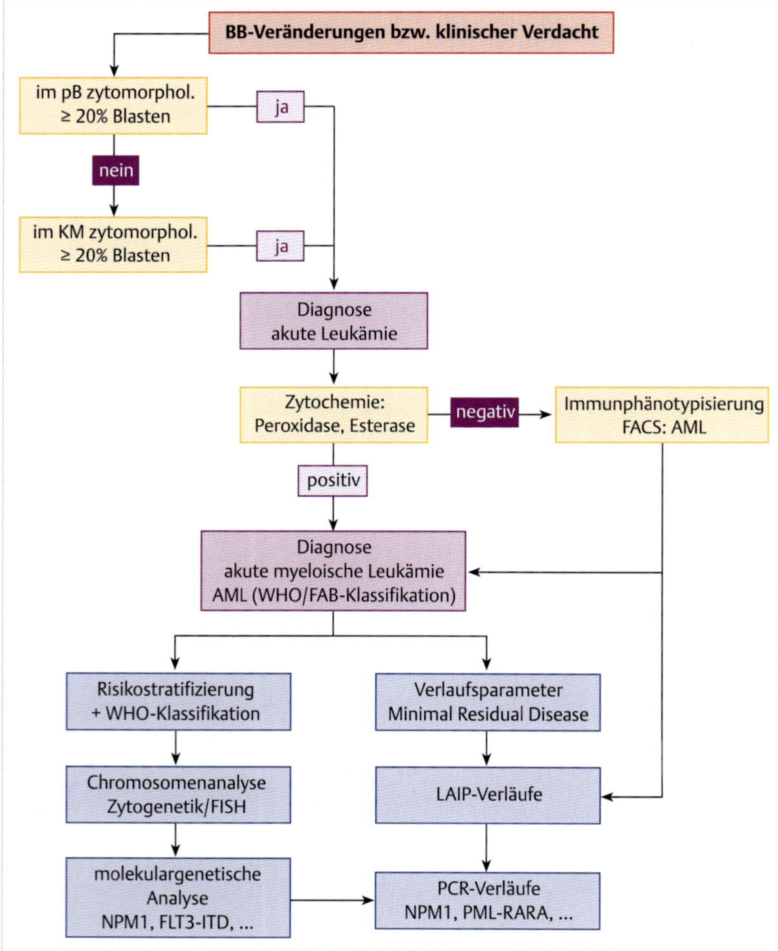

Abb. 6.21 Akute myeloische Leukämie. Diagnostisches Vorgehen. FACS = Fluorescence activated cell sorting; FAB = French American British Klassification; FISH = Fluorescence in-situ hybridization; LAIP = Leukernia associated immonophenotype (Quelle: Braess J. Akute myeloische Leukämie. Dtsch Med Wochenschr 2016; 141: 1748–1751)

Anamnese

- Für die Klassifikation nach WHO 2016 sind neben früheren Therapien mit genotoxischen Substanzen (z. B. Chemo/Strahlentherapie/Immunsuppressive) frühere hämatologische Neoplasien und die Familienanamnese entscheidend.

Körperliche Untersuchung

- Klinische Hinweise für eine extramedulläre Manifestation müssen im Hinblick auf eine weitere Diagnostik (z. B. Bildgebung) beachtet werden.
- Eine ausgeprägte Blutungsneigung oder neurologische Symptome können auf eine APL oder eine Meningeosis leucaemica hinweisen.

Labor

- Das Basislabor sollte umfassen:
  - Blutbild, Differenzial-Blutbild, peripherer Ausstrich,
  - Serumchemie (inkl. Kreatinin, Harnstoff, Harnsäure, Kalzium, Phosphat, LDH, Bilirubin, Transaminasen, bei Hyperleukozytose: Laktat, Troponin),
  - Gerinnung (Quick, PTT, Fibrinogen, D-Dimer und Antithrombin bei Verdacht auf Verbrauchskoagulopathie),
  - Kreatinin-Clearance im 24-Stunden-Sammelurin,
  - Blutgruppendiagnostik, ggf. HLA-Typisierung.
- Spezielle hämatologische Diagnostik (nach WHO 2016, ELN 2017): Zytomorphologie, Zytogenetik, Molekulargenetik, FACS.

Bildgebende Diagnostik

Sonografie

- Abdomensonografie (Ausschluss Hepato/Splenomegalie, hepatolieneale Kandidose).

Echokardiografie

- Als Ausgangsbefund vor Chemotherapie, insbesondere bei Antrazyklinbehandlung.

Röntgen

- Röntgenbild des Thorax als Ausgangsbefund,
- weitere radiologische Diagnostik nach klinischer Notwendigkeit.

CT

- Röntgenbild des Thorax/HR-CT,
- bei klinischem Verdacht: Röntgen NNH/ Zahnpanorama

PET/PET-CT

- Bei extramedullären Manifestationen und zur Verlaufsbeurteilung.

Instrumentelle Diagnostik

EKG

- Als Ausgangsbefund vor Chemotherapie

Histologie, Zytologie und klinische Pathologie

Knochenmarkdiagnostik

- Obligate Diagnostik bei jeder akuten Leukämie.

Liquordiagnostik

- Bei klinischem Verdacht auf Meningeosis leucaemica oder zerebrale Manifestationen.

Molekulargenetische Diagnostik

- *FLT3 ITD* und *TKD, NPM1, CEBPA*-Status, *RUNX1, TP53, ASXL1.*
- Bei fehlender aussagekräftiger Zytogenetik (oder morphologischen Hinweis auf AML M3 ohne Nachweis in der Zytogenetik): *RUNX1-RUNX1T1, PML-RARA, CBFB-MYH11, MLLT3-KMT2A, BCR-ABL1* (nach ELN Empfehlungen [7]).

6.13.10 Differenzialdiagnosen

- Akute lymphatische Leukämie
- CML Blastenkrise

6.13.11 Therapie

Therapeutisches Vorgehen

- ▶ Abb. 6.22

Intensiv behandelbare Patienten

- **Induktionstherapie**:
  - Für eine intensive Therapie geeignete AML-Patienten werden in Anlehnung an die ELN-2017-Empfehlungen [7] mit einer Standard-Induktionstherapie nach dem "7 + 3" Schema behandelt:
    - 3 Tage i. v. Anthracyclin, z. B. Daunorubicin 60 mg/m^2, Idarubicin 12 mg/m2; oder Mitoxantron 12 mg/m^2, und 7 Tagen einer kontinuierlichen Infusion Cytarabin (100–200 mg/m^2).
  - Alternative Induktionsregime, wie z. B. dosidichtes sequentielles Hochdosis-AraC/Mitoxantron (S-HAM) können bei gleicher Therapieeffektivität die Dauer der kritischen Zytopenien verkürzen und werden z. B. von der AMLCG-Studiengruppe favorisiert.
- **Postremissionstherapie**:
  - Die Cytarabin-Dosierung in der Konsolidierungs-Therapie wird kontrovers diskutiert.
  - Patienten mit einem günstigen genetischen Risikoprofil können gemäß den ELN-2017-Empfehlungen

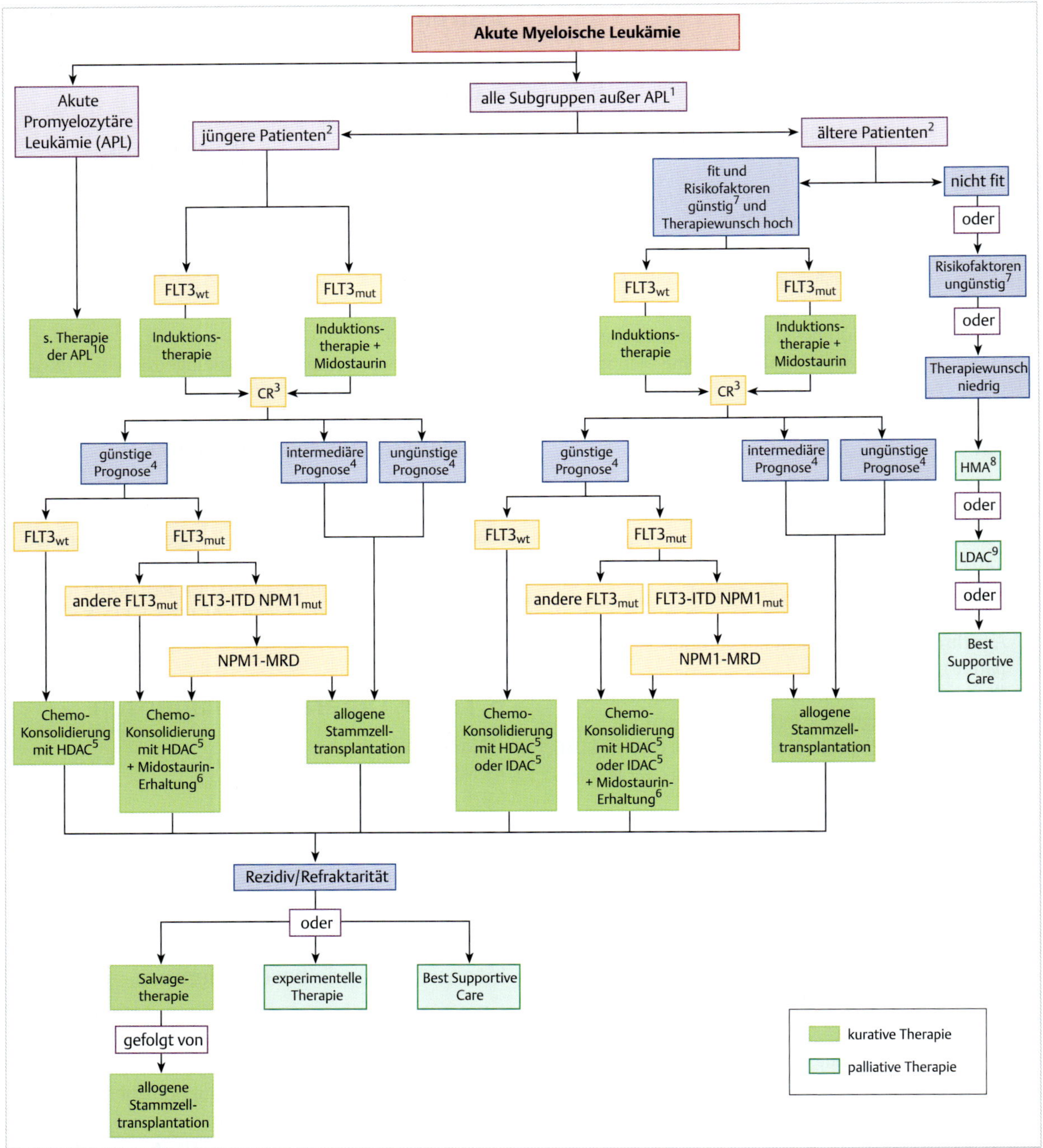

Abb. 6.22 Akute myeloische Leukämie. Therapeutisches Vorgehen. Therapie der AML bei intensiv und nicht intensiv behandelbaren Patienten ([1] APL – Akute Promyelozytäre Leukämie; [2] jüngere Patienten – biologisches Alter ≤ 65 Jahre; [3] CR – komplette Remission; [4] Prognose – nach den Kriterien des European Leukemia Network (ELN); [5] HDAC – hochdosiertes Ara-C; IDAC – intermediär dosiertes Ara-C; [6] prognostisch relevante Risikofaktoren und AML Score; [7] nach Midostaurin – Induktion [8] HMA – hypomethylierende Substanzen; [9] LDAC – niedrigdosiertes Ara-C; [10] Therapie der APL – s. S. 390). (Quelle: https://www.onkopedia.vom/de/onkopedia/guidelines/akute-myeloische-leukaemie-aml/@@view/html/index.html#ID0ENWAE; Stand: 25.07.2018)

konsolidierend 2–4 Zyklen intermediär dosiertes Cytarabin (IDAC) (z. B. 1000–1500 mg/m² i. v. über 3 h q12 h, Tag 1–3) erhalten. Alternativ kann Hochdosis-AraC (HDAC) nach den US-amerikanischen NCCN Richtlinien in einer Dosis von 3 g/m² analog dem klassischen CALGB-Schema vewendet werden.

- Bei Intermediär/Hochrisikopatienten sollte bei niedrigem HCT-CI eine allogene SZT erwogen werden.
- Die Entscheidung zur allogenen Transplantation hängt von der Risiko-Nutzen-Abwägung zwischen Nicht-Rezidiv-Mortalität (NRM) bzw. Morbidität versus Reduktion des Rezidivrisikos ab.
- Diese Entscheidung basiert auf dem prätherapeutischen biologischen Krankheitsprofil, z. B. bei der AML nach ELN 2017 [7] sowie weiteren Empfängerfaktoren (z. B. Komorbiditäten, Organfunktionen, geriatrisches assessment), Spenderfaktoren (z. B. Verfügbarkeit, HLA-Identität) und Transplantationsfaktoren (z. B. Konditionierung).
- Die allogene SZT wird bei der AML üblicherweise bei einem Rezidivrisiko > 35–40 % durchgeführt.
- **Intermediäres Risiko**:
  - Es existieren keine randomisierten Studien, die eine AlloSZT gegen eine konventionelle Konsolidierung bei Patienten mit intermediärem Risikoprofil untersuchen.
  - Eine umfangreiche Metaanalyse aus dem Jahr 2009, die über 6 000 Patienten einschloss [12], zeigte einen Vorteil im Gesamtüberleben für die allogene SZT. Allerdings sind die Daten nicht konsistent.
  - Eine kürzlich von der AMLCG publizierte prospektive Matched-Pair-Analyse konnte einen deutlichen Vorteil der allogenen SZT in Bezug auf das rezidivfreie Überleben, jedoch nicht das Gesamtüberleben in der Gruppe der Patienten mit intermediärem Karyotyp zeigen [23].
  - Diese Patienten sollten in prospektive Studien eingebracht werden, z. B. der ETAL-1-Studie die diese Fragestellung randomisiert untersucht.
- **Hochrisiko**:
  - Patienten mit Hochrisiko-AML nach ELN 2017, z. B. komplexem Karyoytp, haben eine deutlich niedrigere CR-Rate (40–50 %) und ein hohes Rezidivrisiko von > 80 % [17] [19].
  - Durch die mit dem komplexen Karyotyp assoziierten Deletionen/Mutationen im *TP53*-Gen weisen diese Patienten häufig eine primäre Zytostatikaresistenz auf und profitieren nur bedingt von einer intensiven Chemotherapie.
  - Innerhalb der Patienten mit Hochrisiko-AML wurde eine Subgruppe mit monosomalem Karyotyp identifiziert, die eine noch ungünstigere Prognose hat [3].
  - Aufgrund der extrem ungünstigen Prognose unter konventioneller Chemotherapie sollten diese Patienten (so früh wie möglich) allogen transplantiert werden, da dies die einzig kurative Option ist.
  - Die Überlegenheit der allogenen SZT ist in zahlreichen Arbeiten belegt (z. B. in einer Analyse der AMLCG [22] oder in der Metaanalyse von Koreth und Mitarbeitern [12]).
  - Auch für Patienten mit einem monosomalen Karyotyp ist eine Prognoseverbesserung durch die allogene SZT nachgewiesen [6], obwohl dieser Genotyp auch nach Transplantation die Prognose bestimmt [2].

Nicht intensiv behandelbare Patienten

- **Geriatrische Patienten**:
  - Bei älteren Patienten sollten neben der biologischen Krankheitsklassifikation auch die patientenspezifischen Risikofaktoren erfasst werden: Lebensqualität (QoL), Performance Status (PS), Komorbiditäten sowie ein geriatrisches Assessment (GA) [18].
  - Die Bedeutung des GA konnte in einer Metaanalyse von 18 Publikationen aus 15 Studien in hämatologischen Neoplasien gezeigt werden [9].
  - Ein potenzieller Algorithmus zur Inkorporation eines geriatrischen Assessments in die Therapieentscheidung findet sich bei [18].
  - Validierte Instrumente zur Erfassung von Komorbiditäten stellen zum einen der Charlson Komorbiditätsindex (CCI) und der Hematopoietic Cell Transplantation-Comorbidity Index (HCT-CI) dar.
  - Die AMLCG/SAL-Studiengruppe (www.aml-score.org) hat einen Score entwickelt, der anhand klinischer und laborchemischer Parameter wie Körpertemperatur, Thrombozytenzahl, Hämoglobin, LDH eine Prädiktion von CR und ED-Rate erlaubt [13].
  - Ähnliche Scores wurden auch von der SWOG/MDACC entwickelt [25].
  - Weitere etablierte Risikofaktoren für ältere Patienten umfassen neben dem Alter den PS (ECOG > 1) und Komorbiditäten (z. B. CCI > 1).
  - In Bezug auf das Geriatrische Assessment wurden ein SBBP (-Score < 9) und 3MS-Score < 77 vorgeschlagen [18].
- Medikamentöse Therapie älterer Patienten:
  - Ältere AML-Patienten, die nicht für eine intensive Therapie infrage kommen, werden bevorzugt mit hypomethylierenden Substanzen (HMA) wie Azazytidin oder Decitabin behandelt.
  - In der AML-AZA-001-Studie zeigte sich eine Verbesserung des Gesamtüberlebens von 6,3 (conventional care = CCR) auf 10,4 Monate unter **Azazytidin** [8].
  - Im Vergleich zu conventional care konnte für **Decitabin** ein verlängertes Gesamtüberleben bei vergleichbarer Toxizität gezeigt werden [11].
  - Kürzlich publizierte Daten mit einem 10-Tages-Decitabin-Regime weisen darauf hin, dass insbesondere Patienten mit TP53-mutierter AML ein gutes Ansprechen zeigen [26].

III

Innovative Therapiekonzepte und Minimale Resterkrankung

- Im Gegensatz zu anderen hämatologischen Neoplasien hatten pathophysiologisch basierte Therapiekonzepte mit Ausnahme der APL bisher keinen festen Stellenwert in der AML-Therapie.
- Folgende innovative Therapiekonzepte werden zurzeit in klinischen Studien verfolgt, z. B.:
  - Tyrosinkinase-Inhibitoren (z. B. KIT, FLT 3),
  - Immunkonjugate (z. B. CD33-Toxinkonjugate) und
  - immuntherapeutische Ansätze.
- **Sorafenib**, ein FLT 3- und RAF-Inhibitor, führte in der randomisierten SORAML-Studie der SAL-Studiengruppe bei jüngeren AML-Patienten zu einem verbesserten ereignisfreien Überleben, jedoch nicht zum verlängerten Gesamtüberleben [20].
- Durch Hinzunahme des Multikinase-Inhibitors **Midostaurin** zu einer konventionellen Chemotherapie konnte das Gesamtüberleben bei Patienten mit FLT 3-Mutationen signifikant verbessert werden (randomiserte Phase-III-RATIFY-Studie) [24]. Diese Daten führten 2017 zur Zulassung von Midostaurin durch die FDA [15].
- Eine liposomale Formulierung von **Cytarabin und Daunorubicin** in einem fixen molaren Verhältnis von 5:1 (CPX-351) wurde als Induktionstherapie für ältere Patienten mit intensiv behandelbare Hochrisiko-AML (60–75 Jahre, ECOG PS 0–2, Phase-III-Studie) gegen eine Standardinduktionstherapie mit 7 + 3 randomisiert geprüft:
  - Verbesserung des Gesamtüberlebens, ereignisfreien Überlebens und der CR/CRi-Rate bei ähnlichem Nebenwirkungsspektrum [14].
  - Tendenziell geringere 30- und 60-Tage-Mortalität für CPX-351.
  - Eine Zulassung für diese Indikation wird erwartet.

> **Merke**
>
> Die Bestimmung der **minimalen Resterkrankung** (MRD) mittels Durchflusszytometrie und Molekulargenetik ist eine sensitive Methode, um die Qualität des Therapieansprechens zu beurteilen und ein molekulares Rezidiv frühzeitig zu erkennen [10]. Die Heterogenität der AML und die fehlende Standardisierung der MRD-Diagnostik erschweren zum jetzigen Zeitpunkt die Implementierung in die Praxis. Die ELN 2017 empfiehlt die Berücksichtigung der MRD-Befunde zur Auswahl der geeigneten Postremissionstherapie.

Rezidivtherapie

- **Allogene KMT**:
  - Rezidivierte intensiv behandelbare Patienten sollten umgehend einer allogenen KMT zugeführt werden, da diese die höchste kurative Option bietet.
  - Hierbei sollten etablierte Risikofaktoren wie der validierte EPI-Score berücksichtigt werden, der 4 klinisch relevante Parameter umfasst [4]:
    - rezidivfreies Intervall nach 1. CR,
    - Zytogenetik bei Diagnose,
    - Alter und
    - frühere KMT.
- **Bridging-Therapie**:
  - In Abhängigkeit von der Proliferationskinetik und dem Risikoprofil ist eine Bridging-Therapie bis zur Transplantation notwendig.
  - Diese kann entweder eine intensive Therapie (z. B. FLAG-IDA) mit dem Ziel einer CR-Induktion oder eine niedrig dosierte Therapie (z. B. low dose AraC) sein.
  - Diese Patienten sollten klinischen Studien, z. B. der deutschen ETAL-3-Studie, zugeführt werden, die den Stellenwert einer Reinduktionstherapie prüft.
- Für Patienten, die nicht für eine allogene KMT oder intensive Reinduktionstherapie geeignet sind, kommt ein individuelles Vorgehen infrage, das dieser in der Regel palliativen Situation angepasst sein muss.

Therapie der APL

- Die Therapie erfordert den möglichst schnellen genetischen Nachweis des *PML-RARA*-Rearrangements mittels FISH oder PCR.
- Bei typischer Zytomorphologie und dringlicher klinischer Indikation (z. B. Gerinnungsstörung oder Hyperleukozytose) muss die Therapie auch ohne Vorliegen der Genetik begonnen werden und stellt eine Notfallsituation dar, die nur in Zentren mit entsprechender Erfahrung behandelt werden sollte.
- Eine Therapieempfehlung der deutschen AML-Studiengruppen „German Intergroup recommendations on the diagnostic and therapeutic management of acute promyelocytic leukemia“ ist im Kompetenznetz Leukämie verfügbar. Hier sind auch Empfehlungen zur Supportivtherapie bei Gerinnungsstörungen sowie zur Diagnostik/Therapie des APL-Differenzierungssyndroms verfügbar.

> **Praxistipp**
>
> Risikostratifizierung: Die Kombination aus Leukozyten- und Thrombozytenzahl bei Erstdiagnose ist der wichtigste Risikofaktor für ein Rezidiv (Sanz-Score, [21]). Für die Therapieentscheidung ist die Abgrenzung der Non-high-risk- (WBC ≤ 10 G/l) von der High-risk-Gruppe (WBC > 10 G/l) entscheidend.

- **Therapie der Non-high-risk-APL**:
  - Die APL 0406-Studie zeigte eine Überlegenheit der Kombination ATRA/ATO im Vergleich zum AIDA-Regime in Bezug auf das Überleben bei geringerer Hämatotoxizität [16].

- Die Daten wurden in der AML 17-Studie der MRC bestätigt [5].
- Aufgrund dieser Daten stellt die Therapie mit ATO/ATRA bei Erstdiagnose einen neuen Standard dar und ist seit 2016 auch durch die EMA zugelassen.

Cave

Zu beachten ist, dass während der Induktionstherapie zur Vermeidung eines APL-Differenzierungssyndroms eine Steroidtherapie, ggf. plus Hydroxyurea erfolgen sollte.

- **Therapie der High-risk-APL:**
  - Die Therapie nach dem AIDA-Protokoll beinhaltet ATRA (ab Tag 1) sowie Idarubicin 12 mg/m² an Tag 1, 3, 5 und 7.
  - Anschließend Konsolidierungs- und Erhaltungstherapie.
  - Im Rahmen der europäischen APOLLO-Studie wird zurzeit der Stellenwert einer ATRA/ATO-Therapie evaluiert.

Therapiekonzepte deutscher AML-Studiengruppen

- In Deutschland sind mehrerer AML-Studiengruppen aktiv, welche im Rahmen des Kompetenznetzes Leukämien sowie der AML-Intergroup kooperieren.
- Die Therapiekonzepte finden sich auf der Website des Kompetenznetzwerks Leukämie.

Praxistipp

AML-Register: Neben dem Erkenntnisgewinn durch klinische Studien ist das Interesse an den Krankheitsverläufen von Patienten außerhalb von Studien gewachsen. Solche Verläufe können im Rahmen klinischer Register erfasst werden. Neben Fragen der externen Validität (Generalisierbarkeit) von Therapieergebnissen hat auch die zunehmende Bedeutung der Versorgungsforschung die Notwendigkeit eines AML-Registers deutlich werden lassen. Darüber hinaus werden erstmalig auch AML-Patientengruppen erfasst, die aufgrund von Ein- und Ausschlusskriterien nicht in klinischen Studien behandelt und dokumentiert werden können. Patienten, die nicht in Studien eingeschlossen werden können, sollten dementsprechend in ein Register aufgenommen und der Verlauf dokumentiert werden. Hierfür stehen zum einen das gemeinsame AMLCG/SAL-Register und das AMLSG-Register zur Verfügung. Weitergehende Informationen finden sich auf den Websites der Studiengruppen und des Kompetenznetzwerks Leukämie (s. o.)

6.13.12 Wichtige Internetadressen

- Kompetenznetzwerk Leukämie: www.kompetenznetz-leukaemie.de
- Hematopoietic Cell Transplantation-Comorbidity Index (HCT-CI): www.hctci.org

6.13.13 Literatur

[1] Arber DA, Orazi A, Hasserjian R et al. The 2016 revision to the World Health Organization classification of myeloid neoplasms and acute leukemia. Blood 2016; 127(20): 2391–2405

[2] Brands-Nijenhuis AVM, Labopin M, Schouten HC et al. Monosomal karyotype as an adverse prognostic factor in patients with acute myeloid leukemia treated with allogeneic hematopoietic stem-cell transplantation in first complete remission: a retrospective survey on behalf of the ALWP of the EBMT. Haematologica 2016; 101(2): 248–255

[3] Breems DA, Van Putten WLJ, De Greef GE et al. Monosomal karyotype in acute myeloid leukemia: a better indicator of poor prognosis than a complex karyotype. Journal of Clinical Oncology: Official Journal of the American Society of Clinical Oncology 2008; 26(29): 4 791–4 797

[4] Breems DA, Van Putten WLJ, Huijgens PC et al. Prognostic index for adult patients with acute myeloid leukemia in first relapse. Journal of Clinical Oncology: Official Journal of the American Society of Clinical Oncology 2005; 23(9): 1969–1978

[5] Burnett AK, Russell NH, Hills RK et al. UK National Cancer Research Institute Acute Myeloid Leukaemia Working Group. Arsenic trioxide and all-trans retinoic acid treatment for acute promyelocytic leukaemia in all risk groups (AML 17): results of a randomised, controlled, phase 3 trial. The Lancet. Oncology 2015; 16(13): 1295–1305

[6] Cornelissen JJ, Breems D, van Putten WLJ et al. Comparative analysis of the value of allogeneic hematopoietic stem-cell transplantation in acute myeloid leukemia with monosomal karyotype versus other cytogenetic risk categories. Journal of Clinical Oncology: Official Journal of the American Society of Clinical Oncology 2012; 30(17): 2140–2146

[7] Döhner H, Estey E, Grimwade D et al. Diagnosis and management of AML in adults: 2017 ELN recommendations from an international expert panel. Blood 2017; 129: 424–447

[8] Dombret H, Seymour JF, Butrym A et al. International phase 3 study of azacitidine vs conventional care regimens in older patients with newly diagnosed AML with > 30 % blasts. Blood 2015; 126(3): 291–299

[9] Hamaker ME, Prins MC, Stauder R. The relevance of a geriatric assessment for elderly patients with a haematological malignancy–a systematic review. Leukemia Research 2014; 38(3): 275–283

[10] Ivey A, Hills RK, Simpson MA et al. UK National Cancer Research Institute AML Working Group. Assessment of Minimal Residual Disease in Standard-Risk AML. The New England Journal of Medicine 2016; 374 (5): 422–433

[11] Kantarjian HM, Thomas XG, Dmoszynska A et al. Multicenter, randomized, open-label, phase III trial of decitabine versus patient choice, with physician advice, of either supportive care or low-dose cytarabine for the treatment of older patients with newly diagnosed acute myeloid leukemia. Journal of Clinical Oncology: Official Journal of the American Society of Clinical Oncology 2012; 30(21): 2670–2677

[12] Koreth J, Schlenk R, Kopecky KJ et al. Allogeneic stem cell transplantation for acute myeloid leukemia in first complete remission: systematic review and meta-analysis of prospective clinical trials. JAMA 2009; 301(22): 2349–2361

[13] Krug U, Röllig C, Koschmieder A et al. Study Alliance Leukemia Investigators. Complete remission and early death after intensive chemotherapy in patients aged 60 years or older with acute myeloid leukaemia: a web-based application for prediction of outcomes. Lancet 2010; 376(9 757): 2000–2008

6

[14] Lancet JE, Uy GL, Cortes JE et al. Final results of a phase III randomized trial of CPX-351 versus 7+3 in older patients with newly diagnosed high risk (secondary) AML. Journal of Clinical Oncology 2016; 34 (15_suppl): 7 000–7 000
[15] Levis M. Midostaurin approved for FLT 3-mutated AML. Blood 2017; 129: 3 403–3 406
[16] Lo-Coco F, Avvisati G, Vignetti M et al. Study Alliance Leukemia. Retinoic acid and arsenic trioxide for acute promyelocytic leukemia. The New England Journal of Medicine 2013; 369(2): 111–121
[17] Mrózek K, Marcucci G, Nicolet D et al. Prognostic significance of the European LeukemiaNet standardized system for reporting cytogenetic and molecular alterations in adults with acute myeloid leukemia. Journal of Clinical Oncology: Official Journal of the American Society of Clinical Oncology, 2012; 30(36): 4 515–4 523
[18] Rao AV. Fitness in the elderly: how to make decisions regarding acute myeloid leukemia induction. ASH Education Program Book 2016; (1): 339–347
[19] Röllig C, Bornhäuser M, Thiede C et al. Long-term prognosis of acute myeloid leukemia according to the new genetic risk classification of the European LeukemiaNet recommendations: evaluation of the proposed reporting system. Journal of Clinical Oncology: Official Journal of the American Society of Clinical Oncology 2011; 29(20): 2758–2765
[20] Röllig C, Serve H, Hüttmann A et al. Study Alliance Leukaemia. Addition of sorafenib versus placebo to standard therapy in patients aged 60 years or younger with newly diagnosed acute myeloid leukaemia (SORAML): a multicentre, phase 2, randomised controlled trial. The Lancet. Oncology 2015; 16(16): 1691–1699
[21] Sanz MA, Lo Coco F, Martín G et al. Definition of relapse risk and role of nonanthracycline drugs for consolidation in patients with acute promyelocytic leukemia: a joint study of the PETHEMA and GIMEMA cooperative groups. Blood. 2000;96(4):1247–1253
[22] Stelljes M, Beelen DW, Braess J et al. Cooperative Group (AMLCG) Allogeneic transplantation as post-remission therapy for cytogenetically high-risk acute myeloid leukemia: landmark analysis from a single prospective multicenter trial. Haematologica 2011; 96(7): 972–979
[23] Stelljes M, Krug U, Beelen DW et al. Allogeneic transplantation versus chemotherapy as postremission therapy for acute myeloid leukemia: a prospective matched pairs analysis. Journal of Clinical Oncology: Official Journal of the American Society of Clinical Oncology 2014; 32 (4): 288–296
[24] Stone RM, Mandrekar S, Sanford BL et al. The Multi-Kinase Inhibitor Midostaurin (M) Prolongs Survival Compared with Placebo (P) in Combination with Daunorubicin (D)/Cytarabine (C) Induction (ind), High-Dose C Consolidation (consol), and As Maintenance (maint) Therapy in Newly Diagnosed Acute Myeloid Leukemia (AML) Patients (pts) Age 18–60 with FLT 3 Mutations (muts): An International Prospective Randomized (rand) P-Controlled Double-Blind Trial (CALGB 10603/RATIFY [Alliance]). Blood 2015; 126(23): 6
[25] Walter RB, Othus M, Borthakur G et al. Prediction of early death after induction therapy for newly diagnosed acute myeloid leukemia with pretreatment risk scores: a novel paradigm for treatment assignment. Journal of Clinical Oncology: Official Journal of the American Society of Clinical Oncology 2011; 29(33): 4 417–4 423
[26] Welch JS, Petti AA, Miller CA et al. TP53 and Decitabine in Acute Myeloid Leukemia and Myelodysplastic Syndromes. The New England Journal of Medicine 2016; 375(21): 2023–2036

6.14 Akute lymphatische Leukämie (B-ALL, T-ALL)

Christian Reinhardt

6.14.1 Steckbrief

Die akute lymphatische Leukämie (ALL) hat einen Anteil von ca. 20 % an den akuten Leukämien des Erwachsenenalters und 80 % der akuten Leukämien im Kindesalter. Man unterscheidet zwischen T-Linien-ALL (ca. 25 % der Fälle, weiter unterteilt in early T-ALL, thymische T-ALL und reife T-ALL) und B-Linien-ALL (ca. 75 % der Fälle, weiter unterteilt in pro-B-ALL, common ALL, prä-B-ALL und reife B-ALL). Bei der ALL handelt es sich um eine klonale Proliferation maligne entarteter lymphozytärer Vorläuferzellen. Pro Jahr werden in Deutschland ungefähr 700 neue ALL-Fälle diagnostiziert, wobei sich die höchste Inzidenz im Kindesalter findet (7/100 000). Die Inzidenz fällt mit zunehmendem Alter ab, erreicht aber im Alter von > 80 Jahren einen zweiten Häufigkeitsgipfel (2/100 000). Die Inzidenzraten waren in den letzten Jahren weitestgehend stabil. Die Therapieschemata unterscheiden sich grundlegend zwischen den T-ALLs bzw. Vorläufer-B-ALLs auf der einen Seite und den reifzelligen B-ALLs auf der anderen Seite. Die Prognose hängt von dem ALL-Subtyp, dem Patientenalter und dem individuellen Risikoprofil des Patienten ab.

6.14.2 Synonyme

- Akute lymphoblastische Leukämie
- Lymphoblastenleukämie

6.14.3 Definition

- Die ALL stellt eine akut auftretende Form der Leukämie dar, bei der lymphatische Vorläuferzellen eine maligne Transformation durchlaufen und klonal proliferieren.
- Die entstehenden malignen Zellen werden als lymphatische Blasten bezeichnet.
- Definition je nach Knochenmarkbefall:
  - Knochenmarkbefall > 25 %: ALL,
  - Infiltrationsgrad < 25 %: lymphoblastisches Lymphom.

6.14.4 Epidemiologie

- Die ALL hat einen Anteil von 20 % aller akuten Leukämien des Erwachsenenalters und macht 80 % der akuten Leukämien des Kindesalters aus.
- Inzidenz zeigt zwei Häufigkeitsgipfel:
  - Im Kindesalter liegt die Inzidenz bei 7/100.000, fällt im Erwachsenenalter ab (0,5/100.000 zwischen dem 30. und 40. Lebensjahr) und

- zeigt einen erneuten Inzidenzanstieg bei älteren Menschen (2/100.000 bei Patienten > 80 Jahre).
- Gesamtinzidenz liegt bei 1,28/100.000 in Europa.
- In Deutschland werden pro Jahr ca. 700 neue Fälle diagnostiziert.
- Männer sind etwas häufiger betroffen (1,3:1,0).

6.14.5 Ätiologie und Pathogenese

- Die ALL ist eine genetische Erkrankung, die durch verschiedene strukturelle chromosomale Veränderungen, Translokationen, fokale Amplifikationen und Deletionen sowie Punktmutationen entsteht.
- Ätiologie der ALL ist weitestgehend unklar.
- Mit einer erhöhten Inzidenz der ALL geht die Exposition mit verschiedenen Noxen einher:
  - Chemische Noxen (Benzol),
  - zytostatische Substanzen (Melphalan, Busulphan, Cyclophosphamid),
  - physikalische Noxen (ionisierende Strahlung),
  - retrovirale Erreger (HTLV-1, hauptsächlich in Japan, adulte T-ALL).
- Einige seltene hereditäre Erkrankungen sind mit einer erhöhten ALL-Inzidenz assoziiert:
  - Trisomie 21/Down-Syndrom,
  - Ataxia teleangiectasia,
  - Bloom-Syndrom.
- Genetische Auffälligkeiten:
  - SNPs (single nucleotide polymorphism) in *IZKF1*, *ARID5B*, *CEBPE* und *CDKN2A* gehen mit einem erhöhten ALL-Risiko einher.
  - Die SNPs verhalten sich additiv: Patienten, die Varianten in allen 4 Genen homozygot tragen, weisen ein ca. 10-fach gesteigertes Risiko der Entwicklung einer ALL auf.

6.14.6 Klassifikation und Risikostratifizierung

Klassifikation

- Man unterscheidet mehrere immunphänotypisch definierte Subtypen der ALL: ▶ Tab. 6.29.
- Neben den immunphänotypischen Subgruppen können auch zytogenetische Subgruppen definiert werden, deren prognostische Relevanz jedoch weniger gut geklärt ist. Die wesentlichen sind:
  - t(9:22), führt zum *BCR-ABL*-Fusionstranskript, ist bei Erwachsenen in ca. 25 % der Fälle detektierbar.
  - Das *MLL*-Gen betreffende Aberrationen (11q23): Bisher sind mehr als 50 verschiedene Translokationspartner beschrieben. Die häufigste Translokation findet mit dem *AF4*-Gen auf Chromosom 4 statt.
  - t(12;21), führt zum *TEL-AML 1*-Fusionstranskript,
  - t(1;19), führt zum *E2A-PBX1*-Fusionstranskript,
  - Hypodiploidie,
  - Hyperdiploidie.
- WHO-Klassifikation von 2008 unterscheidet verschiedene Entitäten: ▶ Tab. 6.30 [4].

Risikostratifizierung

- Unterschieden werden patientenspezifische, erkrankungsassoziierte und Response-assoziierte Risikofaktoren bei der ALL des Erwachsenen.
- Zusammengenommen erlauben diese Risikofaktoren die Unterteilung in 3 Risikogruppen: Standardrisiko, Hochrisiko und Höchstrisiko (▶ Tab. 6.31).
- Patientenspezifische Risikofaktoren sind:
  - Alter > 55–65 Jahre,
  - ECOG-Performance-Status > 1.
- Erkrankungsassoziierte Risikofaktoren sind:
  - Leukozytenzahl > 30 000/µl (B-ALL) oder > 100 000 (T-ALL),
  - Immunphänotyp,
  - Zytogenetik,
  - Genetik.

Tab. 6.29 Immunphänotypische Subtypen der ALL [1].

Subtyp	Marker	Relative Häufigkeit
B-ALL	CD19*, CD79A*, CD22*, TdT, HLA-DR	74 %
Pro-B-ALL	$CD10^{neg}$	11
Common-ALL	$CD10^{pos}$	50
Prä-B-ALL	$CD10^{pos/neg}$, $cIgM^{pos}$	9
Reife B-ALL	$CD10^{pos/neg}$, $sIgM^{pos}$	4
T-ALL	$c/sCD3^{pos}$, $CD7^{pos}$	26 %
Early-T-ALL	$CD2^{neg}$, $sCD3^{neg}$, $CD1A^{neg}$	6 %
Thymische T-ALL	$CD2^{pos}$, $CD5^{pos}$, $sCD3^{pos/neg}$, $CD1A^{pos}$	13 %
Reife T-ALL	$CD2^{pos}$, $CD5^{pos}$, $sCD3^{pos}$, $CD1A^{neg}$	7 %

* mindestens 2 Marker müssen nachgewiesen werden; s = surface; c = cytoplasmic

Tab. 6.30 Einteilung nach WHO-Klassifikation von 2008 [4].

Hauptgruppe	Erkrankung
Precursor lymphoid neoplasms	B lymphoblastic leukaemia/lymphoma, NOS (not otherwise specified) B lymphoblastic leukaemia/lymphoma, with recurrent genetic abnormalities B lymphoblastic leukaemia/lymphoma, with t(9;22)(q34;q11.2); BCR-ABL 1 B lymphoblastic leukaemia/lymphoma, with t(v;11q23); MLL rearranged B lymphoblastic leukaemia/lymphoma, with t(12;21)(p13;q22); TEL-AML 1 (ETV6-RUNX1) B lymphoblastic leukaemia/lymphoma, with hyperdiploidy B lymphoblastic leukaemia/lymphoma, with hypodiploidy B lymphoblastic leukaemia/lymphoma, with t(5;14)(q31;q32); IL 3-IGH B lymphoblastic leukaemia/lymphoma, with t(1;19)(q23;p13.3); E2A-PBX1 (TCF3-PBX1)
T-lymphoblastic leukemia/ lymphoma	
Mature B-cell neoplasms	Burkitt Lymphoma (hier ist die reifzellige „Burkitt“-B-ALL einzuordnen, welche nicht als eigenständige Entität gelistet wird)

Tab. 6.31 Risikogruppen je nach verschiedenen Risikofaktoren.

Risikogruppe	ALL-Typ	Spezielle Parameter
Standardrisiko	B-Vorläufer-ALL	Zytologische CR nach erster Induktion **und** Leukozytenzahl < 30.000/µl Keine pro-B-ALL Keine t(4;11)/MLL 1-AF4 oder t(9;22)/BCR-ABL
	Thymische T-All	
Hochrisiko	B-Vorläufer-ALL	Keine zytologische CR nach erster Induktion **oder** Leukozytenzahl > 3 0000/µl **oder** pro-B-ALL **oder** t(4;11)/MLL 1-AF4 Keine t(9;22)/BCR-ABL
	Early T-ALL oder reife T-ALL	
Höchstrisiko	t(9;22)/BCR-ABL-positive ALL	

- Response-assoziierte Risikofaktoren sind:
  - Steroidsensitivität,
  - frühe Blasten-Response,
  - Zeit bis zur kompletten Remission (CR),
  - Dynamik der minimalen Resterkrankung (MRD).

6.14.7 Symptomatik

- Die Symptome der ALL sind durch die Biologie der Erkrankung getrieben. Im Wesentlichen treten die hier genannten auf.
- Verdrängung der normalen Hämatopoese:
  - Symptome der Anämie (allgemeine Schwäche, Leistungsknick, Müdigkeit, Dyspnoe, Tachykardie, Blässe),
  - Symptome der Thrombopenie (allgemeine Blutungsneigung [meist Petechien], verstärkte Menorrhagie, retinale Einblutungen),
  - Symptome der Neutropenie (Fieber bei bakteriellen, viralen und mykotischen Infektionen).
- Extramedulläre Befälle:
  - allgemeine Lymphadenopathie,
  - Splenomegalie,
  - Hepatomegalie,
  - mediastinaler Befall mit Symptomen bis hin zur oberen Einflussstauung,
  - ZNS-Befall (mit Symptomen wie allgemeiner Kopfschmerz, Übelkeit, Erbrechen, Vigilanzminderung, Meningismus, Hirnnervenausfälle),
  - Befall weiterer Organe, wie Lunge, Niere, Hoden, Ovar, Auge, Haut, usw. sind möglich mit entsprechender Symptomatik,
  - Leukostase (insbesondere bei Leukozytenzahlen > 100.000/µl),
  - Vigilanzminderung, Dyspnoe, Tachykardie.

6.14.8 Diagnostik

Diagnostisches Vorgehen

- Ein umfassender diagnostischer Ansatz ist erforderlich mit (▶ Abb. 6.23):
  - morphologischer Untersuchung der malignen Zellen,
  - Immunphänotypisierung,
  - molekulargenetischer und zytogenetischer Diagnostik.

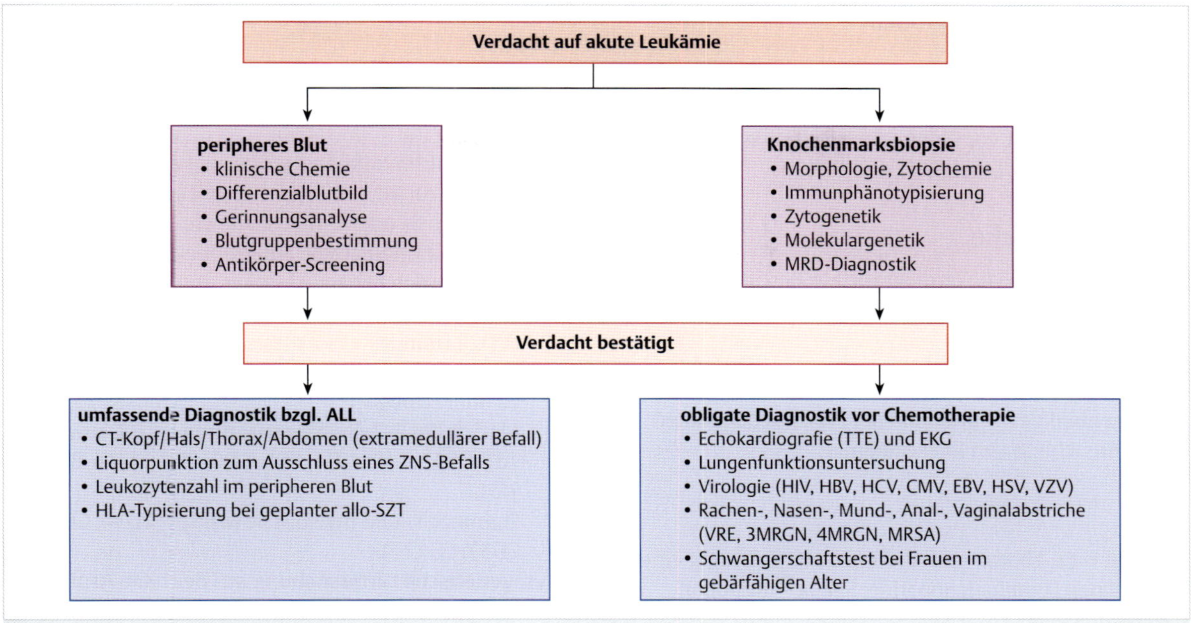

Abb. 6.23 Akute lymphatische Leukämie. Diagnostisches Vorgehen (MRD: minimal residual disease, ZNS: zentrales Nervensystem, allo-SZT: allogene Stammzelltransplantation, TTE: transthorakale Echokardiografie)

- Außerdem notwendig sind vor Beginn einer Chemotherapie:
  - Untersuchung der Nieren-, Leber- und Herzfunktion,
  - virologische Untersuchung (v. a. Hepatitis B/C, sowie HIV).

Anamnese

- Gezielte Anamnese; wichtig zu erfragen sind Symptome, die auf folgende Befunde hinweisen:
  - Verdrängung der normalen Hämatopoese:
    - Erschöpfung, Leistungsknick,
    - Dyspnoe,
    - rezidivierende Infektionen,
    - Blutungsstigmata.
  - Extramedullärer Befall:
    - Lymphknotenschwellungen,
    - Zeichen der oberen Einflussstauung.
  - ZNS-Beteiligung:
    - Schwindel,
    - Synkopen,
    - Parästhesien,
    - Hirnnervenausfälle.
- Überdies ist nach weiteren Erkrankungen/Komorbiditäten zu fragen, v. a. solchen, die mit einer eingeschränkten Chemotherapiefähigkeit einhergehen: KHK, Herzinsuffizienz, COPD, strukturelle Lungengerüstveränderungen, Polyneuropathie, Diabetes mellitus, Niereninsuffizienz, Lebererkrankungen, chronische Infektionen.
- Gezielte Medikamenten-/Familien- und Sozialanamnese.

Körperliche Untersuchung

- Lymphknotenstatus,
- Leber-/Milzpalpation,
- Blutungszeichen, insbesondere Petechien,
- Zeichen der Anämie,
- Inspektion der oralen Schleimhäute (Herpes-typische Veränderungen, Soor),
- orientierende neurologische Untersuchung,
- Herzauskultation, peripherer Pulsstatus,
- Lungenauskultation/Perkussion,
- Größe, Gewicht, Körperoberfläche und BMI,
- ECOG-Performance-Status.

Labor

- Allgemeines Labor: Elektrolyte, Blutzucker, Kreatinin, Harnsäure, LDH, GOT, GPT, γGT, Bilirubin, CRP, BSG, Gesamteiweiß, Albumin, Elektrophorese, Immunglobuline quantitativ,
- Differenzialblutbild,
- Gerinnungsanalyse: Quick, PTT, Fibrinogen, AT III,
- Blutgruppenbestimmung sowie Antikörper-Screening mit Coombs-Test und Bestimmung antithrombozytärer Antikörper,
- HLA-Typisierung (A, B, C, DRB1, DQB1) des Patienten und möglicher Geschwister, wenn Patient potenziell Kandidat für eine allogene Stammzelltransplantation ist,
- Urinstatus: Urinchemie, Sediment, Urinkultur,
- Schwangerschaftstest bei Frauen im gebärfähigen Alter.

Bildgebende Diagnostik

Sonografie

- Sonografie von Abdomen und Thorax zum Ausschluss freier Flüssigkeit vor Chemotherapie sowie zur Organbeurteilung von Leber, Milz und Nieren.

Echokardiografie

- Transthorakale Echokardiografie zur Bestimmung der Pumpfunktion vor Chemotherapie.

Röntgen

- Röntgenbild des Thorax und der Nasennebenhöhlen zum Ausschluss von Infektionen.

CT

- CT von Hals, Thorax und Abdomen zur Erfassung einer möglichen Lymphadenopathie, Spleno- und/oder Hepatomegalie.
- Kraniales CT insbesondere bei neurologischer Symptomatik, sowie zum Ausschluss von erhöhtem Hirndruck vor Liquorpunktion.

Instrumentelle Diagnostik

EKG

- Ein EKG sollte zur Statuserhebung vor Therapiebeginn dokumentiert werden.

Spirometrie

- Eine Lungenfunktionsuntersuchung ist vor Therapiebeginn obligat, um die Chemotherapiefähigkeit abschätzen zu können.

Histologie, Zytologie und klinische Pathologie

Knochenmarkdiagnostik

- Eine Knochenmarkuntersuchung ist bei der ALL obligat:
  - Zur Diagnosestellung muss der Nachweis von ≥ 20 % lymphatischer Blasten im Knochenmark geführt werden.
  - Am Knochenmarkaspirationspräparat erfolgt zunächst eine morphologische Untersuchung nach Pappenheim-Färbung.
  - Hierbei sollte insbesondere eine L 3-Morphologie ausgeschlossen werden, die mit einer reifzelligen ALL assoziiert ist und entsprechend der reifzelligen ALL behandelt wird.
  - Überdies erfolgt eine zytochemische Untersuchung zum Ausschluss einer akuten myeloischen Leukämie. ALL-Zellen stellen sich Myeloperoxidase (MPO)-, Sudan-Schwarz-B-, Chloracetat- und α-Naphthyl-Acetat-Esterase-negativ dar.
- **Immunphänotypisierung** aus dem KM-Aspirationspräparat:
  - Die Immunphänotypisierung ist eine entscheidende Untersuchung zur Diagnosestellung und Risikostratifizierung.
  - Durch die Immunphänotypisierung erfolgt die Abgrenzung zur akuten myeloischen Leukämie, die Einordnung in B- oder T-ALL, sowie die Eingruppierung in eine immunologische Subgruppe der ALL.
  - Hierzu werden folgende Marker untersucht:
    - Marker der B-Zell-Differenzierung (CD19, CD79A, cCD22 [mindestens 2 dieser Marker müssen positiv sein], sowie TdT, CD10, CD20, CD24, cIgM, sIg [kappa oder lambda]),
    - Marker der T-Zell-Differenzierung (cCD3, sowie TdT, CD1A, CD2, CD4, CD5, CD7, CD8, TCR α/β oder γ/δ),
    - Stammzell- und myeloische Marker (CD34, CD13, CD33, CD117).
- **Zytogenetische Untersuchung** aus dem KM-Aspirationspräparat:
  - Dokumentation v. a. therapie- oder prognoserelevanter zytogenetischer Aberrationen:
    - t(9;22) (*BCR-ABL*, Ph⁺ ALL),
    - t(4;11) (*MLL 1-AF4*),
    - t(1;19) (*E2A-PBX1*) sowie
    - komplex aberrante Karyotypen.
  - Insgesamt finden sich zytogenetische Aberrationen bei ca. 85 % aller Patienten.
  - Bei Erwachsenen finden sich am häufigsten t(9;22) (25 %) und t(4;11) (6 %).
  - Dabei ist die t(4;11) bei 70 % aller Patienten mit pro-B-ALL nachweisbar.
- **Molekulargenetische Untersuchung** aus KM-Aspirationspräparat:
  - Hiermit wird der Nachweis von *BCR-ABL*- und *MLL 1-AF4*-Fusionstranskripten bestätigt und es können MRD-Marker definiert werden.
- **MRD-Marker-Analyse** Aus dem KM-Aspirationspräparat:
  - Insbesondere muss das individuelle klonale TCR/IgH Rearrangement dokumentiert werden.
- **Virologische Untersuchung** aus dem KM-Aspirationspräparat: Parvo-B-19, CMV, EBV.
- Neben dem Aspirationspräparat sollte insbesondere bei Punctio sicca ein Knochenmarkstanzpräparat gewonnen werden, an dem in der pathologischen Untersuchung eine Blasteninfiltration gesichert werden kann.

Liquordiagnostik

- Eine Liquorpunktion (LP) ist bei der ALL obligat zum Ausschluss eines zerebralen Befalls.
- Eine LP sollte erst nach Ausschluss von erhöhtem Hirndruck (cCT oder cMRT) erfolgen.
- Überdies sollten die Thrombozytenzahlen auf ≥ 50.000/µl angehoben werden.

Molekulargenetische Diagnostik

- Molekulargenetische Untersuchung aus KM-Aspirationspräparat:
  - Hiermit wird der Nachweis von *BCR-ABL*- und *MLL 1-AF4*-Fusionstranskripten bestätigt und es können MRD-Marker definiert werden.

Mikrobiologie und Virologie

Serologie

- Virologie (HIV, HBV, HCV, CMV, EBV, HSV, VZV).

Molekularbiologie

- Virologische Untersuchung aus dem KM-Aspirationspräparat: Parvo-B-19, CMV, EBV.

Abstriche

- Rachen-, Nasen-, Mund-, Anal-, Vaginalabstriche (insbesondere zur Identifikation einer Besiedlung mit Risikokeimen, wie VRE, 3MRGN, 4MRGN, MRSA).

6.14.9 Differenzialdiagnosen

- Die Diagnosestellung bereitet bei der ALL nur in seltenen Fällen Schwierigkeiten, insbesondere, wenn alle unter „Knochenmarkdiagnostik“ aufgelisteten Untersuchungen aus dem Knochenmark durchgeführt wurden.
- Die Immunphänotypisierung sowie die morphologische und zytochemische Untersuchung erlauben die Abgrenzung von
  - der akuten myeloischen Leukämie,
  - dem myelodysplastischen Syndrom,
  - der Blastenkrise bei der chronisch myeloischen Leukämie,
  - von indolenten Lymphomen, wie der chronisch lymphatischen Leukämie,
  - von reaktiven Lymphozytosen, z. B. bei EBV- oder HIV-Infektionen.
- Der Blastenanteil lässt sich mittels Morphologie, sowie Durchflusszytometrie aus dem Knochenmarkaspirat bestimmen und erlaubt die Abgrenzung von B- oder T-Non-Hodgkin-Lymphomen.
- Myeloische Marker auf den ALL-Blasten, z. B. CD13 oder CD33, finden sich bei einigen Patienten (25–30 %) in der Immunphänotypisierung. Dies findet sich besonders häufig bei der pro-B-ALL, der ALL mit t(9;22) (*BCR-ABL*, Ph^+ ALL) sowie der early T-ALL. In solchen Fällen ist der Nachweis von ALL-Phänotypen für die Therapieentscheidung dominant, sodass die Patienten entsprechend den ALL-Empfehlungen behandelt werden.

6.14.10 Therapie

Therapeutisches Vorgehen

- Die Therapie der ALL unterscheidet sich grundlegend zwischen der reifzelligen ALL auf der einen Seite und den B-Vorläufer- und T-ALLs auf der anderen Seite.
- Eine sehr genaue Diagnostik ist zur sicheren Unterscheidung beider Gruppen essenziell.
- Im Folgenden wird im Wesentlichen auf die Therapie der B-Vorläufer- und T-ALLs eingegangen.
- **Reifzellige B-ALL**:
  - Die konventionelle ALL-Therapie ist bei der reifzelligen B-ALL nur unzureichend wirksam.
  - Daher wird diese Form der ALL mit kurzen, intensiven Chemotherapiezyklen behandelt, um der typischerweise hohen Tumorlast und der raschen Progredienz Rechnung zu tragen.
  - Keine Erhaltungstherapie.
  - Die wesentlichen Therapieelemente in diesen Protokollen sind.
    - Hochdosis-Methotrexat,
    - Hochdosis Ara-C,
    - Cyclophosphamid und Ifosfamid sowie
    - Rituximab.
  - In Deutschland sollten reifzellige B-ALLs analog des ALL-GMALL-B-ALL/NHL-2002-Protokolls der GMALL (German Multicenter ALL Study Group) behandelt werden.
- **Nicht-reifzellige ALL**: Einen vereinfachten therapeutischen Algorithmus zeigt ▶ Abb. 6.24.

Allgemeinmaßnahmen

- Die ALL ist mit ca. 700 neuen Fällen pro Jahr eine ausgesprochen seltene Erkrankung. Daher sollten alle Patienten im Rahmen von prospektiven Studien behandelt werden, um die Therapieregime für diese Erkrankung kontrolliert weiter zu verbessern.
- Vor Therapiebeginn sollten Patienten über fertilitätserhaltende Maßnahmen aufgeklärt und diese sollten bei Patientenwunsch rasch eingeleitet werden (Kryokonservierung).

Pharmakotherapie

- Die systemische Therapie der ALL wird typischerweise in 4 Phasen unterteilt: Vorphase, Induktionsphase, Konsolidierungsphase und die Erhaltung.

Vorphase

- Beginn der Therapie gleich nach Stellung der Diagnose ohne Zeitverzögerung.
- Therapie sollte in einem Zentrum erfolgen, welches mit der Behandlung von ALL-Patienten vertraut ist.

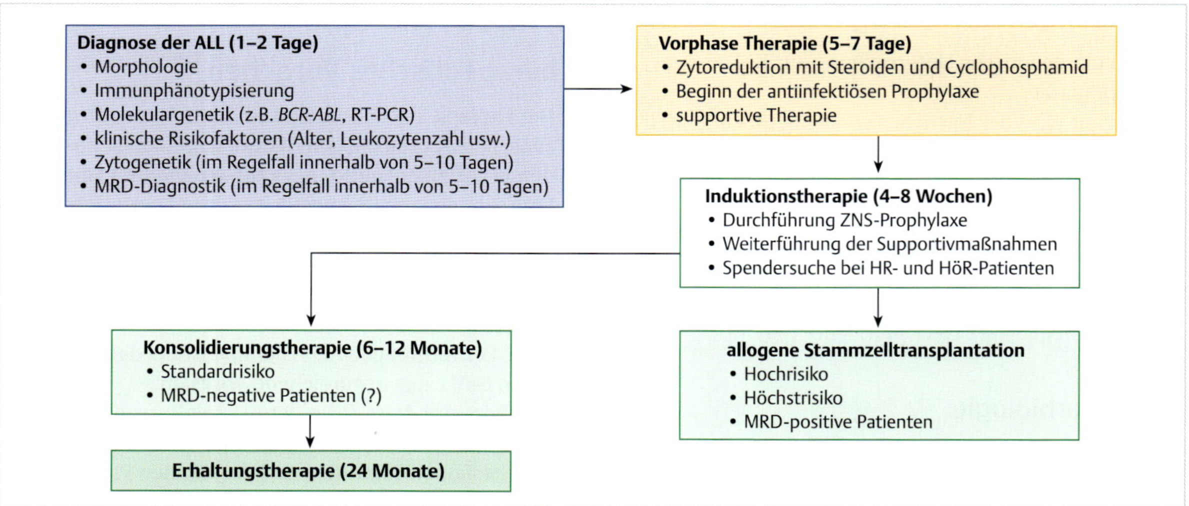

Abb. 6.24 Nichtreifzellige ALL. Die Grafik zeigt einen vereinfachten therapeutischen Algorithmus für die Behandlung der nichtreifzelligen ALL. Nach Diagnosestellung mittels morphologischer und immunpänotypischer Untersuchung wird umgehend mit einer Vorphasetherapie begonnen. Während der laufenden Vorphase erfolgt die Komplettierung der Diagnostik (Zytogenetik, Molekulargenetik, MRD-Diagnostik), bevor die Induktionstherapie eingeleitet wird. Je nach Risikoprofil erfolgt dann eine konsolidierende allogene Stammzelltransplantation oder eine konsolidierende Chemotherapie gefolgt von einer Erhaltungstherapie [2], [3].

- Die Patienten sollten mit einem zentralen Venenkatheter versorgt werden, um das Infusions- und Transfusionsmanagement zu erleichtern.
- Eine Vorphase-Therapie besteht typischerweise aus Steroiden (z. B. Prednison 20–60 mg/Tag oder Dexamethason 6–16 mg/Tag entweder p. o. oder i. v., Tag 1–5).
- Die Steroide können mit zytotoxischen Chemotherapeutika (z. B. Cyclophosphamid [200 mg/m^2, i. v., Tag 1–5]) kombiniert werden.
- Ergänzende Maßnahmen:
  - Ausreichende Hydrierung der Pateinten während dieser zytoreduktiven Vorphase-Therapie, um ein mögliches Tumorlysesyndrom zu verhindern.
  - Großzügiger Einsatz von Rasburicase, um einem Tumorlyse-Syndrom vorzubeugen.
  - Leukapherese in Ausnahmefällen zur raschen Zytoreduktion notwendig.
  - Einsatz von Supportivmaßnahmen, wie Infektionsprophylaxe, Substitution von Thrombozyten und Erythrozyten sowie eine Stimulation der Myelopoese mittels GCSF sollen frühzeitig erfolgen, auch schon während der Vorphase.

Praxistipp

Die Zeit der Vorphase muss unbedingt genutzt werden, um wesentliche diagnostische Schritte zu komplettieren. Hierzu zählen insbesondere die Zytogenetik und die Molekulargenetik, die typischerweise mehrere Tage beanspruchen, aber für die weitere Risikostratifizierung und Therapieplanung von essenzieller Bedeutung sind.

Induktionstherapie

- Ziel der Induktionstherapie ist das Erreichen einer hämatologischen CR oder besser einer molekularen CR bzw. guten molekularen Response.
- Wesentliche Elemente der Induktionstherapie sind:
  - Dexamethason,
  - Vincristin,
  - Anthrazykline (Daunorubicin, Doxorubicin, Rubidazon oder Idarubicin),
  - Cyclophosphamid,
  - Ara-C,
  - Mercaptopurin sowie
  - Asparaginase.
- Mit den aktuell verwendeten Regimen gelingt eine CR-Induktion in ca. 80–90 % der Fälle (Standardrisiko-Patienten > 90 %, Hochrisiko-Patienten ca. 75 %).
- Durchführung:
  - In Europa wird üblicherweise mit einer Doppelinduktion gearbeitet, gefolgt von Konsolidierungszyklen und intermittierenden Reinduktionen.
  - Alternative Protokolle bestehen aus zwei verschiedenen, abwechselnd verabreichten intensiven Chemotherapiezyklen, die sich für die Induktion und Konsolidierung nicht unterscheiden.
  - Insgesamt werden 8 dieser Zyklen verabreicht.
  - Ein Beispiel ist das sog. Hyper-DVAD-Protokoll (Cyclophosphamid, Vincristin, Doxorubicin, Dexamethason), welches vornehmlich in den USA zu Einsatz kommt.
  - Die Komplexität dieser Regime macht eine detaillierte Darstellung hier unmöglich. Es sei auf die aktuellen Protokolle der GMALL verwiesen.

- Die Gabe von G-CSF sollte parallel zur Chemotherapie begonnen werden, um eine höhere Dosisintensität zu ermöglichen und die Rate an infektassoziierter Mortalität zu reduzieren.
- In der aktuellen Studie der GMALL wird bei Ph⁺-ALL eine Reduktion der Chemotherapieintensität im Rahmen der Induktion überprüft. In diesem Arm besteht die Therapie lediglich aus einer ZNS-Prophylaxe mit Methotrexat, sowie Imatinib, Dexamethason, Vincristin, PEG-Asparaginase und Rituximab (wenn CD20⁺ > 20 % bei Erstdiagnose).

Konsolidierung

- Ziel der Konsolidierung ist eine weitere Reduktion der Leukämielast sowie eine Eradikation von malignen Zellen in geschützten Nischen (z. B. ZNS), mit dem Ziel eines verbesserten Gesamtüberlebens.
- Durchführung:
  - Die GMALL-Protokolle sehen insgesamt 6 Zyklen Konsolidierungstherapie vor.
  - Wesentliche Elemente sind
    - Hochdosis-Methothrexat und Hochdosis-Ara-C,
    - Etoposid,
    - Vindesin sowie
    - Asparaginase.
  - Die Gabe dieser Medikamente, welche in der Induktion noch nicht verabreicht wurden, kann zur Vermeidung von Resistenzen beitragen.
- In der aktuellen Studie der GMALL wird weiterhin der Stellenwert von Nelarabin für die Konsolidierung von T-ALLs überprüft. Die Komplexität dieser Regime macht eine detaillierte Darstellung hier unmöglich. Es sei auf die aktuellen Protokolle der GMALL verwiesen.
- Ein wesentliches Element der Konsolidierung ist die allogene Stammzelltransplantation bei Hoch- und Höchstrisiko-Patienten (s. unten).

Erhaltungstherapie

- Ziel der Erhaltungstherapie ist die Verhinderung von Spätrezidiven sowie eine weitere Verbesserung des Gesamtüberlebens.
- Insbesondere für die Vorläufer-B-ALL, sowie, weniger stark, die T-ALL ist gezeigt worden, dass eine Erhaltungstherapie das Gesamtüberleben verbessert.
- Bei der reifzelligen B-ALL ist eine Erhaltungstherapie nicht notwendig.
- Wesentliche Elemente der Erhaltungstherapie sind Mercaptopurin, Methotrexat, die bis zu einer Gesamttherapiedauer von 2,5 Jahren verabreicht werden.
- Weitere Elemente der Erhaltungstherapie können Vincristin, Dexamethason, Asparaginase und Rituximab sein.
- Die Komplexität dieser Regime macht eine detaillierte Darstellung hier unmöglich. Es sei auf die aktuellen Protokolle der GMALL verwiesen.

ZNS-Prophylaxe

- Eine effektive ZNS-Prophylaxe zur Verhinderung zerebraler Rezidive ist ein essenzieller Bestandteil der ALL-Therapie.
- Wesentliche Elemente der ZNS-Prophylaxe sind:
  - die Ganzhirnbestrahlung (üblicherweise 24 Gy),
  - intrathekale Methotrexat-Gabe (15 mg absolut als Monotherapie, oder Triple-Therapie in Kombination mit 4 mg Dexamethason und 40 mg Ara-C) sowie
  - die systemische Hochdosis-Therapie mit Methotrexat und/oder Ara-C.
- Mit Kombinationen dieser Elemente ist es in aktuellen Studienprotokollen gelungen, die ZNS-Rezidivrate von 10 % auf aktuell < 5 % zu senken.
- Die Komplexität dieser Regime macht eine detaillierte Darstellung hier unmöglich. Es sei auf die aktuellen Protokolle der GMALL verwiesen.

Rezidivtherapie

- Rezidive ereignen sich meist innerhalb der ersten 2 Jahre nach Therapie, können aber auch später auftreten.
- Etwa 20 % der Rezidive entstehen in extramedullären Nischen, z. B. dem ZNS oder anderen Organen.
- Prognostisch wichtig ist die Zeit seit der ersten CR: Liegt diese < 18 Monaten, so ist dies mit einer schlechteren Prognose hinsichtlich des Erreichens einer zweiten CR assoziiert.
- FLAG-Ida-Protokoll:
  - In Europa wird zur erneuten Induktion typischerweise das FLAG-Ida-Protokoll verwendet.
  - Dieses Protokoll kann sowohl für Vorläufer B-ALLs, als auch für T-ALLs verwendet werden.
- Darüber hinaus stehen für die T-ALL auch Nelarabin und Cladribin zur Verfügung.
- Höchstrisiko:
  - Höchstrisiko-Situationen stellen eine kurze CR sowie eine initial refraktäre Erkrankung dar;
  - hier sollte die Behandlung in Studien oder mit neuen Agenzien, die möglicherweise nicht mit einer Kreuzresistenz gegen Chemotherapie assoziiert sind, erwogen werden.
  - Insbesondere für die Vorläufer B-ALL stehen in Abhängigkeit vom Oberflächenmarkerprofil innovative Substanzen wie Blinatumomab und Inotuzumab-Ozogamicin zur Verfügung.
  - Auch der Einsatz von CAR-T-Zellen kann im Rahmen von Studien erwogen werden.
  - Bei Ph + ALL sollte die ABL-Kinasedomäne auf Mutationen untersucht werden, um ggf. die TKI-Therapie zu adaptieren.

Merke

M!

Generell gilt, dass bei transplantierbaren Patienten eine Spendersuche rasch eingeleitet werden sollte, um in dann zweiter CR eine allogene Stammzelltransplantation durchführen zu können.

Zellbasierte Verfahren

Allogene Stammzelltransplantation

- Indikationsstellung zur allogenen Stammzelltransplantation bei Erwachsenen ALL-Patienten ist nicht zufriedenstellend gelöst, obwohl zahlreiche Studien und Metaanalysen bezüglich des Vergleichs von Chemotherapie und allogener Stammzelltransplantation existieren.
- Gründe dafür sind eine ständige Verbesserung der konventionellen und zielgerichteten Chemotherapie auf der einen Seite und Verbesserungen im Bereich der Stammzelltransplantation auf der anderen Seite.
- Die allogene Stammzelltransplantation von einem Familien- oder Fremdspender ist ein jedoch wesentliches Prinzip der Konsolidierung von Hoch- und Höchstrisiko-Patienten und ist der auf der Chemotherapie basierten Konsolidierung im Hinblick auf das Gesamtüberleben dieser Patienten überlegen.
- Empfehlungen:
  - Die allogene Stammzelltransplantation sollte frühzeitig, d. h. in erster CR durchgeführt werden.
  - Der Stellenwert der allogenen Transplantation bei SR-Patienten ist hingegen weniger gut belegt.
  - Es herrscht Übereinstimmung darüber, dass die allogene Stammzelltransplantation die beste Option für Patienten in zweiter CR ist.
  - In den aktuellen GMALL-Protokollen wird die Transplantation nach der Konsolidierung I empfohlen.

6.14.11 Nachsorge

- In den ersten 3 Jahren nach Abschluss der Chemotherapie sollten regelmäßige Nachsorgeuntersuchungen in 3-monatigen Intervallen stattfinden, da die Mehrzahl der Rezidive innerhalb der ersten 2 Jahre auftritt.
- Im 4. und 5. Jahr können die Intervalle auf 6 Monate erweitert werden.
- Zum Nachsorgeprogramm gehören ein Differenzialblutbild, eine klinische Chemie, die MRD-Bestimmung sowie eine klinische Untersuchung.

6.14.12 Verlauf und Prognose

- Unbehandelt verläuft die ALL innerhalb von Wochen bis Monaten tödlich.
- Durch die Entwicklung effektiver Chemotherapie-Protokolle ist es in den letzten Jahren gelungen, die Prognose von ALL-Patienten deutlich zu verbessern.
- Insgesamt liegt das Gesamtüberleben bei pädiatrischen ALL Patienten aktuell bei ca. 80 % und bei Erwachsenen Patienten zwischen 40 und 50 %.
- Diese Zahlen variieren in Anhängigkeit vom Subtyp und der Therapie.

6.14.13 Wichtige Internetquellen

- www.kompetenznetz-leukaemie.de (Aktuelle Studien und Studienprotokolle, subgruppenspezifische Protokolle sowie Rezidivprotokolle und relevante Kontaktinformationen der GMALL)

6.14.14 Literatur

[1] Bene MC, Nebe T, Bettelheim P et al. Immunophenotyping of acute leukemia and lymphoproliferative disorders: a consensus proposal of the European LeukemiaNet Work Package 10. Leukemia 2011, 25: 567–574

[2] Hoelzer D, Bassan R, Dombret H et al. Acute lymphoblastic leukaemia in adult patients: ESMO Clinical Practice Guidelines for diagnosis, treatment and follow-up. Ann Oncol 2016; 27(5): v69-v82

[3] Inaba H, Greaves M, Mullighan CG. Acute lymphoblastic leukaemia. Lancet 2013; 381: 1943–1955

[4] Vardiman JW, Thiele J, Arber DA et al. The 2008 revision of the World Health Organization (WHO) classification of myeloid neoplasms and acute leukemia: rationale and important changes. Blood 2009; 114: 937–951

6.15 Akute Leukämien unklarer Linienzugehörigkeit

Utz Krug

6.15.1 Steckbrief

Bei den akuten Leukämien unklarer Linienzugehörigkeit (acute leukemias of ambiguous lineage, ALAL) handelt es sich wie bei der akuten myeloischen (AML) und der akuten lymphatischen Leukämie (ALL) um akute Leukämien, welche durch einen Differenzierungsblock kombiniert mit einer ungebremsten Proliferation gekennzeichnet sind. Die ALAL kann anhand diagnostischer Kriterien nicht eindeutig einer Differenzierungslinie (B-Vorläufer, T-Vorläufer oder myeloisch) zugeordnet werden. Die ALAL ist selten, je nach verwendeter Klassifikation (Kap. 6.15.6) schwankt die in der Literatur angegebene relative Häufigkeit zwischen 1,6 und 5 % der akuten Leukämien. Das klinische Bild entspricht dem einer AML oder ALL

(Kap. 6.13, Kap. 6.14) und ist dominiert durch die klinischen Zeichen einer Knochenmarkinsuffizienz. Das Therapieprinzip besteht wie bei einer AML oder ALL in einer intensiven Remissionsinduktionstherapie, gefolgt von einer Postremissionstherapie bei Erreichen einer kompletten Remission.

6.15.2 Synonyme

- Akute Leukämie unklarer Linienzugehörigkeit,
- Acute Leukemia of Ambiguous Lineage (WHO),
- Biphänotypische akute Leukämie, BAL (European Group for the Immunological Characterization of Leukemias, EGIL).

6.15.3 Definition

- Akute Leukämie gemäß WHO-Klassifikation, d. h. mindestens 20 % Blasten im Knochenmark.
- EGIL-Definition: Die Immunphänotypisierung lässt keine eindeutige Zuordnung zu einer Differenzierungslinie (myeloisch, B-, T- oder NK-Zell-lymphatisch) zu (Kap. 6.15.6).
- WHO-Definition: Die ALAL kann unter Verwendung der folgenden Kriterien **nicht** einer bestimmten Differenzierungslinie zugeordnet werden:
  - Klinische Kriterien:
    - vorangegangenes myelodysplastisches Syndrom (MDS) → AML mit myelodysplasie-assoziierten Veränderungen;
    - vorangegangene myeloproliferative Neoplasie (MPN) → Blastenkrise des zugrunde liegenden MPN,
  - morphologische Kriterien:
    - Dysplasiezeichen der ausreifenden Hämatopoese → AML mit myelodysplasie-assoziierten Veränderungen,
  - immunphänotypische Kriterien (Kap. 6.15.6),
  - zytogenetische Kriterien:
    - z. B. rekurrente, AML- oder MDS-assoziierte zytogenetische Aberration;
  - molekulargenetische Kriterien.

6.15.4 Epidemiologie

- Epidemiologische Daten zur Inzidenz liegen aufgrund der Seltenheit der Erkrankung nicht vor.
- Relative Häufigkeiten werden je nach verwendeter Definition (EGIL oder WHO) mit 1–5 % aller akuten Leukämien angegeben.

6.15.5 Ätiologie und Pathogenese

- Irreversible Erkrankung der hämatopoetischen Stammzelle.
- Aufgrund der Seltenheit liegen keine gesicherten Daten zur Ätiologie vor.
- Es wird angenommen, dass die Ätiologie ähnlich der anderer akuter Leukämien auf der Aquisition von Treiber-Mutationen beruht, welche eine ungebremste Proliferation, Apoptosehemmung sowie einen Differenzierungsblock auf Ebene der hämatopoetischen Stammzelle vermitteln.
- Eine BCR-ABL-Translokation ist relativ häufig (bis 30 %), ebenso wie eine reziproke Translokation unter Beteiligung des *MLL*-Gens auf Chromosom 11q23 in ca. 10 %. Beide Veränderungen sind allerdings nicht für eine ALAL spezifisch, sondern können sowohl bei einer ALL als auch bei einer AML auftreten.
- Darüber hinaus treten zusätzliche zytogenetische Veränderungen in der Mehrzahl der Fälle einer ALAL auf. Diese betreffen ganz überwiegend Aberrationen, welche ebenfalls bei ALL und/oder AML vorkommen.

6

6.15.6 Klassifikation und Risikostratifizierung

- Es existieren verschiedene klinische und immunphänotypische Klassifizierungssysteme.
- Klinisch gebräuchlich ist die Einteilung in
  - die akute undifferenzierte Leukämie (AUL), bei denen über Progenitorantigene hinaus keine ausreichenden linienspezifischen Antigene nachweisbar sind,
  - die akute biphänotypische Leukämie mit der Expression von Antigenen zweier (in Einzelfällen: akute triphänotypische Leukämie mit der Expression dreier) Linienzugehörigkeiten auf derselben Zelle sowie
  - die akute bilineäre bzw. biklonale Leukämie mit zwei Zellpopulationen jeweils einer Linienzugehörigkeit.
- Gemäß der WHO-Klassifikation der myeloischen Neoplasien und akuten Leukämien erfolgt die Einteilung als eigene Entität „acute leukemias of ambiguous lineage".
- In der WHO-Klassifikation wird die Unterteilung zwischen akuter biphänotypischer und bilineärer Leukämie aufgegeben, beide werden unter der akute Leukämie mit gemischtem Phänotyp (mixed phenotype acute leukemia, MPAL) zusammengefasst (▶ Tab. 6.32).
- Als immunphänotypische Klassifikation sind die Klassifikationen der EGIL (▶ Tab. 6.33) sowie der WHO (▶ Tab. 6.34) gebräuchlich:
  - Die Klassifikation der EGIL zieht lediglich diese immunphänotypischen Charakteristika zur Einteilung heran,

Tab. 6.32 WHO-Klassifikation der akuten Leukämien unklarer Linienzugehörigkeit.

Diagnose	Kriterien
Akute undifferenzierte Leukämie	Akute Leukämie ohne Expression eines myeloischen oder lymphatischen Linienzugehörigkeitsmarkers.
Akute Leukämie mit gemischtem Phänotyp und Vorliegen einer t(9;22)(q34;q11.2); *BCR-ABL 1*	Diagnosekriterien für eine akute Leukämie mit gemischtem Phänotyp werden erfüllt **und** Nachweis des Philadelphia-Chromosoms/des *BCR-ABL*-Fusionsgens in leukämischen Blasten.
Akute Leukämie mit gemischtem Phänotyp und t(v;11q23); *MLL Rearrangement*	Diagnosekriterien für eine akute Leukämie mit gemischtem Phänotyp werden erfüllt **und** Nachweis einer Translokation unter Beteiligung des MLL-Lokus auf Chromosom 11q23.
Akute Leukämie mit gemischtem Phänotyp, B-myeloisch, nicht anderweitig klassifiziert	Kriterien einer Linienzugehörigkeit für B-Zell- **und** myeloische Differenzierung werden erfüllt **und** es liegt weder ein Philadelphia-Chromosom noch ein MLL-Rearrangement vor.
Akute Leukämie mit gemischtem Phänotyp, T-myeloisch, nicht anderweitig klassifiziert	Kriterien einer Linienzugehörigkeit für T-Zell- **und** myeloische Differenzierung werden erfüllt **und** es liegt weder ein Philadelphia-Chromosom noch ein MLL-Rearrangement vor.
Akute Leukämie mit gemischtem Phänotyp, seltene Sorten, nicht anderweitig klassifiziert	Akute Leukämie mit seltenen Kombinationen einer Liniendifferenzierung (z. B. T- und B-Zelle, triphänotypisch) **und** es liegt weder ein Philadelphia-Chromosom noch ein MLL-Rearrangement vor.
Andere Leukämien unklarer Linienzugehörigkeit	NK-Zell-Leukämie/Lymphom unklassifizierbare akute Leukämien*

Zu den Diagnosekriterien einer akuten Leukämie mit gemischtem Phänotyp ▶ Tab. 6.34. Darüber hinaus dürfen für die Diagnose einer ALAL keine Diagnosekriterien für eine akute Leukämie mit definierter Linienzugehörigkeit erfüllt sein, wie z. B. das Vorliegen rekurrenter genetischer Aberrationen, welche eine Linienzugehörigkeit definieren.
*Beispiele: akute Leukämien mit T-Zell-Markern aber ohne zytoplasmatisches CD3, oder Leukämien mit myeloischen Markern aber ohne Nachweis von Myeloperoxidase, sog. ME-AML.

Tab. 6.33 EGIL-Klassifikation der akuten Leukämien.

Punkte	Myeloisch	B-Linie	T-Linie
2	anti-MPO anti-Lysozym	CD79a cyt IgM cyt CD22	CD3, cyt CD3 anti-TCR α/β anti-TCR γ/δ
1	CD13 CD33 CDw65 CD117	CD10 CD19 CD20	CD2 CD5 CD8 CD10
0,5	CD14 CD15 CD64	TdT CD24	TdT CD7 CD1a

Die Zugehörigkeit zu einer Linie erfordert eine anhand des Expressionsmusters ermittelte Punktzahl von > 2. Werden in zwei Linien > 2 Punkte erreicht, liegt eine biphänotypische akute Leukämie vor.

Tab. 6.34 WHO-Kriterien der durchflusszytometrischen Diagnose einer akuten Leukämie mit unklarer Linienzugehörigkeit.

Linie	Marker
Myeloisch	MPO **oder** ≥ 2 der folgenden monozytären Marker: unspezifische Esterase, CD11c, CD14, CD64, Lysozym
B-Linie	Starke Expression von CD19 und ≥ 1 der folgenden Marker stark exprimiert: CD79a, zytoplasmatisches CD22, CD10 **oder** schwache Expression von CD19 und ≥ 2 der folgenden Marker stark exprimiert: CD79a, zytoplasmatisches CD22, CD10
T-Linie	Expression von CD3, zytoplasmatisch oder membrangebunden

Für die Diagnose einer AUL dürfen keine der Kriterien einer Linienzugehörigkeit erfüllt sein, für eine MPAL müssen mindestens zwei Linienzugehörigkeiten vorliegen. Darüber hinaus dürfen keine klinischen, morphologischen, zytogenetischen oder molekulargenetischen Kriterien einer Linienzugehörigkeit (z. B. vorbestehendes MPN/MDS, Dysplasiezeichen, AML-typische rekurrente genetische Aberrationen) erfüllt sein.

- ○ Die WHO-Klassifikation nutzt neben wesentlich stringenteren immunphänotypischen Markern auch zytologische, zytochemische, molekular- und zytogenetische Charakteristika zum Ausschluss des Vorliegens einer ALAL.
- Nach der WHO-Klassifikation werden die Kriterien zum Vorliegen einer ALAL wesentlich seltener erfüllt als nach den EGIL-Kriterien.

6.15.7 Symptomatik

- Zeichen der Knochenmarkinsuffizienz ähnlich denen andere akuter Leukämien (Kap. 6.13, Kap. 6.14): Infektneigung, Anämiesymptome, Blutungszeichen.
- Im Fall einer extramedullären Manifestation (z. B. Splenomegalie): lokale Verdrängungssymptomatik.
- Tumorlysesyndrom bestehend aus metabolischer Azidose, Nierenversagen und LDH-Anstieg, v. a. im Fall einer Hyperleukozytose (Leukozyten > 100 000/µl) und bei Therapieeinleitung möglich.
- Ggf. Verbrauchskoagulopathie (disseminierte intravasale Gerinnung, DIC) als Komplikation mit diffusen Kapillareinblutungen und Organversagen, insbesondere bei Hyperleukozytose.

6.15.8 Diagnostik

Diagnostisches Vorgehen

- Zur Diagnosestellung einer akuten Leukämie obligat sind
  - ○ periphere Blutausstriche sowie
  - ○ eine Knochenmarkpunktion mit Entnahme von Material für eine zytologische/zytochemische Untersuchung, Immunphänotypisierung und zyto- und molekulargenetische Untersuchung.
- Bei Zweifeln an der eindeutigen Linienzugehörigkeit empfiehlt sich der diagnostische Algorithmus in ▶ Abb. 6.25.

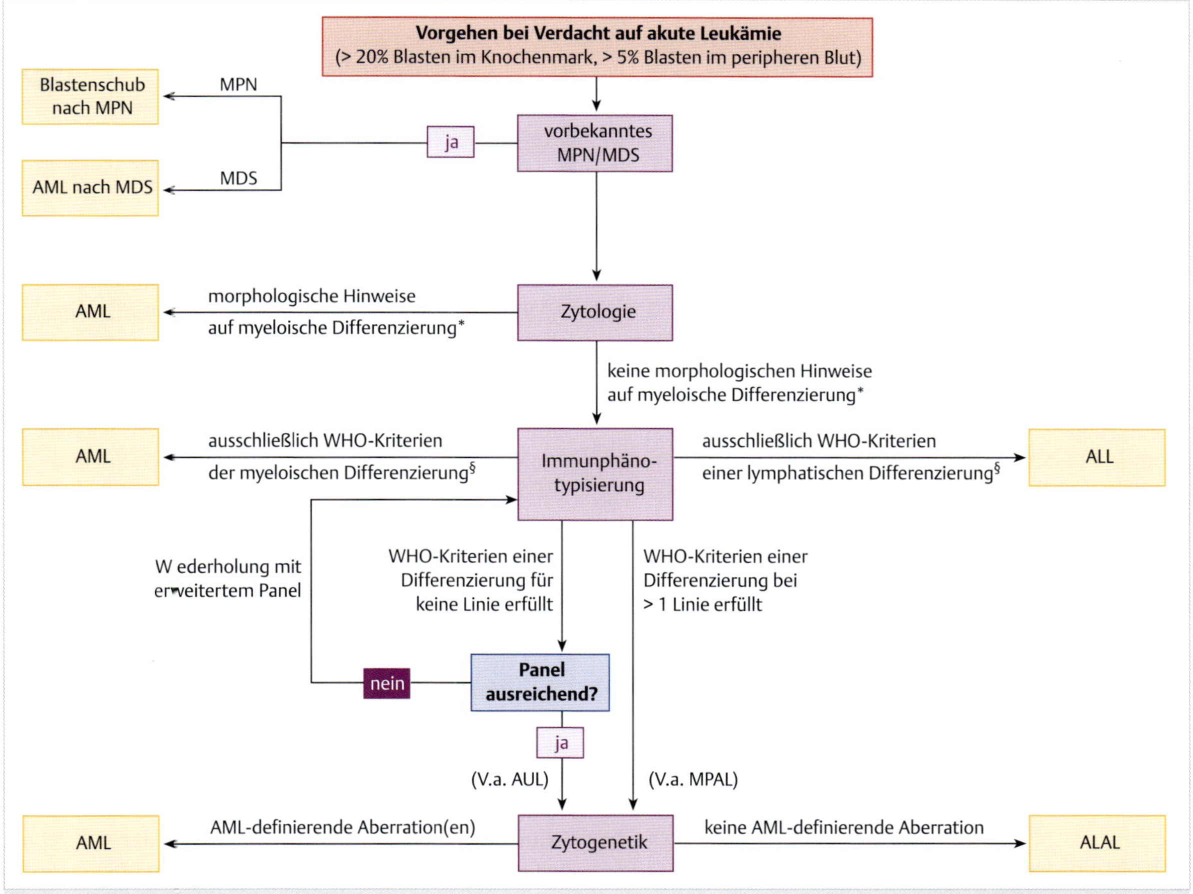

Abb. 6.25 Akute Leukämien unklarer Linienzugehörigkeit. Diagnostisches Vorgehen (*: Auerstäbchen, Dysplasiezeichen der ausreifenden Myelopoese (AML mit myelodysplasie-assoziierten Veränderungen), morphologisch AML mit Ausreifung, Promyelozyten-Leukämie, (myelo)monozytäre Leukämie, Erythroleukämie, megakaryoblastäre Leukämie; §: ▶ Tab. 6.33).

Anamnese

- Gezielte Anamnese:
  - Entwicklung der körperlichen Leistungsfähigkeit/des Allgemeinzustandes in den letzten Wochen und Monaten,
  - durchgemachte Infekte,
  - Anämiesymptomatik (Herzrasen, Palpitationen, Cephalgien, Tinnitus, Belastungsdyspnoe),
  - Blutungszeichen, insbesondere Petechien,
  - B-Symptomatik (Fieber > 38 °C, Nachtschweiß, Gewichtsabnahme > 10 % in den letzten 6 Monaten).

Körperliche Untersuchung

- Haut- und Schleimhaut inkl. Konjunktiven: Blässe? Petechien? Hämatome nach Bagatelltraumen?
- Nasennebenhöhlen und Felsenbein: Druck-/Klopfschmerz als Hinweis auf Otitis media/Sinusitis?
- Herz-Kreislauf-System: Pulsfrequenz, Herzgeräusche, Schwirren, klinische Zeichen der Herzinsuffizienz vor Anthrazyklingabe?
- Lunge: Raschelgeräusche? Bronchialatmen? Klopfschalldämpfung?
- Abdomen: Hepatosplenomegalie? Leberkapselschmerz?

Labor

- Blutbild inkl. mikroskopischem! Differenzialblutbild und Bestimmung der Retikulozyten,
- Natrium, Kalium,
- LDH, Bilirubin, Transaminasen (AST, ALT, γGT),
- Kreatinin, Harnstoff, Harnsäure,
- Blutzucker,
- Blut-pH-Wert mittels peripher-venöser oder kapillärer Blutgasanalyse,
- TSH,
- Blutgruppe,
- Quick, PTT, Fibrinogen, AT III,
- Fakultativ: HLA-Typisierung (ggf. Wangenschleimhautabstrich bei tiefer Leukopenie).

Bildgebende Diagnostik

Sonografie

- Obligat: Hepatosplenomegalie? Hepatolienale Candidiasis?
- Ggf. zur gezielten Diagnostik im Verlauf, z. B. bei persistierendem Fieber unklarer Genese und negativem CT Thorax.

Echokardiografie

- Abschätzung der linksventrikulären Funktion bei klinischen Zeichen der Herzinsuffizienz vor geplanter Anthrazyklingabe.

CT

- Zur gezielten Diagnostik, z. B.
  - CT NNH bei Verdacht auf Sinusitis,
  - CT Thorax bei neutropenem Fieber > 96 h zum Ausschluss einer pulmonalen Mykose.

Histologie, Zytologie und klinische Pathologie

Knochenmarkdiagnostik

- Obligat bei Verdacht auf akute Leukämie:
  - Zytologie und Zytochemie,
  - Immunphänotypisierung,
  - Zytogenetik,
  - Molekulargenetik
- Fakultativ: Histologie mit Abrollpräparaten bei Punctio sicca.

6.15.9 Differenzialdiagnosen

- Akute Leukämien definierter Linienzugehörigkeit:
  - akute myeloische Leukämie,
  - akute lymphatische Leukämie.

> **Cave**
>
> Ein zu enges „Screening-Panel“ in der Immunphänotypisierung kann eine akute undifferenzierte Leukämie (AUL) vortäuschen.

- Blastenschub einer chronisch myeloischen Leukämie (MPAL mit Philadelphia-Chromosom bzw. *BCR-ABL*-Fusionstranskript).
- Blastische plasmozytoide dendritische Zell-Neoplasie (BPDCN). Hier werden wie bei der AUL ebenfalls keine linienspezifischen Marker exprimiert, diese zeichnet sich jedoch durch eine Ko-Expression von CD4 und CD56 aus.

6.15.10 Therapie

Therapeutisches Vorgehen

- Die Therapiegrundsätze gleichen denen der akuten Leukämien mit Liniendetermination.
- Wenn möglich, sollten diese Patienten eine intensive Induktionstherapie erhalten, gefolgt von einer intensiven Postremissionstherapie im Falle des Erreichens einer kompletten Remission.
- Kann weder mittels der WHO- noch mit der EGIL-Klassifikation eine Zuordnung zu einer Liniendifferenzierung erfolgen, empfiehlt sich die Applikation eines für die ALL-Behandlung geeigneten Therapieprotokolls, z. B. die Therapieempfehlung der German Multicenter ALL-Studiengruppe (GMALL) (Kap. 6.14).

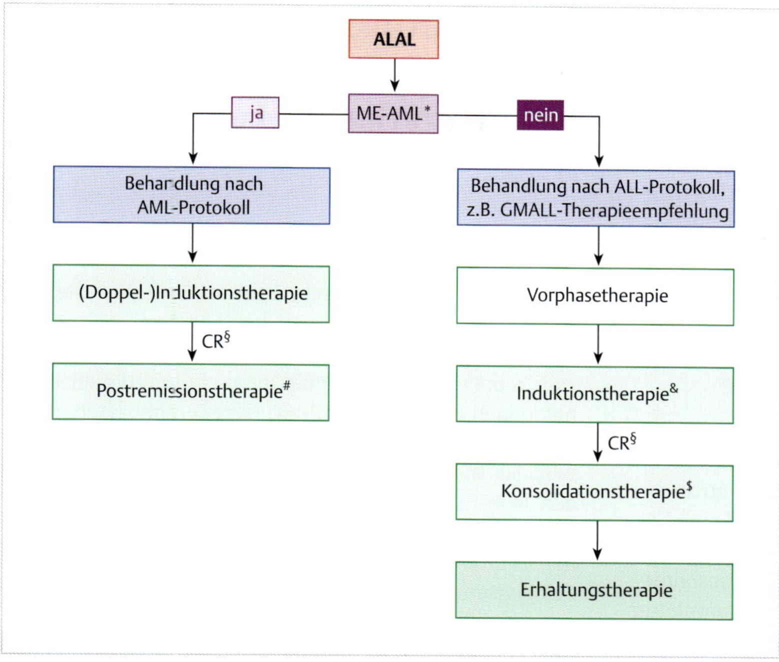

Abb. 6.26 Akute Leukämien unklarer Linienzugehörigkeit. Therapeutisches Vorgehen (* myeloperoxidase-negative AML. Die Empfehlung zur AML-spezifischen Therapie ist in diesem Fall empirisch;
§ Vorgehen bei Nichterreichen einer CR siehe entsprechende Kapitel „AML" und „ALL";
# protokollspezifisch Konsolidationstherapie/Erhaltungstherapie. Bei ALAL unabhängig vom Vorliegen weiterer Hochrisikomerkmale (komplex-aberranter Karyotyp, t(v;11)(v;q23) mit Ausnahme der t(9;11)(p21;q23)): allogene Stammzelltransplantation in erster kompletter Remission erwägen!;
& bei t(9;22)(q34;q11) bzw. BCR/ABL unter Einschluss von Imatinib 600 mg tgl.;
$ insbesondere bei Vorliegen von Hoch-(Translokationen t(4;11)(q21;q23), Leukozyten > 30.000/µl) oder Höchstrisikomerkmalen (t(9;22)(q34;q11) bzw. BCR/ABL): allogene Stammzelltransplantation nach Konsolidation I erwägen).

Pharmakotherapie

Kausale Pharmakotherapie

- Die intensive spezifische Therapie orientiert sich an den Therapieprotokollen der akuten lymphatischen oder der akuten myeloischen Leukämie.
- Für Einzelheiten vgl. Kap. 6.14 sowie auf aktuelle Therapieprotokolle des Deutschen Leukämie-Studienregisters des Kompetenznetz akute und chronische Leukämien (http://www.kompetenznetz-leukaemie.de/content/studien/studienregister/dlsr).
- Bei Vorhandensein eines Philadelphia-Chromosoms/eines *BCR-ABL*-Fusionsgens wird die Therapie gemäß den aktuellen Therapieempfehlungen der GMALL parallel mit einem gegen BCR-ABL wirksamen Tyrosinkinasehemmer (z. B. Imatinib 600 mg tgl.) kombiniert.

Pharmakologische Supportivtherapie

- Infektionsprophylaxe gemäß den aktuellen Leitlinien der DGHO:
  - Prophylaxe einer bakteriellen Infektion mit z. B. Ciprofloxacin 2-mal 500 mg für die Dauer der kritischen Neutropenie (Neutrophile < 500/µl).
  - Prophylaxe der Pneumocystis-jirovecii-Pneumonie v. a. bei Applikation eines ALL-spezifischen Therapieschemas mit Cotrimoxazol (https://www.onkopedia.com/de/onkopedia/guidelines/bakterielle-infektionen-und-pneumocystis-jirovecii-pneumonie-prophylaxe/@@view/html/index.html).
  - Antimykotische Prophylaxe mit Posakonazol Im Fall der Verwendung einer intensiven AML-typischen Induktionstherapie.
- Diagnostik und Therapie bei neutropenem Fieber gemäß den Empfehlungen der Arbeitsgemeinschaft Infektionen in der Hämatologie und Onkologie (AIGHO) (https://www.agiho.de/leitlinien-empfehlungen/empfehlungen/empfehlungen-fuer-die-praxis).
- Prophylaxe/Therapie eines Tumorlysesyndroms: siehe Onkodin-Therapieempfehlung (http://www.onkodin.de/e6/e9 4340/e9 4341/).
- Vorgehen bei Hyperleukozytose (Leukozyten > 100.000/µl und/oder Zeichen der Leukostase):
  - rasche Einleitung einer Zytoreduktion, z. B. Prednison 60 mg/m^2 tgl., Hydroxyurea 40 mg/kg KG tgl., ggf. zusätzlich Leukapheresetherapie, wenn lokal verfügbar.

Zellbasierte Verfahren

Stammzelltransplantation

- Belastbare Daten zu den Erfolgsaussichten einer allogenen Stammzelltransplantation als Konsolidierung fehlen aufgrund der Seltenheit der Erkrankung, insbesondere im Vergleich zu einer konventionellen Postremissionstherapie.
- Retrospektiv erhobene Daten aus Fallserien legen allerdings einen positiven Effekt einer allogenen Stammzelltransplantation in erster kompletter Remission nahe.

6.15.11 Nachsorge

- Die Nachsorge richtet sich nach dem Vorgehen bei Patienten mit liniendeterminierten akuten Leukämien.
- Auch wenn evidenzbasierte Daten zu einer strukturierten Nachsorge fehlen, empfiehlt sich insbesondere bei Vorliegen eines Markers, für den ein Monitoring möglich ist (z. B. BCR-ABL, Chimärismus), eine regelmäßige (z. B. 3-monatlich) quantitative Bestimmung des Markers aus einer Knochenmarkaspiration in den ersten 3 Jahren nach Therapieeinleitung.

6.15.12 Verlauf und Prognose

- Aufgrund der Seltenheit dieser Diagnose können keine belastbaren Aussagen zur Prognose gemacht werden.
- Retrospektive Daten legen eine im Vergleich zu anderen akuten Leukämien schlechtere Prognose und eine höhere Effektivität einer ALL-typischen verglichen mit einer AML-typischen Therapie sowie einer konsolidierenden Stammzelltransplantation in erster kompletter Remission verglichen mit einer konventionellen Postremissionstherapie nahe.

6.15.13 Wichtige Internetquellen

- www.kompetenznetz-leukaemie.de: Kompetenznetz akute und chronische Leukämien (inkl. Deutsches Leukämie-Studienregister)
- www.onkopedia.com/de/onkopedia/guidelines/bakterielle-infektionen-und-pneumocystis-jirovecii-pneumonie-prophylaxe/@@view/html/index.html: Onkopedia-Leitlinie „Bakterielle Infektionen und Pneumocystis jirovecii Pneumonie – Prophylaxe“
- www.agiho.de/leitlinien-empfehlungen/empfehlungen/empfehlungen-fuer-die-praxis: Empfehlungen der Arbeitsgemeinschaft Infektionen in der Hämatologie und Onkologie (AIGHO) zu Diagnostik und Therapie bei Infektionen in Neutropenie
- www.onkodin.de/e6/e9 4340/e9 4341/: Onkodin-Therapieempfehlung zur Prophylaxe und Therapie eines Tumorlyse-Syndroms

6.16 Chronische lymphatische Leukämie und kleinzelliges lymphozytisches Lymphom

Paula Cramer, Christian P. Pallasch

6.16.1 Steckbrief

Die chronische lymphatische Leukämie (CLL) ist die häufigste Leukämieform in westlichen Ländern und tritt v. a. im fortgeschrittenen Lebensalter auf. Als reifzellige B-Zell-Neoplasie mit Akkumulation nicht funktioneller monoklonaler CD5- und CD19-positiver Lymphozyten in Blut und Knochenmark sowie Lymphknoten, Leber und Milz wird sie nicht nur zu den Leukämien, sondern auch zu den Non-Hodgkin-Lymphomen gezählt. Das kleinzellige lymphozytische Lymphom (small lymphocytic lymphoma, SLL) weist denselben Immunphänotyp auf wie die CLL, präsentiert sich allerdings mit führender Lymphadenopathie ohne eine leukämische Ausschwemmung im peripheren Blut. Die Monoklonale B-Zell-Lymphozytose (MBL) stellt eine nichtmaligne Vorstufe von CLL und SLL dar (Kap. 5.17).

Meist wird die CLL im frühen asymptomatischen Stadium diagnostiziert und es kann über eine lange Zeit zunächst eine Beobachtung (watch and wait) erfolgen. Der klinische Verlauf ist aber sehr heterogen, die CLL kann auch wie eine akute Leukämie verlaufen oder in ein hochmalignes B-NHL transformieren (sog. Richter-Transformation, Kap. 6.16.9).

Bei Eintreten einer Therapiebedürftigkeit müssen neben der körperlichen Fitness, evtl. Komorbiditäten und Begleitmedikation des Patienten auch das Vorliegen der genetischen Hochrisikoparameter Deletion 17p und *TP53*-Mutation berücksichtigt werden. Als Behandlungsmodalitäten stehen Chemotherapeutika, monoklonale Antikörper und zielgerichtete Substanzen zur Verfügung.

6.16.2 Aktuelles

- Die Chemoimmuntherapie mit einem CD20-Antikörper ist der etablierte Standard in der Erstlinientherapie.
- Abhängig von Alter, körperlicher Fitness und Begleiterkrankungen erfolgt eine Behandlung mit
  - Fludarabin/Cyclophosphamid/Rituximab (FCR),
  - Bendamustin/Rituximab (BR) oder
  - Chlorambucil kombiniert mit Obinutuzumab, Ofatumumab oder Rituximab.
- Die Kinase-Inhibitoren Ibrutinib und Idelalisib und der Bcl2-Antagonist Venetoclax haben die Behandlung insbesondere von Patienten mit den prognostisch ungünstigen genetischen Veränderungen Deletion 17p und *TP53*-Mutation sowie mit rezidivierter/refraktärer Erkrankung revolutioniert.

- Die Zulassung zahlreicher weiterer zielgerichteter Substanzen ist für die kommenden Jahre zu erwarten.
- Aktuelle Studien zielen auf eine langfristige Krankheitskontrolle, ggf. sogar funktionelle Heilung ab; diese kann möglicherweise durch eine rationale Kombination der neuen Substanzen auch ohne Chemotherapie erzielt werden.

6.16.3 Definition

- **CLL:** Leukämisch verlaufendes indolentes B-NHL mit Lymphozytose (≥ 5 000/µl B-Lymphozyten im peripheren Blut), Lymphadenopathie, Hepato- und/oder Splenomegalie, Zytopenien (durch Knochenmarkinfiltration oder Autoimmunphänomene) sowie B-Symptome und Infektneigung.
- **SLL:** Im Gegensatz zur CLL aleukämisch verlaufendes B-NHL (< 5 000/µl B-Lymphozyten im peripheren Blut) mit klinisch führender Lymphadenopathie.

> **Merke** M!
>
> Das SLL unterscheidet sich von der CLL nur durch die nicht vorhandene Lymphozytose.

6.16.4 Epidemiologie

- Altersadjustierte Inzidenz von 4/100.000 Einwohnern in westlichen Ländern und ca. 2500 Neuerkrankungen in Deutschland pro Jahr.
- Männer sind häufiger betroffen als Frauen (Geschlechterverhältnis Männer/Frauen: ca. 1,7:1).
- Das SLL als nichtleukämische Verlaufsform macht etwa 10 % aus; die CLL stellt die häufigste Leukämieform des Erwachsenen dar.
- Das mediane Alter bei Erstdiagnose beträgt 67–72 Jahre; aufgrund der altersabhängig steigenden Inzidenz und des demografischen Wandels ist von einer steigenden Prävalenz auszugehen.

6.16.5 Ätiologie und Pathogenese

- Gesicherte Risikofaktoren sind nicht bekannt; es wird ein Zusammenhang mit organischen Lösungsmitteln (z. B. Benzol) sowie ionisierender Strahlung diskutiert.
- Aufgrund von einer selten zu beobachtenden familiären Häufung (z. B. Erkrankung mehrerer Geschwister oder mehrerer Generationen) scheint eine genetische Disposition eine gewisse Rolle zu spielen.
- Trotz des wachsenden Verständnisses der molekularen Pathogenese ist die Ätiologie noch nicht geklärt.
- Die CLL entsteht aus **reifen, antigenexponierten B-Zellen**; dabei kann die normale B-Zell-Differenzierung vor oder nach der somatischen Hypermutation des Genkomplexes der Immunglobulin-Schwerketten unterbrochen werden. So entstehen zwei unterschiedliche Subgruppen von CLL/SLL
  - *IGHV* mutiert und mit der B-Gedächtniszelle verwandt, oder
  - *IGHV* unmutiert, einer naiven B-Zelle ähnelnd und eine ungünstigere Prognose aufweisend.
- Durch eine **dysregulierte, vermehrte Proliferation und gehemmte Apoptose** kommt es zu einer Akkumulation der CLL-Zellen in Blut, Knochenmark und lymphatischem Gewebe.

> **Merke** M!
>
> Die zugrunde liegende vermehrte Aktivierung des Signalwegs des B-Zellrezeptors und der Bcl-2-abhängige Apoptosedefekt können inzwischen therapeutisch genutzt werden, z. B. durch Blockade der Bruton-Thyrosinkinase (BTK) bzw. der Phosphatidylinositol-3-Kinase (PI3K) im B-Zellrezeptor-Signalweg bzw. mit dem Bcl-2-Antagonisten Venetoclax.

- Der B-Zellrezeptor-Signalweg (BCR-Signalweg) scheint durch eine (Auto)antigenabhängige Stimulation ein onkogener Treiber zu sein.
- Aktuelle Daten weisen darauf hin, dass die ungünstige Prognose der Patienten mit unmutiertem IGHV-Status aufgehoben wird durch Blockade des BCR-Signalwegs mit Ibrutinib.
- Vom Mikromilieu abhängige Progression und Abhängigkeit der Vitalität der leukämischen Zellen, v. a. tumorassoziierte Makrophagen.
- **Klonale Evolution der Erkrankung** im Verlauf und insbesondere unter Chemotherapie mit Entstehung behandlungsrefraktärer Subklone, die durch spezifische Mutationen definiert sind (*P53*, *SF3B1* etc.).

6.16.6 Klassifikation und Risikostratifizierung

Klassifikation der CLL

- Die Stadieneinteilung der CLL erfolgt in Europa nach Binet (▶ Tab. 6.35) und in den USA vorrangig nach Rai (▶ Tab. 6.36).
- Beide Stagingsysteme beruhen allein auf einem Blutbild und der klinischen Untersuchung (die Ergebnisse bildgebender Untersuchungen werden nicht berücksichtigt).
- Palpabel vergrößerte Lymphknoten ≥ 1 cm werden als pathologisch bewertet.

Tab. 6.35 Stadieneinteilung der CLL nach Binet.

Stadium	Klinisch tastbar vergrößerte Lymphknotenregionen*	Hämoglobin	Thrombozyten
A	< 3	≥ 10 g/dl	≥ 100.000/µl
B	≥ 3	≥ 10 g/dl	≥ 100.000/µl
C	Irrelevant	< 10 g/dl	< 100.000/µl

* **zervikal** (inkl. der submandibulären, supra-/infraklavikulären, okzipitalen, prä-/retroaurikulären oder oropharyngealen LK), **axillär, inguinal, Leber oder Milz**

Tab. 6.36 Stadieneinteilung der CLL nach Rai.

Stadium	Klinisch tastbar vergrößerte Lymphknoten*	Klinisch tastbare Hepato-/Splenomegalie	Hämoglobin	Thrombozyten
0	Keine	Keine	≥ 11 g/dl	≥ 100.000/µl
I	≥ 1	Keine	≥ 11 g/dl	≥ 100.000/µl
II	Irrelevant	≥ 1	≥ 11 g/dl	≥ 100.000/µl
III	Irrelevant	Irrelevant	< 11 g/dl	≥ 100.000/µl
IV	Irrelevant	Irrelevant	Irrelevant	< 100.000/µl

* **zervikal** (inkl. der submandibulären, supra-/infraklavikulären, okzipitalen, prä-/retroaurikulären oder oropharyngealen LK), **axillär oder inguinal**

- Eine Anämie und/oder Thrombopenie aufgrund von Autoimmunphänomenen (AIHA bzw. ITP) wird für die Stadieneinteilung nicht berücksichtigt.
- Das mediane Gesamtüberleben in den einzelnen Stadien wird wie folgt angegeben:
  - Binet-Stadium A bzw. Rai-Stadium 0 (niedriges Risiko): ca. 10 Jahre,
  - Binet-Stadium B bzw. Rai-Stadium I/II (intermediäres Risiko): ca. 7 Jahre,
  - Binet-Stadium A bzw. Rai-Stadium III/IV (hohes Risiko): ca. 1,5 Jahre.
- Allerdings beruhen diese Angaben auf historischen Daten, d. h. der Effekt neuerer Therapien ist hierbei nicht berücksichtigt.

Klassifikation des SLL

- Die Klassifikation des SLL erfolgt primär aufgrund des nodalen Befalls, entsprechend wird hier die Lugano-Klassifikation angewendet (▶ Tab. 6.37).

Risikostratifizierung

- Es wurden unzählige Prognosefaktoren vorgeschlagen; allerdings hat deren Bestimmung größtenteils (noch) keine klinisch relevante Konsequenz.

M!

Merke

Die Untersuchung auf Vorliegen einer Deletion 17p und/oder *TP53*-Mutation ist vor Einleitung einer Therapie notwendig, da aufgrund der ungünstigen Prognose und Resistenz gegenüber Alkylanzien und Purinanaloga ein alternatives therapeutisches Vorgehen (s. unten) erforderlich ist. Aufgrund der Möglichkeit einer klonalen Evolution mit Auftreten neuer genetischer Veränderungen im Krankheitsverlauf muss die Untersuchung nicht nur vor der Erstlinientherapie erfolgen, sondern vor jeder Rezidivtherapie wiederholt werden.

- Die in der Klinik und insbesondere in Studien häufig bestimmten Prognosefaktoren sind in ▶ Tab. 6.38 aufgeführt.
- Prognostischer Index CLL-IPI (▶ Tab. 6.39):
  - Entwickelt durch einen Zusammenschluss internationaler Forschergruppen basierend auf einer Metaanalyse von 3 472 therapienaiven Patienten.
  - Der Index trennt Gruppen mit sehr unterschiedlichem Gesamtüberleben und könnte künftig das Management der CLL beeinflussen (z. B. frühzeitige Behandlung von Patienten mit sehr hohem Risiko).

Tab. 6.37 Lugano-Klassifikation.

Stadium	Beteiligung	Extranodaler (E) Status
Früh		
I	Ein Lymphknoten oder in einer Gruppe zusammenhängender Lymphknoten	Einzelne extranodale Läsion
II	≥ 2 Lymphknoten bzw. in einer Gruppe zusammenhängender Lymphknoten auf derselben Seite des Zwerchfells	Stadium I oder II gemäß nodaler Beteiligung mit geringer extranodaler Beteiligung
II bulky	Wie II mit „bulk"	
Fortgeschritten		
III	Beteiligung auf beiden Seiten des Zwerchfells	Nicht anwendbar
IV	Extralymphatische Beteiligung (nicht kontinuierlich)	Nicht anwendbar

Tab. 6.38 Prognosefaktoren bei der CLL.

Prognosefaktoren		Günstig	Ungünstig
Serumparameter	Beta-2-Mikroglobulin	≤ 3,5 mg/dl	> 3,5 mg/dl
	Thymidinkinase*	≤ 10 U/l	> 10 U/l
Oberflächenmerkmale	ZAP-70*	< 30 %	≥ 30 %
	CD38*	< 20 %	≥ 20 %
Zytogenetik (FISH)		del(13q)	del(17p)
		Trisomie 12	del(11q)
Karyotypisierung		Normaler diploider Karyotyp	Komplexer Karyotyp (≥ 3 Veränderungen)
Molekulargenetik	*IGHV*	Mutiert	Unmutiert
	TP53	Unmutiert	Mutiert

*teilweise abweichende Angaben zum Referenzbereich

Tab. 6.39 International Prognostic Index (CLL-IPI). Adaptiert nach [3].

Kriterien	Punkte
Deletion 17p und/oder *TP53*-Mutation	4
IGHV-Status unmutiert	2
Beta-2-Mikroglobulin > 3,5 mg/dl	2
Krankheitsstadium Binet B/C bzw. Rai I–IV	1
Patientenalter > 65 Jahre	1

Prognosegruppen:
0–1 Punkte: niedriges Risiko (Gesamtüberleben nach 5 Jahren: 93,2 %)
2–3 Punkte: intermediäres Risiko (Gesamtüberleben nach 5 Jahren: 79,3 %)
4–6 Punkte: hohes Risiko (Gesamtüberleben nach 5 Jahren: 63,3 %)
7–10 Punkte: sehr hohes Risiko (Gesamtüberleben nach 5 Jahren: 23,3 %)

6.16.7 Symptomatik

- Meist erfolgt die Diagnosestellung der CLL im frühen, asymptomatischen Stadium Binet A im Rahmen der Abklärung einer Leukozytose bzw. relativen oder absoluten Lymphozytose. Zu diesem Zeitpunkt finden sich meist keine oder nur kleine Lymphome.
- Das SLL hingegen weist per definitionem keine Lymphozytose auf und wird meist aufgrund einer langsam progredienten Lymphadenopathie diagnostiziert.
- Bei fortgeschrittenerer Erkrankung kann es zu folgenden Befunden (in abnehmender Häufigkeit) kommen:
    - Schmerzlose, prall-elastische Lymphadenopathie aller Regionen,
    - Hepato- und/oder Splenomegalie, ggf. mit abdominalem Druck-/Völlegefühl bei ausgeprägter Splenomegalie (auch bei großen abdominalen Lymphomen),
    - Zytopenien (durch Knochenmarkinfiltration oder Autoimmunphänomene), ggf. mit Müdigkeit/Belastungsdyspnoe bei Anämie bzw. Neigung zu Hämatomen und petechialen Blutungen bei Thrombopenie,
    - klassische B-Symptome (Fieber, Nachtschweiß und Gewichtsverlust),
    - Infektneigung (z. B. Infekte der oberen Atemwege, Herpes-zoster-Reaktivierungen),

III

- ○ Verschlechterung des Allgemeinzustandes und der Leistungsfähigkeit,
- ○ ausgeprägte Schwellung/Rötung bei Insektenstichen.
- ○ Selten kommt es auch zu atypischen, extranodalen Manifestationen, wie einem zerebralem Befall, Aszites, Pleuraerguss und Organbefall.

6.16.8 Diagnostik

Diagnostisches Vorgehen

Sicherung der CLL

- Eine weitere Abklärung bezüglich des Vorliegens einer CLL sollte erfolgen bei
  - ○ einer ätiologisch nicht anderweitig erklärbaren persistierenden Lymphozytose (> 50 % der Leukozyten oder > 5 000/µl), sowie
  - ○ ggf. zusätzlich einer Lymphadenopathie und/oder Hepato-/Splenomegalie und/oder (Autoimmun-)zytopenie.
- In der Regel erfolgt die Diagnosesicherung der CLL allein aus peripherem Blut mit einem Blutausstrich und einer Immunphänotypisierung.
- In Einzelfällen müssen zur Abgrenzung zu anderen Lymphomen zusätzlich erfolgen:
  - ○ eine Knochenmarkzytologie und/oder -histologie,
  - ○ Lymphknotenhistologie und/oder
  - ○ zytogenetische Untersuchung auf die Chromosomenveränderung t(11;14), die für das Mantelzell-Lymphom typisch wäre (▶ Abb. 6.27).
- **Diagnosekriterien** der International Working Group on CLL (IWCLL) [2]:
  - ○ ≥ 5 000/µl B-Lymphozyten im peripheren Blut,
  - ○ Blutausstrich:
    - – Vorherrschen kleiner, morphologisch reifer Lymphozyten mit einem schmalen Zytoplasmasaum und dichten Kern,
    - – < 55 % Prolymphozyten,
    - – Gumprecht-Kernschatten,
  - ○ Immunphänotypisierung:
    - – Koexpression des T-Zell-Antigens CD5 und der B-Zell-Antigene CD19, CD20 und CD23,
    - – geringere Expression von CD20 und CD79b,
    - – Expression von entweder Kappa- oder Lambda-Immunglobulin-Leichtketten.

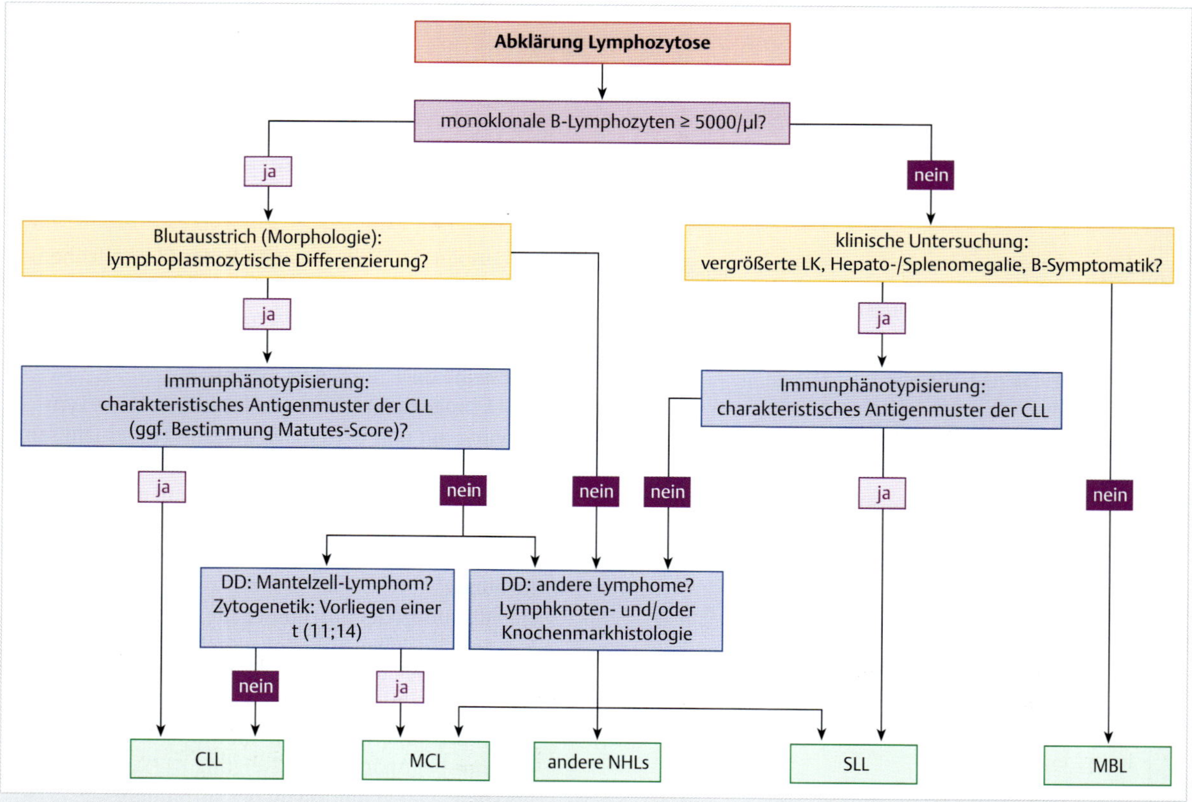

Abb. 6.27 Chronisch lymphatische Leukämie. Diagnostisches Vorgehen (CLL: chronisch lymphatische Leukämie, MCL: Mantelzell-Lymphom; NHL: Non-Hodgkin-Lymphom, SLL: small lymphocytic lymphoma; MBL: Monoklonale B-Zell-Lymphozytose).

Sicherung des SLL

- Aufgrund der per definitionem fehlenden peripheren Lymphozytose ist zur diagnostischen Sicherung eines SLL immer eine histologische Sicherung (meist aus Lymphknoten und/oder Knochenmark) erforderlich.

> **Merke**
>
> Die Diagnostik des SLL erfordert die histologische Sicherung durch eine Lymphknoten- und Knochenmarkbiopsie; bei der CLL genügt in der Regel eine Immunphänotypisierung aus peripherem Blut.

Anamnese

- Es sollten folgende Symptome gezielt erfragt werden:
  - Vorliegen von B-Symptomen,
  - Fatigue,
  - rezidivierende Infekte,
  - ausgeprägte Hautreaktion bei Insektenstichen.
- Bei der Erstdiagnose/Erstvorstellung zusätzlich:
  - Erkrankung weiterer Familienmitglieder an einer CLL oder anderen Lymphomen,
  - Exposition gegenüber Chemikalien (Benzolverbindungen) oder ionisierender Strahlung,
  - zurückliegende weitere Malignomerkrankungen.

Körperliche Untersuchung

- Untersuchung folgender Lokalisationen auf klinisch tastbar vergrößerte Lymphknoten und Dokumentation der jeweils größten Lymphknoten beidseits:
  - Zervikal, inkl. der submandibulären, supra-/infraklavikulären, okzipitalen, prä-/retroaurikulären und oropharyngealen Lymphknoten,
  - axillär und
  - inguinal.
- Dabei werden Lymphknoten ab einer Größe von ≥ 1 cm als pathologisch vergrößert bewertet (während und nach Therapie hingegen ≥ 1,5 cm).
- Milz- und Lebergröße unterhalb des Rippenbogens.

Labor

- Blutbild mit
  - Leukozytenzahl und -differenzierung (maschinelle, bzw. mikroskopische Auszählung von Neutrophilen und Lymphozyten),
  - Hämoglobin,
  - Thrombozytenzahl.
- Klinische Chemie zwecks Feststellung CLL-assoziierter Phänomene, wie Autoimmunhämolyse oder Antikörpermangel, sowie Überprüfung der Organfunktionen (spätestens vor Einleitung einer Therapie):
  - Serumkreatinin, ggf. Berechnung der Kreatinin-Clearance nach Cockcroft-Gault-Formel oder Bestimmung aus 24-h-Sammelurin,
  - Glutamat-Oxalacetat-Transaminase (GOT), Glutamat-Pyruvat-Transaminase (GPT), Gamma-Glutamyltransferase (γGT), Bilirubin,
  - Laktatdehydrogenase (LDH),
  - Harnsäure,
  - Haptoglobin,
  - Serum-Immunglobuline (IgG, IgM, IgA quantitativ),
  - Retikulozyten und direkter Antiglobulin-Test (direkter Coombs-Test).
- Virusserologie (spätestens vor Einleitung einer Therapie) auf HBV, HCV und HIV, sowie CMV und VZV,
- ggf. Prognosefaktoren (▸ Tab. 6.38).

Bildgebende Diagnostik

Allgemeines

- Bei der CLL ist eine bildgebende Diagnostik vor Einleitung einer Therapie zu empfehlen, um
  - große intraabdominale oder intrathorakale Lymphommanifestationen festzustellen (z. B. um daraus ggf. Risikovorkehrungen bezüglich Tumorlyse-Syndrom abzuleiten), sowie
  - um einen objektivierbaren Ausgangsbefund zur späteren Beurteilung des Ansprechens zu haben.
- Die Bestimmung des Binet-/Rai-Stadiums basiert allein auf der klinischen Untersuchung, dabei gilt:
  - Lymphknoten > 1 cm werden als vergrößert gewertet; während und nach einer Behandlung hingegen nur Lymphknoten > 1,5 cm.
  - Leber-/Milzgröße: für die Größe von Leber und Milz existiert kein etablierter Grenzwert, da die Körpergröße und evtl. Begleiterkrankungen des Patienten zu berücksichtigen sind.
- Beim SLL ist hingegen eine Bildgebung notwendig, um die Stadieneinteilung vornehmen zu können.

Sonografie

- Die Sonografie ist einfach verfügbar und strahlenfrei, allerdings sind die Untersuchungsergebnisse untersucherabhängig und eingeschränkt reproduzierbar; sie wird eingesetzt zur:
  - Feststellung intraabdominaler Lymphome sowie Messung der intraabdominalen und peripheren Lymphknoten (Längs- und Querachse),
  - Messung der Milzgröße (Längs- und Querdurchmesser, d. h. von einem Pol zum anderen und am Hilus),
  - Messung der Leber (Querdurchmesser in der Medioklavikularlinie).

CT

- CT von Hals, Thorax, Abdomen und Leistenregion bei Verdacht auf relevante, aber in der klinischen Untersuchung und Sonografie nicht ausreichend darstellbare Lymphommanifestationen.
- Einsatz auch im Rahmen klinischer Studien.

MRT

- Bei Kontraindikationen gegen Röntgenkontrastmittel kann eine MRT erfolgen.

PET/PET-CT

- Bei der CLL und dem SLL hat die PET-Untersuchung keinen Stellenwert.
- Allerdings kann das FDG-PET bei Verdacht auf eine Richter-Transformation (Transformation in ein hochmalignes Lymphom) hilfreich sein zur Identifikation der Lymphknotenregion mit der höchsten Stoffwechselaktivität zur Entnahme einer Probe für die histologische Sicherung.

Histologie, Zytologie und klinische Pathologie

Knochenmarkdiagnostik

- Beim SLL wird eine Knochenmarkspunktion und/oder Lymphknotenbiopsie/-entnahme zur Diagnosestellung benötigt.
- Bei der CLL hingegen ist eine histologische und/oder zytologische Beurteilung von Knochenmark ist bei der CLL nur in Einzelfällen für spezifische Fragestellungen notwendig, z. B.
  - bei Diagnosestellung zur Abgrenzung anderer Lymphome,
  - bei Verdacht auf Transformation in ein hochmalignes NHL,
  - zur Abklärung bei unklarer Zytopenie (Infiltration DD: Autoimmunphanömene).

Lymphknotendiagnostik

- Beim SLL ist eine histologische Sicherung mittels Lymphknotenbiopsie/-entnahme und/oder Knochenmarkpunktion notwendig.
- Bei der CLL ist eine Untersuchung von Lymphknotenmaterial nur in Einzelfällen für spezifische Fragestellungen notwendig, z. B.
  - bei Diagnosestellung zur Abgrenzung anderer Lymphome,
  - bei Verdacht auf Transformation in ein hochmalignes NHL.

Liquordiagnostik

- Eine Untersuchung von Liquor (Zytospin, Zytomorphologie und ggf. Immunphänotypisierung) ist bei der CLL und beim SLL nur in Einzelfällen für spezifische Fragestellungen notwendig, z. B. bei Verdacht auf zerebralen Befall durch die CLL.

Ergussdiagnostik

- Eine Untersuchung von Flüssigmaterial ist bei CLL und SLL nur in Einzelfällen für spezifische Fragestellungen notwendig, z. B. bei Verdacht auf malignen Pleuraerguss oder Aszites, sowie Organbefall durch die CLL.

Blutausstrich

- In der Mikroskopie des peripheren Blutausstrichs finden sich bei der CLL:
  - kleine lymphatische Zellen mit schmalem Zytoplasmasaum und kompaktem, scholligem Kern, meist ohne Nukleolus,
  - Gumprecht-Kernschatten: beim Ausstreichen zerquetschte Lymphozyten (typisch, aber nicht spezifisch für die CLL),
  - Prolymphozytenanteil < 55 %.

Immunphänotypisierung

- Die Diagnosestellung der CLL erfolgt in der Regel aus dem peripheren Blut mittels Immunphänotypisierung (► Abb. 6.27).
- Diese zeigt typischerweise folgendes Expressionsmuster:
  - CD5 +, CD19 +, CD20-/dim, CD23 +, CD79b-/dim, FMC 7-/dim und sIgM-/dim („-/dim" bedeutet eine fehlende oder schwache Fluoreszenzintensität).
- Bei nicht eindeutigen Fällen ist die Bestimmung des **Scores nach Matutes** hilfreich; bei diesem wird für die folgenden Kriterien jeweils 1 Punkt vergeben:
  - CD5 +,
  - CD23 +,
  - CD22 oder CD79b schwach/dim,
  - sIgM schwach/dim),
  - FMC 7 schwach/dim oder FMC 7-.
- Auswertung des Scores nach Matutes:
  - 92 % der CLL-Fälle weisen einen Punktwert von 4 oder 5 auf, nur 6 % der CLL-Fälle einen Wert von 3.
  - Bei einem Punktwert von 0–2 ist die Diagnose einer CLL sehr unwahrscheinlich und es sollte eine weitere Abklärung bezüglich des Vorliegens anderer Lymphome erfolgen.
- **Bestimmung der minimalen Resterkrankung** (MRD):
  - Das Therapieansprechen im submikroskopischen Bereich kann bei der CLL immunphänotypisch oder molekulargenetisch durch Messung der minimalen Resterkrankung (minimal residual disease, MRD) bestimmt werden.

- Die MRD-Messung mittels Immunphänotypisierung hat aktuell eine Sensitivität von mindestens 10^{-4}, also Detektion von einer CLL-Zelle unter 10.000 Leukozyten.
- Ein MRD-Niveau < 10^{-4} wurde als MRD-Negativität definiert.
- Die molekulargenetische MRD-Diagnostik ist der Immunphänotypisierung mindestens gleichwertig, methodisch jedoch aufwendiger.
- Aktuell hat die Bestimmung der MRD außerhalb klinischer Studien noch keinen Stellenwert, kann aber künftig zur Steuerung der Therapiedauer oder zur Indikationsstellung für eine Erhaltungstherapie eingesetzt werden.

6.16.9 Differenzialdiagnosen

- **Monoklonale B-Zell-Lymphozytose (MBL):**
  - Nachweis von monoklonalen B-Zellen < 5000/µl im peripheren Blut ohne Lymphadenopathie, Hepato- und/oder Splenomegalie;
  - stellt eine Vorstufe der CLL dar, die in 1 % pro Jahr in eine behandlungsbedürftige CLL übergeht,
  - s. Kap. 5.17.
- **Mantelzell-Lymphom (MCL):**
  - In der Immunphänotypisierung ebenfalls CD5 und CD19 positiv, aber CD23 negativ.
  - Zur Abgrenzung von MCL und CLL/SLL mit atypischem Immunphänotyp ist eine FISH-Analyse zum Ausschluss der für das MCL typischen Translokation t(11;14) oder Lymphknotenbiopsie und Ausschluss einer Cyclin-D 1-Überexpression (CCND1) notwendig.
  - s. Kap. 6.24.
- **Prolymphozyten-Leukämie (PLL):**
  - Prolymphozytenanteil im peripheren Blut > 55 %.
  - s. Kap. 6.17.
- **T-Prolymphozyten-Leukämie (T-PLL):**
  - Starke Expression von pan-T-Zellmarkern wie CD2, CD3, CD7.
  - s. Kap. 6.31.
- **Haarzell-Leukämie (HCL):**
  - Nachweis einer Expression von CD11c, CD103, CD123 in der Immunphänotypisierung.
  - Charakteristische „Haarzellen" im peripheren Blutausstrich.
  - s. Kap. 6.19.
- **Follikuläres Lymphom (FL):**
  - Follikuläres Wachstumsmuster Expression von CD10 CD21, HLA-DR CD79a, CD19, und CD20, sIgM, sIgG oder sIgA,
  - typischerweise Nachweis einer Translokation t(14;18) unter Beteiligung des *BCL2*-Gens.
  - s. Kap. 6.23.
- **Lymphoplasmazytisches Lymphom (LPL):**
  - Plasmazytische Differenzierungsmerkmale, gelegentlich CD5 positiv.
  - monoklonales IgM im Serum (Paraprotein) stark erhöht (> 0,5 g/dl).
  - s. Kap. 6.20.
- **Richter-Transformation**:
  - Große transformierte B-Zellen mit prominenten Nucleoli und basophilem Zytoplasmasaum,
  - hohe Wachstumsfraktion (> 40 % KI-67 positiv),
  - Verlust der CD5-Expression.

6.16.10 Therapie

Therapeutisches Vorgehen

- Abgesehen von der allogenen Stammzelltransplantation, die nur bei jüngeren fitten Patienten möglich ist, existieren aktuell keine kurativen Therapieoptionen für die CLL.
- Bislang konnte für eine frühzeitige Behandlung im Binet-Stadium A mit konventionellen Therapien kein Effekt auf die langfristige Prognose gezeigt werden.
- Da die CLL bei den meisten Patienten im frühen asymptomatischen Stadium diagnostiziert wird, erfolgt meist über eine lange Zeit zunächst eine Beobachtung mit beispielsweise 3- bis 6-monatlichen Kontrolluntersuchungen („watch and wait").
- Eine **Behandlung ist indiziert** bei (▶ Abb. 6.28):
  - Zunehmender Knochenmarkinsuffizienz mit einer Anämie und/oder Thrombozytopenie (Binet Stadium C),
  - therapierefraktären Autoimmunzytopenien,
  - symptomatischer Lymphadenopathie, Hepato- oder Splenomegalie oder
  - ausgeprägten B-Symptomen:
    - unbeabsichtigter Gewichtsverlust von ≥ 10 % binnen 6 Monaten,
    - starker Nachtschweiß ≥ 1 Monat oder
    - Fieber ≥ 38,0 °C ≥ 2 Wochen ohne Hinweis auf eine Infektion.
  - progredienter Lymphozytose mit einer Lymphozytenverdopplungszeit < 6 Monate.
- Parameter für die **Auswahl der Therapieoption** bei Eintreten einer Therapiebedürftigkeit:
  - Vorliegen der genetischen Veränderung Deletion 17p und/oder *TP53*-Mutation,

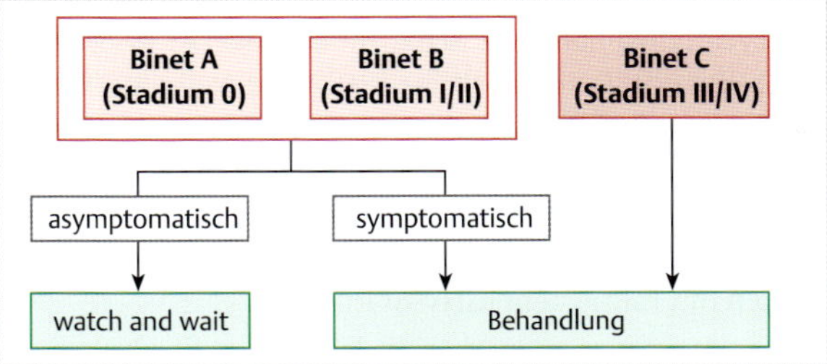

Abb. 6.28 Chronisch lymphatische Leukämie. Therapeutisches Vorgehen/Therapieindikation.

- körperliche Fitness des Patienten, basierend auf
  - Begleiterkrankungen (in klinischen Studien erhoben mittels Cumulative Illness Rating Scale (CIRS), bei der die Begleiterkrankungen in 14 Organkategorien mit einem Schweregrad von 0–4 Punkten bewertet werden),
  - Nieren- und Leberfunktion,
  - ECOG oder Karnofsky Performance Status,
  - Begleitmedikation.
- In klinischen Studien wird ein CIRS-Score von 6 und eine Kreatininclearance von 70 ml/min verwendet, um zu differenzieren zwischen
  - jüngeren, fitten und intensiver behandelbaren Patienten (sog. „go go"-Patienten) und
  - älteren, komorbiden Patienten, die mit dosisreduzierten oder weniger intensiven Regimen behandelt werden sollten („slow go").
- Bei Rezidivtherapien zusätzlich auch Vortherapien (insbesondere Qualität und Dauer des Ansprechens und Verträglichkeit).

Allgemeinmaßnahmen

- Frühzeitige Komplettierung/Auffrischung von Impfungen, jährliche Impfung gegen Influenza, sowie gegen Pneumokokken.
- Gabe intravenöser Immunglobuline: bei rezidivierenden Infekten und Antikörpermangel.
- Antibakterielle, antivirale und antifungale Infektionsprophylaxe (insbesondere gegen Pneumocystis jirovecii) unter Therapie, insbesondere bei länger andauernder Neutropenie und während Einnahme von Idelalisib.
- Autoimmunologische Phänomene, wie AIHA und ITP:
  - Therapie mit Steroiden, Immunglobulinen, Immunsuppressiva und Rituximab,
  - bei schlechtem Ansprechen kann auch eine gegen die CLL gerichtete Therapie nötig werden.

Pharmakotherapie

Erstlinientherapie jüngerer/fitter Patienten („go go") ohne del(17p)/*TP53*-Mutation

- 6 Zyklen **Fludarabin/Cyclophosphamid/Rituximab** (**FCR**) sind etablierter Standard als Chemoimmuntherapie:
  - Fludarabin: 25 mg/m^2 i. v. Tag 1–3 in Zyklus 1–6,
  - Cyclophosphamid: 250 mg/m^2 i. v. Tag 1–3 in Zyklus 1–6,
  - Rituximab: 375 mg/m^2 i. v. an Tag 0 von Zyklus 1; 500 mg/m^2 an Tag 1 von Zyklus 2–6,
  - Mit diesem Schema können sehr lange andauernde Remissionen erzielt werden, insbesondere bei Patienten mit mutiertem IGHV-Status.
- **Bendamustin/Rituximab** (**BR**) ist wegen der unter FCR höheren Neutropenie- und Infektionsrate, v. a. bei älteren Patienten > 65 Jahre und Patienten mit erhöhtem Infektionsrisiko bevorzugt einzusetzen:
  - Bendamustin: 90 mg/m^2 i. v. Tag 1–2 in Zyklus 1–6,
  - Rituximab: 375 mg/m^2 i. v. an Tag 0 von Zyklus 1; 500 mg/m^2 an Tag 1 von Zyklus 2–6.

Erstlinientherapie älterer/komorbider Patienten („slow go") ohne del(17p)/*TP53*-Mutation

- Über Jahrzehnte erfolgte bei älteren Patienten eine rein palliative Behandlung mit einer Chlorambucil-Monotherapie mit unterschiedlichen Dosierungsschemata.
- Allerdings kann auch bei diesen Patienten eine deutliche Prognoseverbesserung durch Hinzunahme eines CD20-Antikörpers erzielt werden:
  - das progressionsfreie Überleben nach Chlorambucil und Obinutuzumab betrug knapp 30 Monate,
  - mit Chlorambuil und Ofatumumab wurden in einer anderen Studie 22 Monate erreicht.
- Neben den auf Chlorambucil basierenden Chemoimmuntherapien empfiehlt die Onkopedia-Leitlinie auch die Kombination von Bendamustin mit Rituximab.
- Ibrutinib ist inzwischen für alle Patienten in der Erstlinientherapie zugelassen.
- **Chlorambucil/Obinutuzumab**:
  - Chlorambucil: 0,4–0,8 mg/kg KG p. o. an Tag 1 und Tag 15 für 6–12 Monate,
  - Obinutuzumab (GA101): 1000 mg i. v. an Tag 1, Tag 8 und Tag 15 in Zyklus 1 und Tag 1 von Zyklus 2–6.
- **Chlorambucil/Ofatumumab**:
  - Chlorambucil: 10 mg/m^2 p. o. an Tag 1–7 für 3–12 Zyklen,
  - Ofatumumab: 300 mg i. v. an Tag 1 von Zyklus 1; 1000 mg an Tag 8 von Zyklus 1 und Tag 1 von Zyklus 2–12.

Erstlinientherapie bei Vorliegen einer del(17p)/*TP53*-Mutation

- Patienten mit einer Deletion 17p und/oder *TP53*-Mutation zeigen eine Resistenz gegenüber Alkylanzien und Purinanaloga und haben eine ungünstige Prognose.
- Die Zulassung der zielgerichteten Substanzen hat die Behandlung der Patienten mit diesen ungünstigen genetischen Veränderungen revolutioniert:
  - Die Kinase-Inhibitoren Ibrutinib und Idelalisib setzen am B-Zellrezeptor Signalweg (Bruton-Thyrosin-Kinase, kurz BTK bzw. Phosphatidylinositol-3-Kinase, kurz PI3K) an,
  - Venetoclax hebt die Apoptosehemmung über bcl-2 auf.

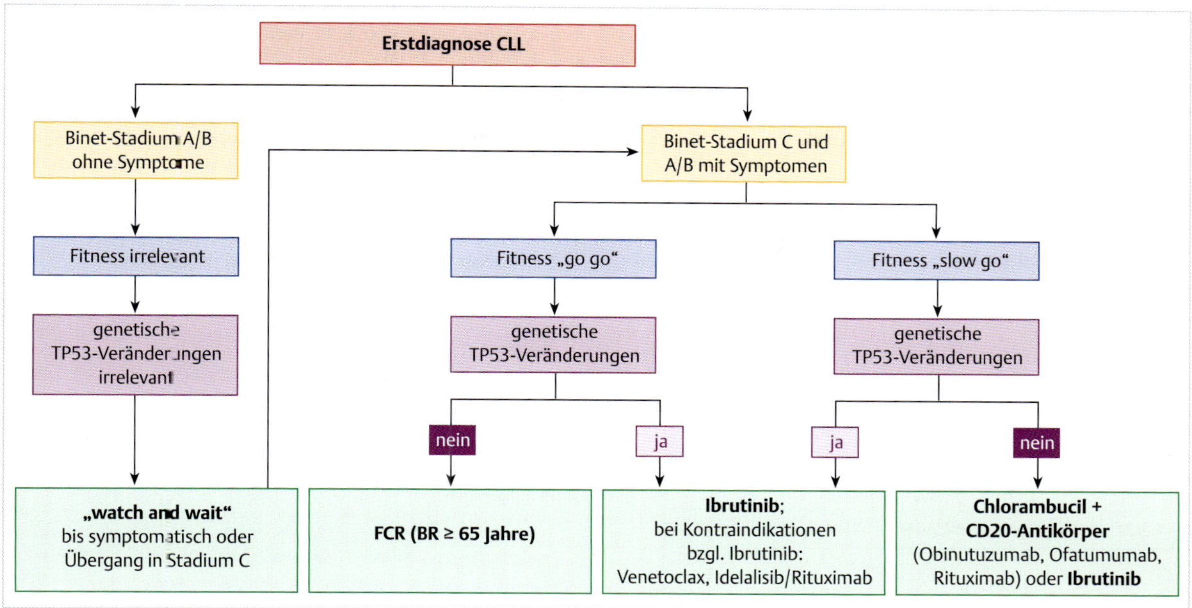

Abb. 6.29 Erstlinientherapie der CLL. Gemäß Therapieempfehlungen der Deutschen CLL Studiengruppe (DCLLSG), Stand 11/2017 (FCR: Fludarabin/Cyclophosphamid/Rituximab; BR: Bendamustin/Rituximab).

6

- Medikament der ersten Wahl in der Erstlinienbehandlung ist **Ibrutinib** (▶ Abb. 6.29):
  - Dosierung Ibrutinib: 420 mg (3 Tabl.) p. o. 1-mal täglich als Monotherapie.
  - Zu beachten sind insbesondere kardiale Nebenwirkungen (Vorhofflimmern, Hypertonie) und Blutungsereignisse.
- Bei Versagen, nicht tolerablen Nebenwirkungen oder nicht geeigneten Patienten können alternativ **Idelalisib plus Rituximab** oder Ofatumumab oder **Venetoclax** eingesetzt werden:
  - Dosierung Idelalisib: 150 mg (1 Tabl.) p. o. 2-mal täglich, z. B. kombiniert mit Rituximab (375 mg/m² an Tag 0, 500 mg/m² 7-mal in Woche 2–20).
  - Dosierung Venetoclax: Langsame schrittweise Dosissteigerung von 20 mg bis 400 mg über 5 Wochen mit Risikovorkehrungen bezüglich Tumorlyse-Risiko.

Cave

In 3 Phase-III-Studien zur Erstlinientherapie der CLL und des follikulären Lymphoms traten unter der Kombination von Idelalisib mit Chemoimmuntherapie vermehrt Todesfälle aufgrund von opportunistischen Infektionen auf. Daher ist unter Einnahme von Idelalisib eine Prophylaxe gegen Pneumocystis jirovecii, sowie eine regelmäßige Überprüfung bezüglich Infektzeichen, möglichst inklusive CMV-Monitoring erforderlich.

Cave

Aufgrund des Risikos für schwere, auch tödliche Tumorlyse-Syndrome ist bei allen Patienten eine schrittweise Eindosierung von Venetoclax erforderlich (20 mg, 50 mg, 100 mg, 200 mg bis 400 mg bei Dosissteigerung alle 7 Tage). Zusätzlich zur ausreichenden Flüssigkeitsgabe (ggf. auch intravenös) und Senkung der Harnsäure ist bei jeder Dosisstufe ein Labormonitoring vor der Einnahme sowie 6–8 h und 24 h nach Einnahme notwendig. Bei hohem Risiko, z. B. aufgrund einer eingeschränkten Kreatininclearance oder hoher Lymphomlast, ist eine Hospitalisierung und häufigere Kontrolle empfehlenswert.

- Bei körperlich fitten Patienten sollte die allogene Stammzelltransplantation als kurative Therapieoption diskutiert werden (▶ Abb. 6.29).
- Der CD52-Antikörper Alemtuzumab ist seit der Zulassung der Kinase-Inhibitoren in den Hintergrund getreten aufgrund des hohen Risikos für (opportunistische) Infektionen und der Zulassungsrücknahme durch die Firma zwecks Vermarktung für eine andere Indikation.

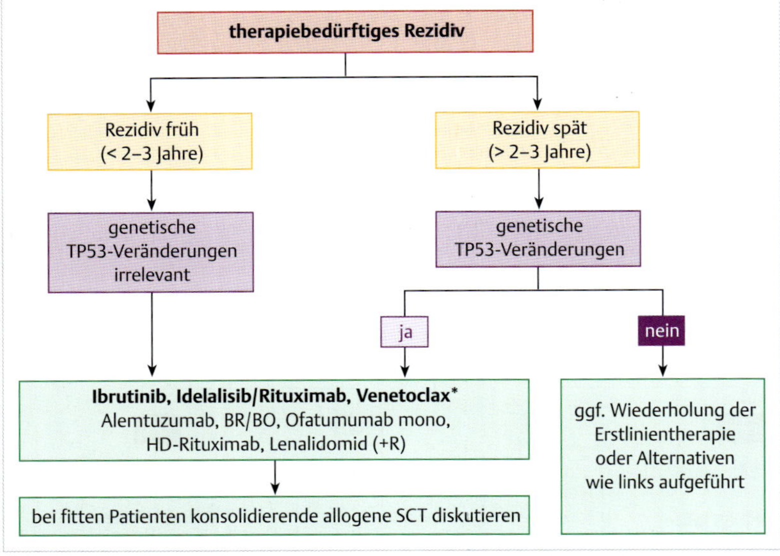

Abb. 6.30 Rezidivtherapie CLL. Gemäß Therapieempfehlungen der Deutschen CLL Studiengruppe (DCLLSG), Stand 11/2017 (BO: Bendamustin/Ofatumumab; BR: Bendamustin/Rituximab; HD: Hochdosis; R: Rituximab; SCT: allogene Stammzelltransplantation; *Venetoclax bei Patienten ohne del(17p)/*TP53*-Mutation bislang nur nach Versagen von Chemoimmuntherapie und einem BCR-Kinase-Inhibitor zugelassen; die Zulassung von Venetoclax/Rituximab ist für Ende 2018 zu erwarten).

Rezidivtherapie

- Im Rezidiv gelten dieselben Therapieindikationen, d. h. ein asymptomatisches Rezidiv wird zunächst beobachtet.
- Bei der Wahl der Rezidivtherapie sind zu berücksichtigen (▶ Abb. 6.30):
  - Körperliche Fitness,
  - Vorliegen einer del(17p)/*TP53*-Mutation,
  - vorherige Therapie und insbesondere die Dauer des Ansprechens.
- Gemäß ESMO-Leitlinien kann bei einem Ansprechen von 24–36 Monaten die Vortherapie wiederholt werden, d. h. bei Patienten ohne genetische Risikomerkmale wäre eine erneute Chemoimmuntherapie möglich.
- Die Kinase-Inhibitoren sind allerdings für alle Rezidivpatienten zugelassen, Venetoclax bei Patienten ohne del(17p)/*TP53*-Mutation ab der 3. Therapielinie.
- Somit ist eine Abwägung zwischen einer intravenösen und damit aufwendigeren, aber zeitlich begrenzten Therapie gegen eine orale, aber dauerhafte Therapie notwendig.
- Auch in der Rezidivsituation sollte bei körperlich fitten Patienten die allogene Stammzelltransplantation diskutiert werden (s. unten).

Strahlentherapie

- In Einzelfällen bei (drohenden) Komplikationen durch große Lymphompakete oder ausgeprägte Splenomegalie als ergänzende, schnell wirksame Maßnahme hilfreich.

Zellbasierte Verfahren

Stammzelltransplantation

- Autologe Stammzelltransplantation: kein Stellenwert.
- Allogene Stammzelltransplantation:
  - Sollte als kurative Therapieoption erwogen werden bei jüngeren, körperlich fitten Patienten mit Hochrisiko-CLL, z. B. mit del(17p)/*TP53*-Mutation, bei frühem Rezidiv (s. oben) oder Versagen/Resistenz auf ein bis zwei der neueren zielgerichteten Behandlungen.
  - Dabei sollten die CLL-assoziierten Risiken (z. B. Zytogenetik, Zeitpunkt des Rezidivs) den Risiken der Transplantation (Alter und Begleiterkrankungen des Patienten, Spenderverfügbarkeit/HLA-Match) gegenübergestellt werden.
  - Auch Erwartungen und Wünsche des Patienten sind selbstverständlich zu berücksichtigen.

Operative Therapie

- Splenektomie: in Einzelfällen zur symptomatischen Therapie oder bei steroidrefraktären autoimmunologischen Komplikationen indiziert.

6.16.11 Prävention

- Gesicherte Risikofaktoren sind nicht bekannt, somit ist eine primäre Prävention nicht möglich.
- Die Diagnosestellung der CLL erfolgt meist im frühen, asymptomatischen Stadium aufgrund einer bei einer Routineuntersuchung festgestellten Lymphozytose. Wegen der meist fehlenden therapeutischen Konsequenz ist ein Blutbild-Screening zwecks Früherkennung (sekundäre Prävention) aktuell nicht indiziert.

6.16.12 Nachsorge

- Während der Behandlung der CLL müssen abhängig von der Art der Behandlung häufigere Blutbildkontrollen erfolgen.
- Nach einer Behandlung kann nach Abklingen der Akuttoxizitäten wieder auf längerfristige Kontrollen im beispielsweise 3- bis 6-monatlichen Abstand übergegangen werden (ähnlich wie in der initialen „Watch and wait"-Phase).
- Besonderes Augenmerk sollte auf mögliche Zweitmalignome gesetzt werden.

6.16.13 Verlauf und Prognose

- Der Verlauf ist sehr heterogen; er ähnelt teilweise einer akuten Leukämie, es gibt aber auch sehr lange Verläufe ohne Therapiebedürftigkeit.
- Die Lebenserwartung beträgt zwischen 1,5 und 20 Jahren nach Erstdiagnose, aufgrund des hohen Alters versterben viele Patienten nicht an der CLL, sondern an ihren Begleiterkrankungen.
- Eine grobe Abschätzung ist mittels Bestimmung der Prognosefaktoren möglich (▶ Tab. 6.38).

6.16.14 Wichtige Internetquellen

- CLLS 3-Leitlinie
- Onkopedia-Leitlinie CLL: www.onkopedia.com/de/onkopedia/guidelines/chronische-lymphatische-leukaemie-cll/@@view/html/index.html
- Deutsche CLL-Studiengruppe: www.dcllsg.de/index.php
- CLL-IPI Rechner: qxmd.com/calculate/calculator_375/cll-ipi

6.16.15 Literatur

[1] Cheson BD, Fisher RI, Barrington SF et al.; Alliance, Australasian Leukaemia and Lymphoma Group; Eastern Cooperative Oncology Group; European Mantle Cell Lymphoma Consortium; Italian Lymphoma Foundation; European Organisation for Research; Treatment of Cancer/Dutch Hemato-Oncology Group; Grupo Español de Médula Ósea; German High-Grade Lymphoma Study Group; German Hodgkin's Study Group; Japanese Lymphorra Study Group; Lymphoma Study Association; NCIC Clinical Trials Group; Nordic Lymphoma Study Group; Southwest Oncology Group; United Kingdom National Cancer Research Institute. Recommendations for initial evaluation, staging, and response assessment of Hodgkin and non-Hodgkin lymphoma: the Lugano classification. J Clin Oncol. 2014; 32(27): 3 059–3 068

[2] Hallek M, Cheson BD, Catovsky D et al.; International Workshop on Chronic Lymphocytic Leukemia. Guidelines for the diagnosis and treatment of chronic lymphocytic leukemia: a report from the International Workshop on Chronic Lymphocytic Leukemia updating the National Cancer Institute-Working Group 1996 guidelines. Blood. 2008; 111(12): 5 446–5 456

[3] International CLL-IPI working group: An international prognostic index for patients with chronic lymphocytic leukemia (CLL-IPI): a meta-analysis of individual patient data. Lancet Oncol 2016; 17(6): 779–790

6.17 B-Prolymphozyten-Leukämie

Robert Möhle

6.17.1 Steckbrief

Die B-Prolymphozyten-Leukämie (B-PLL) ist eine seltene, reife B-Zellneoplasie, die sich von der wesentlich häufigeren B-CLL morphologisch, immunphänotypisch, klinisch und prognostisch deutlich unterscheidet. Die Anzahl der Prolymphozyten im Blutausstrich (> 55 %), eine schnellere Progression, die meist ausgeprägte Splenomegalie und B-Symptomatik sowie eine ungünstige Prognose und ein schlechteres Ansprechen auf die Therapie sind die wesentlichen Unterschiede gegenüber der CLL. Leitlinien für die Therapie fehlen aufgrund der Seltenheit der Entität.

6.17.2 Aktuelles

- Definition: Für die B-PLL gibt es keine Änderungen in der aktuellen WHO-Klassifikation der Tumoren des hämatopoetischen und lymphatischen Systems (2016).
- Therapie: Die neueren „zielgerichteten" Therapieformen für die CLL, d. h. Ibrutinib, Idelalisib und Venetoclax, werden auch für die B-PLL als mögliche therapeutische Alternative angesehen.

6.17.3 Synonyme

- Im angloamerikanischen Raum: B-cell prolymphocytic leukemia

6.17.4 Definition

- Leukämische, reife B-Zell-Neoplasie (das Knochenmark und die Milz sind ebenfalls stets befallen, andere Gewebe/Organe/Lymphknoten fakultativ),
- Anteil der Prolymphozyten im peripheren Blut > 55 %,
- keine transformierte CLL (gemäß WHO-Klassifikation, im Kapitel CLL wird die seltene Transformation einer CLL in eine B-PLL allerdings erwähnt),
- keine CLL/PL (CLL mit erhöhtem Prolymphozytenanteil, d. h. 11–55 %),
- keine Translokation t(11;14).

> **Merke** M!
>
> Entscheidende Kriterien für das Vorliegen einer B-PLL sind ein überwiegender Anteil von Prolymphozyten im Blut (d. h. > 55 %) und die Zugehörigkeit zur B-Zellreihe.

6

6.17.5 Epidemiologie

- Sehr seltene Erkrankung (1 % aller lymphozytischen/lymphatischen Leukämien),
- Erkrankungsalter typischerweise > 60 Jahre (Median 65–69 Jahre),
- keine Geschlechterpräferenz.

6.17.6 Ätiologie und Pathogenese

- Maligne Transformation einer reifen B-Zelle.
- Das nichtmaligne Gegenstück zu den B-Prolymphozyten ist nicht bekannt.

6.17.7 Klassifikation und Risikostratifizierung

- Die Diagnose erfolgt anhand der Definition gemäß der WHO (2008, 2016) wie unter Kap. 6.17.4 angegeben.
- Es werden von der Klinik und vom Verlauf her unterschieden:
  - indolente, CLL-ähnliche Fälle gegenüber
  - aggressiven, für die eigentliche B-PLL typischen Fällen.

6.17.8 Symptomatik

- Meist schnell progredienter Verlauf,
- oft ausgeprägte B-Symptomatik.
- Typisch sind eine massive Splenomegalie und hohe Leukozytenzahl (oft > 100.000 /µl).
- Ausgeprägte Lymphknotenvergrößerungen sind nicht charakteristisch.

6.17.9 Diagnostik

Diagnostisches Vorgehen

- Entscheidend ist das periphere Blutbild mit einer Dominanz der Prolymphozyten (▶ Abb. 6.31, ▶ Abb. 6.32).
- Die Abgrenzung gegenüber der T-PLL erfolgt mit Immunphänotypisierung, zusätzlich molekulare Diagnostik zum Ausschluss eines Mantelzell-Lymphoms.

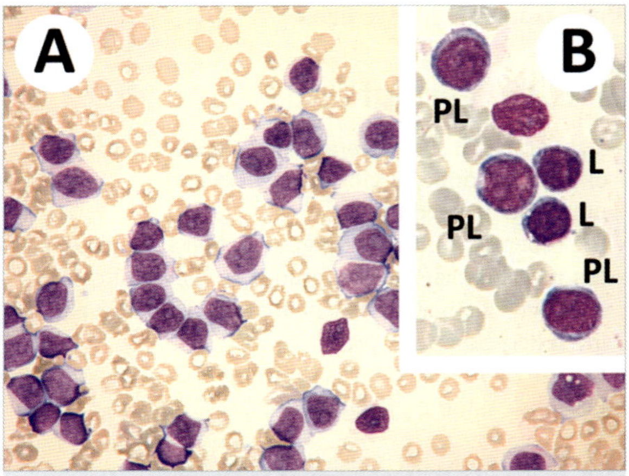

Abb. 6.31 B-Prolymphozyten-Leukämie. Blutausstrich (May-Grünwald-Giemsa-Färbung). In einem typischen Fall weisen fast alle Leukozyten im peripheren Blut die Morphologie von Prolymphozyten auf (A). In Fällen, die im Grenzbereich zu einer CLL mit erhöhtem Prolymphozytenanteil (CLL/PL) liegen, kann die Abgrenzung von Lymphozyten und Prolymphozyten etwas schwieriger sein (B). Neben eindeutigen Prolymphozyten (PL), die im Vergleich zu (A) allerdings etwas weniger Zytoplasma aufweisen, wird man in diesem Fall die kleineren Zellen mit stärker kondensiertem Chromatin und ohne prominenten Nukleolus als Lymphozyten (L) einordnen. (Quelle: Abb. erstellt unter Mithilfe von U. Janssen, Universitätsklinikum Tübingen, Innere Medizin II)

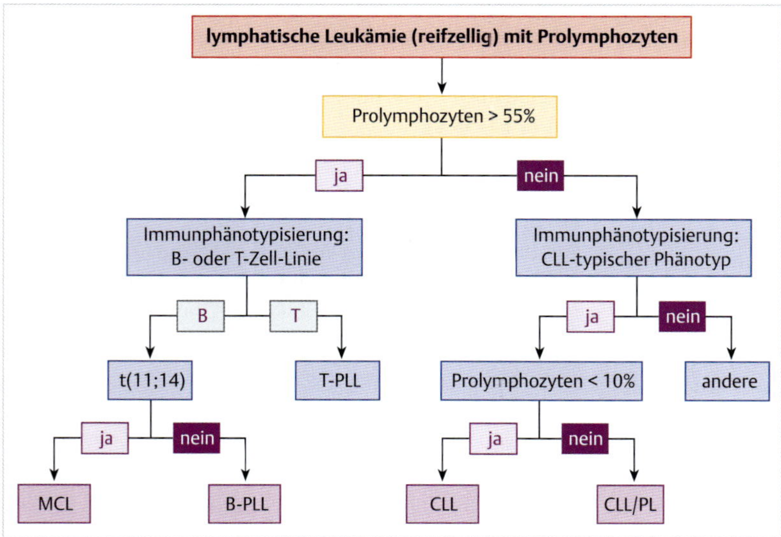

Abb. 6.32 B-Prolymphozyten-Leukämie. Diagnostisches Vorgehen. Für die Diagnostik ist das Vorhandensein von Prolymphozyten in der Zytologie entscheidend. Gemäß WHO-Klassifikation kann allerdings ein Mantelzell-Lymphom vorliegen, selbst wenn die morphologischen Kriterien einer PLL erfüllt sind, aber zyto- oder molekulargenetisch eine Translokation t(11;14) nachweisbar ist.

- Knochenmarkpunktion bzw. Histologiegewinnung liefern wie bei der CLL zwar keine obligate Kriterien für die Diagnosestellung, werden aber empfohlen.

Anamnese

- Abgeschlagenheit, B-Symptomatik und Symptome durch die Splenomegalie sind für die B-PLL charakteristisch.
- Typischerweise entwickeln sich diese Beschwerden rasch.
- Auch Symptome einer Leukostase kommen vor, wie Dyspnoe, Zyanose, Somnolenz und weitere neurologische Symptome.
- Die indolenten Fälle mit CLL-artigem Verlauf sind seltener.

Körperliche Untersuchung

- Bei der Untersuchung fällt in typischen Fällen die ausgeprägte Splenomegalie auf, während die Lymphadenopathie weniger prominent ist.

Labor

- Krankheitsspezifisch: Blutbild, maschinelles und handgezähltes Differenzialblutbild, LDH.
- Ergänzend erforderlich: Kreatinin, Harnsäure, Elektrolyte (K, Na, Cl, Ca), Transaminasen, AP, GGT, Gerinnungsparameter (Quick/INR, PTT), CRP, Urinstatus.
- Optional: Haptoglobin, Coombs-Test, Serum-Elektrophorese, Immunfixation.

Bildgebende Diagnostik

Sonografie

- Abdomensonografie obligat zur Erfassung von
  - Leber/Milzgröße,
  - abdominellen bzw. retroperitonealen Lymphomen,
  - extranodalen Manifestationen.

Röntgen

- Röntgen-Thorax:
  - Zum Ausschluss von größeren Lymphommanifestationen im Thoraxbereich,
  - bei Leukostase-Symptomatik oder zusätzlichen Infektionskomplikationen sind evtl. Infiltrate sichtbar.

CT

- Computertomografie (Hals/Thorax/Abdomen/Becken, mit Kontrastmittel) bei Diagnosestellung sinnvoll, aber wie bei der CLL nicht obligat.

Histologie, Zytologie und klinische Pathologie

Knochenmarkdiagnostik

- Obligat, einschließlich Histologie, zum sicheren Ausschluss anderer leukämisch verlaufender Lymphome (Kap. 6.17.10).

Molekulargenetische Diagnostik (Knochenmark oder peripheres Blut)

- Alternativ zur Zytogenetik lassen sich del17p (*TP53*-Mutationen) und t(11;14) molekulargenetisch diagnostizieren.
- Zusätzlich werden Veränderungen von C-MYC gefunden (Rearrangements, erhöhte Kopienzahl), verbunden mit MYC-Überexpression.

Zytologie (peripheres Blut)

- Im mikroskopisch gezählten Differenzialblutblutbild müssen > 55 % der ausgezählten Zellen Prolymphozyten sein:
  - Sie stellen (wie man vom Namen her fälschlicherweise meinen könnte) keine unreifen lymphatischen Vorläuferzellen dar, sondern entsprechen aktivierten, reifen B-Zellen.
  - Sie sind etwa doppelt so groß wie normale Lymphozyten, besitzen deutlich mehr leicht basophiles Zytoplasma ohne Granula, mäßig kondensiertes Kernchromatin und einen charakteristischen, sehr auffälligen, einzelnen Nukleolus (▶ Abb. 6.31).
  - In typischen Fällen sind fast alle Leukozyten Prolymphozyten.

Immunphänotypisierung (peripheres Blut)

- Als B-Zell-Neoplasie ist der Pan-B-Zellmarker CD19 positiv, ebenso CD79a.
- Der Immunphänotyp der typischen B-PLL weicht von der CLL ab:
  - CD20, Oberflächen-Immunglobuline bzw. die Kappa- oder Lambda-Leichtkette, CD22 und FMC 7 werden stark exprimiert,
  - CD5 und CD23 sind meist negativ.
- Allerdings ist der Immunphänotyp nicht entscheidend für die Diagnose einer B-PLL, CD5 ist in etwa 25 % der Fälle positiv und CD23 in etwa 15 %.
- Weitere Oberflächenmarker zur Abgrenzung gegen andere leukämische NHLs sind bei den Differenzialdiagnosen angegeben.

Zytogenetik (Knochenmark oder peripheres Blut)

- Obligat zum Ausschluss einer Translokation t(11;14)(q13;q32).
- Eine Deletion 17p ist in etwa der Hälfte zu finden und mit Mutationen im *TP53*-Gen verbunden. Nicht selten liegt ein komplexer Karyotyp vor.

6.17.10 Differenzialdiagnosen

- T-Prolymphozyten-Leukämie (T-PLL):
  - Zytologisch evtl. ein identisches Bild, entscheidend ist die Immunphänotypisierung.
- Chronische lymphatische Leukämie (CLL):
  - Ein Prolymphozytenanteil von maximal 10 % und der Phänotyp ($CD5^+$ $CD20_{low}$, $CD22_{low}$, $CD23^+$, niedrige Expression von Oberflächenimmunglobulinen bzw. der Kappa- oder Lambda-Leichtkette) charakterisiert die CLL.
  - Bei 11–55 % Prolymphozyten spricht man von einer CLL mit erhöhtem Prolymphozytenanteil (CLL/PL).
- Mantelzell-Lymphom (MCL):
  - Bei allein morphologisch/immunphänotypisch diagnostizierter B-PLL würde in 20 % eine Translokation t(11;14) vorliegen.
  - Diese Fälle werden nach WHO-Klassifikation als MCL eingeordnet, sind üblicherweise $CD5^+$ und exprimieren immunhistologisch Cyclin D 1.
- Follikuläres Lymphom (FL):
  - Morphologisch weisen Zellen eines FL einen gekerbten oder unregelmäßigen Kern auf, zusätzlich wird CD10 exprimiert.
  - Auch histologisch (KM, Lymphknoten) hat das FL eine typische Morphologie.
- Lymphoplasmozytisches Lymphom/Morbus Waldenström:
  - Leukämische Fälle haben typischerweise eine lymphoplasmozytische Morphologie. Immunphänotypisch ist eine Unterscheidung nicht möglich, jedoch laborchemisch (monoklonales IgM).
- Haarzell-Leukämie (HCL):
  - Die klassische HCL unterscheidet morphologisch und immunphänotypisch ($CD25^+$ $CD103^+$), jedoch kann die HCL-Variante im Ausstrich einer B-PLL ähnlicher sehen.
  - Die Expression von CD11c, DBA-44 und Cylin D 1 in Fällen ohne eindeutige CD103-Expression spricht dabei für eine HCL-Variante.
- Splenisches Marginalzonen-Lymphom (SMZL):
  - Wie bei der B-PLL ist eine ausgeprägte Splenomegalie führend, morphologisch findet man oft typische villöse Lymphozyten.
  - Der klinische Verlauf ist beim SMZL indolent und die Leukozytose selten sehr hoch.
  - Immunphänotypisch ist eine Unterscheidung nicht möglich, daher ist ggf. eine Histologiegewinnung sinnvoll.

> **Merke**
>
> Wichtigste Differenzialdiagnose zur B-PLL ist das leukämische Mantelzell-Lymphom. Selbst wenn morphologisch eine Prolymphozyten-Leukämie vorzuliegen scheint, sind Fälle mit t(11;14)-Translokation als Mantelzell-Lymphom einzuordnen (histologisch Expression von Cyclin D 1).

6.17.11 Therapie

Therapeutisches Vorgehen

- Grundsätzlich muss unterschieden werden zwischen indolenten B-PLL-Fällen und solchen mit aggressivem, progredienten Verlauf (häufiger) (▶ Abb. 6.33).
- Ähnlich wie bei der CLL sollten Fälle mit del(17p)/*TP53*-Veränderungen primär nicht mit Immunchemotherapien wie FCR oder BR behandeln werden.
- Allerdings ist bei der B-PLL auch ohne *TP53*-Mutation ein schlechtes Therapieansprechen gegeben.

Allgemeinmaßnahmen

- „Watch and wait“: Bei indolent verlaufenden Fällen.

Pharmakotherapie

Kausale Pharmakotherapie

- Grundsätzliches: Es gibt es keine Chemotherapeutika, Antikörper oder zielgerichtete Medikamente, die explizit für die Therapie der B-PLL zugelassen wären. Es ist besteht jedoch ein Konsens, dass die für die CLL zugelassenen Therapeutika Anwendung finden sollen.
- Immunchemotherapie:
  - Bei Fällen ohne *TP53*-Mutation wird primär meist FCR (Fludarabin/Cycophosphamid/Rituximab) oder BR (Bendamustin/Rituximab) eingesetzt.
  - Ob die gelegentlich propagierte Hinzunahme eines Anthrazyklins das Therapieergebnis verbessert, ist umstritten.
  - Auch R-CHOP wird bei der B-PLL manchmal verwendet.
  - Eine Monotherapie mit Chlorambucil ist inadäquat.
- Zielgerichtete Therapie:
  - Bis vor wenigen Jahren wurde propagiert, in Fällen mit Nachweis von der Deletion 17p bzw. *TP53*-Mutationen wie bei der CLL für die Erstlinientherapie den CD52-Antikörper Alemtuzumab zu verwenden.

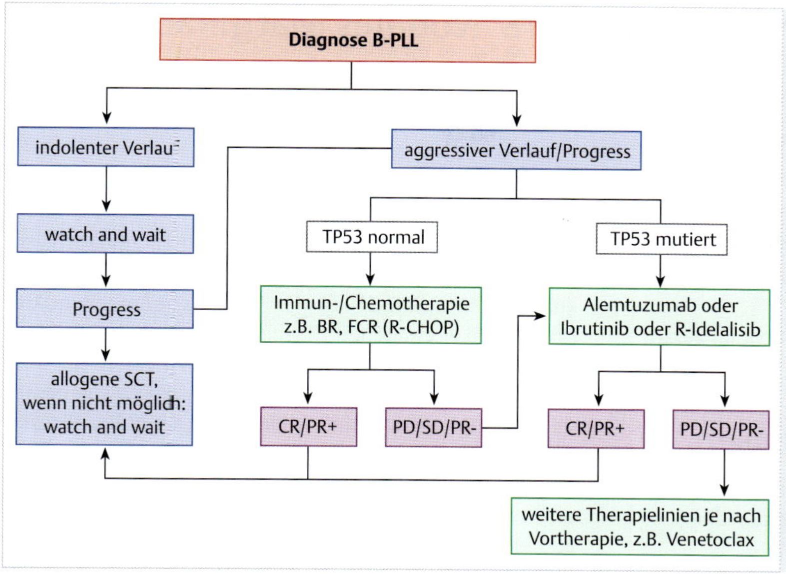

Abb. 6.33 B-Prolymphozyten-Leukämie. Therapeutisches Vorgehen. Die Therapie der B-PLL erfolgt größtenteils in Anlehnung an die Behandlung der CLL, wobei bei der Immunchemotherapie häufiger auch Anthrazykline oder R-CHOP eingesetzt werden. Eine allogene Stammzelltransplantation sollte bei Spenderverfügbarkeit stets im Behandlungskonzept einen festen Platz haben.

6

 - Mit dem Aufkommen der Tyrosinkinase-Inhibitoren Ibrutinib (hemmt die Bruton-Tyrosinkinase) und Idelalisib (hemmt die PI3-Kinase) ist wie bei der CLL Alemtuzumab in den Hintergrund getreten.
 - Der bcl2-Inhibitor Venetoclax bietet noch eine weitere Therapielinie.
 - Der Stellenwert der zielgerichteten Therapeutika kann derzeit aber noch nicht abschließend beurteilt werden.
- Antikörper:
 - Wegen der meist starken Expression von CD20 sollte nicht nur im Rahmen einer Immunchemotherapie Rituximab zum Einsatz kommen, sondern auch in Fällen mit *TP53*-Mutation der Einsatz eines CD20-Antikörpers in der Primärtherapie erwogen werden.
 - Es liegen Berichte über die erfolgreiche Kombination von Ofatumumab mit Ibrutinib vor.
 - Auch Obinutuzumab ist eine Therapieoption.
- Lenalidomid:
 - Der Stellenwert ist ungeklärt.
 - In Einzelfällen scheint die Kombination mit anderen Therapeutika wie z. B. Antikörper erfolgreich zu sein: So konnte bei einem Fall in unserer Klinik in Kombination mit Ofatumumab eine so gute Remission erreicht werden, dass durch eine nachfolgende allogene SCT eine anhaltende Krankheitsfreiheit erreicht wurde.

Pharmakologische Supportivtherapie

- Tumorlyse-Syndrom:
 - Wegen der meist hohen Leukozytenzahlen besteht bei Therapieeinleitung die Gefahr eines Tumorlyse-Syndroms mit den entsprechenden Komplikationen wie z. B. akutes Nierenversagen.
 - Ausreichende Hydrierung und die Gabe von Rasburicase (besser als Allopurinol) sind die wichtigsten Maßnahmen.

Interventionelle Therapie

- Leukapherese:
 - Bei exzessiver Hyperleukozytose mit Leukostasesymptomatik wurde, wie in einzelnen Fallberichten dokumentiert, auch eine Leukapherese erfolgreich insbesondere zur initialen Reduktion der Leukozytenzahl eingesetzt.

Strahlentherapie

- Milzbestrahlung kann als Palliation bei Splenomegalie mit ausgeprägten Beschwerden und nach Ausschöpfung systemischer Therapieoptionen erwogen werden, nach (älteren) Fallberichten evtl. sogar mit systemischem Ansprechen.

Zellbasierte Verfahren

Stammzelltransplantation

- Wegen der schlechten Prognose wird man bereits bei Diagnosestellung eine HLA-Typisierung durchführen und mögliche Familien- oder auch Fremdspender identifizieren.
- Immer wenn eine komplette oder gute partielle Remission erreicht worden ist, sollte eine allogene Stammzelltransplantation als Konsolidierung in Erwägung gezogen werden.

Operative Therapie

- Splenektomie: Eher ein historisches Therapieverfahren aus der Ära vor den Purinanaloga, nur in Einzelfällen zu diskutieren.

6.17.12 Nachsorge

- Ausreichend häufige Kontrolle von Blutbild und der klinischem Befund wegen der Möglichkeit einer schnellen Progression.
- Die Nachsorgeintervalle sollten daher nicht länger als 3 Monate betragen.

6.17.13 Verlauf und Prognose

- Die Prognose der B-PLL bleibt bisher trotz der Fortschritte in der Therapie ungünstig mit einer Überlebenszeit von wenigen (3–5) Jahren.
- Um wie viel kürzer die Überlebenszeit ohne Therapie wäre, kann nicht sicher abgeschätzt werden.
- Es ist ebenfalls nicht ausreichend belegt, ob die neuen zielgerichteten Therapiemöglichkeiten oder die allogene Stammzelltransplantation die Prognose wesentlich ändern und in welchem Ausmaß durch letztere auch Heilungen erreicht werden.

6.17.14 Wichtige Internetquellen

- Aufgrund der Seltenheit der B-PLL gibt es keine Internetportale, die speziell auf diese Entität ausführlich eingehen.
- Wegen der Parallelen in der Therapie empfiehlt es sich, die Internetportale und Leitlinien zur Therapie der CLL zu konsultieren.

6.17.15 Literatur

[1] Dearden C. Management of prolymphocytic leukemia. Hematology Am Soc Hematol Educ Program 2015:361–7, 2015

[2] Chabot-Richards D, Zang Q, Foucar K. B-Cell Chronic Lymphocytic Leukemia/Small Lymphocytic Lymphoma, Monoclonal B-Cell Lymphocytosis, and B-Cell Prolymphocytic Leukemia. In: Jaffe ES, Arber DA, Campo E, Harris NL, Quintanilla-Martinez L., Hrsg. Hematopathology, 2. Aufl., Philadelphia, USA: Elsevier, PA, USA, 2017: 261–284

[3] Swerdlow SH, Campo E, Harris NL et al., Hrsg. WHO Classification of Tumours of Haematopoietic and Lymphoid Tissues, 4. revidierte Aufl. Genf, Schweiz: WHO/International Agency for Research on Cancer/ WHO Press; 2017

6.18 Nodales Marginalzonen-Lymphom

Jürgen Finke

6.18.1 Steckbrief

Nodales Marginalzonen-Lymphom (WHO: nodal marginal zone lymphoma, NMZL): Indolente Lymphomerkrankungen, die aus B-Zellen der Marginalzone sekundärer Lymphfollikel entstehen. Phänotypisch tragen die Zellen die Marker CD20, CD22, sIgG und sind negativ für CD5, CD10, CD23. Das NMZL manifestiert häufig als generalisierte Lymphadenopathie, eher selten als bulky disease, mit KM-Befall in ca. einem Drittel der Fälle. Damit unterscheidet es sich von den phänotypisch gleichen, aber distinkten splenischen Marginalzonen-Lymphomen (SMZL) und den extranodalen (EMZL) Marginalzonen-Lymphomen, die auch als MALT (mucosa-associated lymphoid tissue) bezeichnet werden. Die Therapie richtet sich nach Symptomatik und das Spektrum reicht von Abwarten über Anti-CD20-AK-Monotherapie (Rituximab), Alkylanzien, Purinanaloga, Kombinationen bis zu neuen Substanzen. Selten entstehen hochmalige Lymphome und die Prognose ist abhängig von Risikofaktoren und Alter günstig.

6.18.2 Synonyme

- Nodales Marginalzonen-Lymphom (WHO: nodal marginal zone lymphoma, NMZL),
- Monozytoides B-Zell-Lymphom (Kiel),
- small lymphocytic, plasmacytoid; follicular or diffuse small cleaved cell; follicular or diffuse mixed small and large cell (Working Formulation).

6.18.3 Definition

- Primär nodales B-Zell-Lymphom.
- Klonale Lymphomproliferation von post-Keimzentrums B-Lymphozyten der Marginalzone sekundärer Lymphfollikel.
- Phänotyp: CD20, CD22, sIgG oder sIgM oder (IgD) und negativ für CD5, CD10, CD23.

6.18.4 Epidemiologie

- Seltenes Lymphom (ca. 1–2 % aller NHL-Erkrankungen,
- Altersgipfel 6.–7. Lebensdekade,
- Männer:Frauen = 1:1.

6.18.5 Ätiologie und Pathogenese

- Wie bei den extranodalen MZL wird eine chronische Antigenstimulation als kausal gesehen, ohne dass Korrelationen zu spezifischen Erregern gezeigt werden konnten.
- Ebensowenig wurden konsistent spezifische Translokationen nachgewiesen.

6.18.6 Klassifikation und Risikostratifizierung

- Pathohistologische Diagnose nach WHO-Klassifikation.
- Keine NMZL-spezifische Risikogruppen: Risikostratifizierung analog zu anderen indolenten L (FL).

6.18.7 Symptomatik

- In den meisten Fällen asymptomatisch,
- Bild einer indolenten häufig generalisierten Lymphadenopathie ± KM-Befall.

6.18.8 Diagnostik

Diagnostisches Vorgehen

- Primär pathohistologische Abklärung mittels Lymphknotenexstirpation. und ggf. Knochenmarkpunktion (▶ Abb. 6.34).

Anamnese

- Gezielte Fragen nach Infekten, B-Symptomen, Haustieren, Kontakten, Reisen, Medikamenten.

Körperliche Untersuchung

- Lymphknoten-, Milzstatus, Racheninspektion.

Labor

- Blutbild, Differenzialblutbild,
- Routinelabor mit Elektrolyten, Leber-/Nierenfunktion, LDH, β2-Mikroglobulin, Gesamteiweiß, Eiweißelektrophorese, Albumin, CRP,
- ggf. Immunelektrophorese, Immunglobuline quantitativ (IgG, IgM),
- bei Anämie: Eisen, Ferritin, Vitamin B12, Folsäure,
- optional: Immunphänotypisierung des PB: Frage nach zirkulierenden Lymphomzellen; Immunstatus (CD4, 8, 19),
- Virusdiagnostik: HBV (cave Reaktivierung einer früheren auch ausgeheilten Infektion möglich nach v. a.. Therapie mit Anti-B-Zell-AK (Rituximab)); HCV, HIV, CMV, EBV, u. a.

Bildgebende Diagnostik

Sonografie

- Abdomensonografie: Abklärung Leber, Milz, Lymphadenopathie.

Echokardiografie

- Ggf. vor geplanter Therapie mit potenziell kardiotoxischen Substanzen.

Röntgen

- Thorax als niederschwellige Diagnostik von mediastinalen/intrapulmonalen Manifestationen/pulmonalen Infekten.

CT

- Gängiges Staging zur Erfassung von Lymphadenopathien, Organmanifestationen.

MRT

- Alternativ zu CT zur Vermeidung einer Strahlenbelastung und Erfassung von Manifestationen an Weichteilen, ZNS, Wirbelsäule, Gesichtsschädel.

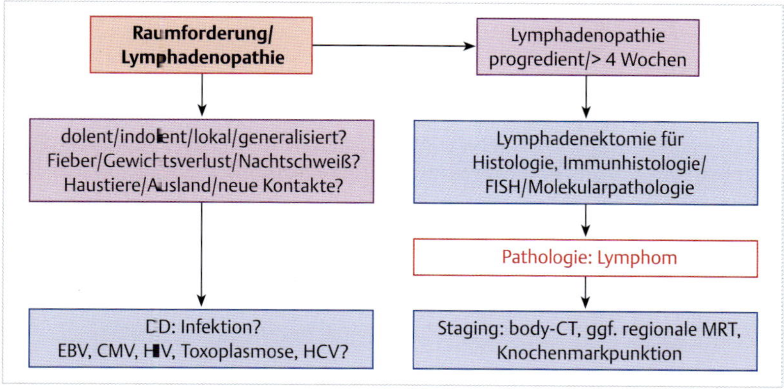

Abb. 6.34 Nodales Marginalzonen-Lymphom. Diagnostisches Vorgehen.

PET/PET-CT

- Da MZL üblicherweise keinen wesentlich gesteigerten Glukosemetabolismus zeigen und somit keine Stoffwechselaktivität in der PET aufweisen, kann dieses Verfahren sinnvoll sein bei Verdacht auf eine Transformation in ein aggressives Lymphom, z. B. bei klinisch raschem Wachstum in Einzelfällen.

Histologie, Zytologie und klinische Pathologie

Knochenmarkdiagnostik

- KM-Zytologie und Immunzytologie sowie Histologie sind üblicherweise Teil des initialen Staging.
- Hierauf kann ggf. verzichtet werden v. a. bei fehlenden Hinweisen auf einen KM-Befall oder höherem Alter.

Lymphknotendiagnostik

- Kernstück der Diagnostik,
- Pathohistologie inkl. Immunhistologie,
- ggf. DD erweitert um molekulardiagnostischer (FISH, PCR) Marker zur Abgrenzung von anderen, v. a. indolente (FL) Lymphomerkrankungen.

Liquordiagnostik

- Nur bei klinischem Verdacht auf ZNS-Manifestation.

Ergussdiagnostik

- Bei klinischen Hinweisen mittels Zytospin und Immun-(FACS) Zytologie.

Mikrobiologie und Virologie

Serologie

- Virusdiagnostik: HBV, HCV, HIV, CMV, EBV u. a.,
- ggf. Toxoplasmose.

> **Cave**
>
> Reaktivierung einer früheren auch ausgeheilten Hepatitis-B-Infektion möglich, v. a. nach Therapie mit Anti-B-Zell-AK (Rituximab).

6.18.9 Differenzialdiagnosen

- Infektionen,
- andere Lymphomerkrankungen, v. a. Follikuläres Lymphom,
- bei Nachweis eines IgM-Paraproteins: Immunozytom (Morbus Waldenström).

6.18.10 Therapie

Therapeutisches Vorgehen

- Therapeutisches Vorgehen: ▶ Abb. 6.35.

Allgemeinmaßnahmen

- Die Therapie ist symptomorientiert.

Pharmakotherapie

Kausale Pharmakotherapie

- **Rituximab**:
  - Die Therapie mit dem gegen das B-Zellepitop CD20 gerichteten monoklonalen AK Rituximab stellt die wichtigste zytostatikafreie Systemtherapie dar und ist der früher üblichen Chlorambucil-Monotherapie überlegen.
  - Rituximab kann primär als Monotherapie gegeben werden oder in Kombination mit Alkylanzien (▶ Tab. 6.40).

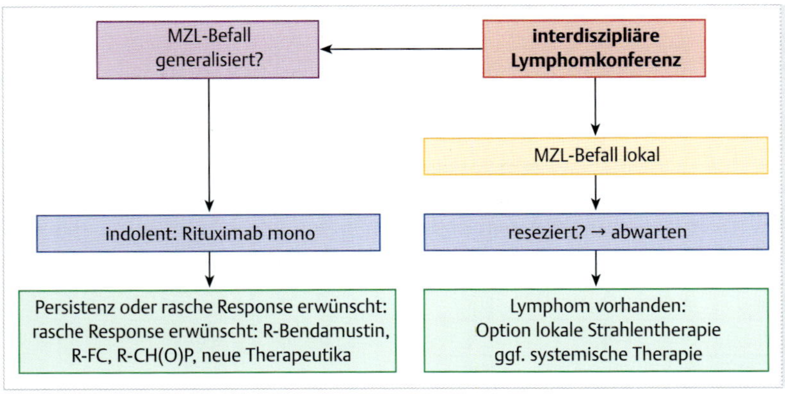

Abb. 6.35 Nodales Marginalzonen-Lymphom. Therapeutisches Vorgehen.

Tab. 6.40 Medikamente bei Marginalzonen-Lymphom.

Medikament	Dosierung	Applikation	Protokoll
Rituximab	375 mg/m²/Tag	i. v.	Tag 1, 8, 15, 22, dann Restaging, ggf. Wiederholung
Bendamustin	90 mg/m²/Tag	i. v.	Tag 1 (+2), Wiederholung Tag 30 4–6 Zyklen
±Rituximab	375 mg/m²/Tag	i. v.	Tag 0, Wiederholung Tag 29
Rituximab Fludarabin Cyclophosphamid	375 mg/m²/Tag 25 mg/m²/Tag 250 mg/m²/Tag	i. v. i. v. i. v.	Tag 1 Tag 1–3 Tag 1–3

- **Bendamustin:**
  - Bei den Alkylanzien ist v. a. Bendamustin zu nennen, da es aufgrund seiner Molekülstruktur neben den für Alkylanzien typischen noch Purinanaloga-ähnliche Wirkungen aufweist (RB-Protokoll).
  - Als Monotherapie ist Bendamustin ebenfalls wirksam und kann, v. a. bei älteren Patienten in reduzierter Dosis (nur Tag 1) bereits wirken; dabei werden protrahierte schwere Zytopenien vermieden.
  - Bendamustin verursacht in der Regel keinen Haarausfall.
- Purin-Analoga wie Fludarabin, 2-CDA, auch in Kombinationen (RFC Protokoll) sind prinzipiell wirksam, können allerdings (v. a. bei älteren Patienten) zu schweren Zytopenien mit dem Risiko oportunistischer Infektionen führen.
- **Neue Therapeutika** mit wahrscheinlich guter Wirksamkeit (derzeit verfügbar und noch außerhalb der Zulassung für MZL):
  - neue monoklonale Anti-B-Zell-Antikörper: Obinutuzomab (Zulassung CLL, FL); Ofatumomab (Zulassung CLL),
  - Tyrosinkinase-Inhibitoren: Bruton-Kinase-(BTK-)Inhibitor Ibrutinib (Zulassung CLL, MCL),
  - Phosphoinositid-3-Kinase Inhibitor Idelalisib (Zulassung CLL, FL), cave: opportunistische Infekte (u. a. PjP, CMV), Pneumonitis, Diarrhoe.
  - Inhibitor des Apoptose-Blockers BCL-2: Venetoclax (Zulassung CLL).

Cave

Risiko einer Reaktivierung von HBV bei Anti-B-Zell-Antikörpertherapie.

Pharmakologische Supportivtherapie

Cave

Risiko opportunistischer Infektionen bzw. Reaktivierung von HBV.

- PjP-Prophylaxe mit Cotrimoxazol forte 3 × 1 Tablette/Woche,
- HSV-, VZV-Reaktivierungsprophylaxe mit Aciclovir/Valacyclovir,
- bei Zustand nach HBV-Infektion (anti HBc+): Prophylaxe: Lamivudin, Tenofovir oder Entecavir,
- bei intensiver Therapie an das Risiko einer CMV-, EBV-Reaktivierung denken: ggf. Kontrolle mit Erregernachweis (PCR) im Blut.
- Auf das Risiko von Pilzinfektionen achten (Mundsoor, Aspergillus, Mucor); ggf. Prophylaxen.

Strahlentherapie

- Die Strahlentherapie kann bei lokalisierten raumfordernden Manifestationen sinnvoll sein.
- Interdisziplinäre Indikationsstellung (Lymphom board).

Operative Therapie

- Wenn im Rahmen der diagnostischen Abklärung ein solitärer Lymphknoten entfernt wurde, der aufgrund der nachfolgenden Untersuchungen die einzige Manifestation der Lymphomerkrankung war, bedarf es keiner weiteren Therapie (auch keine lokale Nachbestrahlung).

6.18.11 Nachsorge

- Entsprechend den Leitlinien zur Nachsorge von indolenten Lymphomen:
  - Die ersten 2 Jahre nach Therapieabschluss ca. 3-monatlich klinische Kontrolle und ggf. kleiner Laborstatus.
  - Im weiteren Verlauf 6- bis 12-monatige Abstände.
  - Bildgebung nur gezielt bei klinischem Verdacht.
- An allgemeine Maßnahmen denken wie Impfungen (empfohlener Abstand nach letzter Antikörpergabe (Rituximab) mindestens 6 Monate: Pneumokokkenimpfung (alle 10 Jahre; 23valenter Impfstoff, Pneumovax), jährliche Grippeschutzimpfung.

6.18.12 Verlauf und Prognose

- Die Prognose gilt als günstig v. a. bei asymptomatischer Manifestation.
- Als Orientierung kann der Prognose-Index des Follikulären Lymphoms – FLIPI – helfen (▶ Tab. 6.46).
- Rezidive sprechen in der Regel gut an.
- Frühere Angaben mit medianen Überlebenszeiten von ca. 10 Jahren; diese dürften mit dem Einsatz monoklonaler Antikörper, (Rituximab) inzwischen länger sein.

6.18.13 Wichtige Internetquellen

- www.lymphome.de: Kompetenznetz „Lymphome"
- www.ielsg.org: Intl Extranodal Lymphoma Studie
- www.lymphomation.org/type-extranodal.htm: Lymphoma Info Portal
- www.onkopedia.com/de/onkopedia/guidelines/nodales-marginalzonen-lymphom/@@view/html/index.html

6.19 Haarzell-Leukämie

Michael Steurer

6.19.1 Steckbrief

Die Haarzell-Leukämie gehört mit einer Inzidenz von etwa 0,3/100.000 zu den seltenen lymphoproliferativen Erkrankungen. Sie ist gekennzeichnet durch die Akkumulation von kleinen, reifzelligen B-Lymphozyten („Haarzellen") in peripherem Blut, Knochenmark und Milz. Dies führt typischerweise zur langsamen Entwicklung einer Splenomegalie und einer hinsichtlich Verteilung und Ausmaß variablen Zytopenie. Die Hauptsymptome umfassen Splenomegalie, Anämie, Blutungsneigung, Infektneigung und B-Symptomatik. Therapiert wird die Haarzell-Leukämie bei Auftreten von Symptomen oder kritischen Zytopenien, wobei Purinanaloga erste Wahl sind. Sie führen in > 95 % zu einem Ansprechen, in > 75 % gar zu einer kompletten Remission. Circa 50 % der Patienten benötigen innerhalb von 10–15 Jahren eine Rezidivtherapie. Der Großteil der Haarzell-Leukämie-Patienten erreicht heutzutage bei adäquater Therapie eine normale Lebenserwartung.

6.19.2 Aktuelles

- Entdeckung der *BRAF-V600E*-Mutation bei praktisch allen Patienten mit klassischer Haarzell-Leukämie führte zur Untersuchung der Wirksamkeit von BRAF-Inhibitoren bei Haarzell-Leukämie.
- Vemurafenib:
  - Vorläufige Daten zeigen Ansprechraten bei rezidivierter/refraktärer Erkrankung von > 95 %.
  - Vemurafenib wurde trotz fehlender Zulassung bereits in Therapieleitlinien für die Behandlung von chemotherapieresistenter Erkrankung oder bei Kontraindikationen gegen Purinanaloga und Anti-CD20-Antikörpern aufgenommen (z. B. www.onkopedia.com).
- Immunkonjugate:
  - z. B. Moxetumumab Pasudotox: Anti-CD22-Antikörper + P.-aeruginosa-Exotoxin-Fragment,
  - z. B. LMB-2: Anti-CD25-Antikörper mit P.-aeruginosa-Exotoxin-Fragment).
  - Die Substanzen zeigen in kleinen Phase-II-Studien eine gute Wirksamkeit bei rezidivierter/refraktärer Erkrankung.
  - Die Substanzen stehen jedoch außerhalb von Studien noch nicht zur Verfügung.
- Inhibitoren des B-Zellrezeptor-Signalwegs:
  - Zu Ibrutinib, Idelalisib, etc. bei Haarzell-Leukämie (-Variante) gibt es derzeit nur sehr vorläufige Daten.

6.19.3 Synonyme

- Der Begriff Haarzell-Leukämie steht für sich, es gibt keine Synonyme.
- Der Begriff „leukämische Retikuloendotheliose" ist historisch und wird nicht mehr verwendet.

6.19.4 Definition

- Seltene, chronische klonale B-Zellerkrankung, gehört zur Gruppe der indolenten Lymphome.
- Charakteristische Zytomorphologie der malignen B-Zellen mit Haar-ähnlichen Zytoplasmaausläufern.

6.19.5 Epidemiologie

- Prävalenz: 2 % aller Leukämieformen bzw. 1 % aller lymphoproliferativen Erkrankungen,
- Inzidenz: 3:1 Mio. Personen,
- mittleres Erkrankungsalter: 55 Jahre, wobei hier die Altersspanne sehr weit ist,
- Geschlechterverteilung: Männer sind etwa 4-mal häufiger betroffen sind als Frauen.

6.19.6 Ätiologie und Pathogenese

- Risikofaktoren: Ursache der Haarzell-Leukämie ist unbekannt, diskutiert werden
  - ionisierende Strahlen,
  - Epstein-Barr Virus,
  - organische Chemikalien (Herbizide, Pestizide),
  - Beruf in der Landwirtschaft.
- Die exakte Pathogenese der Haarzell-Leukämie ist nach wie vor unklar.

> **Merke** M!
>
> In praktisch allen Fällen der Haarzell-Leukämie ist eine *BRAF-V600E*-Mutation nachweisbar. (Bei Vorliegen eines *IGHV4–34*-Rearrangements und bei der Haarzell-Leukämie-Variante liegt keine *BRAF-V600E*-Mutation vor!).

- *BRAF V600E* kann als krankheitsdefinierende, onkogene Treibermutation angesehen werden. Die resultierende Überaktivierung des RAS-RAF-MAPK-Signalwegs verstärkt Proliferation und Überleben von Haarzellen.
- Inhibition des BRAF-Signalwegs führt bei Haarzellen zur Downregulation des BRAF-MEK-ERK-Signaltransduktionswegs und schlussendlich zur Apoptose.
- Die Haarzell-Leukämie entsteht vermutlich aus späten, aktivierten B-Gedächtniszellen (klonale Immunglobulin Schwer- und Leichtketten-Rearrangements, monoklonale Immunglobulinexpression an der Zelloberfläche, Expression von pan B-Zell-Markern CD19, CD20, CD22, sowie des frühen Plasmazellmarkers PCA-1).
- Klonale zytogenetische Aberrationen finden sich bei ca. zwei Dritteln der Patienten, v. a. mit Beteiligung des Chromosom 5 (40 %).
- Haarzellen interagieren mit dem Knochenmarkstroma über Adhäsionsmoleküle und produzieren fibrogene (bFGF, F-beta) sowie Zytopenie induzierende (TNF-α) Zytokine, was zur Ausbildung einer begleitenden Knochenmarkfibrose mit Knochenmarksuppression und folglich zur Panzytopenie führt.

6.19.7 Klassifikation und Risikostratifizierung

- Die WHO-Klassifikation hämatologischer Neoplasien führt seit 2008 die klassische Haarzell-Leukämie und die Haarzell-Leukämie-Variante als zwei distinkte Entitäten.
- Beide Krankheitsbilder unterscheiden sich erheblich bzgl. Therapieansprechen und Prognose; deshalb ist eine exakte Abgrenzung unabdingbar (▸ Tab. 6.41).

6.19.8 Symptomatik

- Die meisten Patienten präsentieren sich mit Beschwerden, die auf die Splenomegalie und/oder Panzytopenie (Anämie, Thrombozytopenie, Neutropenie, Monozytopenie) zurückzuführen sind.
- Etwa 25 % der Patienten schildern ein (links-) abdominelles Druck- oder Völlegefühl infolge der Splenomegalie. Spontane Milzrupturen sind bei der Haarzell-Leukämie sehr selten, stellen jedoch einen akuten medizinischen Notfall dar.
- Weitere 25 % der Patienten haben konstitutionelle Symptome wie Fatigue, Leistungsknick, schnelle Ermüdbarkeit oder Gewichtsverlust.
- Etwa weitere 25 % der Patienten weisen eine Blutungsneigung infolge einer schweren Thrombopenie (zumeist mit Schleimhautblutungen, aber auch Ekchymosen) und/oder eine Infektneigung aufgrund einer schweren Granulo-/Monozytopenie auf. Diese Infektionen können lebensbedrohlich sein und auch ein atypisches Erregerspektrum umfassen.
- Selten können Autoimmunphänomene auftreten, z. B. Polyarteritis nodosa oder kutane leukozytoklastische Vaskulitis.
- Klassische Nachtschweiß-Symptomatik oder Fieber sind **nicht** typisch für die Haarzell-Leukämie.

> **M!**
> **Merke**
>
> Eine Lymphadenopathie ist – wie auch eine ossäre Beteiligung – nicht typisch für die Haarzell-Leukämie.

Tab. 6.41 Unterscheidung klassische Haarzell-Leukämie und Haarzell-Leukämie-Variante.

Parameter	Klassische Haarzell-Leukämie	Haarzell-Leukämie-Variante
Relative Häufigkeit	90–95 %	5–10 %
Alter (Median, Jahre)	50–55	>70
Differenzialblutbild	80 % Panzytopenie, in ca. 10 % Lymphozytose	>90 % Lymphozytose, meist keine Anämie oder thrombopenie
Zellmorphologie	Meist typische haarzellen	Oft intermediär zwischen haarzellen und Prolymphozyten
Immunphänotyp	CD19, CD20, CD22, $CD11c^{+}$, $CD103^{+}$, $CD25^{+}$	CD19, CD20, CD22, $CD11c^{+}$, $CD103^{+/-}$, $CD25^{-}$
Immunhistochemie	$DBA.44^{+}$ Cyclin $D1^{+}$ Annexin $A1^{+}$	$DBA.44^{+}$ Cyclin $D1^{+}$ Annexin $A1^{-}$
Zytogenetik	In ca. 65 % klonale Aberrationen, zu ca. 40 % das Chromosom 5 betreffend	häufig komplexer Karyotyp, in ca. 30 % auch del(17p)
Genotyp	*BRAF-V600E*-Mutation	BRAF-Wildtyp

6.19.9 Diagnostik

Diagnostisches Vorgehen

- ► Abb. 6.36

Anamnese

- Gezielte Anamnese:
  - Allgemeine Schwäche, Fatigue, Leistungsknick, Gewichtsverlust, Nachtschweiß,
  - Fieber, vermehrte Infektionen,
  - Druckgefühl im linken Oberbauch, Völlegefühl,
  - Epistaxis, Gingivablutungen, Menorrhagie, Exanthem,
  - Schmerzen.

Körperliche Untersuchung

- Palpation der Milz: in > 80 % palpable Splenomegalie,
- Palpation der Leber: nur in ca. 20 % vergrößert,
- Palpation der Lymphknotenstationen: nur in ca. 10 % pathologischer Lymphknotenstatus,
- Inspektion der Haut und Mundschleimhaut: Vaskulitiszeichen? Petechien? Hämatome?

Labor

- Differenzialblutbild (manuell!) inkl. Retikulozyten,
- Leberwerte: GOT, GPT, alkalische Phosphatase,
- LDH,
- C-reaktives Protein,
- Vitamin B12,
- Folsäure,
- Eisenstatus: Ferritin, Transferrin, Transferrinsättigung.

Bildgebende Diagnostik

Sonografie

- Abdomensonografie: Milzgröße?

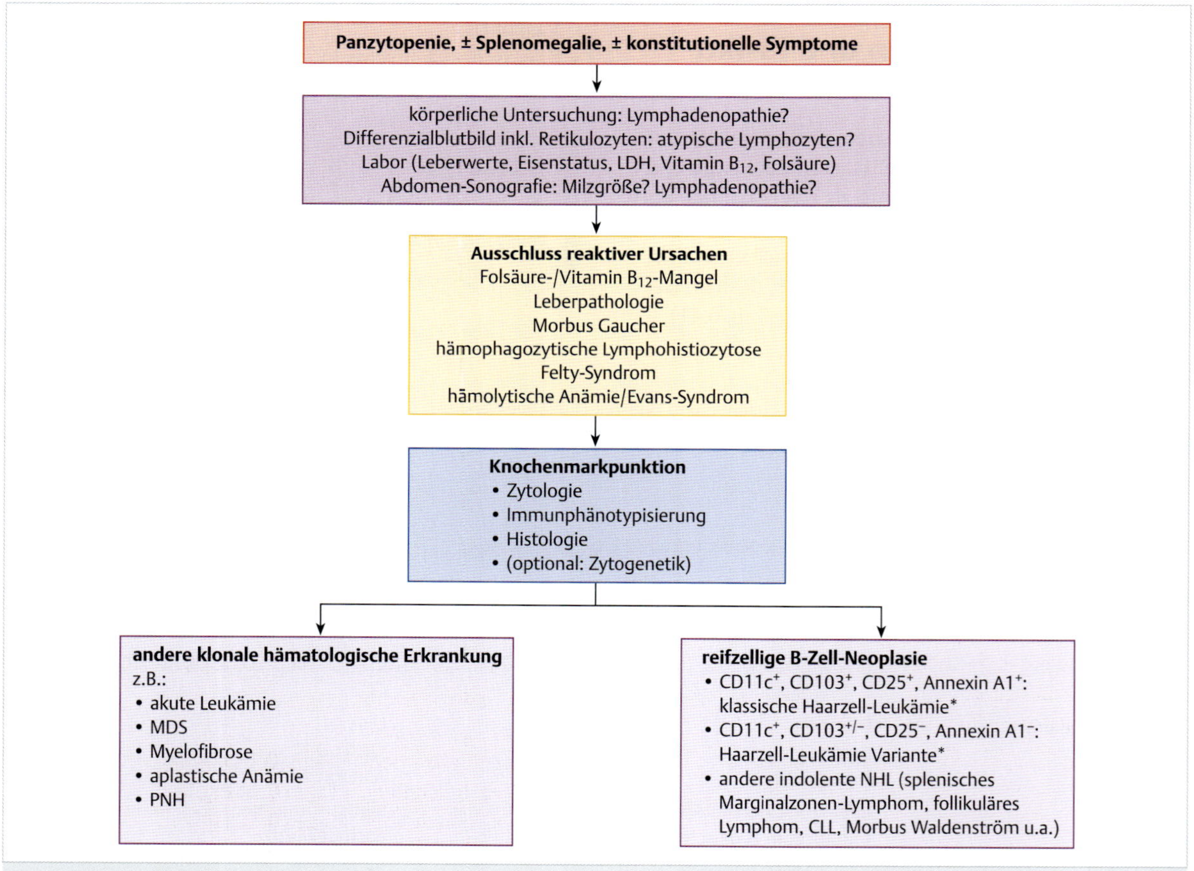

Abb. 6.36 Haarzell-Leukämie. Diagnostisches Vorgehen bei Verdacht auf Vorliegen einer Haarzell-Leukämie (CLL: chronische lymphatische Leukämie; LDH: Laktatdehydrogenase; MDS: Myelodysplastisches Syndrom; PNH: paroxysmale nächtliche Hämoglobinurie; *In schwierigen Fällen kann die Molekulargenetik hilfreich sein: klassische Haarzell-Leukämie *BRAF-V600E* mutiert; Haarzell-Leukämie-Variante *BRAF*-Wildtyp).

Histologie, Zytologie und klinische Pathologie

Knochenmarkdiagnostik

- Knochenmarkzytologie,
- Knochenmarkhistologie inkl. Immunhistochemie und Faserfärbung,
- Immunphänotypisierung: peripheres Blut oder Knochenmark.

Molekulargenetische Diagnostik

- *BRAF-V600E*-Mutationsdiagnostik aus dem peripheren Blut oder Knochenmark nur bei bestimmten Fragestellungen, z. B. bei Verdacht auf Haarzell-Leukämie-Variante oder vor einer geplanten BRAF-Inhibitor-Therapie.

Zytogenetik

- Konventionelle Knochenmarkzytogenetik aus dem Knochenmarkaspirat zum Nachweis evtl. zusätzlicher klonaler Marker.

6.19.10 Differenzialdiagnosen

- Haarzell-Leukämie-Variante (▶ Tab. 6.41),
- Chronische lymphatische Leukämie (CLL),
- Prolymphozyten-Leukämie (PLL),
- Mantelzell-Lymphom,
- Aplastische Anämie,
- Myelodysplastisches Syndrom,
- Primäre Myelofibrose,
- Paroxysmale nächtliche Hämoglobinurie (PNH),
- reaktive Veränderungen bei: Vitamin-B12-/Folsäure-Mangel, Leberinsuffizienz, hämophagozytische Histiozytose, Morbus Gaucher.

Praxistipp

Splenisches Marginalzonen-Lymphom: Klinische Präsentation und Zellmorphologie (insbesondere bei splenischen Marginalzonen-Lymphomen mit villösen Lymphozyten) können der klassischen Haarzell-Leukämie sehr ähnlich sein. Marginalzonen-Lymphome sind jedoch CD103⁻, CD11c und CD25 sind meist ebenfalls negativ. *BRAF-V600E*-Mutationen sind bei Marginalzonen-Lymphomen sehr selten, dafür finden sich häufig *NOTCH2*-Mutationen.

6.19.11 Therapie

Therapeutisches Vorgehen

- Viele Patienten mit Haarzell-Leukämie sind asymptomatisch, weisen ein akzeptables Blutbild auf und können oft über Monate oder gar Jahre hinweg beobachtet werden.
- Kein klinisch relevanter Vorteil eines vorzeitigen Therapiebeginns → Therapie nur bei Vorliegen einer klinischen Symptomatik bzw. bei Entwicklung einer kritischen Zytopenie, z. B.:
  - Neutrophile < 1000/µl (± Infektneigung),
  - Hämoglobin < 11,0 g/dl und
  - Thrombozyten < 100.000/µl.
- Therapiebeginn sollte jedoch auch nicht zu lange hinausgezögert werden (▶ Abb. 6.37), da die Zytopenie durch eine Behandlung mit Purinanaloga vorerst weiter aggraviert wird und Hämoglobin-Werte < 10,0 g/dl und Thrombozyten < 100.000/µl mit einem kürzeren progressionsfreien Überleben assoziiert sind.
- Das minimale Therapieziel ist die Linderung einer etwaigen klinischen Symptomatik sowie die Normalisierung des Blutbilds.
- Das Erreichen einer kompletten Remission (Normalisierung des Blutbilds, Rückbildung der Splenomegalie, kein Nachweis von Haarzellen in peripherem Blut und Knochenmark) ist mit einer längeren Dauer des Ansprechens assoziiert, das Gesamtüberleben wird jedoch nicht beeinflusst.
- Der klinische Benefit der Eradikation von minimaler Resterkrankung ist unklar.

Pharmakotherapie

Chemotherapie

- Die Purinanaloga Cladribin (2-CdA) und Pentostatin (2'-Deoxyformicin, 2'-DCF) gelten als Chemotherapie der ersten Wahl.
- Keine prospektive Studie zum direkten Vergleich der beiden Substanzen bei der Behandlung der Haarzell-Leukämie, im indirekten Vergleich kann jedoch von einer Äquipotenz ausgegangen werden.
- Aufgrund der einfacheren Verabreichung hat sich Cladribin (2-CdA) stärker durchgesetzt.
- **Cladribin** (2-CdA):
  - Hocheffektive Substanz für die Behandlung der Haarzell-Leukämie mit Ansprechraten > 95 %, davon der Großteil komplette Remissionen (> 75 %).
  - Remissionen in der Regel lang anhaltend, Krankheitsprogress jedoch bei der Hälfte der Patienten innerhalb von 10–15 Jahren.
  - In der Regel wird nur ein Zyklus verabreicht; verschiedene Protokolle mit vergleichbaren Ansprechraten zur Auswahl:
    - s. c. täglich über 5 Tage (0,14 mg/kg),
    - i. v. täglich über 5 Tage (0,14 mg/kg),
    - i. v. täglich über 7 Tage (0,1 mg/kg),
    - i. v. wöchentlich über 6 Wochen (0,12 mg/kg).
  - Infusionsdauer für Cladribin beträgt üblicherweise 2 h.
  - Die ursprünglich verwendete Verabreichung als kontinuierliche Infusion über 24 h wird daher im Allgemeinen nicht mehr empfohlen (stationäre Behandlung bzw. Verwendung einer Infusionspumpe sind erforderlich, erhöhtes Infektrisiko [Thrombophlebitis in bis zu 19 %]).

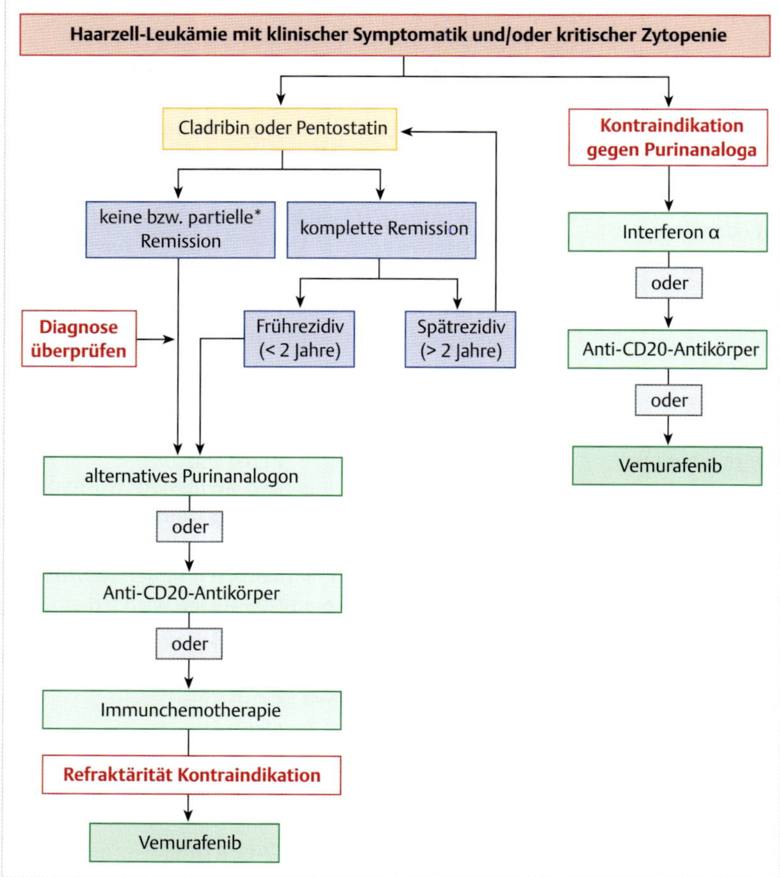

Abb. 6.37 Haarzell-Leukämie. Therapeutisches Vorgehen (*Das Erreichen einer kompletten Remission ist mit einem längeren progressionsfreien Überleben assoziiert, das Gesamtüberleben bleibt jedoch unbeeinflusst).

 - Bei unzureichendem Ansprechen kann nach 4–6 Monaten die Verabreichung eines 2. Zyklus, der Wechsel auf Pentostatin bzw. die kombinierte Gabe mit einem Anti-CD20-Antikörper erwogen werden.
 - Bei therapiebedürftigem Rezidiv nach längerem Remissionsintervall (> 3 Jahre) wird eine erneute Cladribin-Therapie empfohlen, wobei mit jeder Therapielinie mit einer Abnahme von Qualität und Dauer der Response gerechnet werden muss.
 - Unerwünschte Wirkungen:
   - Cladribin wird hauptsächlich renal eliminiert → Dosisadaptation bei Vorliegen einer Nierenfunktionseinschränkung.
   - Etwa 40 % der Patienten entwickeln akut Fieber, was in der Regel einem Zytokinfreisetzungs-Syndrom und keiner Infektion entspricht.
   - Haupttoxizität: oft protrahierte Neutropenie bzw. Panzytopenie, sowie einer lang andauernden Lymphopenie (B- und T-Zellen).
   - Risiko für eine Infektion im Rahmen der Neutropenie bzw. Immunsuppression beträgt etwa 30 %.
- **Pentostatin** (2'-Deoxyformicin, 2'-DCF):
 - Wirksamkeit und Nebenwirkungsspektrum mit Cladribin vergleichbar, evtl. längere Dauer der Immunsuppression.
 - Im randomisierten Vergleich Interferon-α deutlich überlegen (Rate an kompletten Remissionen: 76 % versus 11 %).
 - Üblicherweise werden 4 g/m² i. v. alle 2–3 Wochen bis zum Erreichen einer maximalen Response verabreicht (in der Regel 8–9 Zyklen).
 - Pentostatin wird hauptsächlich renal eliminiert → Dosisadaptation bei Vorliegen einer Nierenfunktionseinschränkung.
 - Bei unzureichendem Ansprechen kann der Wechsel auf Cladribin bzw. die kombinierte Gabe mit einem Anti-CD20-Antikörper erwogen werden.
 - Bei therapiebedürftigem Rezidiv nach längerem Remissionsintervall (> 3 Jahre) wird eine erneute Pentostatin-Therapie empfohlen, wobei auch hier mit jeder Therapielinie von einer Abnahme der Qualität und Dauer der Response ausgegangen werden muss.
- **Andere Chemotherapeutika**:
 - Bendamustin (70–90 mg/m² i. v.) oder Fludarabin (40 mg/m² p. o. über 5 Tage) über 4–6 Zyklen jeweils in Kombination mit Rituximab (375 mg/m²) als mögliche Salvage-Option bei refraktärer Erkrankung bei allerdings nur dürftiger Datenlage (n = 12 bzw. n = 15 Patienten).

Immuntherapie

- **Interferon-α**:
  - Erste zugelassene medikamentöse Therapie für Haarzell-Leukämie.
  - übliche Dosierung: 2–3 Mio Einheiten s. c. 3-mal/Woche über 18–24 Monate, insbesondere bei niedrigerer Dosierung auch längere Behandlungsdauer möglich.
  - Häufigste Nebenwirkungen: Grippe-ähnliche Symptome, Fatigue, Appetitlosigkeit, depressive Verstimmung, Neurotoxizität.
  - Aufgrund deutlich geringerer Ansprechraten als Purinanaloga (Gesamtansprechen ca. 75 %, komplette Remissionen < 20 %) heutzutage nicht mehr erste Wahl.
  - Möglicher Einsatz bei Haarzell-Leukämie: Kontraindikation gegen Purinanaloga wie beispielsweise Schwangerschaft, floride (atypische) Infektionen, ausgeprägte Komorbidität.
- **Rituximab:**
  - Übliche Dosierung bei Haarzell-Leukämie: 4–8 Applikationen zu 375 mg/m² i. v. in wöchentlichem Abstand,
  - gute Verträglichkeit mit bekanntem Nebenwirkungsprofil wie bei anderen indolenten Non-Hodgkin-Lymphomen,
  - uneinheitliche Datenlage durch meist sehr kleine Studien und unterschiedliche Studiendesigns bzw. Patientenpopulationen,
  - Ansprechraten unter Monotherapie bei rezidivierter/refraktärer Erkrankung bis zu 80 %, davon bis zu 50 % komplette Remissionen,
  - Anwendung als Immunchemotherapie bei rezidivierter/refraktärer Erkrankung auch in Kombination mit Purinanaloga (sequenziell oder gleichzeitig) möglich, wobei hier die Rate an kompletten Remissionen deutlich höher ist als bei Monotherapie (> 90 %).
  - Der Stellenwert einer Immunchemotherapie bei Erstlinientherapie, insbesondere zur Eradikation einer minimalen Resterkrankung, ist unklar und wird daher nicht empfohlen.
- **Moxetumomab Pasudotox**:
  - Immunkonjugat aus Anti-CD22-Antikörper und Pseudomonas Exotoxin.
  - Derzeit Testung in klinischen Studien bei rezidivierter/refraktärer Erkrankung mit Ansprechrate > 70 %, davon 47 % komplette Remissionen,
  - außerhalb von klinischen Studien noch nicht verfügbar.

BRAF-Inhibitoren

- Die Haarzell-Leukämie-Zellen weisen in > 98 % der Fälle die aktivierende *BRAF-V600E*-Mutation auf, was neue Möglichkeiten zur zielgerichteten Therapie eröffnet: Inhibition des BRAF/MEK/ERK-Signaltransduktionswegs

> **Merke**
>
> *IGHV4–34*-mutierte Haarzell-Leukämie und Haarzell-Leukämie-Variante weisen keine *BRAF*-Mutation auf, sodass vor einer evtl. BRAF-Inhibitor-Therapie das Vorliegen einer *BRAF-V600E*-Mutation verifiziert werden sollte.

- In zwei klinischen Studien und einer retrospektiven Analyse wurde die Anwendung von Vemurafenib bei Haarzell-Leukämie untersucht, zu anderen BRAF-Inhibitoren (z. B. Dabrafenib) liegen bislang nur Einzelfallberichte vor.
- Laufende Studien sollen klären, ob wie beim Melanom die zusätzliche Gabe eines MEK-Inhibitors (z. B. Trametinib, Cometinib) die Wirksamkeit von BRAF-Inhibitoren bei der Haarzell-Leukämie erhöhen und die Rate an kutanen Zweitneoplasien reduzieren kann.
- **Vemurafenib:**
  - Wirksamkeit demonstriert in zwei prospektiven klinischen Studien mit 28 und 26 Patienten, sowie einer retrospektiven Analyse von 21 Patienten mit rezidivierter/refraktärer Erkrankung (Ansprechrate > 95 %, davon bis zu ca. 40 % komplette Remissionen).
  - Im indirekten Vergleich mit Purinanaloga, Anti-CD20-Antikörpern oder Interferon-α kommt es durch Vemurafenib zu einer rascheren Besserung der kritischen Zytopenie (meist bereits nach wenigen Tagen).
  - Verwendet wurden Dosierungen zwischen 1-mal 240 mg und 2-mal 960 mg/Tag; optimale Dosierung bei Haarzell-Leukämie ist unklar.
  - Therapiedauer meist über 3–4 Monate, Berichte zur erfolgreichen Langzeitanwendung > 2 Jahre; optimale Therapiedauer unklar.
  - Unerwünschte Wirkungen:
    - In Melanomstudien mit Vemurafenib bei bis zu 30 % der Patienten kutane Zweitneoplasien (Plattenepithelkarzinome, Keratoakanthome).
    - Hinweise darauf, dass BRAF-Inhibitoren über eine paradoxe ERK-Aktivierung die Progression RAS-mutierter Neoplasien begünstigen können. Ob dadurch die evtl. erhöhte Malignomrate bei Haarzell-Leukämie Patienten weiter gesteigert wird, ist unklar.
    - Häufigste Nebenwirkungen von Vemurafenib sind Exanthem, gesteigerte Photosensitivität der Haut, Arthralgien, Fieber und Erhöhung der Transaminasen.

Praxistipp

Trotz eindrücklicher Wirksamkeit sollte bei unklarer Datenlage bezüglich Dosierung/Dauer und potenziell erhöhtem Malignomrisiko (kutane und andere Neoplasien) die Anwendung von Vemurafenib bei der Haarzell-Leukämie nur nach sorgfältiger Nutzen-Risiko-Abwägung erfolgen. Außerdem sollten bis zum Vorliegen präziserer Daten Dosis und Behandlungsdauer möglichst gering gehalten werden.

Pharmakologische Supportivtherapie

- Die T-Helferzellen können über mehrere Monate auf Werte < 200/µl abfallen und erreichen im Median erst nach über 3 Jahren wieder Normalwerte. Daher wird eine Pneumocystis-Prophylaxe mit Trimethoprim/Sulfametrol (z. B. 800/160 mg 3-mal/Woche) empfohlen.
- Empfehlenswert ist eine Herpes-simplex-Virus-Prophylaxe mit z. B. Valacyclovir (2-mal 500 mg/Tag).
- Nach durchgemachter Hepatitis-B-Infektion → HBV-DNA-Monitoring und ggf. prophylaktische Gabe eines Virostatikums (z. B. Entecavir, Tenofovir).
- Bei hohem individuellem Risiko (z. B. parallel erforderliche Steroidtherapie, hohes Expositionsrisiko, etc.) ist auch die Gabe einer antibiotischen und/oder antimykotischen Prophylaxe zu diskutieren.
- Der Nutzen einer prophylaktischen G-CSF-Gabe ist nicht gesichert, kann aber im Einzelfall sinnvoll sein.

Operative Therapie

- Die Splenektomie stellte die erste effektive Therapieoption für die Haarzell-Leukämie dar. Sie führt in bis zu 70 % der Fälle zu einer Normalisierung des Blutbilds.
- Durch die mittlerweile verfügbaren, hocheffektiven systemischen Behandlungsoptionen ist die Splenektomie obsolet geworden, kann jedoch in ausgewählten Indikationen erwogen werden:
  - bei Vorliegen einer dringenden Therapieindikation bei Schwangeren,
  - bei akuten, mit der Splenomegalie assoziierten Beschwerden (Milzruptur, -infarkt, etc.),
  - bei Persistieren einer signifikanten Panzytopenie trotz systemischer Therapie.

Therapie der Haarzell-Leukämie-Variante

- Die Haarzell-Leukämie-Variante ist eine sehr seltene Erkrankung, die als eine von der klassischen Haarzell-Leukämie distinkte provisorische Entität klassifiziert wird.
- Der klinische Verlauf ist aggressiver mit schlechterem Ansprechen auf konventionelle Protokolle zur Behandlung der Haarzell-Leukämie und kürzerem Gesamtüberleben.
- Keine allgemein anerkannte Standardtherapie, das Ansprechen auf Alkylanzien oder Interferon-α ist unbefriedigend.
- Remissionen lassen sich durch Behandlung mit Purinanaloga in etwa 50 % der Fälle erzielen, wobei diese im Median ca. 15 Monate anhalten und nur selten einer kompletten Remission entsprechen.
- Durch Kombination von Purinanaloga mit Rituximab (s. oben, Andere Chemotherapeutika) kann das Ansprechen deutlich verbessert werden, sodass diese Strategie als Therapie der ersten Wahl betrachtet werden kann.
- Die Splenektomie kann eine wirksame Behandlungsform bei therapierefraktären, mir der Splenomegalie assoziierten Beschwerden oder kritischen Zytopenien darstellen.

6.19.12 Nachsorge

- Die Haarzell-Leukämie ist eine chronische Erkrankung, die einer dauerhaften Kontrolle bzw. Nachsorge bedarf.
- Kein internationaler Standard, sondern individualisiertes, risikoadaptiertes Vorgehen mit verschiedenen Kontrollintervallen (inkl. Anamnese, klinische Untersuchung, Differenzialblutbild) zwischen
  - monatlich (z. B. unmittelbar nach Abschluss einer Therapie, bei beginnender klinischer Symptomatik oder progredienter Zytopenie) und
  - 3- bis 6-monatlich (z. B. bei stabilen hämatologischen Befunden).
- Regelmäßige abdominelle Sonografien zur Verlaufskontrolle der Milzgröße (z. B. alle 6–12 Monate).
- Teilnahme der Patienten an allgemein anerkannten onkologischen Vorsorge- und Früherkennungsprogrammen, weil Haarzell-Leukämie-Patienten möglicherweise ein im Vergleich zur Normalbevölkerung erhöhtes Malignomrisiko haben.

6.19.13 Verlauf und Prognose

- Durch die Verbesserung der Behandlungsmodalitäten konnte die Prognose von Patienten mit Haarzell-Leukämie in den letzten Jahren deutlich verbessert werden [1].
- Bei adäquater Behandlung kann für den Großteil der Patienten, insbesondere für jene, die eine komplette Remission erreichen, eine normale Lebenserwartung angenommen werden.
- Ohne Behandlung versterben ca. 50 % der Patienten innerhalb von 5 Jahren.

6.19.14 Wichtige Internetquellen

- Onkopedia: www.onkopedia.com/
- Haarzell-Leukämie Hilfe e. V.: www.haarzell-leukaemie.de/
- Hairy Cell Leukemia Foundation: www.hairycellleukemia.org
- ESMO Guidelines: www.esmo.org/Guidelines/haematological-malignancies/hairy-cell-leukaemia

6.19.15 Literatur

[1] Chandran R, Gardiner SK, Smith SD, Spurgeon SE. Improved survival in hairy cell leukaemia over three decades: a SEER database analysis of prognostic factors B J Haematol 2013; 63(3): 407–9

6.20 Morbus Waldenström

Christian Buske

6.20.1 Steckbrief

Beim Morbus Waldenström handelt es sich um eine seltene Subentität in der Gruppe der indolenten B-Zell-Lymphome. Morbus Waldenström macht derzeit lediglich 1–2 % aller NHL aus. Die genetische Charakterisierung der Erkrankung erlaubt die Unterteilung des Morbus Waldenström in Genotypen. Als Standard in der Therapie gilt bisher eine Rituximab-/Chemotherapie. Eine weitere Therapieoption stellt der Proteasom-Inhibitor Bortezomib dar. Mit dem neu eingeführten oralen Bruton-Tyrosinkinase-Inhibitor Ibrutinib steht eine effektive chemotherapiefreie Therapieoption zur Verfügung.

6.20.2 Synonyme

- Lymphoplasmozytisches Lymphom (LPL) (mit einem monoklonalem IgM im Serum)

6.20.3 Definition

- Der Morbus Waldenström ist definiert durch den Nachweis eines lymphoplasmozytischen Lymphoms im Knochenmark und eines monoklonalen IgM im Serum.

6.20.4 Epidemiologie

- In Europa beträgt die Inzidenz des Morbus Waldenström geschätzt 4,2 (Frauen) bzw. 7,3 (Männer) pro 1 Mio Einwohner.
- Im Median sind die Patienten bei Diagnosestellung 68 Jahre alt.
- Bei ca. 20 % der Patienten findet sich eine familiäre Häufung für eine B-Zell-Neoplasie.
- Dem Morbus Waldenström kann eine monoklonale IgM-Gammopathie unbestimmter Signifikanz (MGUS) vorausgehen.

6.20.5 Ätiologie und Pathogenese

- Der Morbus Waldenström ist eine klinisch und genetisch heterogene Erkrankung:
  - Das *MYD88*-Gen ist bei > 90 % der Patienten mutiert.
  - Bei fast jedem dritten Patienten ist das *CXCR4*-Gen mutiert.
- Die ***MYD88-L265P*-Mutation** bei Morbus Waldenström bewirkt auf zellulärer Ebene in den Tumorzellen eine Aktivierung des Bruton-Tyrosinkinase-Wegs und führt zu einer Aktivierung der NFkB-Aktivität. Diese Mutation ist keine für Morbus Waldenström spezifische Mutation, sondern kommt auch bei anderen B-Zell-Lmphomen vor, allerdings nicht in der Häufigkeit.
- Auch die ***CXCR4*-Mutation** ist eine aktivierende Mutation, die zu einer konstitutiven Aktivierung des Rezeptors führt und die bei Patienten mit einer höhergradigen Knochenmarkinfiltration einhergeht.
- Bislang wurden auf Basis dieser Mutation 3 Genotypen beschrieben, die durch den Mutationsstatus der beiden beschriebenen Gene definiert werden:
  - MYD88 mutiert/CXCR4 Wildtyp (Genotyp 1),
  - MYD88 mutiert/CXCR4 mutiert (Genotyp 2),
  - MYD88 Wildtyp/CXCR4 Wildtyp (Genotyp 3).
- Erste Daten legen nahe, dass die Unterteilung in Genotypen klinische Implikationen haben könnte, da Patienten mit rezidiviertem Morbus Waldenström mit Genotyp 1 sehr gut, mit Genotyp 2 intermediär und mit Genotyp 3 schlechter auf eine Ibrutinib-Therapie ansprachen.

6.20.6 Klassifikation und Risikostratifizierung

- Der Morbus Waldenström ist den indolenten Lymphomen zugeordnet.
- Die Prognose der Erkrankung zeigt eine große Bandbreite, daher hat die Bestimmung von Risikofaktoren eine hohe Bedeutung.
- Das „International Scoring System for Waldenström's macroglobulinemia" (ISSWM) ermöglicht die prognostische Klassifizierung neu diagnostizierter Patienten.
- Entscheidende Faktoren sind
  - Alter,
  - Höhe des Beta-2-Mikroglobulins,
  - Zytopenien und
  - Höhe der Gammopathie.
- Der prognostische Index unterscheidet 3 Risikogruppen (▶ Tab. 6.43 und ▶ Tab. 6.42).

Tab. 6.42 Internationaler Prognostischer Index Morbus Waldenström (ISSWM): Risikofaktoren.

Risikofaktoren	Score-Punkte
Alter	▶ Tab. 6.43
Hb-Wert ≤ 11,5 g/dl	1
Thrombozyten ≤ 100 × 10^9/l	1
β2-Mikroglobulin > 3 mg/l	1
Monoklonales IgM > 7 g/dl	1

Tab. 6.43 Internationaler Prognostischer Index Morbus Waldenström (ISSWM): Überleben je nach Risikogruppe.

Risikogruppe*	5-Jahres-Gesamtüberleben
Niedrig ≤ 65 Jahre und ≤ 1 Punkt	87 %
Intermediär > 65 Jahre/ ≤ 65 Jahre und 2 Punkte	68 %
Hoch ≥ 3 Punkte (altersunabhängig)	36 %

* ▶ Tab. 6.42

6.20.7 Symptomatik

- Die Klinik des Morbus Waldenström lässt sich einteilen in
  - Symptome, die durch den Lymphombefall im Knochenmark oder in der Milz hervorgerufen werden,
  - Symptome, die auf die IgM-Gammopathie zurückzuführen sind.
- Die Infiltration des Knochenmarks mit Lymphomzellen schränkt die physiologische Hämatopoese ein. Typische Folgen sind:
  - Anämie (70 %),
  - Leukopenie (10 %),
  - Thrombopenie (30 %).
- Neben einer B-Symptomatik mit Gewichtsverlust, Nachtschweiß und Fieber häufig Müdigkeit und Erschöpfung (85 %).
- Weitere Charakteristika: erhöhtes Infektionsrisiko und eine erhöhte Blutungsneigung.
- Infiltration der verschiedenen Organe führt in ca. 40 % der Fälle zu einer Lymphadenopathie und bei etwa 30 % der Patienten zu einer Hepatosplenomegalie. Die Splenomegalie kann im fortgeschrittenen Stadium Ursache für abdominale Beschwerden sein.
- Die hohe IgM-Konzentration bei Morbus Waldenström führt möglicherweise zu einem Hyperviskositäts-Syndrom:
  - Zirkulierende große IgM-Moleküle bilden Aggregate, binden vermehrt Wasser und erhöhen den osmotischen Druck.
  - Dies beeinträchtigt die Fließeigenschaften und die Mikrozirkulation: Etwa 5 % der Patienten weisen eine Raynaud-Symptomatik auf.
- Durch Anlagerung von IgM ist eine Schädigung peripherer Nerven möglich: Etwa 20 % der Patienten klagen über neurologische Einschränkungen wie Sehstörungen, Schwindel, Bewusstseinsstörungen, Gangstörungen und/oder ein periphere Neuropathie.
- Selten sind hingegen Leichtketten-Amyloidosen, Kryoglobulinämien oder durch IgM-Kälteagglutinine ausgelöste Symptome [1] [2].

6.20.8 Diagnostik

Diagnostisches Vorgehen

- Der Morbus Waldenström ist häufig ein Zufallsbefund bei älteren Menschen:
  - Beim Routine-Laborcheck fällt ein M-Gradient vor oder innerhalb der Gamma-Fraktion der Serum-Eiweiß-Elektrophorese auf, dessen Ursache weiter verfolgt wird.
- In einigen Fällen führt die Abklärung einer Lymphknotenvergrößerung oder einer peripheren Neuropathie zur Diagnose.

Anamnese

- Frage nach B-Symptomatik, Erschöpfung, Infektneigung, abdominalen Beschwerden, neurologischen Störungen, Lymphomerkrankungen in der Verwandtschaft.

Körperliche Untersuchung

- Untersuchung auf Lymphadenopathie, Hepatosplenomegalie, periphere Neuropathie, bei Verdacht auf Hyperviskosität Augenhintergrundspiegelung.

Labor

- Die Bestimmung der monoklonalen IgM-Serumkonzentration hat v. a. eine Bedeutung für die Therapiesteuerung und für die Beurteilung der Remission. Für die Diagnose reicht der alleinige Nachweis einer monoklonalen IgM-Gammopathie nicht aus, da diese Veränderung auch bei einigen anderen B-Zell-Lymphomen und bei MGUS auftreten kann.
- Die Lymphomzellen sind durch folgenden Immunphänotyp charakterisiert: Die Expression der Oberflächenmarker ist
  - positiv für CD19, CD20, CD22, CD25, CD27, CD38, FMC 7,
  - negativ für CD103 und
  - variabel für CD5, 10, 23 und CD138.
- Dieses Muster hilft bei der differenzialdiagnostischen Abgrenzung zu anderen Non-Hodgkin-Lymphomen und zum IgM-Myelom [3] (Differenzialdiagnose s. unten).

Histologie, Zytologie und klinische Pathologie

Knochenmarkdiagnostik

- Für die Diagnosestellung ist der histologische Nachweis eines Morbus Waldenström im Knochenmark (Knochenmarkbiopsie) mit gleichzeitigem Nachweis eines monoklonalen IgM-Proteins (Immunfixation) obligat [3].

6.20.9 Differenzialdiagnosen

- Hinter einer IgM-Gammopathie kann sich eine Reihe von Erkrankungen verbergen. Mögliche Differenzialdiagnosen bei Morbus Waldenström sind:
  - Monoklonale Gammopathie unklarer Signifikanz (MGUS; am häufigsten),
  - IgM-Myelom,
  - Marginalzonen-Lymphom,
  - Mantelzell-Lymphom,
  - Chronisch lymphatische Leukämie (CLL),
  - Follikuläres Lymphom,
  - IgM-assoziierte Erkrankungen, z. B. Kryoglobulinämie, kälteagglutinininduzierte hämolytische Anämie und periphere Neuropathien.

6.20.10 Therapie

Therapeutisches Vorgehen

- Bei asymptomatischem Morbus Waldenström „Watch and wait"-Strategie.
- Bei Auftreten von lymphom- und IgM-bedingten Symptomen ist eine Therapie indiziert, die sich nach dem Allgemeinzustand und den Komorbiditäten des Patienten richtet.
- Kriterien dafür, auch bei Beschwerdefreiheit eine Therapie in Erwägung zu ziehen:
  - Vorliegen einer lymphombedingten Zytopenie/Anämie.
  - Ein hohes IgM bei Beschwerdefreiheit ist per se keine Behandlungsindikation, allerdings sollte bei IgM-Werten > 5 g/dl oder bei einer raschen Zunahme des IgM im Verlauf der Beginn einer Therapie diskutiert werden.
- Ein Algorithmus zum therapeutischen Vorgehen in der Erstlinientherapie ist in ▶ Abb. 6.38 dargestellt [1]; das Vorgehen im Rezidiv zeigt ▶ Abb. 6.39.

Pharmakotherapie

Kausale Pharmakotherapie

Erstlinientherapie

- Erstlinientherapie bei Morbus Waldenström: **Rituximab/Chemotherapie** weiterhin als Standard [1], [2] (▶ Abb. 6.38).
- Empfohlen wird hierbei eine Kombination aus dem monoklonalen CD20-Antikörper Rituximab (bei Unverträglichkeit alternativ Ofatumumab) mit Bendamustin (BR) oder mit Cyclophosphamid und Dexamethason (DRC):

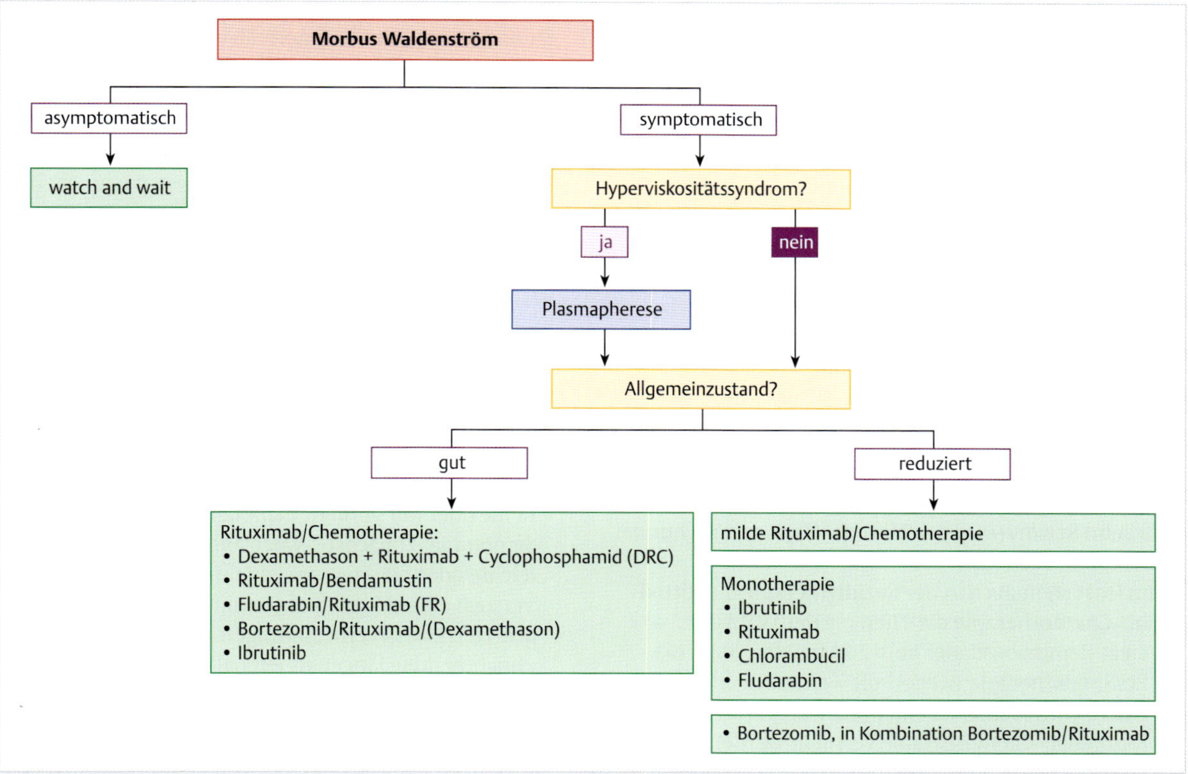

Abb. 6.38 Morbus Waldenström, Erstlinientherapie. Therapeutisches Vorgehen bei Morbus Waldenström: Therapieempfehlungen in der Erstlinientherapie [1], [2].

  - Die Daten zu BR beruhen auf eine Subgruppenanalyse einer randomisierten Phase-III-Studie, in der bei insgesamt 40 Morbus Waldenström-Patienten Rituximab/Bendamustin im Vergleich zum R-CHOP das progressionsfreie Überleben bei insgesamt guter Verträglichkeit signifikant verlängerte.
  - Das DRC-Regime hat den Vorteil, dass es nicht intravenös verabreicht werden muss, da Dexamethason und Cyclophosphamid oral, Rituximab ab dem zweiten Zyklus bei guter Verträglichkeit subkutan verabreicht werden können. Es induziert Ansprechen um 80 % und zeigt kaum Grad-3/4-hämatopoetische Toxizität.
- **Fludarabinhaltige Schemata** wie R-FC sind hocheffektiv, allerdings z. T. sehr nebenwirkungsreich mit oft ausgeprägter und langanhaltender Myelotoxizität. Deswegen werden fludarabinhaltige Therapien eher zurückhaltend eingesetzt.
- Eine weitere Therapieoption ist die Kombination des Proteasom-Inhibitors **Bortezomib mit Rituximab**. Diese Kombination zeigte in mehreren Phase-II-Studien hohe Gesamtansprechraten von fast 90 %. Eine unter Bortezomib auftretende Neuropathie lässt sich durch eine einmalige wöchentliche subkutane Gabe reduzieren.
- Bei einzelnen Patienten mit Komorbitäten und schlechtem Allgemeinzustand ist die **Rituximab-Monotherapie** eine sehr gute Therapiemöglichkeit. Die Gefahr eines IgM-Flares, eines krisenhaften Anstiegs des IgM, sollte allerdings beachtet werden.
- Der Vorteil einer **Rituximab-Erhaltungstherapie** nach initialer Induktion ist im Gegenteil zum follikulären Lymphom bei Morbus Waldenström prospektiv nicht gesichert. Es gibt derzeit nur retrospektive Daten, die einen Vorteil der Erhaltung gegenüber Beobachtung nahelegen. Die Rituximab-Erhaltung sollte deshalb außerhalb von klinischen Studien nicht durchgeführt werden.
- **Ibrutinib** ist bei insbesondere älteren Patienten, die nicht für eine Rituximab/Chemotherapie geeignet sind, eine hoch effektive Therapieoption.

Rezidivtherapie

- Rezidivtherapie – Bedeutung chemotherapiefreier Ansätze.
- Auch im Rezidiv wird der Morbus Waldenström nur bei Therapiebedürftigkeit behandelt.
- Zunächst stellt auch in der Rezidivtherapie die **Rituximab-Chemotherapie** die Therapie der Wahl dar:
  - Liegt Remissionsdauer bei > 24 Monaten, kann die Erstlinientherapie wiederholt werden, oder als Alternative ein Wechsel zu einer nicht-kreuzresistenten Rituximab-Chemotherapie versucht werden.
  - Liegt die Remissionsdauer < 24 Monaten, sollte ein Wechsel der Rituximab-Chemotherapie in Betracht gezogen werden. Insbesondere bei jüngeren Patienten sollte in diesem Fall auf stammzelltoxische Substanzen verzichtet werden, besonders wenn noch keine Stammzellapherese erfolgt ist.
- **Bortezomib/Rituximab-Kombination** ist im Rezidiv eine wertvolle Alternative nach initialer Rituximab/Chemotherapie, insbesondere bei hohen IgM-Werten.
- Mit **Ibrutinib** steht seit Kurzem eine für den Morbus Waldenström im Rezidiv zugelassene orale Medikation zur Verfügung, die sehr gut verträglich ist:
  - In Phase-II-Studie beim rezidivierten und refraktären Morbus Waldenström hohe Effektivität von Ibrutinib gezeigt (Dosis 420 mg/Tag).
  - Höhergradige Hämatotoxizität oder ein IgM-Flare, wie er für Rituximab beschrieben wird, trat unter der Therapie nicht auf.
  - Gesamtansprechrate lag bei 90,5 % bei hohen „Major Response"-Raten von 70 % und einem Ansprechen meist innerhalb der ersten 8 Wochen [4].
  - Ibrutinib ist damit auch eine attraktive innovative Therapieoption in der Rezidivsituation, insbesondere bei Patienten, bei denen es nach R-Chemotherapie rasch zu einem Rezidiv kommt, die bereits multiple R-Chemotherapien erhalten haben oder aufgrund von Komorbiditäten keine Chemotherapie tolerieren.
- Bei Patienten mit klinisch aggressivem Verlauf ist eine Hochdosistherapie, gefolgt von einer **autologen Stammzelltransplantation** eine wichtige Therapieoption. Die allogene Stammzelltransplantion sollte aufgrund der hohen transplantationsassoziierten Morbidität und Mortalität nur innerhalb von Studien erwogen werden (▸ Abb. 6.39).

Therapie von IgM-assoziierten Krankheitsbildern

Hyperviskosität

- Bei symptomatischem Hyperviskositätssyndrom muss standardmäßig eine Plasmapherese erfolgen.
- Es existiert kein allgemein anerkannter Serum-IgM-Wert, ab dessen Überschreitung eine Plasmapherese auch bei asymptomatischen Patienten zu erfolgen hat.

Neuropathie

- Behandlung hängt von der Stärke der Neuropathie ab sowie davon, ob eine schnelle Zunahme der Neuropathie zu verzeichnen ist:
  - Keine oder nur geringe, nicht beeinträchtigende Symptome: zunächst „Watch and wait"-Strategie,
  - leichte oder nur langsam zunehmende Neuropathie: Versuch einer Monotherapie mit Rituximab. Zu beachten ist, dass Verbesserungen nach Beginn der Rituximabtherapie länger als ein halbes Jahr dauern können.
  - Schwere Symptome oder sich rasch entwickelnde Neuropathie: Rituximab/Chemotherapie, z. B. DRC oder auch fludarabinhaltige Schemata, Ibrutinib.

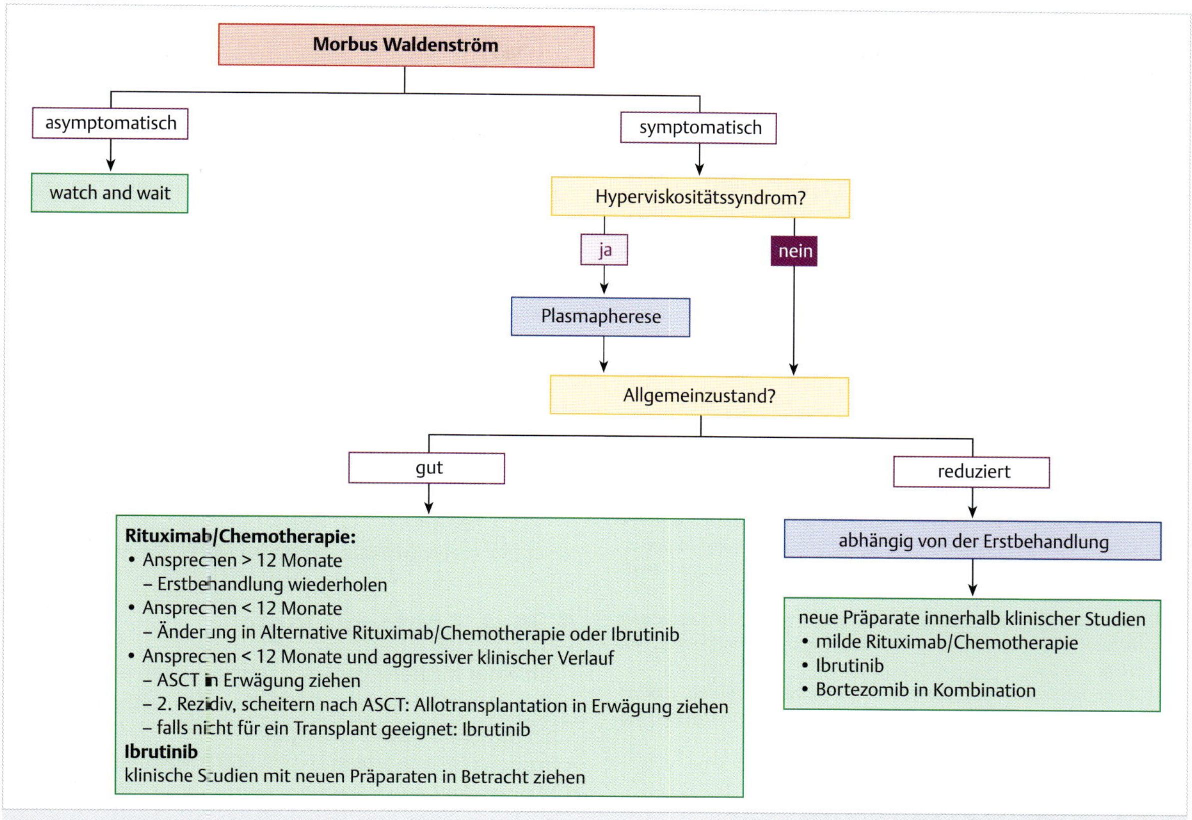

Abb. 6.39 Morbus Waldenström, Rezidivtherapie. Therapieempfehlungen bei Morbus Waldenström im Rezidiv [1], [2].

Kälteagglutininkrankheit

- Die normalerweise extravaskuläre Hämolyse spricht nur unzureichend auf Kortikosteroide oder Splenektomie an.
- Empfehlung: Monotherapie mit Rituximab oder eine Rituximab/Chemotherapie.

> **Merke**
>
> Besondere Aufmerksamkeit gilt dem Erkennen von Rezidiven und Sekundärneoplasien, einschließlich sekundärer Leukämie [1].

6.20.11 Nachsorge

- Außerhalb von Studien umfassen die Verlaufskontrollen und Nachsorge bei Morbus Waldenström Anamnese, körperliche Untersuchung, Blutbild, klinische Chemie und Quantifizierung von IgM
  - alle 3–6 Monate über 2 Jahre,
  - danach alle 6 Monate über weitere 3 Jahre,
  - anschließend jährlich.
- Radiologische oder Ultraschalluntersuchungen werden alle 6 Monate über 2 Jahre nur bei initial pathologischen Befunden empfohlen, danach jährlich.

6.20.12 Verlauf und Prognose

- Die Risikostratifizierung erfolgt nach dem International Scoring System for Waldenström's macroglobulinemia (= ISSWM) (Kap. 6.20.6).
- In einer retrospektiven Analyse betrug das 5-Jahres-Gesamtüberleben für Patienten mit Morbus Waldenström 72 % und das 8-Jahres-Gesamtüberleben 54 %. Das mediane Überleben lag bei 8,8 Jahren. Dabei muss berücksichtigt werden, dass in das Gesamtüberleben auch Todesfälle eingehen, die nicht auf Morbus Waldenström zurückzuführen sind.
- In einer Studie mit 337 symptomatischen Patienten lagen das mediane Gesamtüberleben bei 6,4 Jahren und das krankheitsspezifische Überleben bei 11,2 Jahren.

- Bei Betrachtung der durch die zugrunde liegende Lymphomerkrankung verursachten Todesfälle sterben nach 5 Jahren 21,4 %, nach 8 Jahren 32 % Patienten an dem Lymphom.

6.20.13 Wichtige Internetquellen

- www.ecwm.eu
- www.esmo.org/Guidelines/Haematological-Malignancies
- www.lymphome.de
- www.german-lymphoma-alliance.de

6.20.14 Literatur

[1] Buske C, Leblond V. How to manage Waldenstrom's macroglobulinemia. Leukemia 2013; 27(4): 762–772

[2] Buske C, Leblond V et al. Waldenstrom's macroglobulinaemia: ESMO Clinical Practice Guidelines for diagnosis, treatment and follow-up. Annals of oncology: official journal of the European Society for Medical Oncology/ESMO 2013; 24(6): vi155–159

[3] Swerdlow SH, Campo E et al. World Health Organization classification of tumours of haematopoietic and lymphoid tissues. IARC Press, Lyon 2008

[4] Treon SP, Tripsas CK et al. Ibrutinib in previously treated Waldenstrom's macroglobulinemia. N Engl J Med 2015; 372(15): 1430–1440

6.21 Plasmazellneoplasie

Hartmut Goldschmidt

6.21.1 Steckbrief

Die Plasmazellneoplasie wird unterteilt in die Vorform Monoklonale Gammopathie unbekannter Signifikanz (MGUS), das Smoldering Multiple Myeloma (SMM), das symptomatische Multiple Myelom (MM) und das Plasmozytom. Systematisch streng vom Multiplen Myelom zu trennen ist das Plasmozytom. Das Plasmozytom ist per se eine lokalisierte Plasmazellneoplasie, die durch Operation und/oder Bestrahlung geheilt werden kann. Das Multiple Myelom (MM) ist eine systemische lymphatische B-Zell-Neoplasie, die durch eine Proliferation von monoklonalen Plasmazellen gekennzeichnet ist. Das MM gehört entsprechend der Klassifikation der World Health Organization (WHO) zur Gruppe der malignen Non-Hodgkin-Lymphome. Charakteristisch für das MM sind neben der Bildung monoklonaler Immunglobuline eine Insuffizienz der Hämatopoese, Nierenschäden, Kalziumerhöhung im Serum sowie Knochendestruktionen.

6.21.2 Synonyme

- In der angloamerikanischen Nomenklatur wird der Begriff des Plasmozytoms vom Multiplen Myelom abgegrenzt. Diese strenge Unterscheidung sollte auch in der deutschen Terminologie generell erfolgen.
- Die Bezeichnung Morbus Kahler, nach dem österreichischen Arzt Otto Kahler, ist obsolet.

6.21.3 Definition

- Das MM ist eine maligne lymphoproliferative B-Zell-Erkrankung.
- Durch die Akkumulation und Proliferation von malignen, monoklonalen Plasmazellen im Knochenmark gekennzeichnet.
- Das symptomatische MM manifestiert sich durch
  - eine Insuffizienz der Hämatopoese,
  - Hyperkalzämie,
  - Nierenschäden sowie
  - Knochendestruktionen (Osteolysen und/oder Osteopenie).
- Biomarker wurden zur Therapieeinleitung definiert:
  - Anteil klonaler Plasmazellen im KM ≥ 60 % in der Zytologie o. Histologie,
  - FLC-Ratio ≥ 100 und Konzentration der betroffenen FLC ≥ 100 mg/l,
  - mehr als eine fokale Läsion im MRT ≥ 5 mm.

6.21.4 Epidemiologie

- Mit einer Inzidenz von ca. 6 Erkrankungen pro 100.000 Einwohner/Jahr gehört das MM zu den seltenen malignen Erkrankungen in Europa.
- Inzidenz In Deutschland: ca. 5 500 Patienten/Jahr,
- Männer sind etwas häufiger betroffen als Frauen,
- medianes Alter zum Zeitpunkt der Diagnose ca. 70 Jahre.

6.21.5 Ätiologie und Pathogenese

- Ätiologie der Erkrankung ist unbekannt.
- Ionisierende Strahlen konnten in einzelnen Fällen als Auslöser identifiziert werden.
- Chromosomale Veränderungen in den Tumorzellen sind zum Zeitpunkt der Diagnosestellung bei fast allen Patienten nachweisbar, Einteilung in hyperdiploide und durch Translokation oder Deletion gekennzeichnete genetische Gruppen mit prognostischer Relevanz möglich.

6.21.6 Klassifikation und Risikostratifizierung

Klassifikation

- Die Definition für die MGUS, das SMM und das MM sowie die Abgrenzung der 3 Entitäten wurden von der International Myeloma Working Group (IMWG) erstmals 2003 publiziert [4].
- 2014 wurde durch die IMWG ein Hochrisiko-Smoldering-Myeloma neu definiert.
- Neu ist die Festlegung von Biomarkern, welche eine Therapiepflichtigkeit definieren [5] (▶ Tab. 6.44).
- Kriterien für die Definition des therapiepflichtigen MM sind:

- Prozentualer Anteil der klonalen Plasmazellen im Knochenmark ≥ 10 % oder durch Biopsie nachgewiesenes Knochen- oder extramedulläres Plasmozytom **und**
- eine Endorganschädigung (CRAB-Kriterium) oder ein Biomarker (SLIM-Kriterium) (▶ Tab. 6.44).

Risikostratifizierung

- Es werden durch die Bestimmung der Konzentration des Albumins und des β2-Mikroglobulins im Serum 3 ISS-Stadien definiert [2]. Diese 3 Stadien korrelieren mit der Prognose (▶ Tab. 6.45).
- Zytogenetische Risikofaktoren sind ebenfalls beschrieben. Hierbei korrelieren die Amplifikation von 1q, 17p-Deletion sowie t(4;14)-Translokation mit einer schlechten Prognose.
- Die alleinige Deletion von 13q gilt nicht mehr als unabhängiger Risikofaktor.
- Durch die Kombination von Zytogenetik und ISS ist eine sehr gute Prognosevorhersage möglich.
- Eine weitere Risikoklassifikation beruht auf den Parametern ISS, Zytogenetik und LDH.

6.21.7 Symptomatik

- Mehrzahl der Patienten mit Multiplem Myelom (70–80 %) wird im fortgeschrittenen, behandlungspflichtigen Stadium diagnostiziert.
- Symptome sind:
  - Knochenschmerzen,
  - Anämie,
  - Leistungsinsuffizienz,
  - Nierenfunktionsverschlechterung,
  - Hyperkalzämie,
  - vermehrte Infektionen.

6.21.8 Diagnostik

Diagnostisches Vorgehen

- Durch die frühzeitige Diagnosestellung können irreversible Organschäden verhindert werden.
- Moderne Diagnostik gewährleistet eine schnelle Diagnosesicherung des MM.
- Die Diagnostik unterscheidet sich in die Anamnese klinischer Symptome, laborchemische Untersuchungen, Knochenmarkdiagnostik, die Bildgebung sowie immunphänotypische, molekularbiologische und zytogenetische Untersuchungen (▶ Abb. 6.40).

Tab. 6.44 Aktualisierte Diagnosekriterien (2014) für das symptomatische Multiple Myelom der International Myeloma Working Group [4]: Einteilung der Endorganschäden und Biomarker.

Kriterium	Symbol	Beschreibung
Endorganschäden (mindestens eins der genannten vier) – CRAB	C (= Calcium elevation)	Hyperkalzämie (Konzentration im Serum > 11 mg/dl oder 0,25 mmol/l über dem Normwert)
	R (= Renal impairment)	Niereninsuffizienz (Kreatinin > 2 mg/dl oder Kreatinin-Clearance < 40 ml/min)
	A (= Anemia)	Anämie (Hämoglobinkonzentration < 10 g/dl oder > 2 g/dl unter dem Normwert)
	B (= bone disease)	Knochenerkrankung (eine oder mehrere Osteolysen nachgewiesen durch Projektionsradiografie, CT oder PET-CT)
Biomarker (mindestens ein Biomarker nachweisbar) – SLIM	S (= 60 % bone marrow plasma cells)	Anteil der klonalen Plasmazellen im Knochenmark ≥ 60 %
	Li (= Light chain ratio)	Verhältnis von beteiligten zu unbeteiligten freien Leichtketten im Serum ≥ 100 (Werte basieren auf dem Serum Freelite Assay von Binding Site)
	M (= Magnetic resonance imaging)	Mehr als eine fokale Läsion im MRT ≥ 5 mm

Tab. 6.45 International Staging System (ISS) zur Prognoseabschätzung des Multiplen Myeloms. Adaptiert nach [2].

Risikoklassifikation der IMF zur Prognoseabschätzung		Mediane Überlebenszeit (in Monaten)
I	β2-Mikroglobulin < 3,5 mg/l und Albumin ≥ 35 g/l	62
II	β2-Mikroglobulin < 3,5 mg/l und Albumin < 35 g/l **oder** β2-Mikroglobulin 3,5 bis < 5,5 mg/l	44
III	β2-Mikroglobulin ≥ 5,5 mg/l	29

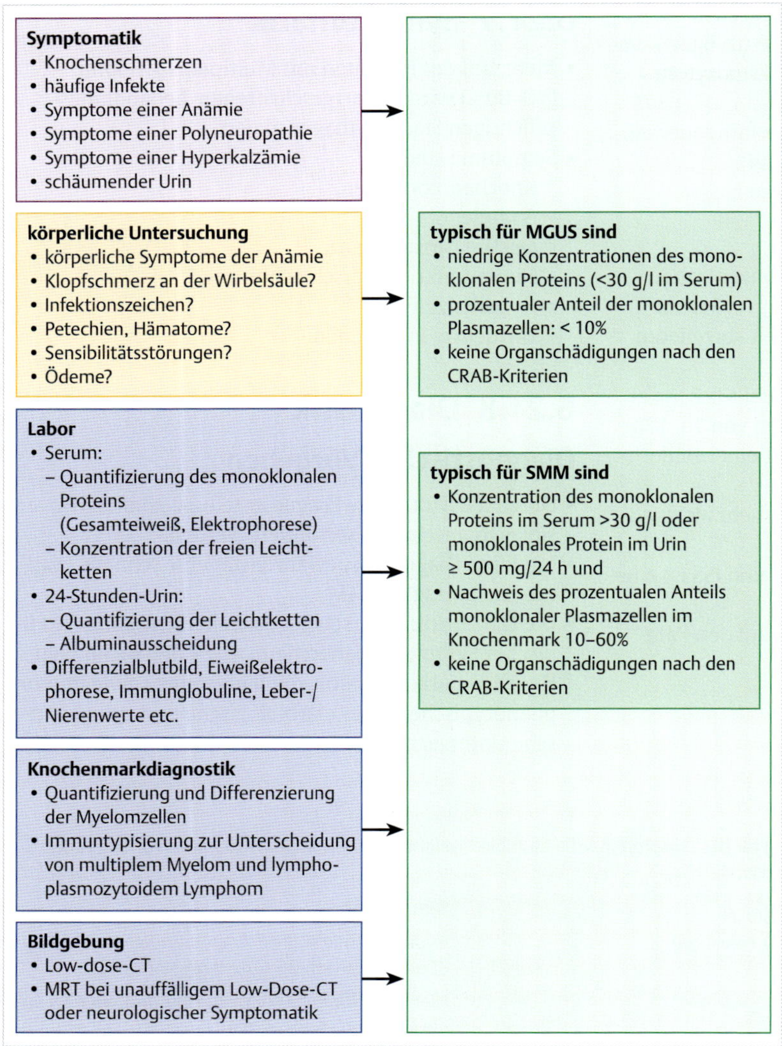

Abb. 6.40 Plasmazellneoplasie. Diagnostisches Vorgehen. (MGUS: Monoklonale Gammopathie unbekannter Signifikanz; SMM: Smoldering Multiple Myeloma).

Anamnese

- Bei der Anamnese ist besonders zu achten auf:
  - Knochenschmerzen,
  - Infektneigung,
  - Anämie-Symptome (z. B. Fatigue),
  - schäumenden Urin,
  - Polyneuropathie-Symptome,
  - Symptome der Hyperkalzämie.

Körperliche Untersuchung

- Die körperliche Untersuchung sollte beinhalten:
  - Zeichen der Anämie,
  - Schmerzen der Wirbelsäule (Abklärung durch z. B. Klopfen),
  - Blutungszeichen (Petechien, Hämatome),
  - Polyneuropathiezeichen, z. B. Schmerzen oder Empfindungsstörungen,
  - Ödeme,
  - Infektionsausschluss der Haut, z. B. Herpes zoster.

Labor

- Besonders zu achten ist auf die Quantifizierung des monoklonalen Proteins (Gesamteiweiß, Elektrophorese) und die Konzentration der freien Leichtketten im Serum.
- Die Urinuntersuchung ist essenziell, um die Leichtketten zu quantifizieren und die Albuminausscheidung zu analysieren.
- Eine hohe Albuminausscheidung im Urin zum Zeitpunkt der Diagnose muss zur differenzialdiagnostischen Abwägung einer AL-Amyloidose führen.
- Folgende Laborparameter werden empfohlen [1]:
  - Blutbild einschließlich Differenzialblutbild,
  - plasmatische Gerinnung,
  - Elektrolyte (Natrium, Kalium, Kalzium),
  - Nierenretentionsparameter (Kreatinin inkl. berechneter GFR, Harnstoff),
  - Gesamteiweiß und Albumin im Serum,

- Serumprotein-Elektrophorese (SPE) mit Bestimmung des M-Gradienten,
- Immunfixations-Elektrophorese im Serum und Urin,
- Immunglobuline (IgG, IgA, IgM) im Serum, quantitativ,
- freie Kappa- und Lambda-Leichtketten im Serum quantitativ inkl. Berechnung des Quotienten,
- Patienten mit asekretorischem Myelom haben zu 50 % einen pathologischen FLC-Test (FLC: free light chain, freie Leichtketten),
- 24-h-Sammelurin zur Quantifizierung der Eiweißausscheidung und zur Quantifizierung der Leichtkettenausscheidung,
- LDH, GPT,
- β2-Mikroglobulin im Serum.

Bildgebende Diagnostik

CT

- Bildgebung erfolgte in der Vergangenheit über die Projektionsradiografie nach dem Pariser Schema.
- Diese wurde in Deutschland weitgehend durch die Low-dose-CT abgelöst [3].

MRT

- Für Frühformen der plasmazellulären Erkrankung eignet sich die MRT, um zeitig die Entwicklung eines symptomatischen Multiplen Myeloms vorherzusehen.
- Läsionen innerhalb des MRTs beim Smoldering Multiple Myeloma korrelieren mit einer erhöhten Progressionswahrscheinlichkeit.

Histologie, Zytologie und klinische Pathologie

Knochenmarkdiagnostik

- Bestimmung der prozentualen Anzahl der Myelomzellen in der Zytologie und/oder Histologie.
- Zusätzlich Differenzierung der Myelomzellen hinsichtlich des Ausreifungsgrades (plasmoblastisch versus plasmozytisch).
- Die Immuntypisierung wird zunehmend angewandt. Hierbei kann eine differenzialdiagnostische Trennung zwischen Multiplem Myelom und Lymphoplasmozytoidem Lymphom erfolgen.

Hinweis für die Praxis

Wichtig ist die Kenntnis der initialen Oberflächenantigenverteilung auf den Myelomzellen für die Bestimmung der minimal residual disease (MRD) im Laufe einer intensiven Therapie.

6.21.9 Differenzialdiagnostik

- Typisch für die **Monoklonale Gammopathie unbekannter Signifikanz** (MGUS) sind
  - niedrige Konzentrationen des monoklonalen Proteins (< 30 g/l im Serum),
  - prozentualer Anteil der monoklonalen Plasmazellen: < 10 %,
  - keine Organschädigungen nach den CRAB-Kriterien.
  - Eine MGUS wird bei ca. 1 % der > 50-Jährigen diagnostiziert.
- Für das **Smoldering Multiple Myeloma** (SMM) werden folgende Diagnosekriterien beschrieben:
  - Konzentration des monoklonalen Proteins im Serum > 30 g/l oder monoklonales Protein im Urin ≥ 500 mg/24 h und
  - Nachweis des prozentualen Anteils monoklonaler Plasmazellen im Knochenmark 10–60 %.
  - Keine Organschädigungen nach den CRAB-Kriterien.
- Die MGUS oder das SMM gehen dem symptomatischen MM immer voraus:
  - Charakteristisch für diese beiden klonalen Plasmazellvermehrungen ist die Symptomfreiheit der Patienten.
  - Auch symptomfreie Patienten können therapiert werden, wenn mit einer Wahrscheinlichkeit von > 80 % in den nächsten 2 Jahren Endorganschädigungen zu erwarten sind.
  - Hierzu wurden Biomarker definiert (► Tab. 6.44).
  - Diese asymptomatischen Patienten sollten möglichst in Studien behandelt werden.
- Zudem sollte die Abklärung von entzündlichen Erkrankungen, Osteoporose, malignen Lymphomen und Lupus erythematodes (hoher polyklonaler Plasmazellgehalt im Knochenmark) erfolgen.

6.21.10 Therapie

Therapeutisches Vorgehen

- Die Festlegung der initialen Therapie des MM erfolgt unter Berücksichtigung des Alters sowie des allgemeinen Gesundheitszustands der Patienten (► Abb. 6.41).
- **Ältere Patienten**:
  - Ziel: Reduktion der Tumormasse durch eine den Komorbiditäten angepasste Therapie.
  - Aufgrund des Zulassungsstatus erfolgt die Behandlung mit einer Melphalan/Prednison/Bortezomib-, einer Lenalidomid/Dexamethason- oder einer Melphalan/Prednison/Thalidomid-Therapie.
  - Bei Kontraindikation bzgl. der genannten Kombinationstherapien ist Bendamustin zugelassen.
- **Jüngere Patienten** (70–75 Jahre):
  - Ziel: Komplette Remission durch eine intensive Therapie; Erhöhung der Rate der langzeitüberlebenden Patienten.

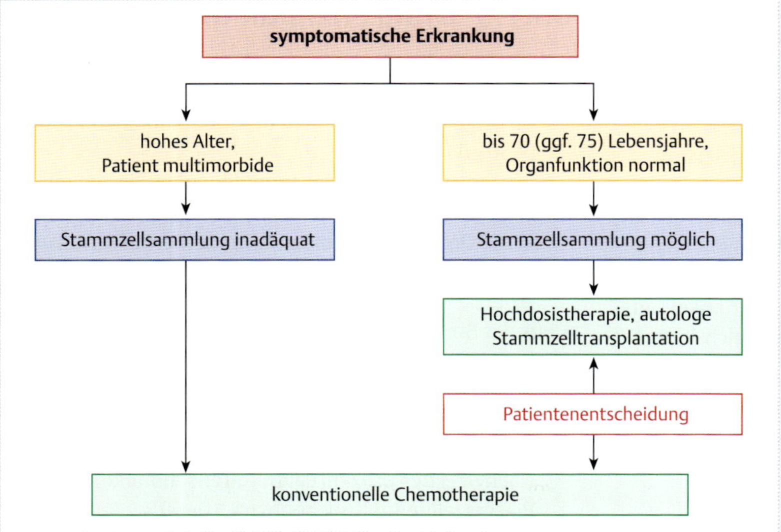

Abb. 6.41 Multiples Myelom. Therapeutiches Vorgehen/Wahl des Therapieziels. (HDT = Hochdosistherapie, ABSZT = autologe Stammzelltransplantation).

- ◦ Durch eine primäre Hochdosistherapie wird die Prognose von Myelompatienten verbessert werden.
- ◦ Durch Intensivierung der Therapie vor und nach Hochdosistherapie erfolgt eine weitere Prognoseverbesserung. So erfolgt in Studien eine Behandlung vor Hochdosistherapie bereits als Dreierkombination in Verbindung mit Antikörpern.
- ◦ Bei der Konsolidierung nach Hochdosistherapie wird in Studien Dexamethason in der Regel mit einem Proteasomeninhibitor und einer immunmodulierenden Substanz kombiniert.

M!

Wichtig

Die Therapie-Algorithmen, Dosierungen und Behandlungsdauer bei Erstdiagnose wandeln sich gegenwärtig schnell, weil zunehmend neue, hochwirksame Substanzen zur Verfügung stehen. Die Therapie des Multiplen Myeloms soll möglichst in Studien erfolgen. Insbesondere wird bei der risikoreichen allogenen Blutstammzelltransplantation die Studienteilnahme dringend empfohlen.

6.21.11 Verlaufskontrolle und Nachsorge

- Trotz zahlreicher neuer Behandlungsoptionen kommt es bei den meisten Patienten zu einem Rezidiv der Erkrankung.
- Das frühzeitige Erkennen durch regelmäßige Laborkontrollen und bildgebende Diagnostik ermöglicht eine schnelle erneute Therapie unter Berücksichtigung der Erstlinientherapie, der Dauer der Plateauphase sowie des allgemeinen Gesundheitszustandes des Patienten.
- Grundsätzlich sollte immer geprüft werden, ob die Rezidivtherapie im Rahmen von Studien erfolgen kann.

6.21.12 Prognose

- Durch intensive Therapie sowie die Einführung neuer Medikamente und Therapiekombinationen konnte die Lebenserwartung auf 6–8 Jahre signifikant gesteigert werden.
- Die Heilung einzelner Subgruppen wird Ziel der Forschung in den nächsten Jahren sein.

6.21.13 Wichtige Internetquellen

- Onkopedia Leitlinien, Multiples Myelom: www.onkopedia.com/de/onkopedia/guidelines/multiples-myelom/@@view/html/index.html
- Studiengruppe German-speaking Myeloma Multicenter Group: www.klinikum.uni-heidelberg.de/Studien.13 1764.0.html
- Kompetenznetz Maligne Lymphome: www.lymphome.de/Gruppen/MMSG/index.jsp
- Uptodate: www.uptodate.com/contents/search

6.21.14 Literatur

[1] DGHO Leitlinie, www.onkopedia.com/de/onkopedia/guidelines/multiples-myelom/@@view/html/index.html, 2013

[2] Greipp PR, San Miguel J, Durie BGM et al. International staging system for multiple myeloma. J Clin Oncol Off J Am Soc Clin Oncol 2005; 2 (23): 3 412–3 420

[3] Hillengass J, Delorme S. Multiple myeloma: current recommendations for imaging. Radiol. 2012; 52: 360–365

[4] International Myeloma Working Group. Criteria for the classification of monoclonal gammopathies, multiple myeloma and related disorders: a report of the International Myeloma Working Group. Br J Haematol 2003; 121: 749–757

[5] Rajkumar SV, Dimopoulos MA, Palumbo A et al. International Myeloma Working Group updated criteria for the diagnosis of multiple myeloma. Lancet Oncol. 2014; 15(12): e538-e54

6.22 Extranodale Marginalzonen-Lymphome

Jürgen Finke

6.22.1 Steckbrief

Marginalzonen-Lymphome sind indolente klonale Lymphoproliferationen von B-Lymphozyten der Marginalzone von Lymphfollikeln. Zu den extranodalen Marginalzonen-Lymphomen (EMZL) rechnet man v. a. die Mukosa-assoziierten Lymphoproliferationen (mucosa-associated lymphoid tissue: MALT). Eine spezielle Manifestation, das splenische MZL (SMLZ), wird nach der WHO-Klassifikation unterschieden und hier ebenfalls besprochen. EMZL manifestieren sich am häufigsten in der Mukosa des Magens, können aber überall im Weichteilgewebe wachsen, u. a. im Dünndarm, Lunge, Orbita, Speicheldrüsen, Haut, Meningen. Pathogenetisch wird eine chronisch (Super-) Antigenstimulation als wesentlich gesehen, kausal gezeigt ist dies für das MALT des Magens mit der Assoziation mit *Helicobacter pylori*. Zusätzliche genetische Aberrationen/Translokationen spielen eine Rolle im Krankheitsprogress. In limitierten Stadien des Magen-MALT ist eine H.-pylori-Eradikation kurativ. Anti-B-Zell-Antikörper wie Rituximab (Anti-CD20-AK) sind als Monotherapie hochwirksam und können ggf. mit Alkylanzien kombiniert werden, z. B. Bendamustin, Cyclophosphamid oder Purinanaloga wie Fludarabin. Lokale Manifestationen lassen sich durch Strahlentherapie gut kontrollieren. Die Prognose ist gut.

6.22.2 Synonyme

- extranodal marginal zone lymphoma EMZL (WHO)
- small lymphocytic, lymphoplasmacytoid, diffuse small cleaved cell (Working formulation)
- immunocytoma (Kiel)

6.22.3 Definition

- Gruppe von indolenten Lymphomerkrankungen, deren zellulärer Ursprung von B-Zellen der Marginalzone sekundärer Lymphfollikel ausgeht mit extralymphatischer Manifestation.
- Häufigste Form ist das Mucosa-assoziierte Lymphom des Magens (MALT).
- Infiltrationen der Marginalzone reaktiver Lymphfollikel reichen bis in die interfollikuläre Region.
- In Epithelien werden typische lymphoepitheliale Läsionen gebildet.

6.22.4 Epidemiologie

- Etwa 5 % aller NHL, ca. 50 % der Magenlymphome, ca. 90 % der Lymphome der Orbita,
- mittleres Erkrankungsalter 61 Jahre.
- Das Geschlechterverhältnis liegt bei M:W = 1:1,2.
- Regionale Häufungen von Magen-MALT sind beschrieben.

6.22.5 Ätiologie und Pathogenese

- Als kausal werden chronische Immunstimulation durch Infektionen (*Helicobacter pylori* bei MALT des Magens) bzw. Autoimmungeschehen (Sjögren-Syndrom [EBV-assoziiert], Hashimoto-Thyreoiditis) angesehen.
- Rekurrente Translokationen sind beschrieben:
  - t(11;18)(q21;q21), apoptosis inhibitor 2 AIP2-MALT 1,
  - t(14;18)(q23;q21), IGH-MALT 1,
  - t(1;14)(p22;q32) BCL 10-IGH,
  - t(3;14)(p13;32), FOXP1-IGH.
- Diese Translokationen resultieren in einem Überlebensvorteil der transformierten B-Zelle, u. a. durch Aktivierung von NFκB.
- Die immunhistologisch nachweisbare nukleäre Überexpression von BCL 10 oder NFκB ist mit einem Nichtansprechen auf eine Antibiotikatherapie bei MALT des Magens assoziiert.
- FOXP1-Translokationen sind mit einem erhöhten Risiko einer Transformation in DLBCL (diffuse large B-cell lymphoma) assoziiert.
- Prototypisch ist die Pathogenese der häufigsten Manifestation der EMZL, das **MALT des Magens** aufgeführt:
  - Die durch *Helicobacter pylori* (H.p.) induzierte chronische Gastritis induziert eine CD4-T-Zell- und B-Zell-Infiltration der Lamina propria der Magenschleimhaut.
  - Im Frühstadium sind diese Proliferationen abhängig von der chronischen Antigenstimulation.
  - Eine Antibiotikatherapie kann diesen Prozess unterbrechen, während im Verlauf zusätzlich entstehende chromosomale Aberrationen autonomes Wachstum der B-Zellen ermöglichen, die einer antibiotischen Intervention nicht mehr zugänglich sind.
- Die Korrelation anderer Manifestationsorte mit infektiösen Erregern ist weniger valide bzw. kontrovers:
  - solitäre Hautmanifestationen von EMZL und *Borrelia afzelii*,
  - EMZL der okulären Adnexe und *Chlamydia psittaci*,
  - EMZL des Dünndarms (immunoproliferative small intestine disease [IPSID], Mediterranes Fieber, α-Ketten-Krankheit) und *Campylobacter pylori*.
- Autoimmunkrankheiten sind assoziiert mit EMZL:
  - Sjögren-Syndrom und EMZL der Speicheldrüsen,
  - Hashimoto-Thyreoiditis und EMZL-Manifestation der Schilddrüse.
- SMZL kann assoziiert sein mit einer Hepatitis-C-Infektion (und Kryglobulinämie).

6.22.6 Symptomatik

- Abhängig von der Lokalisation,
- oft asymptomatisch,

6

- möglich sind bei Magenlymphomen unspezifische Magen-/Oberbauchbeschwerden,
- Diarrhoe, Maldigestion bei intestinalen Manifestationen,
- Sehstörungen und Druckgefühl bei Manifestationen im Bereich der okulären Adnexe,
- Husten bei Lungenmanifestationen (bronchus associated lymphoid tissue; BALT),
- Knoten in der Mamma, Organomegalie, Sicca-Syndrom im Kontext von Autoimmunkrankheiten (Sjögren-Syndrom),
- selten B-Symptomatik.

SMZL: ggf. Druck-/Völlegefühl im Oberbauch bei Splenomegaie, Anämiezeichen.

6.22.7 Diagnostik

Diagnostisches Vorgehen

- ▶ Abb. 6.42.

Anamnese

- Gezielte Fragen nach Autoimmunkrankheiten, Infekten, B-Symptomen, Haustieren, Kontakten, Reisen, Medikamenten, Appetitlosigkeit, Übelkeit, Erbrechen, Stuhlgang.

Körperliche Untersuchung

- Lymphknoten-, Milzstatus,
- Racheninspektion.

Labor

- Blutbild, Differenzialblutbild, Routinelabor mit Elektrolyten, Leber-/Nierenfunktion, LDH, β2-Mikroglobulin, Gesamteiweiß, Eiweißelektrophorese, Albumin, CRP,
- ggf. Immunelektrophorese, Immunglobuline quantitativ,
- bei Anämie: Eisen, Ferritin, Vitamin B12, Folsäure.
- Optional: Immunphänotypisierung des PB: ? zirkulierende Lymphomzellen; Immunstatus (CD4, 8, 19).
- Virusdiagnostik: HBV, HCV, HIV, CMV, EBV, u. a.

Bildgebende Diagnostik

Sonografie

- Abdomensonografie: Abklärung Leber, Milz, Lymphadenopathie.

Echokardiografie

- Ggf. vor geplanter Therapie mit potenziell kardiotoxischen Substanzen.

Röntgen

- Röntgenbild des Thorax als niederschwellige Diagnostik von mediastinalen/intrapulmonalen Manifestationen oder pulmonalen Infekten.

CT

- Gängiges Staging-Verfahren zur Erfassung von Lymphadenopathien, Organmanifestationen.

MRT

- Alternativ zu CT zur Vermeidung einer Strahlenbelastung und Erfassung von Manifestationen in Weichteilen, ZNS, Wirbelsäule, Orbita und/oder Gesichtsschädel.

PET/PET-CT

- Da MZL üblicherweise keinen wesentlich gesteigerten Glukosemetabolismus zeigen und somit keine Stoffwechselaktivität in der PET aufweisen, kann dieses Verfahren bei Verdacht auf eine Transformation in ein aggressives Lymphom in Einzelfällen sinnvoll sein, z. B. bei klinisch raschem Wachstum.

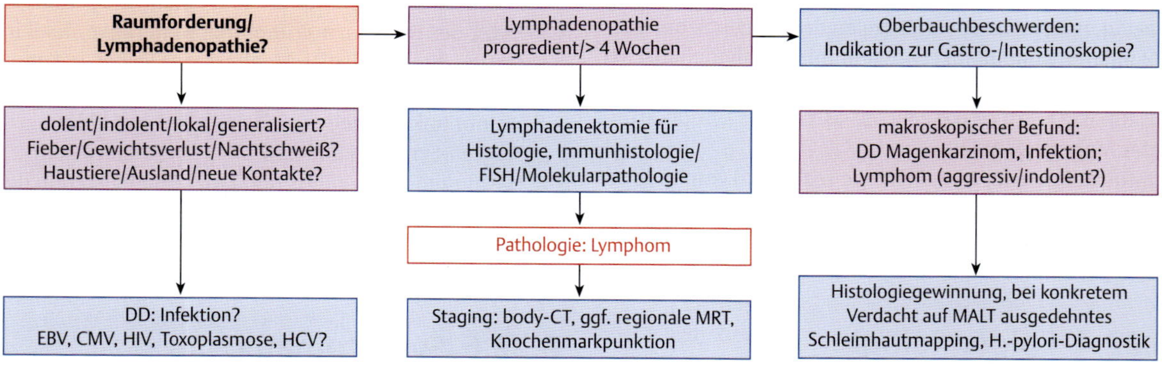

Abb. 6.42 Extranodale Marginalzonen-Lymphome. Diagnostisches Vorgehen.

Instrumentelle Diagnostik

Endosonografie

- Ergänzend zur Intestinoskopie bei MALT des Magens, Dünndarms,
- Festlegung der Infiltrationstiefe der Magenwand,
- Lymphadenopathie regionaler Lymphknoten.

Ösophago-Gastro-Jejunoskopie

- Essenziell zur Abklärung der MALT des Magens und Dünndarms,
- endoskopische Histologiegewinnung (Ösophago-Gastro-Duodenoskopie) mit multiplen Biopsien aus befallenen und unauffälligen Arealen („mapping") mit Untersuchung auf *H. pylori* (Nachweis nur in intaktem Epithel möglich).
- „Gastric-mapping": jeweils eine Biopsie aus Antrum und Korpus für Urease-Schnelltest.

Cave

Kein Kontakt der Biopsie-Zange mit Formalin (zur Vermeidung falsch negativer Ergebnisse).

Zu entnehmen sind 10 Biopsien aus makroskopisch auffälligen Arealen, je 4 Biopsien aus makroskopisch unauffälligen Arealen des Antrums und Korpus und 2 Biopsien aus dem Fundus.

Histologie, Zytologie und klinische Pathologie

Knochenmarkdiagnostik

- KM-Zytologie und Immunzytologie sowie Histologie sind üblicherweise Teil des initialen Staging.
- Hierauf kann ggf. verzichtet werden, v. a. bei fehlenden Hinweisen auf einen Knochenmarkbefall oder bei höherem Alter des Patienten.

Lymphknotendiagnostik

- Positiv für B-Zell-Antigene CD19, 20, 22 und Oberflächen-Immunglobuline (meist IgM, seltener IgG oder IgA),
- negativ für CD5, CD10, 23, bcl-1/Cyclin D 1.
- Es finden sich auch reaktive CD3-positive-T-Zellen.
- Typischerweise infiltrieren die Lymphomzellen das Epithelium („lymphoepitheliale Läsionen", DD zu Gastritis).
- Pathohistologie inkl. Immunhistologie, ggf. differenzialdiagnostisch erweitert um molekulardiagnostische (FISH, PCR) Marker zur Abgrenzung von anderen Lymphomerkrankungen, v. a. indolente (follikuläres Lymphom, FL) oder aggressive (DLBCL) Lymphome.

Liquordiagnostik

- Nur bei klinischem Verdacht auf ZNS-Manifestation.

Ergussdiagnostik

- Bei klinischen Hinweisen mittels Zytospin und Immun-(FACS)Zytologie.

Mikrobiologie und Virologie

Kulturen

- Nachweisverfahren für *Helicobacter pylori*,
- okuläre Manifestationen: ggf. Kultur/PCR für Chlamydien,
- Haut: Borrelien-Serologie.

Serologie

- Virusdiagnostik: HBV, HCV, HIV, CMV, EBV, u. a.

Cave

Reaktivierung einer früheren auch ausgeheilten HBV-Infektion möglich nach v. a. Anti-B-Zell-AK-Therapie (Rituximab).

6.22.8 Differenzialdiagnosen

- Infektionen, andere Lymphomerkrankungen., v. a. Follikuläres Lymphom, DLBCL;
- bei Nachweis eines IgM-Paraproteins: Immunozytom (Morbus Waldenström).

6.22.9 Therapie

Therapeutisches Vorgehen

- ▶ Abb. 6.43

Pharmakotherapie

Kausale Pharmakotherapie

MALT des Magens

- **Stadium I *Helicobacter-pylori*-positives MZL:**
  - Indikation zur Eradikation des Erregers:
    - Entweder die Kombination aus einem Protoneninhibitor und 2 Antibiotika, z. B. Amoxicillin, Clarithromycin oder Metronidazol oder
    - Viererkombination: PPI, Wismut, Metronidazol und Tetrazyklin.
  - Der Erfolg der H.-p.-Eradikation ist ca. 4–6 Wochen nach Beginn der Behandlung zu prüfen.

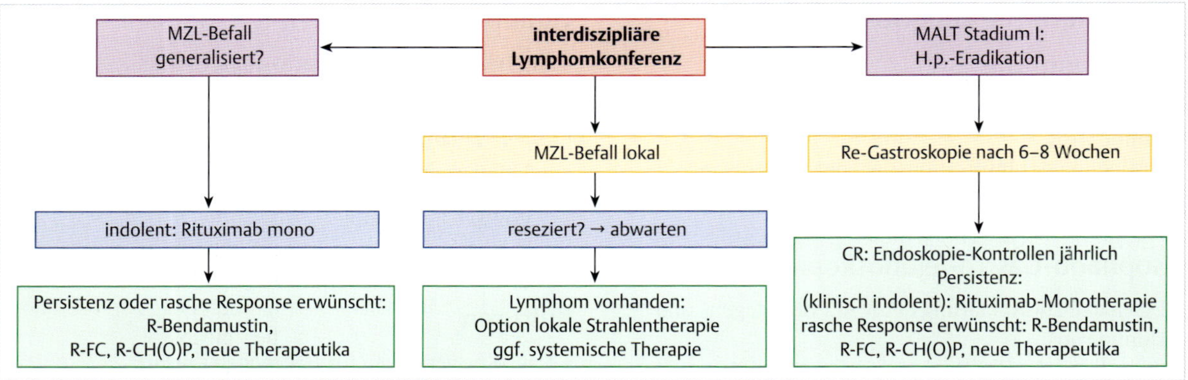

Abb. 6.43 Extranodale Marginalzonen-Lymphome. Therapeutisches Vorgehen.

 - Ggf. ist der Einsatz eines antibiotischen Alternativschemas zu prüfen.
 - Ein Ansprechen des EMZL nach erfolgreicher H.-p.-Eradikation ist nicht vor dem Ablauf von 3 Monaten zu erwarten.
 - Die Zeit bis zum Erreichen einer kompletten Remission kann mehr als 12 Monate betragen.
 - Bei endoskopischer CR und histologischer Persistenz kann zunächst die nächste Kontrolle nach ca. 3 Monaten abgewartet werden, da eine Remission durchaus verzögert eintreten kann.
- **Stadium I *Helicobacter pylori*-negatives MZL, Stadium II:**
 - Bestrahlung (s. unten) oder Systemtherapie, initial mit Rituximab-Monotherapie gerechtfertigt.

BALT der Lunge

- **Lokalisierte Stadien**:
 - Bei fehlenden Vergleichsstudien kann eine Überlegenheit einer der 3 Therapiemöglichkeiten Chirurgie, Strahlentherapie oder Systemtherapie nicht definiert werden.
 - In Abhängigkeit vom Befund und Patientenstatus sollte interdisziplinär entschieden werden:
   - Kleine (periphere) gut erreichbare Lymphome können durchaus operiert werden in Abwägung der zu erwartenden Nebenwirkungen (oftmals bereits im Rahmen der diagnostischen Abklärung bereits erfolgt, dann keine weitere Nachbehandlung notwendig);
   - die Indikation zur Bestrahlung muss die möglichen Schäden von normalem Lungengewebe mitberücksichtigen im Vergleich zu möglichen Auswirkungen einer Systemtherapie.
   - Eine Rituximab-Monotherapie stellt eine sinnvolle Alternative zu weiter eingreifenden Maßnahmen dar.
- **Fortgeschrittene Stadien**: Therapie entspricht anderen indolenten Lymphomen:
 - Die Therapie mit dem gegen das B-Zellepitop CD 20 gerichteten monoklonalen Antikörper **Rituximab** stellt die wichtigste zytostatikafreie Systemtherapie dar und ist der früher üblichen Chlorambucil-Monotherapie überlegen.
 - Rituximab kann primär als Monotherpie gegeben werden oder in Kombination mit Alkylanzien.
 - Hier kommt v. a. **Bendamustin** infrage, welches aufgrund seiner Molekülstruktur neben den alkylanzientypischen noch den Purin-Analoga ähnliche Wirkungen aufweist (**RB-Protokoll**).
 - Als Monotherapie ist Bendamustin ebenfalls wirksam und kann, v. a. bei älteren Patienten in reduzierter Dosis (nur Tag 1 Gabe) bereits wirken (bei Vermeidung protrahierter schwerer Zytopenien).
 - Bendamustin verursacht in der Regel keinen Haarausfall.
 - Purin-Analoga wie Fludarabin, 2-CDA, auch in Kombinationen (**RFC-Protokoll**) sind prinzipiell wirksam, können allerdings – v. a. bei älteren Patienten – zu schweren Zytopenien mit dem Risiko opportunistischer Infektionen führen.

Neue Therapeutika mit wahrscheinlich guter Wirksamkeit

- Folgende Wirkstoffe sind derzeit verfügbar und noch außerhalb der Zulassung für MZL:
 - Neue monoklonale Anti-B-Zell-Antikörper: Obinutuzomab (Zulassung CLL, FL); Ofatumomab (Zulassung CLL),
 - Tyrosinkinase-Inhibitoren: Bruton-Kinase-Inhibitor (BTK-Inhibitor) Ibrutinib (Zulassung CLL, MCL),
 - Phosphoinositid-3-Kinase-Inhibitor Idelalisib (Zulassung CLL, FL),
 - Inhibitor des Apoptose-Blockers BCL-2: Venetoclax (Zulassung CLL).

Cave

Unter Idelalisib kann es zu opportunistischen Infekten kommen (u. a. PJP, CMV), Pneumonitis und Diarrhoe.

Pharmakologische Supportivtherapie

Cave

Risiko opportunistischer Infektionen bzw. Reaktivierung von HBV.

- PjP-Prophylaxe mit Cotrimoxazol forte 3 × 1 Tablette/Woche,
- HSV-, VZV-Reaktivierungsprophylaxe mit Aciclovir/Valaciclovir.
- Bei Zustand nach HBV-Infektion (anti HBc pos.): Prophylaxe: Lamivudin, Tenofovir oder Entecavir.
- Bei intensiver Therapie an das Risiko einer CMV-, EBV-Reaktivierung denken: ggf. Kontrolle mit Erregernachweis (PCR) im Blut.
- Auf das Risiko von Pilzinfektionen achten (Mundsoor, Aspergillus, Mucor); ggf. Prophylaxen.
- **Spezielle Situation** bei Nachweis einer HCV-Infektion: nach HCV-Behandlung mit Interferon-α und Ribavirin wurden Remissionen des SMZL beschrieben.

Strahlentherapie

- Die Strahlentherapie ist bei lokalisierten raumfordernden Manifestationen sinnvoll und kurativ (z. B. MALT Orbita, Magen). Interdisziplinäre Indikationsstellung (Lymphom board).
- MALT des Magens H.-p.-negativ, limitierte Stadien I/II oder nach Versagen einer H.-p.-Eradikationstherapie: 24–30 Gy involved field; (früher auch 30 Gy extended field + 10 Gy involved).

Operative Therapie

- Prinzipiell können lokalisierte Manifestationen (z. B. Lunge, Magen) durch Operation kuriert werden.
- Bei Erwägen einer Operation sind immer patientenadaptierte interdisziplinäre Diskussion und Abwägung der Therapieoptionen im Vergleich zu medikamentöser Therapie wichtig.

SMZL: Auch wenn das splenische Marginalzonen-Lymphom als Systemerkrankung anzusehen ist (häufig zirkulieren B-Lymphomzellen, Knochenmarkbefall), kann eine Splenektomie sinnvoll sein, nicht zuletzt in speziellen Fällen zur Diagnosestellung sowie zur Symptomkontrolle oder Vermeidung/Reduktion von Systemtherapien.

6.22.10 Nachsorge

- MALT des Magens/Intestinaltrakts:
  - Die erste Kontrolle des Therapieerfolgs (Restaging) sollte 4–8 Wochen nach Abschluss der Behandlung mittels Endoskopie und Mapping-Biopsien sowie Kontrolle der vorbekannten Manifestationen erfolgen.
  - Weitere Endoskopien 6-monatlich in den ersten 2 Jahren, dann jährlich bzw. patientenorientiert.
- Ansonsten erfolgt die Nachsorge entsprechend den Leitlinien zur Nachsorge von indolenten Lymphomen:
  - Die ersten 2 Jahre nach Therapieabschluss ca. 3-monatlich klinische Kontrollen und ggf. kleiner Laborstatus.
  - Im weiteren Verlauf 6- bis 12-monatliche Kontrollen.
  - Bildgebung nur gezielt bei klinischem Verdacht.
- An allgemeine Maßnahmen denken wie Impfungen (empfohlener Abstand nach letzter Antikörpergabe [Rituximab] mindestens 6 Monate):
  - Pneumokkenimpfung (alle 10 Jahre; 23valenter Impfstoff, Pneumovax),
  - jährliche Grippeschutzimpfung.

6.22.11 Verlauf und Prognose

- Die Therapien erfolgt symptomorientiert und die Prognose gilt als günstig auch im Vergleich zu anderen indolenten Lymphomen.
- Unterschiede zwischen den verschiedenen Formen sind anzunehmen:
  - Frühe Stadien der MALT können kurativ behandelt werden mit Rezidivraten von 5–15 %, üblicherweise in den ersten 2 Jahren nach Therapieende;
  - das SMZL in fortgeschrittenen Stadien geht mit ungünstigerer Prognose einher.

6.22.12 Wichtige Internetquellen

- www.onkopedia.com/de/onkopedia/guidelines/extranodales-marginalzonen-lymphom-mzol/@@view/html/index.html
- www.lymphome.de: Kompetenznetz „Lymphome“
- www.ielsg.org: Intl Extranodal Lymphoma Studie
- http://apps.who.int/bookorders/anglais/detart1.jsp?sesslan = 1&codlan = 1&codcol = 70&codcch = 4 002 (WHO Klassifikation)

6.23 Follikuläres Lymphom

Michael Herold

6.23.1 Steckbrief

Das follikuläre Lymphom (FL) ist mit einem Anteil von ca. 25 % an der Gesamtzahl der malignen Lymphome die zweithäufigste Lymphomentität, damit das häufigste indolente Lymphom. In ca. 80 % der FL wird als genetische Aberration die Translokation t(14;18) gefunden, was zur BCL2-Überexpression und damit zur Apoptoseblockierung führt. Klinisch findet sich eine in den meisten Fällen nur langsam progrediente Lymphadenopathie und Hepatosplenomegale, die betroffenen Patienten sind über lange Zeit asymptomatisch. Die Diagnose wird deshalb in den meisten Fällen erst in den fortgeschrittenen Erkrankungsstadien gestellt, in 75–80 % der Fälle liegt bereits zum Zeitpunkt der Diagnose ein Knochenmarkbefall vor. Die Prognose der Erkrankung ist sehr variabel mit einem medianen Überleben von 10–20 Jahren.

6.23.2 Aktuelles

- Therapie:
  - Für die behandlungsbedürftigen Patienten mit FL ist eine Immunchemotherapie der Standard, damit die Kombination Rituximab plus Chemotherapie.
  - Neue Studiendaten zeigen zumindest hinsichtlich des progressionsfreien Überlebens (PFS) eine Überlegenheit des Typ-II-Anti-CD20-Antikörpers Obinutuzumab.

6.23.3 Synonyme

- Zentrozytisch-zentroblastisches Lymphom (Kiel-Klassifikation, nicht mehr gebräuchlich)
- Morbus Brill-Symmers (alte deutsche Klassifikation, nicht mehr gebräuchlich)

6.23.4 Definition

- Das follikuläre Lymphom ist eine reifzellige B-Zell-Neoplasie.
- Charakteristisch, jedoch nicht spezifisch, ist die t(14;18) mit BCL2-Überexpression.
- Klinisch ist es ein indolentes Lymphom.

6.23.5 Epidemiologie

- Häufige Lymphomentität mit einer Inzidenz von ca. 20/100.000 Einwohner pro Jahr.
- Neuerkrankungsrate 2012 in Deutschland ca. 4000.
- Medianes Erkrankungsalter 60–65 Jahre, Frauen etwas häufiger als Männer betroffen.

6.23.6 Ätiologie und Pathogenese

- Das FL entwickelt sich in den B-Zellen der Keimzentren des Lymphknotens.
- Die Translokation t(14;18) ist typisch, jedoch nicht krankheitsspezifisch; sie wird auch bei Gesunden gefunden.
- Die BCL2-Überexpression führt zu einer Hemmung der Apoptose.
- Risikofaktoren: ionisierende Bestrahlung, Benzol (BK 1318), Pestizide, Rauchen.

6.23.7 Klassifikation und Risikostratifizierung

- Laut WHO-Klassifikation der lymphatischen Neoplasien (2016) werden unterschieden:
  - Grade 1–3A: hier handelt es sich klinisch um indolente Lymphome, und
  - Grad 3B, ein aggressives Lymphom (dieses ist in diesem Kapitel nicht Gegenstand der Betrachtung).
- Risikostratifizierung:
  - erfolgt nach FLIP-Index (▶ Tab. 6.46) bzw. FLIP-Index 2 (▶ Tab. 6.47),
  - unterschieden werden Niedrig-, Intermediär- und Hochrisiko;
  - diese Risikoabschätzung hat jedoch aktuell noch keine therapeutische Konsequenz.
- Neue auf molekulargenetischen Daten basierende Risikobewertungen (m7-FLIPI) könnten perspektivisch einen Einfluss auf die Therapiestrategie haben.
- Die Stadieneinteilung erfolgt nach der Ann-Arbor-Klassifikation (▶ Tab. 6.48).

Tab. 6.46 Follicular Lymphoma International Prognostic Index (FLIPI).

Zahl der Risikofaktoren	Risiko-Score	10-Jahres-Überlebenswahrscheinlichkeit
0–1	Niedrig	Ca. 70 %
2	Intermediär	Ca. 50 %
3–5	Hoch	Ca. 35 %

Risikofaktoren: Alter > 60 Jahre, > 4 befallene Lymphknotenregionen, Stadium II oder IV, Hämoglobin < 12 g/dl, LDH erhöht

Tab. 6.47 Follicular Lymphoma International Prognostic Index 2 (FLIP-Index 2).

Zahl der Risikofaktoren	Risiko-Score	10-Jahres-Überlebenswahrscheinlichkeit
0	Niedrig	Ca. 80 %
1–2	Intermediär	Ca. 50 %
3–5	Hoch	Ca. 20 %

Risikofaktoren: Alter > 60 Jahre, Lymphknoten > 6 cm, Knochenmarkbefall, Hämoglobin < 12 g/dl, β2-Mikroglobulin erhöht

Tab. 6.48 Ann-Arbor-Klassifikation.

Stadium	Kriterium
I	Befall einer Lymphknotenregion oder einer lymphatischen Struktur oder ein extranodaler Herd
II	Zwei oder mehr Lymphknotenregionen auf einer Seite des Zwerchfells (II 1 benachbart, II 2 nicht benachbart)
III	Befall beidseits des Zwerchfells (III 1 bis in Höhe des Truncus coeliacus, III 2 darunter)
IV	Disseminierter Organbefall

Symptome: A keine; B Fieber, Nachtschweiß, Gewichtsverlust

6.23.8 Symptomatik

- Indolente Lymphadenopathie,
- Allgemeinsymptome (sog. B-Symptome),
- bei beeinträchtigter Hämatopoese: Anämiesymptome, Blutungs- und Infektneigung.

Cave

FL können über lange Zeit asymptomatisch bleiben.

6.23.9 Diagnostik

Diagnostisches Vorgehen

- Grundlage der Diagnostik sind nach histologischer Sicherung eines FL eine sorgfältige Anamneseerhebung, die klinische Untersuchung und bildgebende Diagnostik (▶ Abb. 6.44).
- Laboruntersuchungen sollten gezielt erfolgen.
- Die Knochenmarkdiagnostik ist obligat.

Anamnese

- Schmerzlose Lymphknotenschwellungen,
- Oberbauchbeschwerden,
- sog. B-Symptome,
- Leistungsknick,
- Anämiesymptome,
- Blutungsneigung,
- Infektneigung,
- Zweiterkrankungen.

Körperliche Untersuchung

- Vollständige körperliche Untersuchung,
- Abtasten aller Lymphknotenstationen,
- Beurteilung von Leber- und Milzgröße,
- Hinweise auf Zweiterkrankungen.

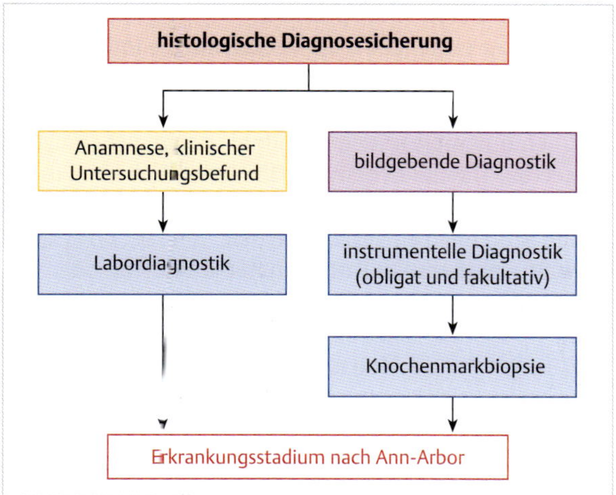

Abb. 6.44 Follikuläres Lymphom. Diagnostisches Vorgehen.

Labor

- Obligat: vollständiges Blutbild (Differenzialblutbild, Retikulozyten), Kreatinin, Harnsäure, ALAT, ASAT, AP, LDH, GGT, Bilirubin, K, Ca, Elektrophorese, Quick-Wert, PTT,
- Immunfixation bei Verdacht auf monoklonales Immunglobulin,
- FACS-Analyse bei Verdacht auf leukämischen Verlauf.

Bildgebende Diagnostik

Sonografie

- Halssonografie und Oberbauchsonografie insbesondere zur Verlaufskontrolle geeignet.

Echokardiografie

- Echokardiografie nur gezielt und bei geplanter Anthrazyklinbehandlung.

Röntgen

- Nur gezielt bei bestimmten Fragestellungen.

CT

- CT von Hals, Thorax, Abdomen ist obligat.

MRT

- Ein MRT kann ersatzweise statt eines CT erfolgen.

PET/PET-CT

- Grundsätzlich ist das FL ein FDG-avides Lymphom; der Einsatz kann in lokalisierten Stadien diskutiert werden, hat in fortgeschrittenen Stadien keinerlei therapeutische Konsequenzen.
- Laut GBA-Beschluss ist die Durchführung nicht erstattungsfähig durch die GKV.

Endoskopie

Bei klinischem Verdacht endoskopische Untersuchungen (Magen-Darm-Trakt, HNO-Bereich, Urologie).

Instrumentelle Diagnostik

EKG

- Obligat.

Spirometrie

- Bei klinischer Indikation.

Histologie, Zytologie und klinische Pathologie

Knochenmarkdiagnostik

- Zytologie, Histologie einschließlich Immunhistochemie.

Lymphknotendiagnostik

- Obligat ist die Exstirpation eines vollständigen Lymphknotens, bei schwer zugänglichen Befunden kann eine Biopsie oder CT-gestützte Stanzbiopsie erfolgen.

Cave

Eine Feinnadel-Aspirationszytologie ist nicht ausreichend.

Liquordiagnostik

- Nur bei Verdacht auf das Vorliegen eine Meningeosis (selten).

Molekulargenetische Diagnostik

- PCR oder FISH im Lymphknoten und/oder Knochenmark zum Nachweis der t(14;18)-Translokation.

6.23.10 Differenzialdiagnosen

- Entzündlich bedingte (dann meist dolente) Lymphknotenvergrößerungen (Lymphadenitis, Virusinfektionen [besonders Herpes-Viren], Tuberkulose, Toxoplasmose, HIV),
- Sarkoidose,
- alle anderen Lymphomentitäten,
- Lymphknotenmetastasen solider Tumoren.

6.23.11 Therapie

Therapeutisches Vorgehen

- Patienten mit follikulären Lymphomen sollten, wenn irgend möglich, in klinischen Studien behandelt werden.
- Die Therapie wird stadienabhängig durchgeführt und ist in ▶ Abb. 6.45 dargestellt.
- Eine kurative Therapieoption besteht nur in den Stadien I und II (Anteil ca. 20 %) mit dem Einsatz der Strahlentherapie.
- In fortgeschrittenen Stadien besteht lediglich ein palliativer Therapieanspruch, deshalb werden asymptomatische Patienten ohne Progress beobachtet („Watch and wait"-Strategie) und nur symptomatische Patienten behandelt.

Allgemeinmaßnahmen

- Unter laufender Therapie sind regelmäßige klinische Untersuchungen und Kontrollen relevanter Laborparameter (Blutbild mindestens 1-mal wöchentlich, Kreatinin) obligat.

Pharmakotherapie

Immunchemotherapie

- Behandlungsbedürftige Patienten in den fortgeschrittenen Stadien III und IV erhalten 6 Zyklen einer Induktionsimmunchemotherapie (Rituximab oder Obinutuzumab plus Chemotherapie).
- Behandlungsbedürftigkeit ist gegeben bei
  - hämatopoetischer Insuffizienz (Hämoglobin < 10 g/dl, Thrombozyten < 100 Gpt/l),
  - B-Symptomen,
  - raschem Lymphomwachstum,
  - Kompression vitaler Organe.
- **Induktionstherapie:** Keines der Chemotherapieprotokolle konnte bisher eine Überlegenheit als Kombinationspartner zu Rituximab oder Obinutuzumab zeigen, sie werden deshalb als gleichwertig betrachtet. Eingesetzt werden:
  - R/O – Bendamustin: Rituximab 375 mg/m² Tag 1 oder Obinutuzumab 1000 mg Tag 1, 8, 15 im ersten Zyklus und Tag 1 ab zweitem Zyklus, Bendamustin 90 mg/m² Tag 1 + 2 (oder 2 + 3) alle 4 Wochen,
  - R/O – CHOP: Rituximab 375 mg/m² Tag 1 oder Obinutuzumab 1000 mg Tag 1, 8, 15 im ersten Zyklus und Tag 1 ab zweitem Zyklus, Doxorubicin 50 mg/m², Cyclophosphamid 750 mg/m², Vincristin 2 mg, Tag 1 (oder 2), Prednisolon 60 mg/m² Tag 1–5 alle 3 Wochen,
  - R/O – MCP: Rituximab 375 mg/m² Tag 1 oder Obinutuzumab 1000 mg Tag 1, 8, 15 im ersten Zyklus und Tag 1 ab zweitem Zyklus, Mitoxantron 8 mg/m² Tag 1, Chlorambucil 3-mal 3 mg/m² Tag 1–5, Prednisolon 25 mg/m² Tag 1–5 alle 4 Wochen.
  - Weitere Kombinationspartner zu Rituximab/Obinutuzumab sind möglich.
- **Vorgehen bei Nichtansprechen:**
  - Bei unzureichendem Ansprechen auf die Induktionstherapie (NR, PD) muss von einer Antikörperresistenz ausgegangen werden und es erfolgt eine alleinige Chemotherapie mit einem der bis dahin nicht eingesetzten Therapieschemata; Obinutuzumab kann in Kombination mit Bendamustin bei Nichtansprechen auf Rituximab eingesetzt werden.
- **Erhaltungstherapie:** Patienten mit kompletter oder partieller Remission nach Induktionstherapie können eine Rituximab-Erhaltungstherapie über 2 Jahre (375 mg/m² alle 2 Monate) erhalten; auch Obinutuzumab kann als Erhaltungstherapie eingesetzt werden (1000 mg alle 2 Monate).
- **Rezidivtherapie:**
  - Auch im Rezidiv/Progress gelten die gleichen Regeln zur Behandlungsbedürftigkeit.

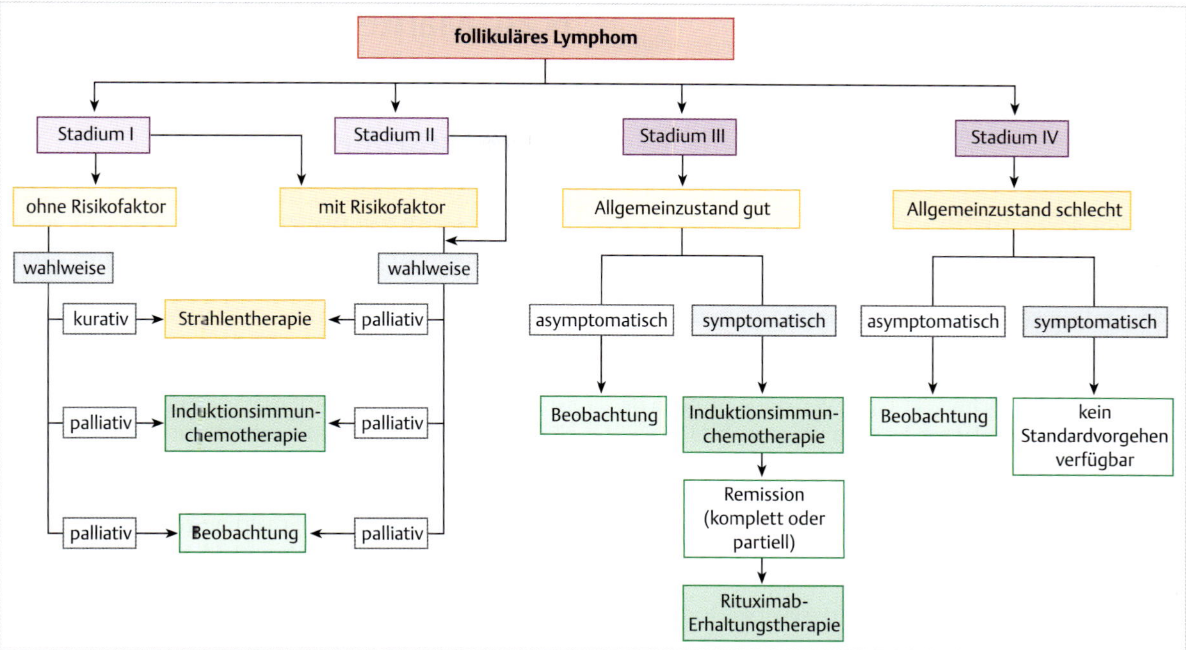

Abb. 6.45 Follikuläres Lymphom. Therapeutisches Vorgehen (blauer Pfeil kurative Therapieintention; gelber Pfeil palliative Therapieintention; RF: Risikofaktor Lymphknoten ≥ 5 cm; AZ: Allgemeinzustand, watch & wait: abwartendes Verhalten unter regelmäßiger Beobachtung).

> **Cave**
>
> Zum Ausschluss einer sekundären Transformation in ein aggressives Lymphom ist eine erneute Histologiegewinnung anzustreben.

- Bei einem Rezidiv nach mehr als 2 Jahren kann die initial eingesetzte Therapie wiederholt werden.
- Bei einem Rezidiv > 6 Monate sollte in Abhängigkeit von der Primärtherapie eine andere Alternative gewählt werden.
- Bei einem Rezidiv < 6 Monate ist von einer Antikörperresistenz auszugehen, es erfolgt eine alleinige Chemotherapie.
- Eine Radioimmuntherapie (Yttrium-90-Ibritumomab-Tiutexan) kann bei einer Knochenmarkinfiltration < 20 % im Rezidiv eingesetzt werden.
- Obinutuzumab (in Kombination mit Bendamustin) kann bei Resistenz gegenüber Rituximab eingesetzt werden. Daten zu Rituximab bei Obinutuzumabresistenz liegen bislang nicht vor.
- In der 3. Therapielinie ist der Kinase-Inhibitor Idelalisib als Monotherapie (2-mal 150 mg/Tag) zugelassen.

Pharmakologische Supportivtherapie

- Der Einsatz von hämatopoetischen Wachstumsfaktoren ist nicht obligat, kann im Sinne der Sekundärprophylaxe jedoch erforderlich werden.

Strahlentherapie

- In den lokalisierten Stadien I und II hat bei geringer Tumorlast die Strahlentherapie mit einer Dosis von 30 (–40) Gy (extendiertes Feld/total nodale Bestrahlung) kuratives Potenzial.
- In klinischen Studien konnte gezeigt werden, dass die Kombination einer Strahlentherapie im involvierten Feld in Kombination mit Rituximab vergleichbar gute Resultate ergibt.
- Bei Lymphknoten > 5 cm sollte auch in den Stadien I und II vor einer Strahlentherapie (involviertes Feld/30 (–40) Gy) eine Immunchemotherapie durchgeführt werden.
- Die Strahlentherapie kann als additive Maßnahme zur Immunchemotherapie eingesetzt werden (lokale Tumorprobleme).

Zellbasierte Verfahren

Stammzelltransplantation

- Die autologe Blutstammzelltransplantation nach Hochdosischemotherapie ist eine Therapieoption als Kon-

solidierung nach erfolgreicher Rezidivtherapie, insbesondere bei jüngeren Patienten mit frühen Rezidiven.
- Eine allogene Blutstammzelltransplantation kann in Einzelfällen erwogen werden (junge Patienten in gutem Allgemeinzustand, chemotherapiesensibel); vorzugsweise in klinischen Studien.

6.23.12 Nachsorge

- 4–8 Wochen nach Ende der Induktionstherapie erfolgt das Restaging; hier werden alle initial pathologischen Befunde kontrolliert, um den Remissionsgrad zu bestimmen.
- Nach Therapieabschluss erfolgen Verlaufskontrollen in den ersten beiden Jahren in 3-monatigem Abstand, dann halbjährlich und ab dem 5. Jahr jährlich.

> **Cave**
>
> Dabei geht es nicht nur um die Remissionsüberwachung, sondern auch um das Erkennen von Langzeittoxizitäten.

- Die Kontrollen umfassen:
  - Anamnese,
  - klinische Untersuchung,
  - Laborwerte (Blutbild, LDH, Leber- und Nierenfunktion),
  - CT nur bei klinischem Verdacht auf Rezidiv/Progress (Ausnahme: persistierende retroperitoneale Lymphome),
  - ggf. Sonografie.

6.23.13 Verlauf und Prognose

- Der klinische Verlauf beim follikulären Lymphom ist meist nur langsam progredient und über lange Zeit asymptomatisch; auch ohne Therapie können die Patienten Jahre überleben, ein Plateau erreicht die krankheitsspezifische Überlebenskurve jedoch nicht.
- Durch die moderne Immunchemotherapie werden zu ca. 90 % Remissionen erzielt, die mediane progressionsfreie Zeit liegt bei ca. 8 Jahren, das mediane Überleben bei ca. 15 (10–20) Jahren.
- Ein Anteil von ca. 20 % der Patienten hat eine schlechte Prognose mit frühem Rezidiv und kurzem Überleben; hier müssen Krankheitscharakteristika (molekulare Marker) definiert werden, die ein frühes Erkennen dieser Population erlauben.

6.23.14 Wichtige Internetquellen

- www.onkopedia.com/de/onkopedia/guidelines
- www.lymphome.de
- www.glsg.de

6.24 Mantelzell-Lymphom

Georg Heß

6.24.1 Steckbrief

Das Mantelzell-Lymphom (mantle cell lymphoma, MCL) ist ein seltenes B-Zell-Lymphom. Klinisch stehen Lymphadenopathie, extranodale Manifestationen oder Symptome durch Knochenmarkinfiltration sowie Allgemeinsymptome im Vordergrund. Charakteristisch ist der Nachweis der t(11;14) oder der korrespondierenden *Cyclin-D 1*-Überexpression. Die Therapie jüngerer Patienten ist intensiv, wichtig ist der Einsatz einer cytarabinosidhaltigen Chemoimmuntherapie gefolgt von einer konsolidierenden Hochdosistherapie. Bei älteren Patienten kommen konventionelle Chemo-Immuntherapien zum Einsatz (BR, R-CHOP), der Einsatz einer Erhaltungstherapie sollte nach aktuellen Daten durchgeführt werden. Im Rezidiv entwickeln die Patienten rasch eine Therapierefraktärität. Bei jüngeren Patienten wird frühzeitig eine allogene SZT angestrebt, bei Versagen dieser oder bei älteren Patienten früher im Therapieverlauf kommen zunehmend zielgerichtete Substanzen zum Einsatz, wobei eine definitive Krankheitskontrolle nicht erzielt werden kann. Trotz Verbesserung der Prognose versterben die meisten Patienten an der Erkrankung.

6.24.2 Aktuelles

- Bei keiner anderen Lymphomerkrankung wurden basierend auf dem Verständnis der Biologie so viele neue Behandlungsverfahren entwickelt.
- Von besonderer Bedeutung sind B-Zell-Rezeptor-Signalweg-Inhibitoren, wobei insbesondere der BTK-Inhibitor Ibrutinib hier besonders hohe Ansprechraten bei rezidivierter Erkrankung gezeigt hat und aktuell in zahlreichen Kombinationen evaluiert wird; u. a. wird hierbei der Stellenwert der Hochdosistherapie erneut geprüft.
- Therapeutische Weiterentwicklungen werden im Rahmen internationaler Kooperationen evaluiert, aktuelle Therapiestudien finden sich unter: www.european-mcl.net/.

6.24.3 Synonyme

- Kiel-Klassifikation: zentrozytisches Lymphom; Working Formulation grenzte keine eigenständige Erkrankung ab.
- Mit der Einführung der REAL und der späteren WHO-Klassifikation wird der Begriff Mantelzell-Lymphom (mantle cell lymphoma, MCL) einheitlich verwendet.
- Subtypenbezeichnungen sind nicht bindend, werden aber gelegentlich verwendet:
  - blastoide Variante eines MCL,
  - indolente Variante eines MCL,
  - marginalzonenartiges MCL.

6.24.4 Definition

- Selteneres malignes B-Zell-Lymphom,
- **morphologisch** charakterisiert durch kleinzellige Lymphozyten mit typischerweise gekerbten Kern, die den Zellen der Mantelzone des Lymphknoten ähneln,
- **molekular** gekennzeichnet durch die fast immer vorhandene reziproke Translokation t(11;14)(q13;q32),
- **klinisch** geprägt durch mehrheitlich generalisierten Befall, Splenomegalie, extranodale Manifestationen und häufig einen leukämischen Verlauf.

6.24.5 Epidemiologie

- Insgesamt seltene Erkrankung, ca. 6–8 % der Gesamtinzidenz aller B-Zell-Lymphome, ca. 800–1000 Neuerkrankungen pro Jahr in Deutschland.
- Medianes Erkrankungsalter zwischen 60 und 70 Jahren, aber auch in seltenen Fällen bereits in der 4. Dekade, Männer deutlich häufiger (ca. 3:1) betroffen.
- Keine Assoziation zu speziellen Ethnien bekannt.

6.24.6 Ätiologie und Pathogenese

- Die Ätiologie der Erkrankung ist nicht geklärt, keine bekannten Risikofaktoren oder prädefinierte Gendefekte, keine familiären Häufung.
- Pathogenetisch wird heute ein Prozess mit mehreren Schritten angenommen.
  - Initiales genetisches Ereignis ist die t(11;14), hierdurch Translokation des *CCND1*-Gens verbunden mit konstitutiver Überexpression von *Cyclin D 1* mit subsequenter Zellzyklusderegulation. Seltene Ausnahmen involvieren *Cyclin D 2* oder *D 3*.
  - Der volle Krankheitsphänotyp wird durch sekundäre genetische Veränderungen bestimmt, die auch im Verlauf der Erkrankung akkumulieren. Wesentliche betroffene Signalwege involvieren u. a. mit *RB* und *P53* wichtige Tumorsuppressorgene, was in der Konsequenz zu einem aggressiveren Phänotyp führt.
  - In der jüngeren Vergangenheit konnten zudem zwei genetische Varianten des MCL definiert werden, die sich anhand der Expression von *SOX11* ergeben. Hierbei ist die eine MCL-Variante mit fehlender Expression durch einen häufig indolenten Verlauf charakterisiert.
  - Komplexere genetische Analysen zeigen eine distinktes Genexpressionsprofil des MCL:
    - Es ergeben sich Assoziationen von genetischen Veränderungen und Krankheitsverlauf bzw. therapeutischem Ansprechen (z. B. p53).
    - Universell prognostisch zeigt sich der Marker KI-67, der auch Einzug in aktuelle Prognosesysteme gefunden hat.

> **Merke** M!
>
> Detaillierte Analysen könnten zukünftig verstärkt für die therapeutische Entscheidungsfindung herangezogen werden, da Assoziationen zwischen einzelnen Mutationen und der Wirksamkeit einzelner B-Zell-Signalweg-Inhibitoren zu bestehen scheinen.

6.24.7 Stadieneinteilung und Risikostratifizierung

- Stadieneinteilung mittels der Ann-Arbor-Klassifikation bzw. der aktuelleren Lugano-Klassifikation.
- **MIPI** (Mantle Cell Lymphoma International Prognostic Index) ist ein eigenständiges Prognosesystem mit weltweiter Akzeptanz:
  - In den Score gehen Alter, Leukozytenzahl, LDH und Allgemeinzustand ein,
  - es werden drei verschiedene Risikogruppen (niedrig, intermediär, hoch) unterschieden.
  - Für die Berechnung der MIPI-Scores sind geeignete Online-Instrumente verfügbar: www.european-mcl.net/de/clinical_mipi.php.
- **MIPI-c**:
  - Entstanden durch Weiterentwicklung des MIPI durch die Kombination mit KI-67,
  - Unterscheidung von 4 Risikogruppen: niedrig, intermediär-niedrig, intermediär-hoch, hoch.
- Indolentes MCL:
  - MIPI-c ist besonders geeignet, um Patienten zu identifizieren, die ggf. keiner sofortigen Therapie bedürfen (indolentes MCL).
  - Diese Patienten werden ansonsten anhand klinischer Parameter identifiziert:
    - langsame Krankheitsprogredienz,
    - leukämischer Verlauf,
    - keine LK-Vergrößerungen,
    - fortgeschrittenes Alter.

> **Merke** M!
>
> Bisher findet **keine** Nutzung des MIPI für eine Therapieentscheidung statt, allerdings steht mit dem MIPI-c erstmals ein Instrument zur Verfügung, das im Rahmen klinischer Studien eine adaptive Strategie zu testen erlaubt.

6.24.8 Symptomatik

- Kein einheitliches Beschwerdebild.
- Häufig:
  - Lymphadenopathie (generalisiert),
  - Splenomegalie mit Oberbauchbeschwerden,
  - periphere Ausschwemmung der B-Lymphozyten mit Zeichen der hämatopoetischen Insuffizienz wie Schwäche und Infektneigung, seltener Blutungszeichen.
- B-Symptome: nicht obligat.
- Besonderheiten:
  - häufig extranodaler Befall, v. a. GI-Trakt mitbetroffen (Schmerz, Ileus, Blutabgang),
  - aber auch andere Manifestation wie Glandula lacrimalis oder parotis,
  - selten ZNS-Mitbeteiligung.

6.24.9 Diagnostik

Diagnostisches Vorgehen

- Bei entsprechendem Verdacht ist die Diagnose des MCL entweder aus einer Lymphknotenbiopsie oder durch eine durchflusszytometrische Bestimmung bei leukämischem Verlauf zu treffen (▶ Abb. 6.46).
- Der Immunphänotyp ist: positiv CD19, CD20, CD22, CD43, CD79a, CD5, negativ CD10, CD23, BCL6, wechselnd CD38.
- Obligat Bestimmung der t(11;14) mittels FISH oder PCR oder immunhistochemischer Nachweis von *Cyclin D 1*.
- Standard ist zudem die Bestimmung von Ki-67, ggf. ist eine referenzpathologische Begutachtung zu empfehlen. Weitere Diagnostik in der Regel nur in Studien, ggf. SOX11-Bestimmung, insbesondere bei *Cyclin D 1*-negativen Fällen.

Anamnese

- Die Anamnese ist häufig unspezifisch.
- Gezielte Anamnese: Zeichen für einen extranodalen Befall und oder B-Symptome.
- Allgemeininternistisch ist auf mögliche Organdysfunktion zu achten, um bei Vorschäden eine entsprechende Therapieanpassung vorzunehmen.
- Diese betrifft insbesondere die Nierenfunktion, Herzfunktion und mögliche Infektionen (HIV, Hepatitis).
- Diabetogene Stoffwechsellage?
- Ergänzend ggf. Audiometrie, Beratung bei Kinderwunsch.

Körperliche Untersuchung

- Sorgfältige Palpation aller LK-Prädilektionsstellen, Bestimmung von Lebergröße und Milzpalpation.
- Inspektion: Waldeyer-Rachenring und Speicheldrüsen sowie der Haut (selten Hautmanifestationen).
- Orientierende Lungen-, Herz- und neurologische Untersuchung – ggf. dann weiterführende Funktionsdiagnostik.

Labor

- Blutbild mit Differenzialblutbild.
- Klinische Chemie:
  - Leber: gGT, ASAT, ALAT, AP;
  - Niere: Kreatinin, Harnstoff, Harnsäure, Kreatinin-Clearance (berechnet oder mit SU),
  - Elektrolyte, Glukose, LDH, β2-Mikroglobulin;
  - ggf. Vitamin-B12, Folsäure, Ferritin, Vitamin D;
  - Elektrophorese, Immunfixation i. S. und i.U,
  - Gerinnung.
- Infektiologie: HIV-, Hepatitis-Serologie, CMV-, EBV-Serologie.

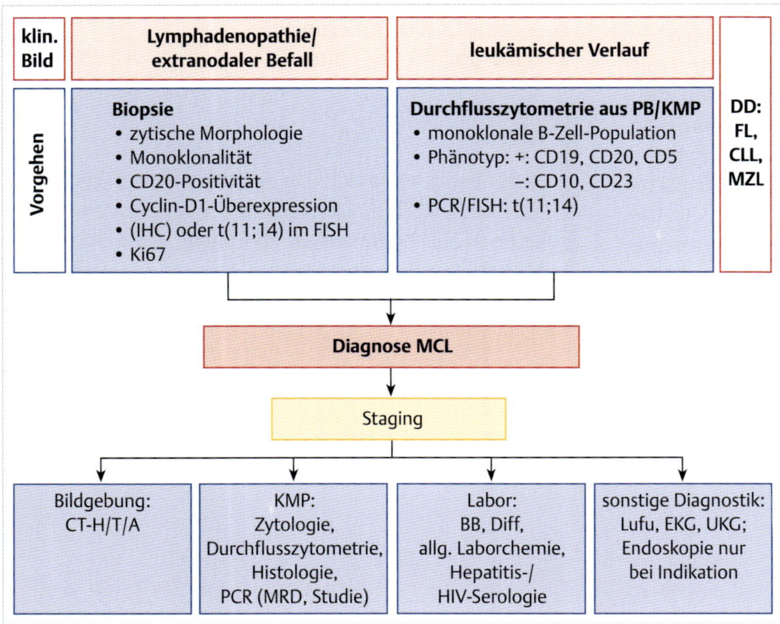

Abb. 6.46 Mantelzell-Lymphom. Diagnostisches Vorgehen (PB: peripheres Blut, KMP: Knochenmarkpunktion, Lufu: Lungenfunktion, UKG: Echokardiografie).

Bildgebende Diagnostik

Sonografie

- Abdomensonografie sinnvoll für die Verlaufskontrolle insbesondere der Leber- und Milzgröße.

CT

- Standard in der Staginguntersuchung bei Diagnose und zur Therapiekontrolle.
- Es sollte eine CT von Hals, Thorax und Abdomen/Becken durchgeführt werden.
- Für sonstige Manifestationen ist in der Regel eine MRT oder eine Endoskopie überlegen (z. B. bei GI-Befall).
- Zur Verlaufsbeobachtung ist außerhalb kontrollierter Studien die regelhafte Durchführung einer CT nicht notwendig und sollte nur bei klinischer Indikation erfolgen.

MRT

- Für extranodale Manifestationen vor Therapie und zur Therapiekontrolle.
- Ggf. MRT-Schädel bei Verdacht auf Mitbeteiligung des ZNS

PET/PET-CT

- Das MCL ist eine PET-avide Erkrankung, ein Ansprechen im PET korreliert nachgewiesen mit der progressionsfreien Zeit.
- Aus einer PET werden außerhalb klinischer Studien aber keine Therapieempfehlungen abgeleitet, es sollte daher nur in Einzelfällen durchgeführt werden.

Endoskopische Diagnostik

- Routinemäßige Durchführung einer endoskopischen Diagnostik ist nicht zu empfehlen, sondern sollte nur bei symptomatischen Patienten (▸ Abb. 6.47) und ggf. zur Bestimmung des therapeutischen Ansprechens durchgeführt werden:
  - Zwar finden sich bei sorgfältiger Untersuchung bei einem substanziellen Anteil der MCL-Patienten intestinale Manifestationen, aber bei asymptomatischen Patienten kommt es weder regelhaft zu einem Up-Staging noch ändert sich bei diesen die Therapiestrategie.
- Eine regelmäßige Diagnostik im therapiefreien Intervall kann ebenfalls nicht empfohlen werden.

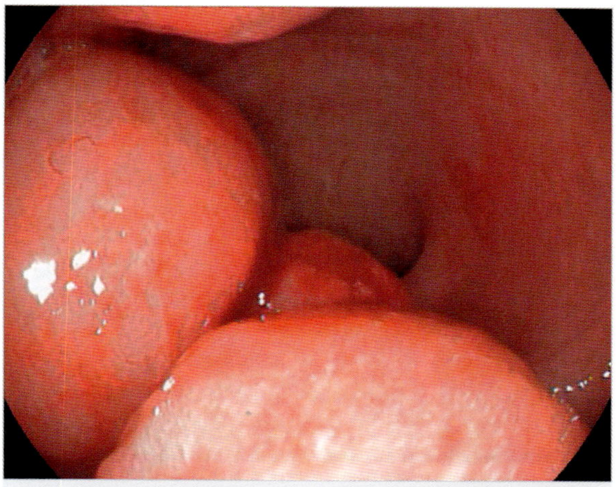

Abb. 6.47 Mantelzell-Lymphom. Extranodalbefall: Koloskopie mit großen tischtennisballartigen Tumorformationen, bioptisch MCL, Klinisch: Obstipationssymptomatik.

Histologie, Zytologie und klinische Pathologie

Knochenmarkdiagnostik

- Durchführung während des Stagings, bei leukämischem Verlauf ist der Stellenwert unklar.
- Bestimmung des therapeutischen Ansprechens.
- Keine regelhafte Durchführung zur Remissionskontrolle im therapiefreien Intervall.
- Durchführung initial mit Aspirationszytologie, Histologie (▸ Abb. 6.48) und Durchflusszytometrie (s. oben) und zytogenetischer Untersuchung falls benötigt. Ggf. Materialasservierung für die MRD-Diagnostik.

Lymphknotendiagnostik

- In der Regel diagnostischer Standard.
- Keine Aspirationszytologien, sondern möglichst Totalextirpation eines geeigneten Lymphknoten,
- ggf. referenzpathologische Begutachtung,
- Bestimmung von CD20, Cyclin D 1, Ki-67, (SOX11),
- Biobanking wenn möglich.

Liquordiagnostik

- Nur bei klinischer Indikation (Neurologie).

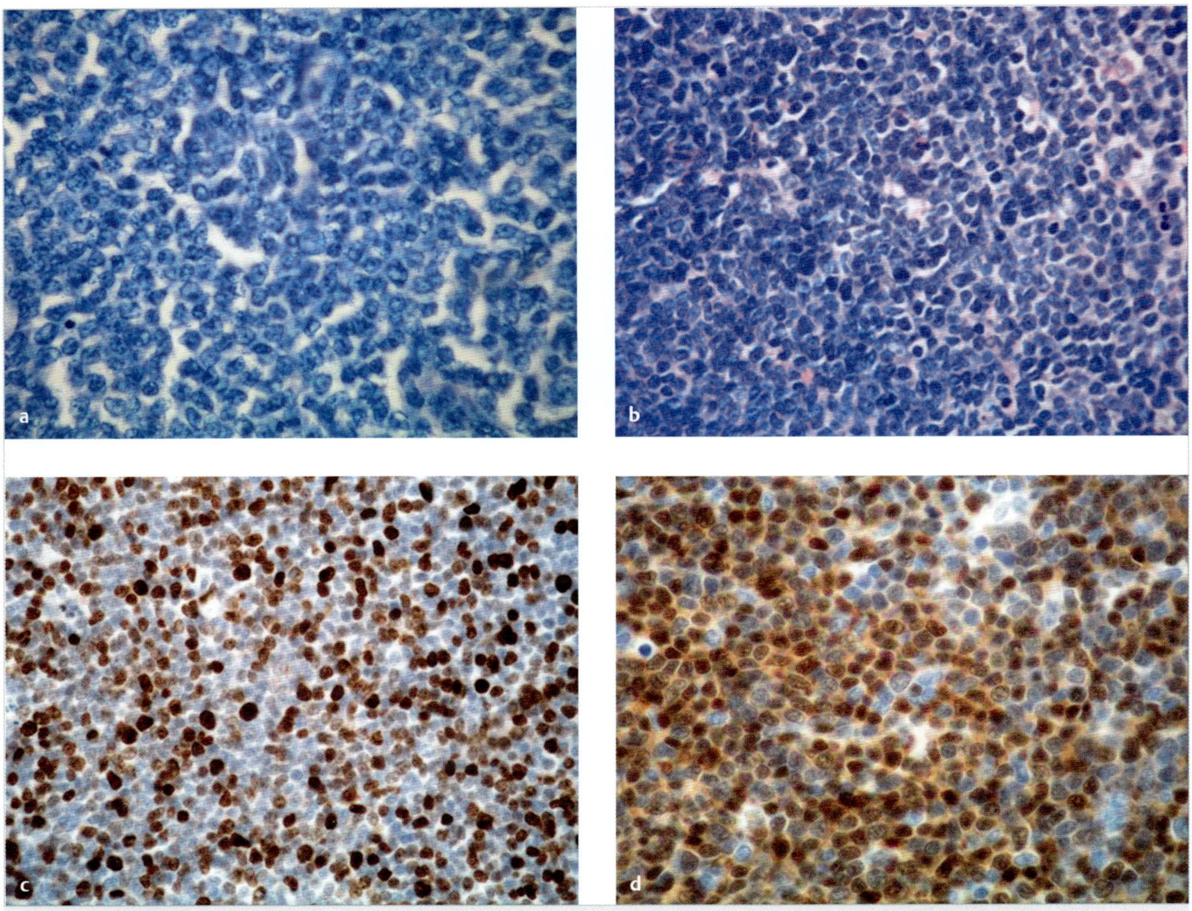

Abb. 6.48 **Mantelzell-Lymphom.** Histologie.
a Klassisches Mantelzell-Lymphom. (Quelle: PD Dr. A. Kreft, Mainz)
b Blastoides Mantelzell-Lymphom.
c Ki-67-Färbung.
d Cyclin-D 1-Färbung.

6.24.10 Differenzialdiagnosen

- Hauptdifferenzialdiagnose: andere B-Zell-Lymphome, insbesondere CLL, MZL, FL, DLBCL (bei blastoider Variante),
- selten gutartige Ursachen: Lymphadenitis, Virusinfektionen, z. B. HIV-Primärinfektion.

6.24.11 Therapie

Therapeutisches Vorgehen

- Therapeutisch wurden in den letzten Jahren eigenständige Therapiestrategien entwickelt (▶ Abb. 6.49).
- Relevant sind
  - der konsequente Einsatz von Cytarabinosid,
  - eine Konsolidierung mit einer Hochdosistherapie mit Stammzelltransplantation in der Primärtherapie für jüngere Patienten und
  - der frühzeitige Einsatz nicht klassischer Therapeutika wie B-Zell-Rezeptor-Inhibitoren im Rezidiv.
- Therapieeinleitung: in der Regel ergibt sich mit der Diagnosestellung eine Therapieindikation, nur in wenigen Ausnahmen kann in begründeten Fällen eine „Watch and wait"-Strategie eingesetzt werden.
- **Primärtherapie**:
  - Diese orientiert sich primär am Alter und Allgemeinzustand des Patienten, nicht jedoch am MIPI(-c).
  - Aufgrund des praktisch bei allen Patienten generalisierten Krankheitsbildes ist die Therapie immer systemisch, bei ganz seltenem echtem Stadium I kann eine Radiotherapie erwogen werden.
  - **Jüngere Patienten** (Altersgrenze ca. 65 Jahre) in gutem Allgemeinzustand:
    - Intensive Behandlung, die auf eine optimale Tumoreradikation abzielt.

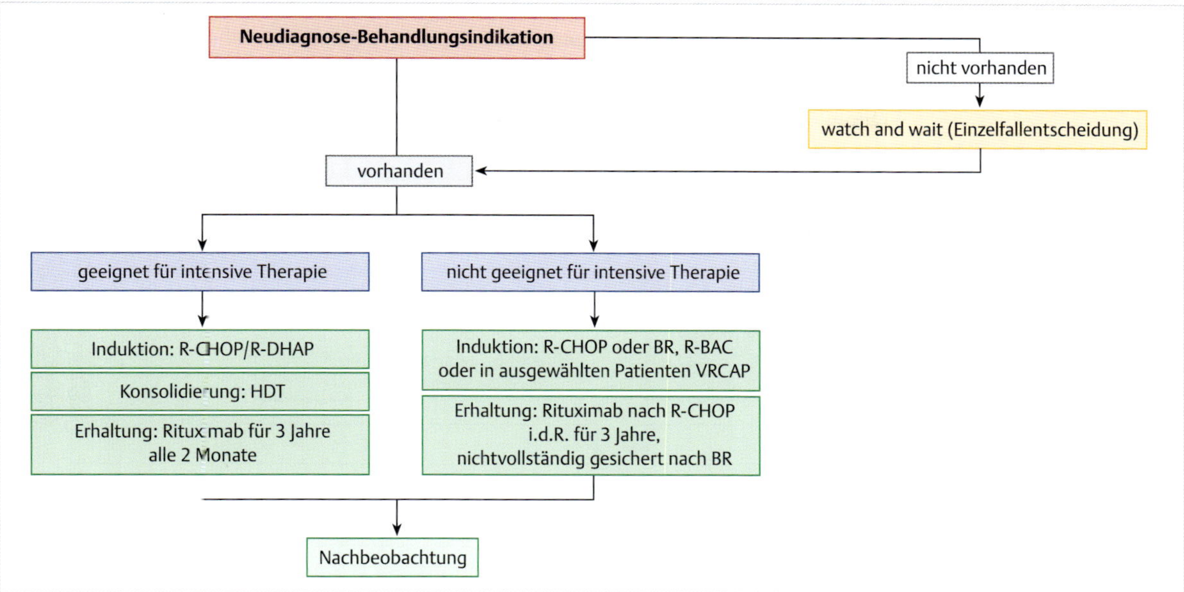

Abb. 6.49 Mantelzell-Lymphom. Therapeutisches Vorgehen bei Erstdiagnose (R-CHOP: Rituximab, Doxorubicin, Cyclophosphamid, Vincristin, Prednison; R-DHAP: Rituximab, Dexamethason, Cytarabinosid, Cisplatin; BR: Bendamustin, Rituximab; R-BAC: Rituximab, Bendamustin, Cytarabinosid; VRCAP: Bortezomib, Rituximab, Cyclophosphamid, Doxorubicin, Prednison; HDT: Hochdosistherapie [verschiedene Regime]).

    - Es erfolgt eine kreuzalternierende Induktionstherapie unter Hinzunahme von Cytarabinosid, gefolgt von einer konsolidierenden Hochdosistherapie.
    - Die Patienten profitieren von einer anschließenden Erhaltungstherapie mit Rituximab.
  - **Ältere Patienten oder Patienten mit Komorbiditäten** erhalten eine Chemoimmuntherapie gefolgt von einer Erhaltungstherapie, zumindest nach einer R-CHOP-Primärtherapie. Nach BR ist der Stellenwert der Erhaltungstherapie nicht gesichert.
- **Rezidivtherapie**
  - Die Rezidivtherapie gestaltet sich gegenüber der Primärtherapie uneinheitlicher (▶ Abb. 6.50).
  - Zu berücksichtigende Parameter sind:
    - körperliche Verfassung,
    - Remissionsqualität auf die Primärtherapie bzw. vorausgegangene Behandlung,
    - Remissionsdauer,
    - Anzahl der Vortherapien,
    - Begleiterkrankungen.
- Von daher erfolgt **meist eine individuelle Anpassung** vorhandener Therapiestrategien. Wesentliche Ansätze hierbei sind:
  - Einsatz einer allogenen Stammzelltransplantation in kurativer Intention bei geeigneten Patienten, frühem Rezidiv oder schlechtem Ansprechen oder höherem Rezidiv. Die Salvagetherapie vor allogener SZT besteht in einer erneuten Chemoimmuntherapie oder ggf. einer zielgerichteten Therapie, primär mit Ibrutinib.
  - Einsatz einer erneuten Chemo-Immun-Induktionstherapie bei Patienten mit längerem oder langem Ansprechen.
  - Einsatz zielgerichteter Substanzen bei Patienten nach Versagen einer allogenen SZT oder bei fehlender Eignung und Chemotherapierefraktärität.

Allgemeinmaßnahmen

- Impfprophylaxe (Auffrischung nach HDT), regelmäßige Grippeimpfung, ggf. Immunglobulinsubstitution.
- Körperliches Training sollte aufrechterhalten werden.

Pharmakotherapie

Etablierte Chemotherapeutika/ Kombinationstherapien

- Bendamustin:
  - Synthetisches Alkylans mit sehr guter Verträglichkeit.
  - In Kombination mit Rituximab vergleichbare bis überlegene Ergebnisse gegenüber R-CHOP, sodass Bendamustin für ältere Patienten heute häufig als Standardtherapie eingesetzt wird.
- Kombinationstherapie aus Rituximab und Cyclophosphamid, Doxorubicin, Vincristin und Prednison (R-CHOP):
  - Lange etablierte Chemotherapiekombination mit etablierter Wirksamkeit.

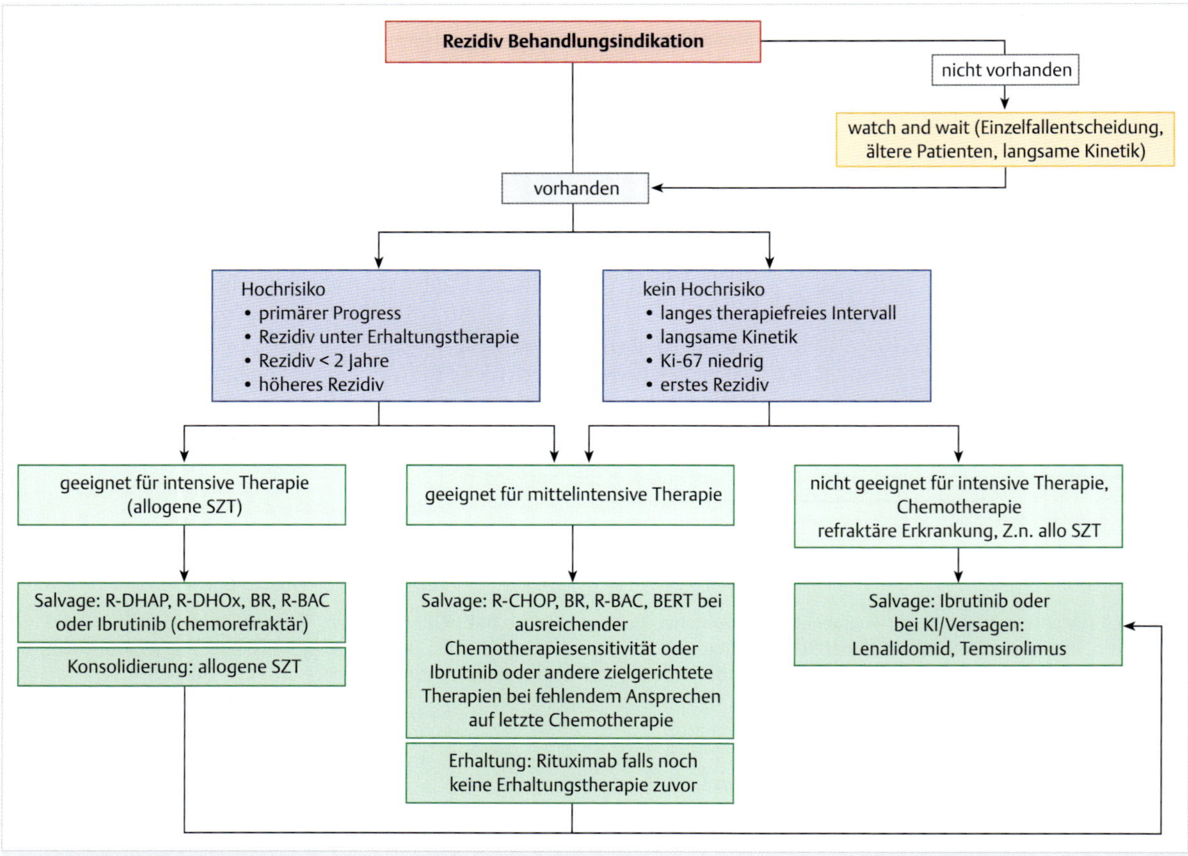

Abb. 6.50 Mantelzell-Lymphom. Therapeutisches Vorgehen im Rezidiv (R-DHAP, BR, R-BAC wie ▸ Abb. 6.49; R-DHOx: Rituximab, Dexamethason, Oxaliplatin; SZT: Stammzelltransplantation; BERT: Bendamustin, Rituximab, Temsirolimus)

  - R-CHOP ist weiterhin eine Standardtherapie für das MCL, wobei der Stellenwert der Anthrazykline unklar ist.
- Chlorambucil:
  - Alkylans; Einsatz nur im Rahmen palliativer Therapie.
- Cytarabinosid:
  - Nukleosid-Analogon; führt in Kombinatiosntherapien zu einer Verbesserung der Remissionstiefe.
  - Heute wird Cytarabinosid in Kombinationstherapien wie DHAP (Dexamethason, Cytarabinosid und Cisplatin) oder vergleichbare Schemata für jüngere Patienten mit MCL eingesetzt.
  - Auch bei Älteren gibt es vielversprechende Kombinationsdaten mit BR (R-BAC).
- Weitere Substanzen:
  - Fludarabin (nur noch Reserve, toxische Komplikationen),
  - Cisplatin – in Kombinationstherapien,
  - Oxaliplatin – bei Intoleranz gegenüber Cisplatin,
  - Gemcitabin – im Rahmen palliativer Therapien.
  - Steroide sind Teil von Kombinationstherapie oder palliativ eingesetzte Substanzen.

Monoklonale Antikörper

- Rituximab, ein monoklonaler Anti-CD20-Antikörper, ist heute Standardkombinationspartner für alle gängigen Zytostatikakombinationen.
- Auch eine Verstärkung zielgerichteter Therapeutika ist nachzuweisen.
- Neben der Kombinationstherapie ist der Einsatz als Erhaltungstherapie gesichert.

Zielgerichtete Substanzen

- **Ibrutinib**:
  - Bruton-Tyrosinkinase(BTK)-Inhibitor,
  - greift selektiv in den B-Zell-Rezeptor-Signalweg ein.
  - Bei rezidivierten Patienten findet sich in der Monotherapie ein vergleichsweise hoher Ansprechrate und -dauer.
  - Die Substanz wird oral verabreicht und ist in Regel gut verträglich.
  - Wesentliche NW sind Herzrhythmusstörungen, Blutungsneigung und Infektionen.

- **Temsirolimus**:
  - mTOR-Inhibitor,
  - greift ebenfalls in den Zellzyklus ein.
  - Die intravenös applizierte Substanz zeigte sich im fortgeschrittenen Rezidiv einer Mono-Chemotherapie überlegen, allerdings zeigte eine randomisierte Studie gegen Ibrutinib eine unterlegene Ansprechrate und Ansprechdauer.
  - NW sind Infekte, Zytopenien und Pneumonitiden.
- **Bortezomib**:
  - Proteasom-Inhibitor,
  - zeigte im frühen Rezidiv ein Ansprechen bei ca. 30 % der Patienten.
  - Zulassung in Deutschland besteht in der Kombination in einer CHOP-artigen Therapie in der Primärbehandlung.
  - Zu beachten ist die hohe Rate an neuropathischen Nebenwirkungen.
- **Lenalidomid**:
  - gehört zu den immunmodulatorischen Substanzen,
  - zeigte als Monotherapie aber insbesondere in Kombination mit Rituximab eine gute Wirksamkeit beim MCL.
  - Zulassung besteht als Monotherapie im Rezidiv.
  - Lenalidomid kommt als therapeutische Alternative nach Versagen oder Unverträglich von Ibrutinib oder andern zielgerichteten Substanzen zum Einsatz.
  - Zytopenien und Thromboseneigung sind zu beachten.

Strahlentherapie

- Strahlentherapeutische Verfahren können für die Behandlung von Problemlokalisationen erwogen werden.
- Keine Indikation zur routinemäßigen Nachbestrahlung.
- Im Rahmen der Hochdosistherapie scheint eine Konditionierung mit einem eine Ganzkörperbestrahlung beinhaltendem Regime insbesondere für Patienten mit einer fehlenden kompletten Remission nach Induktionstherapie günstig.

Zellbasierte Verfahren

- Zum Einsatz kommt die allogene SZT bei jüngeren Patienten als eine Standardtherapie im Rezidiv.
- In jüngster Zeit wurden auch vielversprechende Ergebnisseedurch Einsatz CAR-T-Zell-basierter Therapien erzielt, der Einsatz erfolgt zurzeit nur innerhalb therapeutischer Studien.

6.24.12 Nachsorge

- Nach Abschluss der Therapie regelmäßige ambulante Kontrollen.
- Im ersten Jahr alle 3–4 Monate, anschließend können die Intervalle auf 6 Monate ausgedehnt werden, in Einzelfällen darüber hinaus.
- Zur Verlaufsbeobachtung:
  - Erhebung der allgemeinen und krankheitsspezifischen Anamnese,
  - körperliche Untersuchung und Laborkontrolle von BB, Differenzialblutbild und LDH.
  - Weitere Laborparameter individuell.
  - Eine regelhafte bildgebende Diagnostik ohne Symptome – insbesondere mittels CT – ist nicht indiziert.
  - Eine Abdomen-Sonografie kann zur Bestimmung der Milzgröße eingesetzt werden.
- Im Rahmen klinischer Studien wird die Verlaufsbeobachtung durch Nutzung der Bestimmung der minimalen Resterkrankung eingesetzt, die eine frühzeitige Detektion eines Rezidivs ermöglicht. Zukünftige Strategien prüfen, ob eine Therapie bereits zu diesem Zeitpunkt eine Verbesserung der Krankheitsprognose ermöglicht.

6.24.13 Verlauf und Prognose

- Das MCL vereint die Inkurabilität der indolenten Lymphome mit dem raschen Verlauf der aggressiven Lymphome.
- Typischerweise spricht die Erkrankung gut bis sehr gut auf die Primärtherapie an und ein Großteil der Patienten hat auch eine substanzielle Remissionsdauer.
- In der überwiegenden Mehrzahl kommt es zu einem Rezidiv, das molekularbiologisch durch sekundäre genetische Veränderungen geprägt ist und oft nur noch kurz auf Standardtherapien anspricht.
- Zielgerichtete Substanzen führen insgesamt zu einer Verbesserung der Therapieoptionen.
- **Überlebensraten:**
  - Im Rahmen klinischer Studienkohorten zeigt sich ein medianes Überleben von 4–5 Jahren für die Gesamtkohorte, bei jüngeren Patienten auch darüber hinaus.
  - Hierbei findet sich jedoch eine erhebliche Varianz, wenn man den MIPI für eine prognostische Unterteilung einsetzt.
  - Das Überleben bei Hochrisikopatienten beträgt 2,5 Jahre, gegenüber 4–5 Jahren bei intermediärem Risiko und deutlich darüber hinaus bei niedrigem Risiko.
  - In epidemiologischen Untersuchungen ist das Gesamtüberleben schlechter [1].
  - Distinkte Verläufe finden sich insbesondere für Patienten mit der oben beschriebenen indolenten Variante mit günstigem Verlauf und für Patienten mit blastoider Variante, die eine extrem schlechte Prognose haben.

6.24.14 Wichtige Internetquellen

- Europäisches Mantelzelllymphom Netzwerk: www.european-mcl.net
- Register des EMCL: www.mcl-register.net
- Guidelines: http://www.esmo.org/Guidelines; www.onkopedia.com/de
- Patientenselbsthilfe: http://www.leukaemie-hilfe.de/startseite.html; www.lymphomacoalition.org

6.24.15 Literatur

[1] Cheah CY, Seymour JF, Wang ML. Mantle Cell Lymphoma. Journal of Clinical Oncology 2016; 34: 1256–1269

[2] Dreyling M, Jurczak W, Jerkeman M et al. Ibrutinib versus temsirolimus in patients with relapsed or refractory mantle-cell lymphoma: an international, randomised, open-label, phase 3 study. Lancet 2016; 387: 770–778

[3] Hoster E, Rosenwald A, Berger F et al. Prognostic Value of Ki-67 Index, Cytology, and Growth Pattern in Mantle-Cell Lymphoma: Results From Randomized Trials of the European Mantle Cell Lymphoma Network. Journal of clinical oncology : official journal of the American Society of Clinical Oncology 2016; 34: 1386–1394

[4] Jares P, Colomer D, Campo E. Molecular pathogenesis of mantle cell lymphoma. The Journal of clinical investigation 2012; 122: 3416–3423

[5] Hermine O, Hoster E, Walewski J et al. Addition of high-dose cytarabine to immunochemotherapy before autologous stem-cell transplantation in patients aged 65 years or younger with mantle cell lymphoma (MCL Younger): a randomised, open-label, phase 3 trial of the European Mantle Cell Lymphoma Network. Lancet 2016; 388: 565–575

6.25 Diffuses großzelliges Non-Hodgkin-Lymphom (DLBCL) und Hochmalignes B-Zell-Lymphom (HGBL) mit Myc- und Bcl2-Rearrangement

Lorenz Trümper

6.25.1 Steckbrief

Das diffuse großzellige Lymphom (DLBCL) ist mit ca. 30 % das häufigste Non-Hodgkin-Lymphom. Klinisch ist es durch rasches („aggressives“) Wachstum mit sehr variabler klinischer Lymphomsymptomatik gekennzeichnet. Hohe zelluläre Wachstumsrate und Oberflächenexpression des CD20-Antigens auf den Tumorzellen ermöglichen Heilungsraten von > 70 % unter volldosierter Chemo-Immuntherapie.

6.25.2 Aktuelles

- Volldosiertes R-CHOP (in 14- oder 21-tägigen Abständen) ohne Erhaltungstherapie, aber mit konsolidierender Bestrahlung bei Bulky disease bleibt 2018 auf Basis großer randomisierter Phase-III-Studien Standard für alle Risiko- und Altersgruppen des DLBCL und HGBL.
- Die Aktualisierung der WHO-Klassifikation [15] (2016) führt neben dem DLBCL (NOS) die Subentität des Hochmalignen B-Zell-Lymphoms mit Rearrangements von MYC, BCL-2 und BLC-6 ein und fordert die Angabe der Cell-of-Origin-Klassifikation (ABC und GCB); therapeutische Konsequenzen ergeben sich daraus derzeit nicht.
- Behandlung des Follikulären Lymphoms Grad 3 erfolgt wie die der DLBCL.

6.25.3 Synonyme

- Aggressives B-Zell-Lymphom
- Hochmalignes B-Zell-Lymphom nach der Kiel-Klassifikation

6.25.4 Definition

- Klonale Erkrankung durch Transformation reifer Keimzentrums-B-Zellen (germinal center derived lymphoma) mit Immunglobulin-Rearrangement.
- Molekulare Kennzeichen sind u. a.
  - Deregulation des *bcl-6*-Onkogens,
  - Aktivierung des *Myc*-Onkogens (Translokation mit oder ohne Immunglobulinpartner; schlechter prognostischer Faktor),
  - Deregulation des NFK-b-Signalwegs (beim sog. ABC-Subtyp [aktivierte B-Zelle]) sowie bcl-2-Aktivierung beim GCB-Typ (Keimzentrums-B-Zell-Typ).
  - Beim EBV$^+$-DLBCL Assoziation mit Epstein-Barr-Virus-Infektion.
- Häufiger als Follikuläre Lymphome in frühen Stadien diagnostiziert, als Systemerkrankung aber immer systemische Therapie mit voller Zykluszahl indiziert.
- Hohe Heilungsrate aufgrund hoher zellulärer Proliferation und Rituximab-Sensitivität.

6.25.5 Epidemiologie

- Etwa 30 % aller Non-Hodgkin-Lymphome in Europa, Inzidenz ca. 8/100.000/Jahr.
- Medianes Alter bei Diagnose ca. 65 Jahre, ca. 55 % Männer.

6.25.6 Ätiologie

- Ätiologie unbekannt; Risikofaktoren u. a. Exposition gegenüber Chemikalien (Pestizide, Herbizide, Haarfärbemittel).

6.25.7 Klassifikation und Risikostratifizierung

Pathologische Klassifikation

- Die Revision 2016 [14], [15] zählt bei den reifen B-Zell-Lymphomen folgende hier behandelte Subentitäten zu den aggressiven B-Zell-Lymphomen:
  - Diffus großzelliges B-Zell-Lymphom (DLBCL), NOS:
    - GCB (Keimzentrums B-Zell-Typ),
    - ABC (Aktivierter B-Zell-Typ).
  - Primär kutanes DLBCL, Leg Type.
  - EBV-positives DLBCL, NOS
    - umfasst die EBV$^+$-DLBCL jüngerer und älterer Patienten.
  - Hochmalignes B-Zell-Lymphom, NOS
    - umfasst alle „double und triple hit“ DLBCL.

Klinisches Staging

- Erfolgt klinisch nach der Einteilung von Ann Arbor, die folgende Stadien unterscheidet:
  - Stadium I: Befall einer einzigen Lymphknotenregion (I/N) oder Vorliegen eines einzigen lokalisierten extranodalen Herds (I/E).
  - Stadium II: Befall von zwei oder mehreren Lymphknotenregionen auf einer Seite des Zwerchfells (II/N) oder einer oder mehrerer Lymphknotenregionen und ein lokalisierter extranodaler Herd auf einer Seite des Zwerchfells (II/E).
  - Stadium III: Befall von zwei oder mehr Lymphknotenregionen auf beiden Seiten des Zwerchfells (III/N) oder Befall von lokalisierten extranodalen Herden und Lymphknotenbefall, sodass ein Befall auf beiden Seiten des Zwerchfells vorliegt (III/E).
  - Stadium IV: Disseminierter oder diffuser Befall eines oder mehrerer extralymphatischer Organe mit oder ohne Befall von Lymphknoten.
- Zum lymphatischen Gewebe gehören: Lymphknoten, Milz, Thymus, Waldeyer-Rachenring, Appendix.
- Die Stadien erhalten den Zusatz „A“ bei Fehlen, „B“ bei Vorliegen von
  - nicht erklärbarem Fieber > 38 °C,
  - nicht erklärbarem Nachtschweiß (mit nächtlichem Wäschewechsel)
  - nicht anderweitig erklärbarem Gewichtsverlust (> 10 % des Körpergewichts innerhalb von 6 Monaten).

Klinische Risikoklassifikation

- Der nach wie vor zuverlässigste Prognoseprädiktor ist der sog. IPI (Internationale Prognostische Index) [16].
- Der IPI hat seinen Stellenwert auch in der Rituximab-Ära behalten [17].
- Der IPI errechnet sich aus folgenden Parametern:
  - Alter > 60 Jahre,
  - Stadien III und IV nach Ann Arbor,
  - > 1 extralymphatischer Befall (Definition s. oben)
  - schlechter Allgemeinzustand (ECOG ≥ 2),
  - über Normalwert erhöhte LDH.
- Anhand der Punktezahl können 4 Gruppen mit signifikant unterschiedlicher Prognose ermittelt werden.
- Bei Patienten < 60 Jahre wird der sog. „age-adjusted IPI (aaIPI)“ angewendet, der nur aus den Faktoren Stadium, Performance Status und LDH besteht; bereits ein RF ist beim aaPI prognostisch relevant.
- Das Vorhandensein von sog. Bulky disease ist in klinischen Studien als prognostisch relevant gezeigt (> 5/7,5/10 cm, je nach Studie) und hat therapeutische Konsequenz (konsolidierende Bestrahlung).

Molekulare Risikoklassifikation

- Der Cell-of-Origin-Status (COO-Status) „ABC“ (aktivierte B-Zelle) wird als prognostisch ungünstig angegeben, was sich in prospektiven Evaluationen der britischen und deutschen Gruppen nicht bestätigen ließ. ABC-Status hat keine klinischen Konsequenzen (s. unten);
- GCB (Keimzentrumstyp) als prognostisch günstig, außer es finden sich
  - Expression der Onkogene MYC, BCL 2/6 (sog. Double Expressor Status) und
  - Translokation (FISH) Nachweis (sog. double oder triple hit) der o. g. Onkogene.
- Diese Merkmale sind prognostisch hochsignifikant, in der neuen WHO-Klassifikation abgegrenzt.
- Aktuell haben sie aber keine therapeutischen Konsequenzen außerhalb klinischer Studien.

6.25.8 Symptomatik

- Derbe, schmerzlose Lymphknotenvergrößerungen, am häufigsten zervikal,
- häufig mit Splenomegalie,
- häufig (ca. 20 %) extranodaler Befall, auch mit atypischen Organinfiltrationen, am häufigsten in Leber, Lunge, Knochen,
- selten (ca. 5 %) ZNS-Beteiligung (meningeal, selten parenchymatös),
- häufig (ca. 25 %) sog. B-Symptomatik (s. unten), selten Zeichen der hämatopoetischen Insuffizienz durch KM-Befall,
- rasches Wachstum („aggressives Lymphom“) mit Beeinträchtigung des Allgemeinbefindens.

6.25.9 Diagnostik

Diagnostisches Vorgehen

- Ziel des diagnostischen Vorgehens beim DLBCL ist es, nach histologischer Sicherung (Lymphknotenexzision) Ausbreitung und Risikokonstellation der individuellen Erkrankung zu ermitteln (▸ Abb. 6.51), um eine risikoadaptierte Therapie einzuleiten.
- Bei sehr raschem Wachstum und klinischem Handlungsbedarf kann nach Lymphknotenentnahme zeitnah eine sog. Vorphasetherapie (in der Regel Vincristin + Kortikosteroide, selten additiv Cyclophosphamid wie bei der ALL) eingeleitet werden.

Anamnese

- Vollständige Anamnese einschl. therapierelevanter Vorerkrankungen (kardial, neurologisch, pulmonal), B-Symptomatik (s. unten), Infektionsanamnese.

6

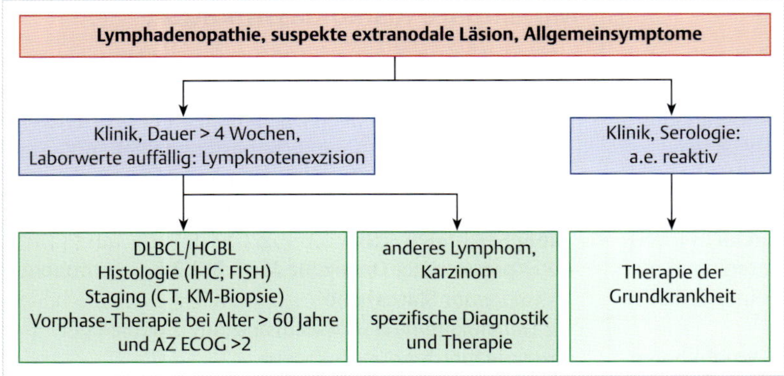

Abb. 6.51 Diffuses großzelliges Non-Hodgkin-Lymphom (DLBCL) und Hochmalignes B-Zell-Lymphom (HGBL). Diagnostisches Vorgehen (a.e.).

Körperliche Untersuchung

- Vollständige körperliche Untersuchung einschl. neurologischem Status und Dokumentation aller Lymphknotenstationen.

Labor

- Differenzialblutbild, Retikulozyten,
- BSG, Elektrophorese, Gesamteiweiß,
- GOT, GPT, AP, γ-GT, Bilirubin, Kreatinin, Harnsäure, Blutzucker, Kreatinin-Clearance,
- LDH (vor Vorphase; auf Hämolyse achten),
- Vitamin-D-Spiegel (vor Antikörpertherapie),
- Ferritin,
- quantitative Immunglobuline, freie Leichtketten, Immunfixation,
- Quick-Wert, PTT,
- bei (sehr seltenem) leukämischem Verlauf: Oberflächenmarker durch FACS-Analyse.

Bildgebende Diagnostik

Sonografie

- Lymphknoten- und Abdominalsonografie sind in den Händen erfahrener Untersucher zur Initial- und Verlaufsdiagnostik in Ergänzung zum CT sehr gut geeignet.

Röntgen

- Bei Einsatz der Computertomografie des Thorax ist ein Röntgen-Thorax nur noch evtl. zur Verlaufskontrolle unter Therapie bei mediastinalem Bulk sowie zur Lagekontrolle zentralvenöser Katheter notwendig.

CT

- Ein Computertomogramm mit ausreichender Schnittdichte und Einsatz von Kontrastmittel ist der Goldstandard für Stadien- und Therapiekontrolluntersuchungen beim DLBCL.
- Obligat sind Staging CT, Interimstaging (z. B. nach 3 Zyklen Chemotherapie) und Abschluss-Staging.
- Im Abschluss-Staging in klinischen Studien als PET-CT (s. unten).
- Weitere Kontroll-CT im Verlauf (Nachsorge-CT) sind nur bei klinischem Verdacht auf Lymphomaktivität oder speziellen Fragestellungen obligat.

PET/PET-CT

- Zellen des DLBCL sind FDG-avide [2].
- Die metabolische Aktivität befallener nodaler und extranodaler Areale kann somit prinzipiell im PET-CT evaluiert werden und sollte auf der 5-Punkte-Deauville-Skala graduiert werden.
- Allerdings ist der klinische Stellenwert beim DLBLCL noch nicht ausreichend gesichert.

> **Merke**
>
> Eine Zulassung durch den GemBA ist noch nicht erfolgt, sodass außerhalb klinischer Studien das PET-CT in Deutschland nicht eingesetzt werden kann.

- Zwei Indikationen scheinen durch Studien gesichert:
  - Bei PET-Negativität im Staging kann ggf. auf eine Knochenmarkbiopsie verzichtet werden (Staging: Verzicht auf KM-Biopsie).
  - Der NPV (negative prädiktive Wert) des PET im Re-Staging nach Therapieabschluss beträgt 80–100 % (Re-Staging am Ende der Therapie).
- Der PPV (positive prädiktive Wert) für ein positives PET sowohl im Interims- wie im Abschluss-Staging beträgt nur 50 %, sodass ohne Biopsie aus einem positiven PET im Staging keine klinischen Konsequenzen gezogen werden können.
- Ob bei negativem PET bei ehemaligem Bulk-Befall oder Restbefund auf die ansonsten obligate konsolidierende Strahlentherapie verzichtet werden kann, ist Gegenstand klinischer Studien.

Instrumentelle Diagnostik

EKG

- Vor Beginn der Chemotherapie obligat.

Spirometrie und Diffusionskapazitätsbestimmung

- Vor Beginn der Chemotherapie obligat.

Echokardiografie oder MUGA-Scan

- Aufgrund des obligaten Einsatzes von Anthrazyklinen in der Behandlung ist eine prä- und posttherapeutische Untersuchung der kardialen Pumpfunktion obligat.
- Das Risiko für eine Kardiomyopathie ist mit ca. 4 % angegeben.

Histologie, Zytologie und klinische Pathologie

Knochenmarkdiagnostik

- Yamshidi-Biopsie und Knochenmarkblutaspiration zur morphologischen, immunologischen und ggf. molekularen Untersuchung sind obligat.
- Im Re-Staging nur bei initialem Befall zu wiederholen.

Lymphknotendiagnostik

- Die exzisionale Biopsie mit pathologischer und ggf. referenzpathologischer Untersuchung ist Goldstandard.
- Die Lymphknotenzytologie ist zur Diagnose nie ausreichend.
- Stanzbiopsate sind bei schwer zugänglichen Lymphomen anstelle von Exzisionsbiopsaten in Einzelfällen akzeptabel.
- Nach der WHO-Klassifikation 2016 [15] wird trotz aktuell fehlender klinischer Konsequenz gefordert:
  - Immunhistologie mit Bestimmung des Cell-of-Origin-Status mittels Immunhistochemie nach Hans oder NanoString Genexpression,
  - Nachweis von MYC- und BLC 2/6-Expression (DE-Status) mittels IHC sowie
  - ggf. (bei Positivität für letztere) FISH (DH-Status).

Liquordiagnostik

- Das Risiko für einen (primären) Liquorbefall oder einen Progress (Rezidiv) mit klinisch sekundärem meningealem Befall wird nach dem sog. CNS-IPI bestimmt [13].
- Bei hohem Risiko sowie Hodenbefall durch Lymphom sind Liquordiagnostik (einschl. FACS, ggf. MRT-Schädel) und bei fehlendem Nachweis prophylaktische Therapie mit Methotrexat (i. v.) obligat.

Mikrobiologie und Virologie

Serologie

- Obligat (Therapieplanung, Reaktivierungsrisiko) sind Hepatitis (A, B, C), HIV, CMV, EBV-Serologie, ggf. Viruslastbestimmung mit PCR.

6.25.10 Differenzialdiagnosen

- Prinzipiell alle Ursachen einer Lymphadenopathie, d. h.
  - unspezifische Lymphadenitis,
  - andere Subentitäten maligner Lymphome,
  - Metastasen solider Tumoren,
  - systemischer Lupus erythematodes,
  - Sarkoidose,
  - Tuberkulose, Toxoplasmose, HIV-, EBV-, CMV-Infektion.

6.25.11 Therapie

Therapeutisches Vorgehen

- Therapie erfolgt immer in kurativer Intention, sofern Allgemeinzustand und/oder Begleiterkrankungen dies zulassen.
- Die Therapieintensität richtet sich nach dem IPI-Risiko; intensivierte oder risikoadaptierte Therapie aufgrund des COO-Subtyps oder für DH/TH-Lymphome sind nicht etabliert, nur in klinischen Studien (▶ Abb. 6.52).

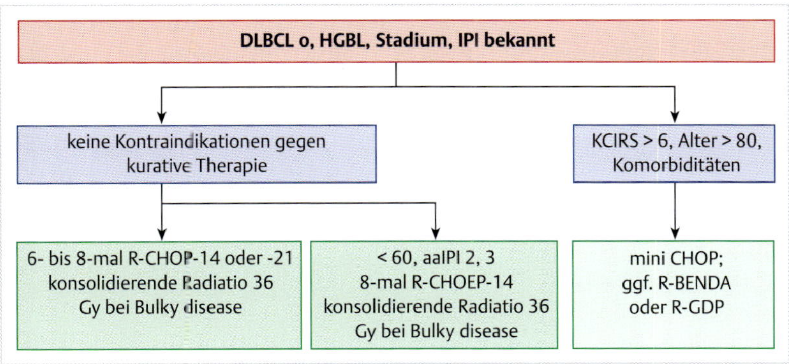

Abb. 6.52 Diffuses großzelliges Non-Hodgkin-Lymphom (DLBCL) und Hochmalignes B-Zell-Lymphom (HGBL). Therapeutisches Vorgehen. (CIRS-Score: Cumulative Illness Rating Scale)

- Beurteilung der „Therapiefähigkeit“ erst nach Durchführung einer Vorphasetherapie (s. u.), da häufig durch systemischen Lymphomprogress beim DLBCL AZ stark beeinträchtigt.
- Systemische Therapieindikation ohne Zeitverzögerung besteht in allen Stadien und Risikogruppen.
- Die Therapie beinhaltet immer ein Anthrazyklin, deswegen ist die Evaluation der kardialen Funktion vor Therapiebeginn obligat.

Pharmakotherapie

Kausale Pharmakotherapie

- Bei Patienten mit hoher Tumorlast, schlechtem Allgemeinzustand und Alter > 60 Jahre ist eine Vorphasetherapie mit Vincristin (1–2 mg) und Prednisolon (1–1,5 mg/kg KG) empfohlen.
- Eine Chemotherapie mit CHOP, 6–8 Zyklen (▶ Tab. 6.49; [3]) ist in allen Stadien und Risikogruppen Standard.
- Die zusätzliche Gabe von Rituximab (8 Kurse; ▶ Tab. 6.49) verbessert die Heilungsrate um 15–20 % bei allen Patienten [3], [10].
- Die Applikation von CHOP in dosisintensivierten 14- oder konventionellen 21-tägigen Abständen ist für das progressionsfreie und Gesamt-Überleben gleichwertig [4]; Infektionsrate, Kardiotoxizität und kürzere Therapiedauer lassen CHOP-14 vorteilhafter erscheinen.
- Intensivierte CHOP-Regime (z. B. Hinzufügung von Etoposid = CHOEP [12]; ACVBP-Regime der französischen GELA-Gruppe [11] können in Subgruppen die Prognose verbessern, ein formaler Nachweis in Phase-III-Studien gegenüber dem Standard fehlt für CHOEP.
- Alternative Regime (z. B. Nadir-Adaptation mit Dauerinfusion als DA-EPOCH, oder B-ALL-Protokoll der GMALL) sind dem CHOP-Regime nicht überlegen und sollten aufgrund der Toxizität, die die Therapiedurchführung kompromittieren kann, **nicht** in der Primärtherapie eingesetzt werden.
- Eine verbesserte Wirksamkeit alternativer Regime bei DH/TH-Regimen ist **nicht** nachgewiesen.
- Risiko- und altersabhängig gelten folgende Besonderheiten:
  - Jüngere Hochrisikopatienten (aaIPI 2, 3):
    - Die Überlegenheit der Konsolidierung mit autologer Stammzelltransplantation konnte in 4 randomisierten Studien nicht belegt werden.
    - CHOEP-14 erzielte das beste bisher in prospektiven Studien erzielte Ergebnis, auch wenn der randomisierte Nachweis gegenüber CHOP aussteht.
  - Ältere Patienten mit Komorbiditäten, Patienten > 80 Jahre (non-fit; CIRS-Score > 6):
    - Mit dem dosisreduzierten Mini-CHOP wurden auch bei sehr alten Patienten Heilungen erzielt [9].
    - Bei Verzicht auf Anthrazykline und Einsatz von z. B. Bendamustin als Chemotherapie in Kombination mit Rituximab ist die Heilungswahrscheinlichkeit sehr gering. Deswegen, wenn immer möglich, Versuch einer anthrazyklinhaltigen Induktion.

Pharmakologische Supportivtherapie

- Gabe von G-CSF prinzipiell gemäß ASCO/ESMO-Guidelines, bei verkürztem Zyklusabstand (CHOP-14), Patienten > 60 Jahren und zur Stammzellasservation bei Rezidivtherapie obligat.
- Antiinfektive Prophylaxe mit Antibiotika (Chinolon, Cotrimoxazol), Virustatika (Aciclovir) bei älteren Patienten obligat, dadurch Senkung der therapieassoziierten Mortalität um > 50 % nachgewiesen.

Tab. 6.49 Therapieschemata in der Induktionstherapie des DLBCL.

Stadium	Wirkstoff	Dosierung	Applikation	Protokoll
1	CHOP-21, Wdh Tag 22			
	Cyclophosphamid	750 mg/m²	i. v.	Tag 1
	Doxorubicin	50 mg/m²	i. v.	Tag 1
	Vincristin*	1,4 mg/m²	i. v.	Tag 1
	Prednison	100 mg/m²	p. o.	Tag 1–5
2	CHOP-14, Wdh Tag 15			
	Dosierung wie CHOP-21, plus G-CSF oder PEG-Filgrastim			Tag 4–13 bzw. Tag 4
1a/2a	R-CHOP, Wdh Tag 22/Tag 15			
	Rituximab, gefolgt von CHOP	375 mg/m²	i. v.	Tag 1, Tag 2
3	CHOEP-21, Wdh Tag 22			
	CHOP plus Etoposid	100 mg/m²	Infusion (60 min)	Tag 1–3
4	CHOEP-14, Wdh Tag 15			
	Dosierung wie CHOEP-21, plus G-CSF oder PEG-Filgrastim			Tag 4–13 bzw. Tag 4

*max. Einzeldosis (capping) 2 mg (bei Patienten > 70 Jahre 1 mg)

- Antiemetische Therapie, Flüssigkeitssupport gemäß lokaler Leitlinien.
- Substitution von Vitamin D bei Vitamin-D-Mangel empfohlen (verbesserte Wirksamkeit von Rituximab) [1].

Strahlentherapie

- DLBCL sind strahlensensibel, aufgrund der hohen Wirksamkeit der systemischen Chemo-Immuntherapie jedoch nur als konsolidierende Therapie indiziert in folgenden Situationen:
  - Nach Therapieabschluss bei Patienten mit Bulky disease (initial > 7,5 cm) [7],
  - Bestrahlung des kontralateralen Hodens bei primärem Hodenbefall,
  - Konsolidierende Bestrahlung von Knochenbefall empfohlen.
- In frühen Stadien sind verkürzte Chemotherapien (3 Zyklen) gefolgt von konsolidierender Bestrahlung aufgrund der höheren systemischen Rezidivrate der volldosierten Systemtherapie unterlegen; nur noch bei Kontraindikation gegen volldosierte Therapie empfohlen.
- Ob bei PET-Negativität bei initialer Bulky disease auf konsolidierende Strahlentherapie möglicherweise verzichtet werden kann, ist Gegenstand klinischer Studien.

Zellbasierte Verfahren

Stammzelltransplantation

- Autologe und allogene Transplantation sind in der Induktionstherapie nicht indiziert, die Überlegenheit der autologen PBSCT in der Primärtherapie wurde in randomisierten Studien nicht nachgewiesen [12].
- Im chemotherapiesensitiven Rezidiv nach initialer Remission von mindestens 12 Monaten Dauer ist die autologe Transplantation nach R-DHAP oder R-ICE-Rezidivtherapie und BEAM-Hochdosistherapie indiziert mit ca. 20- bis 40 %iger längerfristiger Remissionsrate in Abhängigkeit von Risiko und Vortherapie [5].
- Im Frühprogress oder Frührezidiv (< 12 Monate) und/oder geringer Chemotherapiesensitivität kann die allogene Fremd- oder Familientransplantation längerfristige Remissionen erzielen [6]. Jüngere, prinzipiell transplantable Patienten sollten frühzeitig in einem dafür spezialisierten Zentrum vorgestellt werden.

CAR-T-Zells

- Aktivierte autologe T-Zellen mit chimären Rezeptoren gegen das CD19-Antigen können auch bei refraktären rezidivierten DLBCL eine Remission erzeugen; derzeit nur in klinischen Studien möglich.

Operative Therapie

- Außer exzisionaler Lymphknotenbiopsie und ggf. Implantation eines Port-a-Cath-Katheters nicht indiziert.
- Debulking-Operationen (wie gelegentlich in der Pädiatrie) nicht indiziert, verzögern Therapieeinleitung.

6.25.12 Nachsorge

- Aufgrund potenziell kurativer Optionen im Rezidiv in den ersten 5 Jahren engmaschige Nachsorge.
- In den ersten beiden Jahren nach Therapieende vierteljährlich, danach halbjährlich und ab dem 6. Jahr einmal jährlich.
- Beinhaltet Anamnese, klinische Untersuchung und laborchemische Untersuchungen.
- Bildgebung nur noch bei klinischem Verdacht auf ein Rezidiv erforderlich!

6

6.25.13 Verlauf und Prognose

- Die Rezidivwahrscheinlichkeit hängt entscheidend vom initialen IPI ab; 90 % der Rezidive treten in den ersten 5 Jahren auf.
- Die Rezidivwahrscheinlichkeit liegt in der Gruppe mit niedrigem Risiko bei 10 %, Hochrisikogruppe bei bis zu 50 %.
- Das Gesamtüberleben nach 3 Jahren liegt bei > 90 % bei einem IPI von 0 und ca. 55 % bei einem IPI von 4–5.
- Einschätzung des Rezidivrisikos mittels PET-CT **nach** Abschluss der Therapie aufgrund des hohen negativen prädiktiven Werts (NPV) einsetzbar (s. oben).

6.25.14 Wichtige Internetquellen

- www.dshnhl.org (Deutsche Studiengruppe Hochmaligne Lymphome)
- www.onkopedia.com/de/onkopedia/guidelines
- www.nccn.org
- www.esmo.org/guidelines

6.25.15 Literatur

[1] Bittenbring JT, Neumann F, Altmann B et al. Vitamin D Deficiency Impairs Rituximab-Mediated Cellular Cytotoxicity and Outcome of Patients With Diffuse Large B-Cell Lymphoma Treated With but Not Without Rituximab. Journal of Clinical Oncology 2014; 32(29): 3 242–8

[2] Cheson BD, Fisher RI, Barrington SF et al. Recommendations for Initial Evaluation, Staging, and Response Assessment of Hodgkin and Non-Hodgkin Lymphoma: The Lugano Classification. Journal of Clinical Oncology 2014; 32(27): 3 059–67

[3] Coiffier B, Lepage E, Briere J et al. CHOP chemotherapy plus rituximab compared with CHOP alone in elderly patients with diffuse large-B-cell lymphoma. N Engl J Med 2002; 346(4): 235–42

[4] Cunningham D, Hawkes EA, Jack A et al. Rituximab plus cyclophosphamide, doxorubicin, vincristine, and prednisolone in patients with newly diagnosed diffuse large B-cell non-Hodgkin lymphoma: a phase 3 comparison of dose intensification with 14-day versus 21-day cycles. Lancet 2013; 381(9 880): 1817–26

[5] Gisselbrecht C, Glass B, Mounier N et al. Salvage Regimens With Autologous Transplantation for Relapsed Large B-Cell Lymphoma in the Rituximab Era. Journal of Clinical Oncology 2010; 28: 4184–90

[6] Glass B, Hasenkamp J, Wulf G, Dreger P, Pfreundschuh M, Gramatzki M, et al. Rituximab after lymphoma-directed conditioning and allogeneic stem-cell transplantation for relapsed and refractory aggressive non-Hodgkin lymphoma (DSHNHL R3): an open-label, randomised, phase 2 trial. The Lancet Oncology 2014; 15(7): 757–66

[7] Held G, Murawski N, Ziepert M et al. Role of Radiotherapy to Bulky Disease in Elderly Patients With Aggressive B-Cell Lymphoma. Journal of Clinical Oncology 2014; 32(11): 1112–8

[8] McKelvey EM, Gottlieb JA, Wilson HE. Hydroxydaunomycin (adriamycin) combination chemotherapy in malignant lymphomas. Cancer 1976; 38: 1484–93

[9] Peyrade F, Jardin F, Thieblemont C et al. Attenuated immunochemotherapy regimen (R-miniCHOP) in elderly patients older than 80 years with diffuse large B-cell lymphoma: a multicentre, single-arm, phase 2 trial. The Lancet Oncology 2011; 12(5): 460–8

[10] Pfreundschuh M, Trumper L, Osterborg A et al. CHOP like chemotherapy with rituximab vs CHOP like chemotherapy alone in young patients with good prognosis aggressive non-Hodgkin's lymphoma: Results of a randomised controlled trial by the MabThera International Trial (MInT) Group. Lancet Oncology 2006; 7: 379–91

[11] R,cher C, Coiffier B, Haioun C et al. Intensified chemotherapy with ACVBP plus rituximab versus standard CHOP plus rituximab for the treatment of diffuse large B-cell lymphoma (LNH03-2B): an open-label randomised phase 3 trial. The Lancet 2012; 378: 1858–67

[12] Schmitz N, Nickelsen M, Ziepert M et al. Conventional chemotherapy (CHOEP-14) with rituximab or high-dose chemotherapy (MegaCHOEP) with rituximab for young, high-risk patients with aggressive B-cell lymphoma: an open-label, randomised, phase 3 trial (DSHNHL 2002-1). The Lancet Oncology 2012; 13(12): 1250–9

[13] Schmitz N, Trumper L, Ziepert M et al. Treatment and prognosis of mature T-cell and NK-cell lymphoma: an analysis of patients with T-cell lymphoma treated in studies of the German High-Grade Non-Hodgkin Lymphoma Study Group. Blood 2010; 116: 3418–25

[14] Swerdlow SH, Campo E, Harris NL et al. WHO Classification of Tumours of the Haematopoietic and Lymphoid Tissues. Lyon: IARC; 2008

[15] Swerdlow SH, Campo E, Pileri SA et al. The 2016 revision of the World Health Organization classification of lymphoid neoplasms. Blood 2016; 127(20): 2375–90

[16] The International Non-Hodgkin's Lymphoma Prognostic Factors P. Shipp MA, Harrington DP, Anderson JR et al. A predictive model for aggressive non-Hodgkin's lymphoma. New England Journal of Medicine. 1993; 329: 987–94

[17] Ziepert M, Hasenclever D, Kuhnt E et al. Standard International prognostic index remains a valid predictor of outcome for patients with aggressive CD20+B-cell lymphoma in the rituximab era. J Clin Oncol 2010; 28(14): 2373–80

6.26 Plasmoblastisches Lymphom

Andreas Hüttmann

6.26.1 Steckbrief

Das plasmoblastische Lymphom (PBL) ist ein seltenes großzelliges B-Zell-Lymphom. Die Mehrzahl der Betroffenen weist einen Immundefekt auf. Häufig liegen eine HIV-Infektion oder eine medikamentöse Immunsuppression vor, beispielsweise nach Organtransplantation. Fälle ohne erkennbaren Immundefekt wurden ebenfalls beschrieben. Charakteristisch ist das extranodale und disseminierte Ausbreitungsmuster. Ein Lymphombefall der Mundhöhle ist häufig anzutreffen. Diagnostisch und therapeutisch relevant ist die fehlende oder schwache Expression des CD20-Antigens. Die Prognose der Erkrankung ist auch bei adäquater Therapie schlecht mit Überlebensraten zwischen 10 und 25 % nach 2–3 Jahren. Die Erkrankung scheint bei HIV-Positiven und/oder EBV-Latenz einen etwas günstigeren Verlauf zu nehmen.

6.26.2 Synonyme

- Keine.

6.26.3 Definition

- Reifzellige B-Zell-Neoplasie mit schwacher oder fehlender CD20-Expression, plasmoblastischer Morphologie und vorwiegend extranodalem Befallsmuster. Ein Befall der Mundhöhle ist typisch [2].
- Regelmäßig, aber nicht ausschließlich mit einem erworbenen Immundefekt assoziiert.
- Neben der HIV-Erkrankung ist eine immunsuppressive Dauerbehandlung nach Organtransplantation häufigste Ursache des begleitend vorliegenden Immundefekts.
- Selten entsteht das plasmoblastische Lymphom als Transformation aus einer indolenten Lymphomerkrankung.

> **Wichtig**
>
> Die Diagnose eines plasmoblastischen Lymphoms sollte immer eine Untersuchung des Immunstatus und des HIV-Status nach sich ziehen.

6.26.4 Epidemiologie

- Es handelt sich um eine seltene Erkrankung, deren genaue Epidemiologie unbekannt ist.
- In der Ära der HAART (hochaktive antiretrovirale Therapie) beträgt die Inzidenz HIV-assoziierter Lymphome in den USA 33/100.000. Ein plasmoblastisches Lymphom soll in 2–17 % dieser Fälle vorliegen, sodass bei HIV-Infizierten eine Inzidenz von ca. 5/100.000 oder weniger anzunehmen ist. Männer sind in 75 % der Fälle betroffen, was auch, aber nicht nur mit der Geschlechterverteilung der HIV-Erkrankung erklärt wird.
- HIV-negative Patienten erkranken seltener; der Männeranteil in dieser Gruppe ist mit ca. 65 % etwas kleiner als bei HIV-positiven Patienten.
- HIV-assoziierte Erkrankungen manifestieren sich bevorzugt in der 4. Lebensdekade und damit ca. 10 Jahre früher als HIV-negative Fälle.

- Vereinzelte pädiatrische Fälle wurden beschrieben und fast ausschließlich bei HIV-infizierten Kindern beobachtet.

6.26.5 Ätiologie und Pathogenese

- Erkrankung einer post-germinalen, aktivierten B-Zelle mit morphologischen Eigenschaften eines Immunoblasten. Die Lymphomzellen weisen den Immunphänotyp von Plasmazellen auf und zeigen ein plasmazelluläres Genexpressionsmuster.
- Eine Assoziation mit EBV wird häufiger bei HIV-positiven als bei HIV-negativen Fällen beobachtet und für Apoptosedefekte verantwortlich gemacht.
- MYC-Onkogen involvierende Translokationen oder eine MYC-Überexpression werden beobachtet, wobei eine Assoziation mit BCL-2 Überexpression im Sinne eines „Double hit"-Lymphoms nicht beschrieben wird.

6.26.6 Klassifikation und Risikostratifizierung

- Die WHO-Klassifikation in der überarbeiteten Form von 2016 wird angewendet. Das PBL ist ein reifzelliges B-Zell-Lymphom und wird als Variante des diffusen großzelligen B-Zell-Lymphoms aufgefasst.
- Abzugrenzen ist die plasmoblastische Transformation eines Multiplen Myeloms, die kein primäres PBL darstellt.

6.26.7 Symptomatik

- Die Mehrzahl der Patienten präsentiert sich in einem fortgeschrittenen Stadium.
- Beschwerden bei der Nahrungsaufnahme durch die typische Mundhöhlenraumforderung.
- Übelkeit, Erbrechen und unspezifische abdominelle Beschwerden auch durch die häufige Beteiligung weiter distal gelegene Abschnitte des Gastrointestinaltrakts.
- Knochenschmerzen durch Befall des Skelettsystems und als störend empfundene Hauttumoren kommen häufig vor.
- Bei HIV-positiven Patienten bestehen oft B-Symptome:
  - unerklärtes Fieber > 38 °C,
  - Nachtschweiß mit Wäschewechsel,
  - unerklärter Gewichtsverlust von > 10 % des Ausgangsgewichts in den vergangenen 6 Monaten.
- B-Symptome sind bei immunsupprimierten HIV-negativen Patienten und immunkompetenten Patienten deutlich seltener anzutreffen.
- Ein Nodalbefall ist in der Regel asymptomatisch. Allerdings können große Raumforderungen funktionell als störend empfunden werden und bei ungünstiger Lokalisation zu Organkomplikationen mit entsprechenden Beschwerden führen (Harnaufstau, Cholestase).

6.26.8 Diagnostik

Diagnostisches Vorgehen

- Das diagnostische Vorgehen beim plasmoblastischen Lymphom unterscheidet sich nicht grundlegend vom Vorgehen bei anderen Lymphomen (▸ Abb. 6.53).

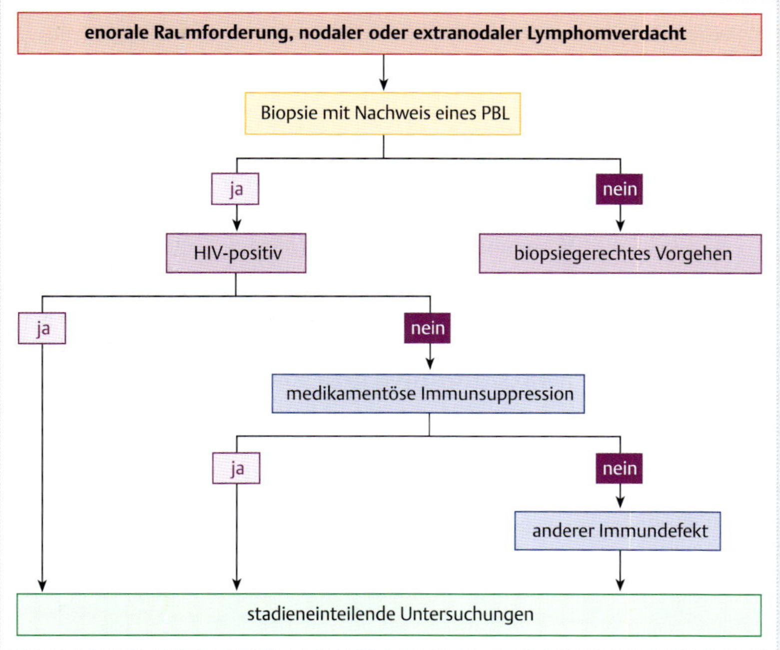

Abb. 6.53 Plasmoblastisches Lymphom. Diagnostisches Vorgehen bei enoraler Raumforderung und Lymphomverdacht (PBL: Plasmoblastisches Lymphom, HIV: Humanes Immundefizienz Virus)

Anamnese

- Gezielt zu erfragen sind alle Faktoren, die auf eine Immunsuppression hinweisen könnten.
  - HIV-Erkrankung,
  - dauerhafte Einnahme von Immunsuppressiva (Steroide, Calcineurinantagonisten, Mycophenolatmofetil, mTOR-Inhibitoren, Antikörper zur Behandlung der Psoriasis, Multipler Sklerose, chronisch entzündlicher Darmerkrankungen und rheumatischer Erkrankungen, Methotrexat, Interferone).

Körperliche Untersuchung

- Inspektion der Schleimhäute, um Mundhöhlenraumforderung, Lichen oder begleitende Candidainfektion erkennen zu können,
- Inspektion der Genital- und Analregion auf Anzeichen einer sexuell übertragbaren Erkrankung,
- Untersuchung/Abtasten der Lymphknoten sowie des Bauchraums.

Labor

- **Obligat**: Blutbild mit Leukozytendifferenzierung, Retikulozyten, Erythrozytensedimentation, Bilirubin, ASAT, ALAT, alkalische Phosphatase, γ-GT, Lactatdehydrogenase, Kreatinin, Harnsäure, Thromboplastinzeit, aktivierte partielle Thromboplastinzeit, zelluläres Immunogramm.
- **Empfohlen**: Coombs-Test, Gesamteiweiß, Eiweißelektrophorese, Immunglobuline.

Bildgebende Diagnostik

Sonografie

- Die Abdomensonografie dient als Referenzbefund für die Nachsorgeuntersuchungen.

Echokardiografie

- Eine Echokardiografie zur Erfassung der Pumpleistung des Herzens sollte prätherapeutisch durchgeführt werden.

Röntgen

- Ein Röntgenbild des Thorax dient als Referenzbefund für die Nachsorgeuntersuchungen.

CT

- Die korrekte Stadieneinteilung erfordert die Anfertigung kontrastmittelverstärkter Computertomografien der Gesichtsschädel- und Hals-, Thorax- und Abdominalregion.

Szintigrafie

- Bei einer vermuteten Knochenbeteiligung, die in den CT-Untersuchungen nicht oder nicht ausreichend abgebildet wird, kann eine Skelettszintigrafie ergänzende Informationen zum Ausmaß des Befalls liefern,

PET/PET-CT

- Eine hochauflösende und kontrastmittelverstärkte Ganzkörper-CT in Kombination mit einer 18-Fluordesoxyglukose (FDG) Positronen-Emissionstomografie (PET) ist internationaler Standard in der Stadieneinteilung FDG-avider Lymphome.
- Diese kombinierte Untersuchung erlaubt akkurat die Bestimmung der Krankheitsausbreitung und kann daher die CT-Untersuchungen ersetzen.
- Die FDG-PET/CT ist in Deutschland keine Leistung der gesetzlichen Krankenkassen und kann daher nicht vorbehaltlos empfohlen werden.

Histologie, Zytologie und klinische Pathologie

Knochenmarkdiagnostik

- Unilaterale Knochenmarkaspiration zur Anfertigung von Ausstrichpräparaten und für die durchflusszytometrische Immunphänotypisierung.
- Entnahme einer mindestens 2 cm langen Stanzbiopsie für die histologische Untersuchung.

Lymphknotendiagnostik

- Die Lymphomdiagnose lässt sich präzise an einer ausreichend großen Lymphknotenprobe sichern.
- Gängige Verfahren sind die chirurgische Exstirpation oder die perkutane Schneide- oder Stanzbiopsie mit einer 14-G- oder 16-G-Nadel.

> M!
> **Wichtig**
>
> Jede Körperregion kann Ort der Probenentnahme sein. Eine Feinnadelaspiration ist für die pathologische Diagnosestellung nicht ausreichend.

Mikrobiologie und Virologie

Serologie

- HIV-Serologie und bei positivem Ausfall HIV-Viruslast, Hepatitis B, Hepatitis C.
- Bei entsprechendem klinischem Verdacht Untersuchung auf Treponema pallidum.

Sonstiges

- Bei Verdacht auf eine latente oder aktive Tuberkulose bei immunkompromittierten Patienten kann der Nachweis einer Infektion mit Mycobacterium-tuberculosis complex im Interferon-γ-Freisetzungsassay dem Tuberkulin-Test überlegen sein.
- Der Nachweis von HHV-8-DNA kann zur Abgrenzung einer Castleman-Erkrankung diagnostisch hilfreich sein.

Differenzialdiagnosen

- Je nach klinischem Bild Ausschluss einer Infektionskrankheit wie Tuberkulose, Syphilis, Leishmaniose, Toxoplasmose, Yersiniose, Bartonellose und andere.
- Infektionsassoziierte Lymphome wie das Primäre Effusionslymphom, das EBV-positive Lymphom des älteren Menschen, das großzellige Lymphom bei HHV-8-assoziierter multizentrischer Castleman-Erkrankung und das diffuse großzellige Lymphom assoziiert mit einer chronischen Entzündung müssen abgegrenzt werden [1].
- Das ALK-positive B-Zell-Lymphom und die plasmoblastische Variante eines multiplen Myeloms sind aufgrund der CD20-Negativität gelegentlich schwierig abzugrenzen.

6.26.9 Therapie

Therapeutisches Vorgehen

- Das Therapieziel ist kurativ angelegt (▶ Abb. 6.54).

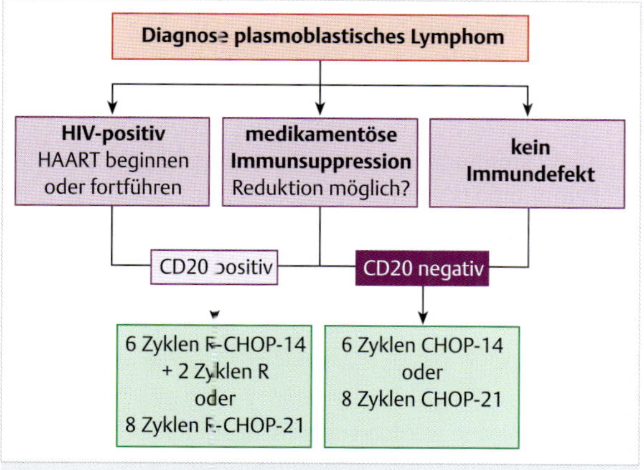

Abb. 6.54 Plasmoblastisches Lymphom. Therapeutisches Vorgehen. Das CHOP-Protokoll alle 14 oder 21 Tage ist das Rückgrat der Therapie. Bei CD20-Expression wird auch mit Rituximab behandelt. Bei immunsupprimierten Patienten sollte überprüft werden, ob eine Verbesserung des Immunstatus durch eine konsequente HAART oder eine weniger intensive medikamentöse Immunsuppression möglich ist.

Pharmakotherapie

Kausale Pharmakotherapie

Chemotherapie

- **CHOP-Protokoll**:
  - Cyclophosphamid 750 mg/m² Tag 1, Doxorubicin 50 mg/m² Tag 1, Vincristin 1,4 mg/m² Tag 1 (max. 2 mg), Prednison 100 mg Tag 1 bis Tag 5.
  - Es können 6 Zyklen im Abstand von 14 Tagen oder 8 Zyklen im Abstand von 21 Tagen verabreicht werden.
  - Bei gutem Allgemeinzustand des Patienten ist die 14-tägige Gabe der 21-tägigen Gabe aufgrund der kürzeren Behandlungsdauer vorzuziehen.
- Gabe von **Rituximab**:
  - Die wenigen Fälle mit Nachweis des CD20-Antigens erhalten Rituximab zu jeden Zyklus CHOP (375 mg/m² Tag 1).
  - Patienten, die alle 14 Tage behandelt werden, erhalten zusätzliche Gaben Rituximab 14 und 28 Tage nach dem letzten CHOP.

Pharmakologische Supportivtherapie

- Obligat: G-CSF bei Gabe im 14-tägigen Rhythmus (Pegfilgrastim 6 mg oder Lipegfilgrastim 6 mg s.c an Tag 4, alternativ tägliche Injektionen von Lenograstim 34 Mio. IE oder Filgrastim gewichtsadaptiert ca. Tag 4–10). Bei 21-tägigem Zyklus kann auf G-CSF verzichtet werden.
- HIV-positive Patienten und immunkompromittierte HIV-negative Patienten erhalten eine antiinfektive Prophylaxe mit Aciclovir 400 mg p. o. 1- bis 2-mal tgl. und Cotrimoxazol 480 mg 1-mal tgl. während des Behandlungszeitraums. Ciprofloxacin 500 mg 2-mal tgl. wird z. B. an Tag 6–12 eines jeden Zyklus verabreicht.
- Bei HIV-positiven Patienten ist eine HAART einzuleiten oder konsequent fortzuführen.

> **Hinweis für die Praxis**
>
> Bei immunkompromittierten Patienten ist die antiinfektive Prophylaxe zur Senkung der therapieassoziierten Morbidität und Mortalität essenziell.

6.26.10 Prävention

- Bei HIV-Infizierten hat der konsequente Einsatz der HAART die Inzidenz HIV-assoziierter Lymphome und damit auch des PBL senken können.

6.26.11 Nachsorge

- Nachsorge alle 3 Monate für 2 Jahre, danach alle 6 Monate für weitere 3 Jahre und danach 1-mal jährlich lebenslang.

- Neben der Erhebung von Anamnese, klinischem Befund und Laborparametern wird eine Abdomensonografie bei jeder Nachsorge durchgeführt.
- Ein Röntgenbild des Thorax erfolgt bei jeder zweiten Nachsorge bis zum Ende des 5. Nachsorgejahres.

> **Wichtig**
>
> CT-Untersuchungen in der Nachsorge sind nur zur Abklärung unklarer Symptome oder bei Rezidivverdacht indiziert.

6.26.12 Verlauf und Prognose

- Unbehandelt führt das plasmoblastische Lymphom rasch zum Tod.
- HIV-positive Patienten: Das mediane Gesamtüberleben beträgt 15 Monate mit einem Gesamtüberleben von 25 % nach 3 Jahren.
- HIV-negative Patienten: Mit einem medianen Gesamtüberleben von 9 Monaten und einem Gesamtüberleben von 10 % nach 2 Jahren ist die Prognose nochmals ungünstiger.
- Ein EBV-Nachweis, der häufiger bei HIV-positiven Patienten beobachtet wird, scheint hingegen prognostisch günstig zu sein.

6.26.13 Wichtige Internetquellen

- Onkopedia-Leitlinien Diffuses großzelliges B-Zell-Lymphom: www.onkopedia.com/de/onkopedia/guidelines/diffuses-grosszelliges-b-zell-lymphom/@@view/html/index.html
- Onkopedia-Leitlinien HIV-assoziierte Lymphome: www.onkopedia.com/de/onkopedia/guidelines/hiv-assoziierte-lymphome/@@view/html/index.html

6.26.14 Literatur

[1] Castillo JJ, Bibas Miranda RN. The biology and treatment of plasmablastic lymphoma. Blood 2015; 125: 2323–2330

[2] Campo E, Stein H, Harris NL. Plasmablastic lymphoma. In: Swerdlow SH, Campo E, Harris NL et al., eds. WHO Classification of Tumours of Haematopoietic and Lymphoid Tissues. Revised 4th ed. Lyon: IARC; 2017: 321–322

6.27 Burkitt-Lymphom

Georg Lenz

6.27.1 Steckbrief

Burkitt-Lymphome gehören zur Gruppe der B-Zell-Lymphome und zeichnen sich durch eine sehr hohe Proliferationsrate und einen äußerst aggressiven klinischen Verlauf aus. Sie treten bevorzugt im Kindesalter auf und machen bei Erwachsenen ca. 1–2 % aller Lymphome aus. Man unterscheidet endemische Formen in Malariagebieten, von sporadisch sowie bei Immunsuppression auftretenden Formen. Burkitt-Lymphome sind in der Regel durch eine Translokation und daraus resultierend durch eine konstitutive Überexpression des onkogenen Transkriptionsfaktors MYC charakterisiert. Der klinische Verlauf ist häufig durch eine hohe Tumorlast mit extranodalem Befall sowie hoher Laktatdehydrogenase und Harnsäure gekennzeichnet. Therapeutisch werden in der Regel sehr intensive Chemotherapieblöcke appliziert. Damit können insbesondere bei jüngeren Patienten hohe Heilungsraten erzielt werden.

6.27.2 Synonyme

- Burkitt-Leukämie

6.27.3 Definition

- Aggressives, reifzelliges B-Zell-Lymphom

6.27.4 Epidemiologie

- Malariagebiete:
  - Endemisch in Malariagebieten, in aller Regel Epstein-Barr-Virus (EBV) positiv,
  - ca. 3–6 Fälle pro 100.000 Kinder pro Jahr in Äquatorialafrika, insbesondere bei Kindern zwischen 4–7 Jahren,
  - Jungen sind im Verhältnis von ca. 2:1 häufiger betroffen als Mädchen.
- Westliche Länder:
  - Sporadisches Auftreten,
  - sporadische Burkitt-Lymphome machen etwa 1–2 % aller Lymphome bei Erwachsenen und ca. 50 % der Lymphome bei Kindern aus,
  - ca. 1–2 Fälle pro 1.000.000 Einwohner pro Jahr,
  - gehäuftes Auftreten bei Immundefizienz z. B. im Rahmen einer HIV-Infektion [6].

> **Merke**
>
> Unterschieden werden endemische, sporadische und Immundefizienz-assoziierte Burkitt-Lymphome.

6.27.5 Ätiologie und Pathogenese

- Reifzelliges B-Zell-Lymphom,
- Überexpression des onkogenen Transkriptionsfaktors MYC in der Regel hervorgerufen durch chromosomale Translokationen des *MYC*-Gens,

- EBV-Positivität bei praktisch allen endemischen sowie bei ca. 20 % der sporadischen und ca. 30–40 % der immundefizienten Burkitt-Lymphom-Fälle nachweisbar.
- Unter anderem spielen *ID3-*, *TCF3-*, *CCND3-* und *TP53-*Mutationen eine Rolle bei der molekularen Pathogenese [8].
- Burkitt-Lymphome weisen eine charakteristische Genexpressionssignatur auf, durch die sie von anderen aggressiven Lymphomen differenziert werden können [2], [5].

Merke

Burkitt-Lymphome sind durch Translokation und eine daraus resultierende konstitutive Überexpression des onkogenen Transkriptionsfaktors MYC charakterisiert.

6.27.6 Klassifikation und Risikostratifizierung

- Klassifikation nach WHO-Klassifikation

6.27.7 Symptomatik

- Befall des Kiefers bzw. anderer Gesichtsknochen insbesondere bei endemischen Burkitt-Lymphomen,
- Extranodalbefall im Bereich des Abdomens mit Schmerzen, palpablen Tumor, Aszites, Übelkeit, Erbrechen und Ileus,
- Lymphknotenschwellungen durch Lymphknotenbefall,
- Schluckstörungen und Schmerzen bei Tonsillenbefall,
- Knochenmarkbefall mit Anämie, Thrombozytopenie und Leukozytopenie,
- ZNS-Befall mit neurologischer Symptomatik,
- B-Symptomatik,
- Allgemeinsymptome wie Leistungsminderung, Schwäche, Müdigkeit.

6.27.8 Diagnostik

Diagnostisches Vorgehen

- Die Diagnose eines Burkitt-Lymphoms muss histologisch durch eine Lymphknotenbiopsie oder durch Punktion bzw. Biopsie einer extranodalen Manifestation gestellt werden (▶ Abb. 6.55).
- Die Abgrenzung von anderen Lymphom-Subtypen erfolgt morphologisch und immunhistochemisch.
- Bestätigung der Diagnosestellung durch einen Referenzpathologen, weil die Differenzierung zu anderen aggressiven Lymphomen schwierig sein kann, insbesondere von diffusen großzelligen B-Zell-Lymphomen (DLBCL).
- Nachweis der MYC-Translokation mittels Fluoreszenz-in situ-Hybridisierung (FISH).

Anamnese

- B-Symptomatik,
- Allgemeinsymptome,
- spezifische Symptome.

6

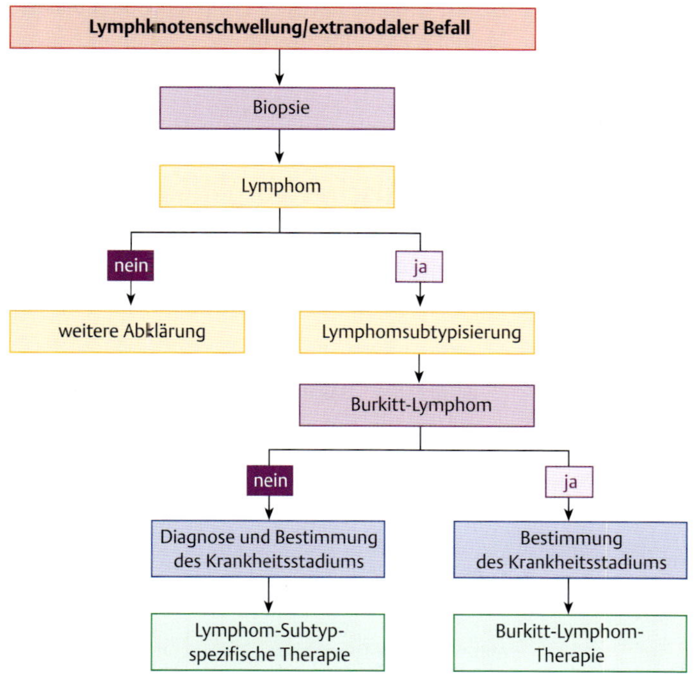

Abb. 6.55 Burkitt-Lymphom. Diagnostisches Vorgehen.

III

Körperliche Untersuchung

- Bestimmung Lymphknotenstatus,
- kardiopulmonaler Status: Hinweis auf Pleuraergüsse?
- Abdomineller Status, Milz- und Lebergröße,
- neurologische Untersuchung: Hinweis auf ZNS-Befall?

Labor

- Obligat:
  - Blutbild- und Differenzialblutbild,
  - Elektrolyte,
  - Laktatdehydrogenase,
  - Harnsäure, Kreatinin, Harnstoff,
  - Leberwerte (alkalische Phosphatase, γ-GT, ASAT, ALAT),
  - Bestimmung der Gerinnungsparameter (Quick, PTT, Fibrinogen, Antithrombin III), CRP.
- HIV-Test zum Ausschluss einer HIV-Infektion,
- Ausschluss einer Hepatitis-B- und -C-Infektion.

Bildgebende Diagnostik

Sonografie

- Abdomen-Sonografie: Beurteilung der Milz- und Lebergröße, orientierende Untersuchung,
- Bestimmung des Lymphknotenstatus.

Echokardiografie

- Durchführung vor Beginn der Chemotherapie zur Bestimmung der kardialen Funktion

CT

- Zur Bestimmung des Befallsmusters und des Krankheitsstadiums Durchführung einer zervikalen, thorakalen und abdominellen/pelvinen CT-Untersuchung.

MRT

- Nur bei besonderen Fragestellungen.

PET-CT

- Ggf. Durchführung zur Bestimmung des Krankheitsstadiums anstelle der CT-Untersuchungen; der Einfluss der PET-CT Untersuchung auf die Therapie oder auf die Prognose ist nicht in prospektiven Studien untersucht.

Instrumentelle Diagnostik

EKG

- Durchführung vor Beginn der Chemotherapie.

Histologie, Zytologie und klinische Pathologie

Knochenmarkdiagnostik

- Knochenmarkpunktion mit anschließender zytologischer und durchflusszytometrischer Untersuchung des Knochenmarks sowie
- Knochenmarkbiopsie zur histologischen Untersuchung zum Ausschluss oder Nachweis einer Knochenmarkinfiltration.

Lymphknotendiagnostik

- Lymphknotenbiopsie zur Diagnosesicherung,
- histologische und immunhistologische Diagnose eines Burkitt-Lymphoms,
- Fluoreszenz-in situ-Hybridisierung (FISH) zum Nachweis einer *MYC*-Translokation.

Liquordiagnostik

- Liquordiagnostik zum Ausschluss einer meningealen Infiltration.

Ergussdiagnostik

- Ggf. bei Vorliegen von Aszites und/oder Pleuraergüssen.

6.27.9 Differenzialdiagnosen

- Andere intraabdominelle Tumoren, bei Kindern insbesondere Wilms-Tumoren und Neuroblastome,
- andere Gesichtstumoren,
- andere aggressive Lymphom-Subtypen, insbesondere DLBCL, lymphoblastische Lymphome oder blastische Mantelzell-Lymphome (MCL),
- akute Leukämien.

6.27.10 Therapie

Therapeutisches Vorgehen

- Therapeutischer Algorithmus ▸ Abb. 6.56,
- Therapieziel: Kuration.

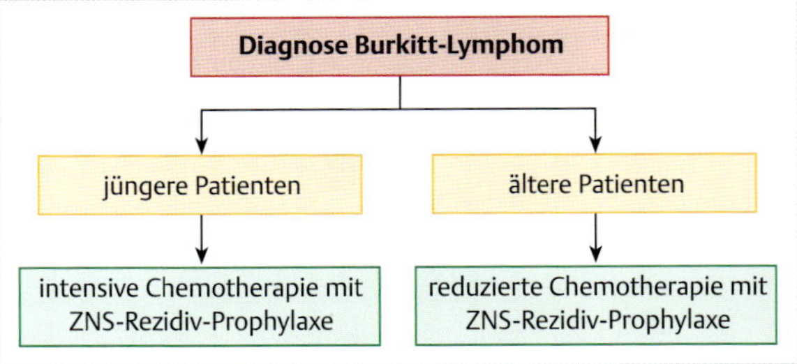

Abb. 6.56 Burkitt-Lymphom. Therapeutisches Vorgehen.

- Die Behandlung sollte in Zentren mit Erfahrung in der Behandlung von Burkitt-Lymphom-Patienten erfolgen.
- Die Therapie sollte unverzüglich nach Diagnosestellung begonnen werden.

Allgemeinmaßnahmen

- Prophylaxe eines Tumorlyse-Syndroms mittels Allopurinol und/oder rekombinanter Uratoxidase und ausreichender Hydrierung,
- supportive Maßnahmen zur Mukositisprophylaxe,
- antiinfektiöse Prophylaxe.

> **Merke**
>
> Eine adäquate Prophylaxe von Tumorlyse-Syndromen muss erfolgen.

Pharmakotherapie

Zytostatikatherapie

- Die Therapie muss unter Umständen unter Notfallbedingungen bei rascher Progredienz oder Obstruktionssymptomatik begonnen werden.
- Die Therapie sollte mittels kurzer, intensiver Chemotherapieblöcke möglichst im Rahmen klinischer Studien erfolgen.
- Wichtige Therapieelemente stellen u. a. Anthrazykline, Hochdosis-Methotrexat und fraktioniertes Cyclophosphamid dar.
- Eingesetzte Therapieprotokolle stellen die GMALL-Protokolle, CODOX-M/IVAC, Hyper-CVAD und DA-EPOCH dar; ein randomisierter Vergleich der unterschiedlichen Therapieprotokolle existiert nicht [1], [3], [4], [7], [9].
- Weniger intensive Chemotherapieregime (z. B. CHOP) sollten nicht eingesetzt werden, da es nach diesen Regimen signifikant häufiger zu Rezidiven kommt.
- Der Anti-CD20-Antikörper Rituximab wird in der Regel als Kombinationspartner der Chemotherapie eingesetzt [7].
- Eine ZNS-Prophylaxe mittels systemischer Chemotherapie in der Regel mit Hochdosis-Methotrexat und Hochdosis-Cytarabin sowie intrathekaler Chemotherapie ist von zentraler Bedeutung.
- Bei HIV-positiven Patienten sollte in der Regel parallel zur Chemotherapie eine hochaktive antiretrovirale Therapie (HAART) durchgeführt werden.

> **Merke**
>
> Die Therapie sollte unverzüglich nach Diagnosestellung mittels intensiver Chemotherapie und ZNS-Prophylaxe erfolgen.

6.27.11 Nachsorge

- Strukturierte Nachsorge (wie bei anderen Lymphomerkrankungen),
- feste Leitlinien zur Durchführung der Nachsorge existieren nicht.
- Ziel der Nachsorge ist einerseits ein Rezidiv der Erkrankung frühzeitig zu diagnostizieren und andererseits Spätfolgen der Erkrankung sowie der Behandlung zu erkennen bzw. zu verhindern.
- Intervalle:
  - Innerhalb der ersten beiden Jahre nach Beendigung der Therapie sollten engmaschige klinische sowie Labor- und bildgebende Kontrollen z. B. alle 3 Monate erfolgen.
  - 2 Jahre nach Beendigung der Therapie können die Intervalle der Nachsorgeuntersuchungen auf z. B. 6 Monate verlängert werden.

6.27.12 Verlauf und Prognose

- Bei Patienten, die im Rahmen der GMALL-B-ALL/NHL 2002 Studie behandelt wurden, lag das 5-Jahres-Gesamtüberleben für jüngere Patienten (≤ 55 Jahre) bei 86 % und für ältere Patienten (> 55 Jahre) bei 62 % [4].
- Ungünstige Prognosefaktoren stellen u. a. ein höheres Alter, ein fortgeschrittenes Erkrankungsstadium, ZNS- oder Knochenmarkbefall, eine erhöhte LDH und ein reduzierter Allgemeinzustand dar.
- Patienten, die nicht adäquat auf die Chemotherapie ansprechen, weisen eine ungünstige Prognose auf.

6.27.13 Wichtige Internetquellen

- DSHNHL Studiengruppe (Deutsche Studiengruppe hochmaligne Non-Hodgkin Lymphome): www.dshnhl.org

6.27.14 Literatur

[1] Adde M, Shad A, Venzon D et al. Additional chemotherapy agents improve treatment outcome for children and adults with advanced B-cell lymphomas. Semin Oncol 1998; 25: 33–9; discussion 45–8

[2] Dave SS, Fu K, Wright GW et al. Molecular diagnosis of Burkitt's lymphoma. N Engl J Med 2006; 354: 2431–42

[3] Dunleavy, K., Pittaluga, S., Shovlin, M., et al. Low-intensity therapy in adults with Burkitt's lymphoma. N Engl J Med 2013 369: 1915–25

[4] Hoelzer D, Walewski J, Dohner H et al. Improved outcome of adult Burkitt lymphoma/leukemia with rituximab and chemotherapy: report of a large prospective multicenter trial. Blood 2014; 124: 3870–9

[5] Hummel M, Bentink S, Berger H et al. A biologic definition of Burkitt's lymphoma from transcriptional and genomic profiling. N Engl J Med 2006; 354: 2419–30

[6] Jacobson C, LaCasce A. How I treat Burkitt lymphoma in adults. Blood 2014; 124: 2913–20

[7] Ribrag V, Koscielny S, Bosq J et al. Rituximab and dose-dense chemotherapy for adults with Burkitt's lymphoma: a randomised, controlled, open-label, phase 3 trial. Lancet 2016; 387: 2402–11

[8] Schmitz R, Young RM, Ceribelli M et al. Burkitt lymphoma pathogenesis and therapeutic targets from structural and functional genomics. Nature 2012; 490: 116–20
[9] Thomas DA, Cortes J, O'Brien S et al. Hyper-CVAD program in Burkitt's-type adult acute lymphoblastic leukemia. J Clin Oncol 1999; 17: 2461–70

6.28 Primär zerebrale Lymphome

Gerald Illerhaus

6.28.1 Steckbrief

Primär zerebrale Lymphome stellen eine seltene Lymphomentität mit ausschließlichem Befall des zentralen Nervensystems (Gehirn, Rückenmark) dar. In überwiegender Mehrzahl (ca. 95 %) handelt es sich dabei um diffuse großzellige B-Zell-Lymphome (DLBCL) [9]. Das mediane Alter bei Erstdiagnose beträgt ca. 65 Jahre. Diagnostisch stellen die MRT sowie die stereotaktische Biopsie zur Histologiegewinnung den Goldstandard dar. Hochdosiertes Methotrexat (HD-MTX) ist die Hauptkomponente aller aktuellen Behandlungsprotokolle. Jüngere Patienten sollten mit einem kurativen Anspruch behandelt werden. Nach einer HD-MTX-basierten Induktion kann hier eine Hochdosischemotherapie mit anschließender autologer Stammzelltransplantation zu Heilungsraten von > 80 % führen. Bei älteren Patienten, die nicht für eine Hochdosischemotherapie mit autologer Stammzelltransplantation infrage kommen, ist grundsätzlich ebenfalls eine HD-MTX-basierte Therapie anzustreben; langfristige Remissionen sind auch damit zu erreichen.

6.28.2 Aktuelles

- Der Stellenwert der Immunchemotherapie konnte in der IELSG-32-Studie klar definiert werden [4].
- Die Hinzugabe von Rituximab und Thiotepa zur Standardtherapie (HD-MTX und HD-AraC) verbessert die Prognose der Patienten deutlich.
- Ebenso konnte die Hochdosischemotherapie als Konsolidierung nach Induktionstherapie eine deutliche Verbesserung der Prognose von Patienten mit primär zerebralen Lymphomen bewirken.
- Die Strahlentherapie rückt mehr und mehr in den Hintergrund [3], [4].

6.28.3 Synonyme

- PCNSL (primary central nervous system lymphoma)
- PZNSL (primär zerebrale Lymphome)

6.28.4 Definition

- Lymphom auf das primär zerebrale Nervensystem beschränkt,
- kein Befall extrazerebraler Strukturen, kein Befall von Organen, Knochenmark oder peripheren Lymphknoten,
- biologische Ableitung von reifen B-Zellen des Keimzentrums (GC)-B-Zellen, Positivität für CD19, CD20, Pax5.

6.28.5 Epidemiologie

- Seltene Lymphomerkrankung mit einer Inzidenz von 0,1 pro 100.000 Einwohner pro Jahr,
- medianes Alter bei Diagnosestellung etwa 65 Jahre.

6.28.6 Ätiologie und Pathogenese

- Ein Klassenwechsel der Immunglobuline IgG findet nicht statt, dadurch Expression IgM und IgD.
- Expression von BCL 6 sowie somatische Hypermutation von BCL 2, MYC, PEM1, PAX5 und anderen.

M!

Merke

Eine klare Zuordnung zu ABC- oder GCB-Lymphomen kann nicht getroffen werden.

6.28.7 Klassifikation und Risikostratifizierung

Risikofaktoren

- Bei immunkompetenten Patienten sind keine Risikofaktoren bekannt.
- Eine Immunsuppression erhöht das Risiko, ein PZNSL zu entwickeln.

Prognostische und prädiktive Faktoren

- Die Prognose bei Erstdiagnose kann mit 2 Risiko-Scores abgeschätzt werden.
- Der **Memorial Sloan Kettering-Score** (MSKCC-Score) berücksichtigt Alter (≤ / > 50 Jahre) und Karnofsky Performance Status (KPS; < / ≥ 70 %).
  - Aufteilung in 3 Risikogruppen:
    - Alter ≤ 50 Jahre: good risk,
    - Alter ≥ 50 Jahre und KPS ≥ 70 %: intermediate risk,
    - Alter ≥ 50 Jahre und KPS < 70 %: high risk.
- Differenzierter ist der **IELSG-Score**; für jeden Faktor jeweils 1 Punkt:
  - Alter > 60 Jahre,
  - ECOG > 1,
  - Serum-LDH erhöht,
  - Befall von tiefen (infratentoriellen) Strukturen,

- erhöhtes Liquorprotein.
- Auswertung:
  - good risk 0–1 Punkte,
  - intermediate risk 2–3 Punkte,
  - high risk 4–5 Punkte.

6.28.8 Symptomatik

- In der Regel kurze Krankengeschichte von nur wenigen Wochen,
- meist fokal neurologische Symptome und kognitive Defizite,
- selten Zeichen des erhöhten Hirndrucks sowie konvulsive Ereignisse,
- bei okulärem Befall (ca. 15–20 %) Sehstörungen, Verschwommensehen oder Visusverschlechterung.

6.28.9 Diagnostik

Diagnostisches Vorgehen

- Die Diagnose wird anhand der Bildgebung (MRT, CT), Liquorbefund und Histologie gestellt (▸ Abb. 6.57).
- CT Hals bis Becken oder PET/CT zum Ausschluss einer systemischen Lymphommanifestation.
- Histologiegewinnung:
  - Goldstandard ist die stereotaktische Biopsie.
  - Auf die Gabe von Steroiden sollte vor der Biopsie unbedingt verzichtet werden, sofern klinisch vertretbar.
- Liquoruntersuchung: Sofern kein Hirndruck besteht, sinnvoll. Ein Befall kann in ca. 15–20 % der Fälle gezeigt werden.
- Überprüfung auf möglichen Lymphombefall mittels Zytologie und Durchflusszytometrie.
- Pathologische Diagnose:
  - Charakteristisch mit in aller Regel diffuser großzelliger B-Zell-Histologie,
  - immunhistochemisch Expression von PAX5, CD19, CD20, CD22, CD79a, IgM, IgD, kein IgG,
  - meistens noch positiv: BCL6 und MUM1.

Anamnese

- Gezielte Fragen nach
  - Persönlichkeitsveränderungen (Fremdanamnese),
  - Leistungsknick,
  - B-Symptomatik,
  - neurokognitiven Defiziten.

Körperliche Untersuchung

- Kompletter Lymphknotenstatus,
- komplett neurologische Untersuchung,
- Milz- und Lebergröße.

Labor

- Obligat: Blutbild und Differenzialblutbild, LDH, Harnsäure, Leber- und Nierenwerte, HIV-Test.
- Empfohlen: Quick, PTT, CRP.
- Vorgabe vor Hochdosismethotrexat (HD-MTX):
  - Berechnung der Kreatinin-Clearance (mind. 50 ml/min),
  - Bilirubin (max. 2 mg/dl)

Bildgebende Diagnostik

Sonografie

- Hodensonografie: Ausschluss einer testikulären Lymphommanifestation.
- Vor jedem Therapiezyklus mit MTX: Ausschluss von drittem Raum (Pleuraergüsse, Aszites).

Echokardiografie

- Echokardiografie vor Therapieeinleitung.

CT

- CT von Hals bis Becken (alternativ PET-CT):
  - Ausschluss einer systemischen Lymphommanifestation,
  - Ausschluss eines peripheren Befalls durch das NHL.

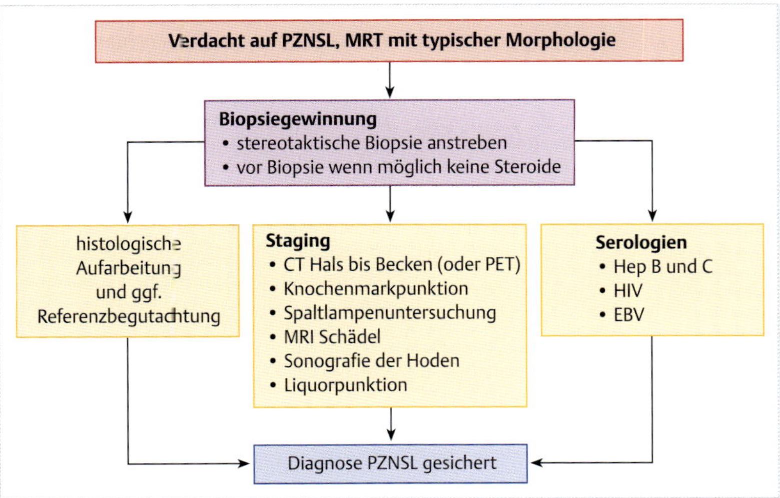

Abb. 6.57 Primär zerebrales Lymphom. Diagnostisches Vorgehen.

6

MRT

- MRT-Schädel; Diagnosekriterien:
  - Ausgeprägtes KM-Enhancement der Raumforderung,
  - meist paraventrikuläre Lage und charakteristisches Ausbreitungsmuster,
  - Definition der Morphologie,
  - Anzahl der Läsionen bzw. betroffenen Hirnregionen supra- versus infratentoriell,
  - Befall der Meningen.

PET-CT

- Alternativ zu CT Hals bis Becken.

Instrumentelle Diagnostik

EKG

- EKG vor Therapieeinleitung.

Spirometrie

- Zur Beurteilung der Lungenfunktion bzw. Organstatus vor Therapieeinleitung.

Histologie, Zytologie und klinische Pathologie

Knochenmarkpunktion

- Ausschluss eines KM-Befalls,
- bei negativem PET-CT oder CT sehr unwahrscheinlich,
- allerdings Detektion von niedrig malignem NHL möglich.

Liquordiagnostik

- Liquoruntersuchung sinnvoll, sofern kein Hirndruck besteht.
- Ein Befall kann in ca. 15–20 % der Fälle gezeigt werden.
- Überprüfung auf möglichen Lymphombefall mittels Zytologie und Durchflusszytometrie.

Mikrobiologie und Virologie

- Virusserologie:
  - Hepatitis B/C, EBV und HIV,
  - Ausschluss von HIV-assoziiertem PCNSL als AIDS-definierende Erkrankung und Status vor Einleitung der Chemotherapie und ggf. Stammzellsammlung.

6.28.10 Differenzialdiagnosen

- Entzündliche ZNS-Erkrankungen: Enzephalitis, Abszess, Enzephalitis disseminata,
- hirneigene Tumoren: Glioblastom, Astrozytom sowie weitere hirneigene Tumoren.

6.28.11 Therapie

Therapeutisches Vorgehen

- Therapiealgorithmus: ▶ Abb. 6.58,
- Haupttherapieziel: kurativer Ansatz bei jüngeren Patienten, Symptomkontrolle und palliative Therapiekonzepte bei älteren Patienten,
- weitere Ziele: Kontrolle von Symptomen, die die Lebensqualität beeinträchtigen.

Pharmakotherapie

Erstlinientherapie

- Therapieoptionen:
  - Unterteilung der Therapie in Induktionstherapie und Konsolidierung:
    - Für die Induktionstherapie stehen HD MTX-basierte Protokolle zur Verfügung,
    - die Konsolidierungstherapie kann mit Hochdosischemotherapie und anschließender autologer Stammzelltransplantation (HDC-ASZT) durchgeführt werden.

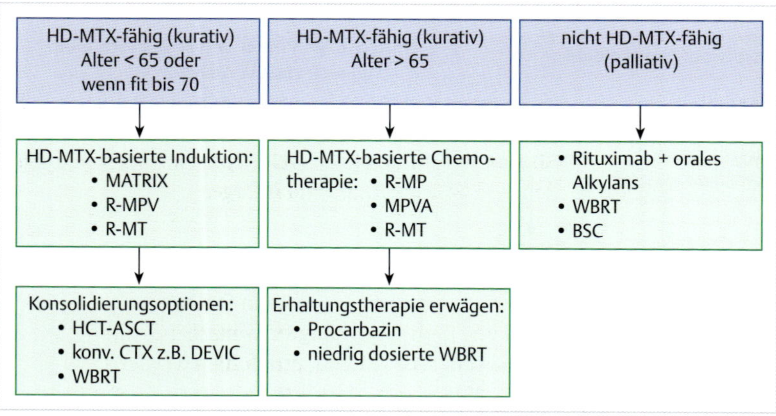

Abb. 6.58 Primär zerebrales Lymphom. Therapeutisches Vorgehen (HD-MTX: hochdosiertes Methotrexat; MATRix: MTX, AraC, Thiotepa, Rituximab; R-MPV: Rituximab, MTX, Procarbacin, Vincristin; R-MT: Rituximab, MTX, Temozolomid; R-MP: Rituximab, MTX, Procarbacin; R-MPVA: Rituximab, MTX, Prednisolon, Vincristine, AraC; DeVIC: Dexamethason, Etoposid (VP-16), Ifosfamid, Carboplatin; CTX: Chemotherapie; WBRT: Ganzhirnbestrahlung; BSC: best supportive care).

- Weitere Möglichkeiten bestehen in nicht myeloablativen intensiven Chemotherapien oder Ganzhirnbestrahlung.
- Eine Erhaltungstherapie wird derzeit in Studien geprüft.

- Induktionschemotherapie mit CHOP ist aufgrund unzureichender Liquorgängigkeit nicht effektiv.
- **HD-MTX** ist zentraler Bestandteil aller gängigen Induktionsprotokolle. Die Dosierung muss > 1,5 g/m² bis zu 8 g/m² bei einer Infusionszeit von maximal 4 h liegen.
- **HD-MTX- und HD-AraC-basierte Protokolle**:
  - Gegenüber der alleinigen Therapie mit HD MTX konnte die Kombination von HD MTX (3,5 g/m²) mit HD AraC (2-mal 2 g/m²) zu einer Verbesserung von 40 % auf 69 % führen.
  - In einer dreiarmigen Studie [3] wurde zur Standardchemotherapie mit hochdosiertem MTX und hochdosiertem AraC die Hinzugabe von Rituximab sowie Rituximab und Thiotepa getestet:
    - Die Hinzugabe von Rituximab erbrachte bereits eine Verbesserung der Ansprechraten (74 % versus 53 %) sowie Verbesserung des progressionsfreien Überlebens (PFS) und Gesamtüberlebens (OS).
    - Die Hinzugabe von Thiotepa führte zu einer weiteren Verbesserung der Ergebnisse.
    - Dieses sog. MATRix-Protokoll ist derzeit das effektivste Protokoll zur Induktion.
- **HD-MTX-basierte Protokolle mit oralen Alkylanzien**:
  - Weitere Möglichkeit besteht in der Kombination mit hochdosiertem MTX sowie Rituximab mit Procarbazin oder Temozolomid.
  - Diese Protokolle sollten bei Patienten durchgeführt werden, bei denen eine Hochdosistherapie nicht möglich ist.
  - Die kompletten und partiellen Remissionsraten sind deutlich niedriger, ebenso auch die Wahrscheinlichkeit für gesamt- und progressionsfreies Überleben.
- Zusammenfassung:
  - Für die Induktion sollte mindestens die Gabe von hochdosiertem HD-MTX, hochdosiertem AraC und Rituximab, bei gutem Allgemeinzustand in Kombination mit Thiotepa (MATRix) erfolgen.

> **Cave**
>
> Die Toxizität ist durchaus vergleichbar mit Induktion von Leukämien, daher Behandlung in erfahrenen Zentren und strenge Überwachung der Patienten!

- **Konsolidierung:**
  - Trotz sehr guter Ansprechraten kommt es häufig zu Rezidiven.
  - Früher galt die Ganzhirnbestrahlung als erste Empfehlung. Sie ist jedoch mit einer erheblichen Neurotoxizität behaftet: Eine späte Leukenzephalopathie kann die Lebensqualität sowie die Kognition erheblich verschlechtern.

Hochdosischemotherapie und autologe Stammzelltransplantation

- Seit ca. 20 Jahren hat sich die Hochdosischemotherapie und autologe Stammzelltransplantation als die Standard-Konsolidierungstherapie für fitte Patienten etabliert.
- Eine kürzlich publizierte Studie zeigte:
  - 79 Patienten ≤ 65 Jahren wurden zunächst mit Rituximab, HD-MTX und Rituximab, HD-AraC und Thiotepa induziert, gefolgt von einer myeloablativen Hochdosischemotherapie mit Carmustin und Thiotepa,
  - 2-Jahres-Gesamtüberleben von 82 % [5].
  - In dieser Studie wurden lediglich Patienten in nicht kompletter Remission bestrahlt, diese war bei 10/79 Patienten notwendig.
- Weitere Hochdosis-Studien nach z. B. R-MPV-Induktion und Hochdosis-Therapie mit Thiotepa, Cyclophosphamid und Busulfan ergaben in der monozentrischen Studie ein PFS und OS von jeweils 79 % und 81 % nach 2 Jahren [8].

Therapie von älteren Patienten

- Die Mehrheit der Patienten ist bei Erstdiagnose > 60 Jahre.
- Je nach Allgemeinzustand kann eine intensive Therapie mit autologer Stammzelltransplantation unabhängig vom Alter erwogen werden.
- Altersangepasste Protokolle beinhalten HD-MTX in Kombination mit Procarbacin und Rituximab oder Hochdosis-Methotrexat plus Temozolomid. Hier kann ein Gesamtüberleben von knapp unter 50 % nach 2 Jahren erzielt werden.
- Grundsätzlich sollte die Ganzhirnbestrahlung bei älteren Patienten aufgrund der außerordentlich hohen Leukenzephalopathierate vermieden werden.

Rezidivtherapie

- Im Falle eines Rezidivs sollte bei initialem Ansprechen auf MTX eine erneute MTX-basierte Chemotherapie erfolgen.
- Je nach Alter und Performance-Status können eine Thiotepa-basierte Hochdosischemotherapie sowie autologe periphere Blutstammzelltransplantation erfolgen [6]. Hierdurch können Überlebensraten von knapp 50 % erreicht werden.
- Alternativ kommen Rezidivtherapien mit Temozolomid, Pemetrexet oder Topotecan infrage.

Intrathekale Therapie

- Eine intrathekale Therapie kann Patienten mit Liquorbefall und dadurch bedingter klinischer Symptomatik (z. B. Hirnnervenausfälle) empfohlen werden.
- Sollte eine HD-MTX-basierte Induktionschemotherapie durchführbar sein, kann bei initialem Liquorbefall auf eine intrathekale Therapie verzichtet werden.

6.28.12 Nachsorge

- Nach Abschluss der Therapie 3-monatliche Kontrolle für 2 Jahre.
- Im Anschluss daran 6-monatliche Intervalle.
- Im Weiteren nach 5 Jahren jährliche Kontrollen mittels MRT sowie klinische Verlaufskontrollen.

> **Cave**
>
> Im Langzeitverlauf Gefahr der Leukenzephalopathie sowie von sekundären Neoplasien.

- Lebenslange Anbindung an mit zerebralen Lymphomen erfahrene Hämato-Onkologen.

6.28.13 Verlauf und Prognose

Allgemeines

- Medianes Überleben bei jüngeren Patienten und Hochdosiskonzept ca. 10 Jahre.
- Bei älteren Patienten ca. 2 Jahre.
- Ältere Patienten zeigen ein extrem hohes Leukenzephalopathie-Risiko nach Radiotherapie, daher auch möglichst Verzicht!

6.28.14 Wichtige Internetquellen

- Onkopedia-Leitlinien, primäre zerebrale Lymphome: www.onkopedia.com
- Kooperative Studiengruppe primär zerebrale Lymphome: www.zns-lymphome.de
- Kompetenznetz Maligne Lymphome: www.lymphome.de

6.28.15 Literatur

[1] Abrey LE, Ben-Porat L, Panageas KS et al. Primary central nervous system lymphoma: the Memorial Sloan-Kettering Cancer Center prognostic model. J Clin Oncol. 2006; 24(36): 5 711–5

[2] Ferreri AJM, Blay J-Y, Reni M et al. Prognostic scoring system for primary CNS lymphomas: the International Extranodal Lymphoma Study Group experience. J Clin Oncol. 2003; 21(2): 266–72

[3] Ferreri AJM, Cwynarski K, Pulczynski E et al. Whole-brain radiotherapy or autologous stem-cell transplantation as consolidation strategies after high-dose methotrexate-based chemoimmunotherapy in patients with primary CNS lymphoma: results of the second randomisation of the International Extranodal Lymphoma Study Group-32 phase 2 trial. The Lancet Haematology. 2017; 4(11): e510–23

[4] Ferreri AJM, Cwynarski K, Pulczynski E et al. Chemoimmunotherapy with methotrexate, cytarabine, thiotepa, and rituximab (MATRix regimen) in patients with primary CNS lymphoma: results of the first randomisation of the International Extranodal Lymphoma Study Group-32 (IELSG32) phase 2 trial. The Lancet Haematology 2016; 3 (5): e217–27.

[5] Illerhaus G, Kasenda B, Ihorst G et al. High-dose chemotherapy with autologous haemopoietic stem cell transplantation for newly diagnosed primary CNS lymphoma: a prospective, single-arm, phase 2 trial. Lancet Haematol 2016; 3(8): e388–97.

[6] Kasenda B, Ihorst G, Schroers R et al. High-dose chemotherapy with autologous haematopoietic stem cell support for relapsed or refractory primary CNS lymphoma: a prospective multicentre trial by the German Cooperative PCNSL study group. Leukemia. 2017; 31(12): 2623

[7] Montesinos-Rongen M, Van Roost D, Schaller C, Wiestler OD, Deckert M. Primary diffuse large B-cell lymphomas of the central nervous system are targeted by aberrant somatic hypermutation. Blood 2004; 103(5): 1869–75

[8] Omuro A, Correa DD, DeAngelis LM et al. R-MPV followed by high-dose chemotherapy with TBC and autologous stem-cell transplant for newly diagnosed primary CNS lymphoma. Blood 2015; 125(9): 1403–10

[9] Swerdlow SH, Campo E, Harris NL et al. WHO Classification of Tumours of Haematopoietic and Lymphoid Tissues. WHO 2017: 4 (2)

[10] van der Meulen M, Dirven L, Habets EJJ, van den Bent MJ, Taphoorn MJB, Bromberg JEC. Cognitive functioning and health-related quality of life in patients with newly diagnosed primary CNS lymphoma: a systematic review. Lancet Oncol. 2018; 19(8): e407–18

[11] Vater I, Montesinos-Rongen M, Schlesner M et al. The mutational pattern of primary lymphoma of the central nervous system determined by whole-exome sequencing. Leukemia. 2015; 29(3): 677–85

6.29 HIV-assoziierte Lymphome

Marcus Hentrich

6.29.1 Steckbrief

Aggressive B-Zell-Non-Hodgkin-Lymphome sind AIDS-definierend und nach dem Kaposi-Sarkom die zweithäufigste HIV-assoziierte Neoplasie. Das Hodgkin-Lymphom zählt zu den häufigsten Nicht-AIDS-definierenden Malignomen. Bei den AIDS-assoziierten Todesursachen stehen Non-Hodgkin-Lymphome (NHL) mit deutlichem Abstand an erster Stelle. Durch Verfügbarkeit effektiver kombinierter antiretroviraler Therapien (cART) und der hiermit verbundenen Stabilisierung der Immunsituation der Patienten ist eine konsequente Verabreichung kurativ intendierter Chemotherapien möglich, wodurch sich die Prognose der Patienten erheblich verbessert hat.

6.29.2 Synonyme

- AIDS-assoziierte Lymphome (Bezeichnung gilt nur für aggressive B-Zell-Lymphome)

6.29.3 Definition

- Aggressive B-Zell-Lymphome (NHL), die bei Patienten mit HIV-Infektion auftreten:
  - Die drei häufigsten Entitäten sind das diffus großzellige B-Zell-Lymphom (DLBCL), das Burkitt-Lymphom (BL) und das plasmoblastische Lymphom (PBL).
  - Zu den seltenen Entitäten zählen das primäre Erguss-Lymphom (PEL) oder das primäre ZNS-Lymphom (PCNSL).
- Hodgkin-Lymphom (HL) bei Patienten mit HIV-Infektion.

6.29.4 Epidemiologie

- Non-Hodgkin-Lymphom: Trotz Rückgangs der Inzidenz aggressiver B-Zell-Lymphome seit Einführung der cART weisen Patienten mit HIV ein gegenüber der HIV-negativen Bevölkerung ca. 11- bis 25-fach erhöhtes Risiko für die Entwicklung eines NHL auf.
- Hodgkin-Lymphom: Das Risiko für ein Hodgkin-Lymphom ist um den Faktor 10–15 erhöht und beträgt somit ca. 30–45/100.000 HIV-infizierte Personen.
- Bei Patienten mit über einen längeren Zeitraum stabiler Immunsituation und nicht nachweisbarer Viruslast ist die Prävalenz von NHL und HL ähnlich.
- Das mediane Alter von Patienten mit HIV-NHL und HIV-HL liegt bei 44–45 Jahren.

6.29.5 Ätiologie und Pathogenese

- Das Risiko für ein NHL und HL steigt mit dem CD4-Zell-Nadir, insbesondere mit einer zuletzt gemessenen niedrigen CD4-Zellzahl.
- Mit zunehmender Dauer der eingeschränkten Immunfunktion nimmt das Risiko für ein NHL zu.
- Non-Hodgkin-Lymphom:
  - Bei den NHL führt die Infektion der T-Lymphozyten durch das HI-Virus über einen Verlust der Regulatorfunktion zu einer polyklonalen B-Zell-Aktivierung.
  - Neben einer chronischen Antigenstimulation und Zytokin-Dysregulation spielen virale Kofaktoren eine pathogenetische Rolle.
- Nachweis des Epstein-Barr-Virus (EBV)-Genoms:
  - in ca. 50 % aller HIV-assoziierten Lymphome,
  - in ca. 30 % bei Burkitt-Lymphom,
  - in 30–60 % bei diffus großzelligen B-Zell-Lymphom (immunoblastische Variante: 80–100 %),
  - in 90 % bei Hodgkin-Lymphom,
  - zu 100 % bei primären ZNS-Lymphom.
- Humanes Herpesvirus Typ 8 (HHV8):
  - 100 %ige Assoziation beim primären Erguss-Lymphom.

> **Merke**
>
> EBV-Nachweis bei 30–60 % der diffus großzelligen B-Zell-Lymphome und ca. 90 % der Hodgkin-Lymphome.

6.29.6 Klassifikation und Risikostratifizierung

Klassifikation

- Etwa 95 % der **Non-Hodgkin-Lymphome** sind aggressive B-Zell-Lymphome. Die WHO-Klassifikation unterscheidet 3 Gruppen von HIV-assoziierten NHL:
  - Lymphome, die auch bei Immunkompetenten auftreten:
    - diffus großzelliges B-Zell-Lymphom (zentro-, immunoblastisch),
    - Burkitt- und Burkitt-like-Lymphom,
    - extranodale Marginalzonen-B-Lymphome MALT (selten),
    - periphere T-Zell-Lymphome (selten),
  - Lymphome, die überwiegend bei HIV-positiven Patienten auftreten:
    - primäres Erguss-Lymphom,
    - plasmoblastisches Lymphom,
    - Lymphom in Assoziation mit HHV8⁺ Morbus Castleman,
  - Lymphome, die auch bei anderen Immundefizienzen auftreten:
    - pleomorphes B-Zell-Lymphom (PTLD-like).
- Ca. 20 % der HIV-assoziierten Lymphome sind **Hodgkin-Lymphome**. Anders als bei HIV-negativen Patienten ist der Mischtyp der häufigste Subtyp der HIV-HL.
- Die Stadieneinteilung der HIV-Lymphome erfolgt nach Ann Arbor.

Risikostratifizierung

- Prognostisch relevant ist der Internationale Prognose-Index (IPI) mit den Faktoren Alter, Lymphom-Stadium, Höhe der LDH, Extranodalbefall und Performance-Status.
- Niedrige CD4-Zellzahlen zum Zeitpunkt der NHL-Diagnose sowie CD20-negative Lymphome sind mit einer ungünstigeren Prognose verbunden.
- Patienten mit niedrigem IPI und günstigen HIV-Kriterien weisen eine weitgehend ähnliche Prognose auf wie HIV-negative Patienten mit aggressiven B-Zell-Lymphomen. Gleiches gilt für Patienten mit HIV-HL.
- Ein neuer Prognose-Index für AIDS-Lymphome (ARL-IPI) unterscheidet anhand der Faktoren altersadjustierter IPI, Zahl extranodaler Manifestationen und HIV-Score (mit den Faktoren CD4-Zellzahl, HI-Viruslast und vorherige AIDS-Diagnose) drei prognostische Gruppen, die sich im Gesamtüberleben signifikant unterscheiden (78 % versus 60 % versus 50 %).

> **Merke**
>
> Niedrige CD4-Zellen, ein hoher IPI und ein CD20-negatives Lymphom sind prognostisch ungünstig.

6.29.7 Symptomatik

- Häufig bestehen B-Symptome (ca. 70 %) und ein Extranodalbefall, z. T. an ungewöhnlichen Lokalisationen wie der Anorektalregion oder dem HNO-Trakt.

- PEL manifestieren sich in Form von Körperhöhlenergüssen (pleural, perikardial, peritoneal) mit Nachweis maligner immunoblastischer oder anaplastischer Zellen.
- PBL treten häufig im HNO-Bereich (Zahnfleisch, Kieferknochen) auf.
- Patienten mit HIV-HL können durch eine Knochenmarkinsuffizienz als Ausdruck eines alleinigen Knochenmarkbefalls symptomatisch werden.

Praxistipp

60–70 % der Patienten haben fortgeschrittene Stadien und B-Symptome.

6.29.8 Diagnostik

Diagnostisches Vorgehen

- Neben der bei malignen Lymphomen üblichen diagnostischen Vorgehensweise sind eine genaue HIV-Anamnese mit Bestimmung von Immunstatus, HIV-RNA und Hepatitis-B/C-Serologie unverzichtbar (▶ Abb. 6.59).

Anamnese

- Nachtschweiß, Gewichtsverlust, Fieber. Leistungsminderung, Abgeschlagenheit, Diarrhoe, Blutungszeichen. Schwellungen, Schmerzen,
- opportunistische Infektionen und andere HIV-assoziierte Erkrankungen,
- Hepatitis/Ikterus,
- antiretrovirale Therapie (welche, seit wann, frühere?).

Körperliche Untersuchung

- Lymphknotenstatus,
- Leber-und Milzgröße,
- Inspektion des Rachens (Waldeyer-Rachenring, Hinweis auf Soor),
- Inspektion der Haut (Kaposi-Sarkom, Petechien),
- Kardiopulmonaler Status.

Labor

- Obligat:
  - Blutbild und Differenzialblutbild,
  - Laktatdeydrogenase,
  - Albumin,
  - Harnsäure,
  - Natrium,
  - Kalium,
  - Leberwerte,
  - Nierenwerte,
  - BKS,
  - CRP,
  - peripherer Immunstatus (CD4/CD8-Zellen),
  - HIV-RNA,
  - Hepatitis-B- und -C-Serologie,
  - Quick, PTT.
- Empfohlen:
  - Kalzium,
  - IgG, IgA, IgM,

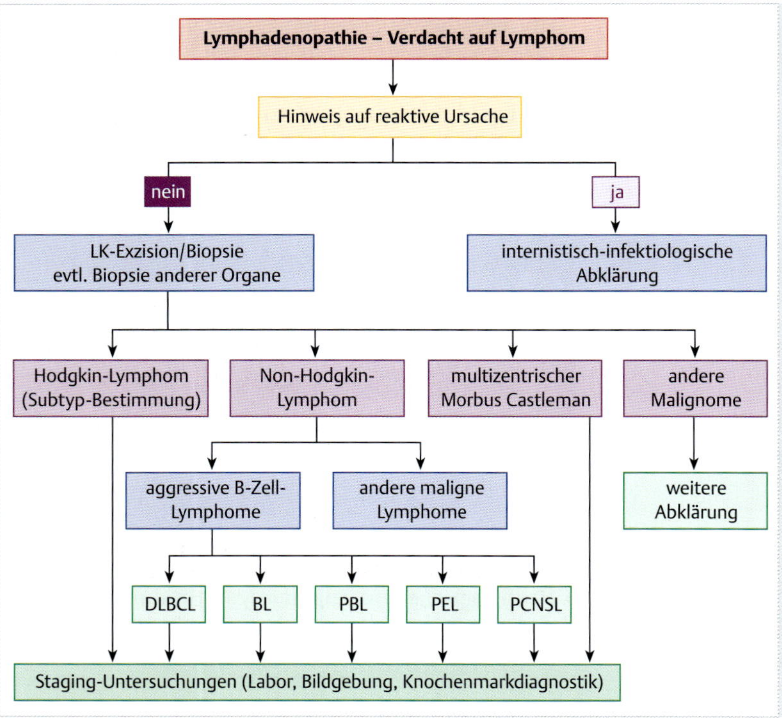

Abb. 6.59 HIV-assoziierte Lymphome. Diagnostisches Vorgehen.

- β2-Mikroglobulin,
- Quick, PTT, Fibrinogen,
- Lues-Serologie,
- Gesamteiweiß.

Bildgebende Diagnostik

Sonografie

- Insbesondere zur Beurteilung des Lymphknotenstatus und der Leber- und Milzgröße.

Echokardiografie

- Erforderlich vor Beginn einer anthrazyklinhaltigen Chemotherapie.

Röntgen

- Sinnvoll zur Größenbestimmung eines Mediastinaltumors.

CT

- CT-Hals/Thorax/Abdomen obligat.

MRT

- Nur bei besonderen Fragestellungen, z. B. ZNS-Befall.

Szintigrafie

- Nur bei besonderen Fragestellungen, z. B. Skelett-Befall.

PET/PET-CT

- Bei Therapieende zur Bestimmung des FDG-Uptakes bei Restlymphomen.

> **Cave**
>
> Falsch-positive Befunde *im PET/PET-CT* bei Patienten mit HIV.

Instrumentelle Diagnostik

EKG

- Erforderlich vor Beginn einer anthrazyklinhaltigen Chemotherapie.

Spiroergometrie

- Vor Beginn einer bleomycinhaltigen Chemotherapie.

Histologie, Zytologie und klinische Pathologie

Knochenmarkdiagnostik

- Aspirationszytologie und Knochenmarkhistologie.

Lymphknotendiagnostik

- Lymphknotenexzision- oder Biopsie zur Diagnosesicherung.

Liquordiagnostik

- Obligat bei BL sowie bei klinischem Verdacht auf ZNS-Befall,
- obligat bei HIV-NHL mit Hodenbefall,
- empfohlen bei anderen HIV-NHL mit erhöhter LDH und ECOG-Performance-Status > 1 sowie > 1 Extranodalbefall.

Ergussdiagnostik

- Bei PEL ist die Diagnosestellung über Ergusszytologie oder -histologie möglich.

Mikrobiologie und Virologie

Serologie

- Hepatitis B und C,
- Lues,
- Toxoplasmose,
- CMV, HSV, VZV, EBV.

Molekularbiologie

- HIV-RNA.

6.29.9 Differenzialdiagnosen

- Andere Ursachen einer Lymphadenopathie, wie z. B. HIV-Lymphadenopathie, Tuberkulose oder CMV-Infektion,
- andere Malignome mit Lymphknotenvergrößerungen.

6.29.10 Therapie

Therapeutisches Vorgehen

- Das Therapieziel ist in den meisten Fällen kurativ.
- Faktoren, die die Art der Therapie bestimmen, sind:
  - die Lymphomentität,
  - das Lymphomstadium,
  - der Allgemeinzustand des Patienten,
  - die HIV-bedingte Komorbidität.
- Therapiealgorithmus ▶ Abb. 6.60.

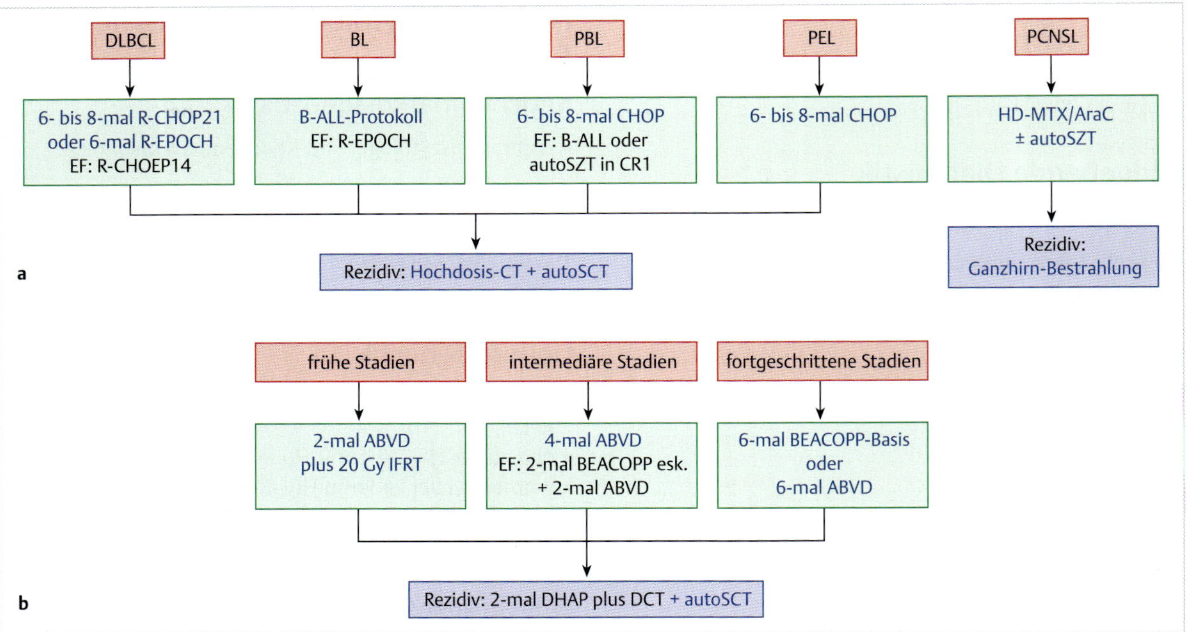

Abb. 6.60 HIV-assoziiertes Lymphom.
a HIV-assoziiertes B-Zell-Lymphom. Therapeutisches Vorgehen (EF: Einzelfallentscheidung; CR1: erste komplette Remission; DLBCL: diffus großzelliges B-Zell-Lymphom; BL: Burkitt-Lymphom; PBL: plasmoblastisches Lymphom; PEL: primäres Erguss-Lymphom; PCNSL: primäres ZNS-Lymphom; autoSCT: autologe Stammzelltransplantation).
b HIV-assoziiertes Hodgkin-Lymphom.

Allgemeinmaßnahmen

- Bei jungen Patienten mit Kinderwunsch an fertilitätserhaltende Maßnahmen vor Beginn der Chemotherapie denken, sofern es die Dynamik der Erkrankung erlaubt.

Pharmakotherapie

Primäre Chemotherapie

DLBCL

- Standardtherapie sind 6–8 Zyklen Chemotherapie nach dem R-CHOP-Protokoll (Rituximab, Cyclophosphamid, Doxorubicin, Vincristin, Prednisolon) in 3-wöchigen Intervallen.
- Alternativ können 6–8 Zyklen R-EPOCH (Rituximab, Etoposid, Prednisolon, Vincristin, Cyclophosphamid, Doxorubicin) eingesetzt werden. Hierbei handelt es sich um ein intensiviertes Regime, das als Dauerinfusion über 96 h verabreicht wird.
- Insbesondere bei Patienten mit hohem IPI sollten intensivere Protokolle wie 8 Zyklen R-CHOEP (Rituximab, Cyclophosphamid, Doxorubicin, Vincristin, Etoposid, Prednisolon) in 14-tägigen Intervallen erwogen werden.

> **Merke** (M!)
>
> Standardtherapie für DLBCL: 6–8 Zyklen R-CHOP.

Burkitt-Lymphom

- Bei Patienten in stabilem Allgemeinzustand kommen intensive Regime wie das B-ALL-Protokoll der Deutschen multizentrischen ALL-Studiengruppe (GMALL) zum Einsatz.
- Da mit einer hohen gastrointestinalen- und Myelotoxizität gerechnet werden muss, sind eine engmaschige Überwachung der Patienten, eine breite Supportivtherapie und eine Betreuung in erfahrenen Zentren erforderlich.
- Die lymphombedingte Mortalität zeigt keine Unterschiede zwischen HIV-positiven und HIV-negativen Patienten.
- Für Patienten mit reduziertem Performance-Status kommen als Alternative zum B-ALL-Protokoll 6–8 Zyklen R-EPOCH infrage.

PBL

- Sehr aggressive Lymphome mit immunoblastisch/plasmoblastischer Morphologie und einem speziellen Immunphänotyp (CD138, CD38 und MUM-1 positiv), für die keine Standardtherapie definiert ist.
- In der Regel werden 6–8 Zyklen CHOP verabreicht.
- Wegen der ungünstigen Prognose können als Einzelfallentscheidung intensive Therapieregime (B-ALL-Protokoll oder Hochdosischemotherapie in erster Remission) oder der Einbezug von Bortezomib in die Therapie erwogen werden.
- Prospektive Studien zum Vergleich verschiedener Regime sind nicht verfügbar.

Primäres Erguss-Lymphom

- Seltene Lymphom-Entität mit ungünstiger Prognose.
- Eine Standardtherapie ist nicht etabliert.
- In der Regel werden 6–8 Zyklen CHOP oder EPOCH verabreicht.

Primäres ZNS-Lymphom

- Hohe Inzidenz bei CD-Zellen < 50/µl; durch den breiten Einsatz von cART mittlerweile sehr selten.
- Traditionell wurde wegen des meist sehr schlechten klinischen und immunologischen Zustands der Patienten eine Ganzhirnbestrahlung verabreicht. Hierunter jedoch ungünstige Therapie-Ergebnisse.
- Analog zum Vorgehen bei HIV-negativen Patienten sollte eine Hochdosis-Methotrexat/AraC-basierte Chemotherapie mit oder ohne konsolidierende Hochdosischemotherapie zum Einsatz kommen.
- Obligate cART parallel zur Chemotherapie.

Hodgkin-Lymphom

- Frühe Stadien (Stadium IA/B oder IIA/B ohne Risikofaktoren [großer Mediastinaltumor, Extranodalbefall, ≥ 3 betroffene LK-Areale]):
  - 2 Zyklen ABVD (Doxorubcin, Bleomycin, Vinblastin, Dacarbazin) gefolgt von 20 Gy Involved-field-Strahlentherapie (IF-RT).
- Intermediäre Stadien (Stadium IA/B oder IIA/B mit mindestens 1 Risikofaktor):
  - 4 Zyklen ABVD plus 30 Gy IF-RT,
  - Einzelfallentscheidung: 2 Zyklen BEACOPP eskaliert (Bleomycin, Etoposid, Doxorubicin, Cyclophosphamid, Vincristin, Procarbazin, Prednisolon) + 2 Zyklen ABVD plus 20 Gy IF-RT.
- Fortgeschrittene Stadien (Stadium III/IV):
  - 6 Zyklen ABVD oder 6 Zyklen BEACOPP basis,
  - konsolidierende IF-RT (30 Gy) bei PET-positiven Residualtumoren > 2,5 cm.

Merke M!

Beim Hodgkin-Lymphom lassen sich hohe Heilungsraten durch eine stadienadaptierte Chemotherapie erreichen.

Rezidiv-Chemotherapie

- Eingesetzt werden Salvage-Therapien wie bei HIV-negativen Patienten (z. B. DHAP, ICE).
- Frühzeitige Planung einer Hochdosis-Chemotherapie mit autologer Stammzelltransplantation, deren Ergebnisse sich nicht signifikant von denen bei HIV-negativen Patienten unterscheiden.
- Die Stammzellmobilisierung ist problemlos möglich.

Pharmakologische Supportivtherapie

- Antiretrovirale Therapie (ART):
  - Fortführung der bzw. leitliniengerechter Start einer ART parallel zur Chemotherapie unter Beachtung möglicher Arzneimittel-Interaktionen.
  - Vermeidung von Enzyminduktoren wie Ritonavir-geboosterten Protease-Inhibitoren oder Cobicistat. Bevorzugt Integrase-Inhibitoren wie Raltegravir oder Dolutegravir. Immer Rücksprache mit dem HIV-Therapeuten.
  - Unter Chemotherapie Abfall der CD4-Zellen. Wiederanstieg auf das Ausgangsniveau ca. 6–9 Monate nach Ende der Chemotherapie.

Merke M!

Antiretrovirale Therapie parallel zur Chemotherapie. Cave mögliche Arzneimittel-Interaktionen!

- Antiinfektive Prophylaxe:
  - PCP-Prophylaxe vorzugsweise mit Cotrimoxazol bei CD4-Zellzahlen < 200/µl.
  - Chinolon-Prophylaxe bei Patienten mit langanhaltender (> 8 Tage) und schwerer (< 500/µl) Neutropenie.
  - Fungale Primärprophylaxe bei CD4-Zellzahlen < 100/µl: Vorzugsweise Fluconazol 100 mg tgl. p. o.
  - Prophylaxe gegen Mykobacterium-avium-Komplex (MAC) bei CD4-Zellzahlen < 50/µl: Bevorzugt Azithromycin (1200 mg 1-mal wöchtl.) oder Clarithromycin (2-mal 500 mg tgl.)
  - Prophylaxe gegen Herpes-simplex- oder Varizella-Zoster-Virus bei entsprechender Anamnese.

Merke

PjP-Prophylaxe mit Cotrimoxazol bei CD4-Zellen < 200/µl.

Strahlentherapie

- HL: Konsolidierende Strahlentherapie wie oben beschrieben,
- DLBCL: Konsolidierende Strahlentherapie (39.6 Gy) bei Patienten mit niedrigem oder niedrig-intermediärem IPI und initialem Bulk (≥ 7,5 cm),
- PCNSL: Primäre Strahlentherapie bei Kontraindikationen gegen eine systemische Chemotherapie.

Zellbasierte Verfahren

Stammzelltransplantation

- Autologe Stammzelltransplantation ist die Standardtherapie im ersten Rezidiv (s. oben, Rezidiv-Chemotherapie), zudem eine Option für höhere Rezidive.
- Allogene Stammzelltransplantation nur bei jungen Patienten mit rezidiviertem/refraktärem Lymphom nach autologer SZT. Voraussetzungen: junges Alter, guter Allgemeinzustand, verfügbarer Spender.

6.29.11 Nachsorge

- Die Nachsorge richtet sich nach Empfehlungen für maligne Lymphome bei HIV-negativen Patienten.
- Wegen der HIV-Infektion lebenslange Betreuung.

6.29.12 Verlauf und Prognose

- Die Prognose wird durch folgende Faktoren bestimmt:
  - Lymphom-Entität:
    - Günstige Prognose von Patienten mit fortgeschrittenen Stadien eines HL (2-Jahres-Überleben ca. 87 %), BL (4-Jahres-Überleben ca. 70 %) oder DLBCL (2-Jahres-Überleben ca. 60 %).
    - Ungünstige Prognose von Patienten mit PEL (medianes Überleben ca. 6 Monate) oder PBL (2-Jahres-Überleben ca. 40 %, medianes Überleben 5–17 Monate).
  - Prognostische Indizes:
    - Internationale Prognose Score (IPS) für fortgeschrittene HL (hat sich nicht in allen HIV-HL Studien als prädiktiv erwiesen).
    - Internationale Prognose-Index (IPI) bzw. Internationale Prognose-Index für AIDS-Lymphome (ARL-IPI) mit 5-Jahres-Überlebensraten zwischen 40 % und ca. 80 %.
  - HIV-bedingte Komorbidität.

6.29.13 Wichtige Internetquellen

- Onkopedia Leitlinie „HIV-assoziierte Lymphome" www.onkopedia.com/de/onkopedia/guidelines/hiv-assoziierte-lymphome.
- Deutsch-Österreichische Leitlinien zur antiretroviralen Therapie der HIV-Infektion. Version 7 vom 29.11.2017 www.daignet.de/site-content/hiv-therapie/leitlinien-1
- Onkopedia Leitlinie „Diffuses großzelliges B-Zell-Lymphom (DLBCL)" www.onkopedia.com/de/onkopedia/guidelines/diffuses-grosszelliges-b-zell-lymphom

6.30 Posttransplantationslymphome

Ralf Ulrich Trappe

6.30.1 Steckbrief

Transplantationsassoziierte lymphoproliferative Erkrankungen (PTLD) sind eine Folge der immunsuppressiven Therapie nach Organtransplantation. Ihre Seltenheit, die Vielfalt der histologischen Subtypen und die komplexen Begleiterkrankungen von Patienten mit PTLD haben die Entwicklung evidenzbasierter Therapien verzögert. Für seltene histologische Subtypen und die rezidivierte/refraktäre Situation sind Fallberichte und Fallserien auch aktuell die einzig verfügbare Quelle von Evidenz. Während sich das histologische Spektrum von polymorphen Lymphoproliferationen zu monomorphen B-Zell-Lymphomen erstreckt, ist der Großteil dieser Läsionen CD20-positiv.

Die Ergebnisse internationaler Phase-II-Studien haben eine sequenzielle Therapie mit 4 Gaben von Rituximab gefolgt von 4 Zyklen CHOP-Chemotherapie als Standard in der Behandlung der CD20-positiven B-Zell-PTLD etabliert.

6.30.2 Aktuelles

- Klassifikation: Die WHO-Klassifikation von 2016 führt als neue Entität in der Gruppe der Frühen Läsionen die floride follikuläre Hyperplasie auf.
- Therapie: Durch die PTLD-1-Studie [7] zur risikostratifizierten sequenziellen Therapie der CD20-positiven B-Zell-PTLD mit Rituximab gefolgt von R-CHOP oder fortgesetzter Rituximab-Monotherapie wird die exzellente Prognose der CD20-positiven PTLD mit sequenzieller Therapie bestätigt; zudem werden hier erstmals erfolgreich Patienten identifiziert, die auch langfristig keiner Chemotherapie bedürfen.

6.30.3 Synonyme

- Posttransplantationsassoziierte lymphoproliferative Erkrankung
- PTLD

6.30.4 Definition

- Polyklonale Lymphoproliferationen und monoklonale B- und T-Zell-Lymphome nach Organtransplantation.

6.30.5 Epidemiologie

- Nach Organtransplantation etwa 12-fach erhöhtes Risiko an einem Lymphom zu erkranken.
- Inzidenz der PTLD ist abhängig vom transplantierten Organ, der Intensität der Immunsuppression und dem Zeitpunkt der Transplantation.
- Risiko einer PTLD je nach Organ:
  - Nach Nieren-, Leber- und Herztransplantation bei Erwachsenen: ca. 0,5–1,5 %,
  - nach Lungentransplantation: bis zu 10 %.
- Risiko einer PTLD je nach Zeitpunkt:
  - Die Verteilung ist bimodal mit einem hohen Erkrankungsrisiko in den ersten 2 Jahren nach Transplantation und einem zweiten Erkrankungsgipfel 5–15 Jahren nach Transplantation.
  - EBV-assoziierte PTLD treten häufiger früh, nicht EBV-assoziierte PTLD häufiger spät auf.

6.30.6 Ätiologie und Pathogenese

- Pathogenese der PTLD ist eng mit dem Epstein-Barr-Virus verbunden.
- Mehr als 95 % der erwachsenen Bevölkerung ist weltweit mit EBV infiziert.
- Verlauf der EBV-Infektion:
  - Die primäre Infektion führt in der Regel zu einer massiven Expansion virusspezifischer und unspezifischer T-Zellen.
  - Weitgehende Eliminierung der EBV-infizierten B-Zellen, aber auch regelhafte Persistenz einzelner latent infizierter B-Lymphozyten.
  - Latent infizierte Lymphozyten können dabei bis zu 9 EBV-Proteine und eine Vielzahl EBV-spezifischer Micro-RNAs exprimieren (Latenzmuster III).
  - Eine kleine Gruppe EBV-infizierter B-Zellen entzieht sich der gegen virale Proteine gerichteten Immunantwort, indem nur noch ein einzelnes virales Protein exprimiert wird (Latenzmuster 0).
  - Virale Proteinen wie das „EBV latent membrane protein 1" (LMP1) und EBV-spezifische Micro-RNAs bewirken in latent infizierten B-Zellen einen kontinuierlichen Proliferationsreiz und induzieren so eine Hyperproliferation.
- Bedeutung der Immunkompetenz des Erkrankten:
  - Bei immunkompetenten Individuen ständige Balance zwischen EBV-infizierten B-Zellen und zellulärer Immunkontrolle,
  - bei Immunsupprimierten gesteigerte Virusreplikation und höhere Zahl an latent EBV-infizierten B-Lymphozyten im peripheren Blut.
- Diese unvollständig kontrollierte, EBV-getriebene B-Zell-Proliferation ist häufig Ausgangspunkt der PTLD, die daher in der Regel aus B-Zellen des Empfängers entsteht.
- Nicht alle Patienten entwickeln nach ähnlich intensiver Immunsuppression eine PTLD; also wird vermutet, dass neben der T-Zell-Dysfunktion weitere Mechanismen an der Proliferation von – im Wesentlichen – B-Zellen beteiligt sind.
- Histologische Subgruppen:
  - Subgruppe der sog. „Frühen Läsionen" (ca. 5 % der PTLD beim Erwachsenen): fast alle Zellen sind EBV-infiziert und die Läsionen bestehen aus einer Vielzahl unterschiedlicher B-Zell-Klone,
  - Subgruppe der fortgeschritteneren poly- und monomorphen PTLD (ca. 15–20 % bzw. > 60 % der PTLD beim Erwachsenen): sowohl EBV-positive als auch EBV-negative B-Zell-Neoplasien.
- Polymorphe PTLD versus monomorphe PTLD:
  - Polymorphe PTLD sind überwiegend poly- oder oligoklonal und in 90 % der Fälle EBV-assoziiert.
  - Monomorphe PTLD sind regelhaft monoklonal und nur in etwa 50 % der Fälle EBV-assoziiert.
- Weitere Modelle der Pathogenese:
  - Die Möglichkeit einer alternativen, von EBV unabhängigen Pathogenese EBV-negativer PTLD wird diskutiert.
  - Es wird vermutet, dass das Mutationsspektrum der PTLD geringer ist als das analoger Lymphome außerhalb des Transplantationskontexts.
  - Bei EBV-naiven Transplantatempfängern kommt es häufig durch die Organtransplantation zu einer symptomatischen EBV-Infektion, der Frühform einer manifesten PTLD. Die Unfähigkeit unter immunsuppressiver Therapie eine ausreichende EBV-Immunität auszubilden, scheint hierfür der Grund zu sein.

6.30.7 Klassifikation und Risikostratifizierung

Klassifikation

- Die Klassifikation der PTLD erfolgt entsprechend der WHO-Klassifikation von 2016:
  - Frühe Läsionen:
    - Plasmazellhyperplasie,
    - Floride follikuläre Hyperplasie,
    - Infektiöse Mononukleose-ähnliche PTLD,
  - Polymorphe PTLD,

- Monomorphe B-Zell-PTLD:
  - Diffus großzelliges B-Zell Lymphom (DLBCL),
  - Burkitt-/Burkitt-ähnliches Lymphom,
  - Plasmazell-Myelom/Plasmozytom-ähnliche Läsion,
  - Plasmablastisches Lymphom.
- Monomorphe T- und NK-Zell-PTLD:
  - Peripheres T-Zell-Lymphom, nicht weiter spezifiziert,
  - andere Typen.
- Klassische Hodgkin-Lymphom-PTLD.
- Die Stadieneinteilung der PTLD erfolgt analog der Ann-Arbor-Klassifikation für Non-Hodgkin-Lymphome.

Risikostratifizierung

- Prognosefaktoren bei PTLD abhängig von:
  - Therapiestrategie,
  - histologischem Subtyp,
  - Stadium der Erkrankung.
- T-Zell-PTLD haben eine deutlich schlechtere Prognose als B-Zell-PTLD.
- Lungentransplantierte Patienten zeigen unabhängig von der Therapiestrategie ein schlechteres Gesamtüberleben.
- Primär zerebrale PTLD und systemische PTLD mit ZNS-Beteiligung haben unabhängig vom histologischen Subtyp mit einem Langzeitüberleben von 30–40 % eine schlechtere Prognose.
- Early-lesion-PTLD sprechen häufig bereits gut auf eine Reduktion der Immunsuppression an und haben eine sehr günstige Prognose.
- Die Hodgkin-PTLD hat eine exzellente Prognose unter Therapie mit ABVD (Adriamycin, Bleomycin, Vinblastin und Dacarbazin).
- Innerhalb der Gruppe der polymorphen und monomorphen B-Zell-PTLD besteht kein Unterschied in der Prognose, wenn diese mit einer bei B-Zell-PTLD regelhaft anzustrebenden sequenziellen Immunochemotherapie mit Rituximab gefolgt von CHOP oder R-CHOP behandelt werden.
- Wichtigste Prognosefaktoren im Rahmen der sequenziellen Therapie:
  - International prognostic index (IPI) und
  - Ansprechen auf die Rituximab-Monotherapie.
- Ansprechen auf Rituximab kann erfolgreich für eine Therapiestratifikation genutzt werden: 20 % der Patienten kann so eine Chemotherapie erspart werden.
- EBV-Assoziation hat unter sequenzieller Therapie mit Rituximab und CHOP keine prognostische Bedeutung.

6.30.8 Symptomatik

- Die PTLD präsentieren sich vielgestaltig.
- EBV-naive Organempfänger – v. a. Kinder – mit primärer EBV-Infektion zeigen häufig systemisches Mononukleose-ähnliches Bild mit B-Symptomatik und Lymphadenopathie v. a. des Waldeyer-Rachenrings und der zervikalen Lymphknoten.
- Bei erwachsenen Transplantatempfängern sind extranodale Manifestationen charakteristisch:
  - Beteiligung des Gastrointestinaltrakts bei etwa 20–25 %,
  - Lungenbeteiligung bei 15–20 %,
  - Leberbeteiligung bei 30–35 %,
  - Nierenbeteiligung bei 10–20 %,
  - ZNS-Manifestationen bei ca. 10 %,
  - Beteiligung des Transplantats bei etwa 15–20 %,
  - Hautbeteiligung in Einzelfällen beschrieben.
- Bei Diagnosestellung ist die überwiegende Zahl der Patienten in einem fortgeschritten Erkrankungsstadium (Ann Arbor Stadium III/IV).
- Möglich sind auch fulminante Verläufe mit Multiorganversagen und „septischem" Verlauf (seihe Differenzialdiagnose)
- Bei sonst symptomfreien Patienten können Zufallsbefunde bei Routineuntersuchungen auf eine PTLD hinweisen, z. B. singulärer Rundherd im Röntgenbild des Thorax.

6.30.9 Diagnostik

Diagnostisches Vorgehen

- Wichtige anamnestische bzw. apparativ und/oder laborchemisch zu erhebende Daten sind (▶ Abb. 6.61):
  - Art und Zahl zurückliegender Rejektionskrisen,
  - durchgemachte Infektionen,
  - Komplikationen nach Transplantation,
  - aktuelle Intensität der Immunsuppression,
  - aktuelle Transplantatfunktion,
  - Leber- und Nierenfunktion.
- Basis- und Ausbreitungsdiagnostik der PTLD umfasst zusätzlich zu den von anderen Lymphomen bekannten Untersuchungen regelhaft
  - CT-Schnittbildgebung,
  - histopathologische Spezialfärbungen,
  - den direkten Nachweis von EBV-DNA in Blut und Liquor.

Anamnese

- Aktuelle Immunsuppression und Anzahl der bisherigen Rejektionsbehandlungen,
- Infektionen unter immunsuppressiver Therapie,
- Transplantatfunktion.

Körperliche Untersuchung

- Lymphknoten- und/oder Tonsillenvergrößerung,
- Leber- und Milzgröße,
- Hautbefall.

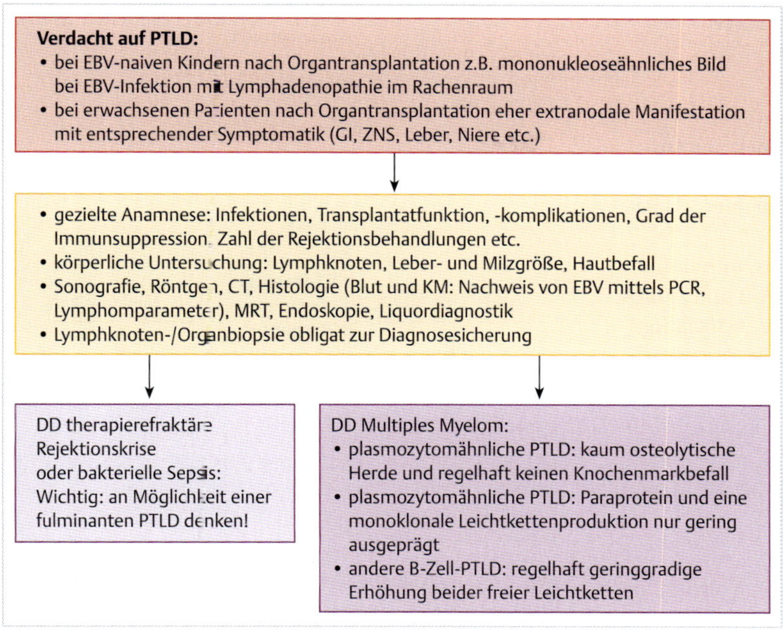

Abb. 6.61 Transplantationsassoziierte lymphoproliferative Erkrankung (PTLD). Diagnostisches Vorgehen und wichtige Differenzialdiagnosen bei Verdacht auf PTLD.

Labor

- Lymphomspezifische Parameter:
  - Manuelles Differenzialblutbild (obligat),
  - LDH (obligat),
  - Serumelektrophorese (obligat),
  - Immunfixation (obligat),
  - freie Leichtketten (empfohlen),
  - Durchflusszytometrie (obligat).
- Obligat zu bestimmende Organfunktionsparameter:
  - Leberfunktionsparameter: AST, ALT, AP, γGT, Bilirubin,
  - Nierenfunktionsparameter: Kreatinin, Harnstoff,
  - Zellulärer Immunstatus: CD3-, CD4-, CD8-, CD19-Zellzahl.
- Virusassoziation:
  - EBV-Last im Blut (qPCR, empfohlen),
  - HBV- und HCV-Last im peripheren Blut (qPCR, obligat zum Ausschluss einer aktiven Hepatitis B oder C).

> **Cave**
>
> Hepatitisserologie unter Immunsuppression ist zum Ausschluss einer aktiven Hepatitis B oder C nicht ausreichend sensitiv.

Bildgebende Diagnostik

Sonografie

- Lymphknoten- und abdominelle Sonografie obligat zur Erfassung eines Lymphknoten- oder Organbefalls sowie zur Beurteilung der Milzgröße.

CT

- CT-Thorax- und Abdomen aufgrund des häufigen Extranodalbefalls obligat.
- Bei Niereninsuffizienz wird ein PET-CT empfohlen.

MRT

- cMRT zur Erfassung einer ZNS-Beteiligung sinnvoll.
- Bei klinischen Zeichen einer ZNS-Beteiligung ist ein cMRT obligat.

Endoskopie

- Aufgrund der häufigen Beteiligung des Gastrointestinaltrakts bei PTLD ist eine Ösophago-Gastro-Duodenoskopie und bei entsprechender Symptomatik auch eine Koloskopie, ggf. mit bioptischer Probenentnahme, grundsätzlich anzustreben.
- Schwierigkeiten in der Ausbreitungsdiagnostik macht der Dünndarmbefall.

Histologie, Zytologie und klinische Pathologie

Knochenmarkdiagnostik

- Knochenmarkdiagnostik obligat im Rahmen der Ausbreitungsdiagnostik
- Referenzpathologische Beurteilung (empfohlen, da Befundrevisionsrate > 20 %).
- Obligat zur Erfassung des EBV-Latenztyps: immunhistochemische Färbungen für LMP-1, EBNA-2 und ZEBRA; bei Negativität zum Ausschluss einer EBV-Assoziation: In-situ-Hybridisierung EBV-spezifischer Transkripte (EBER-ISH).

Lymphknotendiagnostik

- Lymphknoten- oder Organbiopsie obligat zur histologischen Diagnosesicherung.

Liquordiagnostik

- Liquorzytologie obligat bei klinischen oder MR-morphologischen Zeichen einer ZNS-Beteiligung (fakultativ: EBV-Last im Liquor mittels qPCR).

6.30.10 Differenzialdiagnosen

- Differenzialdiagnose therapierefraktäre Rejektionskrise oder bakterielle Sepsis:
  - Abgrenzung zur PTLD schwierig, wenn die PTLD als fulminante Erkrankung mit diffuser Organinfiltration, „septischem" Krankheitsverlauf und Multiorganversagen auftritt.
  - Ohne frühzeitige Einbeziehung der PTLD in die Differenzialdiagnose – gerade auch bei fulminanten Krankheitsbildern von Organtransplantierten – wird die Diagnose daher mitunter erst autoptisch gestellt.
- Differenzialdiagnose Multiples Myelom:
  - Im Gegensatz zum sehr seltenen Multiplen Myelom zeigt die Plasmozytom-ähnliche PTLD kaum osteolytische Herde und regelhaft auch keinen Knochenmarkbefall.
  - Ein Paraprotein und eine monoklonale Leichtkettenproduktion sind bei Plasmozytom-ähnlicher PTLD zumeist vorhanden, aber nur gering ausgeprägt.
  - Andere B-Zell-PTLD zeigen regelhaft eine geringgradige Erhöhung beider freier Leichtketten.

6.30.11 Therapie

Therapeutisches Vorgehen

- Therapiealgorithmus der CD20-positiven B-Zell-PTLD: ► Abb. 6.62.
- Haupttherapieziel: komplette Remission.

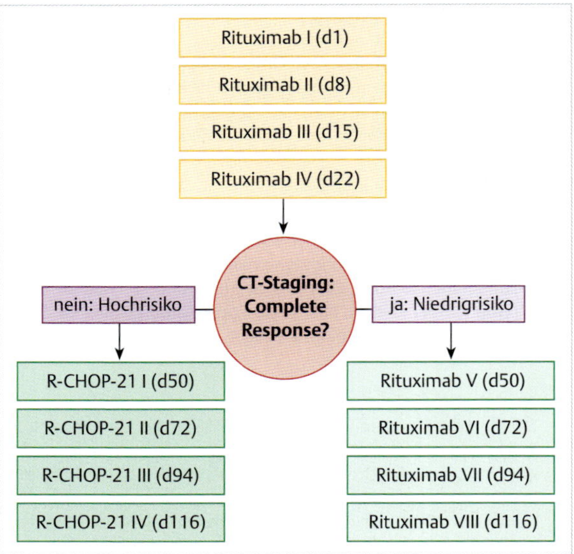

Abb. 6.62 Transplantationsassoziierte lymphoproliferative Erkrankung (PTLD). Therapeutisches Vorgehen bei B-Zell-PTLD. Riskostratifizierte sequenzielle Immunochemotherapie: Alle Patienten mit CD20-positiver B-Zell PTLD erhalten initial 4 Gaben Rituximab-Monotherapie (375 mg/m^2 IV) in wöchentlichem Abstand. Patienten, die im CT-Staging 4 Wochen nach der letzten Rituximab-Monotherapiegabe eine komplette Remission erreicht haben, erhalten eine konsolidierende Therapie mit 4 weiteren Gaben Rituximab (375 mg/m^2 IV) in 3-wöchentlichem Abstand. Alle anderen Patienten erhalten 4 Zyklen Immunochemotherapie nach dem R-CHOP-21-Protokoll (Rituximab 375 mg/m^2 IV Tag 1, Cyclophosphamide 750 mg/m^2 IV Tag 1, Doxorubicin 50 mg/m^2 IV Tag 1, Vincristine 1,4 mg/m^2 (max. 2 mg) IV Tag 1 und Prednisone 50 mg/m^2 PO Tag 1–5). Patienten mit einer progredienten Erkrankung unter den ersten vier Gaben Rituximab oder während des 4-wöchigen therapiefreien Intervalls beginnen sofort mit der Immunochemotherapie nach dem R-CHOP-21-Protokoll.

Pharmakotherapie

Reduktion der Immunsuppression

- Eine Reduktion der Immunsuppression kann in Einzelfällen zum dauerhaften kompletten Verschwinden der Lymphoproliferation führen und gelingt v. a. bei Kindern mit Early-lesion-PTLD und polymorpher PTLD nach primärer EBV-Infektion.
- Durch Absetzen von Antimetaboliten und Reduktion von Calcineurin-Inhibitoren wie FK506 und/oder Cyclosporin A um 25–50 % werden bei erwachsenen Patienten Remissionsraten von < 10 % erzielt.
- Bei etwa 40 % der Patienten kommt es bei solch einer Reduktion der Immunsuppression bereits zu klinisch relevanten Abstoßungsreaktionen.

Anti-CD20-Antikörper

- Rituximab-Monotherapie:
  - Die gute Verträglichkeit und die hohen Ansprechraten machen den monoklonalen B-Zell-Antikörper Rituximab zum wesentlichen Baustein der PTLD-Therapie.
  - Die übliche Dosis beträgt 375 mg/m².
  - Aktuell liegen drei multizentrische, prospektive Phase-II-Studien zur Erstlinientherapie der PTLD mit einer Rituximab-Monotherapie vor (Gesamtzahl der Patienten: 98).
  - Mit 4 Gaben Rituximab im Abstand von jeweils 1 Woche wird eine Ansprechrate von 45–65 % erreicht.
  - Das mediane progressionsfreie Überleben beträgt etwa 6 Monate. Das mediane Gesamtüberleben beträgt 2,4 Jahre.
- Bei späten Rezidiven nach Rituximab-Monotherapie kann auch eine erneute Rituximab-Monotherapie ein sinnvolles Vorgehen sein. Die Ansprechrate entspricht dann in etwa der in der Erstlinientherapie.

CHOP-basierte Chemotherapie

- Bei Progress unter oder nach einer Rituximab-Monotherapie ist eine Chemotherapie nach dem CHOP-21-Schema eine hocheffektive Therapieoption.
- Die bei aggressiven Lymphomen fest etablierten Chemotherapieschemata wie CHOP oder R-CHOP gehen bei Organtransplantierten mit einer deutlich erhöhten chemotherapieassoziierten Toxizität einher.
- Aufgrund der häufig langjährigen Einnahme von Calcineurin-Inhibitoren sind insbesondere die Hämatotoxizität und die Infektionstoxizität verstärkt.
- CHOP-14 ist trotz des Einsatzes von GCSF häufig nicht durchführbar.
- CHOP-21 in der Erstlinientherapie geht trotz des primärprophylaktischen Einsatzes von GCSF (Granulozyten stimulierender Faktor) häufig mit unerwünschten Wirkungen einher:
  - Rate von Grad-III/IV-Leukopenien: > 70 %,
  - Rate von Grad-III/IV-Infektionen: > 45 %,
  - Rate der therapieassoziierten Mortalität: bis zu 30 %.
- Die Ansprechrate CHOP-basierter Chemotherapieschemata bei CD20-positiver B-Zell-PTLD in der Erstlinientherapie liegt mit 70–80 % über der der Rituximab-Monotherapie.
- Einschränkend ist festzuhalten, dass bisher alle Daten zum Einsatz CHOP-basierter Chemotherapie bei PTLD ausschließlich auf retrospektiven Analysen beruhen.

Sequenzielle Therapie mit Rituximab und CHOP

- Die PTLD-1-Studie der Deutschen PTLD-Studiengruppe zur sequenziellen Therapie der PTLD mit 4 Gaben Rituximab (375 mg/m², Tag 1, 8, 15, 22) gefolgt von 4 Zyklen CHOP-21 (Tag 50, 72, 94, 116) stellt mit 70 Patienten die derzeit größte prospektive Studie in der Primärtherapie der CD20-positiven B-Zell-PTLD dar und gilt international als Therapiestandard [6].
- Die Ansprechrate nach Rituximab-Monotherapie wird durch die nachfolgende Chemotherapie auf insgesamt 90 % gesteigert.
- 68 % der Patienten erreichen mit der fixen Sequenz eine komplette Remission.
- 74 % der Patienten in partieller oder kompletter Remission sind auch noch nach 5 Jahren progressionsfrei.
- Die therapieassoziierte Mortalität der sequenziellen Therapie beträgt 13 %.
- Durch die Vorbehandlung mit Rituximab wird bei den 60 % der Patienten, die auf die Rituximab-Monotherapie ansprechen, die therapieassoziierte Mortalität von CHOP auf < 5 % reduziert.
- In der Gruppe der Patienten, die auf die Rituximab-Monotherapie nicht ansprachen, lag die therapieassoziierte Mortalität mit 25 % in einer Größenordnung wie sie von der CHOP-basierten Primärtherapie bekannt ist.
- Die sequenzielle Therapie mit Rituximab gefolgt von CHOP erreicht ein medianes Gesamtüberleben von 6,6 Jahren.
- Die sequenzielle Therapie ist damit eine gut durchführbare, gut verträgliche und hoch effektive Behandlungsoption bei CD20-positiver B-Zell-PTLD.

Risikostratifizierte sequenzielle Immunochemotherapie

- Unter sequenzieller Therapie der PTLD mit Rituximab gefolgt von CHOP-21 ist das Ansprechen auf die Rituximab-Induktion ein wichtiger prognostischer Parameter.
- Auf dieser Basis hat die Deutsche PTLD-Studiengruppe von 2006–2014 eine Studie zur risikostratifizierten sequenziellen Therapie durchgeführt (► Abb. 6.62). Die Studie hat die Hypothese bestätigt, dass eine Rituximab-Konsolidierung eine ausreichend effektive Therapie bei Patienten in kompletter Remission nach Rituximab-Induktion ist.
- Therapieschema als neuer Standard für Patienten, die nach den ersten 4 Gaben einer Rituximab-Monotherapie eine komplette Remission erreicht haben:
  - 8 Gaben Rituximab: 4 Gaben mit 375 mg/m² in wöchentlichen Abstand gefolgt von 4 Gaben mit 375 mg/m² in 3-wöchentlichen Abstand).
- Insgesamt kann so 20 % der Patienten mit CD20-positiver B-Zell-PTLD eine Chemotherapie erspart werden.
- Das mediane Gesamtüberleben nach risikostratifizierter sequenzieller Therapie entspricht mit 6,6 Jahren dem nach sequenzieller Therapie mit Rituximab und CHOP.

Therapie bei primär zerebraler PTLD

- Primär zerebrale PTLD treten spät oder sehr spät nach Transplantation und gehäuft nach Nierentransplantation auf.

- Histologie: vorwiegend um monomorphe EBV-assoziierte, CD20-positive B-Zell-PTLD vom DLBCL-Typ.
- Es besteht eine enge Assoziation mit dem Immunsuppressivum Mycophenolat Mofetil (MMF).
- Befunde:
  - Etwa 2/3 der Patienten weisen einen isolierten zerebralen Herd auf, 1/3 mehr als einen.
  - Liquorbefall findet sich bei etwa 10 % der Patienten.
- Effekte der Therapie mit Rituximab in Kombination mit hochdosiertem MTX (± hochdosiertes Cytarabin) oder kombiniert mit primärer Ganzhirnbestrahlung:
  - Gesamtansprechraten von 60–70 %,
  - komplette Remissionsraten von 40–50 %,
  - medianes progressionsfreies Überleben nach Erstlinientherapie: etwa 8 Monate,
  - medianes Gesamtüberleben 17 Monate.
- Das Ansprechen auf die Erstlinientherapie ist ein starker prognostischer Marker.
- Das Risiko an der Erkrankung zu versterben, ist bei Patienten, die nicht auf die Erstlinientherapie ansprechen, 7- bis 10-fach erhöht.
- Patienten in kompletter oder partieller Remission nach Primärtherapie zeigen auch ohne konsolidierende Hochdosis-Chemotherapie ein progressionsfreies Überleben von > 60 % nach 2 Jahren.

Antivirale Therapie

- Eine antivirale Therapie kann in ausgesuchten Einzelfällen eine geeignete therapeutische Maßnahme sein, mit der eine komplette und anhaltende Remission der PTLD erreicht werden kann.
- Grundsätzlich muss vor dem Einsatz einer antiviralen medikamentösen Behandlung jedoch die EBV-Assoziation nachgewiesen werden.
- Die Indikation zur antiviralen Therapie sollte aufgrund der eingeschränkten Datenlage sehr zurückhaltend gestellt werden.

> **Wichtig** M!
>
> Eine erhöhte EBV-Last im peripheren Blut bedeutet nicht, dass eine histologische EBV-Assoziation vorliegt.

Immuntherapeutische Ansätze

- Ziel ist es, EBV-infizierte B-Lymphozyten zu reduzieren und zu beseitigen und die EBV-spezifische zelluläre Immunität zu steigern:
  - Reduktion der Zahl EBV-infizierter B-Zellen durch Interferon, Interleukin-6 und CD20-Antikörper.
  - Wiederherstellung der T-Zell-Kontrolle gegen EBV-infizierte B-Zellen durch allogene und autologe EBV-spezifische zytotoxische T-Lymphozyten.
- **Interferon-α** inhibiert die Replikation von EBV und steigert die zytotoxische T-Zell-Aktivität, indem die Anti-Tumor-Aktivität einer Untergruppe von NK-Zellen gesteigert wird. Frühere immuntherapeutische Ansätze mit Interferon-α werden wegen des hohen Risikos der akuten Transplantatabstoßung, unsicherer Wirksamkeit und hoher Toxizität nicht mehr empfohlen.
- **Interleukin 6** spielt eine wichtige Rolle in der Proliferation von EBV-infizierten Lymphozyten. Der erstmalige Einsatz von Interleukin 6 in einer Beobachtungsstudie mit 12 Patienten mit PTLD resultierte in 5 kompletten und 3 partiellen Remissionen, war jedoch auf Patienten mit polymorpher PTLD beschränkt.
- Zur Immuntherapie mit virusspezifischen T-Lymphozyten liegen prospektive Phase-II-Studien vor:
  - Der Therapieansatz versucht, die durch die Immunsuppression reduzierte EBV-spezifische Viruskontrolle durch Infusion spezifischer zytotoxischer T-Zellen (CTL) wieder herzustellen (adoptiver Immuntransfer).
  - Die Behandlung mit allogenen EBV-spezifischen zytotoxischen T-Zellen erreicht bei EBV-assoziierter PTLD-Ansprechraten von > 60 %.
  - Limitierend sind die fehlende rasche Verfügbarkeit sowie der hohe technische Aufwand.

Seltene Subtypen und Rezidivtherapie

- Für alle selteneren Subtypen und die rezidivierte/refraktäre Therapiesituation bleiben Fallberichte und kleine Patientenserien die einzige Quelle von Evidenz.

Strahlentherapie

- Involved-field-Bestrahlung kurativer Ansatz im Stadium I insbesondere bei polymorpher PTLD, Plasmozytom-ähnlicher PTLD und bei Hodgkin-PTLD.
- Radioimmuntherapie mit 90Y-Ibritumomab Tiuxetan (Zevalin) ist eine weitere Therapieoption für Patienten mit CD20-positiver PTLD, die auf eine CD20-Antikörpertherapie refraktär sind und die nicht für eine anthrazyklinhaltige Chemotherapie infrage kommen.

6.30.12 Nachsorge

- Die Verlaufskontrolle und Nachsorge entspricht der bei aggressiven Lymphomen bei Patienten ohne Organtransplantation.

6.30.13 Verlauf und Prognose

- Prognosefaktoren bei PTLD abhängig von:
  - Therapiestrategie,
  - histologischem Subtyp,
  - Stadium der Erkrankung.
- T-Zell-PTLD haben eine deutlich schlechtere Prognose als B-Zell-PTLD.

- Lungentransplantierte Patienten zeigen unabhängig von der Therapiestrategie ein schlechteres Gesamtüberleben.
- Primär zerebrale PTLD und systemische PTLD mit ZNS-Beteiligung haben unabhängig vom histologischen Subtyp mit einem Langzeitüberleben von 30–40 % eine schlechtere Prognose.
- Early-lesion-PTLD sprechen häufig bereits gut auf eine Reduktion der Immunsuppression an und haben eine sehr günstige Prognose.
- **Ergebnisse der sequenziellen Therapie** (Standard):
  - Wichtigste Prognosefaktoren im Rahmen der sequenziellen Therapie:
    - International Prognostic Index (IPI) und
    - Ansprechen auf die Rituximab-Monotherapie.
  - 90 % der Patienten erreichen mit der fixen Sequenz aus Rituximab-Monotherapie gefolgt von CHOP eine komplette oder partielle Remission.
  - 74 % der Patienten in Remission sind auch noch nach 5 Jahren progressionsfrei.
  - Die therapieassoziierte Mortalität der sequenziellen Therapie ist mit 13 % deutlich geringer als die in retrospektiven Serien beschriebene therapieassoziierte Mortalität einer sofortigen CHOP-basierten Chemotherapie.
  - Im Vergleich zur alleinigen Rituximab-Monotherapie führt die sequenzielle Therapie zu einem deutlich längeren medianen Überleben von 6,6 Jahren im Vergleich zu 1,2–3,5 Jahren in den 3 verschiedenen prospektiven Phase-II-Studien zur Rituximab-Monotherapie.

6.30.14 Wichtige Internetquellen

- Deutsche PTLD Studiengruppe (DPTLDSG): www.lymphome.de/Gruppen/DPTLDSG/index.jsp

6.30.15 Literatur

[1] Evens AM, Choquet S, Kroll-Desrosiers AR et al. Primary CNS Posttransplant Lymphoproliferative Disease (PTLD): An International Report of 84 Cases in the Modern Era. Am J Transplant 2013; 13:1512–22

[2] Haque T, Wilkie GM, Jones MM et al. Allogeneic cytotoxic T-cell therapy for EBV-positive posttransplantation lymphoproliferative disease: results of a phase 2 multicenter clinical trial. Blood 2007; 110: 1123–31

[3] Rossignol J, Terriou L, Robu D et al. Radioimmunotherapy (90Y-ibritumomab tiuxetan) for posttransplant lymphoproliferative disorders after prior exposure to rituximab. Am J Transplant 2015; 5: 1976–81

[4] Swinnen LJ, LeBlanc M, Grogan TM et al. Prospective study of sequential reduction in immunosuppression, interferon alpha-2B, and chemotherapy for posttransplantation lymphoproliferative disorder. Transplantation 2008; 86: 215–22

[5] Trappe RU, Choquet S, Dierickx D et al. International Prognostic Index, Type of Transplant and Response to Rituximab Are Key Parameters to Tailor Treatment in Adults With CD20-Positive B Cell PTLD: Clues From the PTLD-1 Trial. Am J Transplant 2015; 15: 1091–100

[6] Trappe R, Oertel S, Leblond V et al. Sequential treatment with rituximab followed by CHOP chemotherapy in adult B-cell post-transplant lymphoproliferative disorder (PTLD): the prospective international multicentre phase 2 PTLD-1 trial. The Lancet Oncology 2012; 13: 196–206

[7] Trappe R, Dierickx D, Zimmermann H et al. Response to rituximab induction is a predictive marker in B-cell post-transplant lymphoproliferative disorder and allows successful stratification into rituximab or R-CHOP consolidation in an international, prospective, multicenter phase II trial. J Clin Oncol 2017; 35 (5): 536–543

[8] Zimmermann H, Reinke P, Neuhaus R et al. Burkitt post-transplantation lymphoma in adult solid organ transplant recipients. Cancer 2012; 118: 4715–4724

6.31 T-Prolymphozyten-Leukämie

Georg Hopfinger

6.31.1 Steckbrief

Die T-Zell-Prolymphozyten-Leukämie (T-PLL) ist eine seltene, aggressive Neoplasie und durch eine ausgeprägte Leukozytose sowie Infiltration von Lymphknoten und Milz sowie gelegentlich Hautbefall charakterisiert. Es findet sich ein T-post-thymischer Immunphänotyp mit Expression von TCRα/β, CD2, CD3, CD5, CD7 und CD52. Zytogenetische Veränderungen sind meist komplex. Kennzeichnend ist eine rasche Krankheitsprogredienz mit refraktärem Verlauf und einem Gesamtüberleben von < 12 Monaten. Als wirksamste Therapeutika gelten der Anti-CD52-Antikörper Alemtuzumab alleine sowie die Kombinationstherapie Fludarabin, Mitoxantron und Cyclophosphamid (FMC) gefolgt von Alemtuzumab. Der einzige kurative Ansatz ist die Durchführung einer allogenen Stammzelltransplantation (vgl. Kap. 7.6).

6.31.2 Aktuelles

- Molekulares Profiling und Ex-vivo-Medikamentenscreening weisen auf ein mögliches therapeutisches Potenzial von bcl-2-Inhibitoren, Histondeacetylase-Inhibitoren oder JAK3-Inhibitoren hin.

6.31.3 Synonyme

- T-PLL
- T-CLL (obsolet)

6.31.4 Definition

- Klonale Vermehrung von T-Prolymphozyten mit postthymischem Immunphänotyp:
  - TCRα/β^{+}, CD2^{+}, sCD3$^{+/-}$, cCD3$^{+/-}$, CD5^{+}, CD7^{++}, CD52^{++}, CD4^{+}/CD8^{-} (65 %), CD4^{+}/CD8^{+} (21 %) CD4^{-}/CD8^{+} (13 %), TdT^{-}, CD25^{-}, CD1a^{-}.

- Spezifische Überexpression des Onkogens TCL-1 findet sich in > 70 % der Fälle.
- Zytomorphologisch variabel, in ca. 50 % kleine bis mittelgroße ungranulierte prolymphozytäre Zellen.

6.31.5 Epidemiologie

- Seltene Neoplasie, ca. 2 % aller T-Zell-Malignome,
- Medianes Alter 65 Jahre,
- Männer:Frauen = 2:1.

6.31.6 Ätiologie und Pathogenese

- Die Ätiologie der T-PLL ist unklar.
- Erhöhtes Risiko bei Patienten mit Ataxia teleangiectatica und Nijmegen-Breakage-Syndrom ist beschrieben.

6.31.7 Klassifikation und Risikostratifizierung

- Klassifikation nach WHO.
- TCL-1-Expression ist ein Faktor, der mit einer schlechteren Prognose assoziiert ist.
- Einzelne Fallberichte mit primär indolentem, aber nach einer Latenz aggressivem Verlauf.

6.31.8 Symptomatik

- Das klinische Bild der T-PLL ist durch eine ausgeprägte Leukozytose > 100.000/µl, eine Splenomegalie, sowie Lymphadenopathie gekennzeichnet.
- In ca. 20 % findet sich ein Hautbefall.
- Seltenere extranodale Manifestationen: Pleuraerguss, Aszites oder ZNS-Beteiligung.

6.31.9 Diagnostik

Diagnostisches Vorgehen

- Klinisch steht eine ausgeprägte Lymphozytose im Vordergrund.
- ► Abb. 6.63 zeigt das diagnostische Vorgehen.

Anamnese

- Unspezifische Symptome wie Leistungsabfall oder B-Symptome (Fieber (> 38 °C), Nachtschweiß und ungewollter Gewichtsverlust.

Körperliche Untersuchung

- Lymphknotenvergrößerungen,
- Leber und Milzgröße,
- Hautinfiltrat,

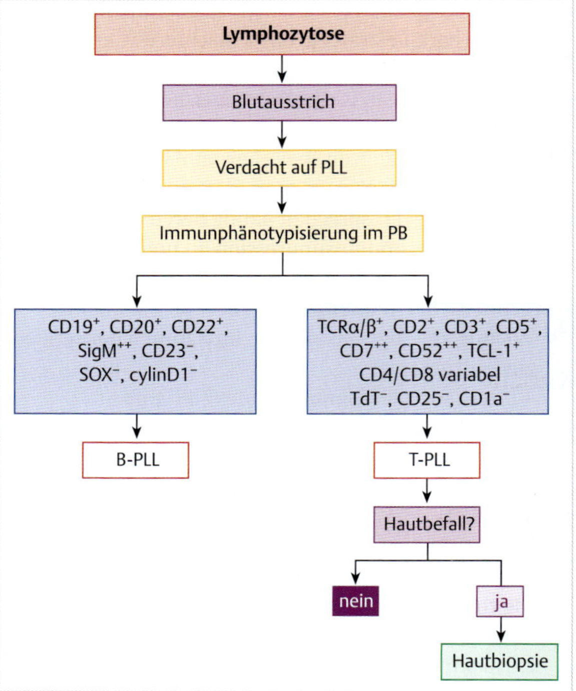

Abb. 6.63 T-Promyelozyten-Leukämie. Diagnostisches Vorgehen zur Abklärung einer Lymphozytose mit Vermehrung von Prolymphozyten. Für eine T-PLL ist eine ausgeprägte Lymphozytose typisch, im Blutausstrich finden sich Prolymphozyten von > 55 %.Eine Immunphänotypisierung erlaubt meist die Diagnose, eine Knochenmarkpunktion ist zur Bestätigung obligat. PB: Peripheres Blut; B-PLL: B-Prolymphozyten-Leukämie; T-PLL: T-Prolymphozyten-Leukämie.

Labor

- Obligat: Blutbild und Differenzialblutbild, Retikulozyten, Laktatdehydrogenase, Kreatinin, Harnsäure,
- Empfohlen: Coombs-Test, Leberwerte (alkalische Phosphatase, gamma-GT, ASAT, ALAT), Gerinnung (PTZ, aPTT), CRP.

Bildgebende Diagnostik

Sonografie

- Abdomensonografie zur Beurteilung von Leber und Milzgröße,
- Sonografie der Lymphknotenregionen (Hals, Axilla und Leiste).

Röntgen

- Röntgenbild des Thorax zum Ausschluss eines Pleuraergusses.

CT

- CT-Aufnahmen von Thorax und Abdomen sind anzustreben.

MRT

- Nur bei besonderen Fragestellungen, z. B. ZNS-Beteiligung.

Histologie, Zytologie und klinische Pathologie

Knochenmarkdiagnostik

- Die Diagnose der T-PLL wird durch Durchflusszytometrie des Bluts sowie durch Knochenmarkbiopsie und Knochenmarkzytologie gestellt.
- Zytomorphologische Varianten:
  - Mittelgroßzellig (75 %) mäßig kondensiert Chromatin, Zytoplasma leicht basophil ohne Granulat,
  - Kleinzellig (20 %),
  - Cerebriform (5 %).

Lymphknotendiagnostik

- Eine primäre Lymphknotenbiopsie ist zur Diagnosesicherung nicht erforderlich.
- Wenn es zu neu auftretenden Lymphomen unter Therapie kommt, ist jedoch eine Biopsie zum Ausschluss eines Zweitmalignoms zu fordern, welches gelegentlich beobachtet wird.

Liquordiagnostik

- Nur bei klinischem Verdacht auf Meningeose.

Ergussdiagnostik

- Indiziert bei Peuraerguss mit Zytologie und Durchflusszytometrie.

Molekulargenetische Diagnostik

- Zytogenetische Aberrationen betreffen typischerweise inv(14)(q11;q32) oder t(14;14)(q11;q32) mit dem TCL 1-Onkogen oder t(X;14)(q28;q11, welches mit dem MTCP-1-Onkogen assoziiert ist.
- Außerdem findet man bei Patienten mit Ataxia teleangiectatica (AT), die eine erhöhte Prädisposition zu T-PLL haben, sowie bei T-PLL-Patienten ohne AT-Deletionen oder Missense-Mutationen am Ataxia teleangiectatica mutierten (ATM) Lokus 11q22–23, was auf eine zentrale Rolle von ATM bei der Entstehung einer T-PLL hinweist.
- Weitere Chromosomenanomalien betreffen idic (8p11), t(8; 8) und + 8q, del(12p13), Anomalien Ch6, Ch17 mit Verlust von TP53, bzw. Anomalien des Chromosoms 8, 12p und Deletionen des langen Arms der Chromosomen 5, 6, 11 und 13.
- Mit neueren Methoden wie genomischer Hybridisierung (CGH) oder Single-nucleotide-polymorphism-Arrays (SNP-Arrays) ist die Identifizierung weiterer spezifischer chromosomaler Loci möglich.

Sonstiges

- Hautbiopsie zum histologischen Beweis bei Hautinfiltration.

Mikrobiologie und Virologie

Serologie

- HIV-1,2, HTLV-1,2, HBV, HCV, EBV, CMV.

> **Merke** M!
>
> Vor Beginn einer Therapie mit Alemtuzumab ist die CMV-, HBV- und HCV-Serologie erforderlich.

6

Molekularbiologie

- Nachweis der Onkogene TCL-1, MTCP-1, ATM.

6.31.10 Differenzialdiagnosen

- B-Zell-Prolymphozyten-Leukämie: Ähnliche klinische und morphologische Präsentation, Unterscheidung mittels Immunophänotyp ($CD19^+$,$CD20^+$, $CD22^+$, FMC 7^+, $CD79a^+$) und Histologie (Kap. 6.17).
- Mycosis fungoides/Sézary-Syndrom (MF/SZ): Morphologie („cerebriforme" Zellen), Unterscheidung mittels Immunophänotyp, Histologie, und Molekularbiologie (Kap. 6.33).
- T-Zell-large granular Lymphozyten-Leukämie (LGL): typische Morphologie, typische Azurgranula, ein reniformer oder runder Kern und typischer Immunphänotyp, Unterscheidung mit Immunophänotyp und Histologie (Kap. 6.32)

6.31.11 Therapie

Therapeutisches Vorgehen

- Vorbemerkung: Weder Chemotherapie noch Immuno-Chemotherapie sind kurativ (▶ Abb. 6.64).

Pharmakotherapie

Kausale Pharmakotherapie

- Monoklonaler Antikörper:
  - Der gegen das CD52-Antigen gerichtete humanisierte monoklonale Antikörper **Alemtuzumab** i. v. gilt als die *derzeit effektivste Behandlungsoption*.

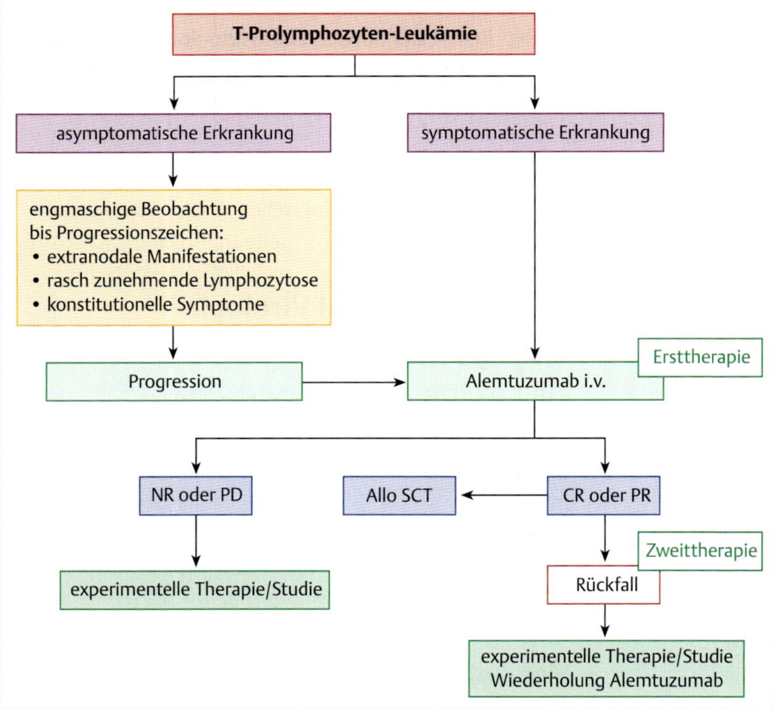

Abb. 6.64 T-Prolymphoyzten-Leukämie. Therapeutischer Algorithmus bei T-PLL. (Allo SCT: allogene Stammzelltransplantation, CR: komplette Remission, PR: partielle Remission, NR: kein Ansprechen, PD: progrediente Erkrankung).

- Bei vorbehandelten Patienten werden Ansprechraten von 50–76 % und Remissionsdauern von ca. 8 Monaten beobachtet.
- Mit Alemtuzumab als Ersttherapie werden Gesamtansprechraten von 91 % und bei 37 % ein Langzeitüberleben von mehr als 48 Monaten beobachtet:
  - Start mit Tag 1: 3 mg, Tag 2: 10 mg und Tag 3: 30 mg intravenös, danach 30 mg 3-mal pro Woche (Tag 1, 3, 5) bis zum besten Ansprechen (maximal 18 Wochen).
  - Hinweis: Alemtuzumab ist allerdings nur über Patienten-Programm erhältlich.

Praxistipp

Im Gegensatz zu anderen Entitäten führt eine subkutane Anwendung von Alemtuzumab zu einer deutlichen Verschlechterung des Ansprechens (33 %), weswegen dies nicht zu empfehlen ist. Alemtuzumab soll bei T-PLL-Patienten also immer intravenös angewendet werden.

- Immunchemotherapie:
  - Alemtuzumab 30 mg i. v. 3-mal wöchentlich für bis zu 3 Monate und Pentostatin 4 mg/m² intravenös wöchentlich für 4 Wochen, danach alle 2 Wochen für bis zu 6 Monate, worunter ein Gesamtansprechen von 54 % berichtet wurde.
- Konventionelle Chemotherapie:
  - Bei nur ca. 30 % der Patienten Ansprechen auf Chlorambucil oder CHOP, medianes Überleben von nur ca. 7 Monaten, deswegen nicht empfohlen.
  - Mit Pentostatin oder Bendamustin als Monotherapie kann ein Ansprechen in ca. 45–55 % erzielt werden.
    - Pentostatin: i. v. 4 mg/m²/Woche 1–4, dann alle 2 Wochen bis zu maximalem Ansprechen.
    - Bendamustin: i. v. 60–100 mg/m² Tag 1–2 alle 3 Wochen für 6 Zyklen.
- Sequenzielle FMC-Therapie plus Alemtuzumab:
  - Mit einer sequenziellen Debulking-Therapie mit Fludarabin, Cyclophosphamid und Mitoxantron (FMC) gefolgt von i. v. Alemtuzumab konnte bei einer gemischten Population (auch vorbehandelte Patienten) ein Ansprechen nach FMC von 68 % erreicht werden.
  - Eine anschließende intravenöse Gabe von Alemtuzumab verbesserte das Ansprechen auf 92 %.
  - Das progressionsfreie Überleben betrug 11,5 Monate, das mediane Überleben betrug 17,1 Monate.
  - FMC:
    - Fludarabin 25 mg/m² i. v. Tag 1–3.
    - Mitoxantron 8 mg/m² pro i. v. am Tag 1.
    - Cyclophosphamid 200 mg/m² i. v. Tag 1–3, Wiederholung am Tag 28, maximal 4 Zyklen.
    - Anschließend Alemtuzumab 30 mg 3-mal pro Woche i. v. maximal 12 Wochen.

Praxistipp

Aufgrund der erschwerten Lieferbarkeit vom Alemtuzumab kann mit FMC begonnen und anschließend nach maximal 4 Zyklen mit Alemtuzumab begonnen werden. Nach einer erfolgreichen Vorbehandlung mit FMC ist Alemtuzumab bei fehlenden Krankheitszeichen in der Regel nicht länger als 4 Wochen erforderlich, um ein maximales Ansprechen zu erzielen; es sollte jedenfalls nicht länger als 12 Wochen gegeben werden.

Cave

Während der Alemtuzumab-Therapie ist ein wöchentliches CMV-Monitoring obligat.

- Bei Wiederauftreten der Erkrankung, was auch nach Erreichen einer minimalen Resterkrankung (MRD) bis zur kompletten Remission leider häufig ist, kann Alemtuzumab auch in der Zweiten Linie gegeben werden. Allerdings sollte vor einer Re-Exposition mittels Durchflusszytometrie geprüft werden, ob CD52 noch exprimiert wird, da diese Eigenschaft nach Vorbehandlung mit Alemtuzumab verloren gehen kann.

Pharmakologische Supportivtherapie

- Während Alemtuzumab-Therapie HSV- und PJ-Prophylaxe,
- während Alemtuzumab-Therapie kann die Gabe von G-CSF erforderlich werden.

Strahlentherapie

- In einzelnen Fällen kann bei therapierefraktärer Splenomegalie eine lokale Strahlentherapie symptomatisch hilfreich sein.

Zellbasierte Verfahren

Stammzelltransplantation

- Allogene Stammzelltransplantation:
  - Eine allogene Stammzelltransplantation ist der einzige kurative Therapieansatz und ist bereits in 1. CR als klinische Option zu erwägen; 2- und 5-Jahres-Überlebensraten von bis zu 60 % und 30 % sind zu erwarten.
  - Problematisch ist allerdings eine hohe behandlungsassoziierte Mortalität (TRM).
  - Eine Ganzkörperbestrahlung (TBI) als Teil der Induktion sowie eine frühe Transplantation (< 1 Jahr) scheint mit einem verbessertem krankheitsfreiem Überleben assoziiert zu sein.
- Autologe Stammzelltransplantation:
  - Als Reserveoption bei fehlendem Spender erwägenswert, Vorteil ist eine niedrige TRM, Nachteil die höhere Rezidivrate verglichen mit der allogenen SCT.

Experimentelle Therapie

- Molekulares Profiling und Ex-vivo-Medikamentenscreening sowie erste klinische Daten weisen auf das therapeutische Potenzial des bcl-2-Inhibitors Venetoclax hin.

6.31.12 Prävention

- Es ist keine spezifische Prävention möglich,
- bei Patienten mit AT regelmäßige Blutbildkontrollen.

6.31.13 Nachsorge

- Alle 3 Monate klinische Untersuchung von Lymphknoten, Leber und Milz sowie Blutbild mit Differenzialblutbild.
- Eine MRD-Diagnostik kann v. a. bei Patienten nach allogener Transplantation hilfreich sein.

6.31.14 Verlauf und Prognose

- Die Prognose ist bei den meisten Patienten schlecht und durch einen oft chemorefraktären Verlauf und ein Rezidiv innerhalb eines Jahres gekennzeichnet.

6.31.15 Wichtige Internetquellen

- National Comprehensive Cancer Network (NCCN) Guidelines: Non-Hodgkin´s Lymphoma 3.2016: www.nccn.org/professionals/physician_gls/f_guidelines.asp#nhl
- Deutsche CLL-Studiengruppe: www.dclsg.de
- Onkopedia Leitlinie T-PLL: www.onkopedia.com

6.31.16 Literatur

[1] Boidol B, Kornauth C, van der Kouwe E et al. First-in-human response of BCL-2 inhibitor venetoclax in T-cell prolymphocytic leukemia. Blood 2071; 130(23): 2499–2503

[2] Herling M, Khoury JD, Washington LT, Duvic M, Keating MJ, Jones D. A systematic approach to diagnosis of mature T-cell leukemias reveals heterogeneity among WHO categories. Blood 2004; 104(2): 328–335

[3] Dearden CE, Khot A, Else M et al. Alemtuzumab therapy in T-cell prolymphocytic leukemia: comparing efficacy in a series treated intravenously and a study piloting the subcutaneous route. Blood 2011; 118 (22): 5 799–5 802

[4] Hopfinger G, Busch R, Pflug N et al. Sequential chemoimmunotherapy of fludarabine, mitoxantrone, and cyclophosphamide induction followed by alemtuzumab consolidation is effective in T-cell prolymphocytic leukemia. Cancer 2013; 119(12): 2258–2267

[5] Wiktor-Jedrzejczak W, Dearden C, de Wreede L et al. Hematopoietic stem cell transplantation in T-prolymphocytic leukemia: a retrospective study from the European Group for Blood and Marrow Transplantation and the Royal Marsden Consortium. Leukemia 2012; 26(5): 972–976

6.32 T- und NK-Leukämie mit großen granulären Lymphozyten

Georg Hopfinger

6.32.1 Steckbrief

Bei der Leukämie mit großen granulären Lymphozyten (Large granular lymphocyte leukemia, LGL) handelt es sich um eine meist indolent verlaufende Erkrankung. Sie ist durch Neutropenie, Anämie und Autoimmunphänomene wie rheumatoide Arthritis (RA) gekennzeichnet. Es werden immunphänotypisch in eine 85 % T-LGL (CD3 +), in 15 % eine NK-LGL (CD3-) sowie als provisorische Entität die chronische NK-Zell-Lymphozytose (chronic NK cell lymphocytosis) unterschieden.

6.32.2 Aktuelles

- Anhand von Ergebnissen des Gene Expression Profiling könnten in Zukunft die Inhibition von STAT 3, Fasligand, Histondeacteylase oder DNA-Methyltransferase vielversprechende Therapieoptionen darstellen.

6.32.3 Synonyme

- T-LGL
- NK-LGL

6.32.4 Definition

- Klonale Expansion von großen granulären Lymphozyten, wobei aus immunphänotypischer Sicht T-LGL und NK-LGL unterschieden werden.
- Immmunphänotyp:
  - T-LGL: $CD3^+$,$CD8^+$, $CD16^+$, $CD57^+$, $CD56^-$, $CD28^-$, CD5dim und oder CD7dim, $CD45RA^+$, $CD62L^-$, $CD3^+$, $CD5^+$, $CD7^+$, $TCR\alpha/\beta^+$,TIA^+, Granzym B^+, Granzym M^+,
  - NK-LGL: $CD3^-$, $CD2^+$, $CD8^+$,$CD16^+$, $CD56^+$, $CD57^{-/+}$.

6.32.5 Epidemiologie

- Seltene Neoplasie, ca. 2–5 % aller reifzelligen lymphozytischen Leukämien,
- T-LGL: Medianes Alter 60 Jahre (4–88 Jahre), Männer: Frauen = 1:1,
- NK-LGL: Medianes Alter: 39 Jahre, Männer:Frauen = 3:1.

6.32.6 Ätiologie und Pathogenese

- Die Pathogenese ist unklar, eine Antigenaktivierung dürfte ebenso wie eine dysregulierte Apoptose zu Expansion von T-LGL-Zellen führen.
- Über Vermittlung zytotoxischer Eigenschaften kommt es zum Auftreten von Autoimmunphänomenen, Neutropenie oder PRCA.
- Etwa 90 % der Patienten mit LGL und > 80 % mit RA haben denselben HLA-DR4-Haplotyp.
- NK-LGL in 50 % mit EBV-Infektion assoziiert, EBNA-1 und EBER-1 können in Leukämiezellen detektiert werden.
- LGL sind meist HTLV-1-negativ.

6.32.7 Klassifikation und Risikostratifizierung

- Klassifikation nach WHO,
- es werden T-LGL, NK-LGL und chronische NK-Zell-Lymphozytose unterschieden.

6.32.8 Symptomatik

- T-LGL:
  - Ausgeprägte Neutropenie (84 %), Anämie (50 %), Thrombozytopenie (20 %) sowie Splenomegalie (50 %), Lymphknotenvergrößerung ist selten.
  - Eine RA wird bis zu 30 % beobachtet und geht der Diagnose einer LGL oftmals voraus.
  - B-Symptome in ca. 30 %,
  - absolute LGL-Erhöhung 8 000/µl.
- NK-LGL:
  - Jüngere Patienten als T-LGL,
  - meist aggressiverer Verlauf mit B-Symptomen, Splenomegalie (90 %), Hepatomegalie (60 %), Lymphadenopathie (27 %), Anämie (100 %) und Neutropenie (50 %),
  - absolute LGL-Erhöhung > 10 000/µl.
- Chronische NK-Zell-Lymphozytose:
  - Meist indolenter Verlauf, Splenomegalie, Hepatomegalie oder Lymphadenopathie sind selten.

6.32.9 Diagnostik

Diagnostisches Vorgehen

- An eine LGL ist zu denken, wenn eine absolute Lymphozytose sowie eine Agranulozytose, Anämie und Thrombozytopenie sowie Autoimmunphänomene wie RA vorliegen.
- Ein Blutausstrich zum Nachweis von LGL-Zellen sowie eine Immunphänotypisierung sind obligat (▶ Abb. 6.65).

Anamnese

- Unspezifische Symptome wie Leistungsabfall oder B-Symptome (Fieber [> 38 °C], Nachtschweiß und ungewollter Gewichtsverlust)

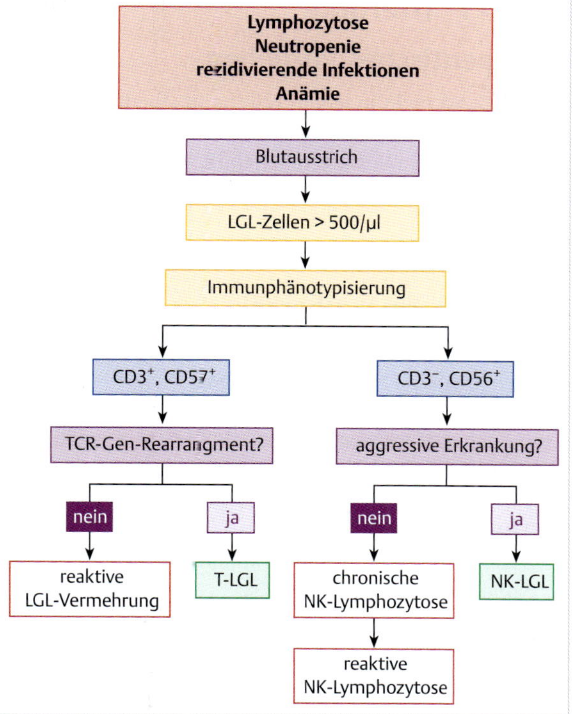

Abb. 6.65 Leukämie mit großen granulären Lymphozyten. Diagnostisches Vorgehen. Die Kombination von Lymphozytose, Agranulozytose, Anämie, Thrombozytopenie und Autoimmunphänomene sollte an eine LGL (large granular leukemia) denken lassen.

Körperliche Untersuchung

- Lymphknotenvergrößerungen,
- Leber und Milzgröße.

Labor

- Obligat: Blutbild und Differenzialblutbild, Retikulozyten, Laktatdehydrogenase, Kreatinin, Harnsäure,
- Empfohlen: Coombstest, Leberwerte (alkalische Phosphatase, gamma-GT, ASAT, ALAT), Gerinnung (PTZ, aPTT), CRP,
- Rheumaserologie, Antinukleäre Antikörper, zirkulierende Immmunkomplexe, antineutrophile Antikörper.
- T-LGL:
  - Immunphänotyp: $CD3^+$, $CD8^+$, $CD16^+$, $CD57^+$, $CD45RA^+$, $TCRab^+$, $TIA1^+$, Granzym B, Granzym M^+, $CD56^-$.
- NK-LGL:
  - Immunphänotyp: $CD3^-$, $CD2^+$, $CD4^-$, $CD8^+$, $CD16^+$, $CD56^+$.
- Chronische NK-Zell-Lymphozytose:
  - Immunphänotyp: $CD3^-$, $CD4^-$, $CD8^-$, $CD16^+$, $CD56^+$, TCR^-.

Bildgebende Diagnostik

Sonografie

- Abdomensonografie: zur Beurteilung von Leber und Milzgröße,
- Sonografie der Lymphknotenregionen (Hals, Axilla und Leiste).

Echokardiografie

- Nachweis eines erhöhten Pulmonalisdrucks durch Endothelschädigung, Herzschwäche.

Röntgen

- Lungenröntgen zum Ausschluss eines Pleuraergusses.

CT

- Nur bei besonderen Fragestellungen, z. B. entzündliches Infiltrat.

Histologie, Zytologie und klinische Pathologie

Knochenmarkdiagnostik

- Die Diagnose wird durch eine Punktion bestätigt und ist bei Fällen mit niedrigen LGL-Werten (< 500/µl) zur Bestätigung der Diagnose obligat.
- Zytologisch typische Azurgranula, ein reniformer oder runder Kern.

Lymphknotendiagnostik

- Ist zur Diagnostik nicht erforderlich.

Molekulargenetische Diagnostik

- Genetische Veränderungen sind selten (< 10 %) und betreffen tris3, tris8, tris14, del6, del5q, inv12p und 14q.

Mikrobiologie und Virologie

Serologie

- HIV-1,2, HTLV-1,2; HBV, HCV, EBV, CMV.

Molekularbiologie

- EBER-ISH, STAT 3 und STAT 5b.

6.32.10 Differenzialdiagnosen

- Reaktive LGL-Lymphozytose:
  - bei Virusinfekt (HIV, HBV, HCV, EBV oder CMV), keine Klonalität nachweisbar bei Hämophagozytischem Syndrom, Autoimmunthrombopenie, Non-Hodgkin-Lymphomen.

- Felty-Syndrom: chronische Arthritis, Splenomegalie, Agranulozytose.
- Haarzell-Leukämie: Panytopenie, aber typische Morphologie, Unterscheidung mit Immunophänotyp (CD19, CD20, CD22, CD11c, CD25, CD103) und Histologie.
- Indolente T-PLL: typische Morphologie, und Immunphänotyp, Unterscheidung mit Immunophänotyp und Histologie.
- CLL: Lymphozytose, Unterscheidung mittels Morphologie und Immunphänotyp.
- Aggressive NK-Zell-Leukämie: meist junge Patienten, ausgeprägte B-Symptomatik, Hepatosplenomegalie.
- Extranodales NK/T-Zell-Lymphom (ENKL): Altersmedian 40–50 Jahre, in 80 % Befall des oberen Respirationstrakts, Ulzeration der Nasenhöhle, aggressiver Verlauf, meist EBV assoziiert, häufiger in Asien und Südamerika; Behandlung mit Strahlentherapie (Stadium I ohne Risikofaktoren) bzw. intensiver L-Asparaginase-haltiger Chemotherapie (Stadium I mit RF bzw. Stadium > II).
- Hepatosplenisches Gamma/delta-T-Zell-Lymphom: Milz, Leber und Knochenmarkbefall, meist jüngere Männer, Immunphänotyp, gamma/delta-TCR.
- $CD56^+$ akute Leukämie.

6.32.11 Therapie

Therapeutisches Vorgehen

- Eine LGL ist nicht in jedem Fall therapiebedürftig; die Indikation richtet sich nach der Schwere der Panzytopenie bzw. dem Vorliegen behandlungsbedürftiger Autoimmunerkrankungen; ▸ Abb. 6.66.

Pharmakotherapie

Kausale Pharmakotherapie

- Die Indikation zur Einleitung einer Therapie ist bei Vorliegen folgender Parameter gegeben:
  - Schwere Neutropenie (ANC < 500/µl),
  - moderate Neutropenie (ANC > 500/µl) und rezidivierende Infekte,
  - Hb < 10 g/dl oder transfusionsbedürftige Anämie,
  - Thrombozyten < 50/µl,
  - assoziierte Autoimmunerkrankungen, die einer Therapie bedürfen,
  - symptomatische Splenomegalie oder ausgeprägte B-Symptomatik.

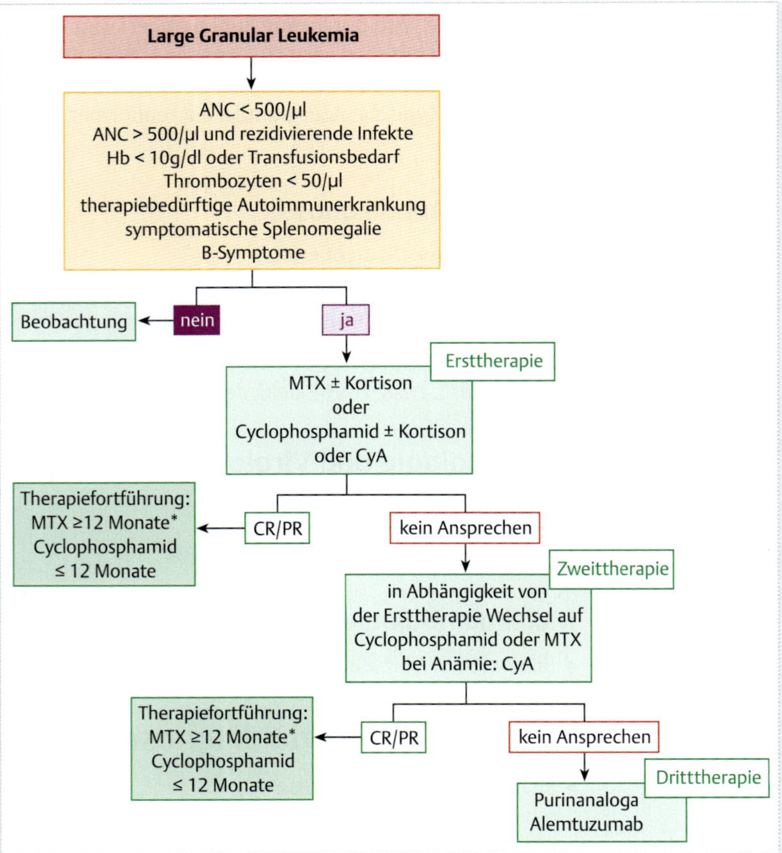

Abb. 6.66 Leukämie mit großen granulären Lymphozyten. Therapeutisches Vorgehen bei LGL (*max. Dauer einer MTX-Therapie nicht definiert).

- Definition des Ansprechens:
  - Komplette Remission: Hb > 12 g/dl, ANC > 1,5/µl. Thrombozyten > 150/µl, Rückgang der Leukozytose > 4 000/µl, LGL < 500/µl.
  - Partielle Remission: Hb > 5 g/dl, ANC > 500/µl, Thrombozyten > 50/µl und Transfusionsunabhängigkeit.
- Methotrexat (MRX) 10 mg/m^2 p. o. oder i. v. wöchentlich ± Kortison, ein Therapieansprechen ist erst nach 4 Monaten zu beobachten, ein Ansprechen wird in ca. 55 % erzielt, Therapiestopp bei Nichtansprechen nach 4 Monaten, Therapiedauer nicht klar definiert.
- Cyclophosphamid 50–100 mg/m^2, ein Ansprechen wird in 55–66 % erzielt, Therapiedauer 6–12 Monate bei Respondern.
- Cyclosporin: Unterschiedliche Dosierungen (2–10 mg/kg/Tag), ein Ansprechen wird in ca. 56 % erzielt, besonders gutes Ansprechen bei positivem Nachweis von HLA-DR4; meist rascher Rückfall nach Therapieende
- Purinanaloga: Bei kleinen Fallzahlen mit 2-CdA, Fludarabin oder Pentostatin Ansprechen bis 70 % berichtet, meist nach Therapieversagen von MTX oder Cyclophosphamid
- Alemtuzumab: Ansprechen bei vorbehandelten Patienten bis 60 %, aufgrund der Toxizität nur bei refraktären Patienten empfohlen, wöchentliches CMV-Monitoring ist angeraten.
- Prednisolon: hat als Monotherapie bis auf kurze Symptome-Kontrolle keinen Stellenwert, wird gelegentlich in Kombination zu MTX in einer Startdosis von 60 mg/Tag verabreicht und sollte bei laufender MTX-Therapie langsam ausgeschlichen werden.

Pharmakologische Supportivtherapie

- Hämatopoetische Wachstumsfaktoren.
- G-CSF: keine generelle Empfehlung als Monotherapie, kann in Einzelfällen zur laufenden Therapie (s. o.) erwogen werden.
- Erythropoietin: keine generelle Empfehlung als Monotherapie, nicht bei PRCA.

Zellbasierte Verfahren

Stammzelltransplantation

- Therapieoption nur in schweren Verlaufsformen, einzelne positive Fallberichte

Operative Therapie

- Vereinzelte Berichte über Symptomverbesserung nach Splenektomie, keine allgemeine Empfehlung.

6.32.12 Prävention

- Eine Prävention ist nicht möglich.
- Bei Patienten mit Autoimmunerkrankungen, insbesondere rheumatoider Arthritis, Sjögren-Syndrom oder PRCA, sollte bei ANC > 500/µl an der Vorliegen einer LGL gedacht werden.

6.32.13 Nachsorge

- Aufgrund der Assoziation von Autoimmunerkrankungen und Tumoren, aber auch bei Verwendung von Cyclophosphamid ist eine erhöhte Leukämogenese zu beachten.

6.32.14 Verlauf und Prognose

- Etwa 30 % der Patienten mit LGL zeigen eine asymptomatische Zytopenie, etwa 20–30 % haben typische B-Symptome.
- Die Prognose ist meist günstig, Todesfälle sind meist durch neutropeniebedingte Infekte verursacht.

6.32.15 Wichtige Internetquellen

- National Comprehensive Cancer Network (NCCN) Guidelines: Non-Hodgkin's Lymphoma 3.2016: www.nccn.org/professionals/physician_gls/f_guidelines.asp#nhl

6.32.16 Literatur

[1] Lamy T, Loughran TP. Large Granular Lymphocyte Leukemia. Cancer Control 1998; 5(1): 25–33

[2] Koskela HL, Eldfors S, Ellonen P et al. Somatic STAT3 mutations in large granular lymphocytic leukemia. N Engl J Med; 366(20): 1905–1913

[3] Lamy T, Loughran TP Jr. How I treat LGL leukemia. Blood 2011; 117 (10): 2764–2774

6.33 Mycosis fungoides

Rudolf Stadler

6.33.1 Steckbrief

Die Mycosis fungoides repräsentiert mit einem Anteil von 50 % die häufigste Form primär kutaner T-Zell-Lymphome. Das klinische Bild der Mycosis fungoides wird durch 3 Stadien – Patch-, Plaque- und Tumorstadium – gekennzeichnet, wobei diese auch als prämycosides, infiltratives und mycosides Stadium bezeichnet werden. In etwa 50 % der Patienten lässt sich im Patch-/Plaque-Stadium, zu 100 % im Tumorstadium mittels einer Multiplex-Polymerase-Kettenreaktion eine Umlagerung des T-Zell-Rezeptor-γ- und/oder T-Zell-Rezeptor-β-Lokus nachweisen. Immunhistologisch ist der Phänotyp der T-Lymphozyten durch die Expression von CD3, CD4 und CD45 R0 gekennzeichnet.

6.33.2 Aktuelles

- **Diagnostik**:
  - Die aktualisierte WHO-Klassifikation 2016 [8] unterscheidet primär kutane Lymphome innerhalb einer Klassifikation nodaler und extranodaler Lymphome.
  - Bestimmte Zelltypen sind charakteristisch [1]:

   - für die Mycosis fungoides: residente Gedächtniszellen, sog. resident memory cells (T_{RM}),
   - für leukämische Formen: zentrale Gedächtniszellen, sog. central memory T-cells (T_{CM}) bzw. migratorische Gedächtniszellen, sog. migratory memory T-cells (T_{MM}).
- **Therapie**:
  - Frühe Stadien:
    - Sog. hautgerichtete, nichtzytotoxische Therapieansätze in frühen Stadien.
    - Phototherapie mit Schmalband-UVB (UVB 311 nm) oder die PUVA-Therapie (Psoralen + UVA).
  - Bei fortschreitender Erkrankung:
    - Kombination mit nichtzytotoxischen Substanzen wie Interferon-α2a, Acitretin oder dem Retinoid-X-Rezeptor-Retinoid Bexaroten.
  - In Tumorstadien:
    - Strahlentherapie und/oder Monochemotherapien.
  - Systemtherapien, die sich gegen die Oberflächenmoleküle CD30 oder CCR4 richten, wie Brentuximab Vedotin (zugelassen) oder Mogamulizumab (steht vor der klinischen Zulassung) [6].

6.33.3 Synonyme

- Morbus Alibert (nicht mehr gebräuchlich).

6.33.4 Definition

- Die Mycosis fungoides (MF) ist ein primär kutanes, niedrig malignes, peripheres T-Zell-Lymphom.
- Die Erkrankung verläuft chronisch und langsam progredient durch klinisch unterscheidbare Stadien mit potenziell letalem Ausgang.

6.33.5 Epidemiologie

- Seltene Erkrankung mit Inzidenz in Europa zwischen 0,5 und 1 % pro 100.000 Einwohner pro Jahr.
- Medianes Alter bei Diagnosestellung etwa 60 Jahre, Männer sind häufiger betroffen.

6.33.6 Ätiologie und Pathogenese

- Abstammung von CD4-positiven epidermotropen T-Zellen.
- Ätiologie noch weitgehend ungeklärt.
- Möglicherweise Mutation einer primären T-Zelle mit chronisch entzündlicher Begleitreaktion und neoplastischer Entartung im weiteren Krankheitsverlauf.
- Bisher keine Hinweise für virale Beteiligung.
- Derzeitige Hypothese zur Pathogenese:
  - Permanente Proliferationsanreize von residenten Lymphozyten durch persistierende virale oder bakterielle Auto- oder Superantigene,
  - Zellproliferation mit Akkumulation von Mutationen und Entstehung einer autochthon proliferierenden Neoplasie.
- Hinweise für die Richtigkeit der Hypothese:
  - Kontinuierliche Aktivierung des T-Zell-Rezeptor-Signalwegs mit Proliferation von T-Helfer-Typ-2-Zellen und entsprechender Zytokinproduktion von Interleukin 4 und 13 mit Resistenz gegenüber normalen Kontrollmechanismen, einschließlich FAS-mediierter Apoptose und Wachstumshemmung durch den transforming growth factor β bei MF-T-Zellen.
  - Neuere molekulare Studien mit Beleg für Mutationen in mindestens 17 Genen von T-Zellen kutaner T-Zell-Lymphome, die eine Rolle in der T-Zell-Aktivierung, Apoptose und dem NFκB-Signalweg spielen.
  - Dysregulation des Januskinase-Signalwegs (JAK) mit erhöhter Interleukin-2-Produktion → erhöhte zelluläre Proliferation sowie verstärkte Phosphorylierung von STAT 3 und 5.
  - In fortgeschrittenen Stadien wurden erhebliche chromosomale Aberrationen mit Deletionen und Amplifikationen nachgewiesen. Hierzu zählen:
    - der Verlust von Tumorsuppressorgenen, wie CDKN2a und CDKN2b, und
    - vermehrte Expression von NAV3, JUNB und C-MYC.
    - Darüber hinaus ist der Januskinase-Signalweg (JAK) dysreguliert mit erhöhter Interleukin-2-Produktion, gefolgt von einer erhöhten zellulären Proliferation wie auch einer verstärkten Phosphorylierung von STAT 3 und 5.
    - Hier wurden auch erstmalig Mutationen nachgewiesen, die möglicherweise therapeutisch zu adressieren sind.

> **Merke**
>
> Die Mycosis fungoides ist charakterisiert durch einen kontinuierlichen Shift von Th 1- zu Th 2-Zytokinen mit konstitutiver chromosomaler Instabilität, gefolgt von dem Verlust biologisch relevanter Zellkontrollmechanismen.

6.33.7 Klassifikation und Risikostratifizierung

Klassifikation

- Die Diagnosestellung kutaner T-Zell-Lymphome erfolgt nach der aktuellen WHO-EORTC-Klassifikation 2016 und basiert auf einer klinisch pathologischen (bzw. immunhistologischen und molekularbiologischen) Korrelation [7], [8].
- Von der klassischen Mycosis fungoides werden folgende Varianten abgegrenzt (▶ Tab. 6.50):
  - follikulotrope MF,
  - pagetoide Retikulose und
  - granulomatous slack skin.

Tab. 6.50 Kutane T-Zell- und NK-Zell-Lymphome. Diagnosestellung nach WHO-Klassifikation [8].

Kutane T-Zell-Lymphome	CD30 + lymphoproliferative Erkrankungen	Extranodales NK/T-Zell-Lymphom, nasaler Typ*
Mycosis fungoides (MF)	Primär kutanes anaplastisches großzelliges Lymphom (PCALCL)	Primäre kutanes periphere T-Zell-Lymphom, nicht weiter spezifiziert (NOS), und seltene Subtypen
MF-Subtypen und Varianten: – Follikulotrope MF – Pagetoide Retikulose – Granulomatous slack skin	Lymphomatoide Papulose (LyP)	Seltene NOS-Subtypen: – primär kutanes γ/δ-T-Zell-Lymphom – aggressives zytotoxisches epidermotropes CD8 + T-Zell-Lymphom** – primär kutanes CD4 + klein- bis mittelgroßzelliges T-Zell-Lymphoproliferation** – primär kutanes akrales CD8 + T-Zell-Lymphom**
Sézary-Syndrom (SS)*		
Adulte T-Zell-Leukämie/Lymphom (HTLV$^+$)*		
Subkutanes Pannikulitis-artiges T-Zell-Lymphom (SPTCL)		

* Oft bereits bei Primärdiagnose disseminiert, können sich als primäre kutane Lymphome manifestieren.
** Provisorische Entitäten

Tab. 6.51 TNM-Klassifikation der Mycosis fungoides [3].

Kategorie	Definition
T Haut	
T 1	Makulae, Papeln und Plaques > 10 % der Hautoberfläche Makulae Plaque ± Makulae
T 2	Makulae, Papeln und Plaques > 10 % der Hautoberfläche Makulae Plaque ± Makulae
T 3	Ein oder mehrere Tumore (≥ 1 cm)
T 4	Erythrodermie (≥ 80 % Körperoberfläche)
N Lymphknoten	
N0	Klinisch keine Lymphknoten palpabel
N1	Palpable Lymphknoten; histologisch kein Anhalt für CTCL ($NCILN_{0-2}$) Klon negativ Klon positiv
N2	Klinisch palpable Lymphknoten; histologisch Infiltrate eines T-Zell-Lymphoms ($NCILN_3$) Klon negativ Klon positiv
N3	Palpable Lymphknoten; histologisch Infiltrate eines T-Zell-Lymphoms ($NCILN_4$), Klon positiv oder negativ
Nx	Klinisch abnormale Lymphkonten, keine histologische Bestätigung
B Peripheres Blut	
B0	Keine atypischen Lymphozyten im peripheren Blut (< 5 %) Klon negativ Klon positiv
B1	Atypische Lymphozyten im peripheren Blut (> 5 %) Klon negativ Klon positiv
B2	Hohe Tumorlast (≥ 1000/µl Sézary-Zellen mit klonaler T-Zellrezeptor-Genumlagerung)
M Viszerale Organe	
M0	Keine Beteiligung viszeraler Organe
M1	Histologisch gesicherte viszerale Beteiligung mit Organspezifizierung

Tab. 6.52 Stadieneinteilung der Mycosis fungoides. Aus: Olsen et al. 2007 [3].

ISCL/EORTC 2007	T	N	M	B
IA	1	0	0	0,1
IB	2	0	0	0,1
IIA	1–2	1,2	0	0,1
IIB	3	0–2	0	0,1
IIIA	4	0–2	0	0
IIIB	4	0–2	0	1
IVA_1	1–4	0–2	0	2
IVA_2	1–4	3	0	0–2
IVB	1–4	0–3	1	0–2

Stadieneinteilung

- Zur Stadieneinteilung der Mycosis fungoides wird die TNM-Klassifikation verwendet, die auch gewisse prognostische Bedeutung hat.
- Die TNM-Klassifikation wurde für die Mycosis fungoides 2007 überarbeitet und wird in zukünftigen Erhebungen und Stadien als überarbeitete Klassifikation Anwendung finden (▶ Tab. 6.51, ▶ Tab. 6.52) [3].

6.33.8 Symptomatik

Hautbefunde bei Mycosis fungoides

- Die Mycosis fungoides verläuft in drei charakteristischen klinischen Stadien:
  - Ekzemstadium (patch stage):
    - Ekzematöse, atrophisch wirkende, leicht schuppende, erythematöse Areale unterschiedlicher Größe und Form (serpinginös, nodulär oder polyzyklisch).
    - Die Hautoberfläche kann atroph gefältet, glänzend oder vergröbert sein.
    - Eine umschriebene Alopezie kann in MF-Herden, aber auch auf klinisch normaler Haut auftreten.
    - Bevorzugt betroffen sind UV-geschützte Areale wie Stamm (Flanken, Gesäß und Extremitäten [Innenseiten der Oberarme und Oberschenkel]).
  - Plaquestadium (plaque stage):
    - Gekennzeichnet durch eine zunehmende Infiltration und Schuppung vorbestehender ekzematöser Areal.
  - Tumorstadium:
    - Rötlich-livide Tumoren mit Ulzerationsneigung („fungoide" Tumoren) (▶ Abb. 6.67).
- Die verschiedenen Stadien können nebeneinander vorkommen.
- Mit zunehmendem Hautbefall nimmt auch die Wahrscheinlichkeit histologisch befallener Lymphknoten zu.
- Das Endstadium besteht in einem disseminierten Lymphknoten- und Organbefall.

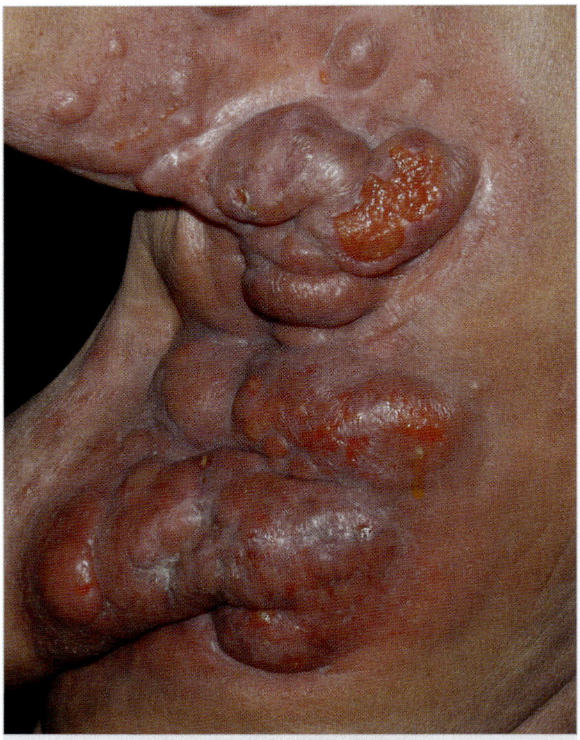

Abb. 6.67 Mycosis fungoides. Ausgedehnter Befall in Form eines fungoiden Tumors in der linken Axilla.

Varianten

- Follikulotrope Mycosis fungoides:
  - Die follikulotrope Form der Mycosis fungoides ist charakterisiert durch alopezisch gerötete Herde mit follikulär gebundenen Papeln, die zu Plaques konfluieren.
- Pagetoide Retikulose:
  - Lokalisierte Form der Mycosis fungoides (Typ Worringer-Kolopp), ein systemischer Befall wird nicht beobachtet, die Lebenserwartung ist nicht eingeschränkt.
  - Betroffen sind die distalen Extremitäten älterer Patienten mit scharf begrenzten, infiltrierten, erythematosquamösen, zum Teil hyperkeratotischen Plaques.

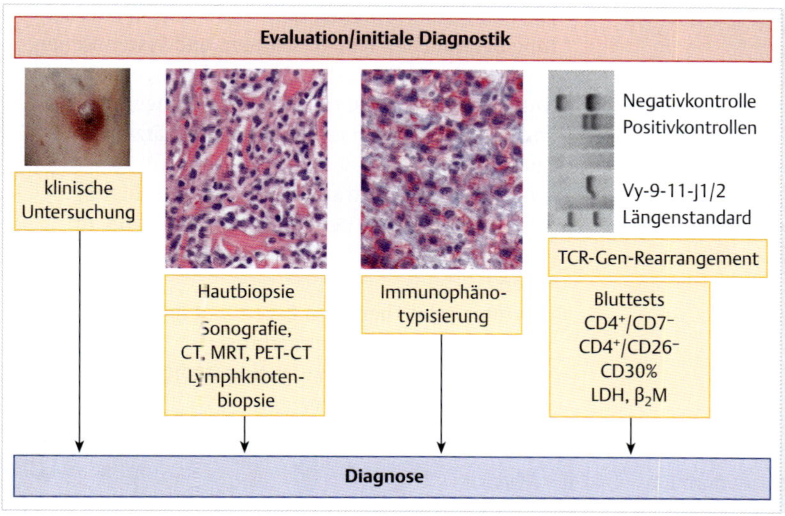

Abb. 6.68 Mycosis fungoides. Diagnostisches Vorgehen.

- Elastolytisches Lymphom (granulomatous slack skin):
  - Der Begriff granulomatous slack skin disease wurde erstmalig 1978 Ackerman eingeführt,
  - seltene Untergruppe der Mycosis fungoides mit granulomatösem Infiltrat klonaler T-Lymphozyten mit Ausbildung von Hautfalten, insbesondere axillär und inguinal.

6.33.9 Diagnostik

Diagnostisches Vorgehen

- Die Diagnose einer Mycosis fungoides basiert auf der Anamnese, der klinischen Untersuchung, der histologischen Zusatzuntersuchungen wie einer molekularbiologischen Klonalitätsanalyse (▶ Abb. 6.68).

Anamnese

- Zu erfragen sind v. a. Dauer, Art und Ausdehnung sowie zeitliche Entwicklung der Hautmanifestationen.

Körperliche Untersuchung

- Erfassung eines genauen Hautbefundes mit Erhebungsbogen und Fotodokumentation,
- Erhebung des Lymphknotenstatus,
- Palpation von Leber und Milz zum Erfassen einer B-Symptomatik.

Labor

- Obligat: Blutbild und Differenzialblutbild, Leberenzyme, Kreatinin, LDH, Elektrolyte.

Bildgebende Verfahren

Sonografie

- Lymphknotensonografie obligat mit Beurteilung sämtlicher Lymphknotenstationen,
- abdominelle Sonografie.

Röntgen-Thorax

- Bei frühen Formen ist ein Röntgen-Thorax als ausreichend anzusehen.

CT

- Ab Stadium IIB (Tumorstadium) Ganzkörper-CT, ggf. PET-CT.

MRT

- Nur bei besonderer Fragestellung, z. B. zerebraler Beteiligung indiziert.

Histologie, Zytologie und klassische Pathologie

- Routinehistologie,
- Immunhistologie mit den T-Zell-Markern CD3, CD4, CD5, CD7, CD8, einschließlich Klonalitätsnachweis nach BIOMED2-Protokoll,
- PCR für die T-Zell-Rezeptorkette (PCR-γ, Biomed-2).

6.33.10 Differenzialdiagnosen

- Die Mycosis fungoides kann in den frühen Entwicklungsstadien ein Chamäleon darstellen.
- Indentifiziert wurde eine Reihe von unterschiedlichsten klinischen Hautmanifestationen: bullöse, dyshidrosifor-

me, erythroderme, pustulöse bis hin zu purpuriformen Varianten der Mycosis fungoides.

- Die erythroderme Form der Mycosis fungoides ist abzugrenzen von Psoriasis vulgaris, Pityriasis rubra pilaris und Arzneimittelexanthemen.
- Bei der pagetoiden Retikulose kommt als DD in erster Linie eine Tinea superficialis infrage.
- Zur Einordnung insbesondere der frühen Formen der Mycosis fungoides wurde ein diagnostischer Kriterienalgorithmus entwickelt, bestehend aus Klinik, Histologie, Immunhistologie und Klonalitätsnachweis.

6.33.11 Therapie

Therapeutisches Vorgehen

- Die Therapie kutaner Lymphome beruht auf dem Einsatz sog. hautgerichteter als auch systemischer Therapien.
- Gemeinsames Ziel beider Therapieansätze ist, die T-Zell-Proliferation über unterschiedliche Wirkmechanismen zu beeinflussen:
  - z. B. durch Überführung der Zellen in eine Apoptose oder auch
  - Blockade von Signaltransduktionswegen zur Lymphozytenproliferation.
- Die heute zur Verfügung stehenden oder in Entwicklung befindlichen hautgerichteten und systemischen Therapien sind in ▸ Tab. 6.53 zusammengefasst.
- Mit ihrem Einsatz wurden in der Vergangenheit Erfahrungen gemacht, die zu folgenden **Leitsätzen der Therapie** führten:
  - Kurative Therapien stehen nicht zur Verfügung.
  - Frühe aggressive Therapie erhöht weder die Ansprechraten noch das Gesamtüberleben der Betroffenen.
  - Zytotoxische Therapien gegenüber normalen Lymphozyten sind zu minimieren.
  - Zum jetzigen Zeitpunkt ist eine stadienadaptierte Therapie zu empfehlen.

Merke

M!

Zytotoxische Therapie induziert aggressives biologisches Verhalten.

- Primäre Therapieziele sind:
  - Induktion einer kompletten Remission,
  - Verlängerung der Remissionsdauer und der Überlebenszeit sowie
  - Verbesserung der Lebensqualität [7].

Tab. 6.53 Behandlungsoptionen kutaner T-Zell-Lymphome 2016.

Art der Therapie		Einzelne Wirkstoffe/Verfahren
Topische/hautgerichtete Therapie		Topische Steroide Topisches Retinoid (Bexaroten) Phototherapie (UVB/PUVA) PDT Strahlentherapie Imiquimod
Systemische Therapie	Biologika, zielgerichtete Therapie	Photopherese Interferon Retinoid (Bexaroten) Fusionsprotein/-toxin (Denileukin diftirox*) Alemtuzumab**
	HDAC-Inhibitoren	Vorinostat* Romidepsin*
	Chemotherapeutika	MTX Liposomal verkapseltes Doxorubicin Gemcitabin Etoposid Pentostatin Kombinationen Pralatrexat (zugelassen für PTCL*)
Kombinationstherapien		Topisch und Phototherapie Topisch und systemisch Systemisch und systemisch
Investigative Therapien		Monoklonale Antikörper (z. B. CD30, CCR4) HDAC-Inhibitoren JAK-Inhibitoren TLRA (z. B. CpG, Resiquimod) Verbesserte Chemotherapeutika, misc. Kinase-Inhibitoren Vakzinationsstrategien Allo-Transplantation

* FDA zugelassen; ** vom Markt genommen

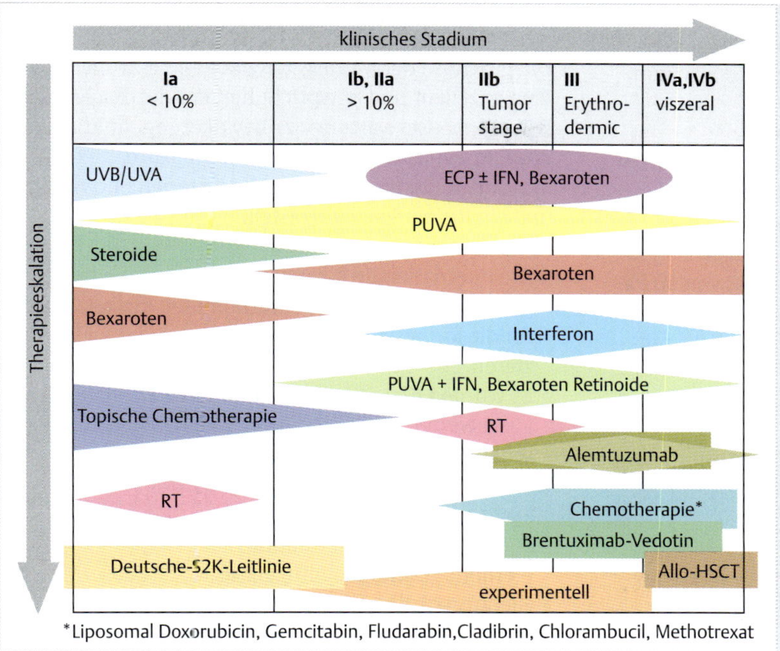

Abb. 6.69 Mycosis fungoides. Therapeutisches Vorgehen.

- Stadienadaptierte Therapie (▸ Abb. 6.69):
  - Diese wird nach evidenzbasierten und empirischen Erkenntnissen zum jetzigen Zeitpunkt empfohlen.
  - Mit diesem Therapieansatz soll bei Mycosis fungoides die Progression vom T 1-Stadium zum Tumorstadium blockiert bzw. in ein früheres Ausgangsstadium zurückgeführt werden.
  - Diese Strategie beruht auf epidemiologischen Daten, die zeigen, dass die Überlebensrate in frühen Stadien der kutanen T-Zell-Lymphome fast 100 % beträgt; demgegenüber das relative Überleben im Tumorstadium aber deutlich < 50 % liegt.

Allgemeinmaßnahmen

- Die T-Zellinfitration der Haut mit chronischer Entzündung führt zu einem Verlust der Integrität des Hautorgans mit zunehmender Exsikkation, Pruritus sowie erhöhter Infektanfälligkeit.
- Supportivtherapien sind bereits in frühen Stadien des kutanen T-Zell-Lymphoms notwendig.
- Die Basistherapie mit harnstoffhaltigen Salben wird ergänzt durch Klasse-3- und -4-Glukokortikosteroide.
- Bei massivem Pruritus kommen Systemtherapien mit Paroxetin, Naltrexon wie Neurokinin (NK-1-Rezeptor-Antagonisten) zum Einsatz.

Pharmakotherapie

Therapie der Mycosis fungoides

- Die Therapieempfehlungen bei Mycosis fungoides und deren Sonderformen basieren auf Empfehlungen der interdisziplinären Leitliniengruppe der Arbeitsgemeinschaft Dermatologische Onkologie, der Deutschen Krebsgesellschaft und der Deutschen Dermatologischen Gesellschaft [6] (▸ Abb. 6.69) (▸ Tab. 6.53).
- **Frühe Stadien:**
  - Die Behandlung der frühen Stadien der Mycosis fungoides beruht in Europa auf dem Einsatz der hautgerichteten Therapien wie der oralen Photochemotherapie (PUVA) und der UVB 311 nm Lichttherapie sowie auf der Anwendung von Klasse-3- und -4-Steroiden.
  - In angloamerikanischen Ländern werden auch lokal applizierte Chemotherapeutika wie Stickstoff-lost oder Carmustin eingesetzt.
  - Die Ansprechraten dieser Therapien liegen bei ungefähr 50–75 % im T 1-Stadium und bei 25–50 % im T 2-Stadium.
  - Chlorethamin als Hydrochlorid 0,02 % Gel wird demnächst auch in Europa zugelassen.
  - Die Therapie in den frühen Stadien basiert als Erstlinientherapie auf dem Einsatz der Photochemotherapie, Psoralen und UVA (PUVA) und UVB 311 nm.
- **Ausgeprägte, disseminierte Stadien IB** mit Übergang in Patch/Plaque:
  - Empfehlung von Kombinationstherapien aus Interferon-α oder Bexaroten.
  - Hier wurden Ansprechraten von > 80 % beschrieben [5].
- **Lokalisierte Formen**:
  - Strahlentherapie stellt eine wesentliche Therapiesäule dar, als lokale Radiotherapie oder bei disseminierten Formen als niedrig dosierte Ganzhautelektronenbestrahlung (12 Gy).
- **Tumorstadium der Mycosis fungoides**:
  - In erster Linie Kombinationstherapien,
  - bei isolierten Knoten die lokale Röntgentherapie, bei disseminierter Ausprägung die niedrig dosierte Ganzhautelektronenbestrahlung.

  - Bei multiplen Tumoren kommen zur Krisenintervention Monochemotherapeutik wie Gemcitabin oder pegyliertes liposomal verkapseltes Doxorubicin zum Einsatz.
- **Allogene Knochenmarktransplantation**:
  - Bei Patienten im mittleren Lebensalter im Stadium IV der Erkrankung ist der Einsatz der allogenen Knochenmarkstransplantation zu erwägen.
  - In der jüngsten Auswertung der European Society for Blood and Marrow Transplantaion (EBMT) von 60 Patienten lag die 7-Jahres-Überlebensrate bei 44 %.
  - Diese Daten deuten auf einen persistierenden Graft-versus-Host-Effekt hin.
- **Mycosis fungoides mit CD30-Expression oder großzellig transformierte Formen**:
  - Hier stellt das Fusionstoxin Brentuximab Vedotin, das den CD30-Rezeptor adressiert, eine sehr potente Alternative dar.
  - Die Ansprechraten liegen bei 70 %.
  - Das Medikament wurde im Januar 2018 zugelassen.
- **Erythrodermische Form der Mycosis fungoides:**
  - Therapie basiert auf dem Einsatz von PUVA in Kombination mit Interferon und Bexaroten,
  - alternativ auf der extrakorporalen Photopherese.
  - Die Gabe von niedrig dosiertem Alemtuzumab, einem rekombinanten humanisierten monoklonalen Immunglobulin G1-Antikörper gegen CD52, kann im Stadium der Erythrodermie erwogen werden.
  - Mogamulizumab (Anti-CCR4-Antikörper) steht vor der Zulassung.
  - Erst in weit fortgeschrittenen Stadien kommen Polychemotherapieverfahren, wie experimentelle Therapieansätze zum Einsatz.

6.33.12 Nachsorge

- Das fortgeschrittene kutane T-Zell-Lymphom bedarf einer ständigen Nachsorge bzw. einer ständigen Erhaltungstherapie.
- Leider existieren hierzu keine kontrollierten Studiendaten.
- Es wird eine Erhaltungstherapie mit nichtzytotoxischen Therapieansätzen empfohlen.
- Verlaufskontrolle und Nachsorge.
- Lebenslängliche Überwachung notwendig.
- Die Patienten mit einer Mycosis fungoides bedürfen einer stadiengerechten, engmaschigen Kontrolle und bei Nichterreichen einer kompletten Remission einer Dauertherapie.
- Die Empfehlungen der Nachsorgeintervalle beschränken sich auf Patienten in kompletter Remission.

> M!
>
> **Merke**
>
> Der Patient mit Mycosis fungoides bedarf einer kontinuierlichen Therapie und im Fall der kompletten Remission einer lebenslangen Nachsorge.

6.33.13 Verlauf und Prognose

- Die Prognose der Mycosis fungoides ist in frühen Stadien exzellent und entspricht hier der durchschnittlichen Lebenserwartung der Bevölkerung, sinkt aber dramatisch im Tumorstadium auf < 5 Jahre.
- Es wurden hierzu prognostische Kriterien entwickelt und ein Risiko-Score aufgestellt.
- **Risikofaktoren**:
  - Die internationale Lymphomgruppe hat weltweit größte Anstrengungen unternommen Risikofaktoren für die fortgeschrittene Mycosis fungoides zu identifizieren.
  - Es wurden Klassifikationsdaten von 1275 Patienten ausgewertet: 4 Kriterien sind unabhängige prognostische Faktoren für das Gesamtüberleben:
    - Stadium IV,
    - Alter > 60 Jahre,
    - großzellige Transformation,
    - erhöhte Laktatdehydrogenase.
  - Hieraus wurde ein prognostisches Modell entwickelt und 3 Risikogruppen mit niedrigem, intermediärem und hohem Risiko definiert.
  - Bei Auftreten von einem Risikofaktor liegt die 5-Jahres-Überlebenswahrscheinlichkeit bei 68 %, bei 2 Risikofaktoren bei 44 % und bei 4 Risikofaktoren bei 28 % [4].

> M!
>
> **Merke**
>
> Alter, großzellige Transformation, LDH-Erhöhung und Stadium IV sind prognostisch ungünstige Faktoren.

6.33.14 Literatur

[1] Campbell JJ, Clark RA, Watanabe R, et al. Sézary syndrome and mycosis fungoides arise from distinct T-cell subsets: a biologic rationale for their distinct clinical behaviors. Blood 2010; 116: 767–771

[2] Girardi M, Heald PW, Wilson LD. The Pathogenesis of Mycosis Fungoides. N Eng J Med 2004; 350: 1978–1988

[3] Olsen E, Vonderheid E, Pimpinelli N, et al. Revisions to the staging and classification of mycosis fungoides and Sezary syndrome: a proposal of the International Society for Cutaneous Lymphomas (ISCL) and the cutaneous lymphoma task force of the European Organization of Research and Treatment of Cancer (EORTC). Blood 2007; 110: 1713–22

[4] Scarisbrick JJ, Prince HM, Vermeer MH et al. Cutaneous Lymphoma Internation Consortium Study of Outcome in Advanced Stages of Mycosis Fungoides and Sézary Syndrome: Effect of Specific Prognostic Markers on Survival and Development of a Prognostic Model. J Clin Oncol 2015; 33: 3 766–3 773

[5] Stadler R. Optimal combination with PUVA: rationale and clinical trial update. Oncology (Williston Park) 2007; 21: 29–32 (2 Suppl 1)

[6] Stadler R, Assaf C, Klemke CD, et al. Brief S 2k guidelines–Cutaneous lymphomas. J Dtsch Dermatol Ges 2013; 11 Suppl 3: 19–28, 20–30

[7] Stadler R: Therapie kutaner T-Zell-Lymphome. In: Szeimies R-M, Hauschild A, Garbe C, Kaufmann R, Landthaler M, Hrsg. Tumoren der Haut: Grundlagen, Diagnostik und Therapie in der dermatologischen Onkologie. Georg Thieme Verlag Stuttgart New York 2010; 578–591

[8] Swerdlow SH, Campo E, Pileri SA et al. The 2016 revision of the World Health Organization classification of lymphoid neoplasms. Blood 2016; 127: 2375–2390

6.34 Sézary-Syndrom

Rudolf Stadler

6.34.1 Steckbrief

Das Sézary-Syndrom ist die leukämische Variante des kutanen T-Zell-Lymphoms mit einer bis heute schlechten Prognose. Das klinische Bild wird durch die Erythrodermie mit palmoplantaren Keratosen und Lymphknotenschwellungen bestimmt. Die Sézary-Zelle besitzt eine hohe Plastizität, repräsentiert naive T-Zellen, T-Effektor Gedächtnis- oder T-zentrale Gedächtniszellen. Sézary-Zellen können differenzieren in Th 2-, T-regulatorische (T-reg) oder auch Th 17-Zellen. Diagnostische Markerproteine sind CD148k, CD164, FcRL 3 und PD1 sowie Skin-homing-Rezeptoren, wie CLA und CCR4. Es wurden zahlreiche molekulare Alterationen beschrieben, wie die Transkriptionsfaktoren STAT 3, 4 und 5, TWIST 1 und TOX. Die Dauerstimulation führt zu einer kontinuierlichen malignen Transformation mit Apoptoseresistenz und chromosomalen Veränderungen. Trotz verschiedenster Systemtherapien liegt die mediane Überlebenszeit bei 4 Jahren.

6.34.2 Aktuelles

- In der WHO-Klassifikation 2016 wird das Sézary-Syndrom als eigenständige Entität aufgeführt.
- Die **Diagnose** basiert auf Klinik, histologischen und immunhistologischen Kriterien, d. h.
  - Sézary-Zellen ≥ 1000/µl,
  - CD4/CD8-Ratio ≥ 10 sowie Anteil CD4/CD7-negativer Zellen > 40 %,
  - erhöhte Lymphozytenzahl im peripheren Blut,
  - Nachweis eines T-Zell-Klons mittels Southern-Blot oder Polymerasekettenreaktion (PCR-Technik),
  - Nachweis chromosomaler Aberrationen des T-Zell-Klons.
- **Therapie**:
  - Extrakorporale Photopherese, ggf. in Kombination mit Interferon α und/oder Bexaroten, wie die Kombination der Photochemotherapie (PUVA) mit Interferon α und/oder Bexaroten.

6.34.3 Synonyme

- Leukämische Variante des kutanen T-Zell-Lymphoms.

6.34.4 Definition

- Das Sézary-Syndrom repräsentiert eine seltene Lymphomform (Form mit leukämischer Ausschwemmung atypischer morphologisch charakteristischer T-Zellen).
- Trias aus Erythrodermie, Lymphadenopathie und Nachweis atypischer Lymphozyten im peripheren Blut.

6.34.5 Epidemiologie

- Sehr seltene Erkrankung,
- etwa 5 % der kutanen T-Zell-Lymphome werden durch das Sézary-Syndrom repräsentiert,
- betroffen sind ältere Menschen in der 6. und 7. Lebensdekade.

6.34.6 Ätiologie und Pathogenese

- Erstbeschreibung des Sézary-Syndroms 1938 durch Sézary und Bouvrain.
- Die Haut als Immunorgan enthält mehr als 20 Billionen Gedächtnis-T-Zellen, eine Kombination residenter und rezirkulierender T-Zellen.
- Unterscheidung distinkter Populationen von **Gedächtnis-T-Zellen**:
  - Residente Memory-T-Zellen (T_{RM}), sog. Effektor-Gedächtniszellen, sind an das Hautgewebe gebundene residente Gedächtniszellen.
  - Central memory cell (T_{CM}), sog. zentrale Gedächtniszellen, exprimieren TCR7-L-Selektin und behalten als zirkulierende Zellen die Fähigkeit in das periphere Blut und die Lymphknoten zu wandern.
  - Migrierende Gedächtniszellen (T_{MM}) sind TCR7-positive, L-Selektin-negative Zellen.
  - Die central memory cell (T_{CM}) als rezirkulierende Zelle repräsentiert die Sézary-Zelle.
- Anhand der Oberflächenmarker und der genetischen Signatur können Mycosis-fungoides-Zellen von Sézary-Zellen unterschieden werden:
  - Moderne Sequenzierungstechniken ermöglichen die Darstellung der genomischen Landkarte der kutanen T-Zell-Lymphome, einschließlich der leukämischen Variante.
  - Es wurden Genexpressionsmuster gefunden mit wesentlichen Funktionen in der Regulation von Signaltransduktionswegen, wie
    - dem JAK-Kinase-Signalweg, NFκB, dem STAT-Signalweg wie auch
    - anderen Genen, z. B. GATA3, die in der Th 2-Differenzierung und der TGFβ-mediierten Wachstumssuppression von Bedeutung sind.
- Immunsuppressive Wirkung:
  - Th 2-Zellen sind häufig assoziiert mit dendritischen Zellen, die Zytokine wie Interleukin 10 sezernieren und die immunsuppressive Entwicklung induzieren.
  - Steigerung der immunologischen Inkompetenz durch folgenden Mechanismus:
    - Lymphomassoziierte dendritische Zellen exprimieren inhibitorische Liganden B7-H1 (PDL 1, CD274), die direkt die Proliferation von tumorspezifischen T-Zellen inhibieren und die Antitumor-Immunitätsschwächen durch suppressive regulatorische T-Zellen induzieren.

- Rolle der Signaltransduktions- und Aktivierungsfaktoren der Transkription (STATs):
  - In der Lymphompathogenese werden die STATs (Familie von 6 Transkriptionsfaktoren) durch die rezeptorassoziierte Januskinase (JAK) phophorylisiert und damit aktiviert.
  - STAT 3 nimmt hierbei eine Schlüsselfunktion ein, die in verschiedenen In-vitro- als auch In-vivo-Untersuchungen dargestellt wurde.
  - STAT 3 selbst reguliert eine Vielzahl von Zielgenen bei kutanen T-Zell-Lymphomen, wie die Regulation der Apoptose, z. B. Bcl2, BAX-Zytokine wie Interleukin 5 und 13.
  - Über STAT 3 wird auch die Expression von DNA-Methyltransferase 1 (DNMT 1) beeinflusst (Epigenetik).
  - Auch weitere Signalwege werden hochgeschaltet, wie der RAS-RAF-MEK-Signalweg, ebenso wie die Regulation von Mikro-RNAs.
- Am Ende der Malignitätsentwicklung des Sézary-Syndroms stehen profunde, chromosomale Aberrationen [5].
- Zusammengefasst stellt sich das molekulare Konzert mit möglichen therapeutischen Zielstrukturen wie in ▶ Abb. 6.70 gezeigt dar.

Merke

Merkmale des Sézary-Syndroms: Vermehrung der T-Helfer-Zellen, CD4 positiv im peripheren Blut mit einem pathologisch erhöhten CD4/CD8-Quotienten > 10 mit Nachweis eine T-Zell-Klons im peripheren Blut.

6.34.7 Klassifikation und Risikostratifizierung

Klassifikation

- Die Diagnosestellung erfolgt nach WHO-Klassifikation.
- WHO-Kriterien zur Diagnose des Sézary-Syndroms:
  - Sézary-Zellzahl > 1000 Zellen/µl im peripheren Blut,
  - klonales T-Zell-Rezeptor-Rearrangement,
  - erhöhte CD4/CD8-Ratio ≥ 10,
  - Verlust von CD7 und/oder CD26.
  - Als zusätzliche diagnostische Markerproteine können herangezogen werden CD158K, auch bekannt als KIR3DL 2, ein Mitglied der natürlichen Killerzell-Ig-like-Rezeptorfamilie.

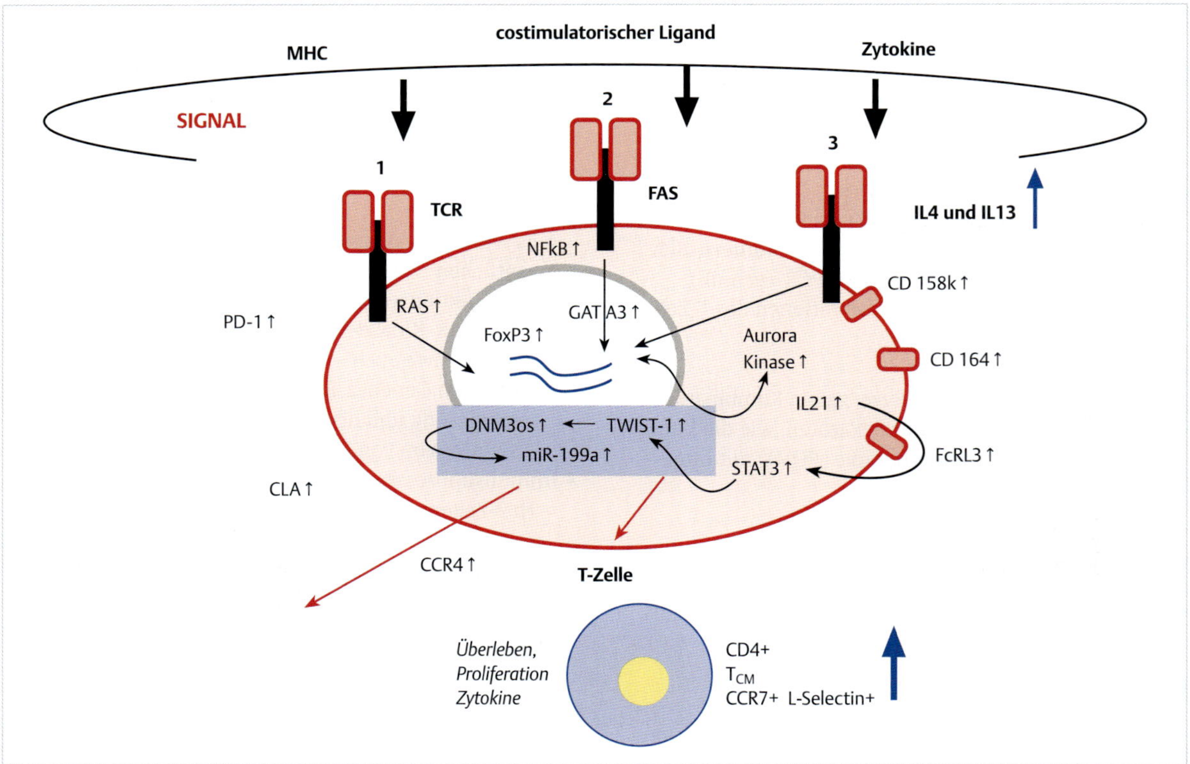

Abb. 6.70 Sézary-Syndrom. Molekularbiologische Mechanismen der Pathogenese des Sézary-Syndroms.

6.34.8 Symptomatik

- Tpyischerweise manifestiert sich das Sézary-Syndrom mit
  - generalisierten, ekzematösen oder psoriasiformen Herden bis zur Erythrodermie,
  - gefolgt von einer peripheren Lymphadenopathie und
  - dem Nachweis atypischer Lymphozyten in der Haut, den Lymphknoten und dem peripheren Blut.
- Zusätzlich treten palmoplantaren Hyperkeratosen, Alopezie und Onychodystrophie auf.
- Auch das primäre Auftreten des Sézary-Syndroms ohne Erythrodermie mit Lymphadenopathie und typischen, zerebriformen Lymphozyten im peripheren Blut wurde beschrieben.
- Im weiteren Verlauf kann die klinische Symptomatik von unstillbarem Juckreiz begleitet sein.

> **Merke** M!
>
> Patienten mit Sézary-Syndrom haben ein weites Spektrum an klinischen Symptomen, die die Lebensqualität z. T. deutlich einschränken können.

6.34.9 Diagnostik

Diagnostisches Vorgehen

- Die Diagnostik basiert auf dem klinischen Bild, der Immunhistologie, molekularen Diagnostik und Diagnostik des peripheren Bluts (▶ Abb. 6.71).
- Wegweisend sind Anamnese, Verlaufswerte des peripheren Bluts und die einzelnen klinischen Symptome über einen längeren Zeitraum.

Anamnese

- Bestandsdauer der generalisierten Rötung,
- Abgleich der Arzneimittelanamnese,
- Frage nach spezifischen Hauterkrankungen wie Psoriasis oder Atopische Dermatitis.

Körperliche Untersuchung

- Erfassung des Lymphknotenzustandes,
- Erfassen der Hautsymptome: Alopezie, Erythrodermie, Hyperkeratosen, Pigmentverschiebungen (Melanoerythrodermie).

Labor

- Obligat: Blutbild und Differenzialblutbild, CD4/CD8-Ratio, Bestimmung der CD4-positiven, CD7-negativen Zellen und/oder der CD4-positiven, CD26-negativen Zellen.
- Empfohlen: Leberwerte, LDH, CRP.

Bildgebende Diagnostik

Sonografie

- Lymphknotensonografie: Dokumentation sämtlicher Lymphknotenstationen.

CT

- CT zur Ausgangsdiagnostik empfohlen, ggf. PET-CT, wobei die Überlegenheit eines PET-CTs gegenüber herkömmlichen bildgebenden Untersuchungen nur unzureichend dokumentiert ist.

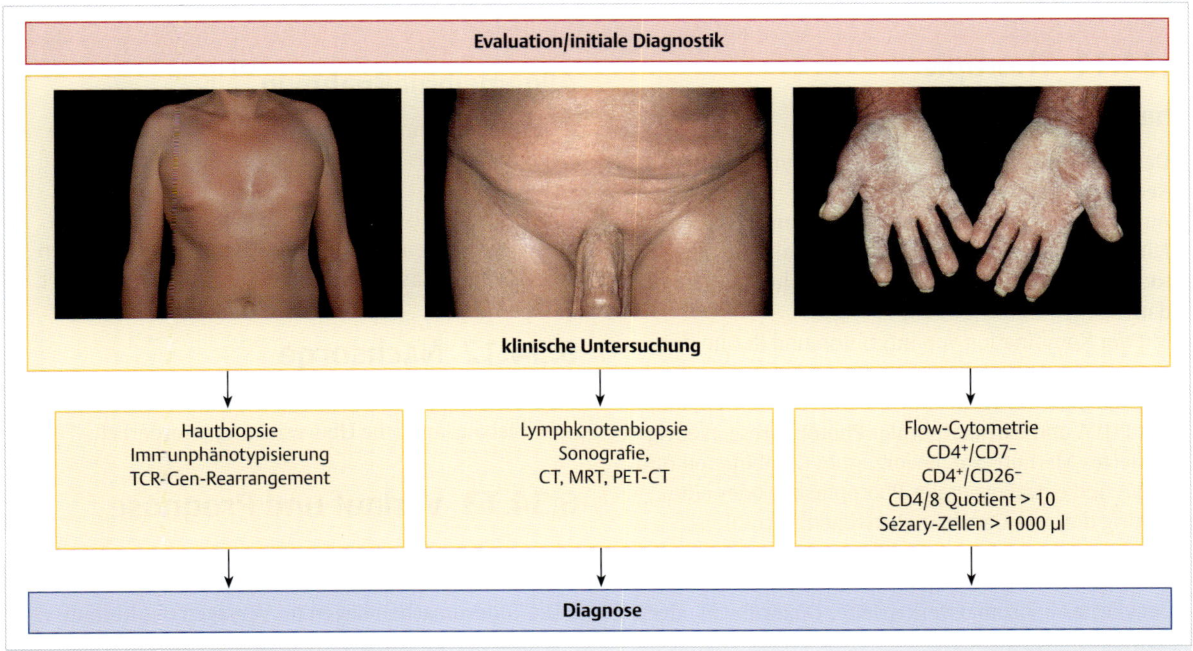

Abb. 6.71 Sézary-Syndrom. Diagnostisches Vorgehen.

MRT

- Nur bei besonderen Fragestellung nach zerebraler Beteiligung.

Histologie, Zytologie und klinische Pathologie

Knochenmarkdiagnostik

- Knochenmarkbiopsien sind zur Diagnosestellung nicht indiziert.

Histologie und Immunpathologie

- Histologisch zeigen sich ein Epidermotropismus und charakteristische atypische Lymphozyten mit zerebriformen Kernen sowie die Ausbildung von Pautrier-Mikroabszessen.
- Immunpathologisch zeigt sich ein T-Helfer-Phänotyp (CD3-positiv, CD4-positiv, CD8-negativ, eine Expression von PD1 und TOX bei gleichzeitigem Verlust der CD7-Expression): Mehr als die Hälfte der Lymphozyten stellen eine typische Konstellation beim Sézary-Syndrom dar.

Molekularbiologische Diagnostik

- Klonalitätsanalyse im Blut durch PCR (BIOMED2-Protokoll).

6.34.10 Differenzialdiagnosen

- Generalisiertes Arzneimittelexanthem,
- Psoriasis vulgaris,
- atopisches Ekzem,
- Pityriasis rubra pilaris,
- seborrhoisches Ekzem,
- generalisiertes Kontaktekzem.

6.34.11 Therapie

Therapeutisches Vorgehen

- Das therapeutische Ziel beim Sézary-Syndrom ist die Reduktion der peripheren T-Zell-Proliferation bzw. der Aufregulation T-regulatorischer T-Zellen.
- Für das Sézary-Syndrom stellt die extrakorporale Photochemotherapie (Photopherese) die Therapie der Wahl dar.
- Mit der Kombination von Interferon und Retinoiden lassen sich die Ansprechraten weiter steigern.
- Therapien der **2. Wahl** sind Bexaroten in Kombination mit PUVA und extrakorporaler Photopherese, niedrig dosiertes Methotrexat, bevorzugt in Kombination mit PUVA und extrakorporaler Photopherese oder eine niedrig dosierte Ganzhautelektronenbestrahlung.
- Nur in fortgeschrittenen Stadien des Sézary-Syndroms kommen zum Debulking Monochemotherapeutika wie pegyliertes liposomal-verkapseltes Doxorubicin oder Gemcitabin in Betracht.

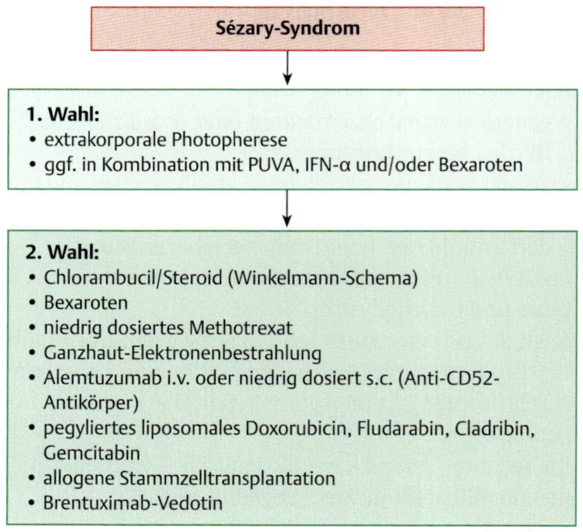

Abb. 6.72 Sézary-Syndrom. Therapeutisches Vorgehen.

- Aggressivere Therapieansätze führen zu einer weiteren Immunsuppression mit septischen Komplikationen und besitzen keine sicheren Effekte auf die Überlebenszeit.
- Als Alternative kann Alemtuzumab in niedriger Dosierung eingesetzt werden, insbesondere wenn es sich um reine Erythrodermien handelt.
- Für ausgewählte Patienten kann eine allogene Stammzelltransplantation indiziert sein.
- Außerhalb Europas sind die Histondeacetylase-Inhibitoren (Vorinostat, Romidepsin,) zur Behandlung des Sézary-Syndroms zugelassen. Die Ansprechraten liegen bei 30–40 %. Empfehlung zur Zulassung für Mogalizumab (CCR4 Ak) Therapie. Die Ansprechraten liegen bei 40 %.
- Zusammengefasst sind Therapieempfehlungen zum Sézary-Syndrom in ▸ Abb. 6.72.

Allgemeinmaßnahmen

- Die Allgemeinmaßnahmen entsprechen denen, wie sie für die Mycosis fungoides dargestellt wurden (Kap. 6.33).
- Insbesondere ist der Pruritus ein die Lebensqualität nachhaltig beeinträchtigendes Symptom; hier haben sich Neurokinase-1-Rezeptor-Antagonisten bewährt.

6.34.12 Nachsorge

- Bei Sézary-Syndrom-Patienten ist eine kontinuierliche und lebenslängliche Überwachung erforderlich.

6.34.13 Verlauf und Prognose

- Die mediane Überlebenszeit liegt trotz unterschiedlichster Therapieansätze bei 4 Jahren.
- Die Todesursachen liegen im Versagen des Immunsystems mit septischen Verläufen.

6.34.14 Wichtige Internetquellen

- www.eortc.org
- www.cutaneouslymphoma.org
- www.ado-homepage.de

6.34.15 Literatur

[1] Kirsch IR, Watanabe R, O'Malley JT et al. TCR sequencing facilitates diagnosis and identifies mature T cells as the cell of origin in CTCL. Science translational medicine. 2015; 7: 308ra158.
[2] Stadler R, Assaf C, Klemke CD, et al. Brief S2k guidelines – Cutaneous lymphomas. J Dtsch Dermatol Ges. 2013; 11(3): 19–28, 20–30.
[3] Willemze R, Jaffe ES, Burg G et al. WHO-EORTC classification for cutaneous lymphomas. Blood. 2005; 105: 3768–85.
[4] Vandersee S, Humme D, Terhorst D et al. Evaluation of blood parameters for the monitoring of erythrodermic cutaneous T-cell lymphoma. J Dtsch Dermatol Ges. 2015; 13: 30–6
[5] van Dorn R, van Kester MS, Dijkman R et al. Oncogenomic analysis of mycosis fungoides reveals major differences with Sézary syndrome Blood 2009; 113; 127–36

6.35 Primär kutane T-Zell-Lymphome

Rudolf Stadler

6.35.1 Steckbrief

Neben den klassischen kutanen T-Zell-Lymphomen wie der Mycosis fungoides, ihrer Varianten und dem Sézary-Syndrom sind sowohl in der WHO-EORTC-Klassifikation 2005 [6] als auch in der überarbeiteten Version 2016 [5] eine Reihe von unterschiedlichen klinischen Varianten primär kutaner T-Zell-Lymphome aufgeführt (Kap. 6.33 und ▶ Tab. 6.54). Die primär kutanen T-Zell-Lymphome sind durch besondere molekulare Charakteristika wie einer CD30-Expression, CD8-Expression oder ganz bestimmter Oberflächenrezeptoren wie γ/δ charakterisiert und besitzen nach klinischer Diagnose eine z. T. sehr unterschiedliche Prognose.

6.35.2 Aktuelles

- In der neuen WHO-Klassifikation wurden unter den primär nicht spezifizierten kutanen peripheren T-Zell-Lymphomen neue Entitäten aufgenommen [5]:
  - das primär kutane akrale CD8-positive T-Zell-Lymphom,
  - die pleomorphe T-Zell-lymphoproliferative Erkrankung.
- Die Therapie reicht von abwartendem Verhalten über lokaltherapeutische Maßnahmen bis hin zur Polychemotherapie bzw. zur allogenen Knochenmarktransplantation.

6.35.3 Synonyme

- Keine Synonyme gebräuchlich.

6.35.4 Definition

- Primäre kutane T-Zell-Lymphome stellen seltene, sehr unterschiedliche Varianten kutaner T-Zell-Proliferate dar, die primär auf das Hautorgan beschränkt und durch eine sehr unterschiedliche Prognose charakterisiert sind.
- Definition gemäß klinischer und immunphänomenologischer Merkmale, wie T-Zell-Rezeptor-Status.

6.35.5 Epidemiologie

- Etwa 20 % der primär kutanen T-Zell-Lymphome werden durch primär kutane CD30-positive lymphoproliferative Erkrankungen repräsentiert.
- Etwa 5–10 % der peripheren T-Zell-Lymphome beziehen sich auf sehr unterschiedliche Entitäten, vom subkutanen, pannikulusartigen T-Zell-Lymphom bis zum akralen, CD8-positiven T-Zell-Lymphomen als provisorische Entität.

6.35.6 Ätiologie und Pathogenese

- Die Ätiologie und Pathogenese dieser seltenen kutanen T-Zell-Lymphome sind nicht bekannt.
- Es handelt sich um klonale T-Zell-Proliferationen mit typischem Phänotyp, charakterisiert durch ein klonales T-Zell-Rezeptor-Rearrangement wie auch chromosomale Aberrationen, z. B. für Chromosom 6p25.3 bei der lymphomatoiden Papulose.
- Chromosomales Rearrangement:
  - findet sich auch in 28 % der primären kutanen anaplastischen großzelligen Lymphome,
  - führt zu verminderter Expression von DUSP22, einem dualen spezifischen Phophataseprotein, das das T-Zell-Rezeptor-Signaling inhibiert. Es handelt sich um ein Suppressor-Gen.
- Mikromilieu mit Makrophagenaktivierung spielt zudem eine wohl entscheidende Rolle in der Pathogenese von CD30-lymphoproliferativen Erkrankungen.
- Beispiel subkutanes panniculitis-like T-Zell-Lymphom:
  - Hier ist eine Reihe von mit Immunsuppression und Autoimmunprozessen assoziierten Genen hochreguliert.
  - Hierzu zählt z. B. Indoleamin-2,3-Dioxygenase (IDO-1), ein Immuntoleranz induzierendes Enzym, das zu einer Hochregulation von Interferon-γ-CXCR3-Liganden beiträgt.
  - Charakteristikum dieses besonderen kutanen T-Zell-Lymphoms: Expression von Th 1-spezifischen Zytokinen.
  - Darüber hinaus ist die Expression von Foxp3-positiven Zellen deutlich erhöht gegenüber benignen Pannikulitiden [4].

III

6.35.7 Klassifikation und Risikostratifizierung

- Die unterschiedlichen Entitäten werden nach der neuen WHO-Klassifikation 2016 eingeteilt (Kap. 6.33 und ▸ Tab. 6.54).
- Die Stadieneinteilung erfolgt nach einem Vorschlag der International Society of Cutaneous Lymphoma (ISCL) und der EORTC [3] (▸ Tab. 6.54).
- Lymphomatoide Papulose: Es handelt sich um eine benigne Erkrankung mit einem histopathologisch malignen Phänotyp, charakterisiert durch CD30-positive anaplastische Lymphozyten sowie durch immer wieder abheilende und dann rezidivierende Läsionen.

6.35.8 Symptomatik

- Die klinische Symptomatik ist abhängig von der Diagnose: Sie reicht von allgemeinem Wohlbefinden bei der lymphomatoiden Papulose bis hin zur B-Symptomatik beim aggressiven CD8-positiven T-Zell-Lymphom (▸ Abb. 6.73, ▸ Abb. 6.74, ▸ Abb. 6.75, ▸ Abb. 6.76, ▸ Abb. 6.79) [1].
- **Lymphomatoide Papulose:**
  - Rötlich-bräunliche papulonoduläre Effloreszenzen bis zu 2 cm Durchmesser (auch plaqueförmige Varianten sind beschrieben),
  - im Verlauf nekrotische Umwandlung, Abheilung nach einiger Zeit, dann Entwicklung neuer Effloreszenzen.

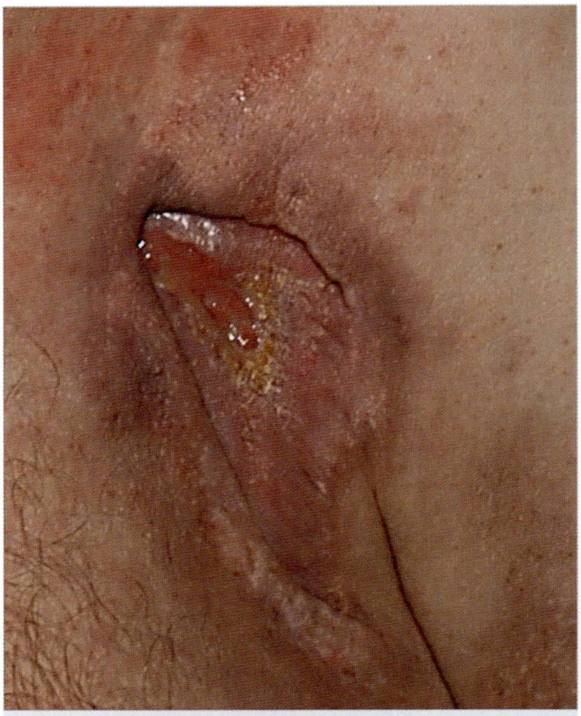

Abb. 6.73 Primär kutanes T-Zell-Lymphom. Primär kutanes anaplastisches großzelliges Lymphom. Ulzerierter Knoten.

Tab. 6.54 ISCL/EORTC Vorschlag zur TNM-Klassifikation anderer kutaner Lymphome als Mycosis fungoides oder Sézary-Syndrom.

Kategorie	Definition
T: Haut	
T 1	Solitäre Hautbeteiligung: – a) solitäre Läsion < 5 cm Durchmesser – b) solitäre Läsion > 5 cm Durchmesser
T 2	Regionäre Hautbeteiligung multipler Hautläsionen begrenzt auf eine Körperregion oder zwei zusammenhängende Körperregionen. – a) Befall begrenzt auf < 15 cm Durchmesser – b) Befall zwischen 15–30 cm Durchmesser – c) Befall > 30 cm Durchmesser
T 3	Generalisierte Hautbeteiligung: – a) multiple Hautläsionen verteilt auf 2 nicht zusammenhängende Körperregionen – b) multiple Hautläsionen > 3 Körperregionen
N: Lymphknoten	
N0	Keine klinische und pathologische LK-Beteiligung
N1	Beteiligung einer peripheren LK-Region, die zum Abflussgebiet der laufenden und/oder früheren Hautbeteiligung zählt
N2	Beteiligung von 2 oder mehr peripheren LK-Regionen oder Beteiligung anderer LK-Regionen, die nicht im Abflussgebiet der Hautbeteiligung liegen
N3	Beteiligung zentraler Lymphknoten
M: Viszerale Organe	
M0	Keine Evidenz für extrakutane Beteiligung
M1	Extrakutane Organbeteiligung, außer Lymphknoten

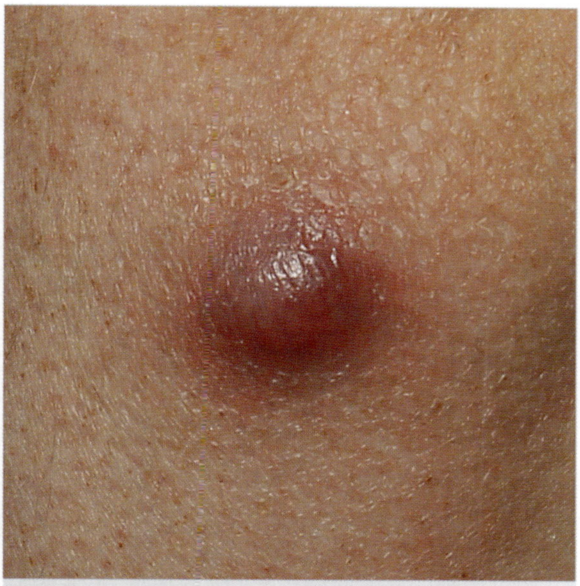

Abb. 6.74 **Primär kutanes T-Zell-Lymphom.** Primär kutanes anaplastisches großzelliges Lymphom. Exophytischer Knoten.

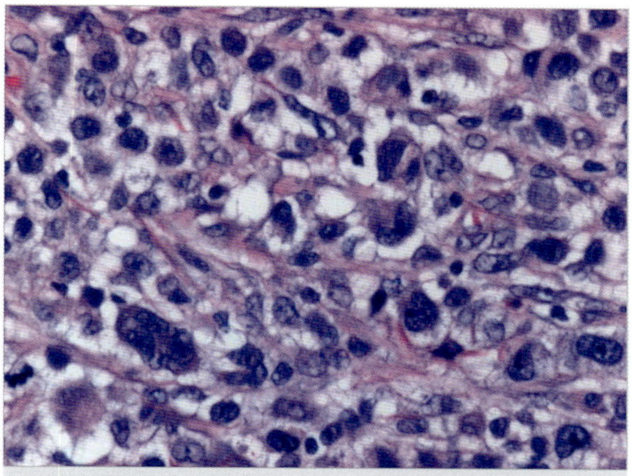

Abb. 6.75 **Primär kutanes T-Zell-Lymphom.** Primär kutanes anaplastisches großzelliges Lymphom. HE-Histologie. Pleomorphe anaplastische Tumorzellen.

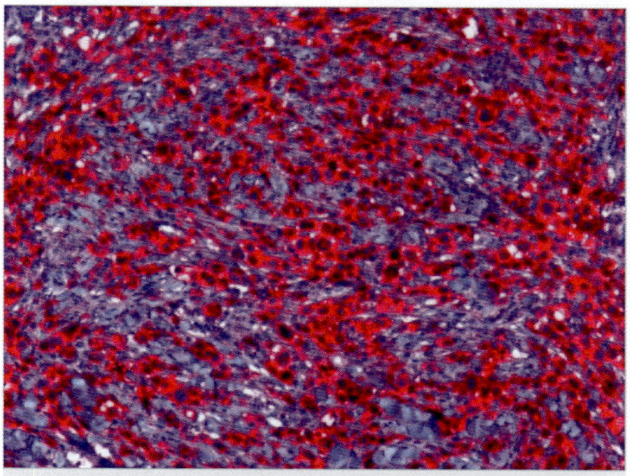

Abb. 6.76 **Primär kutanes T-Zell-Lymphom.** Primär kutanes anaplastisches großzelliges Lymphom. CD30-positive anaplastische Tumorzellen.

- **Primär kutanes anaplastisches großzelliges Lymphom:**
  - Das großzellige CD30-positive T-Zell-Lymphom präsentiert sich in der Haut durch Knoten unterschiedlicher Größe, von 1–15 cm.
- **Subkutanes, pannikulitisartiges T-Zell-Lymphom:**
  - Indurierte Plaques und subkutane Knoten, die an den Extremitäten an ein Erythema nodosum erinnern (▶ Abb. 6.77), aber persistierend und progredient.
  - Gelegentlich auch Ulzerationen,
  - selten systemische Zeichen wie Fieber, Schüttelfrost, Myalgie und Gewichtsverlust.
- **Primär kutanes, aggressives, epidermotropes, CD8-positives, zytotoxisches T-Zell-Lymphom:**
  - Aggressiver Verlauf mit disseminierten hyperkeratotischen Plaques, Knoten und Nekrosen, Hämorrhagien, Erosionen und Ulzerationen,
  - im Verlauf extrakutane Ausbreitung mit Befall der enoralen Mukosa, viszeraler Organe und des zentralen Nervensystems.
- **Kutanes γ/δ-T-Zell-Lymphom:**
  - subkutane Infiltrate, Knoten mit rascher Ulzeration disseminiert am gesamten Integument.
- **Extranodale T-NK- und NK-Zell-Lymphome:**
  - Manifestation im zentralen Gesichtsbereich mit Schwellung der Nasenschleimhaut, ulzerierenden Tumoren.
- **Primär kutane, CD4-positive, klein- bis mittelgroßzellige T-Zell-lymphoproliferative Erkrankung:**
  - Papeln und Knoten, hautfarben oder erythematös, bevorzugt in der Kopf-/Halsregion.
- **Primär kutanes, peripheres T-Zell-Lymphom, nicht weiter spezifiziert:** Die Erkrankung ist charakterisiert durch große, solitäre Knoten, zentral ulzerierend, aber auch disseminiert auftretend (▶ Abb. 6.78).
- **Kutanes akrales, CD8-positives T-Zell-Lymphom:**
  - knotige, solitäre, überwiegend hautfarbige Infiltrate, v. a. an den Ohren, im Gesicht und an den unteren Extremitäten.

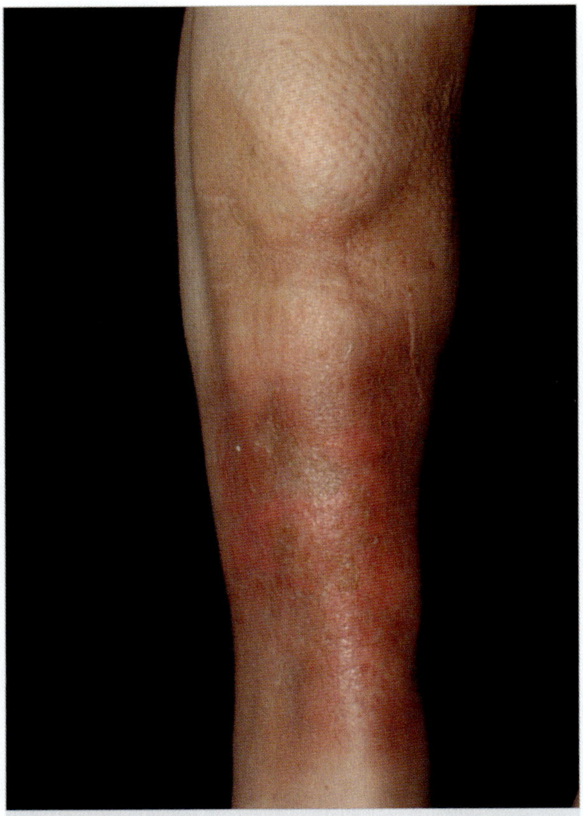

Abb. 6.77 Primär kutanes T-Zell-Lymphom. Subkutanes pannikulitisartiges T-Zell-Lymphom.

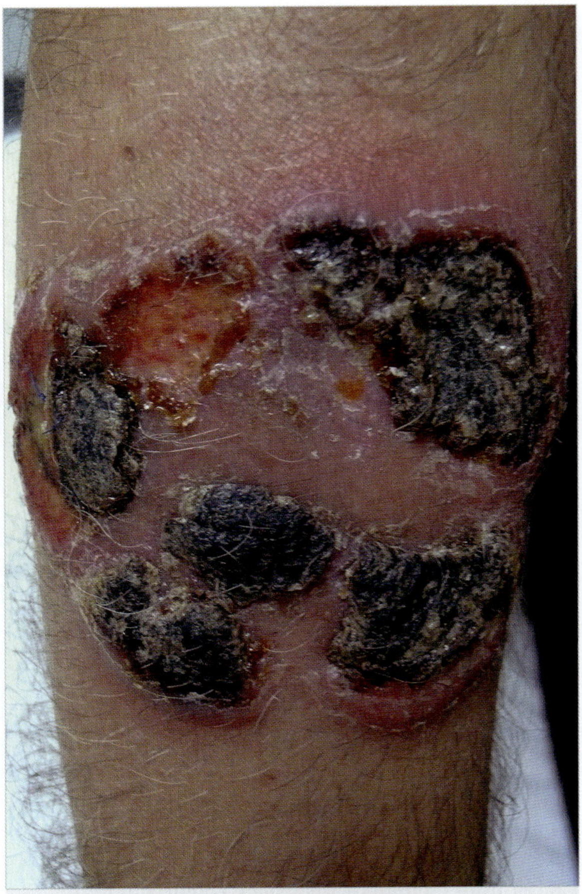

Abb. 6.78 Primär kutanes T-Zell-Lymphom. Primär kutanes peripheres T-Zell-Lymphom, nicht weiter spezifiziert.

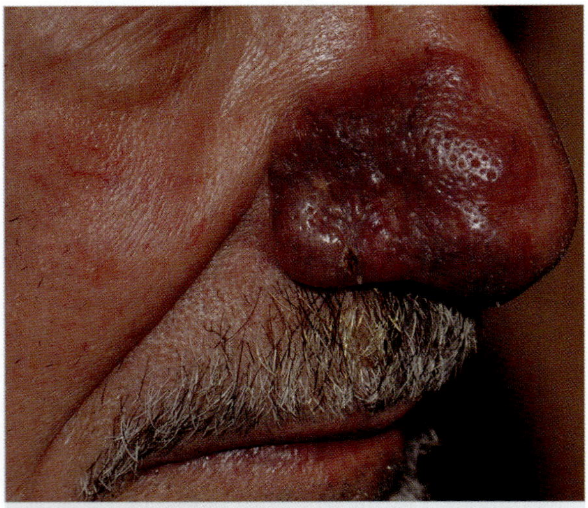

Abb. 6.79 Primär kutanes T-Zell-Lymphom. Kutanes akrales CD8-positives T-Zell-Lymphom.

6.35.9 Diagnostik

Diagnostisches Vorgehen

- Die Diagnose der unterschiedlichen klinischen Entitäten basiert auf dem typischen klinischen Bild, der Histopathologie und Immunhistologie sowie der molekularen Analyse.
- Einsatz bildgebender Verfahren je nach Lymphomtyp (▸ Abb. 6.80)
- Kap. 6.33.

Anamnese

- Gezielte Anamnese nach der Bestandsdauer der Einzelläsionen,
- Klärung des Auftretens spontaner Remissionen oder kontinuierlicher Progression,
- Frage nach anderen Systemerkrankungen, insbesondere Autoimmunerkrankungen.

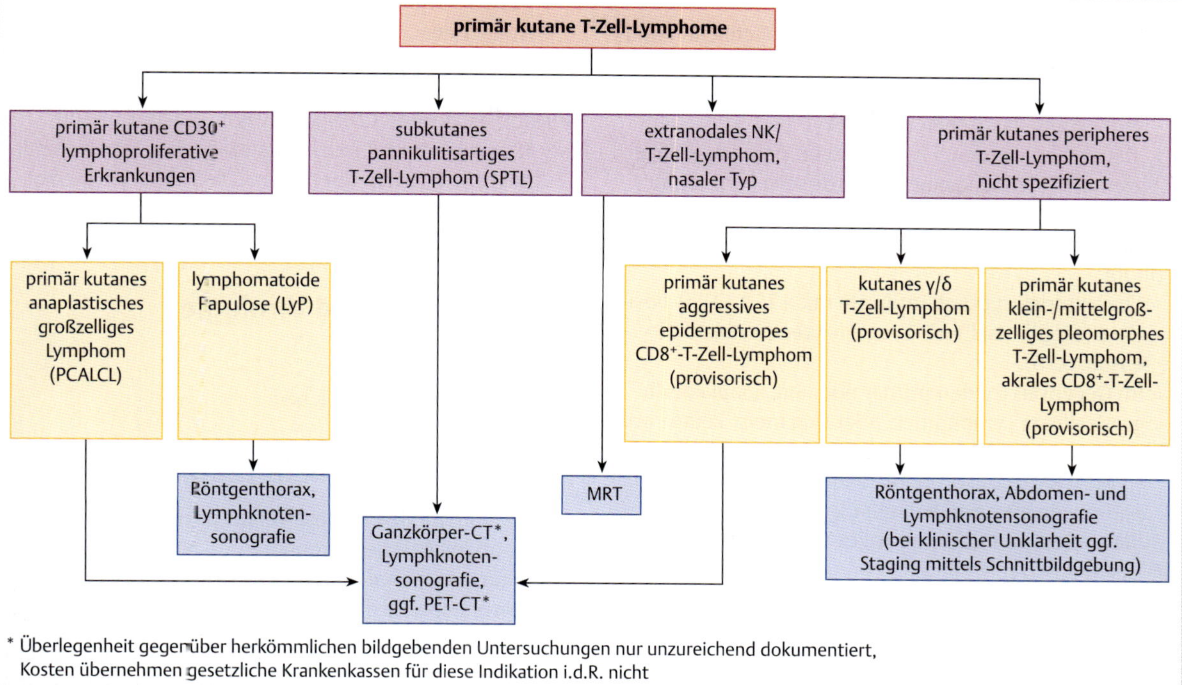

Abb. 6.80 Primär kutane T-Zell-Lymphome. Diagnostisches Vorgehen.

Körperliche Untersuchung

- Genaue Dokumentation der Ausbreitung der Einzelläsionen,
- Erfassen des Lymphknotenstatus.

Labor

- Obligat Blutbild und Differenzialblutbild, allgemeine Laborwerte wie LDH, β2-Mikroglobulin, Autoimmunparameter wie antinukleäre Antikörper.

Bildgebende Diagnostik

Sonografie

- Abdominale Sonografie obligat einschließlich der Lymphknotensonografie.

Röntgen

- Röntgenaufnahme des Thorax.

CT

- Insbesondere zur genauen Einordnung von großzellig anaplastischen Lymphomen, subkutanen pannikulusartigen Lymphomen wie auch den aggressiven CD8-positiven kutanen Lymphomen.
- Alternativ kann hier auch ein PET-CT zum Einsatz kommen.

MRT

- MRT sollte nur bei besonderen Fragestellungen wie zerebrale Beteiligung erwogen werden.

PET/PET-CT

- Sensitivste Ausbreitungsdiagnostik bei aggressiven Lymphomen.

Histologie, Zytologie und klinische Pathologie

Knochenmarkdiagnostik

- Nur bei aggressiven Lymphomen erforderlich.

Liquordiagnostik

- Bei entsprechender klinischer Symptomatik erforderlich.

Hautbiopsie

- Bei allen Entitäten sind tiefgreifende Biopsien zur histopathologischen und immunhistopathologischen Diagnosestellung erforderlich:
  - Einsatz immunhistologischer Marker wie CD3, CD4, CD8, CD20, CD30, PD1, CD45RA, TIA1,
  - molekulare Analyse der T-Zell-Rezeptoren.

- **Lymphomatoide Papulose:**
  - Lymphozytäres Infiltrat um den oberflächlichen und tiefen Gefäßplexus mit kleinen Lymphozyten, zahlreichen Histiozyten, Neutrophilen und Eosinophilen und großen anaplastischen Lymphozyten.
  - Inzwischen werden 5 histologische Typen A–E abgegrenzt, die jedoch keine prognostische Bedeutung haben.
- **Primär kutanes anaplastisches großzelliges Lymphom:**
  - Charakterisiert durch Infiltrate mit > 75 % CD30-positiven neoplastischen T-Lymphozyten (▸ Abb. 6.75, ▸ Abb. 6.76).
  - Im Gegensatz zu den primär nodalen, anaplastisch großzelligen Lymphomen zeigt sich meist keine chromosomale Translokation t(2;5) mit Expression des NPM/ALK-Fusionsproteins (daher in der Immunpathologie negative Darstellung für ALK1).
- **Subkutanes, pannikulitisartiges T-Zell-Lymphom:**
  - Histologisch reifzellige, CD4-positive, häufig CD8-positive T-Lymphozyten, perlschnurartig um die Adipozyten gelagert.
  - Immunpathologisch zytotoxischer Phänotyp, charakterisiert als CD2-positiv, CD3-positiv, CD5-positiv, CD4-negativ, CD8-positiv, CD43-TIA1-positiv, Granzyme-B-positiv und Perforin-positiv.
- **Primär kutanes, aggressives, epidermotropes, CD8-positives, zytotoxisches T-Zell-Lymphom:**
  - Histologisch charakterisiert durch den Nachweis zytotoxischer Moleküle einschließlich des CD8-Phänotyps.
- **Kutanes γ/δ T-Zell-Lymphom:**
  - Die neoplastischen Zellen stellen sich als reifzellig T-zellulär dar mit einem CD3-positiven, CD4-negativen, CD8-negativ bis -positiven, CD56-positiven Phänotyp bei gleichzeitiger Expression zytotoxischer Proteine.
- **Extranodale T-NK- und NK-Zell-Lymphome:**
  - Lymphozyten, eosinophile Granulozyten, Histiozyten und Plasmazellen mit Kernpolymorphie und angiodestruktives Wachstum.
  - Immunpathologie: In den Tumorzellen Nachweis von EBV-RNA (EBER-Transkripte) in der In-situ-Hybridisierung.
- **Primär kutane, CD4-positive, klein- bis mittelgroßzellige T-Zell-lymphoproliferative Erkrankung:**
  - Tumorzellen exprimieren CD3, CD4 und verhalten sich negativ für CD8 und CD30.
  - Klonales Rearrangement von T-Zell-Rezeptor-Genen ist in den meisten Fällen nachweisbar.
- **Primär kutanes, peripheres T-Zell-Lymphom, nicht weiter spezifiziert:**
  - In den Infiltraten zeigt sich ein pleomorphes Infiltrat von Lymphozyten, teilweise auch immunoblastischen Zellen.
  - Typische Pautrier-Mikroabszesse werden nicht exprimiert.
  - Immunhistologisch sehr unterschiedlicher immunologischer Phänotyp: CD4-positiv oder -negativ, CD8-positiv/-negativ, mit variablem Verlust von T-Zell-Antigenen.
  - CD30-Moleküle können in unterschiedlicher Expression nachgewiesen werden.
- **Kutanes akrales, CD8-positives T-Zell-Lymphom:**
  - Histologisch und immunhistologisch zeigen sich mittelgroße T-Zellen mit einem CD8-Phänotyp, die zusätzlich durch Expression von CD68 charakterisiert sind [7].

Mikrobiologie und Virologie

Kulturen

- Bei klinischen Infektzeichen.

6.35.10 Differenzialdiagnosen

- Lymphomatoide Papulose versus primär kutan großzelliges anaplastisches Lymphom,
- Subkutanes, pannikulitisartiges T-Zell-Lymphom versus Lupuspannikulitis, Arzneimittelexanthem,
- Lymphozytome (Borrelien-assoziiert),
- Lues II,
- Pseudolymphome (arzneimittelinduziert).

6.35.11 Therapie

Therapeutisches Vorgehen

- Therapie basiert grundsätzlich auf der klinischen Diagnose. Da es sich bei den primären kutanen Zell-Lymphomen um seltene Entitäten mit sehr unterschiedlicher Prognose handelt, erstreckt sich die Therapie über abwartendes Verhalten bis hin zur Knochenmarktransplantation.
- Therapieempfehlungen bei CD-30*-lymphoproliferativen Erkrankungen:
  - Spektrum von der Beobachtung bei der lymphomatoiden Papulose bis zur Exzision bei Einzelläsionen und/oder der Radiotherapie bei dem primär kutanen aggressiven großzelligen Lymphom.
  - Bei multifokalen Läsionen sind Photochemotherapie oder niedrigdosiertes Methotrexat möglich.
  - Als Alternativen der 2. Wahl stehen Interferon-α, Bexaroten, Gemcitabin oder Brentuximab Vedotin zur Verfügung (▸ Abb. 6.81).

Pharmakotherapie

- Therapieempfehlungen bei CD-30^{+}-lymphoproliferativen Erkrankungen:
  - Spektrum von der Beobachtung bei der lymphomatoiden Papulose bis zur Exzision bei Einzelläsionen und/oder der Radiotherapie bei dem primär kutanen aggressiven großzelligen Lymphom.
  - Bei multifokalen Läsionen sind Photochemotherapie oder niedrigdosiertes Methotrexat möglich.

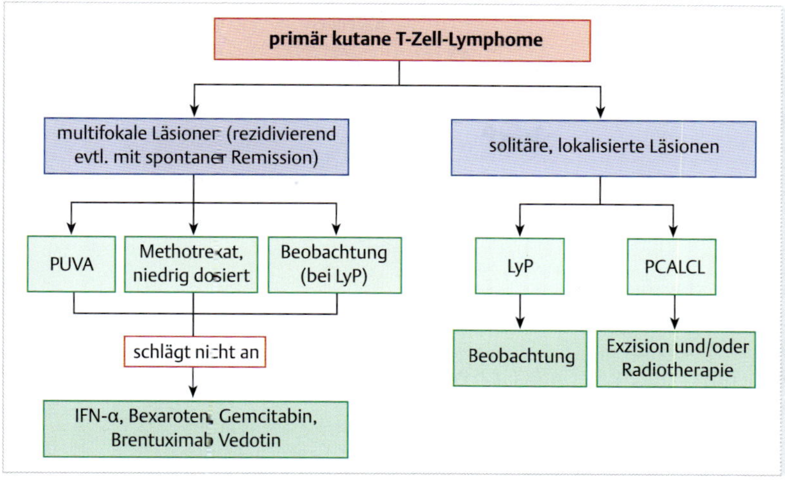

Abb. 6.81 Primär kutanes T-Zell-Lymphom. Therapeutischer Algorithmus.

- Als Alternativen der 2. Wahl stehen Interferon-α, Bexaroten, Gemcitabin oder Brentuximab Vedotin zur Verfügung (▶ Abb. 6.81).

Strahlentherapie

- Strahlentherapie bei primär kutanem aggressivem anaplastischem Lymphom.

Zellbasierte Verfahren

Stammzelltransplantation

- Die allogene Stammzelltransplantation sollte frühzeitig bei subkutanem, pannikulitisartigem T-Zell-Lymphom und CD8⁺-epidermotropem aggressivem Zell-Lymphom erwogen werden.

6.35.12 Prävention

- Hier können Sie Angaben zur Prävention des jeweiligen Krankheitsbildes machen.

6.35.13 Nachsorge

- Die Nachsorge richtet sich nach dem klinischen Bild und ist bei aggressiven Lymphomen krankheitsabhängig.

6.35.14 Verlauf und Prognose

- Exzellente Prognose:
  - Lymphomatoide Papulose (100 %),
  - primär kutane aggressive anaplastische Lymphome (100 %),
  - primär kutane, CD4-positive, klein- bis mittelgroßzellige T-Zell-lymphoproliferative Erkrankungen, wie das CD8⁺-positive Lymphom.
- Demgegenüber sind die anderen Lymphomentitäten durch ein aggressives biologisches Verhalten charakterisiert und die Überlebensraten liegen im Durchschnitt < 2 Jahren.

6.35.15 Wichtige Internetquellen

- www.eortc.org
- www.cutaneouslymphoma.org
- www.ado-homepage.de

6.35.16 Literatur

[1] Kempf W, Mitteldorf C. Kutane Lymphome – Neue Entitäten und seltene Varianten. Der Pathologe 2015; 36: 62–69
[2] Kempf W, Pfaltz K, Vermeer MH et al. EORTC, ISCL, and USCLC consensus recommendations for the treatment of primary cutaneous CD30-positive lymphoproliferative disorders: lymphomatoid papulosis and primary cutaneous anaplastic large-cell lymphoma. Blood 2011; 118: 4024–35
[3] Kim, YH, Willemze R, Pimpinelli N et al. TNM classification system for primary cutaneous lymphomas other than mycosis fungoides and Sezary syndrome: a proposal of the International Society for Cutaneous Lymphomas (ISCL) and the Cutaneous Lymphoma Task Force of the European Organization of Research and Treatment of Cancer (EORTC). Blood 2007; 110: 479–484
[4] Maliniemi P, Hahtola S, Ovaska K et al. Molecular characterization of subcutaneous panniculitis-like T-cell lymphoma reveals upregulation of immunosuppression- and autoimmunity-associated genes. Orphanet Journal of Rare Diseases 2014; 9: 160–174
[5] Swerdlow SH, Campo E, Pileri SA et al. The 2016 revision of the World Health Organization classification of lymphoid neoplasms. Blood 2016; 127: 2375–90
[6] Willemze R, Jansen PM, Cerroni L et al. EORTC Cutaneous Lymphoma Group. Subcutaneous panniculitis-like T-cell lymphoma: definition, classification and prognostic factors: an EORTC Cutaneous Lymphoma Group Study of 83 cases. Blood 2008; 15: 838–45
[7] Wobser M, Roth S, Reinartz T et al. CD68 expression is a discriminative feature of indolent cutaneous CD8-positive lymphoid proliferation and distinguishes this lymphoma subtype from other CD8-positive cutaneous lymphomas. Br J Dermatol 2015; 172: 1573–1580

6.36 Peripheres T-Zell-Lymphom, not otherwise specified

Peter Reimer

6.36.1 Steckbrief

Das periphere T-Zell-Lymphom, not otherwise specified (PTZL, NOS) zählt zu den peripheren, also postthymischen, reifen T-Zell-Neoplasien (▶ Abb. 6.82). Das klinische Bild ist in der Regel gekennzeichnet durch schmerzlose Lymphknotenvergrößerungen mit oder ohne begleitende B-Symptomatik. Die Ursache der Erkrankung ist nicht geklärt. Zur exakten Stadieneinteilung ist neben der (Schnitt-)Bildgebung sämtlicher Lymphknotenstationen eine Knochenmarkpunktion inkl. -biopsie erforderlich. Das PTZL, NOS zeigt einen aggressiven Verlauf. In Ermangelung randomisierter Studien erfolgt in der Erstlinientherapie eine anthrazyklinbasierte Polychemotherapie. Bei gutem Ansprechen sollte bei geeigneten Patienten konsolidierend eine myeloablative Chemotherapie mit autologem Stammzellsupport evaluiert werden, womit 5-Jahres-Überlebensraten von ca. 30–40 % erreicht werden können.

6.36.2 Synonyme

- Keine Synonyme gebräuchlich.

6.36.3 Definition

- Klonale Erkrankung peripherer (reifer) T-Lymphozyten.
- Keine weitere Zuordnung zu einer anderen Gruppe der peripheren T-Zell-Lymphome möglich.

6.36.4 Epidemiologie

- Seltene Erkrankung.
- In westlichen Ländern ungefähr 30 % aller peripheren T-Zell-Lymphome, diese haben hier eine Inzidenz von < 1:100 000 Menschen.
- Medianes Alter. 7. Lebensdekade.
- Geschlechterverhältnis männlich:weiblich = 2:1.

6.36.5 Ätiologie und Pathogenese

- Ätiologie ungeklärt.
- Evtl. existieren verschiedene ätiologische Faktoren, weil es sich möglicherweise bei der Entität um eine Gruppe unterschiedlicher Erkrankungen handelt.

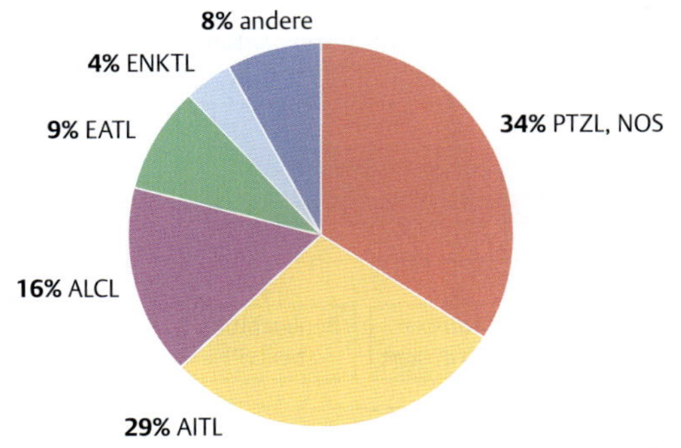

Abb. 6.82 Periphere T-Zell-Lymphome. Verteilung der unterschiedlichen PTZL
(PTZL, NOS: PTZL, not otherwise specified;
AITL: angioimmunoblastic T-cell lymphoma;
ALCL: anaplastic large cell lymphoma;
EATL: enteropathy-associated T-cell lymphoma;
ENKTL: extranodal natural killer/T-cell lymphoma).
Adaptiert nach [9].

6.36.6 Klassifikation und Risikostratifizierung

- Histopathologische Diagnosestellung nach WHO-Klassifikation 2016.
- Varianten:
  - Lymphoepithelioides Lymphom (Lennert Lymphom),
  - Follikuläre Variante,
  - T-Zonen-Variante.
- Stadieneinteilung erfolgt nach der für (nodale) Lymphome gebräuchlichen Einteilung nach Ann Arbor.
- Zur Prognoseeinschätzung sind am gebräuchlichsten [4], [8]:
  - Internationaler Prognostischer Index (IPI): Alter, Allgemeinzustand, Anzahl extranodaler Manifestationen, Höhe der Laktatdehydrogenase und Stadium),
  - Prognostischer Index für periphere T-Zell-Lymphome (PIT): Alter, Allgemeinzustand, Höhe der Laktatdehydrogenase und Knochenmarkbefall.

> **Merke** M!
>
> Der Internationale Prognostische Index (IPI) hat auch für die peripheren T-Zell-Lymphome Gültigkeit.

6.36.7 Symptomatik

- Lokalisierte oder generalisierte, schmerzlose Lymphknotenschwellungen; sämtliche Lymphknotenstationen können befallen sein.
- Bei generalisiertem Lymphknotenbefall findet sich häufig auch eine Knochenmarkinfiltration.

- Extranodale Manifestationen sind möglich, am häufigsten Haut und Gastrointestinaltrakt.
- B-Symptomatik (Fieber, Nachtschweiß, Gewichtsverlust) findet sich häufig.

6.36.8 Diagnostik

Diagnostisches Vorgehen

- Am Anfang der Diagnostik stehen gründliche Anamnese und körperliche Untersuchung (▶ Abb. 6.83).
- Die Diagnose peripheres T-Zell-Lymphom, NOS setzt die histopathologische Begutachtung durch einen in der Lymphomdiagnostik erfahrenen Pathologen voraus.
- Für die pathologische Diagnosestellung entscheidend sind die Morphologie, ein aberranter T-Zell-Phänotyp sowie ein klonal rearrangierter T-Zell-Rezeptor.
- Nach der Diagnose PTZL, NOS erfolgt die Ausbreitungsdiagnostik inkl. Schnittbildgebung der Lymphknotenstationen.
- Knochenmarkpunktion inkl. Knochenmarkhistologie ist erforderlich.
- Weitere diagnostische Maßnahmen richten sich nach dem (extranodalen) Befallsmuster.

Anamnese

- Die gründliche Anamnese sollte insbesondere Fragen nach neu aufgetretenen peripheren Lymphknotenschwellungen und einer möglichen B-Symptomatik umfassen:
  - Fieber > 38 °C, Nachtschweiß mit Wäschewechsel,
  - ungewollter Gewichtsverlust von > 10 % des Körpergewichts in den letzten 6 Monaten.

Körperliche Untersuchung

- Hinweise auf periphere Lymphknotenvergrößerungen (v. a. zervikal, axillär, inguinal),
- Milz- und Lebergröße.

Labor

- Blut- und Differenzialblutbild,
- Laktatdehydrogenase,
- Harnsäure,
- Retentionsparameter,
- Transaminasen,
- Gamma-GT,
- Serumelektrophorese,
- Gerinnung (INR, PTT),
- Hepatitisserologie.

Bildgebende Diagnostik

Sonografie

- Optional für periphere Lymphknotenstationen.
- Sonografie der Halsregion kann CT-Hals ersetzen.

Echokardiografie

- Zur Abschätzung der kardialen Funktion als Ausgangsbefund sinnvoll.
- Vor potenziell kardiotoxischer anthrazyklinbasierter Chemotherapie notwendig.

CT

- Obligate Standarduntersuchung zur Beurteilung des Lymphombefalls als Ausgangsuntersuchung und zur Remissionsbeurteilung.

MRT

- Alternative zur CT-Diagnostik, sofern Strahlenbelastung von relevanter Bedeutung ist.

Szintigrafie

- Nur bei besonderen Fragestellungen, z. B. Skelettszintigrafie bei ossärem Befall.

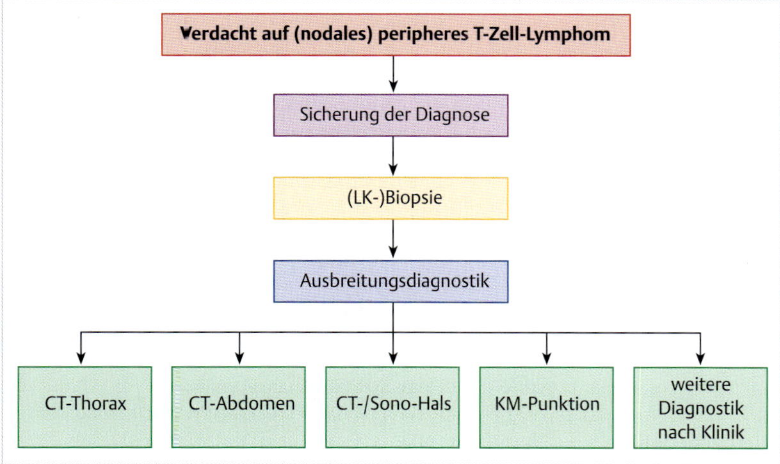

Abb. 6.83 Peripheres T-Zell-Lymphom, NOS. Diagnostisches Vorgehen (CT: Computertomografie, KM: Knochenmark, LK: Lymphknoten).

PET/PET-CT

- Die Bedeutung des PET/PET-CT für die peripheren T-Zell-Lymphome ist bislang nicht abschließend geklärt.
- Diese Untersuchung zählt somit nicht zum Standardverfahren in der Ausbreitungsdiagnostik bzw. der Remissionsbeurteilung.

Instrumentelle Diagnostik

EKG

- Als Ausgangsbefund und sofern klinisch erforderlich im Verlauf sinnvoll.

Endoskopie

- Als ergänzende Untersuchung bei klinischem Verdacht auf extranodale Manifestation.

Histologie, Zytologie und klinische Pathologie

Knochenmarkdiagnostik

- Obligate Untersuchung im Rahmen der Ausbreitungsdiagnostik zur Festlegung des Stadiums der Erkrankung.
- Zudem relevant für die Einschätzung des Prognose-Scores PIT (s. oben).
- Knochenmarkzytologie und -histologie sollten erfolgen.

Lymphknotendiagnostik

- Meist erfolgt die Sicherung der Diagnose über eine Lymphknotenhistologie.
- Für die exakte Diagnose ist die Beurteilung einer ausreichend großen Lymphknotenbiopsie durch einen in der Lymphomdiagnostik erfahrenen Pathologen entscheidend.
- Pathologie:
  - Aberranter Phänotyp: $CD4^+ > CD8^+$, $CD5^-$, $CD7^-$, $CD30^{+/-}$, $CD56^{+/-}$,
  - T-Zell-Rezeptor-Rearrangement: meist αβ- (selten γδ-) Kette,
  - Ursprungszelle: variabel, meist T-Helfer-Zelle.

> **Cave**
>
> Zur Diagnosestellung ist die Beurteilung einer ausreichend großen Lymphknotenbiopsie durch einen erfahrenen Pathologen entscheidend. Eine Feinnadel-Punktionszytologie reicht nicht aus.

Liquordiagnostik

- Optionale Untersuchung bei klinischem Verdacht auf Beteiligung des ZNS.

Ergussdiagnostik

- Optionale Untersuchung bei Verdacht auf malignen Erguss, sofern sich therapeutische Konsequenzen ergeben.

6.36.9 Differenzialdiagnosen

- Die Abgrenzung des PTZL, NOS gegenüber anderen nodalen peripheren T-Zell-Lymphomen erfolgt in erster Linie durch die histopathologische Diagnostik.
- Gelegentlich kann eine Abgrenzung zu folgenden Lymphomen schwierig sein:
  - angioimmunoblastisches T-Zell-Lymphom,
  - anaplastisches großzelliges ALK-negatives T-Zell-Lymphom.
- Bei der Abgrenzung sekundär nodal verlaufender primär kutaner peripherer T-Zell-Lymphome sind klinischer Verlauf/Anamnese entscheidend.

6.36.10 Therapie

Therapeutisches Vorgehen

- Da bislang keine randomisierten Studien für die Primär- oder Rezidivtherapie des PTZL, NOS vorliegen, beziehen sich die Therapieempfehlungen auf Ergebnisse von Phase-II-Studien, Konsensusempfehlungen und Analogieschlüsse aus der Behandlung aggressiver B-Zell-Lymphome.
- Therapiealgorithmus ▶ Abb. 6.84, ▶ Abb. 6.85.
- Primär kurative Therapieintention.
- Überprüfung der Eignung des Patienten für eine Hochdosistherapie.

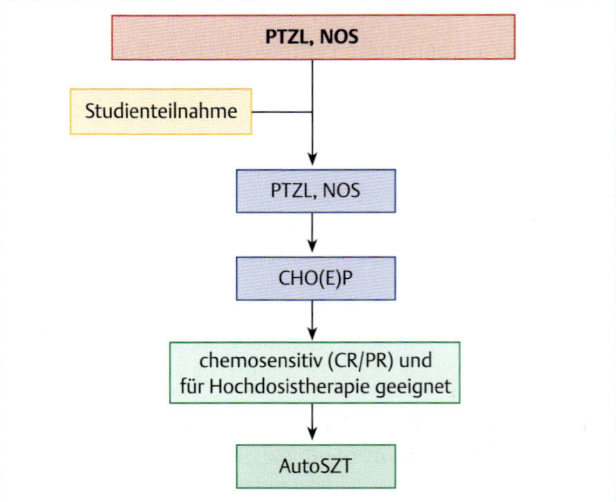

Abb. 6.84 Primärtherapie beim peripheren T-Zell-Lymphom, NOS.
(PTZL, NOS: PTZL, not otherwise specified;
AutoSZT: Autologe Stammzelltransplantation,
CHO(E)P: Cyclophosphamid, Hydroxydaunorubicin, Vincristin, Etoposid, Prednison,
CR: Komplette Remission,
PR: Partielle Remission).

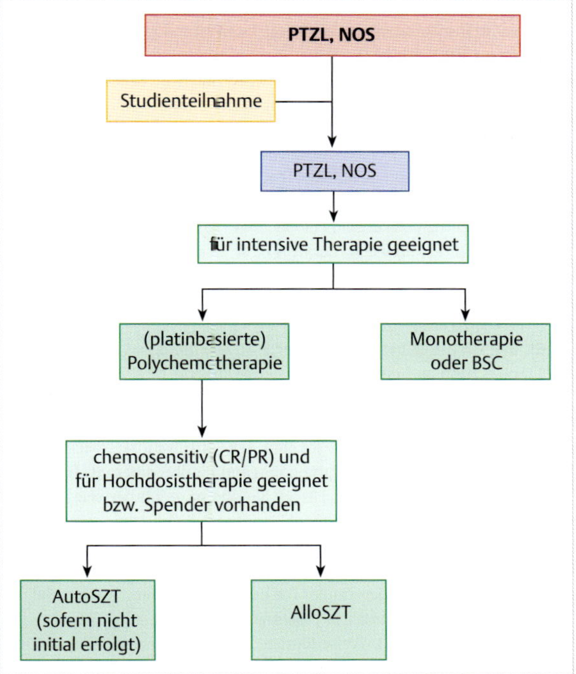

Abb. 6.85 Sekundärtherapie beim rezidivierten/refraktären peripheren T-Zell-Lymphom, NOS.
(PTZL, NOS: PTZL, not otherwise specified;
AlloSZT: Allogene Stammzelltransplantation,
AutoSZT: Autologe Stammzelltransplantation,
BSC: best supportive care,
CR: Komplette Remission,
PR: Partielle Remission).

Pharmakotherapie

Primärtherapie

- Standardtherapie ist für das PTZL, NOS aufgrund fehlender randomisierter Studien nicht definiert.
- In der Regel wird in der Primärbehandlung analog der Therapie aggressiver B-Zell-Lymphome das CHOP- oder CHOEP-Protokoll eingesetzt:
  - CHOP-Protokoll Cyclophosphamid 750 mg/m² i. v. Tag 1, Hydroxydaunorubicin 50 mg/m² i. v. Tag 1, Vincristin 1,4 mg/m² (maximal 2 mg) i. v. Tag 1 und Prednison 100 mg p. o. Tag 1–5.
  - CHOEP-Protokoll: zusätzlich Etoposid 100 mg/m² i. v. Tag 1–3) [3].
- Trotz des prinzipiell kurativen Ansatzes werden nur bei einem Teil der Patienten langfristige Remissionen erreicht.
- Hochdosischemotherapie mit autologer Blutstammzelltransplantation (AutoSZT) sollte als Konsolidierung bei Patienten mit gutem Ansprechen auf eine initiale anthrazyklinbasierte (CHOP-like) Chemotherapie erwogen werden. Prospektive Studien zeigen 5-Jahres-Überleben von bis zu 50 %.

Merke

In Ermangelung randomisierter Studien wird eine CHO(E)P-Chemotherapie in der Primärtherapie empfohlen.

Rezidivtherapie

- Obwohl die meisten Patienten auf die Primärtherapie ansprechen und komplette Remissionen erreichen, kommt es häufig zum Rezidiv der Erkrankung.
- Sofern nicht initial erfolgt, sollte eine Hochdosistherapie mit AutoSZT oder bei geeigneten Patienten und Vorhandensein eines Fremd- oder Familienspenders eine AlloSZT angestrebt werden.
- Entscheidend für das Therapieergebnis ist das Erreichen einer erneuten Remission.
- Eine alleinige konventionelle Chemotherapie ist wenig wirksam: die Langzeitremissionen scheinen denen einer alleinigen supportiv-palliativen Therapie nicht überlegen zu sein.

Strahlentherapie

- Die Strahlentherapie wird nur in Einzelfällen eingesetzt.
- Die Bestrahlung ist zur Konsolidierung bei initial ausgedehnter (insbesondere extranodaler) Bulk-Manifestation sinnvoll, sofern nach einer Chemotherapie noch relevante Restbefunde vorliegen.
- Ein lokalisiertes (symptomatisches) Rezidiv kann bestrahlt werden, wenn ein intensiviertes Chemotherapiekonzept nicht durchführbar ist.

Stammzelltransplantation

Autologe Stammzelltransplantation (AutoSZT)

- Die Hochdosistherapie gilt in vielen Zentren als Therapie der Wahl in der Primärtherapie und sollte als Konsolidierungstherapie bei gutem Ansprechen auf die Induktionstherapie erwogen werden (s. o.). Für dieses Vorgehen sprechen Daten aus zahlreichen prospektiven Phase-II-Studien [2], [6].
- Im Rezidiv kann, sofern nicht initial erfolgt, eine AutoSZT durchgeführt werden.

Merke

Bei Erreichen einer Remission sollte eine konsolidierende Hochdosistherapie mit autologer Blutstammzelltransplantation erwogen werden.

6

Allogene Stammzelltransplantation (AlloSZT)

- Die AlloSZT gilt als Therapie der Wahl bei rezidivierten PTZL, NOS insbesondere nach vorausgegangener AutoSZT für geeignete Patienten.
- Komorbiditäten, Chemosensitivität, Spendervorhandensein müssen berücksichtigt werden.
- Auch primär refraktäre Patienten können von der AlloSZT profitieren, da ein Graft-versus-Lymphoma-Effekt nachgewiesen werden konnte [1], [5].
- Zur Reduktion der mit der Therapie assoziierten Mortalität/Morbidität werden meist dosisreduzierte Konditionierungsprotokolle eingesetzt.

> **Merke**
>
> Die AlloSZT ist eine gute Option für rezidivierte/refraktäre Patienten.

6.36.11 Nachsorge

- Klinische Kontrollen vierteljährlich im ersten Jahr, alle 6 Monate im 2. Jahr, danach jährlich.
- Die bildgebende Diagnostik mittel CT sollte nur bei symptomatischen Patienten oder unklaren Befunden erfolgen.

6.36.12 Verlauf und Prognose

- In der Regel aggressiv verlaufendes Lymphom mit relativ schlechter Prognose.
- 5-Jahres-Gesamtüberleben in Abhängigkeit von prognostische Parametern und Therapie ca. 20–60 %.
- Abschätzung der Prognose unter Zuhilfenahme der oben aufgeführten Prognose-Scores (IPI, PIT) möglich.
- Unbehandelt tödlicher Verlauf meist innerhalb von Wochen bis Monaten.

6.36.13 Wichtige Internetquellen

- www.onkopedia.com/de/onkopedia/guidelines/periphere-t-zell-lymphome/@@view/html/index.html
- www.nccn.org/professionals/physician_gls/f_guidelines.asp
- www.esmo.org/Guidelines/Haematological-Malignancies/Peripheral-T-Cell-Lymphomas
- http://kml.clinicalsite.org/de/cat/514

6.36.14 Literatur

[1] Corradini P, Dodero A, Zallio F et al. Graft-versus-lymphoma effect in relapsed peripheral T-cell non-Hodgkin's lymphomas after reduced-intensity conditioning followed by allogeneic transplantation of hematopoietic cells. J Clin Oncol 2004; 22: 2172–2176

[2] d'Amore F, Relander T, Lauritzsen GF et al. Up-front autologous stem-cell transplantation in peripheral T-cell lymphoma: NLG-T-01. J Clin Oncol 2012; 30: 3093–3099

[3] Ellin F, Landstrom J, Jerkeman M, Relander T. Real-world data on prognostic factors and treatment in peripheral T-cell lymphomas: a study from the Swedish Lymphoma Registry. Blood 2014; 124: 1570–1577

[4] Gallamini A, Stelitano C, Calvi R et al. Peripheral T-cell lymphoma unspecified (PTCL-U): a new prognostic model from a retrospective multicentric clinical study.Blood 2004; 103: 2474–2479

[5] Le Gouill S, Milpied N, Buzyn A et al. Graft-versus-lymphoma effect for aggressive T-cell lymphomas in adults: a study by the Societe Francaise de Greffe de Moelle et de Therapie Cellulaire. J Clin Oncol 2008; 26: 2264–2271

[6] Reimer P, Rüdiger T, Geissinger E et al. Autologous stem-cell transplantation as first-line therapy in peripheral T-cell lymphomas: results of a prospective multicenter study. J Clin Oncol 2009; 27: 106–113

[7] Savage KJ, Harris NL, Vose JM et al. ALK- anaplastic large-cell lymphoma is clinically and immunophenotypically different from both ALK + ALCL and peripheral T-cell lymphoma, not otherwise specified: report from the International Peripheral T-Cell Lymphoma Project. Blood 2008; 111: 5496–5504

[8] Sonnen R, Schmidt WP, Müller-Hermelink HK et al. The International Prognostic Index determines the outcome of patients with nodal mature T-cell lymphomas. Br J Haematol. 2005; 129: 366–372

[9] Vose J, Armitage J, Weisenburger D. International peripheral T-cell and natural killer/T-cell lymphoma study: pathology findings and clinical outcomes. J Clin Oncol 2008; 26: 4124–4130

6.37 Angioimmunoblastisches T-Zell-Lymphom

Peter Reimer

6.37.1 Steckbrief

Das angioimmunoblastische T-Zell-Lymphom (AITL) zählt wie das PTZL, NOS zu den häufigsten Vertretern der peripheren, also postthymischen, reifen T-Zell-Neoplasien (▶ Abb. 6.86). Das klinische Bild ist in der Regel gekennzeichnet durch schmerzlose Lymphknotenvergrößerungen mit oder ohne begleitende B-Symptomatik. Häufiger finden sich klinisch und laborchemisch Veränderungen, die an rheumatologisch-immunologische Erkrankungen denken lassen. Die Ursache der Erkrankung ist nicht geklärt. Zur exakten Stadieneinteilung ist neben der (Schnitt-)Bildgebung sämtlicher Lymphknotenstationen eine Knochenmarkpunktion inkl. -biopsie erforderlich. Das AITL tritt nahezu ausschließlich generalisiert auf und zeigt einen aggressiven Verlauf. In Ermangelung randomisierter Studien erfolgt in der Erstlinientherapie eine anthrazyklinbasierte Polychemotherapie. Bei gutem Ansprechen sollte bei geeigneten Patienten konsolidierend eine myeloablative Chemotherapie mit autologem Stammzellsupport evaluiert werden, womit 5-Jahres-Überlebensraten von ca. 30–40 % erreicht werden können.

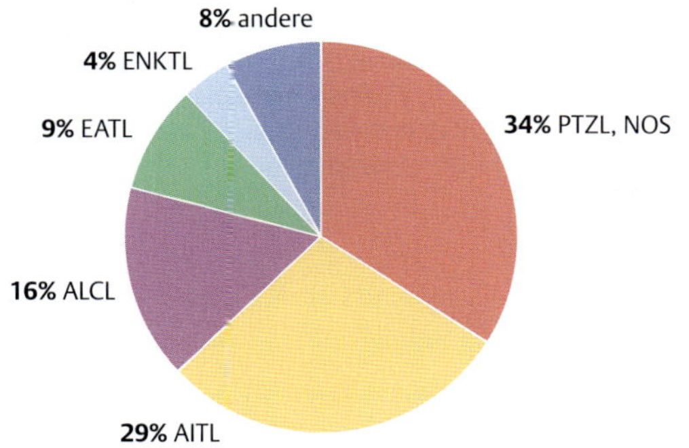

Abb. 6.86 Periphere T-Zell-Lymphome. Verteilung der unterschiedlichen PTZL
(PTZL, NOS: PTZL, not otherwise specified;
AITL: angioimmunoblastic T-cell lymphoma;
ALCL: anaplastic large cell lymphoma;
EATL: enteropathy-associated T-cell lymphoma;
ENKTL: extranodal natural killer/T-cell lymphoma).
Adaptiert nach [9].

6.37.2 Synonyme

- Keine Synonyme gebräuchlich.

6.37.3 Definition

- Klonale Erkrankung peripherer (reifer) T-Lymphozyten.
- Keine weitere Zuordnung zu einer anderen Gruppe der peripheren T-Zell-Lymphome möglich.

6.37.4 Epidemiologie

- Seltene Erkrankung.
- In westlichen Ländern ungefähr 15–20 % aller peripheren T-Zell-Lymphome, diese haben hier eine Inzidenz von < 1:100.000 Menschen.
- Medianes Alter 7. Lebensdekade.
- Geschlechterverhältnis männlich:weiblich = 1:1.

6.37.5 Ätiologie und Pathogenese

- Ätiologie ungeklärt.
- Die starke Assoziation mit dem Epstein-Barr-Virus (EBV) lässt eine Bedeutung dieses Virus in der Pathogenese vermuten.
- Die neoplastischen T-Zellen sind EBV-negativ.

6.37.6 Klassifikation und Risikostratifizierung

- Histopathologische Diagnosestellung nach WHO-Klassifikation (Update 2016).
- Stadieneinteilung erfolgt nach der für (nodale) Lymphome gebräuchlichen Einteilung nach Ann Arbor.
- Zur Prognoseeinschätzung sind am gebräuchlichsten [8]:
  - Internationaler Prognostischer Index (IPI): Alter, Allgemeinzustand, Anzahl extranodaler Manifestationen, Höhe der Laktatdehydrogenase und das Stadium,
  - Prognostischer Index für periphere T-Zell-Lymphome (PIT): Alter, Allgemeinzustand, Höhe der Laktatdehydrogenase und Knochenmarkbefall.

> **Merke** M!
>
> Der Internationale Prognostische Index (IPI) hat auch für die peripheren T-Zell-Lymphome Gültigkeit.

6.37.7 Symptomatik

- Meist generalisierte, schmerzlose Lymphknotenschwellungen; sämtliche Lymphknotenstationen können befallen sein.
- Bei generalisiertem Lymphknotenbefall findet sich oft auch eine Knochenmarkinfiltration.
- Typischerweise liegt eine Hepatosplenomegalie vor.
- Häufig finden sich „rheumatologisch-immunologische" Symptome wie Arthritis, Pleura-/Perikarderguss, Aszites.
- B-Symptomatik (Fieber, Nachtschweiß, Gewichtsverlust) und Pruritus sind typisch.
- Infektanfälligkeit lässt primären/sekundären Immundefekt vermuten.

6.37.8 Diagnostik

Diagnostisches Vorgehen

- Am Anfang der Diagnostik stehen gründliche Anamnese und körperliche Untersuchung.
- Die Diagnose angioimmunoblastisches T-Zell-Lymphom setzt die histopathologische Begutachtung durch einen in der Lymphomdiagnostik erfahrenen Pathologen voraus.
- Für die pathologische Diagnosestellung entscheidend sind die Morphologie, ein aberranter T-Zell-Phänotyp sowie ein klonal rearrangierter T-Zell-Rezeptor.
- Nach der Diagnose AITL erfolgt die Ausbreitungsdiagnostik, die eine Schnittbildgebung der Lymphknotenstation beinhaltet.
- Eine Knochenmarkpunktion inkl. einer Knochenmarkhistologie ist erforderlich.
- Weitere diagnostische Maßnahmen richten sich nach dem (extranodalen) Befallsmuster.
- Diagnostischer Algorithmus ▶ Abb. 6.87.

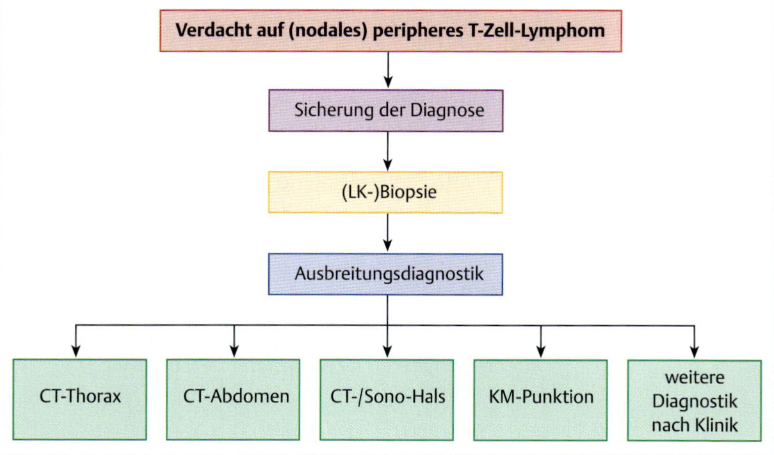

Abb. 6.87 Angioimmunoblastisches T-Zell-Lymphom. Diagnostisches Vorgehen (CT: Computertomografie, KM: Knochenmark, LK: Lymphknoten).

Anamnese

- Die gründliche Anamnese sollte insbesondere Fragen nach neu aufgetretenen peripheren Lymphknotenschwellungen und einer möglichen B-Symptomatik umfassen:
  - Fieber > 38 °C, Nachtschweiß mit Wäschewechsel,
  - ungewollter Gewichtsverlust von > 10 % des Körpergewichts in den letzten 6 Monaten.

Körperliche Untersuchung

- Hinweise auf periphere Lymphknotenvergrößerungen (v. a. zervikal, axillär, inguinal).
- Milz- und Lebergröße.

Labor

- Blut- und Differenzialblutbild,
- Laktatdehydrogenase,
- Harnsäure,
- Retentionsparameter,
- Transaminasen,
- Gamma-GT,
- Serumelektrophorese,
- Gerinnung (INR, PTT),
- Hepatitisserologie.
- Häufig lassen sich eine polyklonale Hypergammopathie, Autoantikörper, ein positiver Rheumafaktor oder Kälteagglutinine mit Hämolyse nachweisen.

Bildgebende Diagnostik

Sonografie

- Optional für periphere Lymphknotenstationen.
- Sonografie der Halsregion kann CT-Hals ersetzen.

Echokardiografie

- Zur Abschätzung der kardialen Funktion als Ausgangsbefund sinnvoll.
- Vor potenziell kardiotoxischer anthrazyklinbasierter Chemotherapie notwendig.

CT

- Obligate Standarduntersuchung zur Beurteilung des Lymphombefalls als Ausgangsuntersuchung und zur Remissionsbeurteilung.

MRT

- Alternative zur CT-Diagnostik, sofern Strahlenbelastung von relevanter Bedeutung ist.

Szintigrafie

- Nur bei besonderen Fragestellungen, z. B. Skelettszintigrafie bei ossärem Befall.

PET/PET-CT

- Die Bedeutung des PET/PET-CT für die peripheren T-Zell-Lymphome ist bislang nicht abschließend geklärt.
- Diese Untersuchung zählt somit nicht zum Standardverfahren in der Ausbreitungsdiagnostik bzw. der Remissionsbeurteilung.

Instrumentelle Diagnostik

EKG

- Als Ausgangsbefund und sofern klinisch erforderlich im Verlauf sinnvoll.

Endoskopie

- Als ergänzende Untersuchung bei klinischem Verdacht auf extranodale Manifestation.

Histologie, Zytologie und klinische Pathologie

Knochenmarkdiagnostik

- Obligate Untersuchung im Rahmen der Ausbreitungsdiagnostik zur Festlegung des Stadiums der Erkrankung.
- Zudem relevant für die Einschätzung des Prognose-Scores PIT (s. oben).
- Knochenmarkzytologie und -histologie sollten erfolgen.

Lymphknotendiagnostik

- Meist erfolgt die Sicherung der Diagnose über eine Lymphknotenhistologie.
- Für die exakte Diagnose ist die Beurteilung einer ausreichend großen Lymphknotenbiopsie durch einen in der Lymphomdiagnostik erfahrenen Pathologen entscheidend.
- Pathologie:
  - Aberranter Phänotyp: CD4^{+}, CD10$^{+/-}$, BCL$^{+/-}$, CXCL13$^{+/-}$, PD1^{+}, B-Immunoblasten, Plasmazellen,
  - T-Zell-Rezeptor-Rearrangement: αβ-Kette,
  - Ursprungszelle: follikuläre T-Helfer-Zelle.

Cave

Zur Diagnosestellung ist die Beurteilung einer ausreichend großen Lymphknotenbiopsie durch einen erfahrenen Pathologen entscheidend. Eine Feinnadel-Punktionszytologie reicht nicht aus.

Liquordiagnostik

- Optionale Untersuchung bei klinischem Verdacht auf Beteiligung des ZNS.

Ergussdiagnostik

- Optionale Untersuchung bei Verdacht auf malignen Erguss, sofern sich therapeutische Konsequenzen ergeben.

6.37.9 Differenzialdiagnosen

- Die Abgrenzung des AITL gegenüber anderen nodalen peripheren T-Zell-Lymphomen erfolgt in erster Linie durch die histopathologische Diagnostik.
- Gelegentlich kann eine Abgrenzung zu folgenden Lymphomen schwierig sein:
  - PTZL, NOS,
  - anaplastisches großzelliges ALK-negatives T-Zell-Lymphom,
  - aggressives B-NHL,
  - Hodgkin-Lymphom.

6.37.10 Therapie

Therapeutisches Vorgehen

- Da bislang keine randomisierten Studien für die Primär- oder Rezidivtherapie des AITL vorliegen, beziehen sich die Therapieempfehlungen auf Ergebnisse von Phase-II-Studien, Konsensusempfehlungen und Analogieschlüsse aus der Behandlung aggressiver B-Zell-Lymphome.
- Therapiealgorithmus ▸ Abb. 6.88, ▸ Abb. 6.89.
- Primär kurative Therapieintention.
- Überprüfung der Eignung des Patienten für eine Hochdosistherapie.

Pharmakotherapie

Primärtherapie

- Eine Standardtherapie ist für das AITL aufgrund fehlender randomisierter Studien nicht definiert.
- In der Regel wird in der Primärbehandlung analog der Therapie aggressiver B-Zell-Lymphome das CHOP- oder das CHOEP-Protokoll eingesetzt:
  - CHOP-Protokoll: Cyclophosphamid 750 mg/m^2 i. v. Tag 1, Hydroxydaunorubicin 50 mg/m^2 i. v. Tag 1, Vincristin 1,4 mg/m^2 (maximal 2 mg) i. v. Tag 1 und Prednison 100 mg p. o. Tag 1–5,
  - CHOEP-Protokoll: zusätzlich Etoposid 100 mg/m^2 i. v. Tag 1–3) [3].
- Trotz des prinzipiell kurativen Ansatzes werden jedoch nur bei einem Teil der Patienten langfristige Remissionen erreicht.

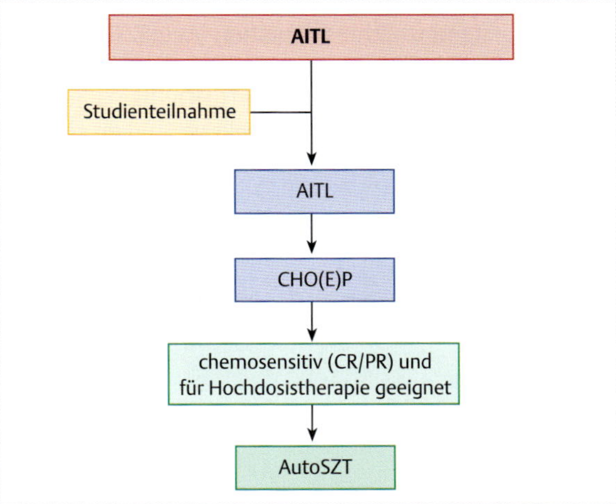

Abb. 6.88 Primärtherapie beim angioimmunoblastischen T-Zell-Lymphom
(AITL: angioimmunoblastic T-cell lymphoma;
AutoSZT: Autologe Stammzelltransplantation,
CHO(E)P: Cyclophosphamid, Hydroxydaunorubicin, Vincristin, Etoposid, Prednison,
CR: Komplette Remission,
PR: Partielle Remission).

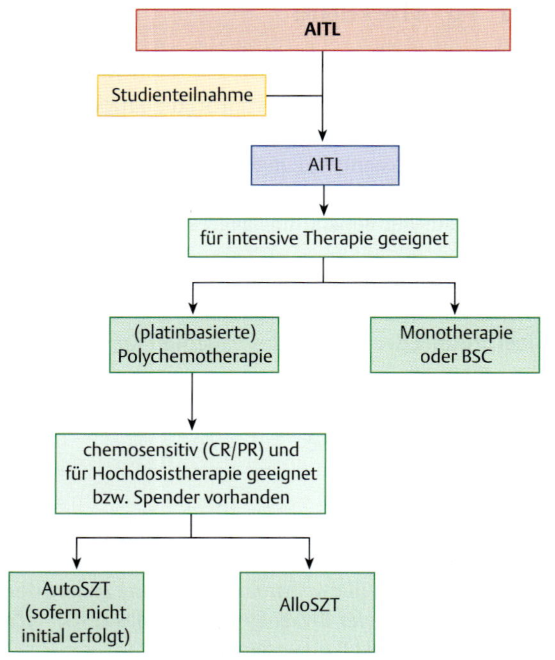

Abb. 6.89 Sekundärtherapie beim rezidivierten/refraktären angioimmunoblastischen T-Zell-Lymphom
(AITL: angioimmunoblastic T-cell lymphoma;
AlloSZT: Allogene Stammzelltransplantation,
AutoSZT: Autologe Stammzelltransplantation,
BSC: best supportive care,
CR: Komplette Remission,
PR: Partielle Remission).

- Daher sollte eine Hochdosischemotherapie mit autologer Blutstammzelltransplantation (AutoSZT) als Konsolidierung bei Patienten mit gutem Ansprechen auf eine initiale anthrazyklinbasierte (CHOP-like) Chemotherapie erwogen werden. Prospektive Studien zeigen 5-Jahres-Überleben von bis zu 50 %.

> **Merke** M!
>
> In Ermangelung randomisierter Studien wird eine CHO(E)P-Chemotherapie in der Primärtherapie empfohlen.

Rezidivtherapie

- Obwohl die meisten Patienten auf die Primärtherapie ansprechen und komplette Remissionen erreichen, kommt es häufig zum Rezidiv der Erkrankung.
- Sofern nicht initial erfolgt, sollte eine Hochdosistherapie mit AutoSZT oder bei geeigneten Patienten und Vorhandensein eines Fremd- oder Familienspenders eine AlloSZT angestrebt werden.
- Entscheidend für das Therapieergebnis ist das Erreichen einer erneuten Remission.
- Eine alleinige konventionelle Chemotherapie ist wenig wirksam: die Langzeitremissionen scheinen denen einer alleinigen supportiv-palliativen Therapie nicht überlegen zu sein.

Stammzelltransplantation

Autologe Stammzelltransplantation (AutoSZT)

- Die Hochdosistherapie gilt in vielen Zentren als Therapie der Wahl in der Primärtherapie als Konsolidierungstherapie bei gutem Ansprechen auf die Induktionstherapie erwogen werden (s. oben). Für dieses Vorgehen sprechen Daten aus zahlreichen prospektive Phase-II-Studien [2], [6].
- Im Rezidiv kann, sofern nicht initial erfolgt, eine AutoSZT durchgeführt werden.

> **Merke** M!
>
> Bei Erreichen einer Remission sollte eine konsolidierende Hochdosistherapie mit autologer Blutstammzelltransplantation erwogen werden.

Allogene Stammzelltransplantation (AlloSZT)

- Die AlloSZT gilt als Therapie der Wahl bei rezidivierten AITL insbesondere nach vorausgegangener AutoSZT für geeignete Patienten.
- Komorbiditäten, Chemosensitivität, Spendervorhandensein müssen berücksichtigt werden.
- Auch primär refraktäre Patienten können von der AlloSZT profitieren, da ein Graft-versus-Lymphoma-Effekt nachgewiesen werden konnte [1], [5].
- Zur Reduktion der mit der Therapie assoziierten Mortalität/Morbidität werden meist dosisreduzierte Konditionierungsprotokolle eingesetzt.

> **Merke** M!
>
> Die AlloSZT ist eine gute Option für rezidivierte/refraktäre Patienten.

Strahlentherapie

- Die Strahlentherapie wird nur in Einzelfällen eingesetzt.
- Die Bestrahlung ist zur Konsolidierung bei initial ausgedehnter (insbesondere extranodaler) Bulk-Manifestation sinnvoll, sofern nach einer Chemotherapie noch relevante Restbefunde vorliegen.

- Ein lokalisiertes (symptomatisches) Rezidiv kann bestrahlt werden, wenn ein intensiviertes Chemotherapiekonzept nicht durchführbar ist.

6.37.11 Nachsorge

- In der Nachsorge werden klinische Kontrollen vierteljährlich im ersten Jahr, alle 6 Monate im 2. Jahr, danach jährlich empfohlen.
- Die bildgebende Diagnostik mittel CT sollte nur bei symptomatischen Patienten oder unklaren Befunden erfolgen.

6.37.12 Verlauf und Prognose

- In der Regel aggressiv verlaufendes Lymphom mit relativ schlechter Prognose.
- 5-Jahres-Gesamtüberleben in Abhängigkeit von prognostische Parametern und Therapie ca. 20–60 %.
- Abschätzung der Prognose unter Zuhilfenahme der oben aufgeführten Prognose-Scores (IPI, PIT) möglich.
- Unbehandelt tödlicher Verlauf meist innerhalb von Wochen bis Monaten.

6.37.13 Wichtige Internetquellen

- www.onkopedia.com/de/onkopedia/guidelines/periphere-t-zell-lymphome/@@view/html/index.html
- www.nccn.org/professionals/physician_gls/f_guidelines.asp
- www.esmo.org/Guidelines/Haematological-Malignancies/Peripheral-T-Cell-Lymphomas
- kml.clinicalsite.org/de/cat/514

6.37.14 Literatur

[1] Corradini P, Dodero A, Zallio F et al. Graft-versus-lymphoma effect in relapsed peripheral T-cell non-Hodgkin's lymphomas after reduced-intensity conditioning followed by allogeneic transplantation of hematopoietic cells. J Clin Oncol 2004; 22: 2172–2176

[2] d'Amore F, Relander T, Lauritzsen GF et al. Up-front autologous stem-cell transplantation in peripheral T-cell lymphoma: NLG-T-01. J Clin Oncol 2012; 30:3093–3099

[3] Ellin F, Landstrom J, Jerkeman M, Relander T. Real-world data on prognostic factors and treatment in peripheral T-cell lymphomas: a study from the Swedish Lymphoma Registry. Blood 2014; 124: 1570–1577

[4] Gallamini A, Stelitano C, Calvi R et al. Peripheral T-cell lymphoma unspecified (PTCL-U): a new prognostic model from a retrospective multicentric clinical study.Blood 2004; 103: 2474–2479

[5] Le Gouill S, Milpied N, Buzyn A et al. Graft-versus-lymphoma effect for aggressive T-cell lymphomas in adults: a study by the Societe Francaise de Greffe de Moelle et de Therapie Cellulaire. J Clin Oncol 2008; 26: 2264–2271

[6] Reimer P, Rüdiger T, Geissinger E et al. Autologous stem-cell transplantation as first-line therapy in peripheral T-cell lymphomas: results of a prospective multicenter study. J Clin Oncol 2009; 27: 106–113

[7] Savage KJ, Harris NL, Vose JM et al. ALK- anaplastic large-cell lymphoma is clinically and immunophenotypically different from both ALK + ALCL and peripheral T-cell lymphoma, not otherwise specified: report from the International Peripheral T-Cell Lymphoma Project. Blood 2008; 111: 5496–5504

[8] Sonnen R, Schmidt WP, Müller-Hermelink HK et al. The International Prognostic Index determines the outcome of patients with nodal mature T-cell lymphomas. Br J Haematol. 2005; 129: 366–372

[9] Vose J, Armitage J, Weisenburger D. International peripheral T-cell and natural killer/T-cell lymphoma study: pathology findings and clinical outcomes. J Clin Oncol 2008; 26: 4124–4130

6.38 Anaplastisches großzelliges T-Zell-Lymphom

Peter Reimer

6.38.1 Steckbrief

Das anaplastische großzellige T-Zell-Lymphom (ALCL) zählt den peripheren, also postthymischen, reifen T-Zell-Neoplasien (▶ Abb. 6.90). Man unterscheidet molekulargenetisch, klinisch, prognostisch und therapeutisch je nach der Expression der anaplastischen Lymphomkinase (ALK) in das ALK^{+}- bzw. das ALK^{-}-ALCL ([8]). Das klinische Bild des ALCL ist in der Regel gekennzeichnet durch schmerzlose Lymphknotenvergrößerungen mit oder ohne begleitende B-Symptomatik. Zur exakten Stadieneinteilung ist neben der (Schnitt-)Bildgebung sämtlicher Lymphknotenstationen eine Knochenmarkpunktion inkl. -biopsie erforderlich. Generell zeigt das ALCL einen aggressiven Verlauf, hat aber bei Vorliegen der ALK-Expression eine günstigere Prognose. In Ermangelung randomisierter Studien erfolgt in der Erstlinientherapie eine anthrazyklinbasierte Polychemotherapie. Bei gutem Ansprechen sollte beim ALK^{-}-ALCL bei geeigneten Patienten konsolidierend eine myeloablative Chemotherapie mit autologem Stammzellsupport evaluiert werden, womit 5-Jahres-Überlebensraten von ca. 30–40 % erreicht werden. Beim prognostisch günstigeren ALK^{+}-ALCL wird in der Primärtherapie keine Hochdosistherapie empfohlen.

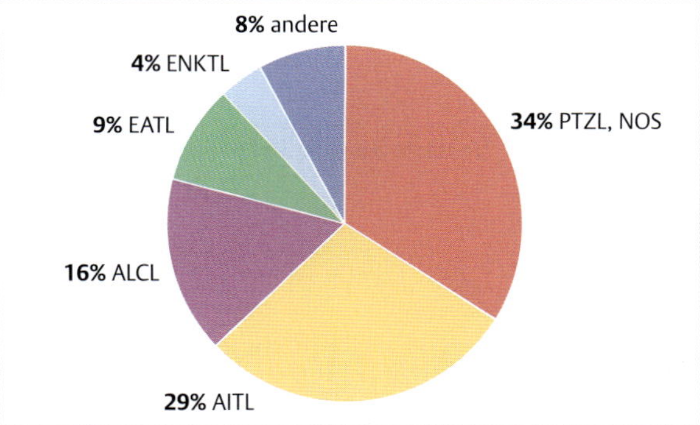

Abb. 6.90 Periphere T-Zell-Lymphome. Verteilung der unterschiedlichen PTZL
(PTZL, NOS: PTZL, not otherwise specified;
AITL: angioimmunoblastic T-cell lymphoma;
ALCL: anaplastic large cell lymphoma;
EATL: enteropathy-associated T-cell lymphoma;
ENKTL: extranodal natural killer/T-cell lymphoma) [9].

6.38.2 Synonyme

- Keine Synonyme gebräuchlich.

6.38.3 Definition

- Klonale Erkrankung peripherer (reifer) T-Lymphozyten.
- Keine weitere Zuordnung zu einer anderen Gruppe der peripheren T-Zell-Lymphome möglich.
- Im Update der WHO-Klassifikation (2016) wird neben dem ALK$^+$-ALCL auch das ALK$^-$-ALCL als eigenständige Entität aufgeführt.

6.38.4 Epidemiologie

- Seltene Erkrankung.
- In westlichen Ländern ungefähr 15 % aller peripheren T-Zell-Lymphome, diese haben hier eine Inzidenz von < 1:100.000 Menschen.
- Medianes Alter: ALK$^-$-ALCL 40–65 Jahre; ALK$^+$-ALCL 1.–3. Lebensjahrzehnt.
- Geschlechterverhältnis männlich:weiblich = 1,5:1.

6.38.5 Ätiologie und Pathogenese

- Ätiologie ungeklärt.
- Beim ALK$^+$-ALCL kann in der Regel eine Translokation t(2;5) nachgewiesen werden. Dabei wird das *ALK*-Gen auf Chromosom 2 mit dem Nukleophosmin-Gen (*NPM*-Gen) auf Chromosom 5 fusioniert. Das entstehende Fusionsprodukt NPM-ALK resultiert in einer ALK-Expression, die für die Proliferation und das Überleben des ALK$^+$-ALCL essenziell ist.

6.38.6 Klassifikation und Risikostratifizierung

- Histopathologische Diagnosestellung nach Update der WHO-Klassifikation (2016): Unterscheidung in die beiden Entitäten ALK + und ALK$^-$-ALCL.
- Stadieneinteilung erfolgt nach der für (nodale) Lymphome gebräuchlichen Einteilung nach Ann Arbor.
- Zur Prognoseeinschätzung sind am gebräuchlichsten [8]:
  - Internationaler Prognostischer Index (IPI): Alter, Allgemeinzustand, Anzahl extranodaler Manifestationen, Höhe der Laktatdehydrogenase und das Stadium),
  - Prognostischer Index für periphere T-Zell-Lymphome (PIT): Alter, Allgemeinzustand, Höhe der Laktatdehydrogenase und Knochenmarkbefall.

6.38.7 Symptomatik

- Lokalisierte oder generalisierte, schmerzlose Lymphknotenschwellungen; sämtliche Lymphknotenstationen können befallen sein.
- Bei generalisiertem Lymphknotenbefall ist insbesondere beim ALK$^+$-ALCL häufig das Knochenmark befallen.
- Extranodale Manifestationen sind möglich und beim ALK$^+$-ALCL häufiger als beim ALK$^-$-ALCL.
- B-Symptomatik (Fieber, Nachtschweiß, Gewichtsverlust) findet sich häufig.

6.38.8 Diagnostik

Diagnostisches Vorgehen

- Am Anfang der Diagnostik stehen gründliche Anamnese und körperliche Untersuchung (▶ Abb. 6.91).
- Die Diagnose anaplastisch-großzelliges T-Zell-Lymphom setzt die histopathologische Begutachtung durch einen in der Lymphomdiagnostik erfahrenen Pathologen voraus.
- Für pathologische Diagnosestellung entscheidend sind die Morphologie, ein aberranter T-Zell-Phänotyp sowie ein klonal rearrangierter T-Zell-Rezeptor.
- Für Prognose und therapeutisches Procedere ist die Bestimmung des ALK-Status zwingend erforderlich.

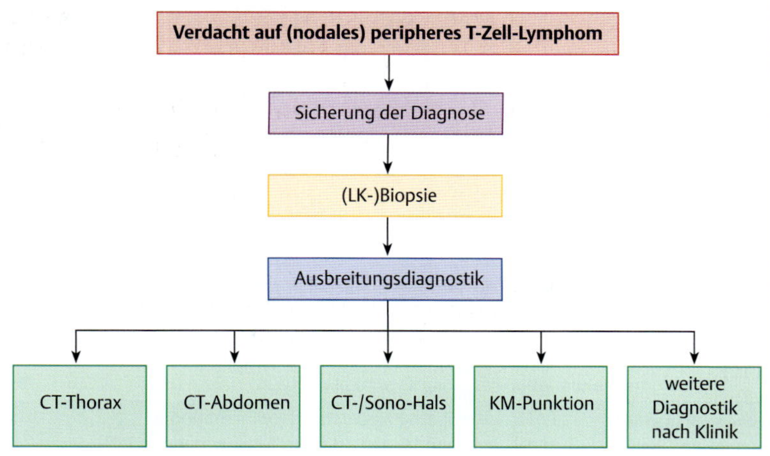

Abb. 6.91 Anaplastisches großzelliges T-Zell-Lymphom. Diagnostisches Vorgehen (CT: Computertomografie, KM: Knochenmark, LK: Lymphknoten).

- Nach der Diagnose ALCL erfolgt die Ausbreitungsdiagnostik, die eine Schnittbildgebung der Lymphknotenstation beinhaltet.
- Eine Knochenmarkpunktion inkl. einer Knochenmarkhistologie ist erforderlich.
- Weitere diagnostische Maßnahmen richten sich nach dem (extranodalen) Befallsmuster.

Anamnese

- Die gründliche Anamnese sollte insbesondere Fragen nach neu aufgetretenen peripheren Lymphknotenschwellungen und einer möglichen B-Symptomatik umfassen:
  - Fieber > 38 °C, Nachtschweiß mit Wäschewechsel,
  - ungewollter Gewichtsverlust von > 10 % des Körpergewichts in den letzten 6 Monaten.

Körperliche Untersuchung

- Hinweise auf periphere Lymphknotenvergrößerungen (v. a. zervikal, axillär, inguinal).
- Milz- und Lebergröße.

Labor

- Blut- und Differenzialblutbild,
- Laktatdehydrogenase,
- Harnsäure,
- Retentionsparameter,
- Transaminasen,
- Gamma-GT,
- Serumelektrophorese,
- Gerinnung (INR, PTT),
- Hepatitisserologie.

Bildgebende Diagnostik

Sonografie

- Optional für periphere Lymphknotenstationen.
- Sonografie der Halsregion kann CT-Hals ersetzen.

Echokardiografie

- Zur Abschätzung der kardialen Funktion als Ausgangsbefund sinnvoll.
- Vor potenziell kardiotoxischer anthrazyklinbasierter Chemotherapie notwendig.

CT

- Obligate Standarduntersuchung zur Beurteilung des Lymphombefalls als Ausgangsuntersuchung und zur Remissionsbeurteilung.

MRT

- Alternative zur CT-Diagnostik, sofern Strahlenbelastung von relevanter Bedeutung ist.

Szintigrafie

- Nur bei besonderen Fragestellungen, z. B. Skelettszintigrafie bei ossärem Befall.

PET/PET-CT

- Die Bedeutung des PET/PET-CT für die peripheren T-Zell-Lymphome ist bislang nicht abschließend geklärt.
- Diese Untersuchung zählt somit nicht zum Standardverfahren in der Ausbreitungsdiagnostik bzw. der Remissionsbeurteilung.

Instrumentelle Diagnostik

EKG

- Als Ausgangsbefund und sofern klinisch erforderlich im Verlauf sinnvoll.

Endoskopie

- Als ergänzende Untersuchung bei klinischem Verdacht auf extranodale Manifestation.

Histologie, Zytologie und klinische Pathologie

Knochenmarkdiagnostik

- Obligate Untersuchung im Rahmen der Ausbreitungsdiagnostik zur Festlegung des Stadiums der Erkrankung.
- Zudem relevant für die Einschätzung des Prognose-Scores PIT (s. oben).
- Knochenmarkzytologie und -histologie sollten erfolgen.

Lymphknotendiagnostik

- Meist erfolgt die Sicherung der Diagnose über eine Lymphknotenhistologie.
- Für die exakte Diagnose ist die Beurteilung einer ausreichend großen Lymphknotenbiopsie durch einen in der Lymphomdiagnostik erfahrenen Pathologen entscheidend.
- Pathologie:
  - Aberranter Phänotyp: $CD30^{+}$, $ALK^{+/-}$, EMA^{+}, zytotoxische $Granula^{+/-}$, $CD25^{+}$, $CD4^{+/-}$, $CD3^{-/+}$, $CD43^{+}$,
  - T-Zell-Rezeptor-Rearrangement: αβ-Kette,
  - Ursprungszelle: zytotoxische T-Zelle.

> **Cave**
>
> Zur Diagnosestellung ist die Beurteilung einer ausreichend großen Lymphknotenbiopsie durch einen erfahrenen Pathologen entscheidend. Eine Feinnadel-Punktionszytologie reicht nicht aus.

Liquordiagnostik

- Optionale Untersuchung bei klinischem Verdacht auf Beteiligung des ZNS.

Ergussdiagnostik

- Optionale Untersuchung bei Verdacht auf einen malignen Erguss, sofern sich therapeutische Konsequenzen ergeben.

6.38.9 Differenzialdiagnosen

- Die Abgrenzung des (ALK-) ALCL gegenüber anderen nodalen peripheren T-Zell-Lymphomen erfolgt in erster Linie durch die histopathologische Diagnostik.
- Gelegentlich kann eine Abgrenzung zu folgenden Lymphomen schwierig sein:
  - peripheres T-Zell-Lymphom, NOS,
  - immunoblastisch/plasmoblastisch differenziertes diffuses großzelliges B-Zell-Lymphom,
  - klassisches Hodgkin-Lymphom.
- Abzugrenzen sind auch sekundär nodal verlaufende, primär kutane $CD30^+$-T-Zell-Lymphome, besonders das primär kutane ALCL.

6.38.10 Therapie

Therapeutisches Vorgehen

- Da bislang keine randomisierten Studien für die Primär- oder Rezidivtherapie des ALCL vorliegen, beziehen sich die Therapieempfehlungen auf Ergebnisse von Phase-II-Studien, Konsensusempfehlungen und Analogieschlüsse aus der Behandlung aggressiver B-Zell-Lymphome.
- Therapiealgorithmus ▶ Abb. 6.92, ▶ Abb. 6.93.
- Primär kurative Therapieintention.
- Überprüfung der Eignung des Patienten für eine Hochdosistherapie.

Pharmakotherapie

Primärtherapie

- Eine Standardtherapie ist für das ALCL aufgrund fehlender randomisierter Studien nicht definiert.
- Auch wenn die Bedeutung der Anthrazykline bislang nicht zweifelsfrei belegt werden konnte, werden in der Regel in der Primärbehandlung analog der Therapie aggressiver B-Zell-Lymphome das CHOP- oder CHOEP-Protokoll eingesetzt:
  - CHOP-Protokoll: Cyclophosphamid 750 mg/m² i. v. Tag 1, Hydroxydaunorubicin 50 mg/m² i. v. Tag 1, Vincristin 1,4 mg/m² (maximal 2 mg) i. v. Tag 1 und Prednison 100 mg p. o. Tag 1–5.
  - CHOEP-Protokoll: zusätzlich Etoposid 100 mg/m² i. v. Tag 1–3) [3].

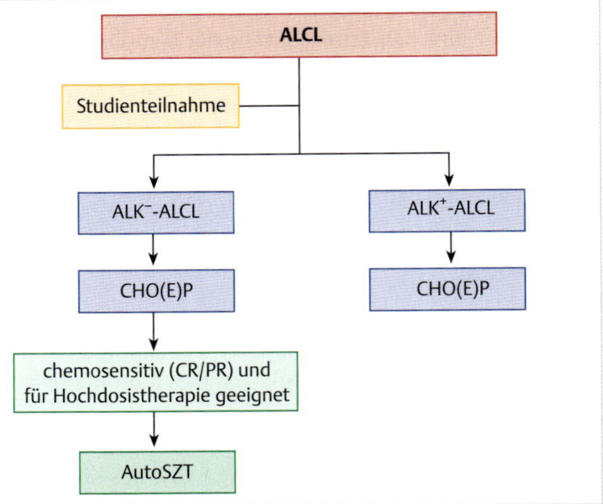

Abb. 6.92 Primärtherapie beim anaplastischen großzelligen T-Zell-Lymphom
(ALCL: anaplastic large cell lymphoma;
AutoSZT: Autologe Stammzelltransplantation,
CHO(E)P: Cyclophosphamid, Hydroxydaunorubicin, Vincristin, Etoposid, Prednison,
CR: Komplette Remission,
PR: Partielle Remission).

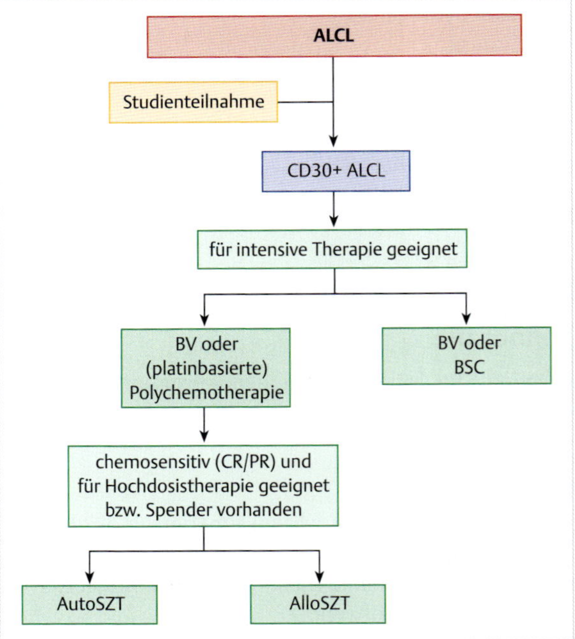

Abb. 6.93 Sekundärtherapie beim rezidivierten/refraktären anaplastischen großzelligen T-Zell-Lymphom
(ALCL: anaplastic large cell lymphoma;
AlloSZT: Allogene Stammzelltransplantation,
AutoSZT: Autologe Stammzelltransplantation,
BSC: best supportive care,
BV: Brentuximab Vedotin [6];
CR: Komplette Remission,
PR: Partielle Remission).

- Anthrazyklinfreie Zytostatika-Regime zeigen enttäuschende Resultate und werden daher beim ALCL in der Primärtherapie nicht empfohlen.
- **ALK⁺-ALCL:**
  - Beim ALK⁺-ALCL konnte bei Patienten < 60 Jahren durch die Hinzunahme von Etoposid eine signifikante Verbesserung des ereignisfreien Überlebens erzielt werden, ohne dass dabei das Gesamtüberleben verlängert werden konnte.
  - Mit diesen anthrazyklinbasierten Protokollen werden beim ALK⁺-ALCL Langzeitemissionsraten von 60–80 % erreicht.
  - Hier wird in der Primärtherapie aufgrund der günstigeren Prognose keine konsolidierende AutoSZT empfohlen.
- **ALK⁻-ALCL:**
  - Das ALK⁻-ALCL dagegen hat mit einer alleinigen anthrazyklinbasierten Polychemotherapie ähnlich den übrigen nodalen peripheren T-Zell-Lymphomen eine schlechte Prognose.
  - Es werden trotz des prinzipiell kurativen Ansatzes nur bei einem Teil der Patienten langfristige Remissionen erreicht.
  - Daher sollte eine Hochdosischemotherapie mit autologer Blutstammzelltransplantation (AutoSZT) als Konsolidierung bei Patienten mit gutem Ansprechen auf eine initiale anthrazyklinbasierte (CHOP-like) Chemotherapie erwogen werden. Prospektive Studien zeigen 5-Jahres-Überleben von bis zu 50 %.

Rezidivtherapie

- Obwohl die meisten Patienten auf die Primärtherapie ansprechen und komplette Remissionen erreichen, kommt es, insbesondere beim ALK⁻-ALCL, häufig zum Rezidiv der Erkrankung.
- Sofern nicht initial erfolgt, kann eine Hochdosistherapie mit AutoSZT durchgeführt werden.
- Als gesicherte kurative Option ist bei geeigneten Patienten und Vorhandensein eines Fremd- oder Familienspenders eine AlloSZT anzustreben.
- Entscheidend für das Therapieergebnis ist das Erreichen einer erneuten Remission.
- Brentuximab Vedotin [6]:
  - Mit dem Fusions-Antikörper Brentuximab Vedotin steht eine zielgerichtete Substanz zur Verfügung, die gegen das bei ALCL exprimierte Oberflächenmolekül CD30 gerichtet ist.
  - Als Monotherapie können komplette Remissionen bei knapp 60 % der Patienten erreicht werden, sodass die Substanz auch zur erneuten Induktion vor möglichen Transplantationskonzepten eingesetzt werden kann.
  - Kombinationsprotokolle mit Chemotherapie werden derzeit in Studien evaluiert.
  - Die wichtigste Nebenwirkung von Brentuximab Vedotin ist eine Neurotoxizität.
- Eine alleinige konventionelle Chemotherapie beim Rezidiv des ALCL ist wenig wirksam, mit Langzeitremissionen, die einer alleinigen supportiv-palliativen Therapie nicht überlegen scheinen.

Praxistipp

Brentuximab Vedotin ist die einzige bei peripheren T-Zell-Lymphomen zugelassene Substanz und wird beim rezidivierten ALCL eingesetzt.

Stammzelltransplantation

Autologe Stammzelltransplantation (AutoSZT)

- Die Hochdosistherapie gilt in vielen Zentren als Therapie der Wahl in der Primärtherapie des ALK⁻-ALCL als Konsolidierungstherapie bei gutem Ansprechen auf die Induktionstherapie erwogen werden (s. oben).
- Für dieses Vorgehen sprechen Daten aus zahlreichen prospektiven Phase-II-Studien [2], [6].
- Im Rezidiv kann, sofern nicht initial erfolgt, eine AutoSZT durchgeführt werden.

Allogene Stammzelltransplantation (AlloSZT)

- Die AlloSZT gilt als Therapie der Wahl mit kurativer Intention beim rezidivierten ALCL, insbesondere nach vorausgegangener AutoSZT für geeignete Patienten.
- Komorbiditäten, Chemosensitivität, Spendervorhandensein müssen berücksichtigt werden.
- Auch primär refraktäre Patienten können von der AlloSZT profitieren, da ein Graft-versus-Lymphoma-Effekt nachgewiesen werden konnte [1], [5].
- Zur Reduktion der mit der Therapie assoziierten Mortalität/Morbidität werden meist dosisreduzierte Konditionierungsprotokolle eingesetzt.

Merke

Die AlloSZT ist eine gute Option für rezidivierte/refraktäre Patienten. Zudem ist bei den ALK⁺-ALCL, die eine deutlich bessere Prognose als die übrigen PTZL aufweisen und bei denen initial keine Hochdosistherapie empfohlen wird, in der Rezidivsituation auch eine Hochdosistherapie mit AutoSZT möglich.

Strahlentherapie

- Die Strahlentherapie wird nur in Einzelfällen eingesetzt.
- Die Bestrahlung ist zur Konsolidierung bei initial ausgedehnter (insbesondere extranodaler) Bulk-Manifestation sinnvoll, sofern nach einer Chemotherapie noch relevante Restbefunde vorliegen.
- Ein lokalisiertes (symptomatisches) Rezidiv kann bestrahlt werden, wenn ein intensiviertes Chemotherapiekonzept nicht durchführbar ist.

6.38.11 Nachsorge

- In der Nachsorge werden klinische Kontrollen vierteljährlich im ersten Jahr, alle 6 Monate im 2. Jahr, danach jährlich empfohlen.
- Die bildgebende Diagnostik mittel CT sollte nur bei symptomatischen Patienten oder unklaren Befunden erfolgen.

6.38.12 Verlauf und Prognose

- In der Regel aggressiv verlaufendes Lymphom.
- Die Prognose des ALK$^+$-ALCL nach konventioneller Chemotherapie ist relativ günstig, das ALK$^-$-ALCL hat dagegen eine schlechte Prognose.
- 5-Jahres-Gesamtüberleben in Abhängigkeit des ALK-Status, von prognostische Parametern und Therapie:
  - ALK$^+$-ALCL ca. 60–80 %,
  - ALK$^-$-ALCL ca. 20–50 %.
- Möglicherweise ist die günstigere Prognose des ALK $^+$-ALCL im Vergleich zum ALK$^-$-ALCL nicht allein auf den ALK-Status, sondern teilweise auch auf das jüngere Alter und den günstigeren IPI bei einem Großteil der Patienten mit ALK$^+$-ALCL zurückzuführen.

> M!
> **Merke**
> Entscheidende Bedeutung für Prognose und Therapie beim ALCL hat der ALK-Status.

- Abschätzung der Prognose unter Zuhilfenahme der oben aufgeführten Prognose-Scores (IPI, PIT) möglich.
- Unbehandelt tödlicher Verlauf meist innerhalb von Wochen bis Monaten.

6.38.13 Wichtige Internetquellen

- www.onkopedia.com/de/onkopedia/guidelines/periphere-t-zell-lymphome/@@view/html/index.html
- www.nccn.org/professionals/physician_gls/f_guidelines.asp
- www.esmo.org/Guidelines/Haematological-Malignancies/Peripheral-T-Cell-Lymphomas
- kml.clinicalsite.org/de/cat/514

6.38.14 Literatur

[1] Corradini P, Dodero A, Zallio F et al. Graft-versus-lymphoma effect in relapsed peripheral T-cell non-Hodgkin's lymphomas after reduced-intensity conditioning followed by allogeneic transplantation of hematopoietic cells. J Clin Oncol 2004; 22: 2172–2176

[2] d'Amore F, Relander T, Lauritzsen GF et al. Up-front autologous stem-cell transplantation in peripheral T-cell lymphoma: NLG-T-01. J Clin Oncol 2012; 30: 3093–3099

[3] Ellin F, Landstrom J, Jerkeman M, Relander T. Real-world data on prognostic factors and treatment in peripheral T-cell lymphomas: a study from the Swedish Lymphoma Registry. Blood 2014; 124: 1570–1577

[4] Gallamini A, Stelitano C, Calvi R et al. Peripheral T-cell lymphoma unspecified (PTCL-U): a new prognostic model from a retrospective multicentric clinical study.Blood 2004; 103: 2474–2479

[5] Le Gouill S, Milpied N, Buzyn A et al. Graft-versus-lymphoma effect for aggressive T-cell lymphomas in adults: a study by the Societe Francaise de Greffe de Moelle et de Therapie Cellulaire. J Clin Oncol 2008; 26: 2264–2271

[6] Pro B, Advani R, Brice P et al. Brentuximab vedotin (SGN-35) in patients with relapsed or refractory systemic anaplastic large-cell lymphoma: results of a phase II study. J Clin Oncol 2012; 30: 2190–2196

[7] Reimer P, Rüdiger T, Geissinger E et al. Autologous stem-cell transplantation as first-line therapy in peripheral T-cell lymphomas: results of a prospective multicenter study. J Clin Oncol 2009; 27: 106–113

[8] Savage KJ, Harris NL, Vose JM et al. ALK- anaplastic large-cell lymphoma is clinically and immunophenotypically different from both ALK + ALCL and peripheral T-cell lymphoma, not otherwise specified: report from the International Peripheral T-Cell Lymphoma Project. Blood 2008; 111: 5496–5504

[9] Sonnen R, Schmidt WP, Müller-Hermelink HK et al. The International Prognostic Index determines the outcome of patients with nodal mature T-cell lymphomas. Br J Haematol. 2005; 129: 366–372

[10] Vose J, Armitage J, Weisenburger D. International peripheral T-cell and natural killer/T-cell lymphoma study: pathology findings and clinical outcomes. J Clin Oncol 2008; 26: 4124–4130

6.39 Hodgkin-Lymphom

Michael Fuchs

6.39.1 Steckbrief

Das Hodgkin-Lymphom ist eine maligne Erkrankung des lymphatischen Systems. Es tritt v. a. bei Jugendlichen und jungen Erwachsenen auf, kann sich aber auch im höheren Lebensalter manifestieren. Nach den Kriterien der Deutschen Hodgkin Studiengruppe (GHSG) erfolgt eine initiale Stadieneinteilung anhand der Tumorausbreitung und zusätzlicher Risikofaktoren. Hieraus leitet sich eine risikobasierte Therapie ab, bei der Patienten mit frühem oder intermediärem Stadium eine kurze Chemotherapie in Kombination mit einer Bestrahlung erhalten. Patienten mit hohem Rezidivrisiko werden mit intensiver Chemotherapie behandelt. Durch diese stadienadaptierte Therapie können heute > 80 % aller Patienten langfristig geheilt werden. Damit ist das Hodgkin-Lymphom eine der am besten behandelbaren onkologischen Erkrankungen im Erwachsenenalter.

6.39.2 Aktuelles

- Zulassung neuer Wirkstoffe zur Therapie in den letzten Jahren, z. B. Anti-Drug-Antibodies (ADA) oder Antikörper gegen Programmed-Death-Rezeptor 1 (PD-1).
- Diese werden derzeit auf ihren Stellenwert in frühen Therapielinien untersucht.

6.39.3 Synonyme

- Morbus Hodgkin (nicht mehr gebräuchlich)
- Lymphogranulomatose (nicht mehr gebräuchlich)

6.39.4 Definition

- Maligne Erkrankung des lymphatischen Systems,
- in den meisten Fällen von B-Lymphozyten abzuleiten,
- charakteristisch sind Hodgkin-Reed-Sternbergzellen (HRS-Zellen).

6.39.5 Epidemiologie

- Seltene Erkrankung mit 2–3 Neuerkrankungen pro 100 000 Einwohner und Jahr,
- ca. 15 % aller Lymphome sind Hodgkin-Lymphome,
- Erkrankungsgipfel im 3. Lebensjahrzehnt.

6.39.6 Ätiologie und Pathogenese

- Faktoren, die die Entstehung eines Hodgkin-Lymphoms begünstigen, sind:
  - Virale Erkrankungen (z. B. Epstein-Barr-Virus),
  - HIV-positive Patienten.

> **Merke**
>
> Auch ohne Vorliegen dieser Risikofaktoren treten Hodgkin-Lymphome auf.

- Familiäre Häufung:
  - In manchen Familien treten Hodgkin-Lymphome überproportional häufig auf, allerdings sind entsprechende genetische Veränderungen bisher nicht beschrieben worden.
  - Ob hierfür genetische Ursachen oder auch Lebensumstände mit verantwortlich sind, ist derzeit nicht bekannt.

6.39.7 Klassifikation und Risikostratifizierung

- Histologische Einteilung in
  - klassisches Hodgkin-Lymphom und
  - Noduläres Lymphozytenprädominantes Hodgkin-Lymphom (NLPHL).
- 4 histologische Subtypen des klassischen Hodgkin-Lymphoms, die aktuell keine therapeutischen Konsequenzen haben.
- Klinische Einteilung in frühe, intermediäre und fortgeschrittene Stadien (▶ Tab. 6.55).
- Kombination aus Stadium nach Ann Arbor und Risikofaktoren.
- GHSG-Risikofaktoren:
  - ≥ 3 Lymphknotenareale befallen,
  - hohe BSG,
  - großer Mediastinaltumor,
  - E-Befall.

6.39.8 Symptomatik

- Schmerzlose Lymphknotenschwellung bei ca. 70 % der Patienten,
- B-Symptome (Fieber, Nachtschweiß, Gewichtsverlust) bei ca. 40 % der Patienten.
- Unspezifische Allgemeinsymptome wie Leistungsminderung oder Puritus treten häufig auf.
- Weitere Symptome können je nach Lage der Lymphome oder bei Organbefall hinzukommen (z. B. Reizhusten, obere Einflussstauung, Druckschmerz).

Tab. 6.55 Stadieneinteilung des Hodgkin-Lymphoms: Zuordnung je nach Risikofaktoren.

		Ann Arbor Stadium IA, IB, IIA, IIB	Ann Arbor Stadium IIIA, IIIB, IVA, IVB
Risikofaktoren	Kein Risikofaktor	Frühes Stadium	Fortgeschrittenes Stadium
	≥ 3 Lymphknotenareale	Intermediäres Stadium	
	Hohe BSG (> 30 mm/h bei B-Symptomen; > 50 mm/h ohne B-Symptome)		
	Großer Mediastinaltumor (ca. ein Drittel des Thoraxquerdurchmessers)	Fortgeschrittenes Stadium	
	E-Befall		

BSG: Blutsenkungsgeschwindigkeit; E-Befall: extranodaler Befall

6.39.9 Diagnostik

Diagnostisches Vorgehen

- Die Diagnose erfolgt immer histopathologisch mit dem Nachweis von Hodgkin-Reed-Sternberg-Zellen.
- Nach der Diagnose ist eine präzise Festlegung des Stadiums erforderlich, um die Therapie auszuwählen, da diese streng stadienabhängig erfolgt.

Anamnese

- Gezielte Anamnese:
  - B-Symptome,
  - unspezifische Allgemeinsymptome, Leistungsminderung,
  - Alkoholschmerz in Lymphknoten,
  - Juckreiz,
  - Beschwerden durch vergrößerte Lymphknoten, Husten, Luftnot.

Körperliche Untersuchung

- Untersuchung aller tastbaren Lymphknotenstationen,
- Milz- und Lebergröße.

Labor

- Blutbild und Differenzialblutbild, BSG, LDH, GOT, GPT, AP, gamma-GT, Harnsäure, Kreatinin.

Bildgebende Diagnostik

Sonografie

- Nur bei besonderen Fragestellungen, z. B. unklaren Milzherden.

Echokardiografie

- Zur Bestimmung der Chemotherapiefähigkeit des Patienten obligat.

Röntgen

- Röntgenaufnahme des Thorax bei Mediastinalbefall zur Bestimmung des Risikofaktors großer Mediastinaltumor.

CT

- CT von Hals, Thorax, Abdomen obligat (ggf. in Verbindung mit PET).

MRT

- Nur bei besonderen Fragestellungen oder Kontrastmittelallergie.

PET/PET-CT

- Wenn möglich sollte ergänzend zum Kontrastmittel-CT eine PET-CT durchgeführt werden; insbesondere bei unklaren Befunden kann sie wichtige Informationen liefern.

Instrumentelle Diagnostik

EKG

- Vor Therapiebeginn wegen potenzieller Kardiotoxizität der Chemotherapeutika (Basisuntersuchung).

Spirometrie

- Vor Therapiebeginn als Toxizitätsuntersuchung wegen potenzieller Kardiotoxizität der Chemotherapeutika (Basisuntersuchung).

Histologie, Zytologie und klinische Pathologie

Knochenmarkdiagnostik

- Zytologie und Histologie obligat.
- Bei Durchführung der PET-CT zum Staging kann auf eine Knochenmarkpunktion verzichtet werden (hoher negativ prädiktiver Wert).
- PET-positive Befunde sollten ggf. biopsiert werden.

Lymphknotendiagnostik

- Feinnadelpunktion nicht ausreichend, stattdessen Entnahme eines Lymphknotens bzw. große Biopsie.

> **Merke** M!
>
> Entnahme eines ganzen Lymphknotens wann immer möglich, ggf. große Biopsie.

6.39.10 Differenzialdiagnosen

- Entzündlich bedingte Lymphknotenvergrößerungen,
- andere maligne Lymphome,
- Lymphknotenmetastasen solider Tumoren,
- Sarkoidose.

6.39.11 Therapie

Therapeutisches Vorgehen

- Therapiealgorithmus ist dargestellt in ▸ Abb. 6.94.
- Haupttherapieziel (Erstlinientherapie): Heilung.

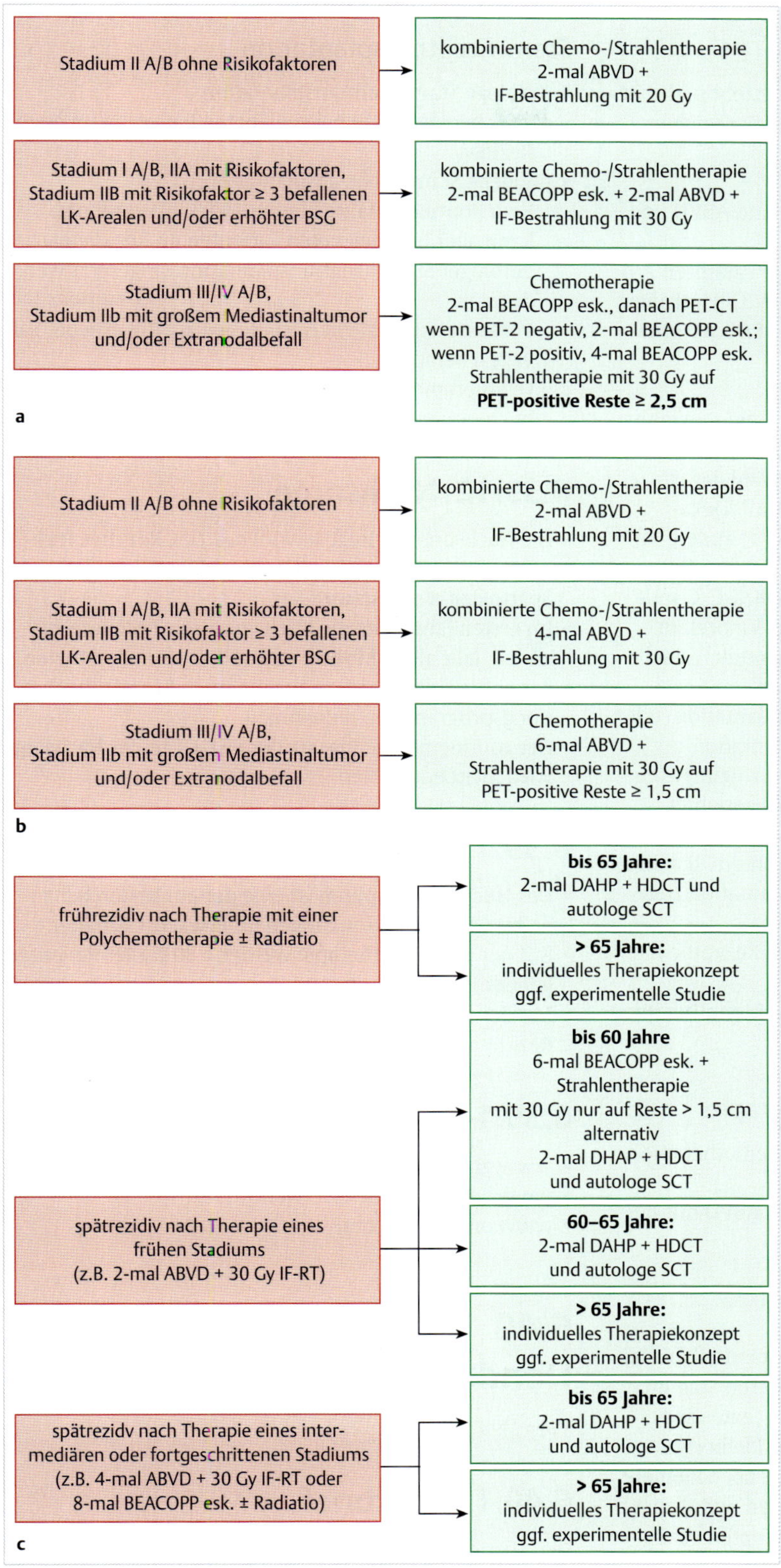

Abb. 6.94 Hodgkin-Lymphom. Therapeutisches Vorgehen.
- **a** Stadienadaptierte Erstlinientherapie für Patienten im Alter von 18–60 Jahren (IF-Bestrahlung, IF-RT: Involved-field-Radiotherapie; ABVD: Adriamycin, Bleomycin, Vinblastin, Dacarbazin; BEACOPP esk.: Cyclophosphamid, Etoposid, Adriamycin, Procarbazin, Vincristin, Bleomycin, Prednisolon.
- **b** Stadienadaptierte Erstlinientherapie für Patienten im Alter von > 60 Jahren.
- **c** Therapie im ersten Rezidiv.

Pharmakotherapie

Chemotherapie

- Die Therapie des Hodgkin-Lymphoms besteht in der Regel aus einer Polychemotherapie ggf. gefolgt von einer Strahlentherapie.
- **Erstlinientherapie**:
  - Die beiden hier eingesetzten Regime sind ABVD und BEACOPP eskaliert (▶ Abb. 6.94).
  - Je nach Stadium und Alter erhalten die Patienten 2, 4 oder 6 Zyklen ABVD bzw. 2 Zyklen BEACOPP eskaliert plus 2 Zyklen ABVD oder 4–6 Zyklen BEACOPP eskaliert.
- **Erstes Rezidiv/Zweitlinientherapie**:
  - Im ersten Rezidiv stellt für geeignete Patienten eine Salvage-Therapie gefolgt von einer autologen Stammzelltransplantation die Therapie der Wahl dar.
  - Als Salvage-Regime kommt häufig DHAP (Dexamethason, Ara-C, Cisplatin) zum Einsatz; andere Regime wie ICE (Ifosfamid, Carboplatin, Etoposid), ESHAP (Etoposid, Methylprednisolon, Ara-C, Cisplatin) oder IGEV (Ifosfamid, Gemcitabin, Vinorelbin, Prednisolon) können auch eingesetzt werden, allerdings ist hier die Datenbasis schlechter.
- Rezidiv nach autologer Stammzelltransplantation (oder zweites Rezidiv ohne Stammzelltransplantation):
  - Hier steht Brentuximab Vedotin zur Verfügung – ein Anti-Drug-Antikörper, der gegen CD30 gerichtet ist.
  - Brentuximab Vedotin ist ebenfalls als Erhaltungstherapie für 1 Jahr bei Patienten mit erhöhtem Rezidivrisiko nach autologer Stammzelltransplantation zugelassen.
  - Antikörper gegen Programmed-Death-Rezeptor 1 (PD-1).
- In späteren Therapielinien kommen v. a. Monotherapien (z. B. Gemcitabin) zum Einsatz.

Pharmakologische Supportivtherapie

- Antiemetische Therapie bei allen Polychemotherapie-Regimen,
- G-CSF bei BEACOPP eskaliert obligat, bei ABVD nur bei ausgeprägter Knochenmarktoxizität.

Strahlentherapie

- Die Strahlentherapie ist essenzieller Bestandteil der initialen Therapie in frühen und intermediären Stadien.
- Die früheren sehr großen Strahlenfelder (extended field) wurden verlassen und deutlich verkleinert (involved field). Heutzutage kommen meist noch kleinere Strahlenfelder (involved site oder involved node) zum Einsatz, bei denen der befallene Lymphknoten zuzüglich eines Sicherheitssaums bestrahlt wird.
- Ob dieses Vorgehen auch zu einer Reduktion der Spätkomplikationen (Sekundärneoplasien) führt, ist derzeit noch nicht klar und wird untersucht.

Zellbasierte Verfahren

Stammzelltransplantation

- Autologe Stammzelltransplantation:
  - Therapie der Wahl bei geeigneten Patienten im ersten Rezidiv.
- Allogene Stammzelltransplantation:
  - Kein Routineverfahren beim Hodgkin-Lymphom, kann aber bei geeigneten Patienten im Rezidiv nach autologer Stammzelltransplantation eingesetzt werden.
  - Voraussetzung ist ein Ansprechen auf die erneute Salvage-Therapie.
  - Die therapieassoziierte Mortalität ist vergleichsweise hoch, ebenso die Rezidivrate.

6.39.12 Nachsorge

- Die Nachsorge verfolgt sowohl das Ziel, Rezidive frühzeitig zu entdecken als auch Sekundärmalignome und Spättoxizitäten festzustellen.
- Im ersten Jahr sollte die Nachsorge alle 3 Monate, bis zum 4. Jahr alle 6 Monate und später jährlich erfolgen.
- Patienten sollten an den angebotenen Krebsfrüherkennungsprogrammen teilnehmen.
- Der routinemäßige Einsatz der PET-CT in der Nachsorge wird nicht empfohlen.

6.39.13 Verlauf und Prognose

- Das Hodgkin-Lymphom ist eine der am besten behandelbaren Krebserkrankungen im Erwachsenenalter.
- Mit der Erstlinientherapie werden > 80 % aller Patienten geheilt.
- Mit der autologen Stammzelltransplantation im ersten Rezidiv werden ca. 50–60 % aller Patienten geheilt.

6.39.14 Wichtige Internetquellen

- www.ghsg.org
- www.lymphome.de/Netzwerk/index.jsp
- www.onkopedia.com/

6.40 Histiozytische und Dendritische Zell-Neoplasien

Milen Minkov

6.40.1 Steckbrief

Die Histiozytosen sind Erkrankungen des Monozyten-Makrophagen-Systems. Ihr gemeinsamer Nenner ist die Proliferation bzw. Akkumulation von Histiozyten (= Gewebsmakrophagen), dendritischen Zellen, oder deren

Vorläufern in verschiedenen Organen. Eine kürzlich erschienene neue Klassifikation unterteilt alle Histiozytosen in 5 Gruppen (L, C, R, M, und H) [2]. In diesem Kapitel werden nur Histiozytosen (der Gruppen L, R und M) mit Relevanz für die klinische Praxis der Hämatologie und Onkologie erfasst (Gruppe H: Hämophagozytische Lymphohistiozytose, vgl. Kap. 5.20).

6.40.2 Synonyme

- Langerhanszell-Histiozytose (LCH), Histiozytose X, eosinophiles Granulom, Hand-Schüller-Christian-Syndrom, Letterer-Siwe-Erkrankung,
- Juveniles Xanthogranulom (JXG), Xanthogranulomatose,
- Erdheim-Chester-Erkrankung (ECD), lipoide Granulomatose,
- Sinushistiozytose mit massiver Lymphadenopathie (SHML), Rosai-Dorfman-Erkrankung (RDD),
- Maligne Histiozytose (MH), histiozytisches Sarkom.

6.40.3 Definition

- Klonale Erkrankungen des Systems der Monozyten, Makrophagen und dendritischen Zellen.
- In bis zu 80 % der häufigsten Histiozytosen (LCH und ECD) werden Mutationen des MAPK-Signalübertragungswegs nachgewiesen (überwiegend die aktivierende *BRAF-V600E*-Mutation).

6.40.4 Epidemiologie

- Die Histiozytosen stellen eine Gruppe sehr seltener Krankheitsbilder dar.
- Die **LCH** ist die häufigste Histiozytose mit einer jährlichen Inzidenz von 5–6/100.000 bei Kindern und Jugendlichen und ca. 1/1 Mio. bei Erwachsenen. Beide Geschlechter werden etwa gleich häufig betroffen.
- Die Inzidenz der **ECD** ist nicht bekannt, diese wird überwiegend bei Erwachsenen diagnostiziert (mittleres Alter 55–60 Jahre), dabei werden Männer 3-mal häufiger betroffen als Frauen.
- Die Epidemiologie der anderen Entitäten ist unbekannt, aber diese dürften um einiges seltener vorkommen.

6.40.5 Ätiologie und Pathogenese

- Die Histiozytosen sind klonale neoplastische Erkrankungen der Myelopoese. In den letzten Jahren wurden in bis zu 80 % der Patienten mit LCH und ECD aktivierende Mutationen in Genen des MAPK-Signalübertragungswegs gefunden.
- Auch Mutationen in anderen intrazellulären Signalübertragungswegen (z. B. PIK3CA, PICK1 und PICK3R2) wurden in Einzelfällen gefunden.
- Die Aggressivität und die Ausdehnung der Erkrankung hängen davon ab, auf welcher Reifungsstufe die pathogene Mutation akquiriert wird und weniger von der Art der Mutation selbst:
  - Mutationen, die in den hämatopoetischen Stammzellen oder in frühen Vorläuferzellen entstehen, resultieren in disseminierten Erkrankungsbildern mit schwerem Verlauf.
  - Mutationen in reiferen gewebsspezifischen Histiozyten führen zu lokalisierten Erkrankungsformen mit höherer Tendenz zur Spontanheilung.
- Die Histiozytosen der Gruppen L und R (v. a. LCH und ECD) sind durch Zeichen systemischer Inflammation gekennzeichnet, daher auch als „inflammatorische Neoplasien" bezeichnet.

6.40.6 Klassifikation und Risikostratifizierung

- Die Histiozytosen werden aktuell in 5 große Gruppen unterteilt [2].
- Aus hämatologischer Sicht relevant sind folgende Gruppen:
  - L (Langerhanszell-assoziierte),
  - M (maligne),
  - R (Rosai-Dorfman-Erkrankung und andere systemische non-LCH Syndrome) sowie
  - H (hämophagozytische Lymphohistiozytosen, vgl. Kap. 5.20).
- Gruppe L (► Tab. 6.56):
  - Langerhanszell-Histiozytose (LCH),
  - Erdheim-Chester-Erkrankung (ECD),
  - systemisches juveniles Xanthogranulom (JXG).
- Gruppe M:
  - Hier werden alle histiozytären Proliferationen mit anaplastischer Histologie unter dem Begriff „maligne Histiozytose" zusammengefasst (je nach immunhistochemischem Phänotyp werden die Spezifikationen: „aus Histiozyten", „aus interdigitierenden Zellen", „aus Langerhanszellen", und „aus indeterminierten Zellen" hinzugefügt).

6.40.7 Symptomatik

- Die klinischen Manifestationen und die Symptomatik der Histiozytosen sind extrem vielfältig und hängen von Lokalisation und Ausdehnung der betroffenen Organe ab. Nahezu alle Organe können von den Histiozytosen betroffen werden.
- Langerhanszell-Histiozytose:
  - Bei LCH am häufigsten betroffen werden
    - Skelett (80 %),
    - Haut (30–40 %),
    - Hypophyse (25 %),
    - Leber, Milz und Hämatopoese (jeweils 15 %),
    - Lymphknoten (10 %) und

Tab. 6.56 Weitere Unterteilung der Histiozytosen der Gruppe L und Risikostratifizierung.

Untergruppe der Histiozytose der Gruppe L	Weitere klinische Unterteilung mit prognostischer und therapeutischer Relevanz		Weitere Bemerkung zur Prognose
Langerhanszell-Histiozytose (LCH),	Monosystemische LCH (Befall eines Organs oder Systems, z. B. Skelett, Haut, Lunge, ZNS, etc.)		Ansprechen auf eine 6-wöchige systemische Therapie mit Steroiden und Vinblastin gilt (neben Risikoorganbefall zum Zeitpunkt der Diagnose) als wesentliches prognostisches Kriterium bei Kindern.
	Multisystemische LCH (Befall von 2 oder mehr Organe/Systeme)	Multisystemisch mit Befall von „Risiko-Organen"*	
		Multisystemisch ohne Befall von „Risiko-Organen"*	
Erdheim-Chester-Erkrankung (ECD)	Asymptomatisch		Bei ECD als ungünstige prognostische Kriterien gelten die hohe Entzündungsaktivität und die kardiovaskuläre Beteiligung.
	Mit minimaler Symptomatik	Überwiegend kutane Manifestationen mit asymptomatischer oder minimaler Knochenbeteiligung	
	Symptomatisch	Mit dominierenden ZNS-, kardialen, retroperitonealen, kraniofazialen, neuroendokrinen, pulmonalen oder multisystemischen Manifestationen	
Systemisches juveniles Xanthogranulom (JXG)			

*Risikoorganbefall wird definiert als Befall von mindestens einem aus den folgenden drei: Hämatopoese = Bi- oder Panzytopenie; Leber = Vergrößerung + /- Organdysfunktion; oder Milz = Vergrößerung. Ob das Vorhandensein von Risikoorganen auch für erwachsene LCH-Patienten in dieser Form gegeben ist, bleibt noch unklar. Eine Beteiligung der Hämatopoese ist in dieser Altersgruppe kaum zu beobachten, ebensowenig wie aggressive, lebensbedrohliche Verläufe.

  - Gehirn (4–10 %).
- Häufige, aber unspezifische Erstmanifestationen der LCH sind
  - Knochenschmerzen (durch die Osteolysen),
  - Weichteilschwellungen im Kopf-Hals-Bereich,
  - hartnäckige Hautexantheme (Stamm, Windelbereich, behaarte Kopfhaut),
  - Schleimhautveränderungen (Mund, weibliches äußeres Genitale),
  - Lymphadenopathie,
  - Leber- und Milzvergrößerung,
  - Otorrhoe,
  - Exophthalmus,
  - lockere Zähne,
  - Polyurie und Polydipsie (bei Ausfall der Neurohypophyse),
  - selten neurologische Symptome (▶ Tab. 6.57).
  - Ähnliches gilt für ECD.

Tab. 6.57 Spektrum der Symptome der Histiozytosen.

Klinische Symptome		Erkrankung
Charakteristische Symtome		
Kutane Manifestationen	Hämorrhagisch, seborrhoeisch, intertriginös imponierende Exantheme	LCH
	Noduläre (rötlich, gelblich-bräunlich), xanthomartig, Xanthelasmen	Hashimoto-Pritzker, JXG, ECD
Ossäre Destruktion	Osteolytische, osteosklerotische Knochenläsionen	LCH, ECD
	Symmetrische, bilaterale, lytisch-sklerotisch, epiphysennah liegende Läsionen der langen Röhrenknochen	ECD
Weichteilveränderungen (meist mit ossären Läsionen assoziiert)	Exophthalmus	LCH, ECD, JXG, RDD
	Otorrhoe	LCH
	Zahnfleischhypertrophie mit lockeren Zähnen	LCH
Polyurie/Polydipsie (zentraler Diabetes insipidus) mit oder ohne erkennbare RF der Hypothalamus-Hypophysen-Achse		LCH, ECD, JXG, RDD

Tab. 6.57 Fortsetzung

Klinische Symptome	Erkrankung
Häufige unspezifische Symptome	
Fieber	Alle Histiozytosen
Lymphadenopathie	Alle Histiozytosen (prominent RDD)
Hepatosplenomegalie	LCH, seltener andere Histiozytosen
Cephalea, zerebrale Anfälle aufgrund unspezifischer RF mit meningealer Lokalisation	LCH, ECD, JXG, RDD
Retroperitoneale Fibrose	ECD
Interstitielle Lungenveränderungen (nodulär-zystisch)	LCH, ECD

RF: Raumforderung

Cave

Die Vielfältigkeit der klinischen Manifestationen und das weniger disseminierte Befallsmuster bei den Erwachsenen stellt aufgrund der Spezialisierung der medizinischen Versorgung eine zusätzliche diagnostische Herausforderung dar, weil je nach führende Beschwerde bzw. führendes Symptom Spezialisten verschiedener Fachrichtungen aufgesucht werden. Dabei wird häufig nur das offensichtlich betroffene Organsystem berücksichtigt und eine komplette Untersuchung des Patienten bleibt aus [3].

- Rosai-Dorfman-Erkrankung (RDD):
  - Manifestiert sich am häufigsten durch eine prominente (zervikale) Lymphadenopathie und muss differenzialdiagnostisch von Lymphomen abgegrenzt werden.
  - Kutane und die ZNS-Manifestationen sind nicht charakteristisch und werden erst im Zuge der Aufarbeitung einer Biopsie einer RDD zugeordnet.

6.40.8 Diagnostik

Diagnostisches Vorgehen

- ▶ Abb. 6.95.

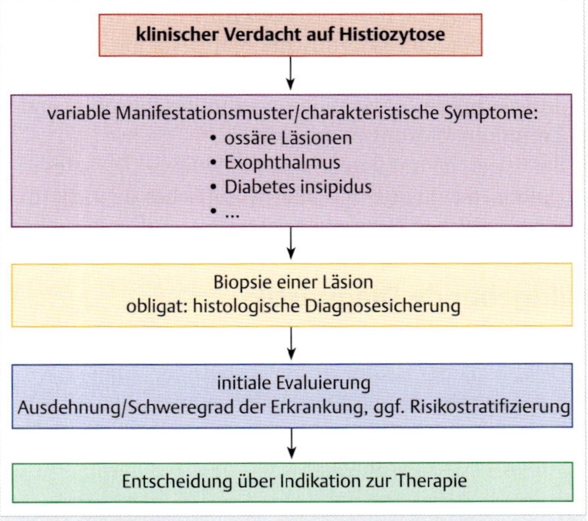

Abb. 6.95 Histiozytische und Dendritische Zell-Neoplasien. Diagnostisches Vorgehen.

Anamnese

- Wichtig ist, nach charakteristischen Beschwerden und Symptomen zu fragen, z. B.:
  - noduläre, gelblich-bräunliche Hauteffloreszenzen, Xanthome, Xanthelasmen, gegenüber der topischen Behandlung resistente Exantheme im Inguinal- und Anogenitalbereich, am Stamm, oder am Kapillitium,
  - Knochenschmerzen,
  - Weichteilschwellungen,
  - chronische Otitis,
  - Otorrhoe,
  - Exophthalmus,
  - Lymphknotenvergrößerungen,
  - Polydipsie und Polyurie,
  - bei Erwachsenen auch Amenorrhoe und Libidoverlust.
- Besonders nützliche Hinweise auf histiozytäre Erkrankungen sind bestimmte Konstellationen von Symptomen, die u. a. kutane Erscheinungen, Exophthalmus, Polydipsie und Polyurie oder Knochenschmerzen beinhalten.
- Bei Erwachsenen mit isolierten interstitiellen Lungenveränderungen ist die Assoziation mit Rauchen sehr wichtig.

Körperliche Untersuchung

- Besonderes Augenmerk ist zu richten auf:
  - Hautveränderungen,
  - Weichteilschwellungen,
  - Exophthalmus,
  - Lymphknoten-, Leber- und Milzvergrößerung,
  - Schmerzen in Ruhe oder bei Belastung bzw. Bewegungseinschränkungen.

Labor

- Die Laborbefunde sind entweder unauffällig oder unspezifisch.
- Systemische Histiozytosen (LCH, ECD, RDD und MH) können sich mit erhöhter Blutsenkung, Zytopenien (Anämie, Leukopenie, Thrombozytopenie), aber auch mit Leukozytose und Thrombozytose präsentieren.
- Bei ausgeprägter systemischer Manifestation und Leberbeteiligung sind Hypoproteinämie, Hypoalbuminämie, erhöhte Transaminasen, erhöhtes Bilirubin, und Gerinnungsstörungen möglich.
- Bei Patienten mit Polyurie und Polydipsie (Diabetes insipidus) ist ein niedriges harnspezifisches Gewicht im morgendlichen Harn zu beobachten.

Bildgebende Diagnostik

- Die Bildgebung spielt eine entscheidende Rolle in der Diagnostik der Histiozytosen, insbesondere bei
  - dem Nachweis von Knochenläsionen,
  - der Erfassung der Beteiligung von Lymphknoten, der inneren Organe und des ZNS.

Sonografie

- Abdominelle Sonografie obligat, insbesondere Beurteilung
  - der Milz- und Lebergröße und -struktur,
  - der Gallenwege (bei Hyperbilirubinämie), und
  - der intraabdominellen Lymphknoten.

Echokardiografie

- Stellt einen Teil der Patientenevaluierung bei ECD (kardiale Beteiligung?) und bei pulmonaler LCH (Hinweise auf pulmonale Hypertension?).

Röntgen

- Röntgen ist meistens die erste orientierende Untersuchung bei Knochenschmerzen.
- Nativradiologischer Skelettstatus gehört bei LCH im Kindesalter zu den obligatorischen Staging-Untersuchungen und gilt immer noch als die „Gold Standard"-Untersuchung beim Nachweis von Knochenbefall.
- Thorax-Röntgen ist obligatorisch, weil eine pulmonale LCH zunächst klinisch stumm oder oligosymptomatisch sein kann.

CT

- CT wurde weitgehend vom MRT abgelöst und wird bei speziellen Fragestellungen empfohlen, z. B.
  - für die Beurteilung vom Lungenbefall oder
  - für die Darstellung des Felsenbeins bei geplantem chirurgischem Eingriff.

MRT

- Ganzkörper-MRT (GK-MRT):
  - GK-MRT wird zunehmend als Suchmethode für Knochenläsionen eingesetzt.
  - Die Datenlage ist aber noch dürftig, daher von den bestehenden Leitlinien für die klinische Routine noch nicht empfohlen.
  - Unumstrittene Vorteile gegenüber konventionellem Röntgen sind die gleichzeitige Darstellung von Weichteilstrukturen und inneren Organen.
  - Da die MRT das Knochenmarksignal darstellt und dabei sensitiver ist als das Röntgen, ist davon auszugehen, dass dadurch mehrere (z. T. im Röntgen nicht sichtbare) Läsionen identifiziert werden, womit die Stratifikation und die Therapieentscheidung beeinflusst werden können.
- MRT hat klare Vorteile gegenüber den anderen bildgebenden Methoden bei der Darstellung von Knochenläsionen (und deren Weichteilkomponenten) im Bereich der Schädelbasis und der Wirbelsäule und muss bei Verdacht immer durchgeführt werden.
- MRT ist auch die Methode der Wahl für die Darstellung von ZNS-Beteiligung bei Histiozytosen (LCH, ECD, JXG, RDD).

Szintigrafie

- Die Skelettszintigrafie mit Technetium hat bei LCH nur eine komplementäre Rolle zum Nativröntgen, kann aber sehr hilfreich in der Diagnosestellung bei ECD sein.
- Insgesamt wird die Skelettszintigrafie von PET/PET-CT weitgehend abgelöst.

PET/PET-CT

- PET/PET-CT scheint geeignet für die Aktivitätsbeurteilung von ossären Läsionen zu sein und könnte daher sowohl bei dem initialen Staging als auch für die Beurteilung des therapeutischen Ansprechens eingesetzt werden, allerdings fehlen diesbezüglich kontrollierte prospektive Studien.
- Einsatz bei Kindern:
  - Wegen der fehlenden Studien als Routine-Einsatz bei Kindern nicht empfohlen.

- Falls die Aktivität der skelettalen Läsionen wichtig für die therapeutische Entscheidung ist, und diese anhand der MRT-Untersuchung nicht eindeutig beurteilt werden kann, bietet die PET/PET-CT bei Kindern mit LCH eine wertvolle diagnostische Ergänzung.
- Einsatz bei Erwachsenen: Die PET-CT wird bei Erwachsenen in Kombination mit einem Schädel-MRT immer mehr zur Standardbasisdiagnostik.

Instrumentelle Diagnostik

Spirometrie

- Die Spirometrie ist indiziert bei der Abklärung und Verlaufsuntersuchung von Patienten mit pulmonaler Beteiligung.

Histologie, Zytologie und klinische Pathologie

Knochenmarkdiagnostik

- Indiziert bei Patienten mit hämatopoetischer Dysfunktion (Zytopenie im peripheren Blut, ausgenommen isolierte Eisenmangel- oder Entzündungsanämie).
- Untersuchung dient der Differenzialdiagnostik und nicht der therapeutischer Stratifizierung.

Lymphknotendiagnostik

- Nicht obligat, falls die Diagnose aus anderem Gewebe bestätigt werden konnte.

Liquordiagnostik

- Diese wird bei Patienten mit zerebraler Beteiligung zur Differenzialdiagnostik empfohlen (Ausschluss anderer Tumoren, entzündlicher bzw. neurodegenerativer Prozesse).
- Bei isolierter Verdickung des Hypophysenstiels bzw. Raumforderung im Hypothalamus-Hypophysen-Bereich wird die Bestimmung von α-Fetoprotein und β-HCG bei Kindern zum Ausschluss von hormonal aktiven Keimzelltumoren empfohlen.

Molekulargenetische Diagnostik

- Molekulargenetische Diagnostik wird empfohlen in allen Fällen, die anhand der histologischen und immunhistochemischen Ausarbeitung nicht eindeutig eingeordnet werden können.
- Es wird empfohlen, alle Patienten auf die häufigsten MAPK-Mutationen (mindestens auf *BRAF V600E*) zu testen, denn:
  - Mutationen im MAPK-Signalübertragungsweg sind bei bis zu 80 % der LCH- und ECD-Fälle nachweisbar und
  - die entsprechenden Inhibitoren stellen eine potenzielle therapeutische Option dar.

6.40.9 Differenzialdiagnosen

- Genaue Zuordnung innerhalb der Gruppe der Histiozytosen (insbesondere die Unterscheidung zwischen malignen und nichtmalignen Neoplasien):
  - ist essenziell für die therapeutische Entscheidung und
  - basiert auf der Zusammenschau der klinischen Manifestationen, der Befunde der Bildgebung und der immunhistochemischen Befunde (wobei die letzten eine entscheidende Bedeutung haben).
- Zudem breite Palette an Differenzialdiagnosen je nach Organbeteiligung:
  - Hauterkrankungen:
    - Ekzeme anderer Genese,
    - Vaskulitiden,
    - Mastozytose,
    - Varizellen,
    - Herpes simplex.
  - Knochenerkrankungen:
    - Primäre gutartige und maligne Knochentumoren (Riesenzelltumor, aneurismatische Knochenzyste, fibröse Dysplasie, Knochenangiomatose, Ewing-Sarkom, Osteosarkom),
    - Metastasen anderer Tumoren (Leukämien, Lymphome, multiples Myelom, solide Tumoren),
    - entzündliche Prozesse (septische Osteomyelitis, chronisch-rezidivierende multifokale Osteomyelitis, atypische mykobakterielle Osteitis).
  - Bei Hepatosplenomegalie:
    - Infekte (EBV, CMV, etc.),
    - Stoffwechselerkrankungen (z. B. Morbus Gaucher, Niemann-Pick Typ C),
    - Leukämien (insbesondere CML),
    - Lymphome und
    - andere Tumoren,
    - HLH.
  - Bei Exophthalmus je nach Begleitsymptome und Alter:
    - Präseptale Zellulitis,
    - Orbitaphlegmone,
    - LCH,
    - ECD,
    - pseudoinflammatorischer Tumor,
    - Dermoidzyste,
    - Neuroblastom,
    - alveoläres Rhabdomyosarkom.
  - Bei Polyurie/Polydipsie:
    - Diabetes mellitus,
    - renaler Diabetes insipidus sowie
    - die Ursachen für einen zentralen Diabetes insipidus (habituelle Polydipsie, posttraumatischer Diabetes insipidus, lymphozytäre Infundibulohypophysitis, Kraniopharyngeom, Keimzelltumor, LCH, ECD, JXG, RDD).
  - Bei interstitieller Lungenerkrankung mit Zysten:
    - Atypische Pneumonien,
    - Sarkoidose,

- Lymphangio-Leiomyosarkom (nur bei erwachsenen Frauen),
- bronchoalveoläres Karzinom (nur Erwachsene).
- ◦ Bei retroperitonealer Fibrose: ECD
- ◦ Bei ausgeprägter Lymphadenopathie:
  - Lymphadenitiden,
  - systemische virale Infekte (EBV, CMV, etc),
  - Lymphome,
  - Leukämien,
  - Metastasen,
  - LCH, ECD, JXG, RDD, maligne Histiozytose.

6.40.10 Therapie

Therapeutisches Vorgehen

- Kontrollierte prospektive klinische Studien wurden bisher nur bei LCH (überwiegend bei Kindern und Jugendlichen < 18 Jahre, ► Abb. 6.96) und ECD durchgeführt.
- Die Therapie erfolgt risikostratifiziert.
- Therapie der **LCH** bei Erwachsenen ► Abb. 6.97:
  - ◦ Erwachsene tolerieren pädiatrische LCH-Behandlungsprotokolle weniger gut.
  - ◦ Deshalb wurden in den letzten Jahren für die LCH im Erwachsenenalter eigene Empfehlungen und Therapiealgorithmen etabliert [3].
- Die therapeutische Evidenz bei den **anderen Entitäten** ist beschränkt und stammt aus Expertenmeinungen, Fallberichten und retrospektiven Analysen kleiner Patientenkollektiven. Daher sollten Patienten mit seltenen Histiozytosen in Registern erfasst und nach Möglichkeit im Rahmen von klinischen Studien behandelt werden.
- Haupttherapieziel:
  - ◦ Grundsätzlich wird bei allen Histiozytosen eine Eradikation des malignen Klons angestrebt,
  - ◦ bei den nichtmalignen Histiozytosen kann eine komplette Rückbildung der klinischen Manifestationen (klinisch-radiologische Remission) und dadurch Unterbindung der lokalen und systemischen Inflammation ausreichend sein.

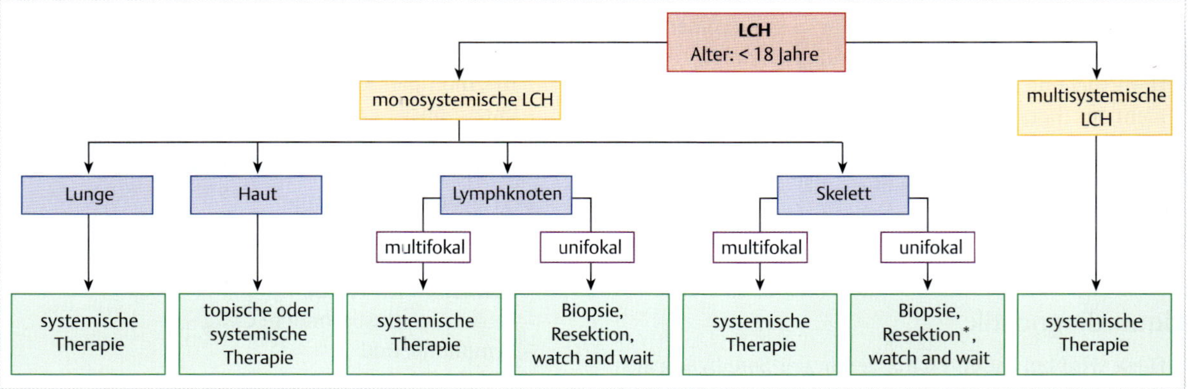

Abb. 6.96 Histiozytische und Dendritische Zell-Neoplasien. Therapeutisches Vorgehen bei LCH im Kindes- und Jugendalter (< 18 Jahre) (* Eine Radikalität im onkologischen Sinne ist nicht erforderlich).

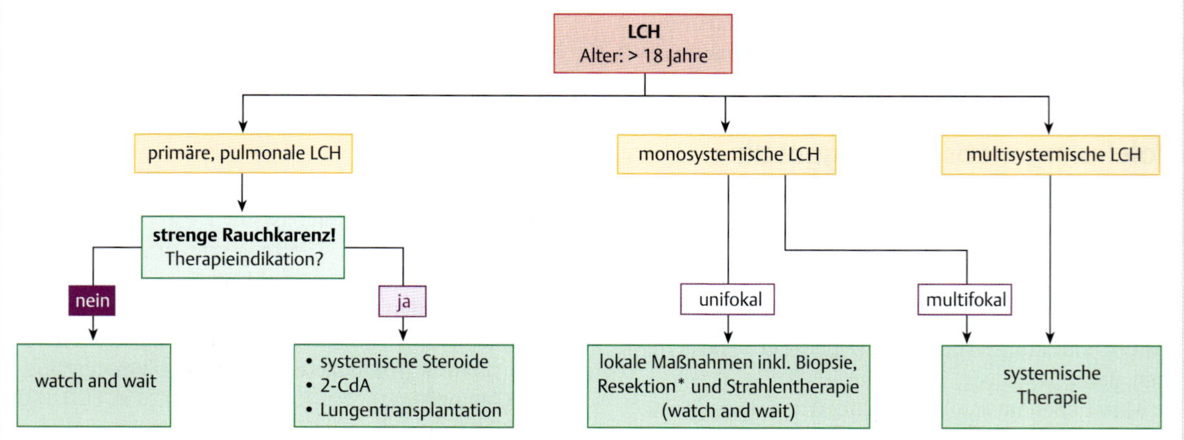

Abb. 6.97 Histiozytische und Dendritische Zell-Neoplasien. Therapeutisches Vorgehen bei LCH im Erwachsenenalter (> 18 Jahre). (2-CdA: 2-Chlorodeoxyadenosine; * Eine Radikalität im onkologischen Sinne ist nicht erforderlich).

Allgemeinmaßnahmen

- Patienten mit erkrankungsbedingten Hormonausfällen benötigen eine endokrinologische Betreuung und entsprechende Substitutionstherapie (z. B. Desmopressin bei zentralem Diabetes insipidus; Wachstumshormon bei Minderwuchs; Thyroxin bei Hypothyreose, etc.).
- Patienten mit orthopädischen Problemen (pathologischen Frakturen, Wirbelkörperkompressionen, etc.) benötigen entsprechende fachärztliche Betreuung und Versorgung.

Pharmakotherapie

Kausale Pharmakotherapie

LCH

- Eine systemische medikamentöse Therapie wird empfohlen bei
  - MS-LCH,
  - bei SS-LCH mit multifokalem Befall des Skeletts, Befall multipler Lymphknoten, ausgedehntem Hautbefall sowie bei isoliertem ossärem Befall der Schädelbasis und der Gesichtsknochen (wegen erhöhtes Risiko für ZNS-Komplikationen).
- **Bei Patienten < 18 Jahren**:
  - Bei Indikation zur systemischen Therapie wird die Kombination aus Prednisolon und Vinblastin als Therapie erster Wahl empfohlen.
  - Das Schema besteht aus einem intensiveren Teil (Initialtherapie) und einer Dauertherapie.
  - Initialtherapie:
    - Prednisolon 40 mg/m²/Tag peroral mit Magenschutz, täglich für 4 Wochen, danach wöchentliche Reduktion um 50 % und Absetzen über 2 Wochen (Gesamtdauer 6 Wochen).
    - Vinblastin 6 mg/m²/Gabe, wöchentlich als i. v.-Bolus.
    - Bei unzureichendem Ansprechen kann der Therapieblock wiederholt werden: Zur Reduktion der Nebenwirkungen wird Prednisolon dabei jede Woche nur an den Tagen 1–3 gegeben.
  - Dauertherapie:
    - Diese beginnt im Anschluss an die Initialtherapie.
    - Pulstherapie mit Prednisolon (40 mg/m²/Tag, Tag 1–5) und Vinblastin (6 mg/m², Tag 1); Gabe alle 3 Wochen bis zu einer Gesamttherapiedauer von 1 Jahr.
  - Nichtansprechen oder Progredienz unter Erstlinientherapie: Behandlung im Rahmen klinischer Studien.
- **Bei Patienten > 18 Jahren** werden bei MS-LCH folgende Optionen empfohlen:
  - Cytarabin 100 mg/m² i. v. Tag 1–5 alle 4 Wochen,
  - Etoposid 100 mg/m² i. v. Tag 1–5 alle 4 Wochen,
  - Prednisolon/Vinblastin (wie bei pädiatrischen Patienten).
  - Bei Patienten mit Organdysfunktion wird 2-CdA 6 mg/m² i. v. oder s. c. Tag 1–5 alle 4 Wochen empfohlen.
  - Etoposid und 2-CdA werden wegen möglicher kumulativen Toxizität maximal 6 Monate gegeben, Cytarabin kann bei Bedarf für 1 Jahr oder länger angesetzt werden.
- **Bei Patienten > 18 Jahren**
  - mit symptomatischer SS-LCH bzw. Indikation für systemische Therapie (wie bei Kindern definiert):
    - Methotrexat (20 mg wöchentlich p. o. oder i. v.) oder
    - Azathioprin 2 mg/kg/Tag p. o. oder
    - Thalidomid 100 mg/Tag p. o. eingesetzt.
    - Bei multifokalen Knochenläsionen wird je nach Ausdehnung des Befalls und Ansprechen zusätzlich alle 1–6 Monate Zoledronat 4 mg i. v. verabreicht.
  - Bei chronisch rekurrierender LCH liegen auch schon erste positive Daten zur Therapie mit dem BRAF-Inhibitor Vemurafenib.

ECD

- Eine systemische medikamentöse Therapie wird im Regelfall bei allen Patienten empfohlen (ausgenommen seltener Fälle mit asymptomatischer Erkrankung).
- Patienten mit ECD sollten laut Empfehlungen im Rahmen von klinischen Studien behandelt werden, weil die Evidenz bezüglich Effektivität der hier eingesetzten Medikamente unzureichend ist und der potenziellen Toxizität der Medikamente.
- Erstlinientherapie: Empfohlen werden:
  - Interferon-α (3 Mio IE s. c. 3-mal Woche; wenn notwendig kann die Dosis auf 6–9 Mio IE gesteigert werden) oder
  - PEG-Interferon-α (135 µg s. c. wöchentlich; bei Bedarf bis zu 180 µg s. c. wöchentlich).
- Zweitlinientherapie: Empfohlen werden 2-CdA, Imatinib oder Infliximab.
- Vemurafenib (480–960 mg/Tag, p. o. täglich) zeigt eine hohe Aktivität bei ECD, allerdings ist dieses Medikament mit einem Risiko für sekundäre Malignome behaftet und daher wird derzeit in klinischer Studien geprüft.

RDD

- Bei den meisten Patienten ist der Verlauf günstig und daher eine abwartende Haltung gerechtfertigt.
- Eine Therapie ist indiziert bei Patienten mit nodaler oder extranodaler RDD, wenn eine Gefährdung kritischer Organe oder Strukturen besteht bzw. Komplikationen (z. B. Kompression der Luftwege oder großer Gefäße) drohen.
- Wenn möglich stellt die chirurgische Resektion bzw. Debulking eine gute Option dar.

- Steroide oder steroidhältige Chemotherapie haben in Einzelfällen gute Wirkung gezeigt.
- Andere Medikamente, die bei RDD mit Erfolg eingesetzt wurden, sind Interferon-α, 6-Mercaptopurin, Methotrexat, Vinblastin, Cyclophosphamid, und Anthrazykline.

Pharmakologische Supportivtherapie

- Bei Einsatz von immuno- bzw. myelosuppressiven Medikamenten wird eine Supportivtherapie nach geltenden lokalen Standards empfohlen.

Strahlentherapie

- Bei Kindern hat die Strahlentherapie ihren Stellenwert für die Behandlung von LCH fast komplett verloren.
- Bei Erwachsenen wird die Strahlentherapie zur Behandlung von unifokalen, nicht oder nur mutilierend operablen Knochenherden eingesetzt.

6.40.11 Nachsorge

- LCH:
  - Eine Nachsorge für mindestens 5 Jahre wird empfohlen, da krankheitsbedingte Folgen (Diabetes insipidus, Ausfall der Hormone der Adenohypophyse, Neurodegeneration, sklerosierernde Cholangitis, pulmonale Fibrose) sich auch später (auch nach Erreichen einer klinischen Remission der LCH) manifestieren können.
  - Nachsorgeschema ist sehr komplex und hängt ab vom Befallsmuster und Alter bei der Erstmanifestation, vom Verlauf, von bereits vorhandenen permanenten Folgen.
  - Für pädiatrische Patienten sind die Empfehlungen dem Artikel Haupt et al. [4] zu entnehmen.
  - Für Erwachsene sind die Empfehlungen in Girschikofsky et al. [3] zusammengefasst.
- ECD:
  - Bei ECD wird keine explizite Nachsorge definiert, da in den historischen Patientenkohorten eine definitive Heilung nur selten erreicht wurde.
  - Eine klinische Kontrolle und organspezifische Bildgebung wird bei stabilem Verlauf alle 6 Monate empfohlen.

6.40.12 Verlauf und Prognose

- LCH monosystemisch:
  - Kinder (überwiegend skelettale LCH) haben eine exzellente Prognose. Die Rezidivrate beträgt ca. 20 %, die Rezidive sind meistens auf das Skelett beschränkt und nicht mit Mortalität verbunden.
  - Erwachsene: Rezidive in ca. 30 % der Patienten, diese gehen dann nicht selten in eine chronisch rekurrierende Verlaufsform über.
- LCH, multisystemisch:
  - Kinder:
    - Bei adäquater Behandlung Überlebenschancen von 90 %,
    - Mortalität betrifft Patienten mit Funktionsstörung der Hämatopoese und der Leber.
    - Bei bis zu 50 % der Überlebenden aber bleibende krankheitsbedingte Folgen.
    - Rezidivierende Verläufe werden bei ca. 10–20 % der Patienten mit multisystemischer LCH beobachtet und diese sind überwiegend auf das Skelett beschränkt.
  - Erwachsene: Bei bis zu 50 % kommt es zu Rezidiven, die häufig dann chronisch rekurrent verlaufen.
- ECD:
  - Die Prognose bei ECH wurde in älteren Veröffentlichungen mit 43 % Überlebenden nach einer Beobachtungszeit von 3 Jahren als ungünstig beschrieben.
  - Bei adäquater Behandlung (Interferon-α) wurde eine 5-Jähres-Überlebensrate von 68 % erreicht.
  - Patienten mit ZNS-, kardialer und retroperitonealer Beteiligung haben generell eine schlechtere Prognose.

6.40.13 Wichtige Internetquellen

- Register Seltene Histiozytosen: https://clinicaltrials.gov/ct2/show/NCT0228 5582
- Erdheim-Chester Disease Global Alliance: http://erdheim-chester.org/
- Histiocyte Society: https://histiocytesociety.org/

6.40.14 Literatur

[1] Diamond EL, Dagna L, Hyman DM et al. Consensus guidelines for the diagnosis and clinical management of Erdheim-Chester disease. Blood 2014; 124: 483–492

[2] Emile JF, Abla O, Fraitag S et al. Revised classification of histiocytoses and neoplasms of the macrophage-dendritic cell lineages. Blood 2016; 127: 2672–2681

[3] Girschikofsky M, Arico M, Castillo D et al. Management of adult patients with Langerhans cell histiocytosis: recommendations from an expert panel on behalf of Euro-Histio-Net. Orphanet J Rare Dis 2013; 8: 72

[4] Haupt R, Minkov M, Astigarraga I et al. Langerhans Cell Histiocytosis (LCH): Guidelines for Diagnosis, Clinical Work-Up, and Treatment for Patients Till the Age of 18 Years. Pediatr Blood Cancer 2013; 60: 175–184

Teil IV

Therapeutische Verfahren in der Hämatologie

IV

Kapitel 7

Onkologische Therapien

7 Onkologische Therapien

7.1 Zytostatische Therapie

Martin J. Hug

7.1.1 Steckbrief

Unter einer zytostatischen Therapie versteht man die Anwendung von Arzneistoffen (chemisch definierten Wirkstoffen) zur Behandlung von Krebserkrankungen. Ziele dieser Maßnahmen können entweder die vollständige Heilung, die Kontrolle oder die symptomatische Linderung der Erkrankung sein. Zytostatika werden in der Regel parenteral oder oral verabreicht und haben als gemeinsames Wirkprinzip die Hemmung der Zellteilung. Man unterscheidet zwischen Substanzen, die spezifisch mit einzelnen Phasen der Zellteilung interferieren und solchen, die ihre Wirkung unabhängig vom Teilungszustand der Zellen entfalten. Aufgrund dieses Wirkmechanismus besitzen Zytostatika eine hohe Toxizität, weswegen für die Vorbereitung wie für die Verabreichung dieser Substanzen strenge Sicherheitsauflagen gelten. Standardisierte Protokolle zur Anordnung und Zubereitung von Zytostatikatherapien können die Risiken für Anwender und Patienten verringern, aber nicht ausschließen. Deshalb sollten Vorbereitung von und Behandlung mit Zytostatika nur durch erfahrenes und geschultes Personal erfolgen.

7.1.2 Synonyme

- Zytostatikatherapie
- Onkologische Chemotherapie

7.1.3 Definition

- In der klinischen Praxis der Hämato-Onkologie wird zwischen folgenden Therapieformen unterschieden:
  - Adjuvante Therapie:
    - Ergänzende Maßnahme, die den Verlauf der Behandlung positiv beeinflusst, aber nicht allein zur Heilung ausreichend ist.
  - Induktionstherapie:
    - In der Regel hochdosierte Chemotherapie mit dem Ziel einer vollständigen Beseitigung der Tumorzellen und damit einer Heilung der Erkrankung.
    - Einen Sonderfall der Induktionstherapie stellt die Konditionierung vor Stammzelltransplantationen dar: Hierbei wird durch den Einsatz von hochdosierten Chemotherapeutika das gesamte Knochenmark des Patienten zerstört.
  - Konsolidierungs- bzw. Erhaltungstherapie:
    - Oft im Anschluss an die Induktionstherapie, um eine vollständige und dauerhafte Remission zu gewährleisten.
    - In diesem Fall kommen in der Regel niedrigere Dosierungen an Zytostatika zum Einsatz.
  - Kombinationstherapie:
    - In vielen Fällen reicht es nicht aus, einen einzigen Wirkstoff zu verabreichen, daher werden verschiedene Zytostatika kombiniert.
- Die Verabreichung von Zytostatika erfolgt vorwiegend parenteral:
  - intravenös,
  - intraarteriell,
  - intrathekal,
  - intraläsional,
  - intramuskulär,
  - intraperitoneal oder
  - subkutan.
  - Bei der Behandlung hämato-onkologischer Erkrankungen stehen die intravenösen und die subkutanen Verabreichungsformen im Vordergrund.
- Primärpackmittel und Applikation:
  - Endbehältnisse für die Chemotherapeutika, z. B.
    - Spritzen zur Bolusgabe,
    - Perfusorspritzen,
    - Infusionsbeutel und
    - Elastomerpumpen.
  - Zytostatika werden häufig peripher- und zentralvenös verabreicht.
  - Bei längeren Behandlungszyklen und der Anwendung besonders toxischer Wirkstoffe ist die Anlage eines zentralvenösen Zugangs oder eines Portsystems sinnvoll.

7.1.4 Indikationen

- Im Gegensatz zu soliden Tumoren sind hämatologische Neoplasien chirurgisch nicht oder nur unzureichend behandelbar.
- Deshalb stellen die Durchführung einer Strahlentherapie und der Einsatz von systemisch wirksamen Zytostatika bei diesem Krankheitsbild die wesentlichen therapeutischen Optionen dar.

7.1.5 Material

- Vielfalt von unterschiedlich wirksamen synthetischen oder partialsynthetischen Wirkstoffen,
- häufig kombiniert mit monoklonalen Antikörpern (Kap. 7.2).
- Die Entscheidung für einen bestimmten Wirkstoff und dessen Dosis orientiert sich an der jeweiligen Diagnose und bestehenden Komorbiditäten.

- Alle bei der Therapie von Krebserkrankungen eingesetzten Substanzen können eingeteilt werden, und zwar
  - entweder nach ihrem pharmakologischen Wirkmechanismus (z. B. Alkylanzien, Antimetabolite, Topoisomerasehemmer) oder
  - ihrer Herkunft (z. B. zytostatische Antibiotika, Vinca-Alkaloide).
- Auswahl solcher Wirkstoffe ▶ Tab. 7.1.
- Dosierung:
  - Zytostatika werden im Gegensatz zu vielen Fertigarzneimitteln patientenindividuell dosiert und zubereitet.
  - Meist wird als Dosierungsparameter die Körperoberfläche (KOF) herangezogen:
    - Ermittlung der KOF mithilfe von empirischen Berechnungsverfahren.

Tab. 7.1 Zytostatische Wirkstoffe zur Behandlung von hämato-onkologischen Neoplasien.

Wirkstoffgruppe	Substanz(en)	Applikationsform(en)	Zellzyklusspezifisch
Alkylanzien	Bendamustin	Intravenös	Unspezifisch
	Busulfan	Oral, intravenös	Spezifisch
	Carmustin	Intravenös	Unspezifisch
	Chlorambucil	Oral	Unspezifisch
	Cyclophosphamid	Oral, intravenös	Spezifisch
	Dacarbacin	Intravenös	Unspezifisch
	Ifosfamid	Intravenös	Spezifisch
	Melphalan	Intravenös	Spezifisch
	Procarbacin	Oral	Spezifisch
	Thiotepa	Intravenös	Spezifisch
	Trofosfamid	Intravenös	Spezifisch
Zytostatisch wirksame Antibiotika	Bleomycin	Intravenös	Spezifisch
	Daunorubicin	Intravenös	Spezifisch
	Doxorubicin	Intravenös	Spezifisch
	Idarubicin	Oral, intravenös	Spezifisch
	Mitoxanthron	Intravenös	Unspezifisch
Antimetaboliten	Azazytidin	Subkutan	Unspezifisch
	Cladribin	Intravenös, subkutan	Unspezifisch
	Clofarabin	Intravenös	Unspezifisch
	Cytarabin	Intravenös, subkutan	Spezifisch
	Decitabin	Intravenös	Unspezifisch
	Fludarabin	Intravenös	Unspezifisch
	Gemcitabin	Intravenös, subkutan	Spezifisch
	Hydroxyharnstoff	Oral	Spezifisch
	Mercaptopurin	Oral	Unspezifisch
	Methotrexat	Oral, intravenös, subkutan	Spezifisch
	Nelarabin	Intravenös	Unspezifisch
Topoisomerasehemmstoffe	Amsacrin	Intravenös	Spezifisch
	Etoposid(-phosphat)	Intravenös	Spezifisch
Vinca-Alkaloide	Vinblastin	Intravenös	Spezifisch
	Vincristin	Intravenös	Spezifisch
	Vindesin	Intravenös	Spezifisch
Sonstige	Arsentrioxid	Intravenös	Unspezifisch
	Asparaginase	Intravenö	Spezifisch
	Bortezomib	Intravenös, subkutan	Unspezifisch
	Brentuximab-vedotin	Intravenös	Spezifisch
	Carfilzomib	Intravenös	Unspezifisch
	Pixanthron	Intravenös	Unspezifisch
	Trastuzumab Emtansin	Intravenös	Spezifisch

   - Am häufigsten kommt dabei die Formel nach DuBois zum Einsatz:
     KOF in $m^2 = 0{,}007\,184 \times \text{Körpergröße [cm]}^{0{,}725} \times \text{Gewicht [kg]}^{0{,}425}$.
 - Nieren- und Leberfunktion:
   - Im klinischen Alltag Berücksichtigung der aktuellen Nieren- und Leberfunktion des Patienten bei der zu verabreichenden Dosis an Zytostatikum.
   - Beide Organe sind für die Elimination der meisten Wirkstoffe und deren Abbauprodukte verantwortlich.
   - Ist die Nieren- oder Leberfunktion eingeschränkt, kann es zu Akkumulation und erhöhter Toxizität der Zytostatika kommen, weswegen eine Dosisanpassung bei vielen dieser Wirkstoffe zwingend erforderlich ist.

Merke

Die patientenindividuelle, körperoberflächenadaptierte Dosierung von Zytostatika beruht nur auf einigen wenigen wissenschaftlichen Untersuchungen und steht in jüngster Zeit vermehrt in der Diskussion. Besonders in angelsächsischen Ländern wird bereits jetzt für einige Zytostatika sog. Dose Banding praktiziert. Bei dieser Vorgehensweise werden die ermittelten Dosen der zytostatischen Wirkstoffe durch Auf- oder Abrunden an vorher definierte Dosisbereiche (Dosisbänder) angepasst. Aufgrund der Einteilung in feste Dosisbereiche können parenterale Zytostatika bei hinreichender Stabilität im Kampagnenbetrieb zubereitet. Dabei werden in einem Arbeitsgang mehrere Chemotherapien mit gleicher Dosierung und Zusammensetzung weit im Voraus hergestellt und gelagert. Bei Bedarf können diese dann unmittelbar den Patienten verabreicht werden.

7.1.6 Durchführung

Verordnung und Anforderung von Zytostatika

- Zytostatika haben eine vergleichsweise geringe therapeutische Breite und ein hohes Gefährdungspotenzial; daher Anforderung prinzipiell schriftlich bzw. über validierte elektronische Verordnungssysteme.
- Speicherung der individuellen Verordnungsdaten über einen längeren Zeitraum sinnvoll, denn:
  - die z. B. kontinuierliche Kontrolle der Gesamtbelastung eines Patienten mit zytostatischen Wirkstoffen führt zur Verbesserung der Arzneimitteltherapie,
  - es lassen sich elektronisch standardisierte und validierte Behandlungsprotokolle hinterlegen, die dem Verordner die Planung der Therapie erleichtern.
- Idealerweise erfolgt die Verknüpfung der Verordnungssoftware über Schnittstellen mit dem Informationssystem der behandelnden Einrichtung sowie mit dem Produktionssystem der zubereitenden Apotheke, denn dadurch
  - lassen sich Fehl- und Doppelverordnungen vermeiden,
  - können potenzielle Wechselwirkungen mit anderen Medikamenten schneller identifiziert werden.

Praxistipp

Moderne Softwareprodukte, z. B. Cato (Becton Dickinson Austria GmbH), Chemocare (CIS healthcare Deutschland GmbH), Chemocompile (MPS, Medizinische Planungssysteme GmbH), Meona Chemotherapie (Meona GmbH) und Zenzy 2 (Dr. Heni Software GmbH & Co KG) erfüllen einen Teil, aber bei Weitem nicht alle dieser Anforderungen. In der Regel ist eine umfangreiche Anpassung an die bestehende IT-Infrastruktur notwendig, um die notwendige Datensynchronisation mit den externen Systemen zu gewährleisten.

- Therapieplan:
  - Wird am Anfang der Therapie mit Zytostatika erstellt.
  - Der Therapieplan beinhaltet:
    - Wirkstoffe, deren Dosierungen, das gewünschte Lösungsmittel und das zu verabreichende Volumen,
    - die Zeitintervalle zwischen den Behandlungszyklen und
    - ggf. auch Begleitmedikation wie Antiemetika, Elektrolyte und Volumenersatz.
- Übermittlung der Verordnung:
  - Behandelnder Arzt unterschreibt die Verordnung von Hand oder mit einem elektronischen Passwort.
  - Abhängig vom gewählten System werden alle Bestandteile der Verordnung oder nur für die Zytostatikatherapie relevanten Daten an die zubereitende Einrichtung übertragen.

Vorbereitung zur Anwendung

- Zytostatika gehören zur Gruppe der k(c)arzinogenen, mutagenen und reproduktionstoxischen (CMR) Substanzen.
- Deshalb Regulierung des Umgangs mit Zytostatika durch verschiedene Vorschriften, wie Gefahrstoffverordnung, Unfallverhütungsvorschriften, technische Regeln für Gefahrstoffe etc.

Merke

Besondere Risikogruppen wie Schwangere, Stillende und Jugendliche dürfen weder mit Zytostatika umgehen noch diese verabreichen oder entsorgen. Frauen im gebärfähigen Alter müssen jährlich auf die Gefahren im Umgang mit Gefahrstoffen, im Besonderen auf die möglichen Schädigungen werdenden Lebens hingewiesen werden.

- Parenteral zu verabreichende Zytostatika haben ein substanzspezifisches Risikopotenzial und sollten generell zentral nur durch qualifiziertes Personal entsprechend der Zytostatika-Richtlinie der Länder zubereitet werden.
- Diese Vorgehensweise gewährleistet nicht nur maximale Sicherheit, sondern erlaubt durch optimale Ausnutzung von angebrochenen Arzneimittelflaschen ökonomische Vorteile für alle am Behandlungsprozess Beteiligten.
- **Zytostatika-Richtlinie**:
  - Herstellung der Zytostatika muss in geeigneten Sicherheitswerkbänken der Klasse 2 oder Isolatoren erfolgen, die den aktuellen Prüfgrundsätzen (nach DIN 12980 oder gleichwertig) entsprechen.
  - Räumlichkeiten, in denen Zytostatika zubereitet werden, müssen durch geeignete Maßnahmen qualifiziert werden, um mindestens die Reinraumklasse C der EU-GMP-Richtlinie zu erfüllen.
  - Schutzausrüstung.
    - Personen, die unmittelbar an der Zytostatikazubereitung beteiligt sind, sollten durch eine Schutzausrüstung vor unbeabsichtigtem Haut- bzw. Schleimhautkontakt mit den Wirkstoffen geschützt sein.
    - Dies kann durch wasserabweisende Berufskleidung, Kopf- und Mundschutz sowie Tragen geeigneter Handschuhe mit einer Mindestdicke von 0,2 mm gewährleistet werden.
  - Schulung:
    - Regelmäßige Schulung (mindestens einmal jährlich) des Personals, das mit Zytostatika umgeht, im Rahmen von Sicherheitsbelehrungen.
    - Durch Standardarbeitsanweisungen (SOPs) sollten die verwendeten Materialien, Geräte und einzelnen Arbeitsschritte reproduzierbar erläutert werden.
    - Eine regelmäßige Aktualisierung der SOPs ist ebenso wie eine kontinuierliche Validierung von technischen Geräten und dem Personal zwingend erforderlich.
    - Ähnlich wie bei der Verordnung der Chemotherapie kann der Einsatz einer geeigneten Software zur Organisation der Produktionsabläufe empfohlen werden. Beispielhaft genannt sind Cato (Becton Dickinson Austria GmbH), Cypro (CIS healthcare Deutschland GmbH), Steribase (WAE-Pharma GmbH), Zenzy 2 (Dr. Heni Software GmbH & Co KG).
- **Übermittlung der Verordnung und Herstellung der Wirkstoffe**:
  - Übertragung der ärztlichen Verordnung in der Regel entweder über eine elektronische Schnittstelle oder manuell von einem Ausdruck in das Produktionssystem.
  - Anschließend wird die Verordnung auf Plausibilität geprüft, damit Herstellungspläne und Etiketten erzeugt werden können.
  - Auf Basis der für den jeweiligen Arzneistoff zuvor ermittelten physikalisch-chemischen Stabilitätsdaten werden die Zytostatika rekonstituiert oder verdünnt und in das in der Verordnung angegebene Endvolumen überführt.
  - Um einen maximalen Personenschutz zu gewährleisten, kann in der aseptischen Umgebung der Sicherheitswerkbank bereits das Infusionssystem konnektiert werden.
  - Nach Etikettierung wird die komplette Zubereitung in eine flüssigkeitsdichte Umverpackung überführt und der Anforderungsstelle zugestellt.

Verabreichung von Zytostatikazubereitungen an den Patienten

- Vergleich der Angaben auf dem Etikett der Zytostatikazubereitung mit dem Original der ärztlichen Verordnung vor der eigentlichen Verabreichung:
  - Prüfung von:
    - Identität des Patienten,
    - Wirkstoff,
    - Menge des Wirkstoffs,
    - Endvolumen des Wirkstoffs,
    - Dichtigkeit des Endbehältnisses,
    - Verbindung zum Infusionssystem.
- Nach erfolgter Verabreichung Vermerk in der Patientenakte.
- Nicht oder nicht vollständig entleerte Zytostatikazubereitungen können an die Apotheke zur Entsorgung oder ggf. zur Weiterverwendung retourniert werden.

7.1.7 Mögliche Komplikationen

Komplikationen bei der Zytostatikazubereitung

- Bereits während der Vorbereitung einer Zytostatikaherstellung kann es zur Exposition mit CMR-Substanzen kommen.
- Selbst auf den Umverpackungen der Fertigarzneimittel können signifikante Wirkstoffmengen nachgewiesen werden.
- Stäube und Aerosole sind beim Umgang mit Zytostatika unvermeidbar und können ohne geeignete Vorsichtsmaßnahmen systemisch aufgenommen und bei Personal, das regelmäßig mit diesen Substanzen umgeht, über Jahre akkumulieren.
- Vorgehen bei Kontamination:
  - Besonders hoch kann die Kontamination bei Bruch von Arzneimittelflaschen, dem versehentlichen Verschütten von Zytostatikalösungen und Undichtigkeiten im Endbehältnis sein.
  - In solchen Fällen gilt es zunächst Ruhe zu bewahren und dann nach zuvor einstudierten Notfallplänen vorzugehen.

Tab. 7.2 Substanzspezifische Empfehlungen zum Umgang mit Paravasat.

Wirkstoff	Maßnahme
Anthrazykline	Betroffenes Areal kühlen Dexrazoxan 1000 mg/m² KOF an den ersten beiden Tagen nach dem Vorfall, am dritten Tag 500 mg/m² KOF i. v. verabreichen
Alkylanzien vom Stickstofflost-Typ (z. B. Busulfan, Melphalan, Thiotepa)	Subkutane Applikation von 0,17 molarer Natriumthiosulfatlösung
Vinca-Alkaloide	Trockene Wärme Dimethylsulfoxid (DMSO) mehrmals täglich großflächig topisch auftragen Subkutane Applikation von 150–1500 Einheiten Hyaluronidase

  - Kontaminierte Oberflächen sollten unter Zuhilfenahme von geeignetem Material („Spill-Kit") gründlich gereinigt werden.
  - Eine schriftliche Dokumentation (Unfallbuch der Einrichtung) ist aus versicherungsrechtlichen Gründen zwingend notwendig.
  - Eine ähnliche Vorgehensweise kann auch bei Unfällen auf Station oder in der Praxis empfohlen werden.

Komplikationen bei der Verabreichung von Zytostatika

- Paravasation:
  - Besonders gefürchtete Komplikation bei der parenteralen Anwendung von Zytostatika.
  - Hierbei tritt die Arzneistofflösung in das Gewebe, welches das Gefäßbett umgibt.
  - Besonders häufig entsteht eine Paravasation bei periphervenöser Gabe.
  - Aufgrund der hohen Toxizität der Zytostatika kann es in dem betroffenen Areal zu Nekrosen mit Narbenbildung und dauerhaftem Gewebsverlust kommen.
- Strategien zur Vorbeugung einer Paravasation im Vorfeld jeder Zytostatikaapplikation:
  - Zytostatika sollten in der Regel nur in bereits gut laufende Infusionen eines Standardlösungsmittels (isotone Kochsalz- oder Glukoselösung) appliziert werden.
  - Hat der Patient bereits zu einem früheren Zeitpunkt über einen peripheren Zugang eine Infusion erhalten, sollte die zweite Punktionsstelle proximal der ersten platziert werden.
  - Bei Patientinnen nach erfolgter Ablatio mammae ist der Arm der Gegenseite zu benutzen.
  - Die Verabreichung stark toxischer Zytostatika sollte bevorzugt zentral erfolgen.
- Trotz dieser Vorsichtsmaßnahmen kann es in 5–10 % aller Verabreichungen zur Ausbildung eines Paravasats kommen.
- Hinweise auf Paravasation:
  - Infusionsgeschwindigkeit nimmt deutlich ab,
  - Infusionspumpe zeigt einen erhöhten Gegendruck an,
  - Schwellung im Bereich des Venenverweilkatheters sichtbar.
- Vorgehen bei Paravasation:
  - Applikation unverzüglich stoppen, Zugang belassen.
  - Im Anschluss kann versucht werden, möglichst quantitativ die ausgetretene Lösung zu aspirieren.
  - Für einige Zytostatika existieren substanzspezifische Empfehlungen, durch größere Studien sind diese aber bisher nicht validiert worden (▸ Tab. 7.2).
- Genaue Dokumentation der:
  - Ursachen, die zur Ausbildung des Paravasats führten,
  - betroffenen Areale,
  - eingeleiteten Maßnahmen.
- Regelmäßige Inspektion bis zu 6 Monate nach dem Ereignis empfohlen, da Gewebeschädigungen manchmal sehr spät nach der Paravasation auftreten können.

7.2 Antikörper in der Hämatologie

Dominik Wolf

7.2.1 Steckbrief

Klassische Antikörper und ihre Abkömmlinge sind für die Diagnostik und die Therapie hämatologischer Erkrankungen unverzichtbar. Antikörperbasierte Therapiekonzepte haben bei einer Reihe von hämatologischen Neoplasien zu einer deutlichen Verbesserung der Prognose geführt. Bekanntestes Beispiel ist die Kombination des gegen CD20 gerichteten Antikörpers Rituximab mit dem klassischen CHOP-Chemotherapie-Schema zur Behandlung hochmaligner Lymphome (R-CHOP).

7.2.2 Aktuelles

- Antikörperbasierte Therapiekonzepte spielen in der modernen Hämatologie eine zentrale Rolle.
- Die Erfolge der Antikörpertherapien dokumentieren in hervorragender Weise das Potenzial immunologischer Therapiekonzepte.
- Aber nicht jeder Patient profitiert von einer antikörperbasierten Immun(-Chemo)therapie. Gründe hierfür sind:

- ∘ Verschiedene Immune-Escape-Mechanismen, welche die antikörpervermittelten Wirkungen limitieren können.
- ∘ Diese Mechanismen müssen zukünftig genauer charakterisiert werden, um sie dann modulieren zu können.
- ∘ Dies soll letztlich die Wirksamkeit von Antikörpern weiter verbessern bzw. Patienten zu einem Ansprechen zu verhelfen, die bisher nicht von einer Antikörper-Therapie profitiert haben.
- Eine weitere Strategie der Antikörper-Optimierung ist das mAb-Modeling; dies hat zur Entwicklung von bi- aber auch trispezifischen Antikörpern geführt.
  - ∘ Die kürzliche Zulassung von Blimatumomab zur Behandlung der Akuten Lymphatischen Leukämie (ALL) verdeutlicht das Potenzial dieser Substanzgruppe.

7.2.3 Synonyme

- Passive Immuntherapie,
- mAbs.

7.2.4 Definition

Grundprinzipien und Historie

- Antikörper erkennen hochspezifisch Zielantigene.
- Physiologischerweise werden Antikörper durch differenzierte B-Zellen (sog. Plasmazellen) produziert.
- Grundprinzip der rekombinanten Herstellung monoklonaler Antikörper (mAk) wurde 1975 von César Milstein, Georges Köhler und Niels Jerne publiziert (1984 Nobelpreis für Medizin). Dadurch wurden die diagnostische Nutzung und die Herstellung von Antikörpern für die Therapie möglich.
- Die zugrunde liegende Technik der mAk-Herstellung beruht auf der Verschmelzung antikörperproduzierender B-Zellen mit Myelom-Zelllinien, wodurch hybride Zellen entstehen, welche unbegrenzt Antikörper einer definierten Spezifität produzieren (sog. Hybridom-Technik).
- Der erste zugelassene Antikörper für die Behandlung von Krebserkrankungen war 1997 Rituximab, der CD20 auf Lymphom- und Leukämiezellen erkennt.
- Immuntherapie mit monoklonalen Antikörpern kann auf zwei verschiedenen Wegen wirken:
  - ∘ Krebszellen sichtbar machen durch **Antikörper-Antigen-Bindung**:
    - – Durch Bindung eines spezifischen Antikörpers an ein Zielantigen auf der Tumorzelle kommt es zur Markierung (Opsonisierung), dadurch kann das Immunsystem die Zielzellen erkennen.
    - – Hierbei kann der konstante Teil des Antikörpers (Fc-Teil), der antennenartig auf der Zielzelloberfläche nach außen ragt, von Fc-Rezeptor tragenden Zellen (z. B. Monozyten oder NK-Zellen) erkannt werden oder lokal Komplement aktivieren.
    - – Dies führt zur antikörperabhängigen zellulären und/oder komplementabhängigen Lyse der Tumorzellen (ADCC und CDC).
  - ∘ **Blockade wichtiger Signalwege** durch klassische Antikörper: Darüber werden z. B. Tumorzellen empfindlicher gegenüber Chemotherapeutika gemacht.

Antikörpertypen

- Um Unverträglichkeiten und auch eine mögliche Neutralisation von murinen Antikörpern zu verhindern, werden in der Therapie folgende Antikörper eingesetzt:
  - ∘ chimäre Antikörper (Endung: -ximab):
    - – der antigenbindende (Fab) Teil ist murinen Ursprungs.
  - ∘ humanisierte Antikörper (Endung: -zumab):
    - – nur die hypervariable Region (die letztlich die Minimalsequenz der Antigenbindung darstellt) ist murinen Ursprungs,
  - ∘ komplett humane Antikörper (Endung: -umab):
    - – Humane Antikörper werden zunehmend eingesetzt (z. B. Daratumomab gegen CD38 beim Multiplen Myelom).
- Je höher der humane Anteil ist, desto geringer sind die allergischen Unverträglichkeiten und desto geringer ist das Risiko der Bildung neutralisierender Antikörper.

7.2.5 Indikationen

Antikörpertargets und entsprechende Indikationen

- Optimale Zielstrukturen sind Eiweiße mit spezifischer Expression auf malignen Zielzellen:
  - ∘ Diese Voraussetzung ist aber in der Regel nicht erfüllt.
  - ∘ Ein Beispiel ist die Depletion von CD20-exprimierenden gesunden B-Zellen unter einer Rituximab-Therapie. Dies führt häufig zu einem sekundärem Antikörpermangelsyndrom und damit verbundener Gefahr für einen Infekt.
- Zusätzlich können Targets des Tumorstromas durch Antikörper neutralisiert werden:
  - ∘ Ein Beispiel hierfür ist die antikörpervermittelte Blockade der PD-1/PD-L 1-Interaktion.
  - ∘ Der PD1-Signalweg spielt eine wichtige Rolle in der Negativ-Regulation der T-Zell-Aktivierung und wird deswegen von vielen Tumoren als Immune-Escape-Mechanismus benutzt.
  - ∘ PD-1 ist ein inhibitorischer Rezeptor und Teil der CD28-Familie (wie auch CD28, CTLA-4, ICOS und BTLA).
  - ∘ PD-1 wird exprimiert von aktivierten T-Lymphozyten, B-Lymphozyten, Monozyten, dendritischen Zellen und regulatorischen T-Zellen (Treg).
  - ∘ PD-1 bindet PD-L 1 und PD-L 2:
    - – PD-L 1 und PD-L 2 werden auf T-Zellen, APC sowie aberrant auf Tumorzellen exprimiert;

  - damit hemmen sie (im Tumor-Setting) die Effektorfunktionen tumorantigenspezifischer zytotoxischer T-Zellen.
  - Die Blockade des PD1-Signalwegs als immuntherapeutisches Mittel zur T-Zell-Aktivierung hat sich v. a. beim Hodgkin-Lymphom als sehr erfolgreich erwiesen, da sich Hodgkin-Zellen durch ein hohes Expressionsniveau von PD-L 1 auszeichnen. Dies erklärt auch bei mehrfach und intensiv vorbehandelten Hodgkin-Lymphom-Patienten die sehr hohen Ansprechraten.
  - Dieses Prinzip der antikörpervermittelten Immunaktivierung ist neuartig und für die gesamte Krebsmedizin von höchster Bedeutung.
- NK-Zell-Aktivierung durch immunaktivierende Antikörper:
  - beispielsweise der beim Multiplen Myelom eingesetzte Antikörper Elotuzumab oder
  - der in der frühen klinischen Entwicklung befindliche Antikörper Lirilumab: Lirilumab blockiert hemmende Moleküle auf NK-Zellen, in der Folge wird die NK-Zell-vermittelte Tumorzell-Lyse aktiviert.
- Ergänzendes Therapieprinzip in der Hämatologie ist die Nutzung neutralisierender Antikörper bei Erkrankungen des Komplementsystems (z. B. paroxysmale nächtliche Hämoglobinurie, Hämolytisch Urämisches Syndrom):
  - Hier wird durch Eculizumab die Komplementaktivierung durch Bindung und Neutralisierung des Komplementfaktors C 5 verhindert.
  - Dadurch wird die Hämolyse bzw. Gefäßpathogenese mit daraus resultierender Endorganschädigung unterbrochen.

Optimierungsstrategien durch Antikörpermodifikation

- Neben der Optimierung pharmakodynamischer Eigenschaften (v. a. durch Strukturänderungen und damit verbundener höher affiner Bindung an Zielantigene), haben sich drei wichtige Optimierungsstrategien als erfolgreich erwiesen:
  - Antikörper können Radionuklide lokal an die Tumorzellen bringen und damit eine lokale Strahlentherapie ermöglichen:
    - Ein Beispiel hierfür ist der Yttrium (90Y)-gekoppelte Antikörper Zevalin, der auf Basis des murinen CD20-bindenden Antikörpers Ibritumomab entwickelt wurde.
    - Vorteil der Technik ist die lokale Amplifikation der Anti-Tumorwirksamkeit durch die Kreuzstrahlung auf Target-negative Tumorzellen in der Mikroumgebung.
  - Kopplung von Chemotherapeutika an mAk:
    - Bindung des mAK an Tumorzellen,
    - dadurch Internalisierung der zytotoxischen Substanz.
    - Beispiel ist die Kopplung von Calichimeacin an einen CD33-erkennenden Antikörper, durch das ein drug targeting der Substanz in AML-Zellen ermöglicht wird.
  - Durch bi- oder trispezifische Antikörper können neben der Target-Zell-Bindung (z. B. an CD19) in sehr enger räumlicher Nähe Immunzellen (z. B. CD3 auf T-Zellen) aktiviert werden:
    - Dies gelingt durch die Kopplung zweier Single-chain-Moleküle mit Target-bindender Eigenschaft über ein kleines Linkermolekül, was der Technologie den Namen bispezifische Antikörper oder BiTE gegeben hat.
    - Vorteil: Die lokale Aktivierung von Immunzellen kann zu einer Amplifikation der Immunantwort gegen den Tumor führen (wie auch die o. g. Radionuklidkopplung).

> **Merke**
>
> Auch die bi- oder trispezifischen Antikörper haben wie alle Antikörper Grenzen: Ihre Wirkung ist an das Vorhandensein des Zielmoleküls auf den malignen Zellen gekoppelt. Geht das Zielmolekül unter der Therapie verloren (Immune-Escape-Varianten der Neoplasie), verlieren alle Antikörperarten ihre Wirksamkeit.

7.2.6 Material

- Übersicht über wichtige therapeutische Antikörper in der Hämatologie: ▶ Tab. 7.3.

7.2.7 Durchführung

- Antikörper werden in der Regel nach anti-allergischer Prämedikation intravenös oder subkutan verabreicht.
- Die entsprechenden Vorgaben sind in der Fachinformation des jeweiligen Präparats vorgegeben und sollten beachtet werden.

7.2.8 Mögliche Komplikationen

- Nebenwirkungen von antikörperbasierten Therapien können in verschiedene Gruppen eingeteilt werden:
  - Allergische Reaktionen können mehr oder weniger stark ausgebildet sein.
  - Nebenwirkungen, die durch den On-target-Effekt des Antikörpers ausgelöst werden:
    - z. B. Depletion gesunder CD20-exprimierender B-Zellen unter Rituximab; diese geht mit einer erhöhten Infektionsrate einher (z. B. sehr selten Progressive Multifokale Leukenzephalopathie/PML durch JC-Virus).

Tab. 7.3 Wichtige therapeutische Antikörper in der Hämatologie.

Name	Antikörper	Zielantigen	Wichtige Indikationen
Alemtuzumab	Humanisiert	CD52	CLL, Konditionierung Transplantation
Blinatumomab	Bispezifisch	CD19 und CD3	Akute lymphatische Leukämie
Brentuximab-Vedotin	Humanisiert (Monomethyl-auristatin E-gekoppelt)	CD30	Morbus Hodgkin, Non-Hodgkin-Lymphom
Daratumomab	Human	CD38	Multiples Myelom
Eculizumab	Humanisiert	C5	PNH, HUS
Elotuzumab	Humanisiert	SLAMF7	Multiples Myelom
Gemtuzumab-Ozogamicin	Humanisiert (Calicheamicin-gekoppelt)	CD33	AML
Nivolumab und Pembrolizumab	Humanisiert	PD-1	Morbus Hodgkin
Ibritumomab-Tiutexan	Murin (90Y-markiert)	CD20	Non-Hodgkin-Lymphom
Obinutuzumab	Humanisiert	CD20	Non-Hodgkin-Lymphom
Ofatumomab	Human	CD20	Non-Hodgkin-Lymphom
Rituximab	Humanisiert	CD20	Non-Hodgkin-Lymphom, Akute Lymphatische Leukämie, ITP

CLL: chronische lymphatische Leukämie; PNH: Paroxysmale nächtliche Hämglobinurie; HUS: Hämolytisch urämisches Syndrom; AML: Akute myeloische Leukämie; ITP: Immunthrombozytopenie

- Immunaktivierende (Checkpoint)-Antikörper können präformierte autoreaktive T-Zellen aktivieren und dadurch Autoimmunität verursachen:
  - z. B. Kolitis, Pneumonitits, Hepatitis, Hypophysitis und Thyreoiditis.
- Bispezifische Antikörper (z. B. Blinatumomab) können durch die Aktivierung von T-Zellen u. a. Nebenwirkungen wie Fieber und neurologische Symptome (Tremor, Verwirrtheit, Enzephalopathie, Ataxie u. a.) auslösen. Die neurologischen Nebenwirkungen sind nach Pausieren der Medikation innerhalb von 72 h meist komplett reversibel.

7.2.9 Literatur

[1] Coiffier B, Thieblemont C, Van Den Neste E et al. Long-term outcome of patients in the LNH-98.5 trial, the first randomized study comparing rituximab-CHOP to standard CHOP chemotherapy in DLBCL patients: a study by the Groupe d'Etudes des Lymphomes de l'Adulte. Blood 2010; 116(12): 2040–5

[2] Köhler G, Milstein C. Continuous cultures of fused cells secreting antibody of predefined specificity. In: Nature 1975; 256: 495–497

[3] Scott AM, Wolchok JD, Old LJ. Antibody therapy of cancer. Nat Rev Cancer. 2012; 12(4): 278–87

[4] Weiner GJ. Building better monoclonal antibody-based therapeutics. Nat Rev Cancer 2015; 15(6): 361–70

7.3 Zielgerichtete Therapien

Ralph Wäsch

7.3.1 Steckbrief

Zielgerichtete Therapeutika richten sich im Gegensatz zu den klassischen Chemotherapeutika gegen molekulare Zielstrukturen in oder auf der Tumorzelle. Neben therapeutischen Antikörpern (Kap. 7.2), die sich gegen spezifische Oberflächenmoleküle der Tumorzelle richten, werden niedermolekulare Substanzen eingesetzt, die tumorspezifische intrazelluläre Zielstrukturen angreifen. Die erste zielgerichtete Therapie war der Einsatz von All-trans-Retinolsäure (ATRA) bei der akuten Promyelozytenleukämie (APL). ATRA löst bei der APL mit der Translokation t15;17 (PML/RARA) eine Differenzierung der leukämischen Zellen aus und führt zu einer hohen Heilungsrate in Kombinationstherapien. Mit der Entwicklung von Imatinib als Inhibitor der BCR-ABL-Tyrosinkinase zur hocheffektiven Behandlung der chronisch-myeloischen Leukämie (CML) mit der Translokation t(9;22) (Philadelphia-Chromosom, Ph^+) begann die rasante Entwicklung einer Vielzahl weiterer zielgerichteter Substanzen. Dies geht einher mit einer groß angelegten Suche nach neuen molekularen Zielstrukturen durch molekulargenetische Analysen bei allen Tumorerkrankungen, die in eine zunehmende personalisierte Medizin mündet mit dem Ziel einer möglichst selektiven Behandlung. Die meisten niedermolekularen Substanzen richten sich gegen Tyrosinkinasen. Häufigste Nebenwirkungen sind Diarrhoe, Hautausschlag und Leberenzymerhöhungen.

7.3.2 Synonyme

- Targeted Therapies

7.3.3 Definition

- Tumortherapie durch selektive Hemmung molekularer Zielstrukturen der Krebszelle.

7.3.4 Indikationen

- Zielstrukturen und geeignete Wirkstoffe sind in ▸ Tab. 7.4 genannt.

7.3.5 Material

- Afatinib (Giotrif)
  - Indikation: Behandlung des fortgeschrittenen oder metastasierten NSCLC mit EGFR-Mutationen.
  - Wirkungsmechanismus: selektiver Tyrosinkinase-Inhibitor von EGFR (Erb1B), HER2, ErbB3, ErbB4.
  - Nebenwirkungen: Diarrhoe, Hautauschlag.
  - Dosis: 1-mal 40 mg p. o. täglich, Einnahme 1 h vor oder 2 h nach den Mahlzeiten.
- Alectinib (Alecensa)
  - Indikation: ALK-positives NSCLC.
  - Wirkungsmechanismus: selektiver Inhibitor der Tyrosinkinasen ALK und RET.
  - Nebenwirkungen: Obstipation, Myalgien, Übelkeit, Anämie.
  - Dosis: 2-mal 600 mg p. o. täglich, Einnahme mit den Mahlzeiten.
- Axitinib (Inlyta)
  - Indikation: Fortgeschrittenes Nierenzellkarzinom nach Versagen der Erstlinientherapie.
  - Wirkungsmechanismus: selektiver Tyrosinkinase-Inhibitor von VEGFR-1,-2,-3.
  - Nebenwirkungen: Diarrhoe, Fatigue, arterielle Hypertonie.
  - Dosis: 2-mal 5 mg p. o. täglich, Einnahme unabhängig von den Mahlzeiten.

Tab. 7.4 Zielgerichtete Therapie: Zielstrukturen bei Tumorerkrankungen und entsprechende Substanzen.

Zielstruktur	Tumorerkrankungen	Substanz
ALK	ALK + NSCLC	Cerintinib, Crizotinib
BCL 2	CLL mit p53-Mutation/Deletion	Venetoclax
BCR-ABL	CML, Ph^{+} ALL, GIST, HES, aggressive Mastozytose, MDS/MPN	Bosutinib, Dasatinib, Imatinib, Nilotinib, Ponatinib
BRAF	Malignes Melanom	Dabrafenib, Vemurafenib
BTK	CLL, Mantelzell-Lymphom, Morbus Waldenström	Ibrutinib
CDK4/6	HR^{+} $HER2^{-}$ Mammakarzinom	Palbociclib
EGFR	NSCLC, Pankreaskarzinom	Afatinib, Erlotinib, Gefitinib, Osimertinib
HDAC	Multiples Myelom, kutane T-NHL	Panobinostat, Vorinostat
HER2	Mammakarzinom	Lapatinib
JAK-1,-2	Myelofibrose	Ruxolitinib
MEK	Malignes Melanom	Trametinib
mTOR	Mammakarzinom, NET, Nierenzellkarzinom, Mantelzell-Lymphom	Everolimus, Temsirolimus
Multikinase-Inhibitoren	NSCLC, Nierenzellkarzinom, Weichteilsarkom, kolorektales Karzinom, GIST, Leberzellkarzinom, Schilddrüsenkarzinom, NET	Nintendanib, Pazopanib, Regorafenib, Sorafenib, Sunitinib
PARP	Ovarialkarzinom mit BRCA-Mutation	Olaparib
PI3K	CLL mit p53-Mutation/Deletion	Idealisib
26S-Proteasom	Multiples Myelom, Mantelzell-Lymphom	Bortezomib, Carfilzomib, Ixazomib
PML/RARA	APL	All-trans Retinolsäure
RET	Medulläres Schilddrüsenkarzinom	Cabozantinib, Vandetanib
ROS 1	ROS 1 + NSCLC	Crizotinib
SMO	Basalzellkarzinom	Sonidegib, Vismodegib
VEGFR	Nierenzellkarzinom, papilläres und follikuläres Schilddrüsenkarzinom	Axitinib, Lenvatinib

ALK = Anaplastische-Lymphom-Kinase; NSCLC = Non-Small-Cell-Lung-Cancer, nichtkleinzelliges Lungenkarzinom; CLL = Chronische Lymphatische Leukämie; Ph = Philadelphia-Chromosom; ALL = Akute Lymphatische Leukämie; CML = Chronische Myeloische Leukämie; GIST = Gastrointestinaler Stromatumor; HES = Hypereosinophiles Syndrom; MDS = Myelodysplastische Syndrome; MPN = Myeloproliferative Neoplasien; HR = Hormonrezeptor; NHL = Non-Hodgkin-Lymphom; NET = Neuroendokrine Tumoren; APL = Akute Promyelozytenleukämie

- Bortezomib (Velcade)
  - Indikation: Multiples Myelom, Mantelzell-Lymphom.
  - Wirkungsmechanismus: reversibler Proteasom-Inhibitor.
  - Nebenwirkungen: periphere Neuropathie, Myelosuppression, gastrointestinale Beschwerden.
  - Dosis: 1,3 mg/m^2 i. v. oder s. c. an Tag 1, 4, 8, 11 oder 1, 8, 15, Wiederholung an Tag 22.
- Bosutinib (Bosulif)
  - Indikation: Ph$^+$ CML nach Versagen der Erstlinientherapie.
  - Wirkungsmechanismus: Hemmung der BCR-ABL-Tyrosinkinase, Kinasen der SRC-Familie.
  - Nebenwirkungen: Diarrhoe, Übelkeit, Erbrechen, Myelosuppression.
  - Dosis: 1-mal 500 mg p. o. täglich, Einnahme mit der Mahlzeit.
- Cabozantinib (Cometriq, Cabometyx)
  - Indikation: Metastasiertes medulläres Schilddrüsenkarzinom, fortgeschrittenes Nierenzellkarzinom nach Therapie mit VEGF-Inhibitor.
  - Wirkungsmechanismus: Multi-Tyrosinkinase-Inhibitor (RET, MET, VEGFR-1–3, KIT, TRKB, FLT 3, AXL, TIE-2).
  - Nebenwirkungen: Diarrhoe, Übelkeit, Fatigue, Hand-Fuß-Syndrom, Hypertonie.
  - Dosis: 1-mal 140 mg (Schilddrüsenkarzinom) oder 60 mg (Nierenzellkarzinom) p. o. täglich, Einnahme 1 h vor oder 2 h nach den Mahlzeiten.
- Carfilzomib (Kyprolis)
  - Indikation: Multiples Melanom nach mindestens einer Vorbehandlung.
  - Wirkungsmechanismus: irreversibler Proteasom-Inhibitor.
  - Nebenwirkungen: Myelosuppression, Diarrhoe, Übelkeit, Husten, Ödeme, Herzinsuffizienz.
  - Dosis: 1. Zyklus: 20 mg/m^2 i. v. an Tag 1, 2, 8, 9, 15, 16, Wiederholung an Tag 29. Ab 2. Zyklus 27 mg/m^2 i. v.
- Ceritinib (Zykadia)
  - Indikation: ALK-positives NSCLC.
  - Wirkungsmechanismus: selektiver Inhibitor der Anaplastischen-Lymphom-Kinase (ALK).
  - Nebenwirkung: Diarrhoe, Übelkeit, Fatigue, Obstipation, Anämie.
  - Dosis 1-mal 750 mg p. o. täglich, Einnahme 2 h vor oder 2 h nach den Mahlzeiten.
- Crizotinib (Xalkori)
  - Indikation: ALK- oder ROS 1-positives NSCLC.
  - Wirkungsmechanismus: Inhibitor der Tyrosinkinasen ALK, MET, ROS 1.
  - Nebenwirkungen: Sehstörungen, Übelkeit, Diarrhoe, Ödeme, Obstipation, QT-Zeit-Verlängerung.
  - Dosis: 2-mal 250 mg p. o. täglich, Einnahme unabhängig von den Mahlzeiten.
- Dabrafenib (Tafinlar)
  - Indikation: Fortgeschrittenes oder metastasiertes malignes Melanom mit BRAF-V600-Mutation.
  - Wirkungsmechanismus: Inhibitor der BRAF-Kinase.
  - Nebenwirkungen: Hyperkeratose, kutane Plattenepithelkarzinome, Kopfschmerzen, Fieber, Arthralgien, Hautausschlag, Hand-Fuß-Syndrom.
  - Dosis: 2-mal 150 mg p. o. täglich, Einnahme 1 h vor oder 2 h nach den Mahlzeiten.
- Dasatinib (Sprycel)
  - Indikation: Ph$^+$-CML, Ph$^+$-ALL.
  - Wirkungsmechanismus: Hemmung der BCR-ABL-Tyrosinkinase.
  - Nebenwirkungen: Verdauungsbeschwerden, Bauchschmerzen, Pleuraerguss, Ödeme, Blutungen.
  - Dosis: 1-mal 100–140 mg p. o. tgl., Einnahme unabhängig von den Mahlzeiten.
- Erlotinib (Tarceva)
  - Indikation: Fortgeschrittenes oder metastasiertes NSCLC mit EGFR-Mutation, metastasiertes Pankreaskarzinom.
  - Wirkungsmechanismus: Hemmung der EGFR-Tyrosinkinase.
  - Nebenwirkungen: Hautausschlag, Fatigue, Atemstörungen, Verdauungsstörungen.
  - Dosis: 1-mal 150 mg p. o. täglich (NSCLC), 1-mal 100 mg p. o. täglich (Pankreaskarzinom) in Kombination mit Gemcitabin, Einnahme 1 h vor oder 2 h nach den Mahlzeiten.
- Everolimus (Afinitor)
  - Indikation: Fortgeschrittenes Hormonrezeptor-positives HER2/neu-negatives Mammakarzinom in Kombination mit Exemestan nach Versagen eines nichtsteroidalen Aromatase-Inhibitors, neuroendokrine Tumoren pankreatischen, gastrointestinalen oder pulmonalen Ursprungs, Zweitlinientherapie der fortgeschrittenen oder metastasierten Nierenzellkarzinoms.
  - Wirkungsmechanismus: Inhibitor der Serin/Threoninkinase mTOR.
  - Nebenwirkungen: Myelosuppression, Wundheilungsstörungen, Pneumonitis, Pleura- und Perikardergüsse.
  - Dosis: 1-mal 10 mg p. o. täglich, Einnahme unabhängig von den Mahlzeiten.
- Gefitinib (Iressa)
  - Indikation: Fortgeschrittenes oder metastasiertes NSCLC mit EGFR-Mutation.
  - Wirkungsmechanismus: Hemmung der EGFR-Tyrosinkinase.
  - Nebenwirkungen: Hautausschlag, Diarrhoe, Stomatitis, Fatigue.
  - Dosis: 1-mal 250 mg p. o. täglich, Einnahme unabhängig von Mahlzeiten.
- Ibrutinib (Imbruvica)
  - Indikation: CLL, rezidiviertes oder refraktäres Mantelzell-Lymphom (MCL), Morbus Waldenström (MW).

- Wirkungsmechanismus: Inhibitor der Bruton-Tyrosinkinase (BTK).
- Nebenwirkungen: Blutbildstörungen, Verdauungsstörungen, Arthralgien, Myalgien.
- Dosis: 1-mal 420 mg p. o. täglich (CLL, MW), 1-mal 560 mg p. o. täglich (MCL), Einnahme 0,5 h vor oder 2 h nach den Mahlzeiten.

- Idealisib (Zydelig)
  - Indikation: Rezidivierte CLL nach einer Vortherapie, Erstlinientherapie bei CLL mit 17p-Deletion oder *P53*-Mutation, rezidiviertes follikuläres Lymphom nach zwei vorausgegangenen Therapielinien.
  - Wirkungsmechanismus: selektiver Inhibitor der Phosphatidylinositol-3-Kinase delta (PI3Kd).
  - Nebenwirkungen: Diarrhoe, Fieber, Fatigue, Pneumonie, Bauchschmerzen, auch lebensbedrohliche NW wie Hepatotoxizität, Pneumonitis, intestinale Perforation.
  - Dosis: 2-mal 150 mg p. o. täglich, Einnahme unabhängig von den Mahlzeiten.
- Imatinib (Glivec)
  - Indikation: Ph^+-CML, Ph^+-ALL, GIST, MDS/MPN mit PDGFRA-Rearrangement, HES, CEL mit FIP1L 1-PGFRA, Dermatofibrosarcoma protuberans.
  - Wirkungsmechanismus: Hemmung der BCR-ABL-Tyrosinkinase, c-KIT, CSF-1 R, PGFRA + B.
  - Nebenwirkungen: Verdauungsbeschwerden, Ödeme, Blutbildveränderungen, Arthralgien, Myalgien, Hautausschlag.
  - Dosis: 400–800 mg p. o. täglich, Einnahme mit der Mahlzeit.
- Ixazomib (Ninlaro)
  - Indikation: Rezidiviertes Multiples Myelom nach mindestens einer Vortherapie.
  - Wirkungsmechanismus: reversibler Proteasom-Inhibitor.
  - Nebenwirkungen: Diarrhoe, Obstipation, Thrombopenie, periphere Neuropathie, Ödeme.
  - Dosis: 1-mal 4 mg p. o. an Tag 1, 8, 15, Wiederholung an Tag 29, Einnahme 1 h vor oder 2 h nach den Mahlzeiten.
- Lapatinib (Tyverb)
  - Indikation: HER2-positives Mammakarzinom.
  - Wirkungsmechanismus: Hemmung der Tyrosinkinasen EGFR und HER2.
  - Nebenwirkungen: Verdauungsbeschwerden, Hautausschlag, Hand-Fuß-Syndrom.
  - Dosis: 1-mal 1000–1500 mg p. o. täglich, Einnahme 1 h vor oder 1 h nach den Mahlzeiten.
- Lenvatinib (Lenvima)
  - Indikation: Lokal fortgeschrittenes oder metastasiertes papilläres oder follikuläres Schilddrüsenkarzinom, das nicht auf Radiojodtherapie angesprochen hat.
  - Wirkungsmechanismus: Inhibitor von VEGFR1-, -2-, -3-Kinasen.
  - Nebenwirkungen: Arterielle Hypertonie, Diarrhoe, Fatigue, Hypotension, Thrombopenie, muskuloskelettale Schmerzen.
  - Dosis: 1-mal 24 mg p. o. täglich, Einnahme unabhängig von den Mahlzeiten.
- Nilotinib (Tasigna)
  - Indikation: Ph^+-CML.
  - Wirkungsmechanismus: Hemmung der Tyrosinkinasen BCR-ABL, PDGFR, cKIT.
  - Nebenwirkungen: Blutbildveränderungen, QT-Zeit-Verlängerung.
  - Dosis: 2-mal 300–400 mg p. o. täglich, Einnahme 1 h vor oder 2 h nach den Mahlzeiten.
- Nintedanib (Vargatef)
  - Indikation: Fortgeschrittenes oder metatstasiertes NSCLC mit Adenokarzinom-Histologie nach Versagen der Erstlinientherapie, idiopathische Lungenfibrose.
  - Wirkungsmechanismus: Hemmung der Tyrosinkinasen VEGFR, FGFR, PDGFR.
  - Nebenwirkungen: Diarrhoe, Übelkeit, Bauchschmerzen, erhöhte Leberenzyme.
  - Dosis: 2-mal 200 mg p. o. an Tag 2–21 in Kombination mit Docetaxel, Einnahme mit den Mahlzeiten.
- Olaparib (Lynparza)
  - Indikation: Erhaltungstherapie bei platinsensitivem fortgeschrittenem, rezidiviertem Ovarialkarzinom mit BRCA-Mutation.
  - Wirkungsmechanismus: PARP-Inhibitor.
  - Hauptnebenwirkungen: Gastrointestinale Beschwerden, Müdigkeit, Anämie.
  - Dosis: 2-mal 400 mg p. o. täglich, Einnahme 1 h nach einer Mahlzeit anschließend mindestens 2 h nicht essen.
- Osimertinib (Tagrisso)
  - Indikation: Fortgeschrittenes oder metastasiertes NSCLC mit EGFR-Mutation T 790 M.
  - Wirkungsmechanismus: EGFR-Inhibitor.
  - Nebenwirkungen: Diarrhoe, Hautausschlag.
  - Dosis: 1-mal 80 mg p. o. täglich, Einnahme unabhängig von Mahlzeiten.
- Palbociclib (Ibrance)
  - Indikation: Hormonrezeptor-positives und HER2-negatives Mammakarzinom.
  - Wirkungsmechanismus: selektive Inhibition der Cyclin-abhängigen Kinasen CDK4/6.
  - Nebenwirkungen: Neutropenie, Fatigue, Diarrhoe.
  - Dosis: 1-mal 125 mg p. o. täglich Tag 1–21, Wiederholung Tag 29 in Kombination mit antihormoneller Therapie, Einnahme mit der Mahlzeit.
- Panobinostat (Farydak)
  - Indikation: Rezidiviertes oder refraktäres Multiples Myelom mit mindestens zwei vorausgegangenen Therapien, darunter Bortezomib und eine immunmodulatorische Substanz (IMID).
  - Wirkungsmechanismus: Nichtselektiver Inhibitor der Histon-Deacetylasen (HDAC).

- Nebenwirkungen: Diarrhoe, Fatigue, Übelkeit, periphere Ödeme.
- Dosis: 1-mal 20 mg p. o. täglich an Tag 1, 3, 5, 8, 10, 12, Wiederholung Tag 21, Einnahme nach der Mahlzeit.

- Pazopanib (Votrient)
  - Indikation: Fortgeschrittenes Nierenzellkarzinom, Weichteilsarkom nach einer vorausgegangenen Therapie.
  - Wirkungsmechanismus: Multi-Tyrosinkinase-Inhibitor (VEGFR-1, -2, -3, PDGFRA + B, c-KIT).
  - Nebenwirkungen: Verdauungsstörungen, Erhöhung von Leberenzymen, Hypertonie, Fatigue.
  - Dosis: 1-mal 800 mg p. o. täglich, Einnahme 1 h vor oder 2 h nach den Mahlzeiten.
- Ponatinib (Iclusiq)
  - Indikation: Ph^+-CML oder ALL mit T315I-Mutation.
  - Wirkungsmechanismus: Multityrosinkinase-Inhibitor (BCR-ABL, cKIT, RET, TIE2, FLT3, VEGFR, PDGFR, FGFR, EPHR, SRC-Kinasen).
  - Nebenwirkungen: Myelosuppression, schwere thromboembolische Ereignisse, Lebertoxizität.
  - Dosis: 1-mal 45 mg p. o. täglich, Einnahme unabhängig von den Mahlzeiten.
- Ruxolitinib (Jakavi)
  - Indikation: Primäre Myelofibose, sekundäre Myelofibrose bei Polycythaemia vera und essenzieller Thrombozythämie.
  - Wirkungsmechanismus: Selektiver Inhibitor der Tyrosinkinasen JAK1, -2.
  - Nebenwirkungen: Blutbildveränderungen, Schwindel, Kopfschmerzen.
  - Dosis: 2-mal 10–20 mg p. o. täglich, Einnahme unabhängig von den Mahlzeiten.
- Sonidegib (Odomzo)
  - Indikation: Lokal fortgeschrittenes Basalzellkarzinom, das nicht chirurgisch oder durch Strahlentherapie behandelt werden kann.
  - Wirkungsmechanismus: Smoothened-Rezeptor-Antagonist, Hemmung des Hedgehog-Signalwegs.
  - Nebenwirkungen: Myalgien, Fatigue, Übelkeit, Diarrhoe, Kopfschmerzen.
  - Dosis: 1-mal 200 mg p. o. täglich, Einnahme 1 h vor oder 2 h nach den Mahlzeiten.
- Sorafenib (Nexavar)
  - Indikation: Leberzellkarzinom, fortgeschrittenes Nierenzellkarzinom, lokal fortgeschrittenes oder metastasiertes, differenziertes Schilddrüsenkarzinom, welches refraktär auf eine Radiojodtherapie ist.
  - Wirkungsmechanismus: Multityrosinkinase-Inhibitor (CRAF, BRAF, c-KIT, FLT3, VEGFR-2, -3, PDGFRB).
  - Nebenwirkungen: Schmerzen, Verdauungsstörungen, Blutungen, Infektionen, Fatigue, Hautreaktionen.
  - Dosis: 2-mal 400 mg p. o. täglich, Einnahme nüchtern.
- Sunitinib (Sutent)
  - Indikation: Nicht resezierbarer oder metastasierter GIST nach fehlgeschlagener Imatinib-Therapie, fortgeschrittenes Nierenzellkarzinom, pNET.
  - Wirkungsmechanismus: Multikinase-Inhibitor (PDGFR, VEGFR1–3, c-KIT, FLT3, CSF-1-R, RET).
  - Nebenwirkungen: Fatigue, Verdauungsbeschwerden, Hautreaktionen, Hypertonie.
  - Dosis: 1-mal 50 mg p. o. täglich Tag 1–28, gefolgt von 2 Wochen Pause, Einnahme unabhängig von den Mahlzeiten.
- Temsirolimus (Torisel)
  - Indikation: fortgeschrittenes Nierenzellkarzinom (RCC), rezidiviertes und/oder refraktäres Mantelzell-Lymphom (MCL).
  - Wirkungsmechanismus: Inhibitor der Serin/Threoninkinase mTOR.
  - Nebenwirkungen: Fatigue, Hautveränderungen, Mukositis, Blutbildveränderungen.
  - Dosis: 1-mal 25 mg i. v. wöchentlich (RCC), 1-mal 175 mg i. v. Tag 1, 8, 15, danach 1-mal 75 mg wöchentlich (MCL).
- Trametinib (Mekinist)
  - Indikation: Metastasiertes malignes Melanom mit *BRAF V600*-Mutation.
  - Wirkungsmechanismus: MEK-1, -2-Inhibitor.
  - Nebenwirkungen: Fieber, Fatigue, Übelkeit, Kopfschmerzen, Diarrhoe, Arthralgien, Hypertonie.
  - Dosis: 1-mal 2 mg p. o. täglich, Einnahme 1 h vor oder 2 h nach den Mahlzeiten.
- Tretinoin oder ATRA (All-trans-Retinolsäure) (Vesanoid)
  - Indikation: Akute Promyelozytenleukämie (APL).
  - Wirkungsmechanismus: Differenzierungsinduktion vermutlich durch Bindung an PML/RARa.
  - Nebenwirkungen: Hyperleukozytose (ATRA-Syndrom), Thromboembolien, Ödeme.
  - Dosis: 45 mg/m² p. o. täglich verteilt auf zwei Einzelgaben, Einnahme mit der Mahlzeit.
- Vandetanib (Caprelsa)
  - Indikation: Medulläres Schilddrüsenkarzinom.
  - Wirkungsmechanismus: Tyrosinkinase-Inhibitor (VEGFR-2, -3, EGFR, RET).
  - Nebenwirkungen: Photosensibilität (Sonnenschutz!), Hautausschlag, Diarrhoe, Erschöpfung, QT-Zeit-Verlängerung.
  - Dosis: 1-mal 300 mg p. o. täglich, Einnahme unabhängig von der Mahlzeit.
- Vemurafenib (Zelboraf)
  - Indikation: Metastasiertes malignes Melanom mit *BRAF-V600*-Mutation.
  - Wirkungsmechanismus: Hemmung der BRAF-Kinase.
  - Nebenwirkungen: Photosensibilität (Sonnenschutz!), Arthralgien, Hautauschlag, Juckreiz, vermehrtes Auftreten von kutanen Plattenepithelkarzinomen, QT-Verlängerung.
  - Dosis: 2-mal 960 mg p. o. täglich, Einnahme unabhängig von den Mahlzeiten.

- Venetoclax (Venclyxto)
  - Indikation: CLL mit 17p-Deletion oder p53-Mutation in der Zweitlinientherapie.
  - Wirkungsmechanismus: Selektiver BCL 2-Inhibitor.
  - Hauptnebenwirkungen: Blutbildveränderungen, Diarrhoe, Übelkeit. Fatigue.
  - Dosis: 1-mal 20 mg p. o. täglich mit wöchentlicher Dosissteigerung bis 400 mg täglich, Einnahme mit der Mahlzeit.
- Vismodegib (Erivedge)
  - Indikation: Fortgeschrittenes oder metastasiertes Basalzellkarzinom.
  - Wirkungsmechanismus: Smoothened-Inhibitor, Hemmung des Hedgehog-Signalwegs.
  - Nebenwirkungen: Muskelkrämpfe, Alopezie, Fatigue, Verdauungsbeschwerden.
  - Dosis: 1-mal 150 mg p. o. täglich, Einnahme unabhängig von der Mahlzeit. Cave: teratogen und embryotoxisch, spezielles Schwangerschaftsverhütungsprogramm.
- Vorinostatat (Zolinza)
  - Indikation: Kutanes T-NHL.
  - Wirkungsmechanismus: Hemmung der Histon-Deacetylasen HDAC 1, 2, 3, 6.
  - Nebenwirkungen: Blutbildveränderungen, QT-Zeit-Verlängerung, gastrointestinale Beschwerden, Fatigue.
  - Dosis: 1-mal 400 mg p. o. täglich, Einnahme mit der Mahlzeit.

7.3.6 Mögliche Komplikationen

- Je nach Substanz sind schwere unerwünschte Wirkungen möglich (Kap. 7.3.5)

7.4 Immunologische und immunmodulierende Therapien

Marion Subklewe

7.4.1 Steckbrief

Die Immuntherapie hat sich neben der Chirurgie, Strahlentherapie, Chemotherapie und molekularen Therapie als 5. Säule in der Therapie von malignen Erkrankungen etabliert. Die Immuntherapie unterscheidet sich von bisher etablierten Therapiemodalitäten durch den Fokus auf das Immunsystem und nicht auf den Tumor. Eine Unterscheidung in aktive und passive Immuntherapie ist unter Berücksichtigung der neuen Therapiemodalitäten obsolet. Der Großteil der bispezifischen Antikörper rekrutiert T-Zellen zur Eliminierung der Zielzelle. Antikörper zählen zwar ursprünglich zur passiven Immunisierung, jedoch aktivieren bispezifische Antikörper oder auch Checkpoint-Inhibitoren endogene T-Zellen und werden somit der aktiven Immuntherapie zugeordnet. Immunmodulierende Substanzen kombinieren die direkte Wirkung auf die Tumorzellen mit aktivierender Wirkung auf das Immunsystem. Hieraus ergibt sich eine Vielzahl von Kombinationsmöglichkeiten mit anderen immuntherapeutischen Substanzen auf Zielzell- und Effektor-Zell-Ebene. In Zukunft werden prädiktive Biomarker für individualisierte Therapiestrategien weiter an Bedeutung gewinnen [1].

7.4.2 Aktuelles

- Im vergangenen Jahrzehnt haben immuntherapeutische Ansätze zur Behandlung maligner Erkrankungen herausragende Erfolge erzielt.
- Im Wesentlichen sind hier die sog. Checkpoint-Inhibitoren (Ipilimumab, Nivolumab, Pembrolizumab) zu nennen, die Anti-Tumoraktivität von T-Lymphozyten wiederherstellen und dadurch eine Eliminierung der Tumorzellen bewirken.
- Akute Leukämien: Hier stehen durch die Zulassungen des bispezifischen T-Zell-rekrutierenden Antikörpers **Blinatumomab** und des toxinkonjugierten Anti-CD22-Antikörpers **Inotuzumab** zwei neue Therapieoptionen für die Therapie der rezidivierenden und refraktären akuten lymphatischen Leukämie (ALL) zur Verfügung.
- Durch ein besseres Verständnis der Tumorimmunologie gelingt es zunehmend, zielgerichtete Antikörperkonstrukte und chimäre T-Zellen für die Adoptive Zelltherapie zu entwickeln. Damit sind in der Immunonkologie weitere Fortschritte zu erwarten.

7.4.3 Definition

- Immuntherapie ist ein Sammelbegriff für unterschiedliche Behandlungsansätze, mit denen die Aktivität des Immunsystems beeinflusst wird.
- Das Immunsystem setzt sich zusammen aus einer angeborenen und einer erworbenen (adaptiven) Immunität, die eng verknüpft sind.
- Therapeutische Strategien in der Immuntherapie von malignen Erkrankungen rekrutieren Zelltypen, Signale und Botenstoffe der angeborenen sowie der erworbenen Immunität.
- Folgende Therapieansätze sind zu unterscheiden [2]:
  - Antikörper-basierte Therapiemodalitäten:
    - Monoklonale Antikörper,
    - Immuntoxin-konjugierte Antikörper,
    - Bispezifische Antikörperkonstrukte.
  - Checkpoint-Blockade,
  - Adoptiver Zelltransfer:
    - Chimäre Antigenrezeptor-T-Zellen (CAR-T),
    - therapeutische Vakzinierung.

7.4.4 Indikationen

- Die Immuntherapie kommt v. a. bei hämatologischen/onkologischen Erkrankungen zum Einsatz.
- Voraussetzung ist das Vorhandensein bzw. die Kenntnis einer spezifischen Zielstruktur und eines passenden Antikörpers.
- Die Anzahl der mithilfe von Immuntherapie zu behandelnden Krankheiten nimmt stetig zu (► Tab. 7.5):
  - In den letzten 5 Jahren sind Neuzulassungen aus dem Bereich der Immuntherapie bei AML, ALL, Morbus Hodgkin, malignem Melanom, Lungenkarzinom, Urothelkarzinom, Nierenzellkarzinom, HNO-Tumoren und dem Merkelzellkarzinom erfolgt.

7.4.5 Aufklärung und spezielle Risiken

- Die unterschiedlichen immuntherapeutischen Therapiemodalitäten sind mit unerwünschten Wirkungen assoziiert, die sich deutlich von den bisher bekannten Nebenwirkungen der Chemo- oder Strahlentherapie unterscheiden.
- Grundsätzlich sind Patienten, Angehörige und behandelnde Ärzte über das neue Spektrum dieser z. T. lebensbedrohlichen Nebenwirkungsprofile zu informieren und entsprechende Handlungsanweisungen zu nennen.
- Das Nebenwirkungsprofil der verschiedenen Immuntherapieformen ist dominiert durch überschießende Immunreaktionen:
  - ähnlich starke Infektionen und
  - ähnlich starke Autoimmunreaktionen.
- Antikörper und toxinkonjugierte Antikörperkonstrukte:
  - Allergische Reaktionen,
  - On-target-Off-tumor-Toxizität; die meisten Zielstrukturen sind nicht tumorspezifisch. Beispiel: B-Zellaplasie nach CD19 oder CD20 gerichteter Immuntherapie.
  - Toxinassoziierte Toxizitäten aufgrund von Linker-Instabilitäten bei toxinkonjugierten Antikörperkonstrukten. Beispiel: Neuropathie nach Brentuximab-Gabe.
- Checkpoint-Moleküle:
  - „Autoimmunerkrankungen", die sich typischerweise in der folgenden Sequenz manifestieren: Haut → Gastrointestinaltrakt → Leber → Hypophyse (endokrine Ausfälle).

Tab. 7.5 Neuzulassungen im Bereich der Immuntherapie für verschiedene Tumoren.

Ziel/Target	Antikörper/Chimeric-Antigen-rezeptor-T-Zellen (CAR-T-Zellen)	Tumorentität	Indikation
PD-1	Nivolumab (Opdivo)	Klassisches Hodgkin Lymphom (rezidiviert oder refraktär)	Nach autologer Stammzelltransplantation und Brentuximab Vedotin
PD-1	Pembrolizumab (Keytruda)	Klassisches Hodgkin Lymphom (rezidiviert oder refraktär)	Nach autologer Stammzelltransplantation und Brentuximab Vedotin; nach Brentuximab-Vedotin-Therapie für Patienten, die nicht geeignet für eine autologe Stammzelltransplantation sind.
CD19	Blinatumomab (Blincyto®)	Philadelphia-Chromosom-negative B-Vorläufer-ALL (rezidiviert oder refraktär)	Nach Rückfall einer bekannten B-Vorläufer-ALL oder bei refraktärer Erkrankung; (FDA Zulassung auch für Philadelphia-Chromosom-positive r/r ALL erfolgt)
CD22	Inotuzumab ozogamicin (Besponsa)	CD22 positive B-Vorläufer ALL (Rezidiviert oder refraktär)	Nach Rückfall einer bekannten B-Vorläufer-ALL oder refraktärer Erkrankung; Patienten mit Philadelphia-Chromosom-positiver B-Vorläufer-ALL sollten eine erfolglose Behandlung mit mindestens einem Tyrosinkinase-Inhibitor aufweisen.
CD33	Gemtuzumab ozogamicin (Myelotarg)	CD33 positive akute myeloische Leukämie (AML)	In Kombination mit Standard-Chemotherapie zur Therapie der bisher unbehandelten de novo CD33-positiven AML bei Patienten > 15 Jahren
CD19	Tisagenlecleucel (Kymriah)	B-Vorläufer ALL (2. Rezidiv oder refraktär); Diffus großzelliges B-Zell-Lymphom oder transformiertes Follikel-Lymphom (2. Rezidiv oder refraktär)	Bei refraktärer oder zum zweiten Mal rezidivierter Erkrankung einer bekannten B-Vorläufer-ALL bei Patienten < 26 Jahre; rezidivierte oder refraktäre diffus großzellige B-Zell-Lymphome
CD19	Axicabtagen Ciloleucel (Yescarta)	Diffus großzelliges B-Zell-Lymphom, dem primär mediastinalen B-Zell-Lymphom, dem transformierten Follikel-Lymphom (2. Rezidiv oder refraktär)	Refraktäre oder rezidivierte Patienten nach 2 Vortherapien mit den aufgeführten Typen von großzelligen B-Zell-Lymphomen.

  - Entsprechend der Ausprägung der auftretenden Nebenwirkungen muss die Therapie mit Checkpoint-Inhibitoren unterbrochen oder beendet werden. Eine immunsuppressive Therapie mit Steroiden ist häufig erfolgreich in der Reversion der Nebenwirkungen.
  - Das Nebenwirkungsprofil der Checkpoint-Inhibitoren ist nicht spezifisch für eine bestimmte Tumorentität, sondern Folge von veränderten (Auto-)Immunreaktionen. Es existieren dezidierte Empfehlungen zum Management dieser Nebenwirkungen (ESMO-Guidelines) [3].
- Bispezifische Antikörperkonstrukte und Chimäre Antigenrezeptor-T-Zellen (CAR-T-Zellen):
  - Zytokin-Freisetzungssyndrom (CRS, Cytokine-release syndrome):
    - Potenziell lebensbedrohliche Syndrome.
    - Folge der starken Aktivierung der endogenen T-Zellen (Antikörperkonstrukte) oder der ex vivo expandierten T-Zellen (CAR-T-Zellen) und deren Zytokinsekretion.
    - Häufigkeit (z. T. intensivpflichtiges CRS): Bei ca. 10–20 % der Patienten unter aktueller Blinatumomab-Therapie und bei ca. 50–75 % der Patienten unter Therapie mit CAR-T-Zellen.
    - CRS tritt unter Therapie mit T-Zell-rekrutierenden Antikörpern in der Regel während der ersten 72 h der Applikation des Konstrukts auf.
    - CRS tritt nach Infusion der CAR-T-Zellen häufig mit einer Latenz von 3–8 Tagen auf.
    - Frühzeitige Gabe eines Anti-IL-6-Antikörpers (Tocilizumab) kann die Schwere dieser Nebenwirkungen reduzieren; dies wird aufgrund des fehlenden negativen Einflusses auf die Effektor-T-Zellen gegenüber Steroiden im ersten Schritt favorisiert.
- Neurologische Toxizität:
  - Bei beiden Therapieformen wurde bisher eine erhöhte Inzidenz von neurologischen Nebenwirkungen beobachtet, die von Tremor und Aphasie bis zu zerebralen Krampfanfällen, Somnolenz und Koma begleitet sind.
  - In wenigen Fällen wurden letale Neurotoxizitäten aufgrund von unkontrollierten Hirnödemen in Studien beobachtet.

> **Cave**
>
> Bispezifische Antikörperkonstrukte und CAR-T-Zellen sollten zumindest zunächst in erfahrenden Zentren mit Intermediate- und Intensivstation durchgeführt werden. Aktuell wird die Gabe von Steroiden für die Therapie von Neurotoxizitäten empfohlen.

7.4.6 Präinterventionelle Diagnostik

- Um gezielt antikörperbasierte Therapieoptionen einsetzen zu können, müssen die jeweiligen Malignomzellen molekulargenetisch/-biologisch entsprechend untersucht werden, um mögliche Zielstrukturen (Rezeptoren, Genmutationen etc.) zu identifizieren.
- Für die Gabe von Checkpoint-Inhibitoren ist darüber hinaus die Bestimmung der Tumor-Mutationslast bzw. Tumor Mutational Burden (TMB) ein relevanter genetischer Prädiktor für das Ansprechen auf die Therapie.
- Checkpoint-Inhibitoren sind ebenfalls zugelassen für die Therapie von Tumoren mit DNA-MMR-Mangel:
  - DNA-MMR Mangel führt zu einer deutlich erhöhten Frequenz von Mutationen auch in repetitiven DNA-Regionen (auch als Mikrosatelliten bezeichnet).
  - Diese Tumoren werden als „MSI hoch" bezeichnet und sind z. B. bei einer Gruppe von Patienten mit Kolonkarzinom zu beobachten.
  - Für diese Patienten sind (unabhängig von der Tumorentität) Anti-PD-1-Antikörper zugelassen und zeigen ein sehr hohes Ansprechen.
  - Daher ist die Testung auf „MSI" eine klare Empfehlung für alle Patienten mit kolorektalen Karzinomen.

7.4.7 Material

- Die Identifikation der Struktur von Immunglobulinen in den späten 1950er Jahren legte das Fundament für die Entwicklung von therapeutischen Antikörpern.
- Die Entwicklung der Technologie zur Herstellung von monoklonalen Antikörpern hat zur Zulassung von aktuell > 30 verschiedenen Antikörpern in unterschiedlichen Entitäten für die Therapie von malignen Erkrankungen geführt.
- Zielstrukturen für Antikörper:
  - Eine große Herausforderung bei der Entwicklung von therapeutischen Antikörpern ist die Identifikation von geeigneten Zielstrukturen auf der Oberfläche von Krebszellen.
  - Die meisten tumorassoziierten Oberflächenantigene sind organ- oder linienspezifisch und werden auch auf gesunden Zellen exprimiert.

Antikörperbasierte Therapiemodalitäten

Monoklonale Antikörper

- CD20 war das erste tumorassoziierte Antigen, welches für die Behandlung von B-Zell-Lymphomen nutzbar gemacht wurde.
- Rituximab, ein chimärer monoklonaler Anti-CD20-Antikörper gilt als Vorreiter der gezielten Immuntherapie von Krebserkrankungen und war der erste Antikörper, der zur Behandlung von Krebs zugelassen wurde (FDA 1997, ► Abb. 7.1).

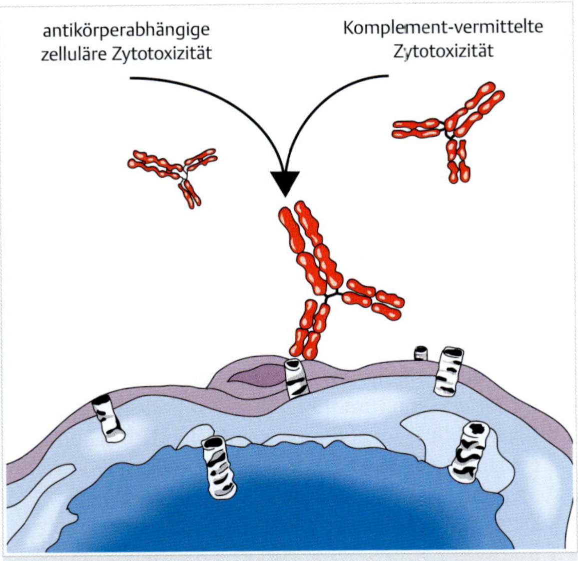

Abb. 7.1 Monoklonale Antikörper. Beispiel Anti-CD20-Antikörper Rituximab [10].

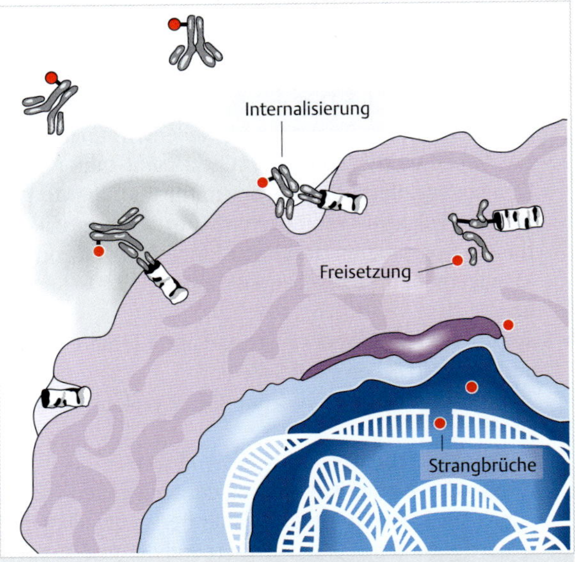

Abb. 7.2 Immuntoxinkonjugierte Antikörper. Schematische Darstellung [10].

- Rituximab hat die Therapie der aggressiven und indolenten B-Zelllymphome revolutioniert und ist heutzutage Standard in der Behandlung, meistens in Kombination mit einer Chemotherapie.

Immuntoxin-konjugierte Antikörper

- Eine Weiterentwicklung der monoklonalen Antikörper sind Immuntoxin-konjugierte Antikörper (ADC, antibody drug conjugates, ▶ Abb. 7.2).
- Die Konjugation eines Wirkstoffs an einen monoklonalen Antikörper führt zur spezifischen Lieferung des Toxins an die Zielzelle.
- Dies ermöglicht die Applikation von höheren Konzentrationen des Toxins an die Krebszelle.
- Beim rezidivierten/refraktären Morbus Hodgkin konnte ein toxinkonjugierter Anti-CD30-Antikörper (Brentuximab) bereits vor einigen Jahren zugelassen werden.
- Weitere toxinkonjugierte Antikörper sind in der fortgeschrittenen klinischen Entwicklung bzw. wurden in den Jahren 2017/2018 zugelassen. Hierzu zählen auch
  - Inotuzumab, ein Anti-CD22 toxinkonjugierter Antikörper für die Therapie der rezidivierten/refraktären ALL (Zulassung 2017) und
  - Gemtuzumab-Ozogamicin, ein Immuntoxin-konjugierter Anti-CD33-Antikörper für die Therapie der AML (Zulassung 2018).

Bispezifische Antikörper

- Bispecific T cell engagers (BiTEs) sind 50 kDa große Konstrukte bestehend aus zwei variablen Fragmenten (single chain Fv) unterschiedlicher Spezifität, die durch einen kurzen Peptidlinker miteinander verbunden sind (▶ Abb. 7.3):
  - Eines der beiden Fragmente ist gegen CD3ε im T-Zell-rezeptorkomplex,
  - das andere gegen ein tumorassoziiertes Zielantigen gerichtet.
- Die Bindung an CD3 bewirkt eine T-Zellaktivierung und T-Zell-vermittelte Zytotoxizität der Zielzelle.

> **M!**
>
> **Merke**
>
> Es handelt sich bei den BiTEs um ein neues Format der Antikörpertherapie; es unterscheidet sich durch den Effektormechanismus von bisherigen monoklonalen Antikörpern.

- Blinatumomab:
  - Blinatumomab (CD19/CD3) ist klinisch erfolgreich im Einsatz gegen die ALL.
  - Zur Zulassung von Blinatumomab 2014 in den USA und 2015 in Europa führten v. a. die Ergebnisse der Phase-II-Studie bei Patienten mit rezidivierter/refraktärer B-Vorläufer-ALL [4].
- Andere BiTE-Moluekülе:
  - Analog zu Blinatumomab werden weitere BiTE-Moleküle und Analoga in klinischen Studien getestet (▶ Tab. 7.6, ▶ Abb. 7.3).
  - Insbesondere werden T-Zell-rekrutierende Antikörper in anderen B-lymphatischen Neoplasien getestet, die ebenfalls CD19 als Zielstruktur exprimieren.
  - Für die Therapie der AML wurde ein T-Zell-rekrutierendes Antikörpermolekül entwickelt, welches CD33 als Zielstruktur erkennt.

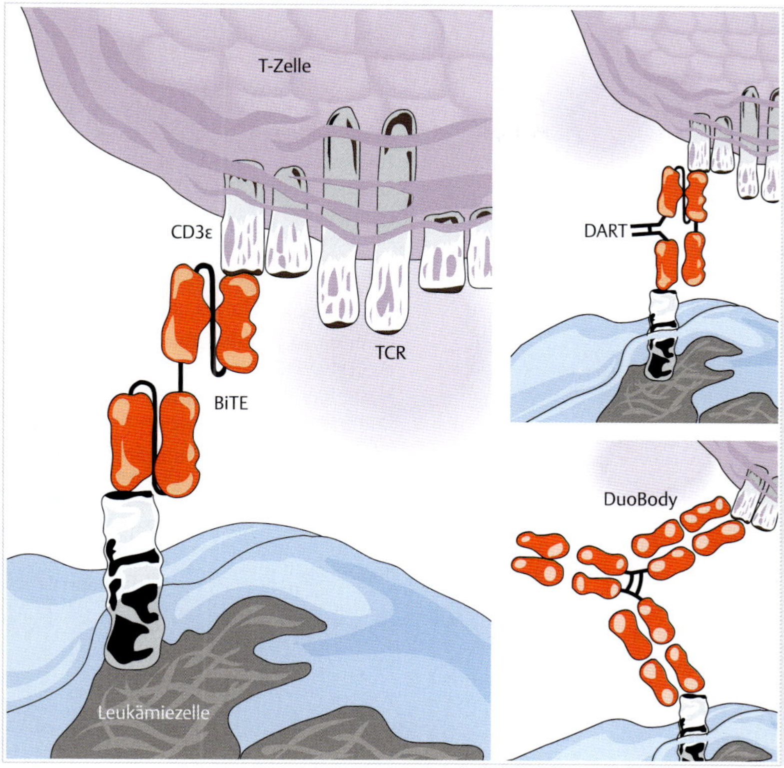

Abb. 7.3 Bispezifische Antikörper. Bispezifische Antikörper (bsAB, bispecific antibodies) binden zwei verschiedene Epitope, welche zum einen auf einer Immuneffektorzelle und zum anderen auf einer Krebszelle exprimiert werden. Die für die Krebsimmuntherapie entwickelten bsAB richten sich mit ihren Paratopen häufig gegen CD3 im T-Zellrezeptorkomplex und gegen ein tumorassoziiertes Zielantigen. Ihr Zweck ist es, die T-Zellen und die malignen Zellen durch diese simultane Bindung in unmittelbare Nähe zu bringen und eine T-Zell-vermittelte Lyse der Krebszelle zu induzieren.
Die sogenannten BiTEs (Bispecific T cell engagers) und DARTs (dual-affinity re-targeting antibodies) entsprechen diesem neuartigen Antikörperformat. Sie setzen sich aus den variablen Fragmenten zweier monoklonaler Antikörper zusammen, die mit Peptidlinkern miteinander verbunden sind. Entsprechend weiterer Modifizierungen haben diese Konstrukte sehr unterschiedliche Halbwertsszeiten im humanem Serum. Dagegen sind DuoBodies aufgebaut wie klassische Antikörper [10].

Tab. 7.6 Immuntherapien in der Prüfung in klinischen Studien.

	Format	Zielantigene	Firma	Wirknechanismus		Phase der klinischen Entwicklung	Erkrankung(en)
				T-Zell-vermittelt	Anderer Wirkmechanismus		
DT 2219ARL	2 scFv + Diphtherietoxin	CD19 x CD22	NCI, University of Minnesota		Toxinvermittelte Zytotoxizität	Phase I	B-Zell Leukämien/Lymphome
Blinatumomab (Blincyto)	BiTE	CD3 x CD19	Amgen	×		Zugelassen	B-Vorläufer ALL
						Phase II und III	ALL
						Phase II	DLBCL
						Phase I	NHL
RG7 828 (CD20-TDB)	CrossMab	CD3 x CD20	Roche	×		Phase I	B-Zell Leukämien/Lymphome
						Phase I	Kolorektalkarzinom
MGD006	DART	CD3 x CD123	Macrogenics	×		Phase I	AML
AFM11	TandAb	CD3 x CD19	Affimed Therapeutics	×		Phase I	NHL und ALL
AFM13	TandAb	CD30 x CD16A	Affimed Therapeutics		NK-Zell-vermittelte Lyse	Phase II	Morbus Hodgkin

Stand 11/15 mit Daten aus [5], [6] und [7]

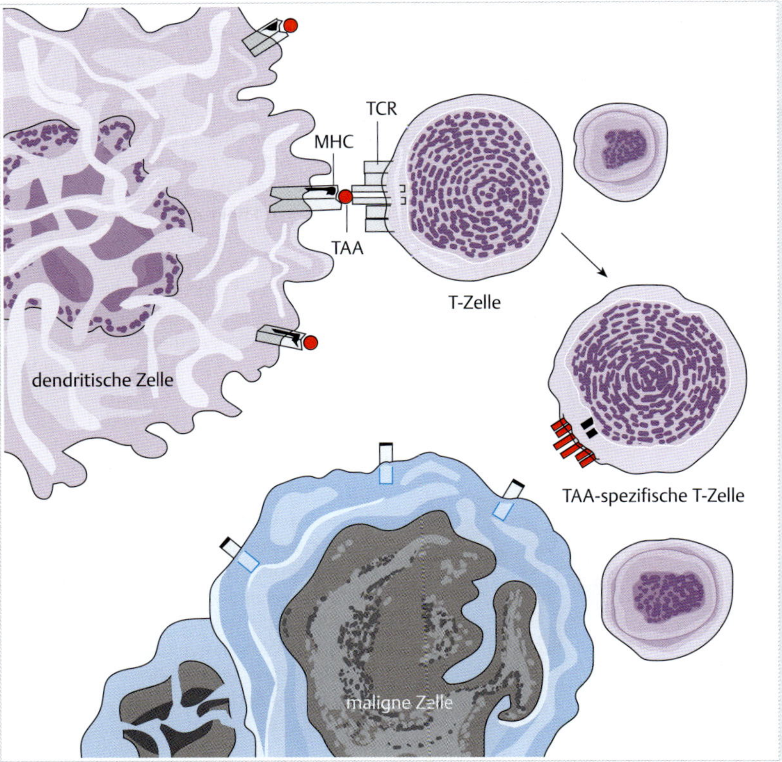

Abb. 7.4 Dendritische Zellen zur therapeutischen Vakzinierung. Dendritische Zellen sind professionelle antigenpräsentierende Zellen, die primäre und sekundäre antigenspezifische T-Zellen induzieren können. Für therapeutische Zwecke werden autologe Dendritische Zellen ex vivo generiert und mit Antigenen beladen, die für die Tumorentität spezifisch sind. Hierfür können Peptide, Proteine oder RNA/DNA verwendet werden. Die Antigene werden auf der Oberfläche der Dendritischen Zellen im Kontext von HLA-Molekülen entsprechend an CD4 (MHC-Klasse-II) und CD8 (MHC-Klasse-I) präsentiert. Durch die gleichzeitige Expression von kostimulatorischen Molekülen auf den Dendritischen Zellen und der Sekretion von Zytokinen, wie IL-12, werden T-Zellen aktiviert und expandieren. Diese aktivierten T-Zellen wandern idealerweise zum Tumor und führen zur Lyse der Tumorzelle [10].

> **Merke**
>
> Da BiTE-Moleküle im Vergleich zu konventionellen Antikörpern nur ein Drittel der Größe besitzen, werden sie innerhalb von 1–2 h renal eliminiert. Alternative Konstrukte mit verlängerter Halbwertzeit werden aktuell in klinischen Studien evaluiert (► Abb. 7.3).

Checkpoint-Blockade

- Checkpoint-Moleküle werden physiologischerweise auf aktivierten T-Zellen exprimiert.
- Sie verhindern überschießende Immun- und Autoimmunantworten.
- Die Interaktion von Checkpoint-Rezeptoren auf aktivierten T-Zellen mit den entsprechenden Liganden auf antigenpräsentierenden Zellen führt zur Inhibition der T-Zellaktivierung.
- Dieser Mechanismus wird von Tumorzellen verwendet, um der Kontrolle durch das Immunsystem zu entkommen. Die Blockade von Checkpoint-Molekülen mithilfe von monoklonalen Antikörpern kann die Aktivität der T-Zellen wiederherstellen (► Abb. 7.5).
- **Anwendung**:
  - Wirkprinzip der Checkpoint blockierenden Antikörper ist nicht auf eine oder wenige Tumorarten begrenzt, da der Ansatzpunkt die Modulation des Immunsystems ist.
  - Inzwischen konnte bei einer Reihe von malignen Erkrankungen die Wirkung von Checkpoint-Blockade untersucht werden.
  - Zahlreiche monoklonale Antikörper gegen Checkpoint-Moleküle sind inzwischen **zugelassen.**
    - Ein CTLA-4-spezifischer Antikörper (Ipilimumab) konnte erstmals 2011 bei Patienten mit metastasiertem Melanom das Gesamtüberleben in 2 Phase-III-Studien verbessern.
    - Der erste Anti-PD-1-spezifische Antikörper Pembrolizumab wurde im September 2014 zur Therapie des fortgeschrittenen Melanoms zugelassen. Besonders beachtlich ist, dass ein Teil der Patienten, die mit einer kompletten Remission ansprachen, bisher auch dauerhaft tumorfrei blieben.
  - Aktuell werden Checkpoint-Inhibitoren auch bei hämatologischen Erkrankungen geprüft. Die erste Zulassung gab es für Prembrolizumab und Nivolumab, zwei Anti-PD1-Antikörper für die Therapie des fortgeschrittenen Morbus Hodgkin.
  - Die verschiedenen Checkpoint-blockierenden Antikörper werden in zahlreichen klinischen Studien geprüft, häufig auch in Kombinationstherapien mit zytotoxischen oder immunmodulierenden Substanzen [8].

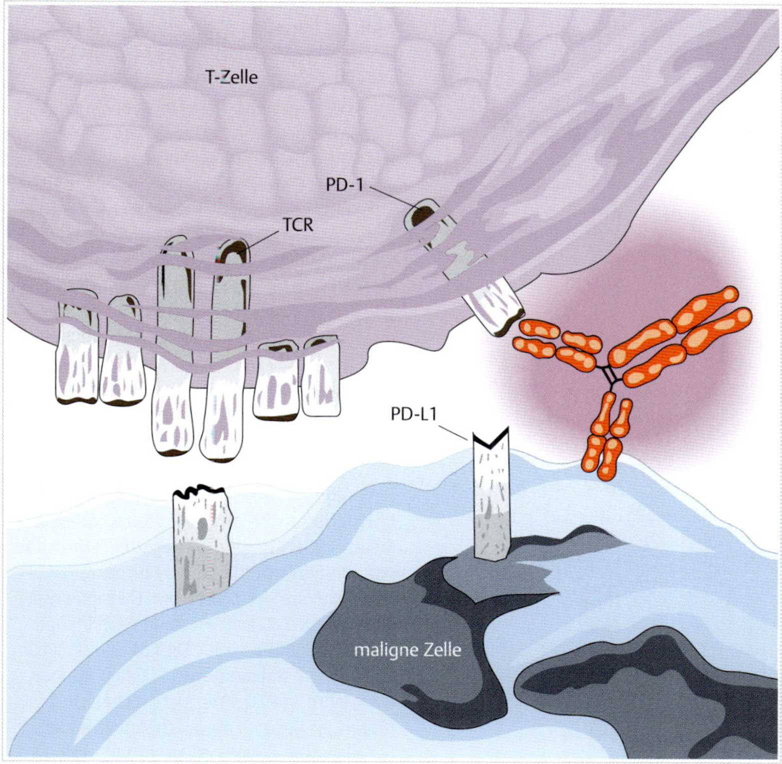

Abb. 7.5 Checkpoint-Moleküle. Checkpoint-Moleküle: Diese Antikörper inhibieren die Bindung von Rezeptor-Ligand-Bindung. Die Mehrheit der aktuell zugelassenen Checkpoint-Moleküle inhibieren die Bindung von PD-L 1 auf der Tumorzelle mit PD-1 auf der T Zelle und heben damit den inhibitorischen Effekt der PD-1-Bindung auf die T-Zellfunktion auf. Checkpoint-Inhibitoren können somit endogene Anti-Tumorantworten reaktivieren und die Bremse auf das Immunsystem wieder lösen. Entsprechend ist der größte Erfolg der Checkpoint-Inhibitoren bei Tumorentitäten zu verzeichnen, die eine starke endogene T-Zellantwort gegen den Tumor aufzeigen. Dieses spiegelt sich teilweise in der Histologie des Tumors wider und das Ansprechen ist höher bei Tumorentitäten mit einem starken T-Zell-infiltrat (z. B. Malignes Melanom, Lungenkarzinom) und geringer bei „Immune deserted"-Tumoren (z. B. Leukämien) [10].

Adoptiver Zelltransfer

- Der adoptive T-Zelltransfer ist ein vielversprechender, experimenteller Therapieansatz, der seinen Ursprung in der Reinfusion von expandierten, den Tumor infiltrierenden Lymphozyten (TIL) hat.
- Dabei werden TILs aus dem Tumorgewebe isoliert und vor der Reinfusion ex vivo kultiviert und aktiviert.
- Obwohl die TIL-Therapie bereits seit > 20 Jahren experimentell verfolgt wird, ist bisher keine Zulassung erreicht worden. Im besonderen Fokus steht aktuell jedoch die Technologie der chimären Antigenrezeptorkonstrukte (Hybride aus extrazellulärer Antigenbindungsstelle und intrazellulärer Signaldomäne).
- Zum adoptiven Zelltransfer zählen auch therapeutische Vakzinierungen mit dendritischen Zellen. 2010 wurde die erste zellbasierte Vakzine für das fortgeschrittene Prostatakarzinom zugelassen (Provenge, Sipuleucin-t).

Chimäre Antigenrezeptor-T-Zellen

- Die Gemeinsamkeit von bispezifischen, T-Zell-rekrutierenden Antikörperkonstrukten und von Checkpoint-Molekülen ist der Effektormechanismus: beide Therapieansätze basieren auf der (Re-) Aktivierung von endogenen T-Zellen.
- Ein alternativer Ansatz ist die Generierung von Chimären Antigenrezeptor-T-Zellen, die an der Oberfläche eine antigenbindende Domäne und intrazellulär eine Signaldomäne des T-Zellrezeptorkomplexes vereint:
  - Die künstliche Fusion dieser beiden Teile erfolgt durch die Transmembrandomäne von CD8.
  - Die intrazelluläre Signalkomponente besteht in den meisten Fällen aus den Domänen CD28 oder 4-IBB und CD3zeta.
  - Nicht antigenspezifische T-Zellen aus dem peripheren Blut können damit über Einbau und Expression des Gens für einen chimären Antigenrezeptor tumorspezifisch gemacht werden (▶ Abb. 7.6).
- **Zielstruktur CD19**:
  - Die bislang am weitesten klinisch fortgeschrittene Zielstruktur ist CD19, ein B-Zell-Antigen, welches auf den meisten B-Zell-Neoplasien exprimiert wird.
  - Mehrere Anti-CD19-CAR ausgestatte T-Zelltherapien erhielten 2014 von der FDA die *breakthrough designation* für die Therapie der refraktären oder rezidivierenden B-Vorläufer ALL.
  - In den bisher publizierten klinischen Studien mit CAR-T-Zellen wurden in erster Linie weit fortgeschrittene CD19-positive Leukämien und B-Zell-Lymphome therapiert.
  - Ihnen gemeinsam ist eine hohe Rate an erzielten kompletten Remissionen (30–90 %) bei z. T. stark vortherapierten Patienten [9].
  - Ob sich diese Endpunkte aus Phase-I- und -II-Studien bestätigen lassen und in einem verlängerten Überleben resultieren, muss abgewartet werden.

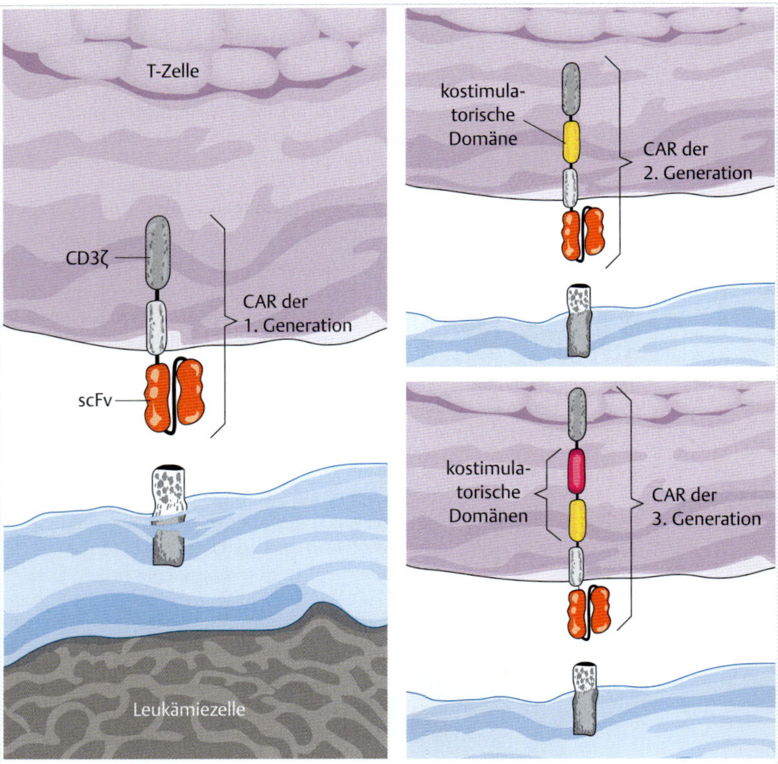

Abb. 7.6 Chimäre Antigenrezeptor-T-Zellen (CAR-T-Zellen). Diese Rezeptoren stellen Hybridmoleküle aus einer extrazellulären Antikörperdomäne (Fab-Fragment), einer Transmembrandomäne (z. B. des CD8-Moleküls) und einer intrazellulären T-Zell-aktivierenden Domäne da. Letzteres setzt sich aus einer kostimulatorischen Domaine zusammen (CD28 oder 4-IBB) und der zeta-Kette des T-Zellrezeptors. Diese Konstrukte werden retro- oder lentiviral in reife T-Zellen transduziert und führen zur Expression des Chimären Antigenrezeptors auf der Oberfläche der T-Zellen. Diese Zellen verbinden also die Antigenspezifität eines Antikörpers mit der Aktivierung von T-Zellen. Es handelt sich um „living drugs", die nach einer lymphodepletierender Chemotherapie dem Patienten infundiert werden. Die adoptiv transferierten Zellen proliferieren im Idealfall im Patienten und führen zur Zytotoxität von antigenexprimierenden Tumorzellen. Die Mehrzahl der bisherigen Therapieansätze mit CAR-T-Zellen wurde in B-Zellneoplasien durchgeführt mit CD19 als Zielstruktur. Die adoptiv transferierten T-Zellen können über Jahre in Patienten persistieren und führen in diesem Fall zu langanhaltender B-Zellaplasie. Entsprechend erhalten diese Patienten ein regelmäßige Immunglobulinsubstitution [10].

Therapeutische Vakzinierung

- Prophylaktische oder präventive und therapeutische Impfstoffe oder auch Vakzine setzen sich in der Regel aus einem biologisch oder gentechnisch hergestellten Antigen und einem Adjuvans zusammen.
- Eine **prophylaktische Impfung** soll Antikörper induzieren, die eine Infektion mit dem Erreger verhindern.
    - Die prophylaktische Impfung gegen HPV ist das Paradebeispiel einer Krebs-Schutzimpfung.
- Ein **therapeutischer Impfstoff** hingegen soll die zelluläre Abwehr des Körpers aktivieren; hier werden verschiedene Ansätze geprüft:
    - Komplette Zellen oder RNA aus Tumorzellen oder stärker restriktive Ansätze mit spezifischen Peptiden oder Proteinen des Tumors.
    - Natürlich stehen auch verschiedene attenuierte virale Konstrukte sowie DNA-Vakzine auf dem Prüfstein.
- Effektivität:
    - Die therapeutische Vakzinierung kann tumorspezifische Immunantworten induzieren, wie sich in vielen Studien zeigte.
    - Mittels Vakzinierung wird das Gesamtüberleben günstig beeinflusst, wohingegen das rezidivfreie Überleben in den meisten Studien nicht signifikant verändert wurde.
- Dendritische Zellen (DZ):
    - DZ wurden 1978 erstmals beschrieben von Ralph Steinman von der Rockefeller University in New York City (2011 postmortem Nobelpreis für Medizin).
    - Diese antigenpräsentierenden Zellen erwiesen sich als direktive Zellpopulation für die Initiierung von unspezifischen und spezifischen Immunantworten (▶ Abb. 7.4).
    - In der Hämatologie wurden einige Studien mit den DZ im Kontext der Postremissionstherapie durchgeführt, also zum Zeitpunkt von residueller Erkrankung:
        - Die bisher publizierten Daten aus nicht randomisierten Phase-I/II-Studien zeigen die Induktion von antileukämischen Immunantworten und Verlängerungen des progressionsfreien Überlebens. Randomisierte Phase-II/III-Studien müssen zeigen, ob dieser Ansatz zu einem signifikanten klinischen Benefit für den Patienten führt.
        - Allerdings könnte der Vakzinierungsansatz insbesondere unter Berücksichtigung der Ergebnisse der Checkpoint-blockierenden Antikörper ein interessanter Kombinationspartner sein.
        - Aktuell werden in verschiedenen hämatologischen Entitäten Kombinationstherapien mit therapeutischen Vakzinen und ein oder zwei Checkpoint-Inhibitoren geprüft.

- Eine alternative Strategie ist die Kombination mit hypomethylierenden Substanzen (Azazytidin, Decitabin), die bereits gezeigt haben, dass sie T-Zell-Antworten gegen spezifische tumorassoziierte Antigene propagieren.

7.4.8 Durchführung

Chimäre Antigenrezeptor-T-Zellen

- Für die klinische Anwendung werden dem Patienten autologe T-Zellen mittels einer Leukapherese entnommen, ex vivo gentechnisch mittels retro- oder lentiviralem Gentransfer transduziert und nach Expansion reinfundiert.
- Der Patient erhält vor der Rückgabe eine lymphodepletierende Chemotherapie, z. B. Cyclophosphamid und/oder Fludarabin, um die homeostatische Expansion der adoptiv transferierten T-Zellen zu propagieren.
- Trifft die Rezeptor exprimierende T-Zelle auf das von ihr erkannte Antigen, so wird die T-Zelle analog der normalen T-Zellrezeptor-vermittelten Antwort aktiviert und lysiert die antigentragende Zelle.

7.4.9 Mögliche Komplikationen

Antikörper

- CD20:
  - CD20 ist restringiert auf die B-Zell-Linie und entsprechend sind Patienten nach Behandlung mit einem Anti-CD20-Antikörper über mindestens 6 Monate B-Zell-depletiert.
  - Dieses geht mit geringen Nebenwirkungen einher und ohne eine signifikant erhöhte Infektionsrate.
- Andere Zielstrukturen:
  - Hier ist die nichterwünschte „On-target"-Toxizität mit einem höheren Nebenwirkungsprofil assoziiert.
  - Ein Beispiel ist der monoklonale Anti-CD52 Antikörper Campath, der für die Therapie der rezidivierten CLL zugelassen ist.
  - CD52 wird sowohl auf B- als auch auf T-Zellen exprimiert und führt zu einer langanhaltenden Immunsuppression mit einer erhöhten Rate von opportunistischen Infektionen.

M!

Merke

Grundsätzlich ist das Sicherheitsprofil für Target-Antigene im B-Zellkompartiment günstig, sodass viele immuntherapeutische Aktivitäten in diesem Bereich initiiert werden.

Immuntoxin-konjugierte Therapie

- Hier ist der Linker zwischen Antikörper und Zytostatikum/Toxin entscheidend für die spezifische Beladung der Krebszelle und die notwendige Dissoziation des Immuntoxins vom Antikörper intrazellulär.
- Linker-Instabilität ist bisher die bedrohlichste Komplikation von immuntoxinkonjugierten Antikörpern, die zu lokaler und systemischer Verbreitung des Toxins führen kann.

7.4.10 Literatur

[1] Kobold S, Duewell P, Schnurr M, Subklewe M, Rothenfusser S, Endres S. Immunotherapy in Tumors. Dtsch Arztebl Int 2015; 112(48): 809–15

[2] Lichtenegger FS, Krupka C, Köhnke T, Subklewe M. Immunotherapy for Acute Myeloid Leukemia. Semin Hematol 2015; 52(3): 207–14

[3] Haanen et al. Management of toxicities from immunotherapy: ESMO Clinical Practice Guidelines for diagnosis, treatment and follow-up. Annals of oncology 2017; 28 (Supplement 4): Iv119-Iv142

[4] Topp M, Gökbuget N, Stein A et al. Safety and activity of blinatumomab for adult patients with r/r B-precursor ALL: a multicenter, single- arm, phase 2 study. The Lancet Oncology 2014; 16(1): 57–66

[5] Spiess et al. Alternative molecular formats and therapeutic applications for bispecific antibodies. Mol Immunology 67(2 Pt A): 95-106

[6] Chames et al. Bispecific antibodies for cancer therapy-The light at the end of the tunnel. MAbs 2009; 1(6): 539-547

[7] www.clinicaltrials.gov

[8] Pardoll D. The blockade of Immune checkpoints in Cancer Immunotherapy. Nature Reviews 2012; 12: 252–264

[9] Maude S, Frey N, Staw P, et al. CAR T cells for sustained Remissions in Leukemia. NEJM 2014, 371: 1507–1517

[10] Lichtenegger FS, Krupka C, Haubner S, Köhnke T, Subklewe M. Recent developments in immunotherapy of acute myeloid leukemia. J Hematol Oncol 2017; 10: 142

7.5 Autologe Stammzelltransplantation

Andreas Hüttmann

7.5.1 Steckbrief

Die Transplantation autologer Blutstammzellen (AutoTx, AutoSZT) ist ein nebenwirkungsreiches Verfahren. Das Behandlungsprinzip beruht auf dem beabsichtigten Überschreiten der dosislimitierenden Knochenmarktoxizität nach Verabreichung einer Hochdosischemotherapie. Die Knochenmarktoxizität wird durch die Rückgabe zuvor gewonnener und eingelagerter autologer Blutstammzellen überwunden. Die AutoTx ist vom Prinzip her eine konsolidierende Behandlung, nachdem durch vorausgegangene Chemotherapien eine partielle oder komplette Remission erreicht wurde. Indikationen sind das Multiple Myelom in der Erstlinienbehandlung sowie rezidivierte oder refraktäre aggressive B-Zell-, T-Zell- und Hodgkin-Lymphome. Seltener werden rezidivierte und refraktäre indolente Lymphome autolog transplantiert.

> **Wichtig**
>
> Die eigentliche autologe Blutstammzelltransplantation ist kein therapeutisches Verfahren an sich, sondern eine Methode, um die Toxizität der Tumorbehandlung auszugleichen.

7.5.2 Aktuelles

- Beim Multiplen Myelom hat sich auch im Jahr 2016 die Hochdosistherapie mit Melphalan und autologer Blutstammzelltransplantation gegenüber weniger intensiven „modernen" Therapieverfahren als überlegen erwiesen.

7.5.3 Synonyme

- Autologe Blutstammzelltransplantation
- autoPBSC-Transplantation (PBSC peripheral blood stem cells)
- AutoTx, AutoSZT

7.5.4 Definition

- Die autologe Stammzelltransplantation ist eine Kombination verschiedener Verfahren.
- Nach Erreichen einer Tumorremission und Apherese G-CSF-stimulierter Blutstammzellen wird eine hochdosierte, präparative Chemotherapie verabreicht. Diese hat das Ziel, die zugrunde liegende Resterkrankung effektiv zu bekämpfen und eine Nische im Knochenmark zu öffnen.
- Danach erfolgt die eigentliche Transplantation mit der Infusion autologer Blutstammzellen.
- Voraussetzung für die autologe Stammzelltransplantation ist die Apherese und Kryokonservierung eines zuvor gewonnenen Stammzellpräparats.

> **Wichtig**
>
> Die autologe Stammzelltransplantation als Methode fußt auf vielen Schritten: eine Remission induzierende Chemotherapie, Stammzellen mobilisierende Chemotherapie, Stammzellstimulation mit G-CSF, Stammzellapherese und -kryokonservierung, Hochdosischemotherapie und abschließend autologe Stammzelltransplantation.

7.5.5 Indikationen

- Aufgrund ihres konsolidierenden Charakters ist eine AutoTx Erfolg versprechend, wenn durch vorausgehende (Salvage-)Behandlungen eine komplette oder wenigstens partielle Remission erzielt wurde.
- Der Einsatz bei lediglich stabiler Erkrankung als bestes Ergebnis der vorausgehenden Chemotherapien ist umstritten. Bei progredienter Erkrankung sollte eine AutoTx nicht durchgeführt werden.
- Gesicherte und allgemein akzeptierte Indikationen:
  - Multiples Myelom,
  - rezidivierte oder refraktäre aggressive B- und T-Zell-Lymphome,
  - Mantelzell-Lymphom,
  - rezidiviertes oder refraktäres Hodgkin-Lymphom.
- Nicht gesicherte, aber vertretbare Indikationen:
  - Bei T-Zell-Lymphomen als Bestandteil der Erstlinienbehandlung,
  - rezidivierte oder refraktäre indolente B-Zell-Lymphome,
  - erstes Rezidiv der akuten Promyelozytenleukämie,
  - Amyloidose ohne kardiale Beteiligung,
  - als Ersatzmaßnahme bei Fehlen eines Spenders für die allogene Blutstammzelltransplantation.

7.5.6 Kontraindikationen

- Hohes Alter gilt als Kontraindikation für eine Hochdosistherapie und AutoTx. Als Faustregel gilt das 70. Lebensjahr als Grenze für eine Therapie mit hochdosiertem Melphalan und das 65. Lebensjahr als Grenze für eine Behandlung mit dem intensiveren BEAM-Protokoll. Bei ausgezeichnetem Allgemeinzustand und fehlenden Komorbiditäten können sich diese Grenzen nach oben verschieben.
- Kontraindikationen aufgrund von Komorbiditäten sind differenziert zu betrachten.
  - Nierenfunktionsstörung bis hin zur Dialyse beim Multiplen Myelom stellt keine Kontraindikation für eine Hochdosistherapie dar.
  - Schwerwiegende Funktionseinschränkungen des kardiopulmonalen und vaskulären Systems sind als Kontraindikation zu werten.
- Nicht als absolute Kontraindikation zu werten sind eine abgelaufene Hepatitis B, Hepatitis C oder HIV-Infektion. In diesen Fällen gelten allerdings besondere Regeln bei der Apherese, Präparation, und Lagerung der Stammzellpräparate.

7.5.7 Material

Mobilisierungschemotherapie

- Die Gewinnung peripherer Blutstammzellen erfolgt nach einer Mobilisierungschemotherapie oder, seltener, aus dem steady state.

Tab. 7.7 Gebräuchliche Chemotherapieschemata zur Mobilisierung peripherer Blutstammzellen vor Apherese.

Indikation	Schema
B- und T-Zell-Lymphome	(R*)-ICE: Rituximab 375 mg/m² i. v. Tag 1, Etoposide 100 mg/m² i. v. Tag 2–4, Ifosfamid 5,000 mg/m²/24 h Dauerinfusion Tag 3, Carboplatin AUC 5 mg/ml × min i. v. (maximal 800 mg) Tag 3 (R*)-DHAP: Rituximab 375 mg/m² i. v. Tag 1, Dexamethason 40 mg p. o. Tag 2–5, Cytosinarabinosid 2-mal 2000 mg/m² i. v. Tag 3, Cisplatin 100 mg/m²/24 h Dauerinfusion Tag 2 (R*)-GDP: Rituximab 375 mg/m² i. v. Tag 1, Gemcitabin 1000 mg/m² i. v. Tag 2 und 9, Cisplatin 75 mg /m² i. v. Tag 2, Dexamethason 40 mg p. o. Tag 2–5
Multiples Myelom	Cyclo mono: Cyclophosphamid 2000 mg/m² Tag1 und 2 CAD: Cyclophosphamid 1000 mg/m² Tag1, Doxorubicin 15 mg/m² Tag1–4, Dexamethason 40 mg p. o. Tag 1–4

*R: Rituximab, nur bei CD20 positiven Lymphomen

- Die Mobilisierungschemotherapie soll einerseits als Tumortherapie wirken, andererseits blutbildende Stammzellen vorübergehend vom Knochenmarkkompartiment in das periphere Blut verlagern.
- Die Auswahl der Mobilisierungschemotherapie richtet sich nach der vorliegenden Erkrankung und gelegentlich auch nach der Behandlungshistorie eines Patienten. Übliche Schemata für Lymphome und das Multiple Myelom sind in ▶ Tab. 7.7 aufgeführt.

Knochenmarkstimulation und Blutstammzellapherese

- 2–5 Tage nach Abschluss der Mobilisierungschemotherapie erfolgt die Knochenmarkstimulation mit G-CSF:
  - Üblich ist die Gabe von Filgrastim 5-10 µg/kg Körpergewicht s. c. täglich oder Lenograstim 150 µg/m2 Körperoberfläche und Tag.
  - Bei ausbleibendem Mobilisierungserfolg kann die Dosis verdoppelt werden. Üblich ist dann die Verteilung auf 2 Injektionen.
  - Bei weiterhin schlechter Mobilisierung wird Plerixafor 20 mg (oder gewichtsadaptiert) 6-11 Stunden vor Apherese verabreicht.
  - Die G-CSF-Gabe erfolgt bis zum Abschluss der Leukapherese.
  - Bei Steady-state-Mobilisierung wird auf die Chemotherapie verzichtet.
- Nach Durchschreiten des Leukozytennadirs wird die Zahl CD34-positiver Stammzellen im Blut gemessen:
  - Voraussetzung für eine erfolgreiche Blutstammzellapherese sind > 25/µl CD34-positive Zellen, besser > 50/µl.
  - Bei ungenügender Mobilisierung CD34-positiver Stammzellen ins Blut steht mit Plerixafor ein weiterer Wirkstoff zur Verfügung (0,24 mg/kg Körpergewicht und Tag s. c. unter fortgesetzter G-CSF-Stimulation. Injektion ca. 6–11 h vor Einleitung der Apherese).
- Die Apherese erfolgt an einem Zellseparator über periphere Zugänge in beiden Kubitalvenen oder über einen zentralen großlumigen Dialysekatheter mit farblich markiertem Entnahme- und Rücklaufschenkel:
  - Die Thrombozytenzahl vor der Apherese sollte > 50/nl und der Hämoglobinwert > 8 g/dl betragen.
  - Die Blutstammzellapherese nimmt mehrere Stunden in Anspruch.
  - Während der Apherese wird ca. das 3-fache Blutvolumen des Spenders prozessiert.
  - Bei zu geringer Stammzellausbeute wird die Apherese nach spätestens 5 h unterbrochen und am Folgetag fortgesetzt.

Chemotherapie vor Transplantation

- Auswahl der vor Transplantation zu verabreichenden Chemotherapie richtet sich nach der Grunderkrankung (▶ Tab. 7.8).
- Beim Mantelzell-Lymphom wird gelegentlich Cytosinarabinosid und Melphalan mit einer fraktionierten Ganzkörperbestrahlung bis 10 Gy kombiniert.

Tab. 7.8 Häufige Indikationen zur autologen Stammzelltransplantation und gängige Hochdosistherapieschemata.

Indikation	Schema
B- und T-Zell-Lymphome	BEAM(-R*): Carmustin 300 mg/m² i. v. Tag -6, Etoposid 200 mg/m² i. v. Tag -6 bis -3, Cytosinarabinosid 2-mal 200 mg/m² i. v. Tag -6 bis -3, Melphalan 140 mg/m² i. v. Tag -2, Blutstammzellen ≥ 2 × 10⁶ CD34-Zellen/kg i. v. Tag 0, Rituximab 375 mg/m² i. v. Tag + 1 und + 8
Hodgkin-Lymphom	BEAM: Carmustin 300 mg/m² i. v. Tag -7, Etoposid 2 × 150 mg/m² i. v. Tag -7 bis -4, Cytosinarabinosid 2 × 200 mg/m² i. v. Tag -7 bis -4, Melphalan 140 mg/m² i. v. Tag -3, Blutstammzellen ≥ 2 × 10⁶ CD34-Zellen/kg i. v. Tag 0
Multiples Myelom	Melphalan (70**) 100 mg/m² i. v. Tag 1–2, Blutstammzellen ≥ 2 × 10⁶ CD34-Zellen/kg Tag 4

*R: Rituximab, nur bei CD20 positiven Lymphomen.
** Beim Multiplen Myelom wird bei erhöhtem Kreatininwert die Melphalandosis auf 70 mg/m² und Tag reduziert.

Stammzelltransplantation

- Die für eine erfolgreiche und zeitgerechte Rekonstitution der Blutbildung zu transplantierende Blutstammzellmenge beträgt mindestens 2×10^6 CD34-Zellen/kg Körpergewicht.
- Viele Zentren halten mindestens die doppelte Menge, d. h. zwei getrennte Blutstammzellpräparate mit $\geq 2 \times 10^6$ CD34-Zellen/kg bereit: Ein Präparat wird transplantiert, ein Präparat dient als back up.

7.5.8 Durchführung

- Voraussetzungen für den Beginn der Hochdosischemotherapie:
  - Patient: Indikation und Remissionsstaus überprüft. Frei von Infektionen und akuten, schwerwiegenden Begleiterkrankungen. Anlage eines mindestens 3-lumigen zentralen Venenkatheters.
  - Stammzellpräparat: Ausreichende Blutstammzellmenge vorhanden. Präparat entspricht den Qualitätsanforderungen hinsichtlich Vitalität und Sterilität.
- Die Stammzellrückgabe erfolgt mit ausreichendem Abstand zur Behandlung, d. h. nach mehreren Halbwertzeiten der eingesetzten Chemotherapeutika und in der Regel 48 h nach Infusionsende (▸ Tab. 7.8).
- Nach Überprüfung der Identität des Empfängers erfolgt die Stammzellrückgabe in Reanimationsbereitschaft und unter Überwachung der Vitalzeichen.
  - Monitorüberwachung von Sauerstoffsättigung, Herzfrequenz, Blutdruck,
  - intravenöse Flüssigkeitsgabe über 2 h beginnend 1 h vor der Stammzellrückgabe (900 ml NaCl 0,9 % + 100 ml NaBic 8,4 %).
  - Prämedikation mit H1- und H2-Antagonisten (Clemastin 2 mg i. v., Cimetidin 200 mg i. v.) sowie Antiemetikum (Metoclopramid 10 mg i. v.) 15 min vor der Stammzellrückgabe.
  - Kontrolliertes, rasches Auftauen des Stammzellpräparats und zügige intravenöse Bolusgabe über eine 50 ml Perfusorspritze unter Vermeiden kräftigen Injektionsdrucks.
- Die sich anschließende Knochenmarkaplasie dauert üblicherweise 8–15 Tage. In dieser komplikationsträchtigen Phase erfolgt die Behandlung stationär.
- **Supportivmaßnahmen** umfassen:
  - Antiinfektiva: Cotrimoxazol 480 mg p. o. 1-mal tgl. Ciprofloxacin 500 mg 2-mal tgl., gegebenenfalls Aciclovir 400 mg p. o. 1- bis 2-mal tgl..
  - Antiemetika bedarfsadaptiert.
  - bei Schleimhautschäden intravenöse Opioide bedarfsadaptiert, parenterale Ernährung.

7.5.9 Mögliche Komplikationen

- Die Nebenwirkungen der Hochdosischemotherapie und AutoTx unterscheiden sich weniger in der Art als in der Stärke von den Nebenwirkungen der nicht hochdosierten Chemotherapie.
- Folgen der Knochenmarkschädigung:
  - Infektionen, auch lebensbedrohlicher Art infolge Neutropenie,
  - Blutungen infolge Thrombopenie,
  - Anämiesymptome.
- Allgemeinbeschwerden:
  - Übelkeit und Erbrechen,
  - Schleimhautschäden mit der Erfordernis einer parenteralen Ernährung,
  - Allergien,
  - Infertilität.
- Mortalität: Das Risiko an den Toxizitäten der Hochdosischemotherapie und AutoTx zu versterben beträgt ca. 2–5 %.
- Späte Komplikationen: Das Risiko im späteren Leben an einer Myelodysplasie oder einer Leukämie zu erkranken ist erhöht.
- Die eigentliche Stammzellrückgabe geht mit folgenden unerwünschten Wirkungen einher:
  - Möglich sind vorübergehende, oft als unangenehm empfundene Veränderungen der Geschmacks- und Geruchswahrnehmung; Lutschen von Lakritze oder Bonbons mit starkem Aroma können dem entgegenwirken.
  - Gelegentlich kommt es zu Bradykardien, die gut auf Atropin reagieren.
  - Mikroembolien durch Zellaggregate im Stammzellpräparat führen gelegentlich zu Hustenreiz.

> **Cave**
>
> Morbidität und Mortalität hängen von der Erfahrung bei der Indikationsstellung und der Erfahrung bei der Therapiedurchführung ab.

7.5.10 Postinterventionelles Management

- Patienten können ambulant weiterbehandelt werden:
  - sobald die Blutbildung selbsterhaltend regeneriert ist und Transfusionen nicht mehr erforderlich sind: Die Neutrophilenzahl bei Entlassung sollte ≥ 1/nl betragen. $\geq 0{,}5$/nl sind bei protrahierter Erholung in Einzelfällen akzeptabel,
  - wenn kein intravenöse Antibiose mehr erforderlich ist,
  - wenn die Nahrungsaufnahme peroral erfolgen kann.
- Die Prophylaxe gegen Pneumocystis jirovecii mit 480 mg Cotrimoxazol p. o. 1-mal tgl. wird für 6 Monate nach Regeneration des Blutbildes fortgeführt und dann beendet.

7.6 Allogene hämatopoetische Stammzelltransplantation

Matthias Stelljes

7.6.1 Steckbrief

Die allogene hämatopoetische Stammzelltransplantation (HSZT) nach vorausgegangener Konditionierung mit Chemotherapie und/oder Bestrahlung stellt bisher die effektivste Form der zellulären Immuntherapie dar. Hierbei werden das zelluläre Immunsystem sowie das blutbildende System des Empfängers durch die Übertragung hämatopoetischer Stammzellen eines gesunden, histokompatiblen Spenders ersetzt. Im Vergleich zu konventionellen, medikamentös basierten Therapieverfahren führt die allogene HSZT in der Behandlung verschiedener maligner Erkrankungen des lymphohämatopoetischen Systems zu einer geringeren Rezidivrate und damit im Idealfall zur Verbesserung des krankheitsfreien Überlebens. Eine langfristige Krankheitskontrolle wird nicht allein durch die Konditionierungstherapie, sondern insbesondere auch durch tumorreaktive Immunzellen des allogenen Transplantats erreicht.

7.6.2 Synonyme

- Knochenmarktransplantation (im Laiensprachgebrauch sowohl bei Transplantation von Knochenmark als auch von G-CSF-mobilisierten Stammzellen verwendet).
- Periphere Blutstammzelltransplantation (bei G-CSF-mobilisierten Stammzelltransplantaten).

7.6.3 Definitionen

- Hämatopoetische Stammzelltransplantation, nach Intravenöse Applikation eines Knochenmarktransplantats oder mittels Zellapherese gesammelter, durch G-CSF mobilisierter Stammzellen nach vorausgegangener zytotoxischer Konditionierungstherapie.
- Engraftment: Bezieht sich im Regelfall auf das Anwachsen, Granulopoese, d. h. Anstieg der absoluten Granulozytenzahl (ANC $\geq 5 \times 10^9$/l) im Blut an drei aufeinander folgenden Tagen.
- Spender-gegen-Empfänger-Erkrankung (Graft-Versus-Host Disease, GvHD): Zytotoxische Reaktion von transfundierten Immunzellen gegen die Zellen/Organe des Empfängers.
- Spender-gegen-Leukämie-Reaktion (Graft-Versus-Leukemia, GvL): Zytotoxische Reaktion von transfundierten Immunzellen gegen Leukämiezellen. Je nach Grunderkrankung wird auch von Graft-versus-Tumor, Graft-versus-Lymphoma oder Graft-versus-Myeloma-Reaktion gesprochen.

7.6.4 Indikationen

- Die Indikationsstellung zur allogenen SZT ist abhängig von
  - Spenderverfügbarkeit (HLA-identer Familienspender, HLA-kompatibler Fremdspender, Alternativspender wie haploidenter Familienspender oder mismatched Familien-/Fremdspender),
  - dem anzunehmenden Risiko der Grunderkrankung (längerfristige Prognose nach allogener SZT bzw. nach konventioneller Therapie),
  - vorhandenen Begleiterkrankungen und
  - Patientenwunsch.
- Hinsichtlich der Grunderkrankung ist die allogene SZT eine frühzeitig zu diskutierende Therapieoption, wenn nach Transplantation potenziell von einer mindestens vergleichbaren, wenn nicht besseren Prognose auszugehen ist als alternative Behandlungsmaßnahmen.

> **Cave**
>
> Die Abschätzung des Risikos für transplantationsassoziierte Nebenwirkungen, insbesondere auch hinsichtlich der anzunehmenden nicht durch ein Rezidiv bedingten Todesfallrate, bezieht sich häufig auf „historische“ Daten, d. h. die aktuellen Fortschritte bei der allogenen HSZT werden nur unzureichend berücksichtigt. Ohne Frage gilt dies auch für alternative Behandlungsoptionen.

- Die endgültige Indikationsstellung erfolgt stets individuell unter Berücksichtigung der o. g. Faktoren unter Einbeziehung der behandelnden Ärzte, der Transplantationsärzte, der Immungenetiker (Spenderauswahl) sowie ggf. Vertreter weiterer Fachdisziplinen zur Beurteilung von Begleiterkrankungen.
- Für folgende Erkrankung besteht prinzipiell die **Indikation** zur allogenen HSZT:
  - Akute lymphatische Leukämie (ALL):
    - In CR1 abhängig von Krankheitsrisiko (zyto- und molekulargenetisches Risikoprofil, Immunphänotyp, Hyperleukozytose bei B-Vorläufer-ALL) und Ansprechen auf Chemo-/Immuntherapie (hier insbesondere Verlauf der minimalen Resterkrankung);
    - nach Rezidiv/bei Induktionsversagen.
  - Akute myeloische Leukämie:
    - In CR1 abhängig von Krankheitsrisiko (zyto- und molekulargenetisches Risikoprofil) und Ansprechen auf die Induktionstherapie (ggf. auch Verlauf der minimalen Resterkrankung);
    - nach Rezidiv/bei Induktionsversagen (der Stellenwert einer erneuten remissionsinduzierenden Therapie nach Induktionsversagen/Frührezidiv ist nicht belegt, eine direkte allogene SZT ist eine klinische Option).

- ○ Akute Promyelozyten-Leukämie; klinische Option nach Rezidiv.
- ○ Chronische myeloische Leukämie:
  - Standardindikation bei Akzelerationsphase oder Blastenkrise,
  - Versagen der Therapie mit Thyrosinkinase-Inhibitoren/Nachweis von Resistenten (z. B. *T315I*-Mutation).
- ○ Myelodysplastische Syndrome (MDS):
  - nach Risikoabschätzung z. B. mittels IPSS,
  - Standardindikation bei MDS mit intermediärem Risiko 2 oder Hochrisiko-MDS nach IPSS oder CMML.
  - Klinische Option bei Low-risk-MDS z. B. bei zunehmendem Transfusionsbedarf.
- ○ Myelofibrose (PMF):
  - nach Risikoabschätzung z. B. mittels DPSS,
  - Standardindikation bei PMF mit intermediärem Risiko 2 nach DIPSS oder Hochrisiko-PMF.
  - Klinische Option bei PMF mit intermediärem Risiko 1 nach DIPSS, z. B. bei zunehmendem Transfusionsbedarf oder Hochrisikozytogenetik.
- ○ Chronische lymphatische Leukämie:
  - Standardindikation bei Hochrisikoerkrankungen.
- ○ Diffuses großzelliges B-Zell-Lymphom:
  - klinische Option bei Frührezidiv und unzureichendem Therapieansprechen,
  - Standardindikation bei Rezidiv nach autologer Stammzelltransplantation.
- ○ Follikuläres Lymphom:
  - klinische Option bei unzureichendem Therapieansprechen/Rezidiv,
  - Standardindikation bei Rezidiv nach autologer Stammzelltransplantation.
- ○ Mantelzell-Lymphom:
  - klinische Option bei Frührezidiv und unzureichendem Therapieansprechen,
  - Standardindikation bei Rezidiv nach autologer Stammzelltransplantation.
- ○ Multiples Myelom und andere Plasmazellerkrankungen:
  - klinische Option im Rahmen der Rezidivtherapie,
  - Standardindikation bei Hochrisikomyelom in der Primärtherapie.
- ○ Periphere T-Zell-Lymphome:
  - klinische Option in CR1 und unzureichendem Therapieansprechen,
  - Standardindikation nach Rezidiv.
- ○ Prolymphozyten-Leukämie (T-PLL):
  - klinische Option in CR1,
  - sonst soweit möglich im Rahmen klinischer Studien.
- ○ Schwere aplastische Anämie, erworben:
  - Standardindikation in der Erstlinientherapie (HLA-identer Familienspender) und
  - im Rezidiv.
- ○ Bei weiteren Erkrankungen kann die allogene SZT eine Option sein, wie
  - NKT-Zelllymphom,
  - atypische CML,
  - „Blastic Plasmacytoid Dendritic Cell Neoplasm“,
  - Hodgkin-Lymphom,
  - kutane T-Zell-Lymphome,
  - Morbus Waldenström,
  - paroxysmale nächtliche Hämoglobinurie,
  - Thalassaemia major,
  - Sichelzellanämie und
  - andere maligne und nichtmaligne hämatologische Erkrankungen.

Merke M!

Diese Indikationsliste bezieht sich in erster Linie auf die allogene SZT von HLA-identen Familienspendern oder HLA-kompatiblen Fremdspendern. Die Transplantation von Alternativspendern (haploidenter Familienspender, mismatched Fremdspender) ist eine klinische Option. Eine jeweils aktuelle Indikationsliste wird durch die DAG-KBT online veröffentlicht (www.dag-kbt.de).

7.6.5 Kontraindikationen

- Mögliche Kontraindikationen zur allogenen Stammzelltransplantationen ergeben sich in erster Linie aus dem Risikoprofil der Grunderkrankung und aus der Schwere bzw. Relevanz von Begleiterkrankungen.
- Begleiterkrankungen haben bei Erkrankungen mit mittlerem Risikoprofil, für die es ggf. zunächst auch alternative Therapieoptionen gibt (z. B. Konsolidationstherapie bei Patienten mit AML in erster Remission) eine andere Bedeutung als bei Patienten mit Hochrisiko-/therapierefraktären Erkrankungen.
- Die Abwägung zwischen Therapierisiko und Therapienutzen muss individuell im Rahmen einer umfassenden Evaluation an spezialisierten Zentren erfolgen.
- Risiko-Scores, z. B. der transplantationsspezifische Komorbiditätsindex (HCT-CI), können eine Entscheidungshilfe sein, definieren aber keine Kontraindikationen.

Merke M!

Patientenalter und/oder Begleiterkrankungen definieren keine absoluten Kontraindikationen zur allogenen HSZT.

7.6.6 Material

- Als allogene Stammzellspender kommen folgende infrage:
  - HLA-identer Familienspender (Bruder/Schwester),
  - haploidenter Familienspender (Geschwister/Eltern die mindestens in einem Haplotyp HLA-ident zum Empfänger sind),
  - HLA-kompatibler Fremdspender,
  - „mismatched“ Spender (Spender, die mit mindestens einem transplantationsrelevanten HLA-Merkmal nicht mit dem Empfänger übereinstimmen).
- Transplantationsrelevante HLA-Merkmale:
  - HLA-A, -B, C, -DR und -DQ.
  - Weitere HLA-Merkmale wie z. B. DP werden bisher nur eingeschränkt in der berücksichtigt.
- **Transplantate**:
  - Knochenmark (Gewinnung mittels multipler Knochenmarkpunktionen am Beckenkamm in Vollnarkose, Entnahmevolumen ca. 1000–1500 ml),
  - mittels Leukapherese gewonnene Stammzellen nach 5-tägiger Stimulation mit G-CSF,
  - Nabelschnurblut (wird in Deutschland weiterhin nur in wenigen Einzelfällen eingesetzt).
- **Konditionierungstherapie:**
  - Die Unterscheidung zwischen konventioneller und dosisreduzierter Konditionierung eignet sich klinisch nur bedingt, um Indikations- oder Patientengruppen anhand von Aggressivität der Grunderkrankung, Krankheitsstadium, Patientenalter oder Komorbiditäten einer Konditionierungsart zuzuordnen.
  - Zur **konventionellen Konditionierungstherapie** zählen Kombinationen aus
    - Hochdosis-Cyclophosphamid und fraktionierter Ganzkörperbestrahlung (> 8 Gy) oder
    - Hochdosis-Cyclophosphamid und Busulfan (beide Varianten mit oder ohne T-Zell-depletierende Antikörper).
  - Die Einführung der **dosisreduzierten Konditionierungstherapien** hat die Transplantation von älteren und/oder komorbiden Patienten ermöglicht.
  - Dosisreduzierte Therapien sind im Vergleich zur konventionellen Konditionierungstherapie in ihrer Dosisintensität deutlich gemindert und bestehen aus meist aus Fludarabin-basierten Therapieprotokollen, die zusätzlich zum Fludarabin ein oder zwei alkylierende Chemotherapeutika oder eine Ganzkörperbestrahlung (2–8 Gy) vorsehen, jeweils ebenfalls mit oder ohne T-Zell-depletierende Antikörper.
  - **Sequenzielle Konditionierungstherapien.**
    - Diese wurden insbesondere für Patienten mit aktiver oder Hochrisiko-Leukämie in den letzten Jahren entwickelt.
    - Sie bestehen aus einer leukämiegerichteten Vortherapie (z. B. Hochdosis Melphalan oder dem „FLAMSA“ Regime).
    - Nach einer Pause von wenigen Tagen folgt eine dosisreduzierte Konditionierung.
    - Solche Ansätze ermöglichen selbst bei Patienten mit therapierefraktären Leukämien längerfristige Überlebensraten von 30–40 %.
- **Immunsuppressive Therapie**:
  - Zur Prävention von schweren GvH-Reaktionen ist nach der Transplantation von allogenen Spenderzellen eine immunsuppressive Therapie nötig.
  - Zusätzlich ermöglicht die Integration von T-Zell-depletierenden Antikörpern in die Konditionierungstherapie eine In-vivo-T-Zelldepletion des Stammzelltransplantats.
  - Häufig verwendete Kombinationen zur Immunsuppression ab Transplantation sind z. B.
    - Ciclosporin A/Methotrexat oder
    - Ciclosporin A/Mycophenolatmofetil.
  - Die bis vor wenigen Jahren übliche In-vitro-T-Zelldepletion von haploidenten Transplantaten wird zunehmend durch eine In-vivo-Depletion von alloreaktiven T-Zellen mittels Cyclophosphamid (appliziert wenige Tage nach Transplantation) ersetzt.

7.6.7 Durchführung

- Um eine schnelle Spenderidentifizierung zu gewährleisten, sollte für Patienten, für die in ihrem Krankheitsverlauf eine allogene HSZT infrage kommt, frühzeitig eine HLA-Typisierung sowie eine Typisierung möglicher Geschwisterspender angestrebt werden.
- Bei Patienten mit akuter Leukämie sollte dies mit Erstdiagnose umgehend erfolgen.
- Eine Fremdspendersuche kann je nach HLA-Muster des Patienten Wochen bis Monate in Anspruch nehmen.
- Bei möglicher Indikation zur allogenen HSZT ist eine frühzeitige Kontaktaufnahme zu einem Transplantationszentrum von entscheidender Bedeutung.
- Die endgültige Indikationsstellung setzt eine umfangreiche Evaluation des Patienten am Transplantationszentrum voraus.
- Zeitnah zur allogenen HSZT erfolgen:
  - eine Überprüfung des Remissionsstatus/der initialen Diagnose sowie
  - eine Reevaluation der Vortherapien in Hinblick auf Krankheitsansprechen und Komplikationen,
  - Untersuchung hinsichtlich vorbestehender Begleiterkrankungen oder möglicher Infektfoci.
  - Neben diesen Untersuchungen wird der Patient umfassend über die Indikationsstellung, den Verlauf der geplanten Therapie sowie über Risiken und Nutzen aufgeklärt.
- Mit stationärer Aufnahme startet im Regelfall die Konditionierungstherapie zur allogenen HSZT. Je nach Erkrankung/Remissionsstatus/Begleiterkrankungen dauert diese ca. 4–11 Tage und besteht aus einer Strahlentherapie in Kombination mit einer Chemotherapie oder aus einer Kombinationschemotherapie.

- Die Konditionierungstherapie hat 3 Ziele:
  - Verbesserung der Krankheitskontrolle,
  - Unterdrückung der patienteneigenen Hämatopoese/ Sicherstellung des Anwachsens des Transplantats,
  - Verhinderung einer Abstoßungsreaktion.
- Die Stammzellentransplantation
  - erfolgt als Transfusion des Transplantats über einen Venenkatheter.
  - In der Regel übernimmt das Transplantat dann 2–3 Wochen später die Bildung von Blutzellen im Knochenmark.
  - Je nach Verlauf/Komplikationen kann die Behandlung dann ambulant fortgeführt werden.
- Nachbehandlung:
  - An die stationäre Therapie schließt sich eine, zunächst intensive Nachbehandlung in einer Transplantationsambulanz an.
  - Aufgrund der spezifischen Komplikationen/Spätfolgen nach allogener HSZT ist eine Anbindung an eine entsprechende Spezialambulanz auch noch Jahre nach Transplantation notwendig. Die Abstände zwischen den ambulanten Terminen werden mit der Zeit größer.

7.6.8 Mögliche Komplikationen

Spender-gegen-Empfänger-Erkrankung (GvHD)

- Neben den hämatopoetischen Stammzellen enthalten allogene Knochenmark- oder Blutstammzelltransplantate Zellen des natürlichen und des adaptiven Immunsystems wie NK-Zellen, T- und B-Lymphozyten sowie antigenpräsentierende Zellen.
- Diese Zellpopulationen sind von zentraler Bedeutung für die Wiederherstellung der humoralen und zellulären Immunität des Empfängers sowie für den klinisch bedeutsamen GvL-Effekt.
- Die Spender-T-Zellen sind auch für die klinisch weniger erwünschte GvHD verantwortlich, die maßgeblich zur transplantationsassoziierten Morbidität und Letalität beiträgt.
- Eine GvHD tritt auf, wenn immunkompetente Spenderzellen in einen genetisch differenten Empfänger transplantiert werden.
- Bezüglich der pathopysiologischen Zusammenhänge bei der Entstehung und Progression einer GvHD ist davon auszugehen, dass ein alleiniger Transfer allogener Immunzellen nicht zwangsläufig eine GvHD auslösen wird, da T-Zell-aktivierende Faktoren fehlen.
- Vielmehr sind eine Reihe von zusätzlichen Faktoren wie die Konditionierungstherapie oder auch mikrobiologische Besiedlung des Empfängers verantwortlich für die Initiierung und Aufrechterhaltung einer GvHD.
- So werden **drei Phasen in der Entstehung einer GvHD** unterschieden:
  - Phase 1:
    - Konditionierungstherapie mit Ganzkörperbestrahlung und/oder Chemotherapie führt über eine direkte Gewebeschädigung zu einer unphysiologisch starken Ausschüttung von proinflammatorischen Zytokinen.
    - Solche „Gefahrensignale" sind entscheidend für die Einleitung von zellulären Immunantworten.
    - Aus dem durch Chemotherapie und ionisierende Bestrahlung geschädigten Gastrointestinaltrakt treten darüber hinaus mikrobielle Substanzen, wie z. B. Lipopolysaccharide und unmethylierte CpG-Oligonukleotide, aus dem Darm in die systemische Zirkulation über und aktivieren das Immunsystem zusätzlich, was zu einer weiteren Verstärkung der GvHD führt.
  - Phase 2:
    - Die entscheidenden Interaktionen bei der Entstehung einer GvHD finden während der zweiten Phase, der Aktivierung allogener T-Zellen durch APC statt.
    - Die wichtigsten APC sind die dendritischen Zellen, die Monozyten/Makrophagen und die B-Lymphozyten.
    - In dem immunstimulatorischen Milieu nach der Konditionierung können APC ausdifferenzieren, die Expression aktivierender kostimulatorischer Moleküle erhöhen und die T-Zellen des Spenders aktivieren.
  - Phase 3:
    - In der letzten Phase der akuten GvHD proliferieren aktivierte T-Zellen und sind direkt oder indirekt für die Schädigung des Empfängergewebes verantwortlich.
    - Dabei sind die Fas/FasL-vermittelte als auch die Perforin/Granzyme-abhängige Lyse von Zielzellen bei der Manifestation sowohl von GvHD als auch von GvT-Effekten wichtig.
    - Die von aktivierten T-Zellen und dem geschädigten Gewebe des Empfängers produzierten Zytokine stimulieren Monozyten und NK-Zellen, die dann ihrerseits weiter die GvHD verstärken.
- **Definition/Manifestation der akuten GvHD**:
  - Die akute Graft-versus-Host-Reaktion tritt innerhalb der ersten Wochen nach Transplantation auf, kann aber auch nach Immuninterventionen wie z. B. nach Gabe von Spenderlymphozyten auftreten.
  - Sie betrifft v. a. folgende Gewebe bzw. Organe:
    - Haut: makulopapulöses Exanthem, Erythrodermie, bis hin zur Epidermolyse,
    - oberer Gastrointestinaltrakt: Inappetenz, Übelkeit, Gastritis/Duodenitis,
    - unterer Gastrointestinaltrakt: Diarrhoe, Tenesmen, Kolitis/Enteritis mit Blutungen, Ileus,
    - Leber: Ikterus, Leberversagen.

- **Definition/Manifestation der chronischen GvHD:**
  - Die chronische Graft-versus-Host-Reaktion ist eine protrahiert einsetzende Entzündungsreaktion, die häufig 3–4 Monate, teilweise auch deutlich später, nach Transplantation auftritt.
  - Prinzipiell können alle Organsysteme betroffen sein.
  - Häufig betroffen sind Schleimhäute des Mundes/des Magen-Darm-Trakts und der Genitalien, die serösen Häute (Ergussbildung), die Haut/Hautanhangsgebilde, die Lunge und die Leber.

Transplantatabstoßung

- Wie bei der Transplantation von Organen, z. B. der Niere, kann das humorale und zelluläre Immunsystem eines Empfängers ein Stammzelltransplantat als fremd erkennen und abstoßen.
- Zu den Risikofaktoren für eine Transplantatabstoßung nach allogener HSZT zählen in erster Linie
  - die HLA-Disparität zwischen Spender und Empfänger,
  - die T-Zell-Depletion des Transplantats,
  - eine inadäquate oder dosisreduzierte Konditionierungstherapie,
  - eine zu niedrige Stammzelldosis sowie
  - eine vorangegangene Alloimmunisierung des Empfängers.
- Weitere auslösende Faktoren für ein primäres Transplantatversagen sind Stromadefekte, Infektionen und medikamentös induzierte Myelosuppression. Letztere können auch Ursachen für ein sekundäres Transplantatversagen sein.
- Häufigkeit des Transplantatversagen nach allogener HSZT: < 5 %.
- Maßnahmen gegen Transplantatabstoßung:
  - Medikamentöse Maßnahmen, wie Intensivierung der immunsuppressiven Therapie oder Gabe von Wachstumsfaktoren,
  - eine zweite HSZT vom ursprünglichen oder auch von einem anderen allogenen Spender (soweit verfügbar).

Infektionen

- Infektionen stellen sowohl im Rahmen der Akutphase nach Transplantation als auch im weiteren Verlauf eine Herausforderung dar, insbesondere bei Patienten mit akuter oder chronischer GvHD.
- Sie sind zum überwiegenden Teil verantwortlich für die nicht rezidivbedingten Todesfälle.
- Besondere Bedeutung haben daher:
  - Infektionsprophylaxe nach Transplantation (u. a. mittels Virusstatika und Antimykotika) (vgl. Kap. 8.2), zur Infektprophylaxe gehört auch die komplette Neu-Vakzinierung der Patienten beginnend ca. 3–6 Monate nach Transplantation,
  - frühzeitiges Erkennen (regelmäßige klinische Untersuchungen sowie Screening z. B. mittels CMV-, EBV- und Toxoplasmen-PCR),
  - zeitnahe Therapie (umgehende Einleitung einer breiten antibiotischen Therapie bei Verdacht auf eine bakterielle Infektion).
- Bedingt durch die teils schwere humorale und zelluläre Immunsuppression nach allogener HSZT kommen als Infektauslöser nahezu alle klassischen und opportunistischen Erreger infrage.

7.7 Strahlentherapie

Jan Kriz

7.7.1 Steckbrief

Die Strahlentherapie oder Radioonkologie ist ein wesentlicher und wichtiger Bestandteil in der onkologischen Therapie. Sie ist eine lokale Therapiemaßnahme, die neben der Chirurgie sowie der Systemtherapie/Chemotherapie zur Behandlung von Patienten mit malignen Tumoren eingesetzt wird. Darüber hinaus können jedoch auch gutartige Erkrankungen mit einer Strahlentherapie behandelt werden. In der onkologischen Therapie ist die Strahlenbehandlung häufig Bestandteil eines interdisziplinären Therapiekonzepts, welches im Rahmen interdisziplinärer Tumorkonferenzen festgelegt wird.

7.7.2 Aktuelles

- In den letzten Jahrzehnten hat die Strahlentherapie hinsichtlich der technischen Umsetzung einen enormen Wandel erfahren.
- Moderne Bestrahlungstechniken ermöglichen es auch komplexe Bestrahlungsvolumina sehr konformal und schonend für die umliegenden Gewebe zu applizieren, z. B. durch:
  - Intensitätsmodulierte Radiotherapie (IMRT),
  - bildgeführte Strahlentherapie (Image-Guided Radiation Therapy IGRT).

7.7.3 Synonyme

- Strahlentherapie
- Radioonkologie
- Radiotherapie

7.7.4 Definition

- Die Strahlentherapie ist eine lokale Therapiemaßnahme, die ausschließlich am Ort der Anwendung ihre Wirkung zeigt.
- Der Einsatz der Strahlentherapie kann alleinig als sog. definitive Radiotherapie erfolgen, z. B. bei der Behandlung eines Prostatakarzinoms, oder in Kombination mit einer simultanen Chemotherapie (Radio-/Chemothera-

pie), z. B. bei der Behandlung von HNO-Tumoren als Alternative zur Operation.
- **Adjuvante Strahlentherapie**: Die Bestrahlung wird im Anschluss an eine andere Tumortherapie, z. B. eine Operation, zur Senkung eines Lokalrezidivrisikos durchgeführt.
- **Neoadjuvante Strahlentherapie**: Bei der Behandlung von fortgeschrittenen Rektum- oder Ösophaguskarzinomen kann auch eine neoadjuvante Therapie in Form einer Radio-/Chemotherapie zum Downsizing und Downstaging (vor einer Operation) erfolgen.
- Darüber hinaus unterscheidet man zwischen
  - einer perkutanen Bestrahlung von außen, die sog. **Teletherapie**, und
  - einer **Brachytherapie**, der sog. Kontakttherapie, zur Bestrahlung in Körperhöhlen oder -öffnungen (z. B. bei der adjuvanten Brachytherapie eines Endometriumkarzinoms).

7.7.5 Indikationen

- Die Indikationsstellung zur Radiotherapie erfolgt durch den jeweiligen behandelnden Radioonkologen.
- Vorher findet eine interdisziplinäre Abstimmung im Rahmen von Tumorkonferenzen statt.
- Wichtig zu unterscheiden ist zwischen einer kurativen und palliativen Indikationsstellung:
  - **Kurative Strahlenbehandlung**:
    - Heilung ist das Ziel der Erkrankung; hier werden häufig Operationen, systemische Therapie und Strahlentherapie kombiniert.
    - Beispiele für kurative Therapieindikationen sind Lymphome, Prostatakarzinome, Analkarzinome oder Nasopharynxkarzinome.
  - **Palliative Strahlenbehandlung**:
    - Ziel der Therapie ist die Verbesserung sowie Erhaltung der Lebensqualität.
    - Wichtig ist hierbei ein kurzes Therapieintervall mit möglichst wenigen Nebenwirkungen.
    - Indikationen für eine palliative Strahlenbehandlung sind ossäre Metastasen, zerebrale Metastasen, Hautmetastasen oder Tumorblutungen im gynäkologischen Bereich.
    - Insbesondere bei der Behandlung von ossären Metastasen können durch die Strahlentherapie Symptome wie Schmerzen deutlich reduziert werden.
- Auch bei gutartigen Erkrankungen kommt die Strahlentherapie zum Einsatz, z. B. bei der Behandlung von:
  - Arthrosen,
  - Keloiden,
  - endokrinen Orbitopathien oder
  - als präoperative Bestrahlung zur Vorbeugung einer heterotopen Ossifikation bei der Implantation von künstlichen Gelenken.

7.7.6 Aufklärung und spezielle Risiken

- Aufklärung über Indikation: Grundlage für die Indikationsstellung ist das Vorliegen einer histologischen Sicherung des Tumors.
- Aufklärung über Wirkung und Nebenwirkungen.
- Jede Strahlentherapie erhöht ihrerseits (dosisabhängig) das Risiko für Hautreizungen, Schäden von Organen im Strahlenfenster (Fortpflanzungsorgane, Herz, Lungen u. a.) sowie für andere Krebserkrankungen.
- Der erwartete Nutzen sollte natürlich gegenüber diesen Risiken überwiegen.
- Vorsichtsmaßnahmen nach der Bestrahlung sind:
  - Hautschutz, Vermeidung von Sonneneinstrahlung etc.

7.7.7 Material

- Die Wirkung der Strahlentherapie basiert auf einer Interaktion ionisierender Strahlen mit Materie. Hierbei ist die ionisierende Strahlung in der Lage ein Atom strukturell zu verändern.
- Unterschieden wird hierbei zwischen:
  - Teilchenstrahlung (z. B. Elektronen und Protonen) und
  - elektromagnetischer Wellenstrahlung (Photonenstrahlung).
- Der Begriff Energiedosis beschreibt die Strahleneffekte:
  - Einheit der Energiedosis ist Gray (Gy).
  - Die Energiedosis ist eine von Materie absorbierte Energie, bezogen auf deren Masse.
- Genutzte Strahlenarten:
  - Häufig Photonen,
  - häufig Elektronen sowie
  - seltener Protonen und Schwerionen.
- **Photonenstrahlung**:
  - Dosismaximum im Gewebe liegt tiefer, je höher die ausgewählte Photonenenergie ist.
  - Vorteile einer Bestrahlung mit Photonen sind eine optimale Hautschonung und bessere Versorgung von in der Tiefe gelegenen Zielvolumina.
- **Elektronenstrahlung** wird bei der Behandlung von Hauttumoren oder oberflächlich gelegenen Lymphknotenmetastasen verwendet.
- **Protonen**:
  - Diese zeichnen sich durch eine relativ geringe Oberflächendosis aus.
  - Nach dem Erreichen des Dosismaximums nimmt die Dosis sehr schnell wieder ab, was zu einer Schonung der hinter dem Zielvolumen liegenden Risikoorgane führt.
  - Protonen und auch Schwerionen werden speziellen Indikationsstellungen vorbehalten.
- Bei der Strahlentherapie wird zwischen **direkter Strahlenwirkung** (bedingt durch Energieabsorption in der Materie) und einer **indirekten Strahlenwirkung** unterschieden:

- Bei der indirekten Strahlenwirkung werden Wasseratome ionisiert, wodurch Peroxide und Peroxidradikale entstehen. Hierdurch kommt es zur DNA-Schädigung und infolgedessen zur Einschränkung der Zellteilungsfähigkeit der Tumorzellen oder zum Zelltod und Apoptose und einer daraus resultierenden Tumorkontrolle.
  - Gleichzeitig kann es zu akuten und chronischen Schädigung von Normalgewebe kommen.
  - Als Reaktion auf die Schädigung werden Reparaturvorgänge in Gang gesetzt; diese sind in Normalgeweben in der Regel nach ca. 6 h abgeschlossen.
- **Strahlensensible versus strahlenresistente Tumoren** (bei den resistenten Tumoren wird eine höhere Strahlendosis eingesetzt):
  - Strahlensensible Tumoren sind z. B. Lymphome oder Seminome.
  - Strahlenresistente Tumoren sind z. B. Glioblastome oder Osteosarkome. Ursache für eine verringerte Strahlenempfindlichkeit sind Reparaturvorgänge, Repopulierung, unzureichende Sauerstoffversorgung oder eine Redistribution.
- Die Wirkung der Strahlentherapie kann durch die gleichzeitige Gabe von Chemotherapeutika verbessert werden, hierbei dient die Chemotherapie als Radiosensitizer.

7.7.8 Durchführung

Bestrahlungsplanung

- **Bestrahlungsplanung**:
  - Nach der Aufklärung (Kap. 7.7.6) wird eine Bestrahlungsplanung durchgeführt, diese findet anhand einer Bestrahlungsplanungs-Computertomografie in Bestrahlungsposition statt.
  - Da die Patienten jeden Tag in der gleichen Position bestrahlt werden, müssen für die Anfertigung der Planungscomputertomografie Lagerungshilfen eingesetzt werden.
  - Bei Patienten, die in der Kopf-/Halsregion bestrahlt werden, ist die Anfertigung einer thermoplastischen Fixationsmaske obligat.
  - Bei einer stereotaktischen Hochpräzisionsbestrahlung wird darüber hinaus eine Vakuummatratze angefertigt.
- Weitere Bildgebung: Zusätzliche Informationen können durch MRT oder PET/CT und PET/MRT gewonnen werden. Fusion dieser Daten mit dem Bestrahlungsplanungs-CT-Datensatz bildet die Grundlage für die Konturierung der zu bestrahlenden Volumina sowie der benachbarten Risikoorgane.
- Bei der Konturierung von Zielvolumina wird unterschieden zwischen
  - GTV (Gross Tumor Volume): umfasst die morphologisch sichtbaren Tumorvolumina,
  - CTV (Clinical Target Volumen): respektiert einen Sicherheitssaum für potenzielle mikroskopische Tumorausläufer und
  - PTV (Planning Tumor Volume): berücksichtigt zusätzliche Lagerungsungenauigkeiten.
- Nach Fertigstellung des Zielvolumens wird durch die Medizinische Physik eine Bestrahlungsplanung durchgeführt und es wird ein auf die individuelle Anatomie des Patienten abgestimmter Bestrahlungsplan erstellt.

Bestrahlung

- Nach der Planung erfolgt die Bestrahlung am Linearbeschleuniger. Die modernen Bestrahlungsgeräte sind mit einem On-Board-Imaging ausgestattet und vor Durchführung der Bestrahlung kann mithilfe eines sog. Cone-Beam-CT die aktuelle Lage des Patienten geprüft werden. Sollten sich hierbei Abweichungen ergeben, wird der Patient in die entsprechende Position gebracht.
- Die **Fraktionierung** spielt in der Strahlenbehandlung eine sehr große Rolle:
  - Die vorgesehene Bestrahlungsdosis wird nicht in einer Sitzung appliziert, sondern sie wird auf mehrere Einzelfraktionen aufgeteilt.
  - Konventionelle Fraktionierung: werktägliche Einzeldosen von 1,8–2 Gy.
  - Verschiedene Konzepte der Fraktionierung:
    - Hypofraktionierung: Einsatz weniger Fraktionen mit erhöhten Einzeldosen,
    - Hyperfraktionierung: Einsatz mehrerer Fraktionen pro Tag mit einer geringeren Einzeldosis.
  - In der Regel findet zwischen den einzelnen Fraktionen eine Pause von 6–8 h statt. Bei der akzelerierten Fraktionierung wird unter nahezu konventioneller Dosierung mehrfach täglich bestrahlt.

> **Cave**
>
> Zu achten ist auf ungeplante Bestrahlungspausen, da durch längere Therapieunterbrechungen die Tumorkontrolle beeinträchtigt wird.

Techniken der Bestrahlung

- Bei der Einzelstehfeldbestrahlung wird ein Bestrahlungsfeld eingesetzt, dies kann für begrenzte oberflächliche Läsionen oder Hauterkrankungen, früher auch für ossäre Metastasen eingesetzt werden.
- Die Mehrfeld- oder Gegenfeldtechnik ermöglicht eine höhere Dosis im Zielvolumen und eine bessere Schonung der Normalgewebe. Früher wurden Kopf-/Halstumoren über opponierende Gegenfelder bestrahlt.

- Die konformale Strahlenbehandlung ermöglicht eine optimale Dosisverteilung bei komplexen Zielvolumina.
- Bei der IMRT (Intensitätsmodulierte Radiotherapie) erfolgt durch den Einsatz von Multilamellenkollimatoren eine Aufteilung der Bestrahlungsfelder in viele kleine Subsegmente. Bei der IMRT wird aus mehreren Richtungen eingestrahlt, wodurch hochkomplexe Zielvolumina hochkonformal versorgt werden können. Hier gelingt eine optimale Schonung der Nachbar- und Risikoorgane.
- Die IGRT (Image-Guided Radiation Therapy) ist eine bildgeführte Bestrahlung sowie Prüfung der aktuellen Lage des Patienten.
- Bei der Spezialtechnik der stereotaktischen Strahlenbehandlung (Synonym Radiochirurgie) können umschriebene Zielvolumina mit einer sehr hohen Einzeldosis bestrahlt werden. Eine stereotaktische Bestrahlung kommt bei singulären Hirnmetastasen oder auch Leber- und Lungenmetastasen zum Einsatz.

7.7.9 Mögliche Komplikationen

- Akute Nebenwirkungen können während der Therapie auftreten und wenige Wochen bis Monate nach der Therapie anhalten.
- Spätnebenwirkungen können Monate bis Jahre nach Abschluss einer Radiotherapie auftreten.
- Allgemeine Begleiterscheinungen sind Hautreaktionen in Form von Hautrötungen oder Hautschuppungen sowie Müdigkeit und Abgeschlagenheit.
- Je nach bestrahlter Region variieren die Nebenwirkungen.
- Grundsätzlich treten Nebenwirkungen mit der Summation der Bestrahlungsfraktionen auf, d. h.: Zu Beginn treten so gut wie keine Nebenwirkungen auf, mit steigender Dosis wird dies wahrscheinlicher.
- Bei der Bestrahlungsplanung wird jedoch die Toleranzdosis der jeweiligen Nachbar- und Risikoorgane berücksichtigt, sodass schwerwiegende Nebenwirkungen eine Seltenheit sind.

7.7.10 Postinterventionelles Management

- Kontrolle von Organfunktionen im Bestrahlungsfeld,
- Hautpflege und Kontrolluntersuchungen.

Kapitel 8

Supportive Behandlungen

8 Supportive Behandlungen

8.1 Antiemese

Fuat Oduncu

8.1.1 Steckbrief

Chemotherapie-induzierte Übelkeit und Erbrechen (CINV) treten in ca. 80 % der Fälle auf und können die Tumorpatienten stark belasten und den Therapieerfolg gefährden. Das Risiko von CINV hängt sowohl von therapieals auch von patientenbezogenen Risikofaktoren ab. Im Hinblick auf eine Risikostratifizierung werden Zytostatika gemäß ihrem emetogenen Potenzial in 4 Grade unterteilt: hoch, moderat, gering und minimal emetogen. Für die Behandlung werden in Abhängigkeit vom zeitlichen Auftreten 3 Phasen von CINV unterschieden: antizipatorische, akute und verzögerte CINV. Die Einteilung nach emetogenem Risiko und Phase stellt die Grundlage für eine effektive Prophylaxe der CINV mittels Kortikosteroiden, 5-HT3-Rezeptorantagonisten und NK1-Rezeptorantagonisten dar.

8.1.2 Aktuelles

- Es liegen aktuelle nationale und internationale Leitlinien von 2015 und 2016 der DGHO, MASCC/ESMO, NCCN und ASCO zur Vorgehensweise bei CINV vor.

8.1.3 Definition

- Chemotherapie-induzierte Übelkeit und Erbrechen (chemotherapy-induced nausea and vomiting, CINV) treten in unterschiedlicher Häufigkeit, Intensität und Phase auf.
- Abhängig vom zeitlichen Auftreten zur systemischen Zytostatikatherapie werden antizipatorische, akute und verzögerte Übelkeit und Erbrechen unterschieden (▶ Tab. 8.1).
- Das emetogene Risiko der verschiedenen Substanzen wiederum lässt sich in 4 Grade unterteilen: minimal, gering, moderat und hoch emetogen (▶ Tab. 8.2).

Merke M!

Bereits einmal erlebte Übelkeit/Erbrechen kann antizipatorische Übelkeit/Erbrechen in allen Folgezyklen auslösen.

8.1.4 Ätiologie und Pathogenese

- Durch Chemotherapie induziertes Erbrechen ist Ausdruck eines komplexen und multikausalen Fremdreflexes, bei dem verschiedene Neurotransmitter beteiligt sind (Serotonin, Substanz P, Dopamin, GABA, Acetylcholin, Histamin, Endorphine, Cannabinoide).
- Der Fremdreflex kommt im Wesentlichen durch 2 Mechanismen zustande:
  - **Zentraler Signalweg:**
    - Zum einen verursacht das applizierte Zytostatikum eine direkte Reizung und Stimulierung der Chemorezeptoren-Triggerzone im Brechzentrum (Area postrema).
    - Hier kommt es durch zentrale Freisetzung von Substanz P (ein Neurokinin), die an NK1-Rezeptoren im Gehirn bindet.
  - **Peripherer Signalweg:**
    - Zum anderen verursacht das Zytostatikum eine Schädigung der enterochromaffinen Zellen im Dünndarm.
    - Auf diese Weise wird Serotonin freigesetzt, das über eine Aktivierung viszeraler afferenter Nervenfasern das Brechzentrum in der Medulla oblongata reizt.

Risikofaktoren für Übelkeit und Erbrechen

- Auftreten und Intensität von CINV hängen von bestimmten Risikofaktoren ab.
- Hierbei werden therapiebezogene und patientenbezogene Risikofaktoren unterschieden (▶ Tab. 8.3).

Tab. 8.1 Verschiedene zeitliche Phasen von CINV.

Phase	Definition
Antizipatorische CINV	Auftreten bereits vor der Chemotherapie (konditionierter Reflex)
Akute CINV	Auftreten innerhalb 24 h nach Beginn der Chemotherapie
Verzögerte CINV	Auftreten 24 h bis 120 h nach Beginn der Chemotherapie

Tab. 8.2 Klassifikation des emetogenen Risikos bei CINV.

Stufe	Inzidenz für CINV
Hoch emetogen (HEC)	> 90 %
Moderat (MEC)	> 30–90 %
Gering emetogen	10–30 %
Minimal emetogen	< 10 %

Tab. 8.3 Therapie- und patientenbezogene Risikofaktoren für CINV.

Therapiebezogene Risikofaktoren	Patientenbezogene Risikofaktoren
Art des Zytostatikums (z. B. platinhaltig) Dosis des Zytostatikums Dauer und Geschwindigkeit der Infusion Applikationsform des Zytostatikums Anzahl der Zyklen Vorbehandlung Schmerztherapie mit Opiaten	Alter Geschlecht Vorerfahrung (z. B. Reisekrankheit, Emesis gravidarum) Angst Art der Tumorerkrankung Metastasiertes Stadium Allgemeinzustand, Anorexie/Kachexie Alkoholkonsum

Tab. 8.4 CTCAE Kriterien für Übelkeit und Erbrechen. Adaptiert nach DGHO-Leitlinie [2].

Kriterium	Grad 0	Grad 1 (mild9)	Grad 2 (mäßig)	Grad 3 (schwerwiegend)	Grad 4 (lebensbedrohlich)
Übelkeit	Keine Übelkeit	Etwas, Nahrungsaufnahme nicht eingeschränkt	Mäßig, Nahrungsaufnahme eingeschränkt	Stark, keine Nahrungsaufnahme	–
Erbrechen	Kein Erbrechen	1- bis 2-mal/Tag	3- bis 6-mal/Tag	> 6-mal/Tag	Lebensbedrohlich

- Für eine effektive Prophylaxe der CINV ist es daher von zentraler Bedeutung, diese Risikofaktoren im Hinblick auf eine individuelle Risikoabschätzung zu identifizieren, um so die medikamentöse Antiemese individuell für den jeweiligen Patienten zu bestimmen und durchzuführen.

8.1.5 Symptomatik

- Zu den Symptomen gehören Appetitlosigkeit, Übelkeit und Erbrechen.
- Auftreten und Intensität von CINV werden gemäß den CTCAE-Kriterien in verschiedene Schweregrade unterteilt (▶ Tab. 8.4).
- Die Folgen können individuell sehr ausgeprägt sein und den Patienten psychisch und physisch z. T. erheblich belasten:
  - Bei inadäquater Prophylaxe gegen CINV kann es zum Abbruch der Zytostatikabehandlung kommen, sodass in der Folge das angestrebte Therapieziel gefährdet wird.
- Deshalb ist es wichtig und notwendig, die Symptome des Patienten kontinuierlich vor, während und nach der Zytostatikabehandlung proaktiv zu erfragen und zu erkennen.
- **Psychische Auswirkungen:**
  - Antizipatorische Übelkeit und Erbrechen vor dem nächsten Zyklus,
  - Verstärkung von Angst und Depression,
  - Verstärkung von Fatigue.
- **Physische Auswirkungen**:
  - Gewichtsverlust bis hin zu Anorexie/Kachexie,
  - Verschlechterung des Allgemeinzustands,
  - Schwäche und Immobilität,
  - Mineral- und Flüssigkeitsverlust.

8.1.6 Diagnostik

- Es sind keine gesonderten diagnostischen Maßnahmen erforderlich.

8.1.7 Therapie

Therapeutisches Vorgehen

- Für eine effektive Therapie und v. a. Prophylaxe der CINV ist die strikte Beachtung einiger Grundprinzipien entscheidend.
- Die medikamentöse Antiemese wird individuell auf den jeweiligen Patienten abgestimmt und berücksichtigt dabei therapie- und patientenbezogene Aspekte sowie die zeitliche Phase der CINV.
- Von zentraler Bedeutung ist die kontinuierliche Evaluation der Prophylaxe im Hinblick auf Wirksamkeit und Versagen, sodass im Falle eines Versagens die Antiemese des folgenden Therapiezyklus entsprechend angepasst werden muss.

M!

Merke

Grundprinzipien der Antiemese:
- Prävention geht vor Therapie!
- Individuelle Risikofaktoren berücksichtigen!
- Beste Antiemese gemäß Leitlinien bereits ab dem 1. Zyklus!
- Keine Deeskalation bei erfolgreicher Antiemese im vorherigen Zyklus!

Pharmakotherapie

Antizipatorisches Erbrechen

- Antizipatorische Übelkeit und Erbrechen (anticipatory nausea and vomiting, ANV) werden durch drei Faktoren verursacht:
  - Klassische Konditionierung,
  - patienten- und therapiebezogene Faktoren,
  - ängstliche und negative Erwartungshaltung.
- Zur Behandlung von ANV kommen in erster Linie verhaltenstherapeutische Maßnahmen zur Anwendung, z. B.
  - systematische Desensibilisierung,
  - Hypnose und progressive Muskelrelaxation (PMR).
  - An 2. Stelle kann eine medikamentöse Behandlung mit Benzodiazepinen (z. B. Lorazepam) und anderen psychotropen Substanzen eingesetzt werden (► Tab. 8.5).

> **Merke** M!
>
> Wichtigste Maßnahme zur Vermeidung der ANV ist eine optimale medikamentöse Prophylaxe vor dem 1. Chemotherapiezyklus.

Tab. 8.5 Medikamentöse Antiemese bei ANV.

Medikament	Dosis
Lorazepam	1–2 mg p. o.
Alprazolam	0,25–1,0 mg p. o.
Diazepam	2,5–10 mg p. o.

Akute und verzögerte Phase von CINV

- Die Erstlinientherapie (Primärprophylaxe) hängt von der Emetogenität und zeitlichen Phase der CIVN ab und orientiert sich an den aktuellen MASCC/ESMO-Leitlinien (s. www.mascc.org/antiemetic-guidelines).
- Es kommen drei Substanzklassen mit jeweils hohem Empfehlungsgrad (A) zur Anwendung: 5-HT 3-Serotoninrezeptor-Antagonisten, NK1-Rezeptor-Antagonisten und Dexamethason.

Medikamentöse Antiemese bei akuter und verzögerter CINV

- Die empfohlenen Substanzklassen werden in Abhängigkeit von Emetogenität der Chemotherapie, Intensität der CINV und Wechselwirkungen unterschiedlich eingesetzt und dosiert (► Tab. 8.6).

> **Merke** M!
>
> Kommt es trotz leitliniengerechter Antiemese dennoch zu Übelkeit/Erbrechen, sollte für den nächsten Chemotherapiezyklus die Antiemese der jeweils nächsthöheren Risikostufe durchgeführt werden.

8.1.8 Literatur

[1] Aapro M, Gralla RJ, Herrstedt J et al. MASCC/ESMO Antiemetic Guidelines. Im Internet: www.mascc.org/assets/Guidelines-Tools/mascc_antiemetic_guidelines_english_v.1.2.1.pdf, Stand: 25.07.2018; www.mascc.org/assets/Guidelines-Tools/mascc_antiemetic_guidelines_2016_german_v1.2.pdf, Stand: 25.07.2018

Tab. 8.6 Medikamentöse Antiemese bei akuter und verzögerter CINV.

Substanzklasse	Arzneimittel	Applikation	Dosis	Akut (Tag 1)	Verzögert (Tag 2–5)
5-HT 3-Serotonin-Rezeptor-Antagonist	Granisetron	p. o./i. v.	2 mg/1 mg	Tag 1	
	Ondansetron	p. o./i. v.	16 mg/8 mg	Tag 1	
	Palonosetron	p. o./i. v.	0,5 mg/0,25 mg	Tag 1	
	Tropisetron	p. o./i. v.	5 mg/5 mg	Tag 1	
NK1-Rezeptor-Antagonist	Aprepitant	p. o.	125 mg	Tag 1	Tag 2–3, 80 mg
	Fosaprepitant	i. v.	150 mg	Tag 1	
	Netupitant (als Kombi mit Palonosetron 0,5 mg - NEPA)	p. o.	300 mg	Tag 1	
Kortikosteroid	Dexamethason bei HEC	p. o./i. v.	12 mg in Kombination mit NK1-RA	Tag 1	Tag 2–3, 8 mg
			20 mg ohne NK1-RA	Tag 1	Tag 2–3, 8 mg
	bei MEC		8 mg	Tag 1	Tag 2–3
	bei gering emetogen		4–8 mg	Tag 1	

HEC: hoch emetogene Chemotherapie, MEC: moderat emetogene Chemotherapie, NK1-RA: NK1-Rezeptor-Antagonist

[2] DGHO-Leitlinie: www.onkopedia.com/de/onkopedia/guidelines/antiemese-bei-medikamentoeser-tumortherapie/@@view/html/index.html
[3] Grunberg SM, Warr D, Gralla RJ et al. Evaluation of new antiemetic agents and definition of antineoplastic agent emetogenicity–state of the art. Support Care Cancer 2011; 19(): 43–47
[4] Hesketh PJ. Chemotherapy-induced nausea and vomiting. N Engl J Med 2008; 358: 2482–2494
[5] Hesketh PJ, Bohlke K, Lyman G et al. Antiemetics: American Society of Clinical Oncology Focused: Guideline Update. J Clin Oncol 2015; 33: 381–386
[6] Jordan K, Jahn F, Feyer P et al. Antiemese bei medikamentöser Tumortherapie. Stand April 2016. www.onkopedia/Antiemese
[7] Kamen C, Tejani MA, Chandwani K et al. Anticipatory nausea and vomiting due to chemotherapy. Eur J Pharmacol. 2014; 0: 10.1016/j.ejphar.2013.09.071

8.2 Antimikrobielle Prophylaxe und Therapie

Georg Maschmeyer

8.2.1 Steckbrief

Infektionen sind die häufigsten Komplikationen bei Patienten mit hämatologischen Neoplasien unter Chemotherapie oder nach Stammzelltransplantation. Die steigende Zahl von Patienten mit langjährigem Verlauf maligner Erkrankungen und der Einsatz neuer Therapiemodalitäten (monoklonale Antikörper, molekular zielgerichtete Substanzen, PD-1-/PD-L 1- und CTLA4-Inhibitoren) stellen immer neue Herausforderungen dar. Das Spektrum der verantwortlichen Infektionserreger ist je nach Ausmaß der Granulozytopenie, der T-Zellsuppression oder des Antikörpermangels unterschiedlich, sodass Empfehlungen für Prävention, Diagnostik und Therapie jeweils spezifiziert werden müssen. Unter Beachtung dieser Prämissen sind die Erfolgsraten antimikrobieller Prophylaxe und Therapie allerdings sehr ermutigend. Durch Stratifizierung nach dem Risiko eines komplizierten Infektionsverlaufs kann für definierte Patientengruppen die Intensität der Infektionstherapie reduziert werden, gleichzeitig wird aber angesichts der Ausbreitung multiresistenter Infektionserreger auch die Notwendigkeit eines kritischen Einsatzes hochwirksamer Breitspektrumantibiotika deutlich.

8.2.2 Aktuelles

- Die Arbeitsgemeinschaft Infektionen (AGIHO) der Deutschen Gesellschaft für Hämatologie und Medizinische Onkologie (DGHO) hat zahlreiche Leitlinien zu Diagnostik, Therapie und Prophylaxe infektiöser Komplikationen publiziert (www.agiho.de).
- Kurzversionen und grafische Algorithmen sind auf der Onkopedia-Plattform verfügbar (www.onkopedia.com).
- Die Kommission für Krankenhaushygiene und Infektionsprävention (KRINKO) des Robert-Koch-Instituts hat 2010 Anforderungen an die Hygiene bei der medizinischen Versorgung von immunsupprimierten Patienten veröffentlicht (Bundesgesundheitsblatt 53:357–388; www.rki.de).
- Zahlreiche aktuelle Leitlinien zum Infektionsmanagement bei Leukämiepatienten werden auch von der European Conference on Infections in Leukemia (ECIL) zur Verfügung gestellt (www.live-sante.com/ecil/publications.html).

8.2.3 Synonyme

- Neutropenische Infektionen,
- infektiologische Komplikationen.

8.2.4 Definition

- Lokale oder systemische Infektion durch einen residenten oder nichtresidenten Krankheitserreger (Bakterien, Viren, Pilze) während der erkrankungs- oder therapiebedingten Knochenmarkhypoplasie

8.2.5 Epidemiologie

- Fieber und klinisch oder mikrobiologisch dokumentierte Infektionen treten nach intensiver myelosuppressiver Chemotherapie bei ≥ 90 % der Patienten auf.
- Bei den meisten Patienten mit malignen Lymphomen und multiplen Myelomen liegt das Infektionsrisiko unter systemischer Therapie allerdings wesentlich niedriger, sodass oftmals auch eine ambulante Behandlung möglich ist.

8.2.6 Ätiologie und Pathogenese

- Infektionen:
  - sind die häufigste Komplikation bei der Therapie von Patienten mit malignen Erkrankungen,
  - stellen bei Patienten mit akuten Leukämien die Haupttodesursache dar und sind der entscheidende Faktor therapieassoziierter Morbidität,
  - stellen auch eine Gefahr für Patienten mit malignen Lymphomen dar.
- Hauptursachen hierfür sind:
  - die Verdrängung der physiologischen Abwehr durch die Grunderkrankung,
  - die therapiebedingte Immunsuppression und Schädigung natürlicher Abwehrbarrieren wie Haut und Schleimhäute durch Chemo-und Strahlentherapie und
  - invasive Therapiemaßnahmen wie die Insertion venöser Verweilkatheter.
- Weitere Faktoren für ein erhöhtes Infektionsrisiko sind:
  - Höheres Lebensalter,
  - Eisenüberladung oder Organvorschädigung sowie
  - schlechte soziale Verhältnisse.

- Therapiebedingte Folgen können ebenfalls das Infektionsrisiko erhöhen:
  - Die Therapie mit monoklonalen Antikörpern führt zu einer Schwächung der humoralen und der zellulären Immunität und begünstigt das Auftreten opportunistischer Infektionen.
  - Molekular zielgerichtete Wirkstoffe wie Inhibitoren der PI3-Kinase greifen in die Balance zwischen verschiedenen T-Zellpopulationen ein und sind assoziiert mit
    - einer erhöhten Inzidenz opportunistischer Infektionen und
    - differenzialdiagnostisch schwer abzugrenzenden autoinflammatorischen Reaktionen.

8.2.7 Klassifikation und Risikostratifizierung

- Wichtig für die Therapiestrategie bei infektiösen Komplikationen ist die Einteilung in
  - Fieber unklarer Genese (FUO) → empirische Therapie
  - klinisch dokumentierte (CDI) Infektion → kalkulierte (präemptive) Therapie
  - mikrobiologisch dokumentierte (MDI) Infektion → gezielte antimikrobielle Therapie
- Auslöser dieser Infektionen sind typischerweise Bakterien (überwiegend) und Pilze (besonders bedrohlich) sowie Viren (meist Reaktivierungen).

8.2.8 Symptomatik

- Die klinischen Erscheinungsformen von Infektionen sind vielfältig und hängen maßgeblich vom Erreger und individuellen Faktoren (Ausmaß und Dauer der Zytopenie, Vorbehandlungen etc.) ab.
- Typische Symptome sind in ▶ Tab. 8.7 aufgeführt.

Cave

Wichtig ist, dass in der Hämatologie klassische Befunde fehlen können. So wird z. B. nicht jede systemische Infektion durch Fieber begleitet. Umgekehrt gibt es Fieber, welches nicht durch Erreger, sondern durch die bösartige Erkrankung selbst (B-Symptom) oder Arzneimittel ausgelöst wird.

8.2.9 Diagnostik

Diagnostischer Algorithmus

- Vor Einleitung einer antimikrobiellen Therapie ist eine sorgfältige Diagnostik erforderlich.
- Diese sollte auch vor jeder Umstellung der Therapie wiederholt werden.
- Tritt unter empirischer antibiotischer Therapie nach spätestens 96 h kein Ansprechen ein, ist ein CT der Thoraxorgane angezeigt.

Anamnese

- Angaben zu Beginn, zeitlichem Verlauf der Beschwerden, v. a. Fieber oder Husten/Luftnot,
- Schmerzlokalisation,
- evtl. mögliche Erreger (Infektion im Umgebung?),
- ggf. Dosis/Schema der Immunsuppressiva bzw. Chemotherapie.

Körperliche Untersuchung

- Haut- und Schleimhautveränderungen,
- Eintrittsstellen zentraler oder peripherer Venenzugänge, Punktionsstellen,
- obere und tiefe Atemwege,
- Urogenitalsystem,
- Abdomen und Perianalregion,
- Blutdruck, Puls- und Atemfrequenz.

Labor

- Labordiagnostik vor Beginn der antimikrobiellen Therapie umfasst
  - aktuelles Blutbild,
  - Leberenzyme (ASAT/SGPT, ALAT/SGOT, γGT),
  - Bilirubin,
  - alkalische Phosphatase,
  - LDH,
  - Kreatinin, Harnstoff,
  - Gerinnungstests (INR, aPTT),
  - C-reaktives Protein,
  - Urinstatus.
- Bei lang anhaltender Neutropenie sollte diese Diagnostik (außer dem Urinstatus) mindestens 2-mal wöchentlich wiederholt werden.

Tab. 8.7 Infektionserreger mit charakteristischen klinischen Befunden.

Klinische Befunde	Typische Erreger
Rötung/Schmerz am Venenkatheter	Koagulase-negative Staphylokokken
Schleimhautulzera	α-hämolysierende Streptokokken, Candida spp., Herpes-simplex-Viren
Flohstichartige Hautrötungen	Gram-positive Kokken, Candida spp.
Nekrotisierende Hautläsionen	Pseudomonas aeruginosa, Aspergillus spp.
Retinainfiltrate	Candida spp.
Diarrhoe, Meteorismus	Clostridium difficile
Enterokolitis, perianale Läsionen	Polymikrobiell mit Anaerobierbeteiligung
Lungeninfiltrate ± Sinusitis	Aspergillus spp., Mucoraceen, Pneumocystis jirovecii

Bildgebende Diagnostik

Röntgen

- Bei respiratorischen Symptomen: Röntgenaufnahme der Thoraxorgane in 2 Ebenen, besser CT.

Mikrobiologie und Virologie

- Mikrobiologische Initialdiagnostik:
  - ≥ 1 Paar (aerob/anaerob) Blutkulturen aus peripher-venösem Blut, bei liegendem Venenkatheter 1 weiteres Paar aus dem Katheter.
- Weitere mikrobiologische Diagnostik entsprechend der Infektionssymptomatik.

> **Merke**
>
> Weitere mikrobiologische Diagnostik ist nur bei lokaler Infektionssymptomatik indiziert, „Rundumschläge" sind wegen der oft irreführenden Befunde nicht zu empfehlen.

8.2.10 Differenzialdiagnosen

- Relevante Differenzialdiagnosen zu mikrobiellen Infektionen sind nichterregerbedingte Entzündungsreaktionen:
  - konstitutionelle Symptome (B-Symptome) und
  - Arzneimittelfieber.
- Die wesentliche diagnostische Strategie ist, behandelbare spezifische Erreger zu identifizieren.

8.2.11 Therapie

Therapeutisches Vorgehen

- ▶ Abb. 8.1 und ▶ Abb. 8.2

Pharmakotherapie

Antimikrobielle Therapie bei Fieber in der Neutropenie

- Einleitung einer adäquaten systemischen antimikrobiellen Therapie innerhalb von maximal 2 h bei
  - Patienten mit einer Granulozytenzahl < 500/µl (oder < 1000/µl mit erwartetem Abfall auf 500/µl) **und**
  - einer einmalig dokumentierten oralen Temperatur > 38,3 °C oder mehrfach > 38,0 °C innerhalb von 12 h oder anhaltend 38,0 °C über mindestens 1 h **und**
  - ohne offensichtliche nichtinfektiöse Ursache, z. B. eine Reaktion auf Blutprodukte oder Medikamente.
- Zusätzlich zur rasch beginnenden antibiotischen Therapie ist bei Patienten, die in der Neutropenie Fieber entwickeln, eine sorgfältige klinische Diagnostik erforderlich (Kap. 8.2.9).
- Die körperliche Untersuchung ist unverzichtbar, weil sie wertvolle Hinweise auf einen möglichen Infektionsherd geben kann (▶ Tab. 8.7). Dies erlaubt ggf. eine gezielte Modifikation der initialen antimikrobiellen Therapie, da einige klinische Befunde charakteristischerweise mit einem bestimmten Spektrum von Infektionserregern assoziiert sind.
- Die mikrobiologische Initialdiagnostik besteht aus ≥ 1 Paar (aerob/anaerob) Blutkulturen aus peripher-venösem Blut, bei liegendem Venenkatheter 1 weiteren Paar aus dem Katheter.

8

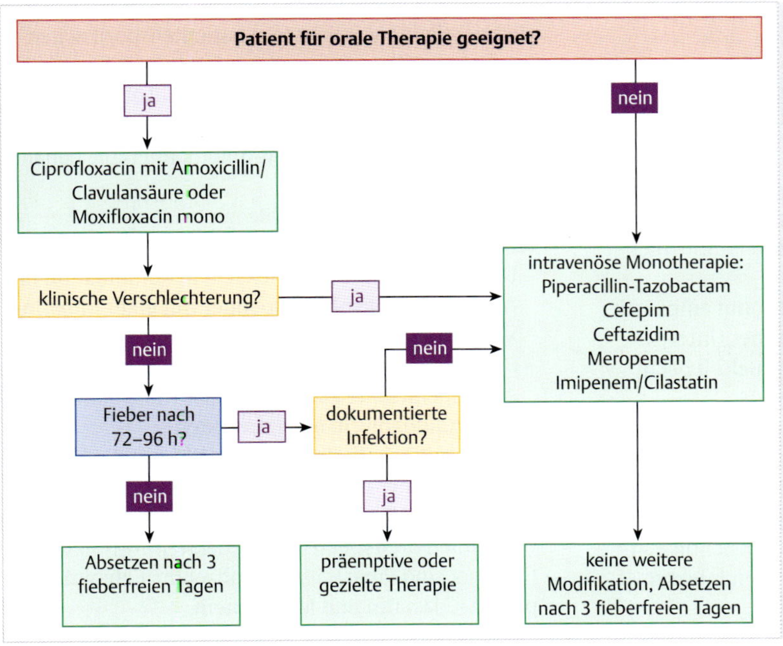

Abb. 8.1 Antimikrobielle Therapie. Therapeutisches Vorgehen bei febrilen neutropenischen Patienten mit Niedrigrisikokonstellation.

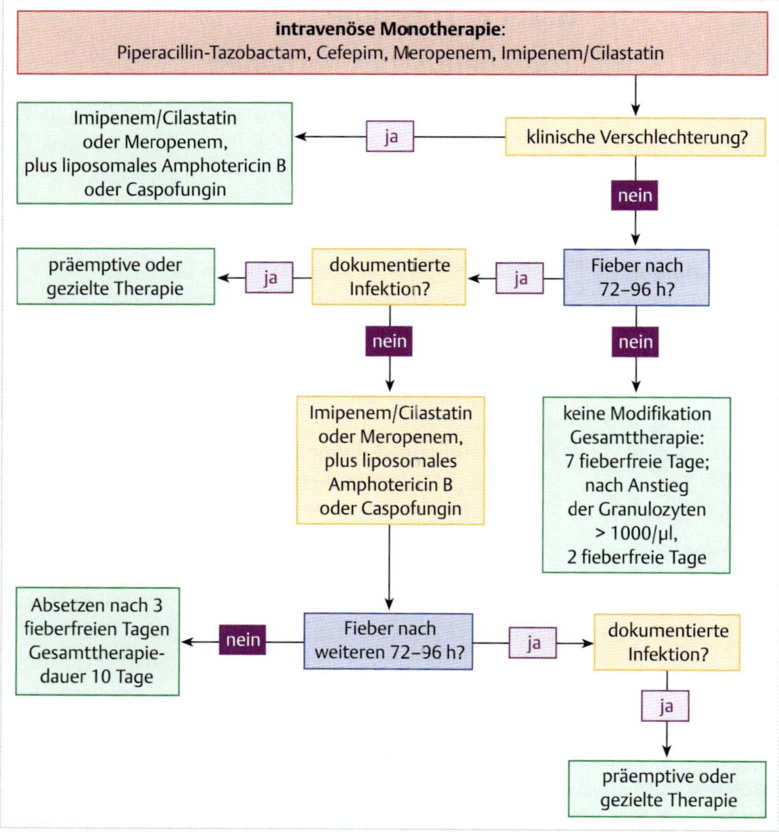

Abb. 8.2 Antimikrobielle Therapie. Therapeutisches Vorgehen bei febrilen neutropenischen Patienten mit Hochrisikokonstellation.

> **Merke**
>
> Die prätherapeutische Diagnostik sollte so organisiert werden, dass die Einleitung einer empirischen antimikrobiellen Therapie keinesfalls später als 2 h nach Fieberbeginn erfolgt.

Empirische antimikrobielle Therapie bei febrilen neutropenischen Patienten (FUO)

- Zu Beginn einer febrilen Komplikation bei neutropenischen Patienten lässt sich in ca. 50 % aller Fälle kein klinischer oder mikrobiologischer Nachweis eine Infektion erbringen (Fieber unklarer Genese).
- Die initiale antimikrobielle Therapie ist somit empirisch und wird ohne Abwarten mikrobiologischer Untersuchungsergebnisse innerhalb von maximal 2 h nach Auftreten des Fiebers begonnen.
- **Risikoabschätzung**:
  - Zur adäquaten Auswahl der eingesetzten Antiinfektiva und Entscheidung über eine ambulante oder stationäre Durchführung der antimikrobiellen Therapie ist eine Differenzierung der Patienten hinsichtlich ihres Risikos einer kompliziert verlaufenden Infektion erforderlich.
  - Minimales Risiko einer fulminanten lebensbedrohlichen Infektion:
    - Patienten, die zur Behandlung eines soliden Tumors eine milde Chemotherapie mit kurz dauernder therapiebedingter Neutropenie durchlaufen.
  - Risiko-Score der multinationalen Assoziation für Supportivtherapie bei Tumorpatienten (MASCC) zur Berücksichtigung von weiteren patientenspezifischen Faktoren zur Einordnung des Infektionsrisikos.
  - Patienten mit einem niedrigen Komplikationsrisiko können ebenso gut mit einer oralen wie mit einer klassischen intravenösen Antibiotikatherapie behandelt werden.
  - **Niedrigrisikogruppe**: Febrile neutropenische Patienten mit den in ▶ Tab. 8.8 genannten Kriterien:
    - Diese können mit Ciprofloxacin in Kombination mit Amoxicillin-Clavulansäure oder mit einer Moxifloxacin-Monotherapie behandelt werden.
    - Bei Patienten mit einer gesicherten Allergie gegen Aminopenicilline kann Amoxicillin-Clavulansäure durch Clindamycin ersetzt werden.
- **Patienten außerhalb der Niedrigrisikogruppe**:
  - Einleitung einer intravenösen empirischen Initialtherapie mit einem gegen Pseudomonas aeruginosa wirksamen Breitspektrum-Betalaktam-Antibiotikum.
  - Geeignet sind Piperacillin-Tazobactam, Cefepim, Imipenem-Cilastatin und Meropenem.

Tab. 8.8 Kriterien für die Einordnung febriler neutropenischer Patienten in die Niedrigrisikogruppe.

Zu erfüllende Kriterien	Kriterium erfüllt, wenn
Bedrohlicher Infektionsverlauf nicht zu befürchten	Erwartete Neutropeniedauer maximal 5 Tage Keine Hinweise auf ZNS-Infektion, schwere Pneumonie, Venenkatheter-Infektion Allgemeinzustand nicht wesentlich beeinträchtigt (Karnofsky-Index > 60 %) Keine Zeichen von Sepsis oder Schock Keine ausgeprägten abdominellen Beschwerden (±Diarrhoen) Keine Dehydratation Keine Notwendigkeit der ständigen oder engmaschigen Überwachung (z. B. entgleister Diabetes mellitus, Hyperkalzämie) oder intravenösen Supportivtherapie
Orale Antibiotika möglich	Kein rezidivierendes Erbrechen Keine Chinolonprophylaxe oder -therapie innerhalb der letzten 4 Tage Compliance mit oraler Medikation zu erwarten
Ambulante Behandlung möglich, da medizinische Betreuung sichergestellt ist.	Patient lebt nicht allein Patient/Mitbewohner haben Telefon Patient kann innerhalb von 1 h eine Klinik erreichen, die Erfahrung in der Behandlung neutropenischer Patienten hat Patient bewusstseinsklar, kennt und versteht die Risiken

  - Der Zusatz eines Aminoglykosids kann bei problematischer lokaler Epidemiologie und Resistenzsituation erwogen werden, ist aber generell nicht wirksamer als die genannte Monotherapie.
  - Die empirische Gabe eines Glykopeptid-Antibiotikums (Vancomycin oder Teicoplanin) ist ebenfalls nicht wirksamer als die Monotherapie und nur in solchen Kliniken zu erwägen, in denen eine hohe Prävalenz von Oxacillin-Resistenz bei *Staphylococcus aureus* (MRSA) besteht.
- **Fehlendes Ansprechen**:
  - Tritt nach mindestens 4 Tagen der empirischen antimikrobiellen Therapie keine Entfieberung und kein Abfall primär erhöhter proinflammatorischer Laborparameter (C-reaktives Protein, Interleukin-6) ein, und liegt weiterhin kein Erreger- oder Fokusnachweis vor, muss eine individuelle Entscheidung über das weitere Behandlungskonzept getroffen werden.
  - Eine schematische Umstellung ohne eine gründliche Re-Evaluation ist inadäquat.
  - Erforderlich sind in jedem Fall
    - neuerliche Blutkulturen,
    - eine sorgfältige körperliche Untersuchung (Lunge? Kathetereintritts- und Punktionsstellen? Sichtbare Schleimhäute? Perianalregion?) und
    - eine Computertomografie der Lungen (ohne Kontrastmittel).
- Weiteres Vorgehen je nach Ergebnis:
  - Bleibt es bei anhaltendem Fieber unklarer Genese, kann bei klinisch stabilen Patienten, deren hämatopoetische Regeneration in wenigen Tagen zu erwarten ist, auf eine Umstellung der antimikrobiellen Therapie verzichtet werden.
  - Findet sich aber nun ein Hinweis auf den Infektionsfokus, wird auf eine kalkulierte (präemptive) antimikrobielle Therapie umgestellt.
  - Bei anhaltendem Fieber, unklarer Genese und klinischer Verschlechterung Umstellung auf eine empirische Zweitlinientherapie:
    - Die Zweitlinientherapie muss ein systemisches Antimykotikum mit Wirksamkeit gegen Aspergillus-Spezies enthalten.
    - Zugelassen sind hierzu liposomales Amphotericin B, Itraconazol und Caspofungin.

Therapiemodifikation bei klinisch gesicherter Infektion ohne Keimnachweis (CDI)

- Klinisch gesicherte Infektionen haben ein typisches Erregerspektrum.
- Deshalb ist es ratsam kritisch zu hinterfragen, ob die zur empirischen Initialtherapie üblicherweise verabreichten antimikrobiellen Substanzen gegen dieses Erregerspektrum wirksam sind.
- Entsprechend ist die Behandlung evtl. zu modifizieren oder zu erweitern („kalkulierte“ oder „präemptive“ Therapie).
- Ergibt die CT der Thoraxorgane den Nachweis von **Lungeninfiltraten**, sollte die antimikrobielle Therapie mit einem Aspergillus-wirksamen Antimykotikum wie Voriconazol oder liposomalem Amphotericin B ergänzt werden.
- Bei **Haut- und Venenkatheter-assoziierten Infektionen** sind unter den verantwortlichen Erregern koagulasenegative Staphylokokken dominant:
  - Koagulasenegative Staphylokokken sind häufig primär resistent gegen die zur empirischen Initialtherapie von Fieber unklarer Genese (FUO) geeigneten Betalaktam-Antibiotika.
  - Daher wird bei Patienten mit diesen Infektionen häufig empfohlen, ein Glykopeptid-Antibiotikum (Vancomycin oder Teicoplanin) zuzusetzen.
  - Damit wird ein rascheres Ansprechen, jedoch keine Veränderung der Prognose der Infektion erreicht.

Cave

Angesichts der potenziellen Nebenwirkungen von Glykopeptid-Antibiotika und der Gefahr der Entwicklung einer Resistenz unter Enterokokken und Staphylokokken kann auch bei Haut- und Venenkatheter-assoziierten Infektionen zunächst der Effekt der Standardtherapie mit Betalaktam-Antibiotika abgewartet und erst bei Therapieversagen bzw. dem Nachweis resistenter Erreger das Glykopeptid-Antibiotikum zugefügt werden.

- Bei **abdominellen und perianalen Infektionen** ist grundsätzlich mit einem gemischten Keimspektrum unter Beteiligung von Aerobiern, Anaerobiern und Enterokokken zu rechnen:
  - Dies ist auch dann der Fall, wenn die mikrobiologische Diagnostik eine vermeintlich monobakterielle Infektion ergibt.
  - Piperacillin-Tazobactam, Imipenem-Cilastatin und Meropenem sind in der Regel zur Behandlung geeignet, der Zusatz von Metronidazol nicht routinemäßig erforderlich.

Therapie bei mikrobiologisch gesicherten Infektionen (MDI)

- Der Nachweis von Infektionserregern durch gezielte mikrobiologische Diagnostik kann ausgesprochen hilfreich sein und sollte deshalb immer vor Einleitung einer antimikrobiellen Therapie angestrebt werden.
- Es muss jedoch unbedingt die ätiologische Plausibilität kritisch geprüft werden. Hier ist v. a. wichtig:
  - α-hämolysierende Streptokokken, koagulasenegative Staphylokokken oder Enterokokken dürfen nicht als Erreger pulmonaler Infiltrate eingestuft werden,
  - Kontaminanden in Blutkulturen (v. a. singulärer Nachweis von Corynebakterien oder koagulasenegativen Staphylokokken) dürfen nicht als Bakteriämieerreger gewertet werden,
  - es dürfen keine falschen Kausalzusammenhänge zwischen Keimnachweis und manifester Infektion (z. B. Bakteriämie durch koagulasenegative Staphylokokken bei gleichzeitig bestehenden Lungeninfiltraten) hergestellt werden.
- Bei der Entscheidung über die Substanzauswahl auch zu prüfen, ob eine zuverlässige Penetration des Wirkstoffs zum Infektionsort zu erwarten ist.

Infektionen nach Therapie mit Purinanaloga

- Fludarabin, Cladribin und Pentostatin führen zu
  - einem lang anhaltenden zellulären Immundefekt mit einer ausgeprägten Verminderung CD4-positiver T-Zellen bis < 50/µl,
  - verbunden mit einem Risiko schwerer opportunistischer Infektionen bis zu 50 %.
- Dieses Risiko ist besonders hoch bei:
  - Zweitlinien-Chemotherapie bei Rezidiv oder Refraktärität gegen eine vorausgegangene Behandlung,
  - gleichzeitiger Gabe von Glukokortikoiden,
  - Patienten > 65 Jahre,
  - bei ausgeprägter, prolongierter Neutropenie aufgrund einer ausgeprägten Knochenmarkinfiltration.
- Relevante Erreger sind Herpesviren, *Pneumocystis jirovecii*, *Toxoplasma gondii*, Mykobakterien, Listerien und Pilze.
- Prophylaxe/Therapie:
  - Die häufigste Spätkomplikation ist ein Herpes Zoster, der oft erst mehr als 6 Monate nach der Behandlung auftritt. In der Regel ist eine antivirale Prophylaxe mit Aciclovir oder Valaciclovir indiziert.
  - Dazu wird eine Prophylaxe mit Trimethoprim-Sulfamethoxazol (Cotrimoxazol) gegen *P. jirovecii* empfohlen.
  - Eine CMV-Reaktivierung wird durch regelmäßige Überprüfung der Viruskopien im Blut (quantitative PCR) erkannt und durch eine präemptive Therapie mit Valganciclovir behandelt.

Infektionen nach Hochdosischemotherapie und autologer Stammzelltransplantation

- Bei diesen Patienten dauert die Phase der Granulozytopenie 500/µl nur 5–7 Tage, sodass das Risiko einer nicht beherrschbaren Infektion gering ist und die therapieassoziierte Gesamtsterblichkeitsrate bei ca. 1 % liegt.
- Aufgrund der Schädigung der Haut- und Schleimhautbarrieren sind Infektionen v. a. durch koagulasenegative Staphylokokken, alpha-hämolysierende Streptokokken und Keime der Darmflora zu erwarten.
- Eine initiale Monotherapie mit Piperacillin-Tazobactam, Imipenem-Cilastatin oder Meropenem führt bei der Hälfte bis zwei Drittel der Patienten mit febriler Neutropenie nach Hochdosistherapie und autologer Stammzelltransplantation zur dauerhaften Entfieberung.
- Die übrigen Patienten entfiebern zumeist nach Supplementierung mit einem Glykopeptid-Antibiotikum.
- Der empirische Einsatz systemischer Antimykotika ist bei dieser Patientengruppe nicht indiziert.

Invasive Pilzinfektionen

- Invasive Mykosen sprechen umso besser auf systemische Antimykotika an, je früher nach Auftreten der ersten klinischen Symptome mit der Behandlung begonnen wird.
- Da unklar bleibt, wie viele dieser Patienten tatsächlich eine invasive Pilzinfektion hatten, ist die Bewertung der Erfolgsraten bei antimykotischer Therapie kontrovers.
- Die Definitionskriterien der EORTC/MSG für eine „mögliche", „wahrscheinliche" und „gesicherte" invasive My-

kose sind ausschließlich für den Vergleich von Studienergebnissen, nicht aber zur Anwendung bei der klinischen Therapieentscheidung entwickelt worden. Sie sollten niemals als Kriterium für diese Entscheidung herangezogen werden, weil damit eine Verzögerung der Therapieeinleitung mit der Konsequenz einer entscheidenden Prognoseverschlechterung verbunden sein kann.

- Therapie:
  - Zur systemischen Primärtherapie stehen zur Verfügung:
    - bei invasiver Aspergillose liposomales Amphotericin B, Voriconazol und Isavuconazol,
    - bei Mucorinfektionen liposomales Amphotericin B und Isavuconazol,
    - bei invasiver Candidose Echinocandine wie Caspofungin, Micafungin oder Anidulafungin.
  - Andere Substanzen wie Fluconazol oder Posaconazol kommen nach Identifikation einer Candidaspezies mit nachgewiesener Empfindlichkeit bzw. als Zweitlinientherapie zur Anwendung.
  - Die ungezielte Gabe von Fluconazol ist insbesondere nach oraler Fluconazol-Prophylaxe problematisch, da gegenüber Fluconazol resistente Candida-Spezies beteiligt sein können.

8.2.12 Prävention

Antimikrobielle Prophylaxe

- Die Mehrzahl bakterieller Infektionen bei Patienten nach Chemotherapie maligner Erkrankungen ist endogenen Ursprungs und ist verursacht durch Mikroorganismen aus der Bakterienflora des Gastrointestinaltrakts, des Respirationstrakts, des Urogenitaltrakts und der Haut.
- Dennoch sind zur Infektionsprävention die Grundsätze der Krankenhaushygiene als Grundregeln zu befolgen (beispielhaft zusammengefasst in den Richtlinien des Robert-Koch-Instituts von 2010).
- Als nicht signifikant wirksam erwiesen haben sich strikte Umkehrisolation, keimarme Kost oder rigide Schutzmaßnahmen für neutropenische Patienten beim Verlassen ihrer Krankenhauszimmer.
- **Orale antimikrobielle Prophylaxe mit einem Fluorochinolon** (in der Regel Ciprofloxacin 2-mal 500 mg oral täglich) **oder hochdosiertem Trimethoprim-Sulfamethoxazol** (Cotrimoxazol 2- bis 3-mal 960 mg täglich) in Kombination **mit Colistin/Polymyxin B**:
  - Diese ist indiziert für eine definierte Patientenpopulation, v. a. Patienten mit AML unter intensiver myelosuppressiver Chemotherapie.
  - Hierdurch wird eine Verminderung von Fieberepisoden und von Infektionen durch gram-negative Aerobier erreicht.
  - Bei bis zu 30 % dieser Patienten gelingt es hiermit, die Phase der Neutropenie nach intensiver Chemotherapie bei akuter Leukämie ohne Fieber und Notwendigkeit einer antimikrobiellen Interventionstherapie zu überwinden.
  - Eine Senkung der Gesamtsterblichkeit durch antibakterielle Prophylaxe wurde in Metaanalysen gezeigt, jedoch in keiner einzelnen prospektiv-randomisierten Studie.
  - Die Indikation solcher prophylaktischer Antibiotika ist kritisch zu diskutieren wegen der:
    - Nebenwirkungen einer prophylaktischen oralen Antibiotikagabe über mehrere Wochen,
    - der Ausbreitung von Resistenzen gegen diese Substanzen unter den gram-negativen Zielkeimen und dem damit einhergehenden Verlust der Möglichkeit, Fluorochinolone intravenös für die empirische antimikrobielle Therapie zu verwenden.
  - In der aktuellen Leitlinie der Arbeitsgemeinschaft Infektionen der Deutschen Gesellschaft für Hämatologie und Medizinische Onkologie wird eine antibakterielle Prophylaxe v. a. für Patienten mit AML unter intensiver myelosuppressiver Therapie empfohlen.
- **Prophylaxe mit Cotrimoxazol** zur Vermeidung einer *Pneumocystis-jirovecii*-Infektion für
  - Patienten mit lang anhaltender Immunsuppression, z. B. bei akuter lymphatischer Leukämie unter Chemotherapie sowie nach Behandlung mit Nukleosidanaloga oder Alemtuzumab.

Antimykotische Prophylaxe

- Patienten nach allogener Stammzelltransplantation: Tägliche Gabe von 400 mg Fluconazol
  - verringert die Inzidenz gesicherter Candida-Infektionen und
  - verringert die Gesamtmortalität.
- Posaconazol
  - ist effektiver als Fluconazol bei Patienten mit GvHD nach allogener Stammzelltransplantation,
  - ist signifikant effektiver als Fluconazol oder Itraconazol zur Verhütung invasiver Aspergillosen und Mucormykosen bei AML-Patienten unter Chemotherapie.
  - Auch das Gesamtüberleben von Patienten mit AML kann durch eine Posaconazol-Prophylaxe verbessert werden.

Antivirale Prophylaxe

- Für den Einsatz medikamentöser antiviraler Maßnahmen ist das Risikoprofil des einzelnen Patienten entscheidend.
- Besonders betroffen sind
  - Patienten nach einer Behandlung mit Purinanaloga oder Alemtuzumab bzw.
  - Patienten nach allogener Stammzelltransplantation.
  - Bei einer Behandlung mit diesen Substanzen resultiert eine schwere zelluläre Immunsuppression. Deshalb ist eine Prophylaxe gegen eine Reaktivierung von Herpesviren indiziert.

- Im Hinblick auf das Zytomegalievirus (CMV) steht das Monitoring im peripheren Blut mit Blick auf eine Virusreaktivierung und die dann präemptive Therapie mit Valganciclovir oder Ganciclovir im Vordergrund.
- Patienten unter Behandlung mit Proteasom-Inhibitoren wie Bortezomib benötigen eine Prophylaxe gegen Herpes Zoster, wobei eine Tagesdosierung von 400 mg Aciclovir ausreicht.
- Bei allen Patienten mit positivem anti-HBc, bei denen eine immunsuppressive Therapie vorgesehen ist, sollte eine Reaktivierungsprophylaxe mit Lamivudin (in Hochrisikosituationen auch Entecavir) durchgeführt werden.
- Eine saisonale Impfung gegen Influenza ist bei allen Patienten empfehlenswert.
- Die aktuellen Empfehlungen zur antiviralen Prophylaxe aus der Leitlinie der AGIHO sind unter www.agiho.de oder www.onkopedia.com zu finden.

8.2.13 Nachsorge

- In der Regel individuelle Weiterbetreuung, keine standardisierte Nachsorge.

8.2.14 Verlauf und Prognose

- Stark abhängig von der Regeneration der Neutrophilen sowie zellulärer bzw. medikamentös bedingter Immunsuppression.
- Gesamtsterblichkeit heute deutlich geringer als vor 20–30 Jahren (rationale Behandlungspfade, verbesserte Diagnostik).
- Restitutio ad integrum auch nach schweren Infektionen in der Mehrzahl der Patienten.
- Vor Beginn einer erneuten intensiven Myelosuppression und insbesondere vor allogener Stammzelltransplantation sorgfältige Re-Evaluation und ggf. gezielte antimikrobielle Prophylaxe.

8.2.15 Wichtige Internetquellen

- www.agiho.de
- www.onkopedia.com

8.3 Koloniestimulierende Faktoren

Jörg Janne Vehreschild

8.3.1 Steckbrief

Koloniestimulierende Faktoren (CSF) haben einen wesentlichen Beitrag zur verbesserten Sicherheit intensiver Chemotherapieregime geleistet. Die Gabe von G-CSF oder Pegfilgrastim kann die absolute Dauer der Neutropeniephase um mehrere Tage verkürzen und hierdurch auch das Auftreten von Fieber und Infektionen vermindern. Es bleibt ungeklärt, ob im Umfeld einer engmaschigen Überwachung der Patienten, wie sie im deutschen Gesundheitssystem üblich ist, eine Reduktion der Gesamtmortalität tatsächlich erreicht wird. Die Kosten-Nutzen-Rechnung fällt im Vergleich zur antibiotischen Prophylaxe, insbesondere im Hinblick auf die zunehmende Anzahl multiresistenter Bakterien, sehr günstig aus. Dennoch gehen diese Medikamente mit unangenehmen und selten auch schweren Nebenwirkungen sowie hohen Therapiekosten einher. Die Anwendung von G-CSF und Pegfilgrastim sollte daher nur nach korrekter und an den Patienten angepasster Indikationsstellung erfolgen.

8.3.2 Synonyme

- G-CSF
- GCSF
- GM-CSF
- GMCSF
- Filgrastim
- Lenograstim
- Lipegfilgrastim
- Pegfilgrastim
- Koloniestimulierende Faktoren

8.3.3 Definition

- Hämatopoetische Wachstumsfaktoren begünstigen die Zellteilung und Ausdifferenzierung hämatopoetischer Stammzellen in reife Blutzellen.
- Sie verkürzen dadurch effektiv Zytopenien und vermeiden
  - zum einen Komplikationen infolge einer zytotoxischen Chemotherapie oder
  - zum anderen Zytopenien bei hämatologischen Krankheitsbildern wie dem myelodysplastischen Syndrom oder der aplastischen Anämie.

8.3.4 Indikationen

- Sichere Indikation:
  - Einzige sichere Indikation zur Therapie mit G-CSF ist die Chemotherapie zur Behandlung eines soliden Tumors, eines Lymphoms oder einer akuten lymphatischen Leukämie mit einer erwarteten Rate febriler Neutropenie ≥ 20 %.
- Mögliche Indikation:
  - bei Patienten mit einem Ausgangsrisiko zwischen 10 % und 20 % kann die Gabe von G-CSF erwogen werden, sofern relevante individuelle Risikofaktoren vorliegen.
  - Studienergebnisse bezüglich dieser Risikofaktoren sind ausgesprochen heterogen.

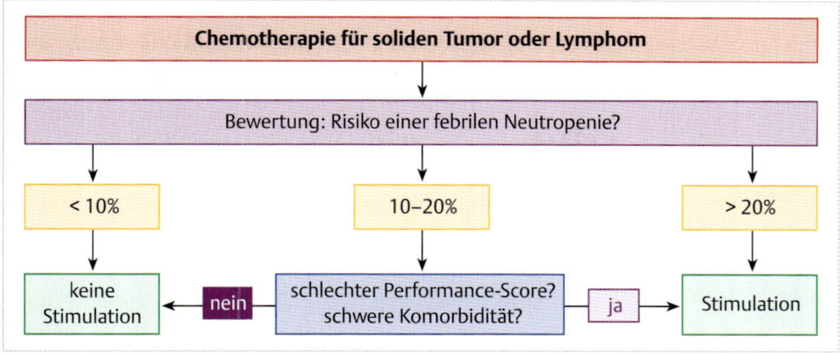

Abb. 8.3 CSF-Therapie. Indikationsstellung für die Gabe von CSF bei Patienten mit soliden Tumoren oder Lymphomen.

  - Relevant als Risikofaktoren sind Performance-Zustand, schwerwiegende Komorbiditäten (z. B. COPD, Ulcus cruris, fortgeschrittene Herzinsuffizienz) sowie Knochenmarkfunktion zu Therapiebeginn; nicht allein Alter und Tumorstadium (▶ Abb. 8.3).

> **Merke**
>
> Alter und Tumorstadium alleine sollten nicht als Risikofaktoren gelten; deutlich relevanter sind hingegen der Performance-Zustand, die bestehenden Komorbiditäten sowie die Knochenmarkfunktion vor Beginn der Therapie.

- Bei soliden Tumoren und Lymphomen wird die einmalige Gabe von Pegfilgrastim als gleichwertig betrachtet, auch wenn nicht für alle Situationen Nichtunterlegenheitsstudien vorliegen.

> **Praxistipp**
>
> Als Erfahrungswert sollte bei Therapien mit einer erwarteten Neutropeniedauer von > 7 Tagen wegen der besseren Steuerbarkeit und fehlender Langzeitdaten zu Pegfilgrastim die Verwendung von G-CSF bevorzugt werden.

- Myelodysplastisches Syndrom:
  - Indikationsstellung sollte zurückhaltend erfolgen, da im Regelfall nur mit einem vorübergehenden Anstieg der Neutrophilen zu rechnen ist.
  - In Einzelfällen kann eine Gabe gerechtfertigt sein, wenn der Patient auf die Gabe von G-CSF anspricht und es bereits zu Infektionen im Rahmen der Neutropenie gekommen ist (cave: Off-label-Verwendung).
- Aplastische Anämie:
  - Zusätzliche Gabe von G-CSF führt neben der immunsuppressiven Therapie zu einer verkürzten Neutropeniephase, ohne sich jedoch eindeutig positiv auf relevante Endpunkte wie Gesamtüberleben auszuwirken.
  - Im Regelfall sollte daher die Gabe von G-CSF nur im Rahmen klinischer Studien erfolgen.
- Agranulozytose:
  - Bei der arzneimitteltoxischen, z. B. durch Metamizol induzierten, Agranulozytose kann die Stimulation mit G-CSF zur Verkürzung der Aplasiedauer in Betracht gezogen werden, insbesondere, wenn die Neutrophilenzahl < 200 /µl liegt (cave: Off-label-Verwendung).
- Stammzellenmobilisation: G-CSF wird bei der Stammzellenmobilisation vor Leukapherese eingesetzt.

8.3.5 Kontraindikationen

- Unverträglichkeit gegen einen der Wirkstoffe.

> **Cave**
>
> Vorsichtige Indikationsstellung bei manifester Pneumonie (Verdacht auf mögliche Auslösung bzw. Verstärkung eines ARDS).

8.3.6 Aufklärung und spezielle Risiken

- Die Therapie mit G-CSF und pegyliertem G-CSF ist allgemein sehr gut verträglich.
- Die grundsätzliche Sorge einer Induktion hämatologischen Erkrankungen durch die Verwendung von Wachstumsfaktoren konnte in bisherigen Studien nicht eindeutig bestätigt werden.
- Häufige Nebenwirkungen, über die der Patient aufgeklärt werden sollte, sind Fieber und Knochenschmerzen, insbesondere im Bereich des Beckens, die regelmäßig eine analgetische Therapie erforderlich machen.

8.3.7 Präoperative/ präinterventionelle Diagnostik

- Bei unklaren Zytopenien sollte vor einer Stimulation mit Wachstumsfaktoren stets eine Beckenkammbiopsie und Knochenmarkaspiration zum Ausschluss einer hämatologischen Grunderkrankung erfolgen.

8.3.8 Material

- Filgrastim, Pegfilgrastim, Biosimilars

8.3.9 Durchführung

- Die Gabe von G-CSF oder Pegfilgrastim erfolgt subkutan, typischerweise in die Bauchdecke, nach der lokal gepflegten Praxis.
- Einige G-CSF-Präparate können zusätzlich auch als intravenöse Infusion verabreicht werden.
- **Prävention der febrilen Neutropenie** infolge Chemotherapie:
  - Therapie mit G-CSF sollte frühzeitig nach Abschluss der Chemotherapie erfolgen.
  - Im Regelfall wird die erste Gabe 24–48 h nach der letzten Chemotherapiedosis verabreicht.
  - Als nachteilig für den Patienten wurden in randomisierten Studien andere Strategien bewertet, z. B. das Abwarten des Zellnadirs oder die Gabe erst in späteren Zyklen, wenn es einem früheren Zyklus bereits zu einer Infektion gekommen ist.
  - G-CSF wird in der vom Hersteller empfohlenen Dosierung täglich verabreicht, bis die Leukozytenzahl in zwei aufeinander folgenden Messungen > 1000/µl liegt oder einmalig > 10.000/µl.
  - Es ist zu beachten, dass es teilweise sofort nach Einleitung der G-CSF-Therapie, vor Erreichen des Nadirs, zu einem Anstieg der Leukozytenzahl kommen kann. In diesem Fall sollte die Therapie dennoch fortgesetzt werden.
  - Die Gabe von Pegfilgrastim erfolgt als einmalige subkutane Injektion (▶ Tab. 8.9).

Praxistipp

Mit der Verordnung von G-CSF oder Pegfilgrastim sollte grundsätzlich immer auch eine analgetische Bedarfsmedikation, z. B. als Kombination aus einem NSAR und einem schwach wirksamen Opioid, verordnet werden!

- **Stammzellenmobilisation**:
  - Hier empfehlen die Hersteller für G-CSF höhere Dosierungen, die mitunter nur durch eine mehrmalige Gabe erreicht werden.
  - Grundsätzlich sollte die Gabe dieser Indikation nach den lokal geltenden Standards und in enger Absprache mit der Leukaphereseeinheit erfolgen.

8.3.10 Mögliche Komplikationen

- Überempfindlichkeitsreaktionen,
- Sichelzellkrise,
- Hyperurikämie,
- Kapillarlecksyndrom,
- ARDS, interstitielle Pneumonie, Lungenödem, Lungenfibrose,
- Sweet-Syndrom,
- Glomerulonephritis.

8.3.11 Postinterventionelles Management

- Engmaschige Kontrolle der Leukozytenwerte und der Harnsäure (mindestens 2-mal pro Woche)

8.4 Thromboseprophylaxe

Carl-Erik Dempfle

8.4.1 Steckbrief

Venöse Thrombosen und Embolien (VTE) sind die häufigste vermeidbare Todesursache bei stationären Patienten. Die wichtigste Maßnahme zur Verhinderung von VTE ist die Behandlung mit gerinnungshemmenden Medikamenten in Phasen mit besonderem Risiko. Dem Nutzen (Verhinderung von VTE) stehen ein Blutungsrisiko sowie das Risiko anderer unerwünschter Wirkungen gegenüber. Zur medikamentösen VTE-Prophylaxe werden niedermolekulare Heparine (NMH) und Fondaparinux verwendet. Vor Durchführung einer medikamentösen VTE-Prophylaxe sollte eine umfassende Aufklärung des Patienten über die Therapieoptionen, Nutzen und Risiko erfolgen. Vor operativen Eingriffen muss eine gerinnungshemmende Therapie rechtzeitig pausiert werden.

Tab. 8.9 Indikation, Wirkstoffe und Dosierung der CSF-Therapie.

Indikation	Wirkstoff	Dosierung
Prophylaxe der Febrilen Neutropenie als Folge einer Chemotherapie	Filgrastim und Lenograstim	1-mal tgl. 5 µg/kg KG s. c.
	Pegfilgrastim und Lipegfilgrastim	6 mg s. c. (Einmalgabe)
Mobilisierung von Blutstammzellen ins periphere Blut nach Chemotherapie	Filgrastim und Lenograstim	1-mal tgl. 5 µg/kg KG s. c.
Mobilisierung von Blutstammzellen ins periphere Blut ohne Chemotherapie	Filgrastim und Lenograstim	2-mal tgl. 5 µg/kg KG s. c.

8.4.2 Aktuelles

- Zulassung direkter oraler Antikoagulanzien (Dabigatran, Rivaroxaban, Apixaban) für die Thromboseprophylaxe in der elektiven Hüft- und Kniegelenks-Chirurgie.
- Keine Zulassung direkter oraler Antikoagulanzien für andere Indikationen zur medikamentösen Thromboseprophylaxe.

8.4.3 Synonyme

- VTE-Prophylaxe

8.4.4 Definition

- Thromboseprophylaxe umfasst
  - allgemeine Maßnahmen (z. B. Frühmobilisation nach OP),
  - physikalische Maßnahmen (Kompressionstherapie; Kompressionsstrümpfe oder auch intermittierende pneumatische Kompression, IPK) und
  - medikamentöse Maßnahmen (Behandlung mit gerinnungshemmenden Substanzen).

8.4.5 Indikationen

- Basismaßnahmen (frühzeitige Mobilisation und Bewegungsübungen) sind für alle Patienten vorgesehen.
- Eine medikamentöse Thromboseprophylaxe ist bei Patienten mit mittlerem und hohem VTE-Risiko indiziert.
- Die physikalische Therapie sollte bei Patienten zum Einsatz kommen, bei denen eine medikamentöse VTE-Prophylaxe nicht möglich ist.
- V.-cava-Filter werden zur Thromboseprophylaxe nicht mehr eingesetzt.

Risikoabschätzung

- Anamnese:
  - Erhebung einer Familienanamnese ist sinnvoll.
  - Eigenanamnese: Ein besonders hohes Risiko besteht bei thrombotischen Ereignissen in der Eigenanamnese (VTE, Thrombophlebitis, arterielle Verschlüsse, zerebrale ischämische Ereignisse, etc.).
- Score-Systeme:
  - Zur genaueren Risikoabschätzung werden Score-Systeme, wie der Khorana-Score, empfohlen [2].
  - In diesen gehen Tumorlokalisation, Blutbildparameter und Body Mass Index (BMI) ein.
- D-Dimere:
  - Auf ein erhöhtes VTE-Risiko weist auch ein erhöhter D-Dimer-Spiegel hin (als Indikator einer durch die maligne Erkrankung ausgelösten generalisierten Gerinnungsaktivierung und Fibrinämie) (Übersicht in [1]).
- Einteilung in Risikogruppen:
  - Zur Planung der Thromboseprophylaxe erfolgt eine Einteilung in Patienten mit niedrigem, mittlerem und hohem VTE-Risiko.
  - Stationäre Therapie:
    - Bei stationärer Behandlung ist in der Regel auch von einer eingeschränkten Mobilität auszugehen, sodass eine medikamentöse VTE-Prophylaxe indiziert ist.
  - Ambulante Therapie:
    - Für nichtstationäre Patienten hängt die Indikationsstellung für eine Thromboseprophylaxe von der klinischen Einschätzung ab, unter Einschluss von Score-Systemen, Risiko-Indikatoren in der Eigen- und Familienanamnese sowie spezifischen Risiken der Therapie.
  - Patienten mit Neoplasie:
    - Bei Patienten mit malignen Erkrankungen ist in Auslösesituationen für VTE grundsätzlich von einem hohen VTE-Risiko auszugehen.
    - Daher sollten alle Patienten mit malignen Erkrankungen, die sich operativen Eingriffen unterziehen, eine medikamentöse Thromboseprophylaxe erhalten.
  - Chemotherapie:
    - Bei Patienten mit soliden Tumoren und einem Khorana-Score von ≥ 3 oder Patienten mit Pankreaskarzinom sollte zumindest in der Anfangsphase der Chemotherapie eine medikamentöse VTE-Prophylaxe erfolgen, sofern keine relevanten Kontraindikationen bestehen [3].
    - Empfohlen wird ein Zeitraum von mindestens 12 Wochen nach Beginn einer Chemotherapie.
  - Implantierte zentrale Venenkatheter und Chemotherapie:
    - Erhöhtes Risiko für venöse Thrombosen der oberen Extremitäten sowie Lungenembolien.
    - Zu empfehlen ist eine medikamentöse VTE-Prophylaxe bei engem Gefäßlumen nach Katheterimplantation, linksseitiger Platzierung, Infektionen im Bereich des Kathetersystems, parenteraler Ernährung, Bestrahlung, bekannter Thrombophilie, sowie Eigen- oder Familienanamnese für VTE.
  - Therapie mit Angiogenese-Hemmern:
    - Ein erhöhtes VTE-Risiko besteht auch bei Patienten unter Therapie mit Angiogenese-Hemmern wie Thalidomid, Bevacizumab, Sorafenib, Sunitinib, oder Pazopanib.

8.4.6 Kontraindikationen

- Maßnahmen zur Vermeidung von Blutungskomplikationen sind
  - Auswahl der wirksamen Therapieoption mit dem geringsten Blutungsrisiko,
  - Vermeidung von Begleitmaßnahmen, die das Blutungsrisiko erhöhen.

- Bei operativen Patienten:
  - Einleitung der medikamentösen Thromboseprophylaxe erst nach dem operativen Eingriff und Erreichen einer stabilen Blutstillung (in der Regel > 6 h nach OP).
  - Auswahl der geeigneten Dosierung auf Basis der Dosisempfehlungen der Fachinformationen, ggf. auch auf Basis von Laboranalysen (Therapie-Monitoring).
- Klinisch relevante aktive Blutung:
  - Besondere Vorsicht geboten ist bei kurz zurückliegenden Blutungen, Verletzungen oder Operationen am Zentralnervensystem, im Gastrointestinal- oder Urogenitaltrakt, Magen- und Darmulzera, oder intraokulären Blutungen, sowie
  - bei schwerer arterieller Hypertonie.
- Bakterielle Endokarditis.
- Allergien und andere Überempfindlichkeitsreaktionen für die jeweiligen Wirkstoffe oder andere Inhaltsstoffe der verwendeten Medikamente.
- Vorliegende oder frühere Heparininduzierte Thrombozytopenie (HIT) bei Anwendung von Heparinen (UFH und NMH).
- Patienten mit Antithrombinmangel:
  - Hier sind Heparine (UFH und NMH) sowie Fondaparinux nicht ausreichend wirksam.
  - Antithrombinmangel kann angeboren, aber auch erworben sein.
  - Optionen für die medikamentöse Thromboseprophylaxe sind v. a. die direkten oralen Antikoagulanzien (DOAK), die für ihre Wirksamkeit nicht auf Antithrombin angewiesen sind.
  - Alternative ist eine Behandlung mit Antithrombinkonzentrat in Kombination mit NMH oder Fondaparinux.
- Nierenfunktionsstörung:
  - Bei einigen renal eliminierten gerinnungshemmenden Medikamenten ist eine schwere Nierenfunktionsstörung eine Kontraindikation (Kap. 8.4.9).
- Relative Kontraindikation: Blutungsrisiko:
  - Eine relative Kontraindikation ist ein erhöhtes Blutungsrisiko, z. B.
    - bei verminderten Gerinnungsfaktoren bei Vitamin-K-Mangel oder Vitamin-K-Verwertungsstörungen (z. B. bei Cholestase), chronischer oder akuter Leberschädigung im Rahmen von Grunderkrankung oder Therapie, oder
    - bei Thrombozytopenie (Knochenmarkinfiltration, systemische Gerinnungsaktivierung, starker Blutverlust, Immunthrombozytopenie, medikamentös-toxische Effekte, disseminierte intravasale Gerinnung oder schwere Infektionen, portale Hypertension und bei Patienten mit vergrößerter Milz). Bei Patienten mit viral bedingter Hepatitis (insbesondere Hepatitis C) liegt häufig eine sekundäre Immunthrombozytopenie vor.

Cave

Relevant ist nicht nur die Thrombozytenzahl, sondern auch die Thrombozytenfunktion. Verabreichung von Hemmstoffen der Thrombozytenfunktion zur Schmerztherapie (ASS, Ibuprofen, Naproxen, etc.) erhöht das Blutungsrisiko. Ähnliches wird bei verschiedenen Formen der antibiotischen und antiepileptischen Therapie (z. B. Valproinsäure u. a.) beobachtet. Auch zahlreiche Psychopharmaka (insbesondere Serotonin-Wiederaufnahme-Hemmer [SSRI]) hemmen die Thrombozytenfunktion.

- Vorbestehende angeborene Gerinnungsstörungen wie ein Von-Willebrand-Syndrom oder sonstige Gerinnungsfaktoren-Mangel sind auch zu berücksichtigen:
  - Ein erworbenes Von-Willebrand-Syndrom (vWS), insbesondere mit Verlust hochmolekularer von-Willebrand-Faktor-Multimere, wird bei Essenzieller Thrombozytämie (ET) und bei Polycytämia vera (PV), aber auch bei Therapie mit Valproinsäure oder Gyrasehemmern beobachtet.
- Eine schwere Leberfunktionsstörung kann bei einigen gerinnungshemmenden Medikamenten Probleme mit der Elimination verursachen. Dies betrifft insbesondere Argatroban.

8.4.7 Aufklärung und spezielle Risiken

- Patienten müssen generell über Nutzen und Risiken einer gerinnungshemmenden Therapie aufgeklärt und über die möglichen Alternativen informiert werden.
- Bei gegebener Indikation bedeutet ein Verzicht auf eine effektive Thromboseprophylaxe die Inkaufnahme schwerwiegender und möglicherweise lebensbedrohlicher thromboembolischer Komplikationen.
- Demgegenüber steht ein mögliches Blutungsrisiko bis hin zu lebensbedrohlichen Blutungen, sowie über das Risiko allergischer Reaktionen (bei UFH und NMH meist allergische Hautreaktionen, aber auch generalisierte allergische Reaktionen).
- Im Rahmen des Aufklärungsgesprächs sollten erfragt werden:
  - potenzielle Blutungsrisiken, inklusive Blutungsereignisse in der Eigen- und Familienanamnese, Begleiterkrankungen, Medikation, Verletzungen, früheren Bluttransfusionen, etc.
  - Therapeutische Maßnahmen (Schmerztherapie, Chemotherapie, Antibiotikatherapie, etc.) können das Blutungsrisiko erhöhen.
- HIT:
  - Bei Verwendung von Heparinen (UFH, NMH) ist auf das Risiko einer Heparininduzierten Thrombozytopenie (HIT) hinzuweisen.

 - Diese tritt bei Verwendung von UFH erheblich häufige auf als bei Verwendung von NMH, weswegen UFH nur noch in Ausnahmefällen eingesetzt werden sollte.
 - Die Patienten sollten darauf hingewiesen werden, dass bei Einsatz von Fondaparinux keine HIT auftritt, sodass Fondaparinux in dieser Hinsicht einen Sicherheitsvorteil aufweist.
- I.m.-Injektion:
 - Der Patient sollte darauf hingewiesen werden, dass unter laufender gerinnungshemmender Therapie (also auch bei medikamentöser Thromboseprophylaxe) keine intramuskulären Injektionen vorgenommen werden dürfen.
- Dokumentation:
 - Das Aufklärungsgespräch muss in seinen wesentlichen Inhalten schriftlich dokumentiert werden.
 - Das gilt auch für eine Verweigerung des Einverständnisses oder die ärztliche Entscheidung für einen Verzicht auf eine VTE-Prophylaxe.
- Off label:
 - Besonders aufzuklären ist über eine Anwendung von Medikamenten zur VTE-Prophylaxe außerhalb der zugelassenen Indikation. Diese Anwendung „off label" erfolgt nach den Kriterien:
   - Anwendung erforderlich zur Abwendung potenziell lebensbedrohlicher Ereignisse (VTE).
   - Begründete Aussicht, dass das ausgewählte Medikament in der vorliegenden Indikation wirksam ist.
   - Fehlende Alternativen (keine zugelassene Therapie, oder zugelassene Therapie nicht einsetzbar wegen Unverträglichkeit oder anderer Ursachen).
 - In der Regel sollte zunächst geprüft werden, ob für die vorliegende Indikation ein zugelassenes Medikament verfügbar ist. Die o. g. Kriterien sollten in der Dokumentation des Aufklärungsgesprächs explizit erwähnt werden.

8.4.8 Präoperative/ präinterventionelle Diagnostik

- Blutbildkontrolle:
 - Bei allen gerinnungshemmenden Therapieformen sollte vor Therapiebeginn eine Blutbildkontrolle erfolgen, um eine vorbestehende Anämie oder Thrombozytopenie zu erkennen und einen Blutverlust oder einen Abfall der Thrombozytenzahl im Therapieverlauf erkennen zu können.
- Gerinnungstests:
 - Sinnvoll ist auch eine Kontrolle von Prothrombinzeit (Quickwert), aPTT und Fibrinogenspiegel zum Ausschluss eines relevanten plasmatischen Hämostasedefizits.
 - Bei auffälligen Blutungen in der Eigenanamnese sollte die Diagnostik durch eine Bestimmung von von-Willebrand-Faktor-Antigen und Funktion, Faktor XIII, sowie einer Messung der Thrombozytenfunktion ergänzt werden.
 - Bei auffälligen Befunden von Prothrombinzeit (Quickwert) oder aPTT sollte eine weitere hämostaseologische Abklärung erfolgen, ebenso bei Nachweis eines Von-Willebrand-Syndroms oder einer nicht eindeutig durch Medikamenteneffekte erklärbaren Thrombozytenfunktionsstörung.

8.4.9 Material

- **Unfraktioniertes Heparin** (UFH):
 - UFH wird aufgrund seiner kurzen Wirkdauer (HWZ ca. 2 h) zur Thromboseprophylaxe meist 3-mal täglich subkutan appliziert (▸ Tab. 8.10),
 - übliche Dosierung ist 3-mal täglich 5 000 IE, alternativ 2-mal täglich 7 500 IE.

Tab. 8.10 Halbwertzeit, Zeit bis zum Erreichen einer normalen Hämostasefunktion, sowie Bedingungen für eine rückenmarksnahe Anästhesie.

Präparat	Halbwertzeit	Zeit bis zum Erreichen einer normalen Hämostasefunktion	Rückenmarksnahe Anästhesie	
			Zeit zwischen letzter Applikation und Punktion/Katheterentfernung	Zeit bis zum Wiederbeginn der medikamentösen Thromboseprophylaxe
Unfraktioniertes Heparin (UFH)	1,5–2 h	3–4 h	4 h	1 h
Niedermolekulares Heparin (NHM)	2–3 h	12–24 h	12 h	1 h
Fondaparinux	15–20 h	24–30 h	36–42 h	6–12 h
Danaparoid	22–24h	48–96 h	48 h	3–4 h
Argatroban	35–45 min	1–2 h	4 h	5–7 h
Dabigatran	14–17 h	24–96 h	28–34 h	6 h
Rivaroxaban	11–13 h	24 h	22–26 h	4–5,5 h
Apixaban	10–15 h	24–36 h	26–30 h	5–7 h

M!
Merke

UFH sollte zur Thromboseprophylaxe aufgrund des hohen Risikos einer heparininduzierten Thrombozytopenie (HIT), möglicher Kontamination mit sulfatierten Chondroitinsulfaten und anderen potenziell schädlichen Substanzen, sowie der unzuverlässigen Wirkung (Adsorption von Heparin an Akutphasenproteine mit weitgehendem Wirkungsverlust) zur VTE-Prophylaxe nicht mehr eingesetzt werden. Einziger Vorteil des UFH ist die rasche Antagonisierbarkeit durch Protamin, die jedoch für Anwendungen im Bereich der Thromboseprophylaxe nicht relevant ist.

- **Niedermolekulare Heparine** (NMH):
  - NMH zeigen eine im Vergleich zu UFH eine bessere Bioverfügbarkeit und längere Wirkdauer (HWZ ca. 4 h), sodass in der Thromboseprophylaxe meist eine einmal tägliche s. c.-Injektion ausreicht.
  - Bei Patienten mit hohem Thromboembolie-Risiko kann es allerdings sinnvoll sein, LMW-Heparin 2-mal täglich zu applizieren.
  - Auch bei NMH besteht das Risiko einer Kontamination, das Risiko einer HIT ist jedoch deutlich geringer als bei UFH.
  - NMH unterscheiden sich hinsichtlich Zulassungsstatus, renaler Elimination und Empfehlungen zur Dosisanpassung (Körpergewicht, Nierenfunktion) (▶ Tab. 8.11).

Tab. 8.11 Zulassungsstatus, Dosierung, Dosisanpassung und Thrombozytenkontrollen bei NMH und Fondaparinux.

Substanz	Handelsname	Indikation	Dosierung Thromboseprophylaxe	Dosisanpassung Niereninsuffizienz	Kontrollen der Thrombozytenzahl
Dalteparin	Fragmin	Peri- und postoperative Thrombose-Primärprophylaxe; niedriges, mittleres und hohes thromboembolisches Risiko. Thromboseprophylaxe bei internistischen Patienten mit mittlerem oder hohem thromboembolischem Risiko	Niedriges oder mittleres Risiko: 1-mal täglich 2500 E Hohes Risiko: 4–7 h nach OP 2500 E, dann 1-mal täglich 5 000 E	„Erhöhte Vorsicht" bei schwerer Niereninsuffizienz (CrCl < 30 ml/min)	Lt. Fachinformation: Vor Therapiebeginn sowie an Tag 1, 4, dann alle 3–4 Tage, sowie am Ende der Therapie
Enoxaparin	Clexane	Peri- und postoperative Thrombose-Primärprophylaxe; niedriges, mittleres und hohes thromboembolisches Risiko. Nichtchirurgische Patienten, mittleres und hohes thromboembolisches Risiko	Niedriges und mittleres Risiko: 20 mg 2 h vor OP, dann 1-mal täglich 20 mg. Hohes Risiko: 40 mg 12 h vor OP, dann 1-mal täglich 40 mg. Nichtchirurgische Patienten: 1-mal täglich 40 mg	Bei CrCl < 30 ml/min: peri- und postoperative Thromboseprophylaxe, niedriges und mittleres Risiko 1-mal täglich 20 mg, hohes Risiko 1-mal täglich 30 mg. Nichtchirurgische Patienten: 1-mal täglich 30 mg Überwachung aXa-Spitzenspiegel	
Certoparin	Mono-Embolex	Peri-und postoperative Thrombose-Primärprophylaxe; mittleres und hohes thromboembolisches Risiko. Thrombose-Primärprophylaxe bei akutem ischämischem Schlaganfall. Thromboseprophylaxe bei nichtchirurgischen Patienten.	Chirurgische Patienten: 1–2 h vor OP-Beginn 3 000 E, dann 1-mal täglich 3 000 E. Nichtchirurgische Patienten: 1-mal täglich 3 000 E	Anwendung „mit Vorsicht" bei CrCl < 30 ml/min	
Tinzaparin	Innohep	Postoperative Thrombose-Primärprophylaxe, niedriges und mittleres thromboembolisches Risiko	3 500 E 2 h vor OP, dann 1-mal täglich 3 500 E morgens	Bei CrCl ≥ 20 ml/min keine Akkumulation. Bei CrCL < 30 ml/min „erhöhte Vorsicht", Kontrolle aXa-Spiegel	

Tab. 8.11 Fortsetzung

Substanz	Handelsname	Indikation	Dosierung Thromboseprophylaxe	Dosisanpassung Niereninsuffizienz	Kontrollen der Thrombozytenzahl
Nadroparin	Fraxiparin	Peri- und postoperative Thrombose-Primärprophylaxe; niedriges, mittleres und hohes thromboembolisches Risiko	Niedriges und mittleres Risiko: 2850 E 2 h vor OP, dann 1-mal täglich 2850 E morgens. Hohes Risiko, 50–69 kg KG: präoperativ und postoperativ für 3 Tage 1-mal täglich 2850 E, dann 1-mal täglich 3 800 E; ≥ 70 kg KG: präoperativ und postoperativ für 3 Tage 1-mal täglich 3 800 E, dann 1-mal täglich 5 700 E (niedrigere Dosis bei Personen mit KG < 50 kg KG)	KI CrCL < 30 ml/min (ausgenommen Hämodialyse)	
Reviparin	Clivarin	Prävention der venösen Thromboembolie in der Allgemeinchirurgie und in der orthopädischen Chirurgie	12 h vor OP, sowie dann 1-mal täglich 3 436 E	KI CrCl < 30 ml/min	
Fondaparinux	Arixtra	Thromboseprophylaxe bei orthopädischen und abdominellen Eingriffen mit hohem thromboembolischem Risiko. Thromboseprophylaxe bei internistischen Patienten mit erhöhtem thromboembolischem Risiko Behandlung der instabilen Angina pectoris und des Myokardinfarkts Therapie akuter symptomatischer spontaner oberflächlicher Venenthrombosen der unteren Extremitäten	Chirurgische Patienten: 1-mal täglich 2,5 mg, postoperativer Beginn 6 h nach OP Internistische und kardiologische Patienten: 1-mal täglich 2,5 mg. Oberflächliche Venenthrombosen (Thrombophlebitis): 1-mal täglich 2,5 mg für 30–45 Tage.	KI CrCl < 20 ml/min. Bei CrCl. 20–50 ml/min Dosisreduktion auf 1-mal täglich 1,5 mg	Nicht erforderlich

- Für hämatologische und onkologische Patienten kommen primär nur NMH mit Zulassung für hohes thromboembolisches Risiko infrage:
  - Für operative Eingriffe sind dies Dalteparin, Nadroparin, Enoxaparin, Certoparin, sowie mutmaßlich Clivarin (keine Angaben zum Risiko in der Fachinformation).
  - Für nichtoperative Patienten sind Dalteparin, Enoxaparin und Certoparin einsetzbar.
- Nierenfunktion:
  - NMH werden vorwiegend renal eliminiert.
  - Nadroparin und Reviparin sind bei Kreatininclearance von < 30 ml/min kontraindiziert.
  - Bei den anderen NMH sollte die Anwendung bei Patienten mit Nierenfunktionsstörungen „mit Vorsicht“ erfolgen, teilweise werden Kontrollen des Peak-Spiegels mittels Anti-Faktor-Xa-Tests empfohlen (Blutentnahme 3–4 h nach Injektion).
  - Tinzaparin zeigt bei einer Kreatinin-Clearance ≥ 20 ml/min keine Akkumulation.
  - Für Enoxaparin existieren Dosisempfehlungen für Patienten mit einer Kreatinin-Clearance < 30 ml/min.

Merke M!

Eine HIT tritt unter NMH erheblich seltener auf als unter UFH, trotzdem werden in den Fachinformationen Kontrollen der Thrombozytenzahl vor Therapiebeginn sowie im Verlauf der Therapie empfohlen.

- **Fondaparinux**:
  - Fondaparinux ist ein synthetisch hergestelltes Heparin-Pentasaccharid mit HWZ 17–21 h und vorwiegend renaler Elimination (▶ Tab. 8.10).
  - Fondaparinux zeichnet sich durch eine breite Zulassung aus und ist derzeit als einziges gerinnungshemmendes Medikament auch für die Therapie der oberflächlichen Thrombophlebitis zugelassen (Arixtra 2,5 mg täglich, Therapiedauer von 30–45 Tagen). Eine

Kontrolle der Thrombozytenzahl unter der Behandlung ist nicht erforderlich (▶ Tab. 8.11).
  - Fondaparinux wird zur Thromboseprophylaxe in einer Standarddosierung von 2,5 mg täglich s. c. eingesetzt, bei Niereninsuffizienz (eGFR 20–50 ml/min) mit 1,5 mg täglich. Bei operativen Eingriffen wird die Thromboseprophylaxe mit Fondaparinux in der Regel 6 h nach OP begonnen.
- **Danaparoid**:
  - Danaparoid wird, wie UFH und LMWH aus Schweinedarmmukosa gewonnen und wird bei Patienten mit Heparinunverträglichkeit auch zur Thromboseprophylaxe eingesetzt.
  - Danaparoid hat eine lange Wirkdauer (HWZ ca. 24 h) und zeigt bei Niereninsuffizienz eine ausgeprägte Kumulation.
  - Bei ca. 10 % der behandelten Patienten mit HIT besteht eine Kreuzreaktivität und damit Unwirksamkeit der Therapie.
- **Argatroban**:
  - Argatroban ist ein niedermolekularer direkter Hemmstoff von Thrombin, der bei einer HWZ von 50 min als kontinuierliche Infusion verabreicht wird.
  - Argatroban wird hepatisch eliminiert, eine Dosisanpassung bei Nierenfunktionsstörungen ist nicht erforderlich.
  - Kontrolle der Behandlung mittels aPTT, speziell geeichter Thrombinzeit oder Ecarin clotting time (ECT).
    - Hier ist zu berücksichtigen ist, dass die aPTT (und auch die ACT) bei intensivmedizinischen Patienten häufig „falsch zu hohe“ Werte liefert aufgrund niedriger Faktor-XII-Spiegel, verursacht durch Komplementaktivierung, Fremdoberflächen bei extrakorporaler Zirkulation oder Ähnlichem.
    - Laborkontrollen erfolgen 2 h nach Therapiebeginn und jeder Dosisänderung, sowie ansonsten 1-mal täglich.
  - Argatroban wird bei Patienten mit HIT eingesetzt.
- **Direkte orale Antikoagulanzien (Dabigatran, Rivaroxaban, Apixaban):**
  - Ein Einsatz zur Thromboseprophylaxe ist derzeit nur bei Unverträglichkeit oder Unwirksamkeit der anderen Optionen (beispielsweise bei Allergie auf Heparine und Fondaparinux oder Antithrombinmangel) zu erwägen.
- **Vitamin-K-Antagonisten:**
  - Vitamin-K-Antagonisten (VKA) werden zur gerinnungshemmenden Therapie, jedoch nicht zur Thromboseprophylaxe eingesetzt.
- **ASS:**
  - ASS stellt zur VTE-Prophylaxe keine Alternative dar, eine Behandlung mit ASS erfolgt jedoch bei Patienten mit Herzkranzgefäßerkrankungen oder arterieller Verschlusskrankheit zusätzlich zur medikamentösen Thromboseprophylaxe.
  - Bei Patienten mit Koronarstents sollte die Behandlung mit ASS für operative Eingriffe möglichst nicht unterbrochen werden.

8.4.10 Durchführung

- Präoperative Anwendung gerinnungshemmender Medikamente:
  - Zu beachten ist die jeweilige Zeit bis zum Wiedererreichen einer normalen Hämostasefunktion (▶ Tab. 8.10).
  - Diese liegt bei NMH bei 12–24 h (dies spricht gegen einen präoperativen Beginn einer Thromboseprophylaxe mit NMH).
  - Bei Planung eines operativen Eingriffs oder invasiver Diagnostik unter laufender medikamentöser Thromboseprophylaxe sollte daher festgelegt werden, wann die letzte präoperative Applikation des gerinnungshemmenden Medikaments zu erfolgen hat.

> **Cave**
>
> Bei operativen Eingriffen wird für einige NMH ein präoperativer Beginn der Behandlung empfohlen, auch wenn sich keine Evidenz für einen Vorteil dieses Vorgehens findet, klinische Studien auf ein erhöhtes Blutungsrisiko bei diesem Vorgehen hinweisen und für die neueren Präparate auch im Hochrisiko-Bereich (beispielsweise elektive Hüft- und Kniegelenks-Chirurgie) generell ein postoperativer Beginn der medikamentösen Thromboseprophylaxe vorgesehen ist.

- Rückenmarksnahe Anästhesie:
  - Hier bestehen besondere Empfehlungen (▶ Tab. 8.10).
  - Die letzte Gabe von NMH sollte vor Punktion oder Katheterentfernung 12 h zurückliegen, bei Fondaparinux 36–42 h, bei Danaparoid 48 h und bei Argatroban 4 h.
- Die zu Thromboseprophylaxe und perioperativer/periinterventioneller Gerinnungshemmung eingesetzten Medikamente unterscheiden sich hinsichtlich ihres Zulassungsstatus und ihrer Dosisempfehlungen. Bei manchen Präparaten erfolgt eine Dosisanpassung bezüglich Körpergewicht, Nierenfunktion oder anderer Kriterien.
- Beachte Dauer der Risikosituation:
  - Die Thromboseprophylaxe wird für die Dauer der Risikosituation fortgeführt.
  - Zu berücksichtigen ist dabei, dass auch nach der Entlassung eines Patienten aus der stationären Behandlung das Risiko häufig weiterbesteht.
  - Bei nichtoperativen Patienten sollte die Thromboseprophylaxe mindestens für die gesamte Dauer des stationären Aufenthaltes erfolgen, im Falle einer die Entstehung einer VTE begünstigenden Therapie ggf. für die Dauer der Therapie.

8.4.11 Mögliche Komplikationen

Blutungen

- Blutungskomplikationen unter medikamentöser Thromboseprophylaxe werden vorwiegend beobachtet
  - bei Patienten mit vorbestehenden relevanten Blutungsquellen (z. B. Blutungen aus OP-Bereichen, GI-Blutungen bei Ulzera, etc.),
  - bei Thrombozytopenie oder Thrombozytenfunktionsstörungen, sowie bei Wirkungsverstärkung beispielsweise durch Kumulation bei Niereninsuffizienz.
- Blutungskomplikationen werden begünstigt durch:
  - Eine parallele thrombozytenhemmende Therapie, etwa im Rahmen einer Schmerztherapie mit ASS, Ibuprofen, Naproxen, oder Ähnlichem,
  - eine Behandlung mit Gingko- oder Omega-3-Fettsärure-Präparaten.
- Injektionen/Punktionen:
  - Keine i. m.-Injektionen oder Knochenmarkpunktionen unter laufender gerinnungshemmender Therapie.
  - Eine i. m.-Injektion oder Knochenmarkspunktion ist nur möglich nach vollständigem Abklingen der gerinnungshemmenden Wirkung.
  - Es ist unklar, wie lange nach Verabreichung einer i. m.-Injektion oder einer Knochenmarkspunktion die medikamentöse Thromboseprophylaxe pausiert werden muss.
- Maßnahmen bei Auftreten einer Blutung:
  - Bei Auftreten einer Blutung sollte die medikamentöse Thromboseprophylaxe zunächst unterbrochen werden, bis eine adäquate Blutstillung erreicht ist.
  - Auch die Wirkung von NMH lässt sich zumindest teilweise durch Protamin aufheben, meist reichen jedoch Abwarten und allgemeine Maßnahmen (Flüssigkeitsersatz, ggf. Zufuhr von Erythrocyten und Thrombozytenkonzentraten, Fibrinogen, oder Prothrombinkomplex-Konzentraten [PPSB]) aus, um eine adäquate Blutstillung herbeizuführen.

Cave

Nach starken Blutungen wird nicht selten eine reaktive Thrombozytose beobachtet, die wiederum das VTE-Risiko verstärkt.

Allergische Hautreaktionen

- Allergische Hautreaktionen werden unter Behandlung mit UFH, NMH, Danaparoid und Fondaparinux beobachtet, meist in Form von stark juckenden lokalen Hautreaktionen an den Injektionsstellen (▶ Abb. 8.4), seltener als generalisiertes Exanthem.

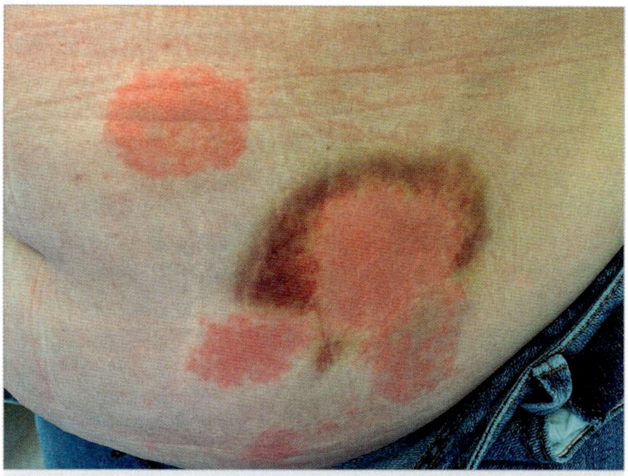

Abb. 8.4 Allergie gegen NMH. Allergische Hautreaktionen an den Injektionsstellen von NMH.

- Unter Fondaparinux jedoch sind allergische Hautreaktionen erheblich seltener, sodass bei Auftreten der Hautreaktionen unter NMH oder Danaparoid meist eine Umstellung auf Fondaparinux möglich ist.
- Eine Umstellung von einem NMH auf ein anderes NMH oder von UFH auf NMH ist nicht sinnvoll, ebenso wenig eine Umstellung auf Danaparoid.

8

Heparininduzierte Thrombozytopenie (HIT)

- Kontrolle der Thrombozytenzahl **vor Therapiebeginn** bei Thromboseprophylaxe mit unfraktionierten oder niedermolekularen Heparinen.
- Weitere Kontrollen der Thrombozytenzahl sind im Verlauf der Behandlung vorgesehen: In den Fachinformationen der NMH wird eine Kontrolle der Thrombozytenzahl alle 3–4 Tage, sowie nach Ende der Therapie empfohlen.
- Im Gegensatz dazu steht ein Expertenkonsens in den aktuellen Leitlinien zur Thromboseprophylaxe, wonach die Kontrolle der Thrombozytenzahl „bei Verwendung von NMH in der Regel entfallen“ kann.
- Bei Verwendung von Fondaparinux sind keine Kontrollen der Thrombozytenzahl erforderlich.
- Hinweise auf eine HIT sind:
  - Abfall der Thrombozytenzahl unter 50 % des höchsten Werts ab Tag 5 der Heparintherapie.
  - Thromboembolische Ereignisse unter laufender Behandlung mit UFH oder NMH.
  - Allergische Hautreaktionen oder Nekrosen an den Injektionsstellen von UFH oder LMWH.
- Maßnahmen bei Verdacht auf HIT:
  - Bei Verdacht auf HIT muss das Heparin (UFH, NMH) sofort abgesetzt und durch ein anderes wirksames gerinnungshemmendes Medikament ersetzt werden, bevorzugt Argatroban und Danaparoid.

- Möglich ist auch eine Umstellung auf Fondaparinux (HIT ist für die Anwendung von Fondaparinux keine Kontraindikation).
- Bei Auftreten einer VTE im Rahmen der HIT wäre auch eine Umstellung auf ein DOAK (in therapeutischer Dosierung) eine Alternative.

- Bestätigung einer HIT:
  - Die Diagnose der HIT wird bestätigt durch Labortests (Nachweis der Heparin-PF4-Antikörper, Heparininduzierte Plättchenaggregation [HIPA]).
  - Der Antikörpertest besitzt eine hohe diagnostische Sensitivität, sodass ein negatives Ergebnis eine HIT mit hoher Sicherheit ausschließt.

Andere Risiken

- Weitere Nebenwirkungen von UFH und NMH sind
  - Haarausfall, Transaminasen-Anstieg (Umstellung auf Fondaparinux häufig die Lösung für beide Probleme),
  - bei längerfristiger Anwendung eine Osteopenie bzw. Verstärkung einer Osteoporose.

8.4.12 Postoperatives Management

- Postoperativ:
  - Nach operativen Eingriffen sollte zunächst eine adäquate Blutstillung abgewartet werden, bevor wieder mit einer Gerinnungshemmung begonnen wird.
  - Üblich ist die Verabreichung der ersten postoperativen Dosis ca. 6 h nach dem operativen Eingriff.
  - Sinnvoll ist eine Fortsetzung der medikamentösen VTE-Prophylaxe für die gesamte Dauer der Risiko-Situation, d. h. bis zum Abklingen der OP-bedingten Akutphasenreaktion (erkennbar an einer Normalisierung des Fibringen- und CRP-Spiegels, sowie ggf. der postoperativ zunächst erhöhten Thrombozytenzahl).
- Nach Entlassung:
  - Medikamentöse VTE-Prophylaxe ist häufig auch nach der Entlassung aus der stationären Behandlung notwendig, v. a. bei weiter eingeschränkter Mobilität, stattgehabtem starkem Blutverlust (bei reaktiver Thrombozytose), implantierten Venenkatheter-Systemen, Chemotherapie oder Strahlentherapie.

8.4.13 Literatur

[1] Ay C, Pabinger I, Cohen AT et al. Cancer-associated venous thromboembolism: Burden, mechanisms, and management. Thromb Haemost. 2017; 117: 219–230

[2] Khorana AA, Kuderer NM, Culakova E, Lyman GH, Francis CW. Development and validation of a predictive model for chemotherapy-associated thrombosis. Blood 2008; 111: 4902–4907

[3] Khorana AA, Otten HM, ZwickerJI et al., Subcommittee on Haemostasis and Malignancy of the Scientific and Standardization Committee of the International Society on Thrombosis and Hemostasis. Prevention of venous thromboembolism in cancer outpatients: guidance from the SSC of the ISTH. J Thromb Haemost 2014; 12: 1928–1931

8.5 Transfusionsbehandlung

Martin Hildebrandt

8.5.1 Steckbrief

Blutkomponenten und Plasmaderivate sind verschreibungspflichtige Arzneimittel. Ihre Anwendung, die Transfusion von Blutkomponenten, stellt, wenn indiziert, weiterhin eine wertvolle therapeutische Maßnahme mit hoher Sicherheit dar, die aber steter Überwachung bedarf. Der transfundierende Arzt bedarf ausreichender Erfahrung in der Hämotherapie, denn die Indikationsstellung, Identitätssicherung, Durchführung und Überwachung der Transfusion liegen in seiner bzw. ihrer Hand. Aus Platzgründen sollen im vorliegenden Kapitel die Aspekte der Berechnung des Transfusionsbedarfs, der Notfalltransfusion und der Blutversorgung nach Stammzelltransplantation dargestellt werden, da generelle Prinzipien der Hämotherapie daran erkennbar werden.

8.5.2 Aktuelles

- Aktueller Stand von Wissenschaft und Technik der Anwendung von Blutprodukten wird in der jeweils gültigen Fassung der Richtlinien zur Hämotherapie der Bundesärztekammer (Bundesanzeiger Nr. AT 6.11.2017 B5 vom 4.10.2017) dargestellt. Hier wird die Anwendung von Blutprodukten umfassend beschrieben.
- Zusätzlich geben Voten des Arbeitskreises Blut, dem Beratergremium der Bundesregierung, Empfehlungen zu
  - Fragen der Sicherheit bei der Gewinnung und Anwendung von Blutprodukten,
  - aktuellen Risiken der Anwendung z. B. im Rahmen neuer Infektionen,
  - Empfehlungen zum Vorgehen.

8.5.3 Synonyme

- Bluttransfusion
- Transfusion
- Hämotherapie

8.5.4 Definition

- Die Hämotherapie stellt eine individuell differenzierte Substitution von Blutprodukten und Plasmaderivaten dar.
- Die Hämotherapie umfasst die Indikationsstellung, Aufklärung, Anforderung, Identitätssicherung, die Transfusion selbst, deren Überwachung sowie die Kontrolle des Therapieerfolgs.

8.5.5 Indikationen

- Indikationen der (geplanten oder notfallmäßigen) Gabe von Blutprodukten sind in den Querschnittsleitlinien der Bundesärztekammer (www.bundesaerztekammer.de/fileadmin/user_upload/downloads/QLL_Haemotherapie_2014.pdf) niedergelegt.
- Indikationen verändern sich aber auch zeitgleich mit neuen Therapieformen ständig, z. B. im Bereich der Plättchenaggregationshemmung, der Stammzelltransplantation oder der Antikoagulation.
- Schwere Blutungen unter Plättchenaggregationshemmung:
  - Thrombozytenkonzentrate können ein wirksames Antidot darstellen.
  - Humanes Serumalbumin (HSA) hingegen hat allgemein in nur wenigen Situationen eine belegte Wirksamkeit.
- Eisenstatus:
  - Zur Eisensubstitution wirkt die – zu allein diesem Zweck nicht indizierte – Gabe von Erythrozytenkonzentraten rasch und effektiv (ca. 350 mg Eisen/EK).
  - In der klinischen Hämotherapie steht aber das Risiko der Eisenüberladung im Vordergrund.

8.5.6 Aufklärung und spezielle Risiken

- Aufklärung vor jeder Transfusion bzw. Transfusionsserie unter Erläuterung möglicher Komplikationen inkl. Infektionsrisiko und Immunisierungsrisiko ist gesetzlich verpflichtend.
- In der Regel hält die transfundierende Einrichtung entsprechende Bögen zur Dokumentation der Aufklärung und Einwilligung vor.
- Bei Notfalltransfusionen ist eine Aufklärung und Einwilligung nachträglich durchzuführen und zu dokumentieren.

8.5.7 Präoperative/ präinterventionelle Diagnostik

- Bestimmung der Blutgruppen im AB0- und im Rhesussystem (Blutgruppenlabor: zwei unabhängige Bestimmungen aus zwei unabhängigen Entnahmen!),
- Antikörpersuchtest (Blutgruppenlabor),
- ggf. Bestimmung weiterer Merkmale und derer Antikörper (Blutgruppenlabor; ggf. Notfallausweis),
- serologische Verträglichkeitsprobe (Kreuzprobe; Blutgruppenlabor),
- ggf. weitere immunhämatologische Untersuchungen (Blutgruppenlabor),
- Bedside-Test als letzte Verträglichkeitsprüfung vor der Anwendung (**am Krankenbett**).

8.5.8 Material

- In der Regel 10 ml ED-Blut und 10 ml Vollblut.
- Eindeutige Kennzeichnung mit Name, Vorname, Geburtsdatum, Entnahmedatum, Untersuchungsauftrag, Unterschrift des entnehmenden Arztes

8.5.9 Durchführung

Allgemeine Regeln

- AB0-Identitätstest (Bedside-Test): vom transfundierenden Arzt oder unter seiner unmittelbaren Aufsicht; Bestätigung der AB0-Blutgruppenidentität des Empfängers.
- Transfusion über Transfusionsbesteck mit Standardfilter (170–230 µm Porengröße).
- Angestochene Erythrozytenkonzentrate binnen 6 h verwenden.
- Transfusionsset nach Anwendung 24 h gekühlt aufbewahren.
- Auswahl von Erythrozytenkonzentraten:
  - AB0-gleich, nur in Ausnahmefällen AB0-kompatibel (▶ Tab. 8.12).
  - Rhesusformel-kompatibel; bei RhD-negativen Mädchen und RhD-negativen gebärfähigen Frauen ist die Gabe RhD-positiver Erythrozytenkonzentrate unbedingt zu vermeiden!
  - Bei Gabe RhD-positiver Erythrozytenkonzentrate auf RhD-negative Empfänger ist die serologische Untersuchung auf Alloantikörper 2–4 Monate nach der erfolgten Transfusion obligat.
- Transfusion von Thrombozytenkonzentraten:
  - unverzüglich nach Auslieferung, nicht kühlen,
  - Auswahl:
    - AB0-kompatibel;
    - RhD ist zu berücksichtigen; bei RhD-negativen Mädchen oder Rh D-negativen gebärfähigen Frauen Anti-D-Prophylaxe i. v. oder s. c. (nicht intramuskulär)
- Plasmagabe: AB0-kompatibel (▶ Tab. 8.13).

Tab. 8.12 Auswahl der Erythrozytenkonzentrate: AB0-gleich bzw. AB0-kompatibel.

Empfänger	Kompatible Erythrozytenkonzentrate
A	A oder 0
B	B oder 0
AB	AB, A, B oder 0
0	0

Tab. 8.13 Plasmagabe: AB0-kompatibel.

Empfänger	Kompatibles Plasma
A	A oder AB
B	B oder AB
AB	AB
0	0, A, B oder AB

- Berechnung des Transfusionsbedarfs:
  - Zu erwartender Anstieg (Inkrement, Bestimmung nach erfolgter Transfusion; Dokumentation erforderlich als Beleg der Wirksamkeit bzw. des Transfusionserfolgs):
    - Inkrement pro EK 1–1,5 Hb-Punkte,
    - Inkrement pro TK: ca. 20–30 Gpt/µl.

Notfall- und Massivtransfusionen

- Notfalltransfusion wird aus vitaler Indikation akut durchgeführt, um einen bestehenden oder zu erwartenden Blutverlust zu kompensieren.
- Massivtransfusion: Binnen 1 h werden 4 Erythrozytenkonzentrate transfundiert, ein weiterer Transfusionsbedarf wird erwartet.
- Bereitstellung von Blutprodukten:
  - Üblicherweise Bereitstellung von Konserven bei operativen Eingriffen, bei denen eine Transfusionswahrscheinlichkeit von mindestens 10 % erwartet wird.
  - Bereitstellung von Fremdblutkonserven im Falle akuter Blutungskomplikationen je nach Dringlichkeit ungekreuzt, nach abgekürzter Schnellkreuzprobe oder normaler Kreuzprobe.
- Cave Alloantikörper:
  - Ungekreuzte, AB0-/Rh-kompatible Konserven sind relativ sicher.
  - Allerdings werden antierythrozytäre Alloantikörper nicht in der Kreuzprobe erkannt und es können Komplikationen auftreten, die durch den anfordernden Arzt in Kauf genommen und verantwortet werden.
  - Eine nachträgliche Kreuzprobe ist obligat, ebenso ist ein auffälliger Antikörpersuchtest vor Eingriffen immer abzuklären.
  - Sollten Antikörper gegen hochfrequente Antigene beobachtet werden, sollte immer geprüft werden, ob und ggf. wo eine adäquate Versorgung des Patienten gewährleistet werden kann.
- Folgende Punkte müssen bei Notfalltransfusionen beachtet werden:
  - Blutentnahme für die Blutgruppenuntersuchungen sofort veranlassen,
  - Infusionen möglichst erst nach der Blutentnahme, ggf. zweiter Zugang,
  - frühzeitige telefonische Kontaktaufnahme mit dem Blutgruppenlabor,
  - Gerinnungsstörungen, eine Therapie mit Antikoagulanzien oder Gabe von kolloidalen Plasmaersatzlösungen sollten dem Blutgruppenlabor mitgeteilt werden,
  - bei Fehlen hausinterner Befunde Gabe von Erythrozytenkonzentraten der Blutgruppe 0 RhD pos/D neg. (Universalspender EK) und Frischplasmen der Blutgruppe AB (Universalspender GFP).

Hämotherapie nach Stammzelltransplantation

- Grundsätzlich gilt: Alle zellulären Blutprodukte (außer dem Transplantat selbst) müssen bestrahlt werden.
- Bei der autologen Transplantation sollten beginnend ab 90 Tagen vor der Transplantation, spätestens ab dem Zeitpunkt der Indikationsstellung, nur noch bestrahlte Blutprodukte eingesetzt werden.
- Ähnlich wie bei Patienten mit Immunsuppression (z. B. unter Rituximab oder Fludarabin) sollte dies mindestens 2 Jahre nach Beendigung der immunsuppressiven Therapie fortgeführt werden.
- Ziel der Bestrahlung ist die Vermeidung einer transfusionsassoziierten GvHD, welche in der Regel tödlich verläuft.

> **Cave**
>
> Leukozytendepletierte Produkte sind nicht bestrahlten Produkten gleichzusetzen!

- CMV-Status:
  - CMV wird nicht durch Bestrahlung zerstört.
  - Die Leukozytendepletion CMV-positiver Produkte durch Inline-Filtration erlaubt es jedoch, diese wie Produkte CMV-negativer Spender einzusetzen.

Hämotherapie nach Stammzelltransplantation: Versorgung nach AB0-Mismatch-Transplantationen

- AB0-Inkompatibilität zwischen Spender und Empfänger beeinflusst nicht das langfristige Ergebnis der Transplantation und führt nicht gehäuft zu Transplantatversagen oder dem Auftreten einer GvHD.
- AB0-Inkompatibilität bestimmt aber die erforderliche Prozessierung des Transplantats vor dessen Gabe.
- Die Blutgruppenprüfung, einschließlich des obligaten Bedside-Tests, kann bei dieser Konstellation auf ein Engraftment der Spenderhämatopoese ebenso hinweisen wie auf eine autologe Rekonstitution, im schlimmsten Fall als Ausdruck eines Rezidivs! Es empfiehlt sich:
  - Eine tabellarische Darstellung in/auf der Patientenakte, aus welcher die Blutgruppe des Spenders und jene des Empfängers hervorgehen, einschließlich der Ergebnisse der Gegenprobe und evtl. irregulärer Antikörper,
  - eine regelmäßige (wöchentliche) Kontrolle der Blutgruppenmerkmale inkl. Antiglobulintest,
  - eine farbliche Hervorhebung evtl. Änderungen und Auffälligkeiten.

Merke

Eine Versorgung mit Blutprodukten in der Blutgruppe des Spenders ist erst nach stabilem Engraftment und Verschwinden der Isoagglutinine des Empfängers möglich! Die Produkte müssen weiterhin bestrahlt werden, in der Regel für 2 Jahre nach Transplantation.

- Auswahl von Blutprodukten bei AB0-Major-Mismatch (reguläre Anti-A- oder Anti-B-Antikörper des Empfängers gegen die Erythrozyten des Spenders):
  - Erythrozytenkonzentrate „0“,
  - Thrombozytenkonzentrate: am besten Spenderblutgruppe, ggf. Alternativen (▶ Tab. 8.14).
- AB0-minor-Mismatch (reguläre Anti-A- oder Anti-B-Antikörper des Spenders gegen die Erythrozyten des Empfängers):
  - Erythrozytenkonzentrate „0“,
  - Thrombozytenkonzentrate: am besten Empfängerblutgruppe, ggf. Alternativen (▶ Tab. 8.14).
- Rh-Inkompatibilität:
  - Screening auf Rhesusantikörper bei Spender und Empfänger.
  - Bei Nachweis von Rhesusantikörpern bei Spender oder Empfänger: Versorgung mit Rhesus-negativen Blutprodukten.
  - Wenn nur Rh(D)-positive Thrombozytenkonzentrate verfügbar sein sollten: Anti-D-Prophylaxe unmittelbar nach Transfusion (150–300 µg Anti-D-Immunglobuline i. v. oder s. c., nicht i. m.).

8.5.10 Mögliche Komplikationen

Unerwünschte Wirkungen der Transfusion

- Immunologisch verursacht:
  - akute oder chronische Hämolyse,
  - Hämolyse bei Patienten mit Sichelzellanämie;
  - selten: akute Hämolyse nach inkompatiblen Thrombozytenkonzentraten der Blutgruppe 0.
  - Unter Umständen rasche, dramatische Verschlechterung, rapider Temperaturanstieg, Dyspnoe, flankenschmerz, Hämoglobinurie, bis hin zum organversagen. Mögliche Fehltransfusion bedenken.
- Posttransfusionelle Purpura:
  - 1 Woche nach Transfusion plötzlicher Abfall der Thrombozytenzahl auf < 10 Gpt/l mit Blutungszeichen,
  - meist Frauen mittleren Alters mit Schwangerschaft oder Transfusion in der Vorgeschichte,
  - Diagnosesicherung durch Nachweis antithrombozytärer AK.
  - Therapie gestützt auf hochdosierte IVIG, Steroide und Plasmaaustausch weniger effektiv, Verlaufskontrollen notwendig.
  - Wirkung gematchter TK nicht eindeutig belegt.
- Febrile nichthämolytische Reaktionen (seit Einführung der Leukodepletion eher bei Thrombozytenkonzentraten):
  - Häufigkeit 1–30 %,
  - anti-leukozytäre oder anti-HLA-Antikörper,
  - eher langsamer Temperaturanstieg,
  - Zustand des Patienten eher stabil.

8

Tab. 8.14 Auswahl von Blutprodukten in der AB0-Mismatch-Stammzelltransplantation.

Blutgruppenkonstellation (Spender → Empfänger)	Erythrozytenkonzentrate	Thrombozytenkonzentrate	Alternativ (2. Wahl)	3. Wahl
Major-Mismatch:				
A → 0	0	A	B	0
B → 0	0	B	A	0
AB → 0	0	AB	A	B, 0
A → B	0	B	A*	0*
B → A	0	A	B*	0*
AB → A	0	AB	A	B*, 0*
AB → B	0	AB	B	A*, 0*
Minor-Mismatch:				
0 → A	0	A	B*	0*
0 → B	0	B	A*	0*
0 → AB	0	AB	A*,	B*, 0*
A → AB	A	AB	A*	B*, 0*
B → AB	B	AB	B*	A*, 0*

* Hämolyse möglich, sollte einer Gabe aber nicht entgegenstehen; Ab Verschwinden der Isoagglutinine im Serum des Empfängers ist bei Major-Mismatch eine Transfusion mit Erythrozyten der Spenderblutgruppe möglich

- Anaphylaktische Reaktionen:
  - Meist durch Antikörper gegen Plasmabestandteile,
  - Empfänger mit IgA-Mangel mit anti-IgA-AK.
  - Therapie: gewaschene Erythrozytenkonzentrate.
- TRALI (transfusionsassoziierte akute Lungeninsuffizienz):
  - Durch anti-leukozytäre AK bedingte akute Lungeninsuffizienz,
  - innerhalb von 6 h nach Transfusion ohne erkennbaren Zusammenhang mit anderen Ursachen (Aspiration, Sepsis, toxisch o. Ä.),
  - DD transfusionsbedingte Volumenüberladung.
  - Häufigkeit etwa wie posttransfusionelle Purpura, Immunisierung durch z. B. Schwangerschaft.
  - Therapie: intensivmedizinisch mit O_2, ggf. Beatmung, Steroide und Katecholamine.
- Transfusionsassoziierte GvHD:
  - Fast immer tödlich,
  - bei den Risikopatienten (Immunsupprimierte, Zustand nach allogener Stammzelltransplantation, immundefiziente Patienten; intrauterine Transfusionsempfänger) Vorbeugung nur durch Gabe bestrahlter Blutprodukte.
- Nichtimmunologisch verursacht:
  - Nichtimmunologische Hämolyse (osmotisch oder durch unsachgemäße Lagerung bedingt),
  - Hypervolämie,
  - Transfusionshämosiderose,
  - Zitratreaktionen,
  - Embolien (durch Filter im Transfusionsbesteck selten).
- Infektiöse Komplikationen:
  - Selten, können aber akut auftreten (gramnegative Erreger) mit dem Bild eines septischen Schocks.

> **Merke** M!
>
> Grundsätzlich gilt bei jedem Verdacht auf eine Nebenwirkung bei Blutkomponenten: Sofortiger Abbruch der Transfusion (Zugang liegen lassen für weitere therapeutische Maßnahmen). Weitere Therapiemaßnahmen richten sich nach dem Schweregrad des Krankheitsbildes. Rasche Kontaktaufnahme mit dem Blutdepot oder dem zuständigen Institut für Transfusionsmedizin empfehlenswert.

8.5.11 Postinterventionelles Management

- Bestimmung des Transfusionserfolgs: Inkrement (s. oben), Dokumentationspflicht!
- Überwachung des Empfängers über die gesamte Transfusionszeit hinweg; Dokumentation unerwünschter Reaktionen.
- Aufbewahren des Transfusionsbestecks gekühlt für 24 h.
- Alloantikörper: Screening und Verlaufsbeobachtung (z. B. 2–4 Monate nach Gabe RhD-positiver Erythrozytenkonzentrate an RhD-negative Empfänger).

8.6 Schmerztherapie

Friedemann Nauck

8.6.1 Steckbrief

Jeder Arzt sollte in der Lage sein, Patienten, die an Schmerzen leiden, initial zu behandeln. Darüber hinaus sollte er eine Schmerzchronifizierung erkennen und ggf. eine adäquate Weiterbehandlung veranlassen. Die Schmerzmedizin hat sich in den vergangenen Jahren nicht nur im klinischen Bereich, sondern auch in Forschung und Lehre rasch entwickelt. Schmerztherapeuten behandeln Patienten mit chronischen oder chronifizierten Schmerzen, z. B. Kopf- oder Rückenschmerzen, aber auch neuropathischen Schmerzen unterschiedlicher Genese. Schmerzen sind ein multidimensionales und komplexes Phänomen, das eine zielgerichtete Diagnostik und ein effektives Management durch den Behandler erfordert. Das Kapitel Schmerztherapie beschränkt sich auf die Behandlung von Patienten mit Schmerzen bei hämatoonkologischen Erkrankungen.

8.6.2 Aktuelles

- Wichtige Grundlagen, um eine effektive Schmerztherapie bei Patienten zu erzielen, sind
  - das WHO-Stufenschema und die vom Forschungsnetzwerk der European Association for Palliative Care (EAPC) 2012 publizierten Leitlinien zum Einsatz von Morphin und alternativen Opioiden bei Tumorschmerzen sowie
  - die sich darauf beziehende und vor kurzem veröffentlichte S 3-Leitlinie Palliativmedizin für Patienten mit einer nicht heilbaren Krebserkrankung (S 3-Leitlinie-Palliativmedizin, www.leitlinienprogramm-onkologie.de/Palliativmedizin.80.0.html).

8.6.3 Synonyme

- Schmerztherapie
- Schmerzmedizin
- Tumorschmerz
- Krebsschmerz

8.6.4 Definition

- Definition der International Association for the Study of Pain (IASP): Schmerz ist „ein unangenehmes Sinnes- und Gefühlserlebnis, das mit aktueller oder potentieller Gewebsschädigung verknüpft ist oder mit Begriffen einer solchen beschrieben wird“.

- Durchbruchschmerzen sind definiert als eine „vorübergehende Exazerbation einer Schmerzsymptomatik vor dem Hintergrund eines ansonsten stabilen Schmerzes bei einem Patienten, der eine chronische Opioidtherapie erhält".
- „Total Pain": Diesen Begriff prägte Cicely Saunders im Rahmen der Tumorschmerztherapie; er berücksichtigt sowohl die physische Komponente (Nozizeption) als auch die psychischen, sozialen und spirituellen Dimensionen bei Patienten mit Tumorschmerzen.

8.6.5 Indikationen

- Schmerzen führen zu einer starken Beeinträchtigung der Lebensqualität bei Patienten und machen zu jeder Zeit eine adäquate und zielgerichtete Behandlung erforderlich.
- Die Behandlung von Schmerzen ist komplex und bedarf einer interdisziplinären und multiprofessionellen Zusammenarbeit.
- Die medikamentöse Behandlung steht bei vielen Patienten im fortgeschrittenen Stadium der Erkrankung und tumorbedingten Schmerzen im Vordergrund.
- Bei der Behandlung von Schmerzen ist eine individuelle Anpassung der Therapie für jeden einzelnen Patienten notwendig.
- Unterscheidung zwischen kausaler und symptomatischer Schmerztherapie.
- Kausale Schmerztherapie:
  - Hier steht die Behandlung und Beseitigung der Schmerzursache im Vordergrund.
  - Bei einem tumorbedingten Schmerzleiden sollten die kausalen tumortherapeutischen Möglichkeiten wie Operationen, Chemotherapie, Hormontherapie, Immuntherapie, Radioisotopentherapie oder Strahlentherapie dazu genutzt werden, um eine Verkleinerung oder zumindest einen Stillstand des Tumorwachstums oder gar eine Beseitigung des Tumors zu erreichen.
- Symptomatische Schmerztherapie:
  - Ist eine kausale, kurative, tumorspezifische, operative oder nichtoperative Therapie der Tumorerkrankung nicht mehr sinnvoll oder nicht indiziert, muss unverzüglich eine symptomatische medikamentöse Schmerztherapie auf der Grundlage des WHO-Stufenschemas durchgeführt werden.
- Folgende Verfahren sollten in das therapeutische Konzept zusätzlich einbezogen werden:
  - nichtmedikamentöse Behandlungsverfahren wie operative und/oder strahlentherapeutische Maßnahmen,
  - selten invasive Eingriffe (z. B. Schmerzpumpen) und
  - psychosoziale Maßnahmen einschließlich der psychoonkologischen Unterstützung, Schmerzbewältigungsmaßnahmen (Coping Strategien inkl. verhaltenstherapeutischer Interventionen, Entspannungstechniken und physiotherapeutischem Training).

8.6.6 Kontraindikationen

- Schmerzen bei Patienten mit hämato-onkologischen Erkrankungen müssen, wie oben beschrieben, in jedem Stadium der Erkrankung suffizient behandelt werden.
- Somit gibt es keine absoluten Kontraindikationen für eine sachgerecht durchgeführte Schmerztherapie mit Analgetika und Koanalgetika.
- Zu beachten sind aber Organinsuffizienzen, die je nach Grunderkrankung und Tumorstadium möglich sind. Durch eine Anpassung der Analgetika lässt sich in der Regel eine zufriedenstellende Schmerztherapie erzielen.
- Opioide:
  - Opioide sind nicht organtoxisch und spielen daher eine große Rolle in der Schmerztherapie.
  - Die Atemdepression ist die am meisten gefürchtete Nebenwirkung unter einer Opioidtherapie.
  - Eine klinisch relevante Atemdepression tritt aber nur nach massiver Überdosierung auf.
  - In der Schmerztherapie kommt es bei Einsatz von Opioiden, wenn sie in Abhängigkeit von der Schmerzstärke titriert werden, auch in hohen Dosierungen nicht zu einer Atemdepression.

8.6.7 Aufklärung und spezielle Risiken

- Gespräche mit schwer kranken Patienten bzw. deren Angehörigen erfordern eine hohe fachliche, menschliche und kommunikative Kompetenz. Häufig finden diese Gespräche in kritischen Situationen statt und sie beinhalten in der Regel sog. schlechte Nachrichten.
- Neben der Aufklärung über die Erkrankung ist die Aufklärung über die anstehenden Behandlungen und damit auch der Schmerztherapie für die Compliance und damit den Behandlungserfolg entscheidend.
- Die Aufklärung über die Wirkungen und Nebenwirkungen der starken Opioide ist hierbei wesentlich, da weiterhin zahlreiche negative Assoziationen zu starken Opioiden wie Morphin bestehen, z. B. „Morphin als Medikament für die letzte Lebensphase", „Morphin macht süchtig", „Morphin macht Atemdepression", etc.

8.6.8 Präoperative/ präinterventionelle Diagnostik

- Identifizierung der Schmerzursache und Stellung der Schmerzdiagnose sind Voraussetzungen für eine zielgerichtete Schmerztherapie.
- Wichtig ist die Differenzierung der Schmerzen:
  - nozizeptiver Schmerz: somatisch – meist dumpf, drückend, pochend, bohrend und gut lokalisierbar,
  - viszeraler Schmerz – oft dumpf, krampfartig, kolikartig und meist schlecht lokalisierbar,

- ◦ neuropathischer Schmerz – einschießend, elektrisierend, brennend.
- Richtungsweisend für die analgetische Therapie ist die zusätzliche Differenzierung zwischen
  - ◦ Dauerschmerzen,
  - ◦ periodisch auftretenden Schmerzen bzw.
  - ◦ Dauerschmerzen mit Durchbruchschmerzen.

8.6.9 Material

- **3-Stufen-Schema** der WHO als vereinfachtes Modell zur Orientierung bei der Auswahl der Analgetika:
  - ◦ Stufe 1: Nicht-Opioid-Analgetika, beispielsweise Metamizol oder nichtsteroidale Antirheumatika (NSAR),
  - ◦ Stufe 2: mittelstark wirksames Opioid wird ergänzt, wie z. B. Tramadol oder Tilidin,
  - ◦ Stufe 3:
    - – Gabe stark wirksamer, der Betäubungsmittelverordnung unterliegender Opioide, wie z. B. Morphin, Hydromorphon, Oxycodon, Fentanyl.
    - – Diese können durch die Gabe von Nicht-Opioid-Analgetika und Koanalgetika, wie Glukokortikoiden, Antiepileptika, Antidepressiva und selten Neuroleptika, ergänzt werden.
  - ◦ Bei starken Schmerzen erfolgt die frühzeitige Gabe starker Opioide.
- Schmerzmessung z. B. durch visuelle Analogskalen (VAS), numerische Ratingskalen (NRS) oder weiterer Messinstrumente sind entscheidend, da Schmerzen ein subjektives Erleben darstellen, dessen Intensität nur der Patient beurteilen kann.
- Basis der Therapie ist die regelmäßige Einnahme langwirksamer retardierter Substanzen (oft starke Opioide).
- Prophylaktische Behandlung der Nebenwirkungen wie Obstipation, initiale Übelkeit und/oder Erbrechen, die erfahrungsgemäß unter der Therapie mit starken Opioiden auftreten, ist nötig.
- Die analgetische Therapie wird stufenweise in der Dosierung angepasst, bis eine adäquate Schmerzlinderung erreicht ist.
- Gleichzeitig muss je nach Schmerztyp geprüft werden, ob der Einsatz von Koanalgetika sinnvoll ist.

8.6.10 Durchführung

- Therapieplan verläuft im Sinne einer Titration, Schritt für Schritt (vgl. Material, 3-Stufen-Schema der WHO)
- Medikamentöse Schmerztherapie bei Patienten mit Tumorerkrankungen mit starken Opioiden:
  - ◦ Patient, der bisher keine starken Opioide erhalten hat:
    - – Initiale Gabe von 10 mg Morphin Retard Tablette oral alle 12 h, sowie Bedarfsmedikation (in der Regel 1/6 der Tagesdosis) mit nicht retardiertem Opioid (initial 5 mg Morphin als Tabletten oder Tropfen).
    - – Patient mit akuten und sehr starken Schmerzen in der Hämato-Onkologie: Titration von 2 mg Morphin intravenös, bis zur deutlichen Schmerzlinderung bzw. bis unerwünschte Nebenwirkungen auftreten.
  - ◦ Patient, der bereits mit starken Opioiden vorbehandelt wurde:
    - – Steigerung der bisherigen Tagesdosis des starken Opioids um bis zu 30 % sowie Gabe von 1/6 der Tagesdosis als Bedarfsmedikation.

Praxistipp

Neben Morphin können auch Hydromorphon, Fentanyl und andere starke Opioide eingesetzt werden. Die Kombination mit Nicht-Opioiden wie Metamizol oder NSAR wird nach WHO-Stufenschema empfohlen. Eine Ergänzung mit trizyklischen Antidepressiva in niedriger Dosierung (z. B. Amitriptylin 25 mg zur Nacht) oder Antiepileptika (z. B. Pregabalin 2-mal 50 mg/Tag) bei neuropathischer Schmerzkomponente ist sinnvoll.

- Grundprinzipien der Behandlung sind einzuhalten, dazu gehören:
  - ◦ die Gabe der richtigen Substanz bei möglichst nichtinvasiver Applikation,
  - ◦ Verabreichung der Analgetika nach festem Zeitschema in der richtigen Dosierung,
  - ◦ Dosistitration und -anpassung bei Zu- oder Abnahme der Schmerzen sowie
  - ◦ Gabe von Koanalgetika.
- Behandlung mit starken Opioiden:
  - ◦ Die prophylaktische, begleitende Gabe von Laxanzien (z. B. Macrogol) und initial von Antiemetika ist entscheidend, um der fast regelhaft auftretenden Obstipation und initialen Übelkeit entgegenzuwirken.

Merke

Prinzipien der Tumorschmerztherapie:

- Exakte Untersuchung des Patienten und Diagnosestellung des pathophysiologischen Schmerztyps (nozizeptiv/neuropathisch/gemischt)
- Therapie so einfach wie möglich (vorzugsweise orale Gabe, ggf. transdermale Applikation der Analgetika)
- Therapie nach festem Zeitschema (regelmäßig je nach Wirkdauer der Analgetika)
- Individuelle Dosierung und kontrollierte Dosisanpassung (Titration der Analgetika)
- Antizipative Gabe der Analgetika
- Prophylaktische Behandlung der Nebenwirkungen mit Begleitmedikamenten

8.6.11 Mögliche Komplikationen

- Patienten in der Hämato-Onkologie weisen einige Besonderheiten auf, die im Rahmen der medikamentösen Schmerztherapie beachtet werden müssen:
- Nichtsteroidale Antiphlogistika:
  - Aufgrund der Nephrotoxizität bei bestehender (oder latenter) Niereninsuffizienz kontraindiziert.
  - Zurückhaltender Einsatz aufgrund der schleimhauttoxischen Wirkungen im Gastrointestinaltrakt sowie der schädigenden Wirkung auf die Thrombozytenfunktion bei meist vorliegender vorgeschädigter Knochenmarksreserve und Thrombozytopenie.
- Antipyretische Analgetika:
  - Das Leitsymptom „Fieber" unter Tumortherapiebedingungen hat einen wichtigen Stellenwert bei Patienten mit hämato-onkologischen Erkrankungen, weshalb häufig auf antipyretische Analgetika (Metamizol, Paracetamol) verzichtet wird.
- Starke Opioide:
  - Unter Morphin kann es aufgrund der Kumulation toxischer Metabolite (M3G und M6G) zu Myoklonien und neuropsychiatrischen Nebenwirkungen kommen.
  - Deshalb differenzierter Einsatz bei Patienten mit stark eingeschränkter Nierenfunktion (glomeruläre Filtrationsrate < 30 ml/min).
  - Vorzugsweise Einsatz von Fentanyl oder Buprenorphin als Opioid der ersten Wahl bei Patienten mit stark eingeschränkter Nierenfunktion (GFR < 30 ml/min) (S3-Leitlinie Palliativmedizin 2015).
- Pharmakodynamische Überlegungen:
  - Aufgrund der häufig reduzierten Muskelmasse, dem Mangel an Fettgewebe und Gewichtsverlust bzw. einem reduzierten Herzzeitvolumen mit entsprechend verzögerter Elimination sollten bei der Schmerztherapie u. a. mit Opioiden die Dosierung und Applikationsintervalle angepasst bzw. reduziert werden.
- Parenterale Applikation der Analgetika:
  - Bei gastrointestinaler Passagestörung bieten transdermale Systeme (Fentanyl oder Buprenorphin) (einschließlich transmukosaler Bedarfsmedikation) einen angemessenen Ersatz der oralen Medikation.
  - Subkutaner Zugang für die Applikation von Analgetika wird häufig verwendet – bei Bedarf bzw. kurzzeitig oder auch als kontinuierliche Infusion oder via PCA-Pumpen, v. a. in weit fortgeschrittenen Erkrankungssituationen im häuslichen Bereich oder in einer fachpflegerisch unterstützten Begleitungssituation sowie in stationären Pflegeeinrichtungen.
  - Subkutaner Zugang stellt aber bei Patienten mit erkrankungs- oder therapiebedingtem Knochenmarkversagen aufgrund von Blutungsneigungen nur selten eine sinnvolle Applikationsstrategie dar.
  - Bei PEG-Sonden-Trägern stellt Morphin als Retardgranulat eine Alternative dar.
- Delirante Bewusstseinsstörungen haben bei Patienten mit hämato-onkologischen Erkrankungen eine erhöhte Prävalenz im Vergleich zu Patienten mit soliden Tumoren.

8.7 Fertilitätserhaltung

Michael von Wolff

8.7.1 Steckbrief

Bei Frauen sind die klinisch etablierten Säulen der Fertilitätsprotektion die Gabe von GnRH-Agonisten sowie die Kryokonservierung von unfertilisierten und fertilisierten Oozyten und Ovargewebe [3]. Bei einer Beckenbestrahlung kann laparoskopisch eine Transposition der Ovarien durchgeführt werden. Bei Männern ist die Kryokonservierung von Spermien klinisch etabliert. Die Kryokonservierung von Hodengewebe bei präpubertären Knaben ist noch experimentell.

In den deutschsprachigen Ländern wird die Fertilitätsprotektion durch den Verein FertiPROTEKT Netzwerk e. V. organisiert. Auf der Website www.fertiprotekt.de/ch/at werden die Techniken sowohl für den Laien als auch für den Arzt verständlich dargestellt und ein Verzeichnis spezialisierter Zentren ist dort abgelegt.

8.7.2 Synonyme

- Fertilitätserhaltende Maßnahmen bei medizinischen Indikationen
- Fertilitätsprotektion
- FertiProtekt
- Oncofertility

8.7.3 Definition

- Fertilitätserhaltende Maßnahmen umfassen Techniken zur Protektion der Gonaden und Techniken zur Konservierung von Gonaden und Keimzellen.
- **Gonadenprotektive Techniken** sollen die Schädigung der Gonaden reduzieren, d. h.
  - bei einer Strahlentherapie der Frau die Transposition der Ovarien und
  - bei einer Chemotherapie die Gabe von GnRH-Agonisten,
- **Gonaden und Keimzell konservierende Techniken** dienen der Kryokonservierung von Keimzellen, d. h.
  - bei Mädchen und Frauen aller Altersgruppen die Kryokonservierung von Ovargewebe,
  - bei postpubertären Frauen die Kryokonservieung von unfertilisierten oder fertilisierten Oozyten sowie
  - bei Knaben und Männern präpubertär die Kryokonservierung von Hodengewebe und postpubertär von Spermien.

8.7.4 Indikationen

- Indikationen und damit auch Kontraindikationen für einen Fertilitätserhalt definieren sich im Wesentlichen durch
  1. das Alter der Patienten,
  2. die Prognose der onkologischen Erkrankung,
  3. das Risiko für einen gonadalen Funktionsverlust,
  4. den verfügbaren Zeitbedarf zur Durchführung der Maßnahme und
  5. durch deren Nutzen und Effektivität.
- Indikationen leiten sich aus den in ▶ Abb. 8.5 und ▶ Abb. 8.6 dargestellten Algorithmen ab.

8.7.5 Kontraindikationen

- Kontraindikationen leiten sich aus den in ▶ Abb. 8.5 und ▶ Abb. 8.6 dargestellten Algorithmen ab.

8.7.6 Aufklärung und spezielle Risiken

- Bei einer Kryokonservierung von Ovargewebe ist die Aufklärung über das Risiko einer ovariellen Kontamination mit malignen Zellen wichtig, da diese bei einer späteren Transplantation des Gewebes rückübertragen werden könnten.
- Deswegen sollte Gewebe nur dann kryokonserviert werden, wenn das Risiko für maligne Zellen im Ovargewebe sehr unwahrscheinlich ist (▶ Abb. 8.6).
- Daten über das Risiko maligner Zellen im Ovar finden sich zu vielen Erkrankungen in einem von FertiPROTEKT verfassten Buch [5], welches kostenfrei über die Website von FertiPROTEKT (www.fertiprotekt.de) abgerufen werden kann.
- Die Aufklärung über diese Risiken wie auch über die fertilitätsprotektiven Maßnahmen sollte durch versierte Reproduktionsmediziner erfolgen.

8.7.7 Material

- GnRH-Agonisten sind über jede Apotheke auf Rezept beziehbar. Zu beachten ist, dass es sich bei dieser Indikation um eine Off-label-Verwendung der GnRH-Agonisten handelt, worüber die Patientin aufgeklärt werden muss. Ggf. übernehmen die Krankenkassen die Kosten, die bei einigen Hundert Euro liegen, nicht.
- Eine ovarielle Stimulation und Follikelpunktion erfolgt ausschließlich durch Reproduktionsmediziner. Die Kosten, die nur selten von den Krankenkassen übernommen werden, liegen bei einigen Tausend Euro für die Durchführung der Stimulation und Punktion. Die Lagerung der Oozyten ist immer eine Selbstzahlerleistung und kostet einige Hundert Euro/Jahr.
- Die laparoskopische Ovargewebeentnahme wird von Gynäkologen oder Reproduktionsmedizinern als ambulanter Eingriff durchgeführt. Dieser Eingriff wird von den Krankenkassen oft nicht übernommen und kostet ca. ein bis wenige Tausend Euro. Die Kryokonservierung und Lagerung des Gewebes ist eine Selbstzahlerleistung und kostet einige Hundert Euro/Jahr.
- Kosten für eine Transposition der Ovarien werden von der Krankenkasse übernommen.
- Eine Kryokonservierung von Spermien ist eine Selbstzahlerleistung und kostet einige Hundert Euro für die Konservierung sowie einige Hundert Euro/Jahr für die Lagerung.

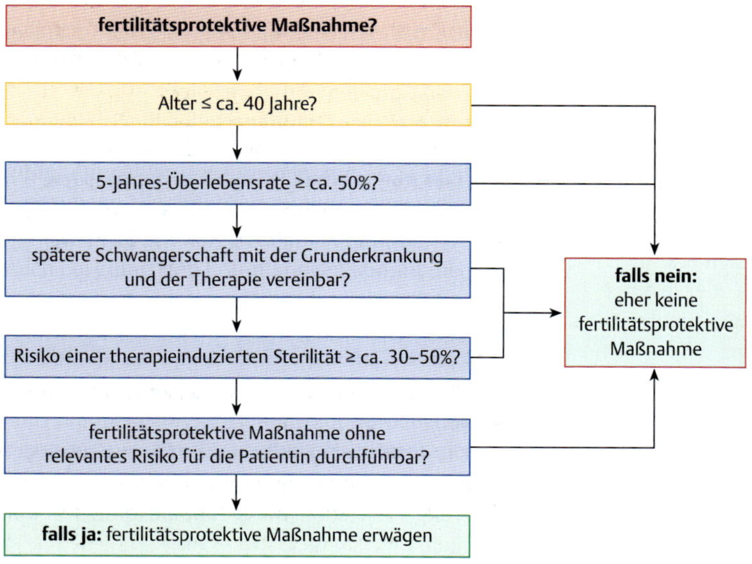

Abb. 8.5 Indikation für eine fertilitätsprotektive Maßnahme. Grob orientierender Algorithmus zur Entscheidungsfindung, ob eine fertilitätsprotektive Maßnahme bei Frauen angeboten/durchgeführt werden sollte. Bei den angegebenen Zahlenwerten muss die individuelle Situation mit berücksichtigt werden.

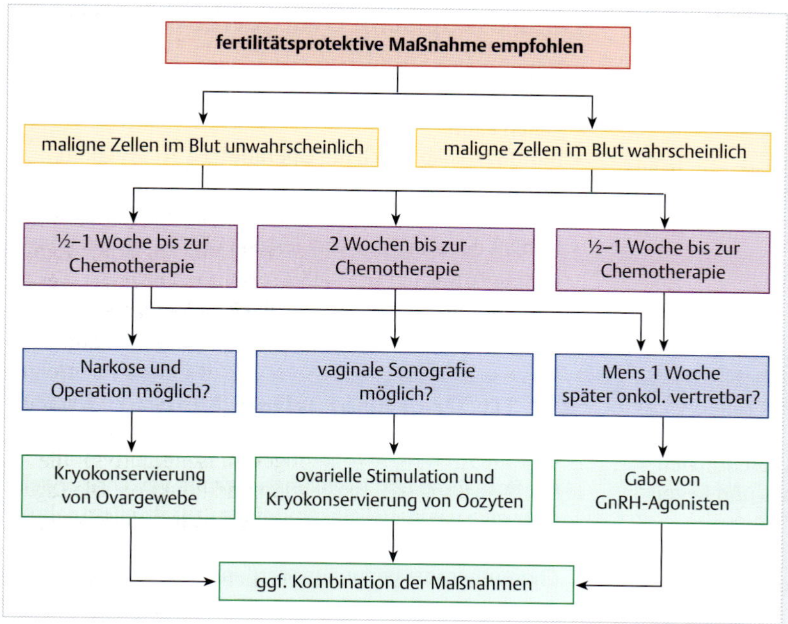

Abb. 8.6 Auswahl einer fertilitätsprotektiven Maßnahme. Grob orientierender Algorithmus zur Entscheidungsfindung, welche fertilitätsprotektive Maßnahme bei Frauen vor einer Chemotherapie angeboten/durchgeführt werden sollte.

8.7.8 Durchführung

GnRH-Agonisten

- GnRH-Agonisten werden subkutan als 1-Monats- oder als 3-Monats-Depot verabreicht.
- Erste Injektion sollte, muss aber nicht zwingend, mindestens 5–7 Tage vor Beginn der Chemotherapie verabreicht werden, da GnRH-Agonisten die Ovarien durch einen Flare-up-Effekt zunächst stimulieren und erst dann ruhigstellen.
- Die letzte Injektion sollte so verabreicht werden, dass ihre Wirkung noch mindestens 2 Wochen über die Gabe der letzten Chemotherapie hinausreicht.
- Gemäß Metaanalysen scheinen GnRH-Agonisten das Risiko für einen kompletten ovariellen Funktionsverlust innerhalb der ersten 1–2 Jahre nach der Therapie um ca. 50 % zu verringern [1].

M!

Wichtig

Die Datenlage zum Effekt der GnRH-Agonisten ist aber heterogen, weswegen immer die Durchführung einer zusätzlichen Maßnahme erwogen werden sollte.

Ovarielle Stimulation und vaginale Follikelpunktion

- Zunächst wird eine ovarielle Stimulation mit subkutan applizierbaren Gonadotropinen über ca. 10–12 Tage durchgeführt, die in jeder Phase des Zyklus gestartet werden kann.
- 3 vaginalsonografische Kontrollen während der Stimulation.
- Vaginale Follikelpunktion ca. 12–14 Tage nach Stimulationsbeginn.
- Die Oozyten werden unfertilisiert oder fertilisiert per Vitrifikation kryokonserviert; Lagerung in flüssigem Stickstoff oder seiner Gasphase über viele Jahre möglich.
- Bei späterer Verwendung werden die Oozyten, falls noch unfertilisiert, zunächst fertilisiert und einige Tage später transvaginal in den Uterus transferiert.
- Die Geburtenchance ist altersabhängig und liegt nach dem Transfer aller Embryonen bei Frauen im Alter von bis zu 35 Jahren kumulativ bei ca. 40 % [4].

Laparoskopische Ovargewebeentnahme

- Laparoskopie in Intubationsnarkose, Resektion von meist 50 % eines Ovars.
- Histologische Untersuchung eines kleines Gewebestücks zum Ausschluss maligner Zellen.
- Kryokonservierung des Gewebes am Entnahmeort oder Transport in speziellen Transportbehältern bei 4 C° über Tag oder über Nacht in eine der zentralen Kryobänke von FertiPROTEKT.
- Für die Kryokonservierung wird das Gewebe mit einem sogenannten Slow-freezing-Verfahren in Form von Gewebstreifen eingefroren und kann über viele Jahre in flüssigem Stickstoff oder seiner Gasphase gelagert werden.
- Bei komplettem Funktionsverlust der Ovarien infolge der Chemotherapie kann bei einem Kinderwunsch das Gewebe aufgetaut und ein- oder mehrmalig in oder auf

eines der verbliebenen Ovarien oder subperitoneal lateral der Fimbrientrichter transplantiert werden [2].

- Bisher wurden weltweit ca. 100 Kinder nach diesem Verfahren sowohl nach einer Spontankonzeption oder nach einer In-vitro-Fertilisation geboren.
- Gegenwärtig liegt die Geburtenrate pro Patientin bei ca. 30 %, wobei von einem Anstieg der Geburtenrate durch eine Verbesserung der Transplantationstechnik ausgegangen wird.

Spermienkonservierung

- Spermien werden meist per Masturbation, selten per Elektrostimulation oder durch eine Hodenpunktion gewonnen und kryokonserviert.
- Die Erfolgschancen definieren sich im Wesentlichen durch das Alter und die Fertilität der Frau und liegen weit > 50 %.
- Durchführung einer intrauterinen Insemination oder ggf. einer In-vitro Fertilisation ist erforderlich.

8.7.9 Mögliche Komplikationen

GnRH-Agonisten

- GnRH-Agonisten versetzen die die Patientin in die Menopause; mögliche Folgen sind:
  - klimakterische Symptome, wie Hitzewallungen und Stimmungsschwankungen
  - Reduktion der Knochenmasse um ca. 5 % pro Jahr.
  - Allerdings treten diese Nebenwirkungen oft auch durch die Chemotherapie auf, da die Chemotherapie die östrogenbildenden Follikel in ihrer Funktion beeinträchtigt.
- Add-back-Therapie: Ergänzung des fehlenden Östrogens bei starken klimakterischen Symptomen, z. B. durch die transkutane Gabe von Östrogen, z. B. durch die Anwendung eines Hautpflasters (50 µg), welches je nach Präparat 1- bis 2-mal pro Woche gewechselt wird.

Ovarielle Stimulation und vaginale Follikelpunktion

- Analgosedierung meist ausreichend, ggf. keine Anästhesie nötig.
- Chirurgisches Risiko der Follikelpunktion ist sehr gering (< 1:1000).
- Risiko der Überstimulation im Rahmen der Stimulation mit Aszites, Pleuraergüssen und erhöhtem Thromboserisiko durch die Verwendung spezieller Stimulationsprotokolle nur noch gering (< 1:100);
  - begrenzt auf die ersten Tagen nach der Follikelpunktion,
  - ggf. ist eine Low-dose-Heparinisierung mit niedermolekularem Heparin für einige Tage erforderlich.
- Das Risiko für eine Torsion der stark vergrößerten Ovarien ist ebenso gering (< 1:100) und liegt in der Regel auch nur in den ersten Tagen nach der Follikelpunktion vor.

Laparoskopische Ovargewebeentnahme

- Nötig ist eine Intubationsnarkose, welche bei großen mediastinalen Tumoren mit erhöhten Risiken einhergehen kann.
- Blutungsrisiko durch die Operation ist zu beachten, wenngleich das Blutungsrisiko durch eine Laparoskopie und durch die Entnahme von Ovargewebe gering ist.
- Gemäß dem Register von FertiPROTEKT liegt die Komplikationsrate bei ca. 1:500.
- Die Komplikationen erforderten eine operative Revision.

8.7.10 Postoperatives Management

- Falls ein invasive Maßnahme, d. h. eine Laparoskopie zur Entnahme und Kryokonservierung von Ovargewebe oder eine vaginale Follikelpunktion zur Eizellentnahme durchgeführt wird, kann meist am Folgetag mit der Chemotherapie begonnen werden.

8.7.11 Literatur

[1] Munhoz RR, Pereira AA, Sasse AD et al. Gonadotropin-Releasing Hormone Agonists for Ovarian Function Preservation in Premenopausal Women Undergoing Chemotherapy for Early-Stage Breast Cancer: A Systematic Review and Meta-analysis. JAMA Oncol 2016; 2: 65–73

[2] Van der Ven H, Liebenthron J, Beckmann M et al. Ninety-five orthotopic transplantations in 74 women of ovarian tissue after cytotoxic treatment in a fertility preservation network – tissue activity, pregnancy and delivery rates. Human Reprod 2016; 31(9): 2031–41

[3] von Wolff M, Dittrich R, Liebenthron J et al. Fertility-preservation counselling and treatment for medical reasons: data from a multinational network of over 5 000 women. Reprod Biomed Online 2015; 31: 605–12

[4] von Wolff M, Germeyer A, Nawroth F. Fertility preservation for non-medical reasons: controversial, but increasingly common. Dtsch Arztebl Int 2015; 112: 27–32

[5] von Wolff M, Hrsg. Indikation und Durchführung fertilitätsprotektiver Maßnahmen bei onkologischen und nicht-onkologischen Erkrankungen. 1. Aufl. Kiel: Schmidt & Klaunig; 2016

8.8 Psychoonkologie

Joachim Weis

8.8.1 Steckbrief

Eine maligne hämatologische Erkrankung bedeutet für die betroffenen Menschen sowie deren Angehörige einen schweren Einschnitt in ihr Leben und ist mit zahlreichen psychosozialen Problemen verbunden, die über den gesamten Verlauf einer Erkrankung auftreten und den Patienten sowie die Angehörigen belasten können. Daher ist in der heutigen Krebsmedizin die psychoonkologische Betreuung ein zentraler Bestandteil eines interdisziplinären Behandlungsansatzes. Zentrale Aufgaben der Psychoonkologie in Bezug auf die Patienten sind die Diagnostik psychosozialer Probleme und Belastungen sowie die darauf aufbauende Beratung und bedarfsgerechte Behandlung. Die Psychoonkologie versteht sich als ein interdisziplinäres Arbeitsgebiet. Alle in der Onkologie tätigen Berufsgruppen sollten über psychosoziale Basiskompetenzen wie die patientenzentrierte Gesprächsführung verfügen, um eine patientenorientierte Behandlung und Betreuung umsetzen zu können.

8.8.2 Synonyme

- Der Fachbegriff Psychoonkologie (Psycho-Oncology) hat sich mittlerweile etabliert.
- Es wird jedoch auch der Begriff „Psychosoziale Onkologie" synonym verwendet.

8.8.3 Definition

- Die Psychoonkologie ist ein eigenes Arbeitsgebiet in der Medizin, das sich mit dem individuellen Erleben und Verhalten sowie den sozialen Ressourcen von Krebspatienten im Zusammenhang mit ihrer Krebserkrankung, deren Behandlung sowie damit verbundenen Problemlagen befasst.
- Aufgabe der Psychoonkologie ist es,
  - die Bedeutung psychologischer und sozialer Faktoren in Zusammenhang mit der Entstehung und dem Verlauf einer Tumorerkrankung wissenschaftlich zu untersuchen [3] und
  - die gewonnenen Erkenntnisse für die Diagnostik, Behandlung, Rehabilitation und Nachsorge in allen Versorgungsbereichen sowie in allen Phasen der Erkrankung nutzbar zu machen [1].

8.8.4 Indikationen

- Bei den Belastungen infolge einer Krebserkrankung lassen sich existenzielle, körperliche, psychische und soziale Probleme unterscheiden.
- Je nach Ausprägung der psychosozialen Belastungen erfolgt eine Indikationsstellung für die verschiedenen psychoonkologischen Interventionen.
- Neben einer belastungsorientierten Zuweisung zu psychoonkologischen Angeboten ist auch der individuelle psychosoziale Unterstützungswunsch des Patienten für sich gesehen als Indikationsstellung ausreichend.

8.8.5 Aufklärung und spezielle Risiken

- Eine entsprechende Information über psychoonkologische Unterstützungsmöglichkeiten sollte möglichst frühzeitig nach Diagnosestellung sowie bei Bedarf über den gesamten Verlauf allen Patienten sowie den Angehörigen gegeben werden.
- Hierzu liegen mittlerweile umfangreiche Informationsmaterialien (Broschüren, Wegweiser, Patientenleitlinie Psychoonkologie etc.) seitens der Deutschen Krebshilfe, einzelner Fachverbände sowie von Selbsthilfeorganisationen vor.

8.8.6 Präinterventionelle Diagnostik

- Die Identifikation von psychosozialen Belastungen, die differenzialdiagnostische Abklärung sowie die Diagnostik psychischer Störungen (nach ICD-10 oder DSM IV) sind wichtige Aufgabenstellungen der Psychoonkologie.
- Ziel der diagnostischen Abklärung der psychosozialen Belastungen ist es, den Bedarf an psychologischer Beratung oder Behandlung ermitteln zu können.

> M!
> **Merke**
>
> Eine frühzeitige Identifikation der psychosozialen Probleme und Belastungen sowie deren Bewältigung dienen dazu, den Patienten gezielt und rechtzeitig fachliche Hilfestellungen zukommen zu lassen und dadurch langfristige psychische Folgeprobleme verhindern zu helfen.

- Bei der Diagnostik erfordert die Abgrenzung gegenüber somatischen Beschwerden bzw. einer angemessenen psychischen Reaktion auf die Tumorerkrankung besondere Aufmerksamkeit.
- Ebenso müssen die somatischen Folgen der Krebserkrankung bzw. Behandlung immer berücksichtigt werden.
- In der S 3-Leitlinie Psychoonkologie wird die Erfassung der psychosozialen Belastung und der individuellen psychoonkologischen Behandlungsbedürftigkeit mithilfe eines Screeninginstruments empfohlen [1]:
  - Als Screeninginstrumente kann z. B. das Distress-Thermometer oder die HADS-D eingesetzt werden [1].
  - Ein Screening psychosozialer Belastungen sollte so früh wie möglich sowie kontinuierlich im Krankheitsverlauf erfolgen. Zur Abklärung des Behandlungsbedarfs sollte zusätzlich der Betreuungswunsch des Patienten mit erfasst werden.

> M!
> **Merke**
>
> Die psychosoziale Belastung soll nach den Empfehlungen der der S 3-Leitlinie Psychoonkologie über standardisierte Verfahren sog. Screeningverfahren durch schriftliche Befragung der betroffenen Patienten ermittelt werden.

8.8.7 Interventionen

- Ziele der psychoonkologischen Hilfestellungen sind:
  - die psychischen und sozialen Belastungen zu vermindern,
  - psychische Störungen gezielt zu behandeln und
  - die Lebensqualität der Patienten und ihrer Angehörigen zu verbessern.

- Psychoonkologische Unterstützungsangebote umfassen heute ein breites Spektrum von verschiedenen Maßnahmen der Beratung und Behandlung, die in den verschiedenen Versorgungsbereichen (Akutklinik, Rehabilitationsklinik, ambulante Rehabilitation und Nachsorge) angeboten werden.
- Die psychologische Beratung und Behandlung von Krebspatienten muss den Erfordernissen der Tumorerkrankung als einer primär körperlichen Erkrankung Rechnung tragen. Dies bedeutet, dass die psychischen und sozialen Probleme und Belastungen der Patienten im Kontext der Tumorerkrankung und der damit verbundenen somatopsychischen Wechselwirkungen gesehen werden müssen.
- Der Fokus psychologischer Beratung und Behandlung von Tumorpatienten liegt in der aktuellen Belastungssituation des Patienten und hat daher primär supportiven Charakter.
- Natürlich können auch nicht krankheitsbezogene Problemlagen Gegenstand einer psychoonkologischen Betreuung sein.

Merke M!

Psychoonkologische Interventionen dienen der Unterstützung der Krankheitsverarbeitung und der Bewältigung der Erkrankung sowie der Therapiefolgen. Aufdeckende und konfliktbearbeitende Therapiestrategien stehen eher im Hintergrund, sind jedoch in Abhängigkeit von den individuellen Rahmenbedingungen im Einzelfall möglich.

- Die wichtigsten psychologischen und psychotherapeutischen Interventionen bei Tumorpatienten sind:
  - Psychologische Einzelberatung und -behandlung,
  - psychotherapeutische Paarinterventionen,
  - Gruppentherapie und Psychoedukation,
  - Entspannungstechniken und gelenkte Imagination,
  - künstlerische Therapien.
- Evidenz:
  - Die wissenschaftliche Evidenz psychoonkologischer Behandlungsmethoden im Hinblick auf die Reduktion von Angst, Depression sowie Verbesserung der Lebensqualität ist durch systematische Reviews gut belegt [3].
  - Für die künstlerischen Therapieverfahren existieren erste Evidenzanalysen v. a. für den Bereich Musiktherapie [2].

8.8.8 Durchführung

Psychologische Einzelbehandlung

- Ziele der psychologischen Einzelberatung und -behandlung:
  - Unterstützung des Patienten im Umgang mit der Erkrankung sowie den Neben- und Folgewirkungen der Therapie.
  - Erarbeitung von individuellen Problemlösungen für Konflikte im persönlichen oder beruflich-sozialen Bereich im Zusammenhang mit der Erkrankung, aber auch unabhängig.
- Das Spektrum der Einzelbehandlung reicht von intensivierter Beratung in mehreren Sitzungen über Kurzzeittherapie bis hin zur klassischen Psychotherapie.
- Der Fokus ist auf die Wahrnehmung, Schaffung und Nutzung der personalen und sozialen Ressourcen ausgerichtet.
- Indikation zur Psychotherapie:
  - Bei komorbiden psychischen Störungen wie Anpassungsstörungen, Angststörungen oder depressiven Störungen,
  - je nach Schweregrad auch in Kombination mit einer psychopharmakologischen Behandlung.

Psychotherapeutische Paarinterventionen

- Indikation:
  - Auch die Partner sind durch die Erkrankung des Patienten stark belastet; vergleichende Untersuchungen zeigen, dass die erlebten Belastungen der Partner sogar höher sein können als bei den Patienten.
  - Zugleich stellt die Partnerschaft eine wichtige Ressource für die Patienten dar, die jedoch durch die Folgeprobleme der Erkrankung und Behandlung des Patienten stark strapaziert wird.
  - Daher sind die Paare in derartigen Ausnahmesituationen für Störungen insbesondere in der Kommunikation (z. B. durch Missverständnisse) sowie in der wechselseitigen Unterstützung (z. B. durch zu wenig oder übermäßige Fürsorge) anfällig.
- Methoden:
  - Einbeziehung der Partner in der psychotherapeutischen Einzelintervention,
  - spezifische psychoonkologische Ansätze einer auf die Erkrankung und die Bewältigung der Folgeprobleme bezogenen Paartherapie.

Gruppentherapie und Psychoedukation

- Gruppenangebote:
  - Entwicklung von verschiedenen Gruppenangebote auf der Basis themenzentrierter oder psychoedukativer Gruppenkonzepte.

  - Die Gruppenangebote kombinieren psychotherapeutische Vorgehensweisen mit Methoden der Psychoedukation sowie der Gesundheitsförderung.
- Psychoedukative Konzepte:
  - Diese sind in der Regel durch einen begrenzten zeitlichen Rahmen charakterisiert und folgen einem strukturierten und in der Regel manualisierten Aufbau.
  - Ziel: Förderung/Stärkung der Kompetenz des Patienten im Umgang mit der Erkrankung, der Behandlung oder den Folgeprobleme und Unterstützung einer aktiven und problemorientierten Krankheitsverarbeitung [5].
  - Methodik: Neben Information werden didaktische Methoden zur Vermittlung der relevanten Themen eingesetzt und der interaktive Austausch der Betroffenen untereinander gefördert. Hausaufgaben und praktische Übungen verbessern die Nachhaltigkeit psychoedukativer Konzepte.

Entspannungstechniken und gelenkte Imagination

- Entspannungsverfahren sind wichtige Verfahren zur Selbstkontrolle und zum persönlichen Stressmanagement, die als hilfreiche Strategien von Krebspatienten in allen Phasen der Erkrankung eingesetzt werden können.
- Verfahren:
  - Bekannte, wissenschaftlich überprüfte Verfahren sind autogenes Training oder progressive Muskelentspannung nach Jacobsen;
  - Verfahren der gelenkten Imagination.
- Entspannungsverfahren sind nach entsprechender Instruktion unter professioneller Anleitung leicht erlernbar und können von den Patienten eigenständig, teilweise unterstützt durch Medien, selbstständig fortgeführt werden.
- Im Vergleich zu intensiveren Formen der Psychotherapie ist das Angebot von Entspannungsverfahren niederschwellig.

Künstlerische Therapien

- Künstlerische Therapien werden als begleitende Therapiestrategien v. a. in der Rehabilitation und Nachsorge von Krebspatienten eingesetzt.
- Zentrales therapeutisches Mittel der Künstlerischen Therapien sind die Materialien und Ausdrucksformen der bildenden (Malerei und Plastik) sowie der transitorischen Künste (Musik und Tanz).
- Durch künstlerische Therapien können seelische, soziale und auch physische Ressourcen aktiviert werden, zugleich werden seelische und geistige Funktionen des Menschen gestärkt.
- Die häufigsten künstlerischen Therapieformen in der Onkologie sind
  - Musiktherapie,
  - Kunsttherapie und
  - Tanztherapie.
- Kunsttherapeutische Vorgehensweisen orientieren sich u. a. an tiefenpsychologischen, verhaltenstherapeutisch-lerntheoretischen, systemischen, anthroposophischen und ganzheitlich-humanistischen Ansätzen.

8.8.9 Mögliche Komplikationen

- Feststellung des psychoonkologischen Betreuungsbedarfs und die Vermittlung entsprechender Unterstützungsangebote sind schwierige Aufgaben, wenngleich in vielen Studien die psychosozialen Folgeprobleme und psychischen Belastungen infolge der Krebserkrankung gut dokumentiert sind und spezifische evidenzbasierte Interventionen zur Verfügung stehen.
- Häufig sind subjektive Betreuungswünsche der Patienten und das Ausmaß des individuellen Belastungserlebens, das über die genannten Methoden identifiziert wurde, diskrepant.
- Nicht alle Patienten, die psychosoziale Belastungen aufweisen oder unter psychischen Folgeproblemen leiden, wünschen sich auch eine psychoonkologische Unterstützung oder nehmen entsprechende Angebote in Anspruch. Insbesondere im Akutkrankenhaus äußern die betroffenen Patienten häufig keinen subjektiven Betreuungsbedarf oder lehnen eine psychoonkologische Unterstützung ab, da für sie die somatische Beschwerden im Vordergrund stehen und eine zu starke Konfrontation mit der Problematik der Krankheit oder eine psychische Destabilisierung befürchtet wird.
- Patienten, die während der akuten Behandlungsphase keinen psychosozialen Unterstützungsbedarf signalisieren, werden sich häufig erst nach Abschluss der medizinischen Behandlung in der Phase der Rehabilitation oder Nachsorge ihrer psychosozialen Belastungen bewusst und suchen erst dann nach entsprechender Unterstützung.
- Als Gründe für die Ablehnung psychosozialer Unterstützungsangebote geben Patienten häufig an, dass sie ausreichende Unterstützung von Angehörigen und Freunden erhalten oder dass sie keine klaren Informationen und Vorstellungen darüber haben, was psychoonkologische Hilfestellungen leisten können. Ebenso spielen Scham und die Befürchtung eine Rolle, dass sich die psychische Situation verschlechtern könnte, wenn sie ihre emotionalen Belastungen eingestehen.

Praxistipp

Frühzeitig vermittelte Informationen über die psychoonkologische Unterstützung und eine niedrigschwellige Vermittlung von Beratungsangeboten sind geeignet, um mögliche Barrieren bzgl. der Inanspruchnahme seitens der Patienten oder Angehörigen zu überwinden.

8.8.10 Literatur

[1] AWMF. S3 Leitlinie für die psychoonkologische Diagnostik, Beratung und Behandlung erwachsener Krebspatienten 2014. www.awmf.org/leitlinien/detail/ll/032-051OL.html)

[2] Bradt J, Dileo C, Grocke D, Magill L. Music interventions for improving psychological and physical outcomes in cancer patients. Cochrane Database Syst Rev 2011; 10(8): CD006 911

[3] Faller H, Schuler M, Richard M et al. Effects of psychooncological interventions on emotional distress and quality of life in adult cancer patients: systematic review and meta-analysis. JCO 2013; 31(6): 782–93

[4] Mehnert A, Koch U, Hrsg. Handbuch Psychoonkologie. Göttingen: Hogrefe, 2016

[5] Weis J, Heckl U, Brocai D, Seuthe-Witz S. Psychoedukation mit Krebspatienten. Therapiemanual für eine strukturierte Gruppenintervention. Stuttgart: Schattauer, 2006

Sachverzeichnis

N

O

P

Q

R